中国食材考

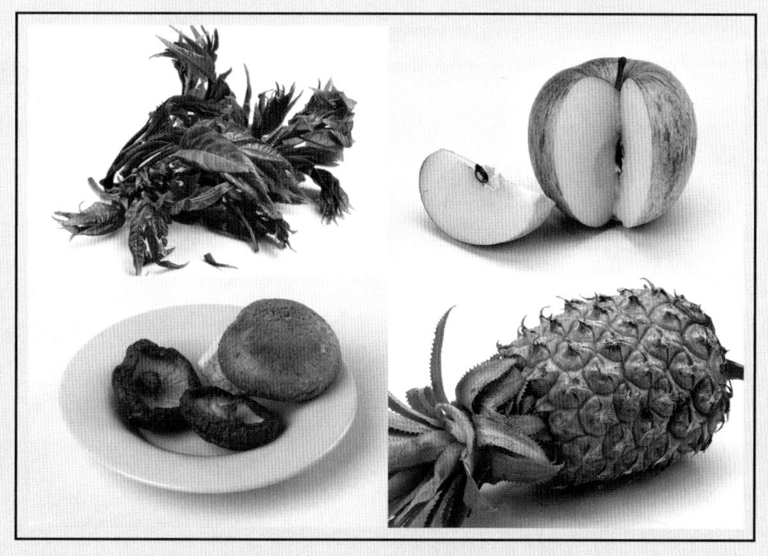

主　编　柴可夫　马　纲

编　委（以姓名笔画为序）

王　勇　牛永宁

孔明顺　代民涛

李秀月　谷英敏

钱俊文　钱俊华

黄在委　蒋剑锋

熊艳艳

中国中医药出版社

·北　京·

图书在版编目（CIP）数据

中国食材考 / 柴可夫，马纲主编 . —北京：中国中医药出版社，2013.7
ISBN 978-7-5132-1471-1

Ⅰ . ①中… Ⅱ . ①柴… ②马… Ⅲ . ①食物疗法－食谱－中国
Ⅳ . ① R247.1 ② TS972.161

中国版本图书馆 CIP 数据核字（2013）第 114637 号

中 国 中 医 药 出 版 社 出 版
北京市朝阳区北三环东路 28 号易亨大厦 16 层
邮政编码 100013
传真 010 64405750
三河市同力印刷装订厂印刷
各地新华书店经销
*
开本 889 × 1194 1/16 印张 29 字数 758 千字
2013 年 7 月第 1 版 2013 年 7 月第 1 次印刷
书 号 ISBN 978-7-5132-1471-1
*
定价 158.00 元
网址 www.cptcm.com

社长热线 010 64405720

购书热线 010 64065415 010 64065413

书店网址 csln.net/qksd/

官方微博 http://e.weibo.com/cptcm

前言

食材是指烹制食物时所需、所用的原材料。我国幅员辽阔、地形复杂、气候多样，孕育着丰富的食材资源。自古以来便有“民以食为天”之说。炎黄子孙受大自然之馈赠，获取食材，使生命能够延续，从而使我中华民族得以繁衍不息。

“神农尝百草”的传说，可谓妇孺皆知。《淮南子·修务训》上说神农“尝百草之滋味，水泉之甘苦，令民知所避就。当此之时，一日而遇七十毒”。其中的“知所避就”，就是让民众懂得百草的基本性味、功效、有毒无毒。在当时，药物、食物是不分的，人们首先是为了填饱肚子而去漫山遍野地寻找食物，在不断尝试中发现一些植物可以治疗一些疾病，并总结出一定的规律，积累了一定的经验。伟大的中药学经典著作——《神农本草经》就是在这样的环境下产生的。在《神农本草经》一书中，共记载了365种药物，其中有许多都是可以作为食材来直接食用的。比如菊花、薯蓣（就是山药）、薏苡仁、枸杞、茯苓、大枣、葡萄，等等。唐代养生家孟诜总结其平生所积累的食材养生经验，并著有《食疗本草》，该书所记载的药品皆可当作食材来用。明代医家李时珍撰写的《本草纲目》，将谷、果、鳞、介、禽、兽等一一收入，“药食同源”的理论思想至此也臻于完善。2002年3月5日，卫生部公布了《关于进一步规范保健食品原料管理的通知》，其中有87种物品既是食品又是药品。它们不仅与中药一样，有性味、归经、功效，即具有“药”的功能，而且比一般药物更具有营养价值和食用上的安全性，因而具备了“食”的独特优势。

在中医药理论指导下的饮食养生文化是我国历史文化中的一颗璀璨的明珠。以食材之味，取药材之性，从而达到养生的目的。名医扁鹊云：“安身之本，必资于食……不知食宜者，不足以存生也。”《素问·脏气法时论》有言：“五谷为养，五果为助，五畜为宜，五菜为充，气味合而服之，以补益精气。”唐代孙思邈曰：“食能排邪而安脏腑，悦神爽志，以资血气。若能用食平疴，释情遣疾者，可谓良工。”又曰：“夫为医者，当须先洞晓病源，知其所犯，以食治之，食疗不愈，然后命药。”食疗之重要可见一斑。

随着物质生活水平的提高，人们开始逐渐寻求健康的饮食养生方法，然而社会上流传的许多养生观念往往良莠不齐，而信者又往往不计其数，故而许多民众常会因此误入食养歧途。这种现象不仅反映了人们在食养认识上的盲目与不足，而且折射出人们需求正确食养观的迫切性。可以说，从社会健康卫生角度而言，当前社会的主要矛盾之一是人民日益提高的物质生活水平与落后的食养观之间的矛盾。所以，积极构建完善系统的中国食材性味归经功效理论体系，用以指导民众树立正确的食养观念，从而提高整个中华民族的健康素质，是十分必要和具有重要意义的。

因此，我们积极申请了国家中医药行业科研专项项目《中国食材性味归经功效理论系统整理研究》（项目编号：200807012）。本项目立项后，首先对历代相关食疗文献进行溯源，取其精华，并在国家图书馆、北京中医药大学图书馆、上海中医药大学中医文献研究所、南京中医药大学图书馆等处作了相关调研，编写了《食材类古籍及现代书籍调研报告》；同时，专门拜访了曾主编或参编《中华本草》、《中药大辞典》等的专家们，听取他们的宝贵意见和建议，然后认真撰写了《中国食材性味归经功效理论系统整理方案》，制订了《中国食材归经功效理论研究工作手册》；经过研究探讨，制订了统一的编写体例，并在研究和编写过程中不断完善。本项目组全体成员齐心协力，历经三载努力，不舍昼夜，披荆斩棘，通过对比历代相关食疗文献的内容，以及参考现代药理研究等，纠正了人们对一些食材的食性、功效方面的错误认识；结合现代研究，补充了一些新发现的功效；对于一些历来缺少性味归经等文献记载的食材，进行了完善补充；对于一些近现代外来或新出现食材的食性、功效等亦进行了完善补充，最终完成了对近600味食材的性味、归经、功效理论的研究与整理工作。

为了使研究成果得以具体展现并实现其实用价值，我们从中择选出250味食材，分为谷豆类、蔬菜类、水果类、干果类、肉类、水产类、乳蛋类、调味类、药食两用类等九个章节，编撰成书，以供读者参考。本书具体介绍了每味食材的品名、异名、基原、性状、采收加工或制法、性味、归经、功用、服食方法、服食宜忌、食疗方、储藏、食论等内容。其中食论一项记述了与食材相关的历代医家评论及现代药理研究，还有一些与食材相关的典故、谚语、诗词等，可谓雅俗共赏。本书还为每味食材配备了彩色图片，以方便读者辨图而食，可谓图文并茂。

在研究过程中，我们也有新的发现：

1.中国古代经、史、子、集各类书籍浩若烟海，其中散在着不少有关食材养生的言论、典故、食疗验方等，有必要系统整理，以进一步丰富中医食材养生文化，从而更好地指导民众进行科学合理地饮食。

2.随着我国逐渐进入老龄化社会，糖尿病、高血压等老年病患者增加，故而有必要进一步加强对治疗老年性疾病相关食材的整理研究。

3.随着我国经济水平的提高，人民饮食生活的丰富，摄入肉蛋类食材过多，出现了“营养过剩”的问题，肥胖病、高血压、高脂血症等发病率日渐增高且呈现年轻化的趋势。因而，近年来，菜类食材又受到了民众重视，尤其对野菜尤为宠爱。而在明代，由于备战饥荒所需，出现了大量野菜类食疗文献，如周定王朱橚的《救荒本草》、鲍安的《野菜博录》、周履靖的《茹草编》、王磐的《野菜谱》等，可见当时是研究野菜的一个兴盛时代，因是备荒所需，故而我们称野菜为“救荒食材”，把现在人们对野菜的重新重视称为“救荒食材的中兴”。据现代研究，野菜与栽培蔬菜一样，不仅富含各种维生素、胡萝卜素、以及钙、磷、铁等微量元素，而且微量元素的含量远远大于栽培蔬菜。所以有必要系统整理古代有关野菜的食疗文献，并加入新的研究成果，编写专门的野菜食疗书籍，有利于改善民众所出现的亚健康状态。

对于以上的一些研究发现，我们已在核心期刊上发表了相关学术论文，并继续做进一步的研究。

本书适合于中医药院校的师生作为教学或学习的参考用书，也适合营养学、烹饪学等专业的师生参考运用，还可以作为一本家庭必备书，供广大群众参考使用。

由于编者水平所限，错误与疏漏之处在所难免，恳请读者提出宝贵意见，以便再版时改正。

编 者

2013.6

凡例

1.【品名】采用历代本草、食疗书籍中常用或现代习用食材名称为品名，并注明汉语拼音，写明出处，出处以最早记录该食材的本草或食疗书籍为准，本书首次所收录者，不注出处。

2.【异名】记述食材的别名、地方名等，并注明相应出处。

3.【基原】记述食材所属科属、种名、食用部位，或是何种食材的制成品等。

4.【性状】简要记述食材的典型形状、生长环境、产地等。部分食材附录了所参考文献中的性状内容。

5.【采收加工或制法】记述食材的采收季节、采收方法、加工技术、选购注意等内容。部分食材附录了所参考文献中的采收内容。

6.【性味】首先记述本课题研究的食材性味内容，然后记录所参考文献中对该食材的性味记载。

7.【归经】首先记述本课题研究的食材归经内容，然后记录所参考文献中对该食材的归经记载。

8.【功用】首先记述本课题研究的食材功效内容，然后记录所参考文献中对该食材的功效记载。

9.【服食方法】记述食材的食法，如凉拌、炒食、做汤及其副产品等。部分食材附录了所参考文献中的食法内容。

10.【服食宜忌】记述食材的食用（使用）宜忌。部分食材附录了所参考文献中食用宜忌的内容。

11.【食疗方】记述食材相关的古今食疗验方。

12.【储藏】记述食材的储藏方法、时限等。部分食材附录了所参考文献中储藏的内容。

13.【食论】为本课题所首创。记述与食材相关的历代医家评论、谚语、诗词，以及现代药理研究等内容。

目录

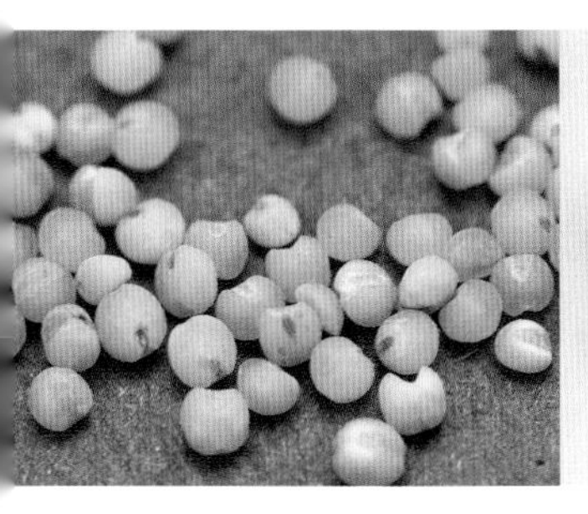
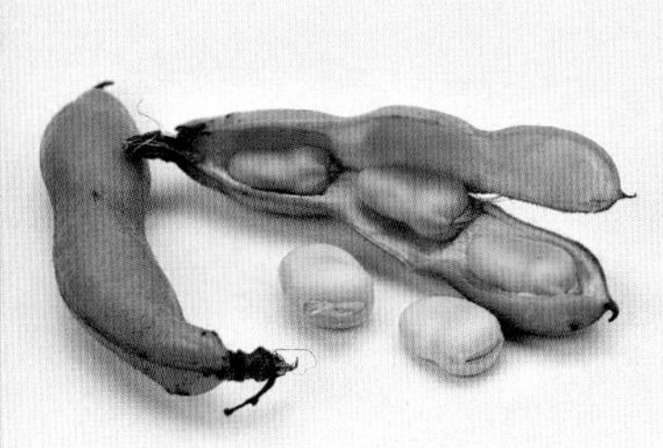
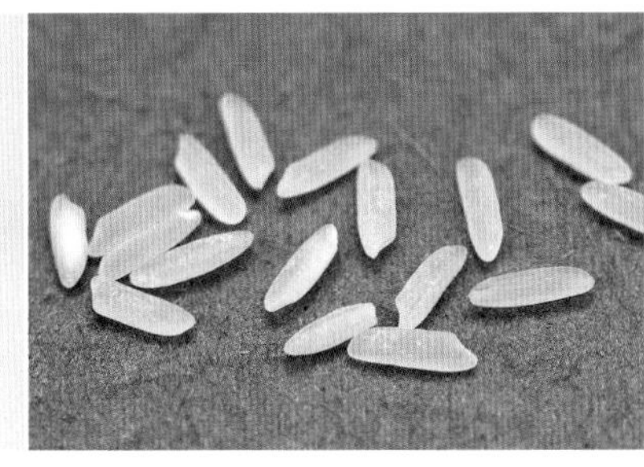
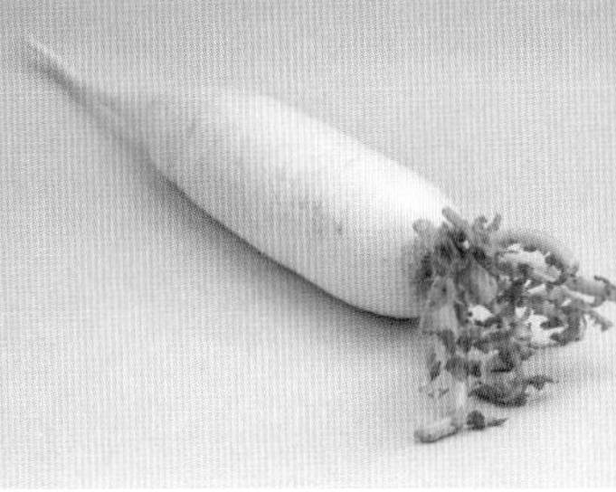

第三章 水果类

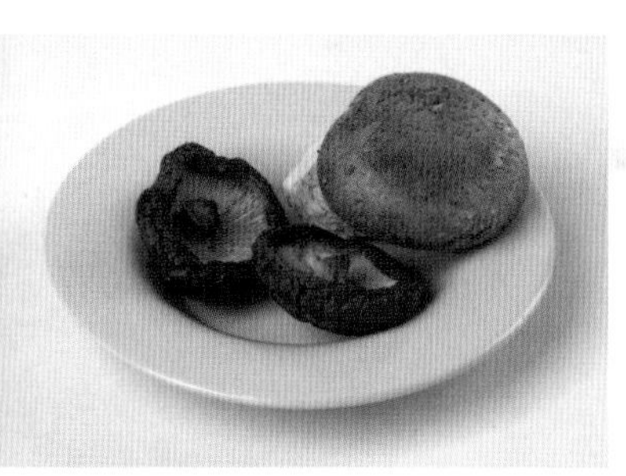
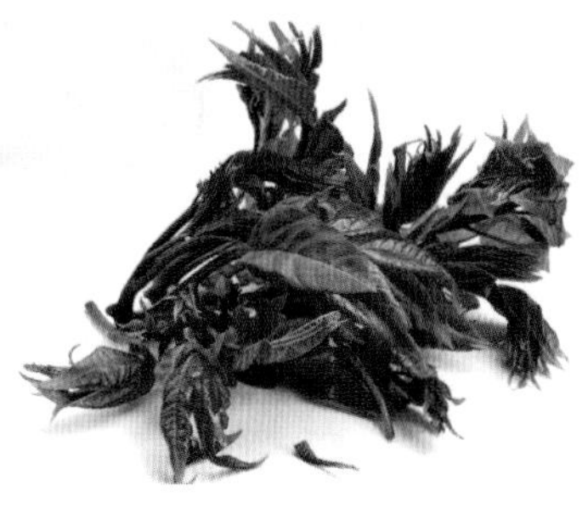
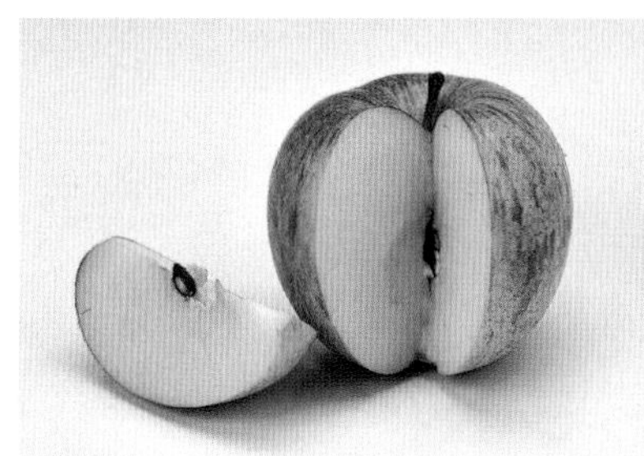
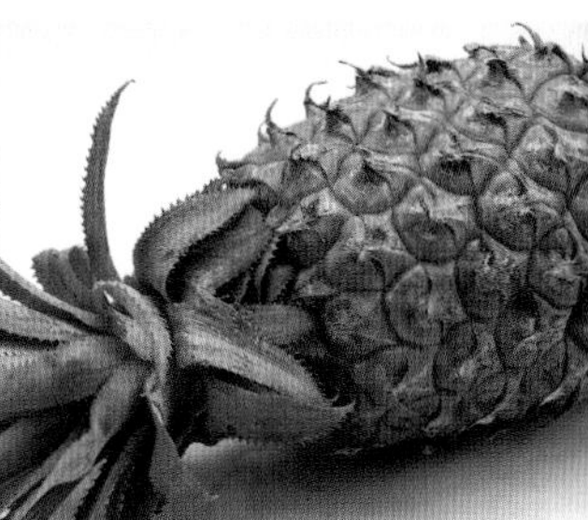

第四章 干果类

第五章 肉类

第六章 水产类

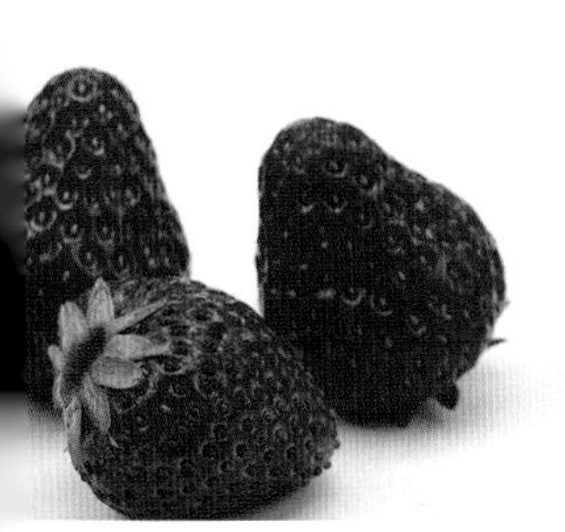
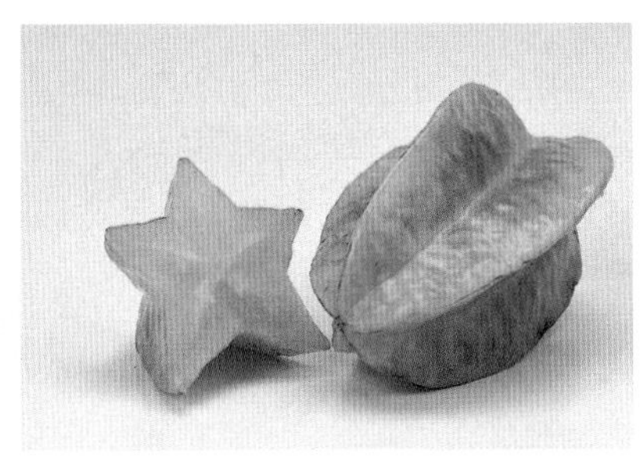
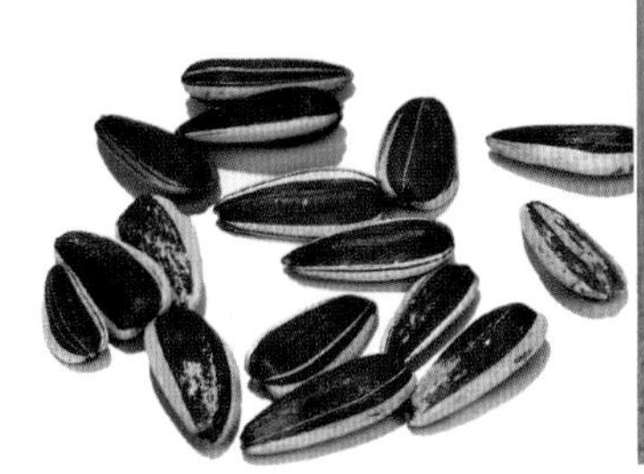
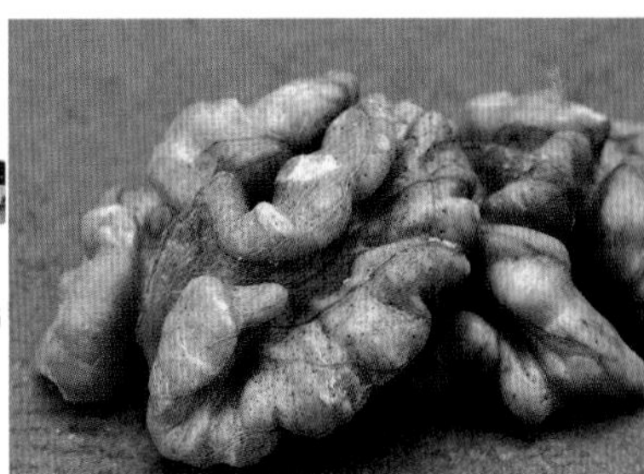

第七章
乳蛋类

第八章
调味类

第九章
药食两用类

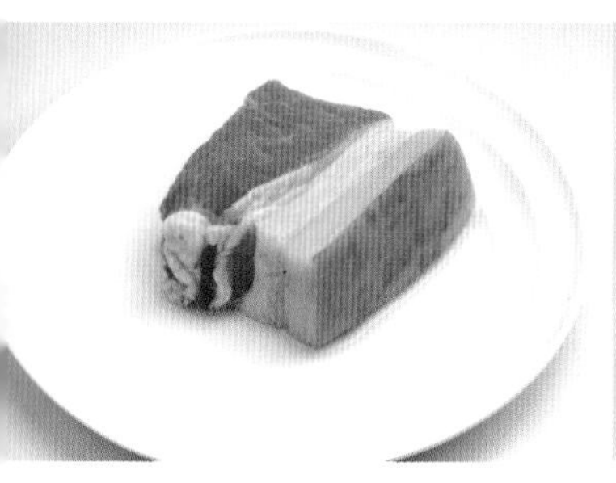
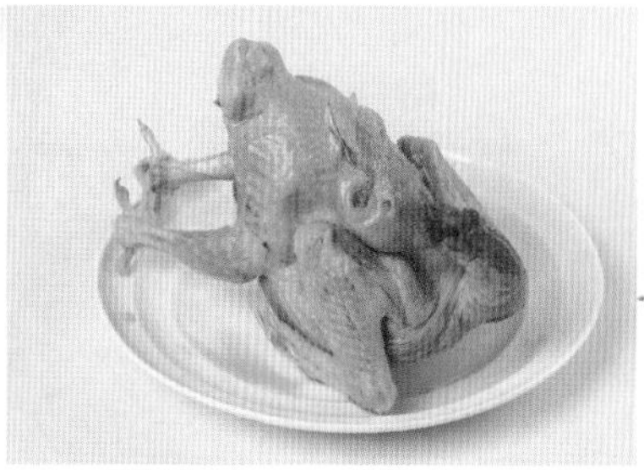
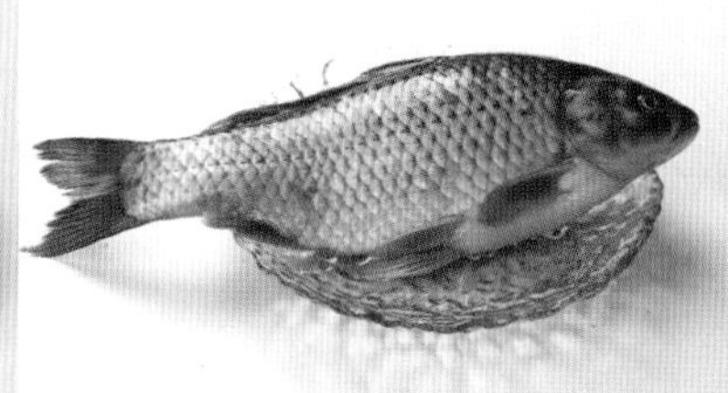
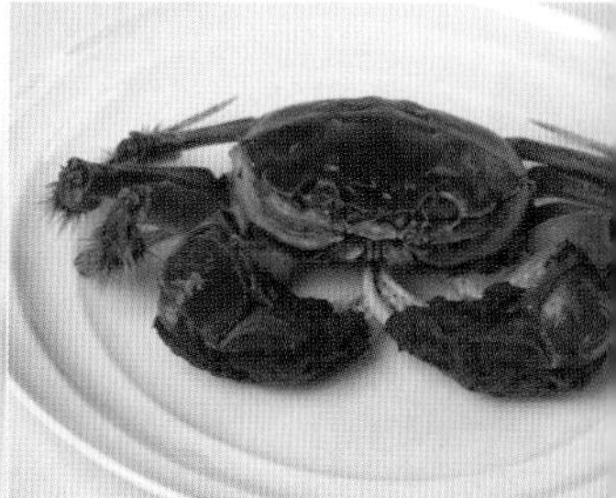

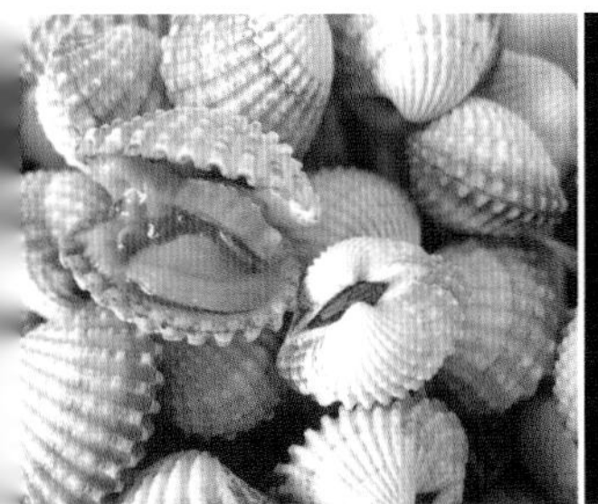
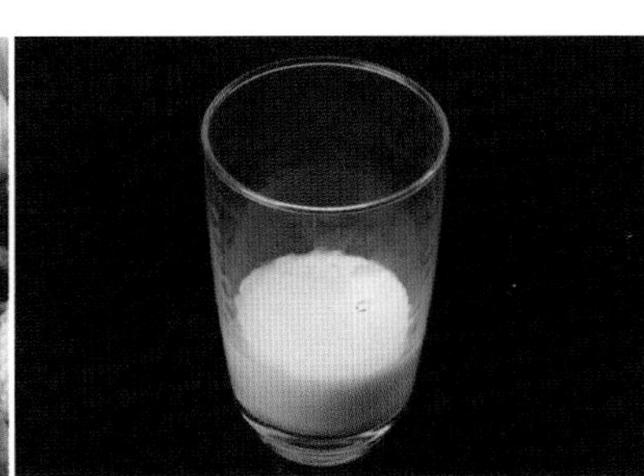
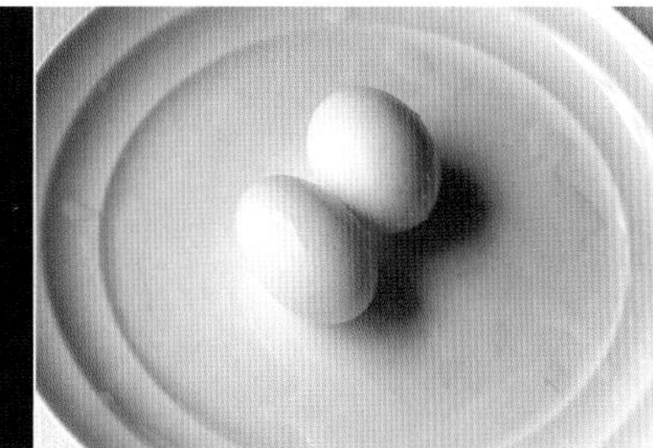
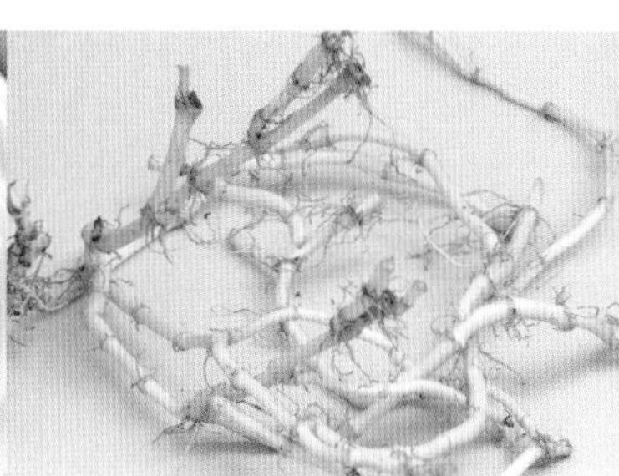

第一章
谷豆类

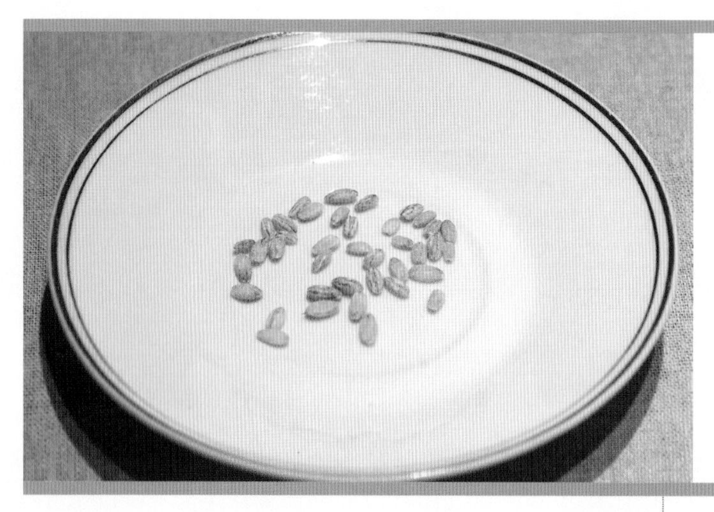

小麦
xiaomai
《名医别录》

【异名】 淮小麦（《中医饮食营养学》）。

【基原】

为禾本科小麦属植物小麦 *Triticum aestivum* L. 的种仁。

【性状】

小麦呈长圆形，两端略尖，表面呈浅黄棕色或黄色，稍皱缩，腹面中央有一纵行深沟，顶端具黄白色柔毛。质硬，断面白色，粉性。小麦分春小麦和冬小麦两种，以冬小麦为主，我国北方多产。

【采收加工或制法】

夏季成熟时收割，脱粒后晒干贮藏或磨成面粉。选材以麦粒饱满完整，黄棕色者为佳。

【性味】 味甘，性微寒。无毒。

1.《食疗本草》："平。"

2.《饮膳正要》："味甘，微寒，无毒。"

3.《饮食须知》："小麦味甘，麦性凉，面性热，麸性冷，曲性温。"

【归经】 入心、脾、肾经。

1.《本草撮要》："入手少阴经。"

2.《本草经解》："入足少阴肾经、足太阴脾经。"

【功用】

养心益肾，除热止渴，健脾止泻，敛汗通淋。适宜于各种人群，尤其宜脏躁，烦热，虚汗，消渴，泄泻，乳痈，外伤出血，淋病，烫伤者食用。

1.《名医别录》："消谷，止痢。"

2.《食疗本草》："宜作粉食之，补中益气，和五脏，调经络，续气脉。"

3.《饮膳正要》："主除热，止烦躁，消渴，咽干。利小便，养肝气，止痛。治唾血。"

4.《本草纲目》："陈者煎汤饮，止虚汗……生食利大肠，水调服止鼻衄，吐血。"

5.《本草备要》："养心除烦，利溲止血。"

【服食方法】

麦仁可煎汤饮用；面粉可煮粥、蒸馒头、烙饼、做手擀面等，也为饼干、面包、方便面等多种食品的原料；是制作啤酒、酒精的常用原料。

【服食宜忌】

脾胃湿热、小儿食积者慎食。民间有"麦吃陈，米吃新"的说法，存放时间长些的面粉比新磨的面粉的品质为好。

《饮食须知》："勿同粟米、枇杷食。凡食面伤，以莱菔、汉椒消之。"

【食疗方】

1. 治妇人脏躁，喜悲伤欲哭　甘草三两，小麦一升，大枣十枚。上三味，以水六升，煮取三升，温分三服。（《金匮要略》甘麦大枣汤）

2. 炒黄面治泄痢，肠胃不固　白面一斤。炒令焦黄，上件每日空心温水调一匙头。（《饮膳正要》）

3. 治腹内冷痛，脾胃不和　四和汤：白面一斤（炒），芝麻一斤（炒），茴香二两，（炒），盐一两（炒）。上件并为末，每日空心白汤点服。（《饮膳正要》）

4. 治脾胃虚弱，赤白泄痢 乳饼面：乳饼一个，切作豆子样，用面拌煮熟，空腹食之。(《饮膳正要》)

5. 治泄泻 飞罗面炒熟，每晨加白砂糖，或炒盐调服。(《随息居饮食谱》)

【储藏】

可盛放于密封容器内，置于阴凉、干燥、通风处。

【食论】

《本草备要》云："小麦，秋种夏熟，备受四时之气。南方地暖下湿，不如北产之良。"故小麦多产于我国北方，为北方人民的主食。《素问》云："麦属火，心之谷也。"可养心安神，除烦止渴，故有仲景之甘麦大枣汤，专治妇人脏躁喜悲伤，妇人之产后抑郁症即可用之。

小麦面性味甘温，可养胃止泻。浮小麦为经水淘洗而浮起者，《本草备要》云："浮者无肉，故能凉心。"可止虚汗盗汗，疗劳热骨蒸。麦麸为小麦之皮，性凉，可止血，除烦止渴。

据现代研究，小麦富含蛋白质、糖类，钙、磷、铁等元素，以及多种维生素、氨基酸、麦芽糖酶、淀粉酶等，对人体有较好的滋养作用。

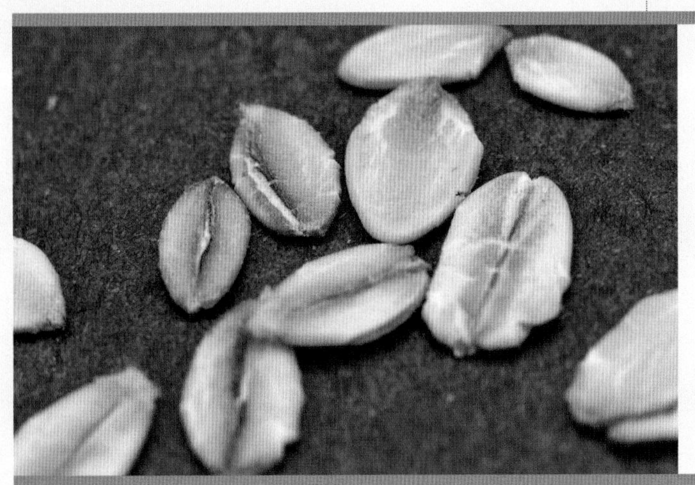

燕麦

yanmai

《野菜博录》

【异名】

雀麦（《饮食须知》），燕麦子（《本草纲目》引周宪王），雀麦米（《本草纲目》），燕小麦（《调疾饮食辨》），野麦（《食物中药与便方》），乌麦（《药食同用中草药及验方》）。

【基原】

为禾本科植物燕麦 *Avena fatua* L. 的种仁。我国南北均产。

【性状】

线状长圆形，压扁，腹面具沟槽，黄褐色。

1.《本草纲目》(引周宪王)："燕麦穗极细，每穗又分小叉十数个，子亦细小。"

2.《食物中药与便方》："果实细小扁平。"

【采收加工或制法】

夏季收割成熟果实，晒干后，去皮壳备用。购买时以颗粒完整、外表光润呈黄褐色者为佳。

【性味】味甘，性平。无毒。

1.《饮食须知》："味甘性平。"

2.《本草纲目》："甘，平，无毒。"

3.《野菜博录》："味甘。"

4.《中国传统饮食宜忌全书》："性温，味甘。"

【归经】入脾、大肠经。

《中华食物养生大全》："归脾经、肝经。"

【功用】

补虚，止汗，滑肠。适宜于久病体虚，纳差，便秘，自汗、多汗、盗汗等人食用。

1.《饮食须知》："可救荒，充饥滑肠。"

2.《食物中药与便方》："极富营养，能止虚汗。苗叶治难产。"

3.《中华食物养生大全》："补脾益气，止虚汗，降低血脂。"

4.《药食同用中草药及验方》："补虚损，益脾胃，敛汗。"

5.《中国传统饮食宜忌全书》："补虚，止汗。"

【服食方法】

煮粥，研末作面蒸饼，研末炒熟、开水冲调食，或加工成各种燕麦制品。

1.《本草纲目》（引周宪王）："春去皮，作面蒸食，及作饼食，皆可救荒。"

2.《野菜博录》："采子舂去皮，捣磨为面食。"

3.《调疾饮食辨》："作饭与大麦仿佛。燕小麦亦可作面，而性不及小麦。"

【服食宜忌】肠滑易泄者慎食。

【食疗方】

1. 治自汗盗汗，虚汗不止 燕麦1~2两，水煎服。或燕麦1两，米糠5钱，水煎去渣，分2次服，每次服时加饴糖一匙。（《食物中药与便方》）

2. 治虚汗、盗汗 燕麦汤：燕麦60g，猪肉（瘦）30g共炖汤，连汤共食，连食3~5天。（《中医食疗学》）

3. 治妇女血崩 燕麦鸡血饮：燕麦30g，鸡鲜血60g，和酒适量炖服。（《中医食疗学》）

【储藏】置于阴凉、干燥、通风处，防蛀防潮。

【食论】

据现代研究，燕麦富含亚油酸，可有效降低胆固醇，对脂肪肝、糖尿病、浮肿、便秘等有辅助疗效。且含有维生素E及人体必需的8种氨基酸，适合于慢性病患者、老年人、小儿及产妇食用。

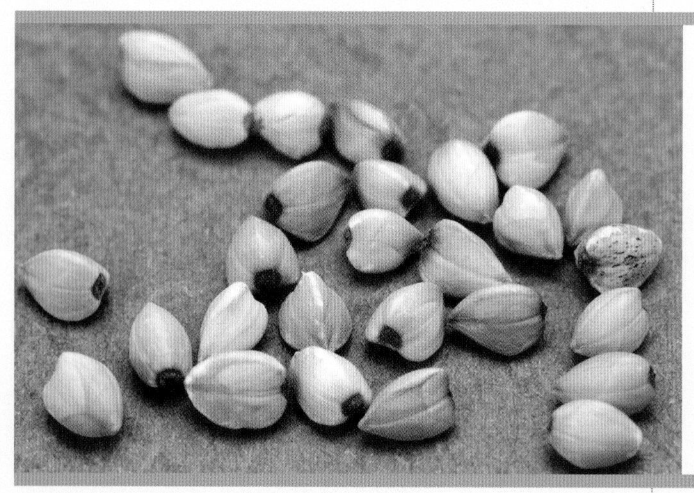

荞麦

qiaomai

《千金要方》

【异名】

花麦（《宝庆本草折衷》），乌麦（《日用本草》），花荞、甜荞（《本草纲目》）。

【基原】

为蓼科荞麦属植物荞麦 *Fagopyrum esculentum* Moench 的种仁。

【性状】

荞麦为三棱型，少有二或多棱不规则形。形状有三角形、长卵圆形等，先端渐尖，基部有五裂宿存花被。棱间纵沟有或无，果皮光滑或粗糙。

【采收加工或制法】

夏季或秋季霜降前后种子成熟时收割，打下种子，晒干去皮壳备用。选材以颗粒饱满、完整，呈三角状，褐色，散发清淡气息者为佳。

【性味】味甘、微酸，性微寒。

1.《千金要方·食治篇》："味酸，微寒。无毒。"

2.《饮膳正要》："味甘，平、寒，无毒。"

3.《本草备要》："甘，寒。"

4.《随息居饮食谱》:“甘，温。性有微毒。”

【归经】入脾、胃、大肠经。

1.《得配本草》:“入足太阴、阳明经。”

2.《本草求真》:“专入肠、胃。

【功用】

健脾益气，消积宽肠，解毒敛疮。适宜于食积，泄泻，痢疾，绞肠痧，自汗，盗汗，白浊，带下，疱疹，丹毒，痈疽，瘰疬，烫火伤者食用。

1.《食疗本草》:“实肠胃，益气力，续精神，能炼五脏滓秽。”

2.《宝庆本草折衷》:“疗疮疹，病重，肌体溃腐，脓血秽腥。”

3.《日用本草》:“治小儿火丹赤肿。”

4.《本草纲目》:“降气宽肠，磨积滞，消热肿风痛，除白浊白带，脾积泄泻。”

5.《本草备要》:“解酒积。”

6.《食鉴本草》:“治肠胃沉积，泄痢带浊；敷痘疮溃烂，汤火灼伤。”

7.《医林纂要》:“去肠胃积秽，解热毒。”

【服食方法】

可煮粥。荞麦面可为制作各种面食的原料，如冷面、蒸饺、包子等，也可作为茶饮。

【服食宜忌】

糖尿病患者宜食；脾胃虚寒者、消化不良者慎食。

1.《饮膳正要》:“久食动风气，令人头眩。和猪肉食之，患热风，脱人须眉。”

2.《日用本草》:“久食发病，或成风癞。”

3.《饮食须知》:“勿同雉肉、黄鱼食。与诸矾相反，近服蜡矾等丸药者，忌之。误食，令腹痛致死。”

4.《医林纂要》:“荞，春后食之动寒气，发痼疾。”

【食疗方】

1. 治噤口痢疾 荞麦面每服二钱，砂糖水调下。(《本草纲目》引《坦仙皆效方》)

2. 治小肠疝气 荞麦仁（炒，去尖）、胡芦巴（酒浸晒干）各四两，小茴香（炒）一两。为末，酒糊丸，梧子大。每空心盐、酒下五十丸。两月大便出白脓，去根。(《本草纲目》引《孙天任集效方》)

3. 治男子白浊，女子赤白带下 济生丹：荞麦炒焦为末，鸡子白和，丸梧子大。每服五十丸，盐汤下，日三服。(《本草纲目》)

4. 治蛇盘瘰疬，围接项上 荞麦(炒，去壳)、海藻、白僵蚕（炒去丝）等分，为末，白梅浸汤，取肉减半，和丸绿豆大。每服六七十丸，食后临卧米饮下，日五服。其毒当从大便泄去。若与淡菜连服尤好。淡菜生于海藻上，亦治此也，忌豆腐、鸡、羊、酒、面。(《本草纲目》)

5. 治小儿丹毒热疮 荞麦面醋调涂。(《随息居饮食谱》)

6. 治痢疾 炒熟荞麦二钱，砂糖汤调下。(《随息居饮食谱》)

【储藏】贮放于有盖容器内，置于阴凉、干燥处保存。

【食论】

荞麦为健脾益气、消食化积之良药，泄泻、痢疾患者食之有益。若遇水、火烫伤，荞麦炒黄，用水调匀，敷于患处，见效较好。据研究，荞麦含多种维生素、氨基酸等，营养丰富，补益之性强，素体虚弱者、老人、小儿尤宜食用。

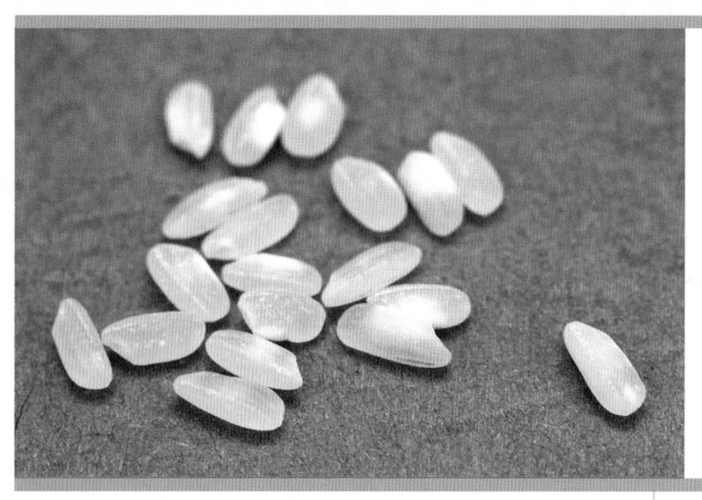

粳米
jingmi

《名医别录》

【异名】

白米（《千金要方》），粳粟米、大米、稻米（《滇南本草》）。

【基原】

为禾本科稻属植物稻（粳稻）*Oryza sativa* L. 去壳的种仁。我国长江以南各地多产。

【性状】

粳米呈扁椭圆形，一端圆钝，另端因有胚脱落而稍有歪斜。表面浅白色，半透明，光滑。质坚硬，断面粉性。

【采收加工或制法】

秋季颖果成熟时采收，脱下果实，晒干，除去稻壳即可食用。选材以外观完整、坚实、饱满、无虫蛀、无霉点、无异物夹杂者为佳。

【性味】味甘，性平。

1.《名医别录》："味甘、苦，平，无毒。"

2.《千金要方·食治篇》："味辛、苦，平。又云生者冷，燔者热。"

3.《饮食须知》："北粳凉，南粳温，赤粳热，白粳凉，晚白粳寒。新粳热，陈粳凉，生性寒，熟性热。"

4.《本草备要》："甘，凉。"

【归经】入肺、脾、胃经。

1.《医学入门》："入手太阴、少阴经。"

2.《本草纲目》："色白者入肺。"

3.《本草求真》："专入脾、胃，兼入心、脾。"

【功用】

健脾和胃，补中益气，除烦渴，止泻痢。适宜于各类人群，尤宜于脾胃虚弱、食少纳呆、倦怠乏力、心烦口渴、泻下痢疾者食用。

1.《食疗本草》："温中，益气，补下元。"

2.《日华子本草》："补中，壮筋骨，补肠胃。"

3.《饮膳正要》："主益气，止烦，止泄，和胃气，长肌肉。"

4.《本草衍义》："平和五脏，补益胃气。"

5.《滇南本草》："治一切诸虚百损，强筋壮骨，生津，明目，长智。"

6.《本草纲目》："好颜色，解热，赤者益脾而白者益胃。"

7.《本草备要》："和胃补中，色白入肺，除烦清热，煮汁止渴。"

8.《食鉴本草》："补脾，益五脏，壮气力，止泄痢。"

【服食方法】

可煮粥食用，也可加工成爆米花等食品。

【服食宜忌】

煮粥时不宜放碱，因其会破坏粳米中的维生素B1，导致脚气病。

1.《食疗本草》："新熟者动气；常食干饭，令人热中，唇口干；不可和苍耳食之，令人卒心痛；不可与马肉同食之，发痼疾。"

2.《饮食须知》："新米乍食动风气，陈米下气易消，病人尤宜。大人、小儿嗜生米者，成米瘕。”

【食疗方】

1. 治霍乱狂闷、烦渴、吐泻无度，气欲绝者　淡竹沥一合，粳米一合（炒，以水二盏同研，去滓取汁）。上二味，和匀顿服之。（《圣济总录》竹沥饮）

2. 治食水芹中毒　用饧粳米、杏仁、乳饼煮粥，食一二碗，日三服。（《卫生易简方》）

3. 治肠风下血　粳米50g，柿蒂7枚，共煮粥。（《五谷杂粮》）

4. 治婴儿吐奶　粳米50g，炒焦，水煎服。（《中国食疗大全》）

【储藏】

贮于干燥的有盖容器内，置于阴凉、干燥、通风处保存，防虫蛀。

【食论】

粳米，即俗称的稻米，其性味甘平，然各处所产种数甚多，气味亦稍有不同，如北粳凉，南粳温。粳米主入肺、脾、胃经，具健脾开胃、除烦止渴之功。常煮粥食之，可补气益胃。

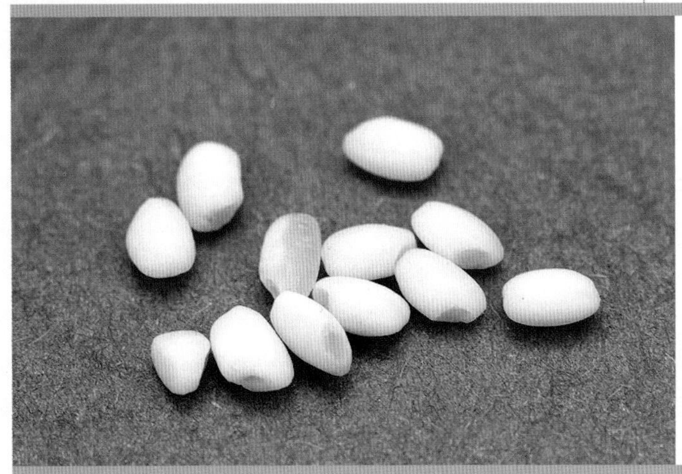

糯米

nuomi

《千金要方》

【异名】

江米（《本草原始》），元米、占米（《随息居饮食谱》）。

【基原】

为禾本科稻属植物糯稻 *Oryza sativa* L.var. *glutinosa* Matsum. 去壳后的种仁。我国江苏、安徽、浙江、湖北、湖南、广东、广西、四川等省地多产。

【性状】

糯米分为长籽型和圆籽型二种，长籽型呈长椭圆形，略扁，一端钝圆，另端歪斜，有胚脱落的痕迹，表面浅白色，不透明，平滑。质坚硬，断面粉性。蒸煮后韧性极强，有光泽。圆籽型的籽粒较短圆。

【采收加工或制法】去除稻壳，取用种仁。

【性味】味甘，性温。

1.《千金要方·食治篇》：“味苦，温。无毒。”

2.《本草拾遗》：“性微寒。”

3.《饮膳正要》：“味甘、苦，平，无毒。”

4.《日用本草》：“味苦，温，甘，平。”

【归经】入肺、脾、胃经。

1.《得配本草》：“入手、足太阴经。”

2.《本草撮要》：“入手足太阴、阳明经。”

【功用】

益气健脾，温中止泻，缩尿，敛汗，解毒。适宜于脾胃虚寒泄泻，霍乱吐逆，消渴多尿，自汗，痘疮，痔疮，鼻衄者使用。

1.《本草拾遗》：“主消渴。”

2.《四声本草》：“主痔疾，骆驼脂作煎饼服之，空腹与服，勿令病人治。”

3.《饮膳正要》：“主温中。”

4.《食性本草》:“能行荣卫中血积。解芜菁毒。”

5.《日用本草》:“补中益气，实肠。”

6.《医学入门》:“温中益气，实肠止泻，定霍乱，养下元，缩小便，治妇人胎动腹痛，下黄水，和气血药冲服之。”

7.《本草纲目》:“暖脾胃，止虚寒泄痢。”

8.《随息居饮食谱》:“补肺气，充胃津，助痘浆，暖水脏。”

9.《食鉴本草》:“补脾肺虚寒，坚大便，缩小便，收自汗，发痘疮。”

【服食方法】可煮粥，酿酒，熬汤等。

【服食宜忌】

素有湿热痰火者忌食；糯性黏滞难化，故小儿、病人不宜多食。

1.《食疗本草》:“使人多睡，发风动气，不可多食。”

2.《饮食须知》:“壅经络之气，令身软筋缓。久食发心悸及痈、疽、疮疖中痛。”“妊妇杂肉食之，令子不利，生疮疥，寸白虫。”

3.《食性本草》:“不可合酒共食，醉难醒。”

4.《日用本草》:“多食发热。”

【食疗方】

1. 治妊娠胎动、腹痛或下黄赤汁　糯米一分，黄芪一两（锉），芎䓖一两（锉）。上件药，以水两大盏，煎至一盏三分，去滓，不计时候，分温三服。(《太平圣惠方》)

2. 治鼻衄不止　糯米二合，捣罗为散，冷水调下三钱匕。(《圣济总录》)

3. 治食鸭肉伤食者　热糯米泔频饮。(《饮食须知》)

4. 治虚劳不足　糯米入猪肚内蒸干，捣作丸子，日日服之。(《本草纲目》)

5. 治虚寒尿多　糯米饭杵为糍，卧时煮热，细嚼食之。(《随息居饮食谱》)

6. 治脾虚泄泻　糯米炒黄磨粉，加白砂糖调服。(《随息居饮食谱》)

【储藏】

宜贮藏于有盖密封的容器内，置于阴凉、干燥、通风处储存。

【食论】

糯米性平、温，味甘、苦。温可养气，气充则身热，补脾止泻，故对脾胃虚寒者有益；甘则润肺和脾，仲景小建中汤之饴糖即由糯米熬制而成。脾虚肺燥者可常煮粥食之。糯米性黏滞，故小儿或病人不宜多食。

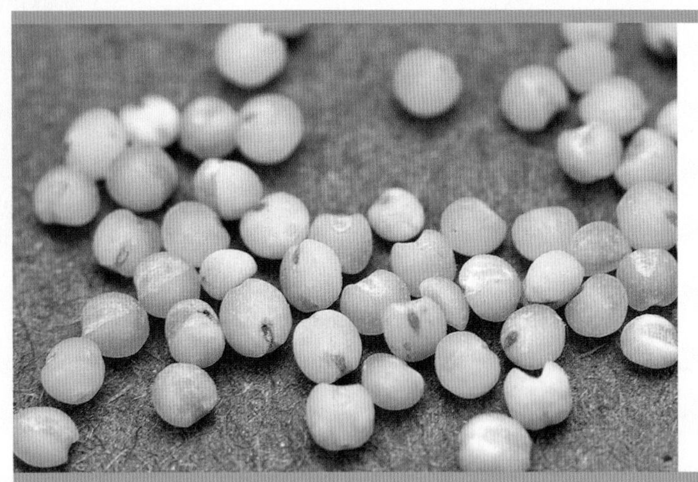

粟米

sumi

《名医别录》

【异名】

籼粟（《本草纲目》），粱、小米（《随息居饮食谱》），芦粟、小米（《食鉴本草》）。

【基原】

为禾本科狗尾巴草属植物粱 *Setarie italica*（L.）Beau V. 或粟 *S.italica*（L.）Beauv.var.germanica（mill.）Schved. 的种仁。

【性状】

粟米呈类圆球形，上端稍钝圆，下端稍尖。表面红黄色粗糙，有 4 条明显突起的纵棱。质坚，断面白色粉性。

【采收加工或制法】

秋季果实成熟后收割，打下种粒，晒干备用。

【性味】 味咸，性微寒。

1.《千金要方·食治篇》："粟米，味咸，微寒。无毒。陈粟米，味苦，寒，无毒。"

2.《本草蒙筌》："新则味咸，陈则味苦。气平、微寒。无毒。"

3.《本草备要》："甘、咸，微寒。"

4.《本草求真》："味咸，气寒。"

5.《随息居饮食谱》："性较凉。"

【归经】 入脾、胃、肾。

1.《本草求真》："专入肾，兼入脾、胃。"

2.《本草撮要》："人手足太阴少阴经。"

【功用】

益气和胃，滋阴清热，止泻解毒。适宜于脾胃气弱，食积，反胃呕吐，消渴，腰膝酸软，小便不利，泄泻，痢疾，疮疖，烫、火灼伤者使用。

1.《千金要方·食治篇》："粟米，养肾气，去骨痹、热中，益气。"

2.《食疗本草》："止痢，压丹石热。"

3.《饮膳正要》："主养肾气，去脾胃中热，益气。陈者良，治胃中热，消渴，利小便，止痢。"

4.《饮食须知》："能解小麦毒。"

5.《本草蒙筌》："新粟米养肾气不亏，去脾热，常益中脘；陈粟米止泄痢分渗，却胃热，大解渴消。舂为粉，理气劣食停，仍止呕逆；蒸作糗，除寒中热渴，更实大肠。泔主霍乱转筋，顿饮数升立愈。臭泔除烦渴驱热，酸泔洗疮疥杀虫。"

6.《滇南本草》："主滋阴、养肾气、健脾胃、暖中，反胃服之如神。治小儿肝虫或霍乱吐泻，肚疼变痢疾或水泻不止，服之即效。"

7.《本草纲目》："治反胃热痢。煮粥食，益丹田，补虚损，开肠胃。"

8.《本草备要》："养肾益气。治胃热消渴，止霍乱，利小便。"

9.《食鉴本草》："小儿初生，研细煮粥当乳佳，陈者更妙。"

【服食方法】 煎汤，煮粥，酿酒，制作食品等。

【服食宜忌】 脾胃虚寒者慎食。

《饮食须知》："生者难化，熟者滞气。隔宿食，生虫。胃冷者不宜多食。粟浸水至败者损人，与杏仁同食，令人吐泻。”

【食疗方】

1. 治反胃吐食　粟米粉水丸，梧子大，煮七枚，内醋中，细吞之。(《千金要方·食治篇》)

2. 治老人脾胃虚弱，呕吐不下食　粟米四合（净淘），白面四两。上以粟米拌面令匀，煮作粥，空心食之，一日一服，极养肾气和胃。(《食医心鉴》)

3. 治产后气血虚弱，不能下食　粟米三合，羊肉半斤（去脂膜拣取四两，细切），上以水五大盏，下米、羊肉同煮，欲熟，入盐、醋、椒、葱，更煮粥令熟，空心食之。(《太平圣惠方》粟米粥方）

4. 治赤白痢，下水谷食不消　煮粟米粥，和曲末方寸匕，日四五服。(《卫生易简方》)

【储藏】

贮藏于密封容器中，置放于阴凉、干燥、通风处，防蛀防潮。

【食论】

粟米，味咸，性微寒，入脾、胃、肾经。李时珍言：“粟之味咸淡，气寒下渗，肾之谷也，肾病宜食之。虚热消浊泄痢，皆肾病也。渗利小便，所以泄肾邪也。降胃火，故脾胃之病宜食之。”天生五谷，俱能养人，北方产妇多喜服用小米粥，养胃益气，对产妇、婴儿皆有益处。据现代研究，粟米中含蛋白质及脂肪量较高，蛋白质中含大量谷氨酸、脯氨酸、丙氨酸和蛋氨酸等，且含有钙、磷、铁等，补益作用较强。

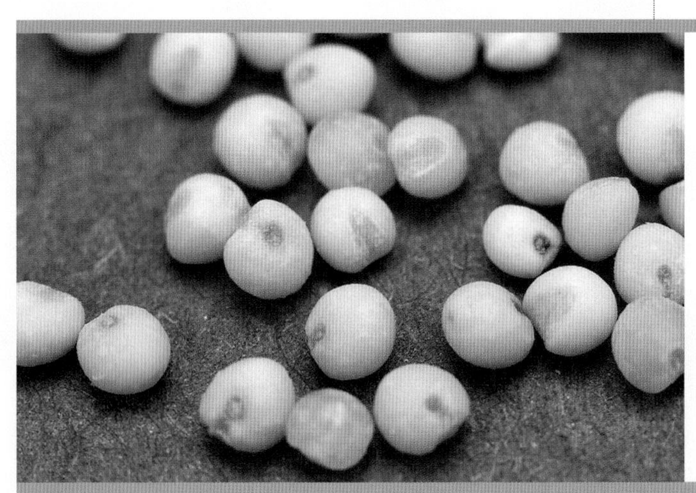

黍米
shumi

《吴氏本草经》

【异名】

秋黍、黄糯（《食物本草》），黍米、黄米（《随息居饮食谱》），丹黍米、红莲米（浙江），赤虾米（江南）。

【基原】

为禾本科黍属植物黍米 *Panicum miliaceum* L. 的种仁。

【性状】

黍米呈卵圆形，黄色或白色。我国华北、西北地区多产黄米，江南地区多产丹黍米。

【采收加工或制法】

秋季果实成熟时收割，收取种仁，去除皮壳，晒干备用。

【性味】

黍米：味甘，性微温。丹黍米：味苦，性微温。

1.《吴氏本草经》：“甘，无毒。”

2.《名医别录》：“味甘，温，无毒。”

3.《千金要方·食治篇》：“味甘、辛，温。无毒。”

4.《绍兴本草》：“丹黍米，味苦，微温，无毒。”

5.《饮膳正要》：“味甘，平，无毒。”

6.《本草纲目》：“丹黍米，甘，微寒，无毒。”

【归经】入肺、脾、胃、大肠经。

《本草撮要》：“入手足阳明、太阴经。”

【功用】

黍米：补气血，益脾胃。丹黍米：除烦止渴，止泻，止咳。适宜于脾胃虚弱、气血不足，烦渴，痢疾，咳嗽，水火烫伤，杖疮，小儿鹅口疮者使用。

1.《吴氏本草经》："益中补气。"

2.《千金要方·食治篇》："丹黍米，主咳逆上气，止泄利，除热，去烦渴。"

3.《食医心鉴》："安中，补不足，宜脉。"

4.《日华子本草》："赤黍米，下气，止咳嗽，除烦，止渴，退虚热。"

5.《本经逢原》："红莲米，入心脾补血。"

【服食方法】

可煮粥，做成油炸糕、粽子，酿制黄酒等。

【服食宜忌】

小儿不宜多食，热性体质者慎食。

1.《食疗本草》："不得与小儿食之，令不能行。"

2.《饮食须知》："多食闭气，久食令人多热烦，发痼疾，昏五脏，令人好睡，缓筋骨，绝血脉。"

3.《食鉴本草》："宜肺病人食之。"

【食疗方】

1. 治鳖瘕　新熟赤黍米，淘取泔汁，生服一升，不过三两度愈。(《食疗本草》)

2. 治杖疮　黍米，烧灰和油，涂杖疮，止痛，不作瘢。(《食疗本草》)

3. 治小儿下痢，日夜数十度，渐困无力　黍米粥方：黍米一合，鸡子一枚，蜡一分，细切。上三味，先煮黍米粥，临熟下鸡子及蜡，搅匀，令熟食之。(《食医心鉴》)

4. 治诸痢不瘥　黍米粥方：黍米二大合，蜡、羊脂各一两。先煮黍米，临熟投蜡、羊脂，搅令消，空心服之。(《食医心鉴》)

5. 治汤火所灼未成疮者　黍米、女曲等分。各炒焦研末，鸡子白调涂之。煮粥亦可。(《本草纲目》引《肘后方》)

6. 治小儿鹅口，不能乳者　丹黍米，嚼汁涂之。(《本草纲目》引《子母秘录》)

7. 治心痛不瘥　黍米淘汁，温服随意。(《本草纲目》引《经验方》)

【储藏】

贮藏于缸、罐等容器中密封保存，放于阴凉、干燥、通风处，防蛀防潮。

【食论】

黍米，即有黏性的稷米，其补中益气之功较强，北方民间多用黍米做油炸糕、酿制黄酒。传统小吃"驴打滚"即用黍米而作。据研究，黍米富含蛋白质、脂肪，滋补性强；所含的粗纤维、灰分、黍素等，有促进消化的作用。

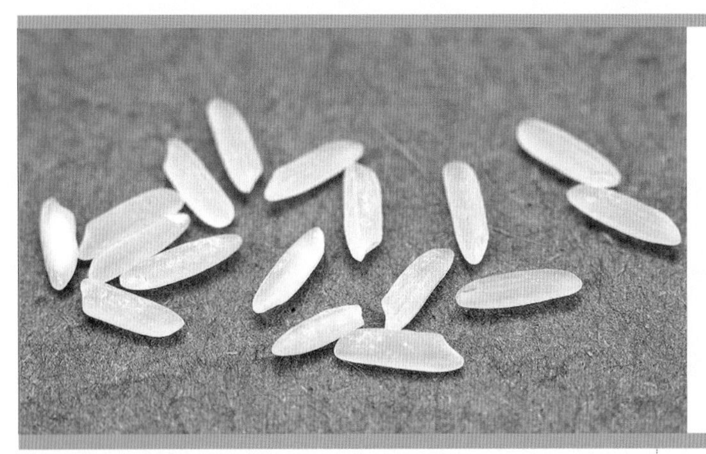

香米
xiangmi

【异名】

香稻米（《食物本草》），香红莲（《食鉴本草》），香禾米。

【基原】

为禾本科植物香稻的种仁。我国湖南、江西、广西、云南、贵州等省多产。

【性状】

香米呈长粒状，无色，半透明，油润光滑，腹白小，不黏。

【采收加工或制法】 秋季成熟后采收果实，晒干备用。

【性味】 味甘，性温。

柴裔《食鉴本草》："味甘，软，气香甜。"

【归经】 入胃经。

【功用】

补中开胃，滑涩补精。适宜于各类人群，尤其是脾胃虚弱，消化不良，遗精者食用。

李杲《食物本草》："开胃益中，滑涩补精。"

【服食方法】

可煮粥，作饭，作羹，蒸制糕点，酿酒等。

【服食宜忌】 便秘、糖尿病患者不宜多食。

【食疗方】

治脾虚纳差　香米煮粥常食。

【储藏】

贮藏于密封容器中，置放于阴凉、干燥、通风处，防蛀防潮。

【食论】

香米，曹丕曾赞之曰："长沙有好米……上风吹之，五里闻香。"香米香甜宜人，醒脾开胃，脾胃素虚，消化不良者多食有益。

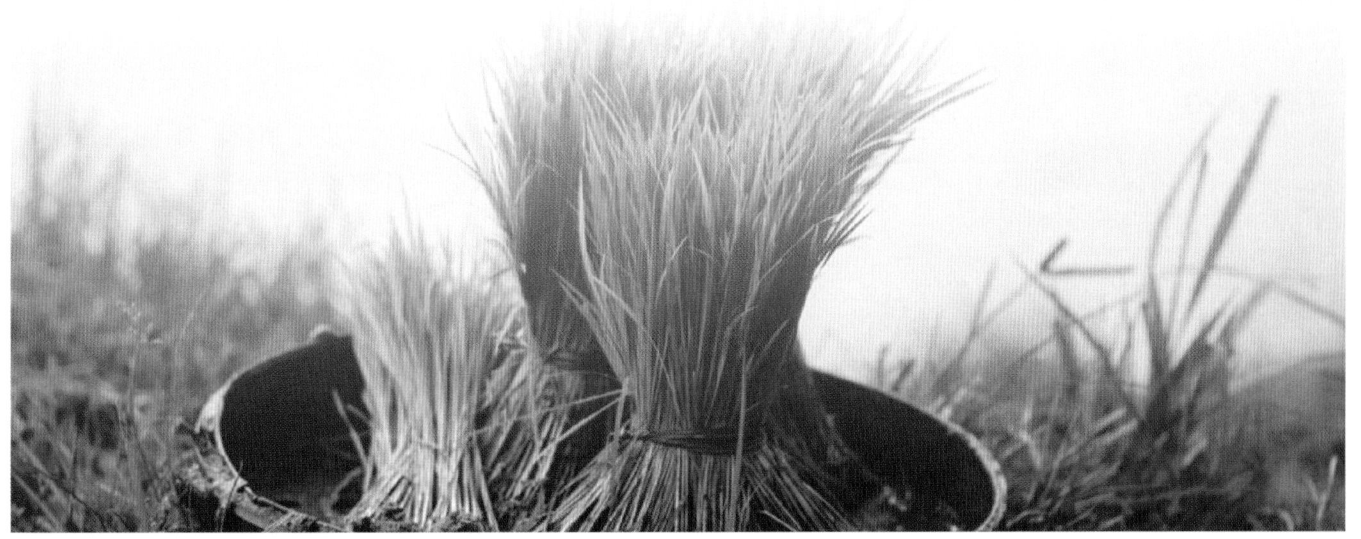

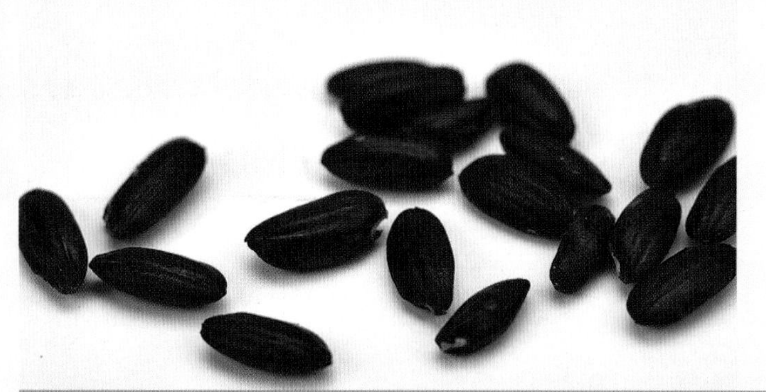

黑米
heimi

【异名】

黑糯米、黑珍珠、药米、长寿米、月米、补血米。

【基原】

由禾本科植物稻培育成的一种特色品种。我国陕西、贵州、湖南等省多产。

【性状】

黑米呈细长粒状，外表油亮，呈黑色或黑褐色。属糯米类。

【采收加工或制法】

秋季成熟后采集，去除杂质，晒干备用。选材以颗粒均匀、饱满，黑而油亮者为佳。

【性味】 味甘，性平。

【归经】 入脾、胃、肾经。

【功用】

健脾开胃，滋阴补肾，养肝明目。适宜于病后体虚，产后血虚，眩晕，贫血，少白头，目视不明，腰膝酸软者食用。

【服食方法】

可煮粥，做粽子、面包、汤圆、蒸制糕点、馒头，酿酒等。

【服食宜忌】

黑米种皮较为坚韧，不宜煮烂，故消化不良者慎食，老人、儿童不宜多食。

【食疗方】

1. 治贫血　黑米100g，红糖20g，大枣12枚，煮粥食。

2. 润肺补脾　黑米100g，莲子20g，雪梨1个（切片），山药30g，上味共煮粥食用。

3. 治少白头　黑米50g，黑豆30g，黑芝麻20g，核桃仁15g，共同熬粥，熟后加红糖适量，搅匀食之。

【储藏】

存于密封容器内，放阴凉干燥处，防潮、防虫。

【食论】

黑米为稻米中的珍品，有“世界米中之王”的美誉。黑米富含蛋白质、糖类、钙、磷、铁等，营养丰富，有补脾开胃、养肝明目、补肾乌发等多种功效。因黑米种皮坚韧，所以在煮粥前应浸泡一定时间，煮的时间可稍长一些，这样不仅有利于营养成分的充分散发，而且有助于消化，对术后病人、产后妇女、老人、儿童等脾胃弱者更为有益。

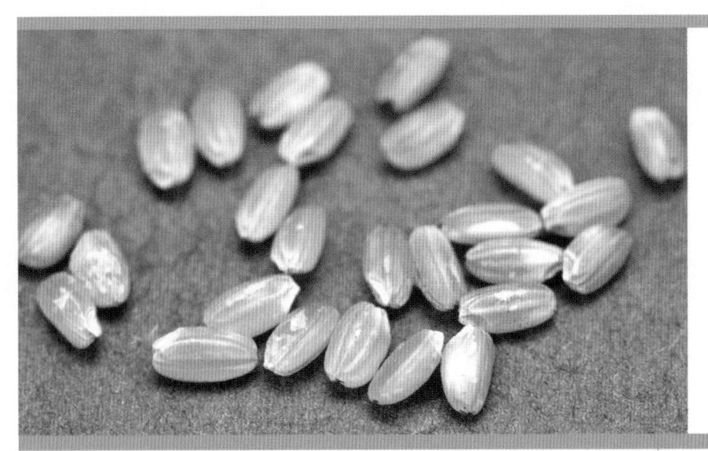

糙米

caomi

【异名】玄米（日本）。

【基原】

为糙米 Oryza sativa spp. 脱壳后保留外皮、糊粉层和胚芽的稻米。我国南北均产。

【性状】

呈细长粒状，黄褐色。

【采收加工或制法】

稻谷收获后，经砻谷机脱去颖壳，保存皮层、糊粉层和胚芽，即为糙米。

【性味】味甘，性温。

【归经】入脾、胃经。

【功用】

健脾养胃，补中益气，调和五脏，增强免疫力。适宜于各种人群，尤其是胃功能障碍，肥胖，心血管疾病，贫血，便秘及癌症患者食用。

【服食方法】煮粥，煎茶，煲汤等。

【服食宜忌】

糙米质地坚韧紧密，煮粥前宜浸泡一定时间。糖尿病、肥胖患者宜食。

【食疗方】

1. 防治高血压、高血糖、脑中风 糙米茶：糙米 100g，水 5 碗，先将糙米放入锅中清炒，至微黑后倒出，然后在水烧至沸腾时倒入糙米，立即停火。待 5 分钟后，将糙米滤出，作茶饮用。

2. 海米糙米粥防治湿疹、美容养颜 海米 1 大匙，小排骨 240g，糙米 1 杯。糙米浸泡 2 小时沥干；小排骨洗净汆烫去腥，捞起；海米用冷水浸软。上 3 味加水煮粥，熟后加适量盐、胡椒粉调味后食用。

【储藏】

贮藏于密封容器中，置放于阴凉、干燥、通风处，防蛀防潮。

【食论】

糙米虽口感较粗，但与白米相比，其营养价值更高，含更多维生素、矿物质及膳食纤维等。糙米有调节人体新陈代谢、增强机体免疫力等作用，对肥胖患者、糖尿病患者有益。糙米胚芽中富含维生素 E，可促进血液循环，对贫血、血虚便秘患者有益。

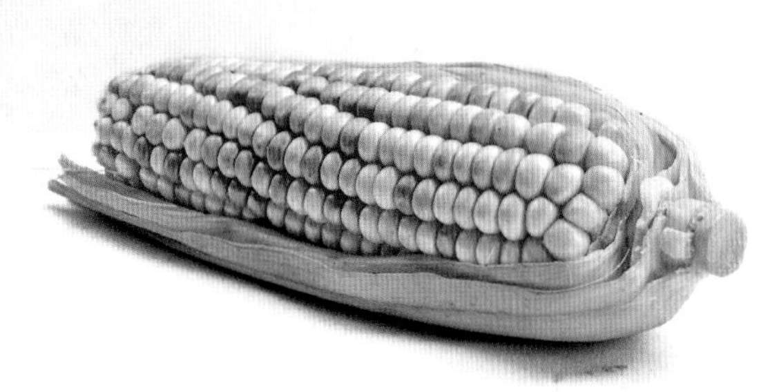

玉蜀黍

yushushu

《饮食须知》

【异名】

番麦（《饮食须知》），包谷、玉麦、包麦米（《滇南本草》），玉高粱（《本草纲目》），苞芦、纡粟、六谷（《随息居饮食谱》），芦穄、蜀秫（《食鉴本草》），御麦、薏米包（《医林纂要》），苞谷、珍珠米（《本草推陈》），玉米、苞米（《中医饮食营养学》），玉茭（豫北地区）。

【基原】

为禾本科玉蜀黍属植物玉蜀黍 *Zea mays* L. 的种子。我国大部分地区均产。

【性状】

玉蜀黍呈牙齿状，扁平而呈长方形，表面半透明且有光泽，坚硬饱满，多为黄色或白色，也有黑色、紫色等。

【采收加工或制法】

春季播种，秋季 8~9 月采掰，玉米棒子风干后，打成颗粒或磨成面粉，俗称黄面。选购时以颗粒饱满、无裂缝、色泽金黄、表面光润者为佳。

【性味】 味甘，性平。

1.《饮食须知》："味甘，性平。"

2.《滇南本草》："甘，平，无毒。"

3.《医林纂要》："甘、淡，微寒。"

【归经】 入胃、大肠经。

1.《本草撮要》："入手足阳明经。"

【功用】

开胃和中，止渴利尿。降脂，降压，降血糖。适宜于各种人群，尤其是食欲不佳，小便不利，消渴，水肿，尿路结石者食用。

1.《滇南本草》："调胃和中，祛湿，散火清热。"

2.《本草纲目》："调中开胃。"

3.《医林纂要》："益肺宁心。"

4.《食鉴本草》："其谷长而多，北地种之酿酒，亦可备荒。"

5.《本草推陈》："为健胃剂，煎服亦有利尿之功。"

【服食方法】

新鲜的玉米棒子可煮食、烧烤、做菜等；风干的玉米粒可做爆米花；玉米面可煮粥、做饼、做糕；玉米也可用于酿酒或加工成各种副食品。

【服食宜忌】 脾胃虚弱、易泄泻者慎食。

【食疗方】

1. 治小便淋沥沙石，痛不可忍　玉蜀黍根、叶若干，煎汤频饮。（《本草纲目》）

2. 治高血压，高血脂症　玉米油烹菜，玉米须煎汤代茶。（《中医饮食营养学》引《中医验方汇编》第一辑）

3. 治尿路结石或慢性肾炎水肿　玉米 1 份、水 3 份，煎汤代茶，或同玉米须煎服。（《中医饮食营养学》引《中华医药杂志》1956 年 10 期）

4. 治黄疸、浮肿、小便不利　玉米羹：玉米碾成细粉，加水煮成羹状，加糖适量，每日 2 次，每

次 30~60g。(《中医食疗学》)

5. 治消渴、高脂血症、高血压病 玉米饼：玉米磨碎，作成面饼，烘熟，或蒸熟，每日 1 次 (60~90g)，连食 2~3 个月。(《中医食疗学》)

6. 治高血胆固醇、高血压病 玉米油含有大量不饱和脂肪酸及卵磷脂，可调入各食品中时常服食，每日 30~60ml。(《中医食疗学》)

7. 玉米扁豆粥治脾虚水肿 玉米 50g，白扁豆 25g，大枣 10 枚，粳米 50g，煮稀粥，随意食。(《中医食疗学》)

【储藏】

贮藏于密封容器中，置放于阴凉、干燥、通风处，防蛀防潮。

【食论】

玉蜀黍，原产美洲，16 世纪传入我国，至明末清初，我国南北多有种植。清代医家王士雄称其为“救荒要物”。其性平味甘，归胃、大肠二经，有开胃调中、利尿止渴之功。据现代研究，玉米中含大量 B 族维生素，能健脾胃，助运化。玉米须含维生素 K、谷固醇、木聚糖、葡萄糖、有机酸等，有利尿、降压、促进胆汁分泌、增加血中凝血酶原和加速血液凝固等作用。

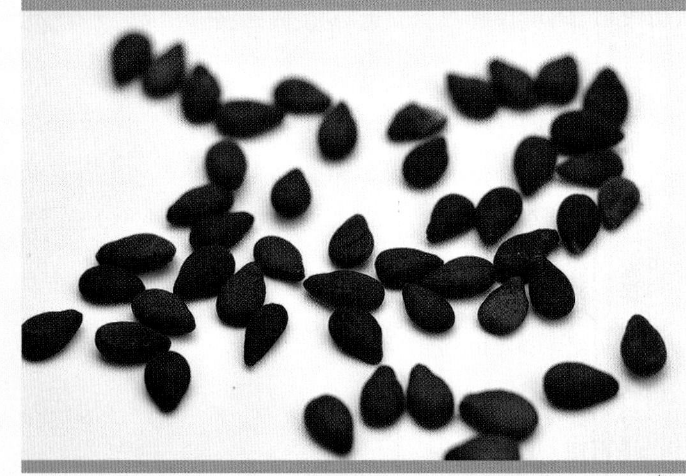

黑芝麻

heizhima

《本草纲目》

【异名】

胡麻、巨胜（《神农本草经》），方茎（《吴氏本草经》），油麻（《食疗本草》），胡麻人（《食性本草》），乌芝麻（《本草新编》）。

【基原】

为胡麻科胡麻属植物芝麻 *Sesamum indicum* L. 的黑色种仁。我国山东、河南、河北、湖北、安徽、江西、四川等地多产。

【性状】

黑芝麻呈扁卵圆形，表面黑色，平滑或有网状皱纹，尖端有棕色点状种脐。

【采收加工或制法】

秋季果实成熟时收割，打下种仁，晒干备用。选材以颗粒饱满、干燥、气味香者为佳。

【性味】味甘，性平。

1.《神农本草经》：“味甘，平。”

2.《吴氏本草经》：“甘，平，无毒。”

3.《宝庆本草折衷》：“甘、苦、平，生寒，炒熟热。”

4.《饮膳正要》：“味甘，微寒。”

【归经】入肺、脾、肝、肾经。

1.《雷公炮炙药性解》：“入肺、脾二经。”

2.《本草求真》：“专入肺、脾，兼入肝、肾。”

3.《本草新编》：“入心、肾二经。”

4.《玉楸药解》：“入足厥阴肝、手阳明大肠经。”

【功用】

补脏益气，填髓壮骨，润肠，疗疮。适宜于久病体虚，眼花耳鸣，风湿痹痛，腰膝酸软，少白头，肠燥便秘，乳汁不下，头癣阴疮，汤火伤者使用。

1.《神农本草经》："主伤中，虚羸，补五内，益气力，长肌肉，填髓脑。久服轻身，不老。"

2.《千金要方·食治篇》："坚筋骨，疗金疮、止痛，及伤寒温疟，大吐下后虚热困乏。久服轻身不老，明耳目，耐寒暑，延年。"

3.《食疗本草》："润五脏，主火灼。填骨髓，补虚气。"

4.《食性本草》："生嚼，涂小儿头疮，亦疗妇人阴疮。初食利大小肠，久食即否，去陈留新。"

5.《日华子本草》："补中，益气，养五脏，治劳气，产后羸困。耐寒暑，止心惊。子，利大小肠，催生落胞，逐风温气、游风，头风。补肺气，润五脏，填精髓。细研，涂发长头。"

6.《本草新编》："益元阳，兴阴茎，最生津液，入口即生。"

7.《本经逢原》："益脾滋肺，降心包之火，滋肝木之阴。"

8.《医林纂要》："黑色者能滋阴，补肾，利大小肠，缓肝，明目，凉血，解热毒。"

9.《随息居饮食谱》："充胃津，明目息风，催生化毒。"

【服食方法】

可以作为煮粥，煲汤，蒸馒头，烙饼，烤面包，做汤圆、月饼等的配料，也可做成芝麻酱食用。

【服食宜忌】脾胃虚寒易泄泻者慎食。

1.《饮食须知》："修制蒸之不熟，令发落。泄泻者勿食。"

2.《本草汇言》："宜蒸熟食之良。生食者，发痰生虫，脱发。炒食者，发热燥血。"

【食疗方】

1. 治全身筋骨痛　巨胜粥：巨胜子，不限多少，拣去杂，蒸曝各九遍。上每取二合，用汤浸布裹，挼去皮再研，水滤取汁，煎成饮，著粳米煮作粥食之，或煎浓饮，浇索饼食之，甚佳。(《食医心鉴》)

2. 治疬疡风　油麻，不拘多少（净择，生用）。上一味，取半合，生细嚼，用热酒三合至五合下，每空心午时、夜卧各一服，渐加至一合，服一百日疾愈。(《圣济总录》油麻酒方）

3. 治妇人乳少　脂麻炒研，入盐少许食之。(《随息居饮食谱》)

4. 治腰脚疼痛　新脂麻炒香杵末，日服合许。温酒蜜汤任下，以愈为度。(《随息居饮食谱》)

5. 治少白头　取等量黑芝麻、制首乌，研末并制成小丸。每次服 6g，常服即可见效。(《食物本草养生妙方》)

【储藏】

贮藏于密封容器中，置放于阴凉、干燥、通风处，防蛀防潮。

【食论】

黑芝麻，即油麻，由汉代张骞出使西域从大宛带入中原，故常称为胡麻。其功善补益，久病虚弱、年老气血不足、便秘者宜食之。对于胡麻，陶弘景云："八谷之中，唯此为良。"黑芝麻因其味香效多而被人们所喜爱，如黑芝麻糊、黑芝麻汤圆、黑芝麻千层饼、芝麻蛋糕卷等皆为常食之品。

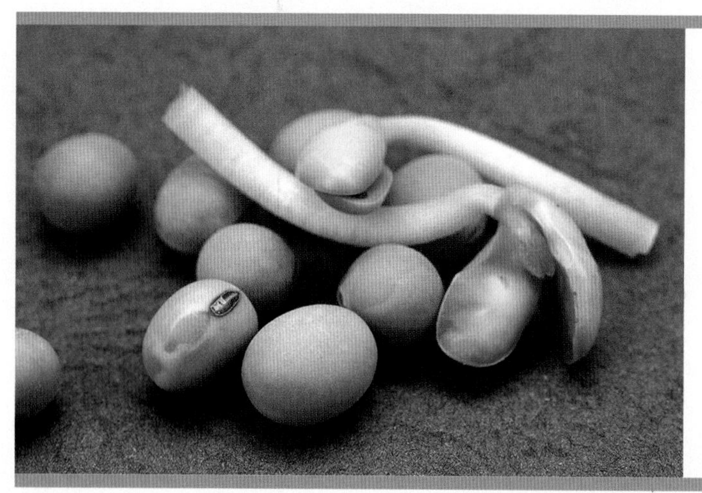

黄豆

huangdou

《日用本草》

【异名】黄大豆（《饮食须知》）。

【基原】

为豆科大豆属植物大豆 Glycine max（L.）Merr. 的种皮黄色的种子。

【性状】

近圆形或长卵圆形，长约 1cm，直径约 0.6mm。表面黄色或黄绿色，略有光泽，一侧边缘具长圆形种脐。种皮薄，种仁黄绿色。干品质较坚硬。气微，具豆腥味。

【采收加工或制法】

秋季果实成熟后采收，取其种子晒干。

【性味】味甘，性平。

1.《日用本草》："味甘，温，或云寒。"

2.《饮食须知》："味甘，生性温，炒性热，微毒。"

3.《本草汇言》："味甘，气平，无毒。"

【归经】入脾、胃、大肠经。

1.《本草求真》："专入脾。"

2.《本草撮要》："入手足太阴、阳明经。"

【功用】

健脾利水，导滞通便，解毒消肿。适宜于食积泻痢，腹胀纳食呆，脾虚水肿，疮痈肿毒者食用。

1.《日用本草》："宽中下气，利大肠，消水胀，治肿毒。"

2.《本草汇言》："解百毒。煮汁饮，能润脾燥，故消积痢。"

3.《药性切用》："解毒润燥，益胃利肠。"

4.《本草分经》："消水肿、痘痈。"

5.《随息居饮食谱》："补中解毒。"

【服食方法】

煮食、炒食、制豆浆、做豆腐、磨粉制饼等。

1.《本草纲目》："炒食作腐，造酱笮油，盛为时用"；"研末，熟水和，涂痘后痈。"

2.《随息居饮食谱》："宜煮食，炒食则壅气。浸罨发芽，摘根为蔬，味最鲜美。"

【服食宜忌】不宜多食；痛风患者不宜食用。

1.《饮食须知》："多食壅气，生痰动嗽，发疮疥，令人面黄体重。不可同猪肉食。"

2.《药性切用》："肠滑者忌。炒熟能滞气。"

【食疗方】

1. 治附子中毒　用生黄豆浸透，捣烂取汁一盅饮之。（《药鉴》）

2. 治脾弱不食　大黄豆二升，大麻子三升，炒香为末。每服一合，饭下，每月四五服。孕妇忌之。（《验方新编》）

3. 治扁平疣　黄豆泥：将适量的生黄豆捣烂（嚼烂的效果更佳）后，敷在疣子上，睡前敷上，第二天早上醒来洗掉药，每晚一次，连敷 3~5 次即可治愈。［吴钦顺．生黄豆治疗扁平疣．祝您健康，1995，(4)：40.］

4. 治肥胖　醋泡黄豆：用清水先把黄豆洗干净，

待黄豆干后，放入锅里炒上 20~25 分钟，注意别炒焦了，以金黄色为宜。把已变凉的黄豆装进一个广口可密封的瓶子至半瓶左右时，用醋加满、密封，将瓶子放进冰箱，过 5~6 天即可食用。每天早晚各 5~6 粒。[杜红 . 醋泡黄豆可减肥 . 中国保健营养，1996，(1)：50.]

5. 治贫血 黄豆花生红枣羹：红枣去核 250g，连衣花生 250g，黄豆 500g，加水后先以武火烧沸，转以文火慢慢熬至浓稠似胶时即可。每日早晚取 3~5 匙，加热水冲开饮服，1 剂约服 1 周，也可加大剂量，连续服用。[窦国祥 . 黄豆花生红枣羹治贫血 . 药物与人，2008，(6)：38]

【储藏】置阴凉干燥处，防潮防蛀。

【食论】

黄豆含有优质蛋白及多种具有保健作用的生物活性物质，能降低血脂，降低胆固醇，预防肥胖、防止动脉硬化，抑制癌细胞增值，减少癌症发生，营养神经细胞，延缓大脑萎缩退化。但黄豆也非人人皆宜，因其含有较多嘌呤体，痛风患者食用易引起痛风发作。

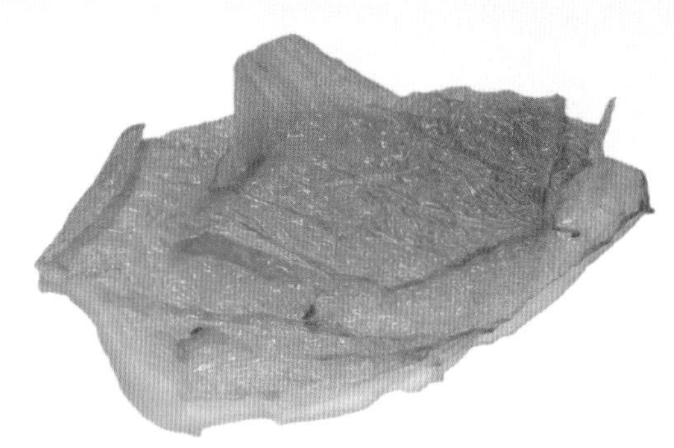

豆腐皮

doufupi

《本草纲目》

【异名】

腐皮（《本草纲目拾遗》），豆腐衣（《中国民间饮食宜忌与食疗方》）。

【基原】

为豆腐浆煮沸后，浆面所凝结之薄膜。

【性状】

豆腐皮多为黄白色，市面所售多为真空包装，四方形或长方形，以皮薄、不黏、筋丝好者为佳。

【采收加工或制法】

将当年所产的优质黄豆，拣去砂、土等杂质，用水淘洗干净，粉碎机粉碎，脱去豆皮，再用清水洗 1~2 遍，捞去豆皮，置于 25℃温水中浸泡 4 小时。用磨浆机磨浆，过滤，分开豆渣和豆浆。将滤过的豆浆煮热，待豆浆表面开始结皮并出现小皱纹时，将皮取出。

【性味】味甘、淡，性平。

1.《本草纲目拾遗》：“味甘性平。”

2.《医林纂要》：“甘，淡。”

【归经】入肺、胃经。

《内蒙古食疗药》：“入肺、脾、胃三经。”

【功用】清肺止咳，养胃滑胎，解毒。适宜于肺热咳嗽多痰，肺寒久嗽，胃弱食少，自汗盗汗，胎漏，小儿蜘蛛疮，脓疱疮，瘙痒难忍者使用。

1.《本草纲目拾遗》：“养胃、滑胎、解毒。”

2.《医林纂要》：“清肺热，止咳，消痰。”

3.《中国食疗大全》：“清热利肺，止咳消痰，养胃滑胎，解毒止汗。”

【服食方法】

凉拌、炒、煮、煎、炸均可，可制作多种多样的荤素佳肴。

【服食宜忌】

一般人群均可食用，尤其适宜于老人、儿童、孕妇。

《随息居饮食谱》：“充饥入馔，最宜老人。”

【食疗方】

1. 治冷嗽 干豆腐衣烧灰存性，为末，热陈酒调下，吃四五十张即愈。(《本草纲目拾遗》引刘羽仪《验方》)

2. 治虚劳及自汗 豆腐皮，每食一张，用热黑豆浆送下。(《中国民间饮食宜忌与食疗方》)

3. 治多汗、自汗、盗汗 豆腐皮一张，水发切丝，素油煸炒，用热豆浆送服。(《中国食疗大全》)

4. 蔬菜腐皮卷 豆腐皮 3 张、白菜 300g、豆腐干 80g、水发香菇 5 朵。盐、香油、味精各少许。将白菜洗净后在沸水锅中烫一下，控干水分后切碎；豆腐皮切去边角后，再每张切成四等分；水发香菇和豆腐干也在沸水锅里焯一下捞出，然后切成丝。将白菜、香菇和豆腐干放入大碗内，放盐、香油和味精拌匀作馅料：将豆腐皮摊开，每张豆腐皮分别放入适量的蔬菜馅料，然后逐条卷起来放入盘中，上笼用大火蒸 5 分钟取出可食。可作为脂肪肝患者辅助食疗餐。(《饮食养生全书》)

【储藏】

宜真空包装，置于阴凉、干燥处保存，防霉、防尘。

【食论】

豆腐皮中含烟酸、钙、铁、锌、镁、钠、硒等多种微量元素，是营养价值较高的豆制品之一。浦江豆腐皮、怀安城豆腐皮、山东玉皇庙豆腐皮、豆腐皮包子、龙泉驿麻辣烫豆腐皮、炸响铃等都是有名的豆腐皮风味小吃。现代研究认为豆腐皮适宜于多种群体食用。儿童食用能提高免疫能力，促进身体和智力的发展；老年人长期食用可延年益寿；孕妇产后期间食用既能快速恢复身体健康，又能增加乳汁。

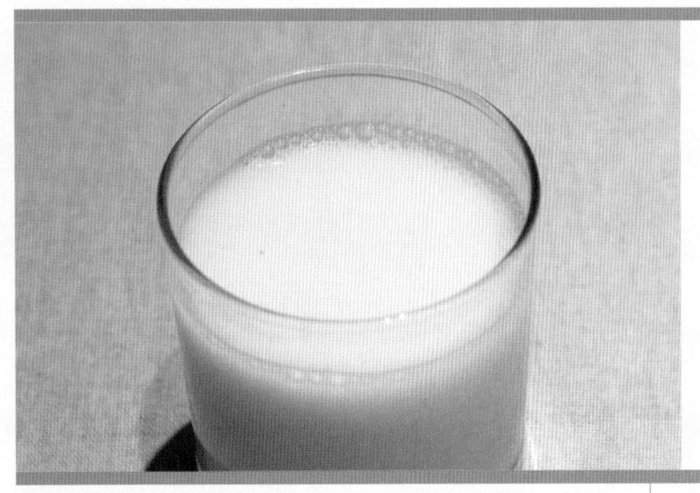

豆腐浆
doufujiang

《本草纲目拾遗》

【异名】

腐浆（《本草纲目拾遗》），豆浆（《中国食疗大全》）。

【基原】

为豆科植物大豆 *Glycine max*(L.) Merr. 种子用水泡胀后，研磨、煮沸、过滤后制成的浆汁。

【性状】

分黄豆、黑豆两种，黄豆所制豆浆多为乳白色或黄白色，黑豆所制豆浆呈灰黑色。

【采收加工或制法】

选用优质大豆，洗净后加水适量，室温或放入冰箱浸泡 8~12 小时，次晨放入豆浆机中研磨、过滤、煮沸后食用。

【性味】味甘，性平。

《本草纲目拾遗》："味甘微咸，性平。"

【归经】入肺、胃、大肠经。

1.《内蒙古食疗药》："入肺、大肠二经。"

2.《饮食养生全书》："（入）脾、胃、大肠经。"

【功用】

清肺化痰，通利二便，解卤水毒。适宜于痰壅气喘，虚劳咳嗽，痰火哮喘，便秘，淋浊，小便不利，妇女带下，妇女妊娠高血压，脚气肿痛，缺铁性贫血，卤水中毒者使用。

1.《本草纲目拾遗》："清咽祛腻，解盐卤毒。"

2.《中国民间饮食宜忌与食疗方》："清热化痰，润燥通便，利尿解毒。"

3.《内蒙古食疗药》："补虚润燥。"

【服食方法】

可单独饮服，也可与芝麻、核桃、花生等同饮，或煮粥。

【服食宜忌】

平素脾胃虚寒者、易腹泻者、夜尿频多、遗精梦泄者不宜饮用。不宜过量饮用，以免引起胀气。不宜加红糖饮。不宜与红薯、橘子同食。

【食疗方】

1. 治伤寒十日不汗　用未点豆腐浆一大碗，调好白蜜热服，即出汗愈，神效。（《本草纲目拾遗》引张卿子妙方）

2. 解盐卤毒　熟豆腐浆灌之。（《随息居饮食谱》）

3. 治慢性支气管炎　慈菇豆浆饮：生慈菇 100g，淡豆浆 250ml。生慈菇切丝，加淡豆浆中火煮熟。每日清晨空腹服。（《食疗》）

4. 治虚劳咳嗽，痰火哮喘　豆腐浆 1 杯，饴糖 100g，煮化顿服。（《中国食疗大全》）

5. 治肺痈、肺痿　豆浆 1 杯，煮开，冲入陈芥菜卤半酒杯，饮服。（《内蒙古食疗药》）

6. 治大便下血　荸荠 500g，豆腐浆冲水 500ml。将豆腐浆炖极热，捣荸荠汁，趁热冲入饮之。（《中国民间饮食宜忌与食疗方》）

【储藏】

饮用不完的豆浆宜于冰箱内冷藏，以免变质。

【食论】

豆浆含有丰富的植物蛋白和磷脂，还含有维生素 B1、B2、烟酸、铁、钙等矿物质，可增强微血管弹性，预防血管破裂，减少老年骨质脆弱，对动脉硬化、冠心病、骨质疏松者大有裨益。豆浆在欧美有“植物奶”的美誉，是一种老少皆宜的营养食品。饮用豆浆不仅可以强身健体、延缓衰老，还可以降糖、降压，防止脑中风、癌症等。

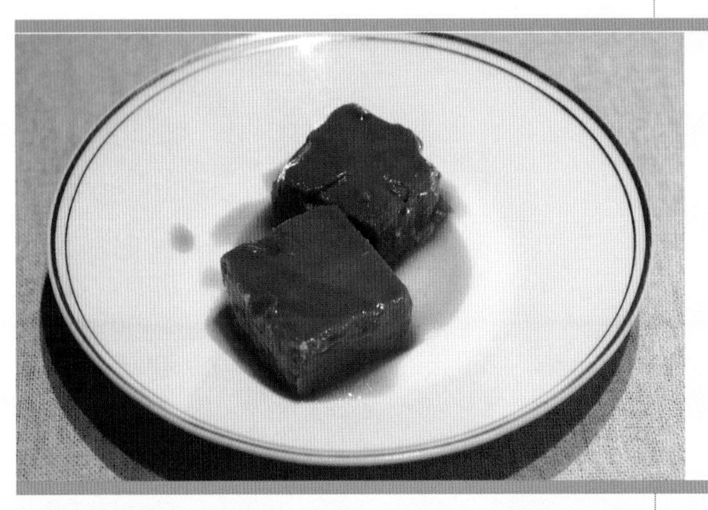

豆腐乳

doufuru

《调疾饮食辨》

【异名】

腐乳（《随息居饮食谱》），菽乳（《本草纲目拾遗》）。

【基原】

为小块豆腐做坯，经发酵、腌制二次加工后的豆制食品。

【性状】

豆腐乳多为小方块，红色、白色或青灰色。

《调疾饮食辨》：“体质消融，酥腻有如乳酪，不愧腐乳之名。”

【采收加工或制法】

以白老豆腐坯经接种霉菌或细菌后装屉，保温培养，进行前发酵重毛坯，经搓毛、腌制后装坛，加配料封坛，进行发酵制得。根据生产工艺，腐乳发酵类型有腌制腐乳、毛霉腐乳、根霉腐乳、细菌腐乳。根据品种和配方不同，又分为红腐乳（红方）、白腐乳（白方）、青腐乳（青方）。

《调疾饮食辨》：“以豆腐滤干，罨生黄衣，入水，加酒糟、盐酱，藏久而腐熟。体质消融，酥腻有如乳酪，不愧腐乳之名。”

【性味】味甘、咸，性平。

《本草纲目拾遗》：“味咸甘、性平。”

【归经】入脾、胃经。

《中国民间饮食宜忌与食疗方》：“归脾、胃经。”

【功用】

补中和胃。适宜于腹胀，萎黄病，泄泻，小儿疳积，食欲不佳者食用。

1.《本草纲目拾遗》：“养胃调中。”

2.《随息居饮食谱》：“最宜病人。”

3.《调疾饮食辨》：“香美能引胃气，令人甘食，极宜病人。”

【服食方法】

蘸食，与其他酱类同食，或凉拌、烹饪时作调味品用。

【服食宜忌】

高血压、心血管、痛风、肾病、消化道溃疡患者宜少吃或不吃。

【储藏】于干燥容器内密封保存。

【食论】

豆腐乳，也叫腐乳、酱豆腐、“南乳”或“猫乳”，是我国民间传统的发酵食品之一。其营养丰富，能够增进食欲，帮助消化，有“东方奶酪”之称。各地的豆腐乳做法、配方有所不同，其口感、风味亦有差异。如苏州腐乳口味细腻；北京腐乳，红色偏甜；四川腐乳较辣。桂林腐乳久负盛名，是传统特产“桂林三宝”之一，与肉类、蔬菜同食口味极佳，备受人们日常生活喜爱。

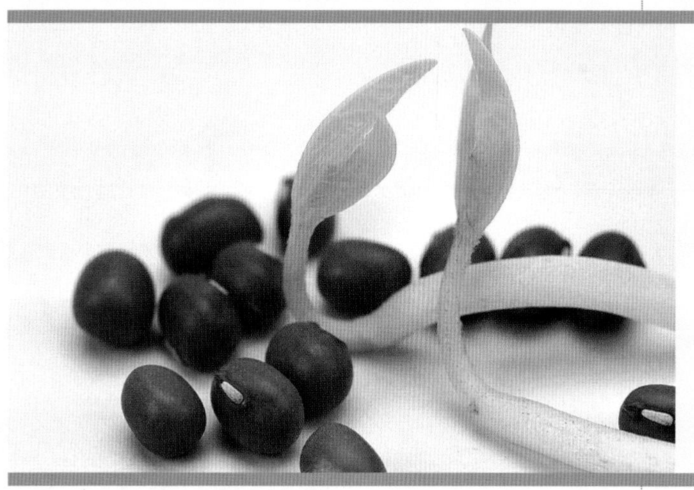

绿豆

lüdou

《食疗本草》

【基原】

为豆科植物绿豆 *Phaseolus radiatus* L. 的种子。

【性状】

短矩圆形，长约 5mm，质地坚硬，表面绿黄色或暗绿色，滑而有光泽。种皮薄而韧，气微，有豆腥气。

【采收加工或制法】秋季果实成熟采收，晒干。

【性味】味甘，性凉。

1.《食疗本草》：“平。”

2.《日华子本草》：“冷。”

3.《大观本草》：“味甘，平，无毒。”

4.《绍兴本草》：“味甘、微寒、无毒。”

5.《日用本草》：“味甘，寒。”

6.《本草正》：“味甘，性凉。”

7.《医林纂要》：“甘，酸，咸，寒。”

【归经】入心、肝、胃经。

1.《本草纲目》：“通于厥阴、阳明。”

2.《雷公炮炙药性解》：“入心、胃二经。”

3.《神农本草经疏》：“入足阳明经。”

4.《本草征要》：“入肝经。”

5.《本草求真》：“专入肠、胃。”

6. 柴裔《食鉴本草》：“行十二经。”

7.《本草撮要》：“入足太阴、阳明，通行十二经。”

【功用】

清热解毒，利水消暑。适宜于中暑预防，暑热烦渴，水肿尿少，霍乱吐泻，风疹瘙痒，疮疡痈肿，药食中毒者使用。

1.《食疗本草》：“补益元气，和调五脏，安精神，行十二经脉，去浮风，润皮肤，宜常食之。”

2.《日华子本草》：“益气，除热毒风，厚肠胃。作枕，明目，治头风头痛。”

3.《大观本草》：“主丹毒，烦热，风疹，药石发动，热气奔豚。消肿，下气，压热，解石。”

4. 李杲《食物本草》：“主消渴，治丹毒，消烦热，除风疹，和五脏，行经脉，厚肠胃，补中益气，解食物诸药毒，消肿下气。用以作枕，能明目，治头风。”

5.《本草纲目》：“治痘毒，利肿胀。”

6.《本草正》:“能清火消痰下气,解烦热,止消渴,安精神，补五脏阴气，去胃火吐逆及吐血衄血、尿血便血、湿热泻痢肿胀，利小水，疗丹毒风疹、皮肤燥涩,大便秘结,消痈肿痘毒、汤火伤痛,解酒毒、鸩毒，诸药食、牛马、金石毒，尤解砒霜大毒。”

7.《本草征要》:“解热毒而止渴,去浮风而润肤,利小便以治胀，厚肠胃以和脾。”

8.《医林纂要》:“清热,缓肝急,泻肝火。利小便,止渴，解毒。”

9.《本草求原》:“清心胃。主丹毒、烦热风疹。解酒并附子、砒石诸药毒。解暑，舒气，消湿，治疮,消肿,下气压热,利水止渴。治泻痢。老人麻痛。奔豚。”

10.《随息居饮食谱》:“煮食清胆养胃，解暑止渴。”

【服食方法】 煎汤、煮食、生研绞汁或研末食用。

1.《食疗本草》:“诸食法，作饼炙食之佳”;“煮汁，止消渴。”

2.《大观本草》:“生研绞汁服，亦煮食。”

3.《本草正》:“用囊作枕，大能明耳目，并治头风头痛。”

4.《随息居饮食谱》:“急火煎清汤，冷饮亦可。”

【服食宜忌】 胃寒者忌食。

1.《食疗本草》:“今人食，皆挞去皮，即少壅气。若愈病须和皮，故不可去。”

2.《大观本草》:“用之勿去皮，令人小壅，当是皮寒肉平。圆小绿者佳。”

3.李杲《食物本草》:“用之勿去皮，始疗病，磨粉作饼炙，佳。一云：为粉荡皮，能解酒毒。以水调服之，亦能解菰砒毒。”

4.《本草征要》:“反榧子，胃寒者不宜食。”

5.《医林纂要》:“解毒须合甘草更验。”

6.《成方切用》:“若火盛口干不宜厚，但略煮半熟，清汤冷饮之，尤善除烦清热。”

【食疗方】

1.治消渴　麦豆饮方：大麦仁、绿豆，水浸退去皮各半升，上二味净淘，于星月下各贮一铛中,用水二升,慢火煮熟,次绿豆过麦仁铛内,同煮令烂。并汁收在瓷瓶内，渴即饮。食后仍吃三两匙麦仁绿豆尤妙。(《圣济总录》)

2.治天行痘疮　扁鹊三豆饮：治天行痘疮，预服此饮，疏解热毒，纵出亦少。用绿豆、赤小豆、黑豆各一升，甘草节二两，以水八升，煮极熟。任意吞豆饮汁，七日乃止。(《本草纲目》)

3.治霍乱吐泻 用绿豆、胡椒各四十九粒,研碎,水煎服。如渴甚者,新汲水调服。(《古今医统大全》)

4.治热极不能退　绿豆饮：用绿豆不拘多寡，宽汤煮糜烂，入盐少许，或蜜亦可。待冰冷，或厚，或稀，或汤，任意饮食之，日或三四次不拘。(《成方切用》)

5.治疖肿 绿豆仙人掌糊：取绿豆少许，用冷水浸泡至软，仙人掌去刺洗尽，将二样放入碗内，捣烂如糊，疖肿中央只外露脓头，用无菌镊子轻轻取出即可。将药糊均匀地敷在患处，面积略大于红肿部位，然后用无毒的食品袋薄膜盖住，再覆以纱布包扎即可。每天换药1次，一般换药1~2次，局部红肿疼痛明显减轻。[邵海霞.绿豆仙人掌外敷治疗疖肿.浙江中西医结合杂志，1998，8(6)：396-397.]

6.治皮肤瘙痒 红枣绿豆汤：取大红枣20枚。绿豆100g，猪油一匙，冰糖适量，加入水煮，待绿豆开花再服用，每日1剂，分2次服用。[王中.红枣绿豆治皮肤瘙痒.养生月刊，2008，(12)：1107.]

7.治青春痘 绿豆薏米莲子汤：绿豆50g，薏米、红豆各15g，莲子、百合各10g，大枣6个，加适量清水熬煮即可。每日1剂，一般连服3天见效。[宋春兰.绿豆薏米莲子汤治“痘痘”.医药常识，2008，(9)：53.]

【储藏】 置于阴凉干燥处，防蛀。

【食论】

据研究，绿豆的解毒机理是绿豆中的绿豆蛋白、鞣质和黄酮类化合物与有毒物质结合而形成沉淀物，使之减少或失去毒性，并不易被胃肠道吸收。但是，绿豆的这种解毒作用还是有一定限度的，复杂或严重的中毒患者还是要急送医院进行正规的治疗。

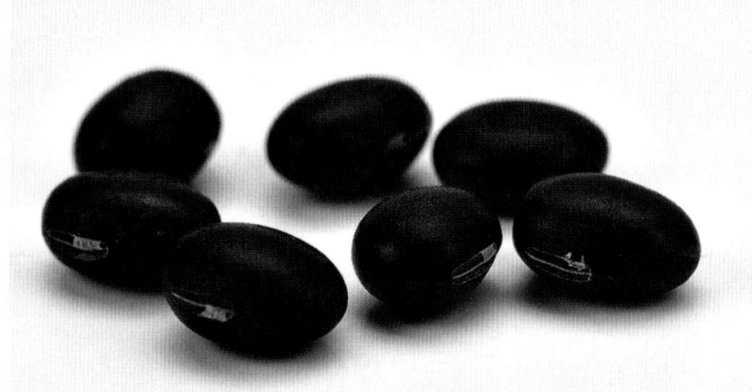

黑大豆

heidadou

《本草图经》

【异名】

生大豆(《神农本草经》),大豆(《崔禹锡食经》),乌豆、黑豆(《附广肘后方》),菽豆(《本草求真》)。

【基原】

为豆科大豆属植物大豆 *Glycine max*(L.)Merr. 的黑色种子。

【性状】

长卵圆形,长约 1cm,直径约 0.6mm。表面黑色,略有光泽,一侧边缘具长圆形种脐。种皮薄,内面灰黄色,种仁黄绿色。气微,具豆腥味。

【采收加工或制法】 秋季果实成熟时采收,晒干。

《吴普本草》:"九月采。"

【性味】 味甘,性平。

1.《吴普本草》:"神农、岐伯:生温熟寒。"

2.《名医别录》:"味甘,平。"

3.《崔禹锡食经》:"少冷无毒。"

4.《食疗本草》:"寒。"

5.《本草拾遗》:"炒食极热,煮食寒极冷。"

6.《千金要方·食治篇》:"生大豆:味甘,平,冷,无毒;其熬屑:味甘,温,平,无毒。"

7.《本草易读》:"甘,平,微寒,无毒。"

8.《医林纂要》:"甘,咸,苦,寒";"炒则热,煮则寒。"

9.《本草撮要》:"味甘,寒。"

【归经】 入肾、脾、心经。

1.《本草征要》:"入肾经。"

2.《本草撮要》:"入手足少阴、厥阴经。"

【功用】

补肾利水,调中下气,活血祛风,解毒消肿。适宜于肾虚腰痛,水肿胀满,黄疸脚气,风痹筋挛,风痉口噤,痈肿疮毒,食物中毒者使用。

1.《神农本草经》:"生大豆,涂痈肿,煮汁饮,杀鬼毒,止痛。"

2.《吴普本草》:"杀乌头毒,并不用玄参。"

3.《名医别录》:"逐水胀,除胃中热广痺,伤中,淋露,下瘀血,散五脏结积、内寒,杀乌头毒。"

4.《本草经集注》:"涂痈肿,煮饮汁,杀鬼毒,止痛。逐水胀,除胃中热痹,伤中,淋露,下瘀血,散五脏结积、内寒,杀乌头毒。"

5.《崔禹锡食经》:"煮饮汁,疗温毒水肿为验,除五淋,通大便,去结积。"

6.《千金要方·食治篇》:"生捣,淳醋和涂之,治一切毒肿,并止痛。煮汁冷服之,杀鬼毒,逐水胀,除胃中热,却风痹、伤中、淋露,下瘀血,散五脏结积内寒,杀乌头三建,解百药毒;其熬屑:主胃中热,去身肿,除痹,消谷,止腹胀。"

7.《食疗本草》:"初服时似身重,一年之后,便身轻,益阳事";"主中风脚弱,产后诸疾。"

8.《日华子本草》:"调中,下气,通关脉,制金石药毒,治牛马温毒。"

9.《本草纲目》:"治肾病,利水下气,制诸风热,活血,解诸毒。"

10.《本草易读》:“补肾镇心，解毒散热，利水下气，活血去瘀。治一切肿毒，解诸般风热。除心腹之痛满，散产后之滞瘀。”

11.《医林纂要》:“交心肾，明目，坚肾则精水足，故有明目之功。活血，补心则血不滞，故有活血之功。散热，以咸也。利水，苦燥湿。解毒。豆类皆解毒，黑豆、绿豆更良。”

12.《本草求真》:“祛风散热，利水下气，活血解毒。”

13.《本草便读》:“活血宣风，益阴利水，除烦解毒。”

【服食方法】煮食，炒食，捣粉作糕，捣汁饮等。

1.《名医别录》:“熬屑，主治胃中热，去肿，除痺，消谷，止腹胀。

2.《食疗本草》:“又煮饮服之，去一切毒气，又，生捣和饮，疗一切毒，服、涂之。”

【服食宜忌】脾胃虚弱者慎食。

1.《名医别录》:“久服令人身重。”

2.《本草经集注》:“恶五参、龙胆，得前胡、乌喙、杏人、牡蛎良。”

3.《崔禹锡食经》:“蒸煮食胜于米。久啖厚肠胃，令人身重。”

4.《千金要方·食治篇》:“黄帝云：服大豆屑忌食猪肉。炒豆不得与一岁以上、十岁以下小儿食，食竟啖猪肉，必拥气死。”

5.《食疗本草》:“若和甘草煮汤饮之，去一切热毒气。善治风毒脚气，煮食之，主心痛，筋挛，膝痛，胀满。杀乌头、附子毒。大豆黄屑忌猪肉。小儿不得与炒豆食之。若食了，勿食猪肉，从必壅气致死，十有八九。十岁已上不畏也。”

6.《神农本草经疏》:“服草麻子者，忌炒豆，犯之胀满致死。服厚朴者亦忌之，能动气故也。”

7.《本草撮要》:“盐水煮食，尤能补肾。”

【食疗方】

1. 治妊娠腰痛 大豆二升，以酒三升，煮取二升，顿服之。亦治常人卒腰痛。(《备急千金要方》)

2. 疗男女阴肿 以绵裹纳之。(《食疗本草》)

3. 黑豆补虚丸 黑豆五升，煮烂去皮，捣末猪膏作丸豆大。每酒下百丸。长肌增颜，填髓益气，补虚能食。肥人不可服。(《本草易读》)

4. 治产后百病，产后诸风 豆淋酒：黑豆三升，炒熟入瓶中，以热酒沃之，经一日。每服温服取汗。治产后百病，产后诸风，或背强口噤，或烦热瘈疭，或身头皆肿，或身痒呕逆直视，或手足顽痹，头眩目昏，皆虚热中风也。中风口斜，头风头痛，破伤中风。(《本草易读》)

5. 治产后中风，口禁手足抽掣，角弓反张，或血晕不省人事，四肢强直，或心头倒筑，吐泻欲死用黑豆五钱，炒至烟起，再入连根葱头五个同炒，随入好酒一杯，水一盏，煎成温服，出汗即愈。(《古方汇精》)

6. 治新久水肿 大豆一斗，清水一斗，煮取八升，去豆，入薄酒八升再煎，取八升服之，再三服，水当从小便出。(《本草述钩玄》)

7. 治痔疮 猪胆炖黑豆：取带胆汁的猪胆囊1个，将黑豆30粒装入胆囊内，用胆汁浸泡3~4小时，然后将其放入盛有水的砂锅内慢火炖，至水沸豆煮烂为止。治疗时每次取黑豆4~6粒口服，每日3次，疗程2~3周。[穆培丽，王昌荣．猪胆炖黑豆治疗痔疮．山东中医杂志，2003，22(9)：569.]

8. 治自汗 黑豆浆 将黑豆泡在50℃四倍量的水中，即一份黑豆加四份水，4~6小时之后以果汁机打碎，用滤布过滤，加热至煮沸即成 常喝。[李晓莉．豆中之王说黑豆．家庭医药，2006，(7)：60.]

9. 治心悸盗汗 黑豆桂圆大枣汤：黑豆50g，大枣50g，桂圆肉15g，加水3碗，同煎至1碗，分早晚两次服用。有健脾补肾、补心气、养阴血的作用。适用于血虚心悸、阴虚盗汗、肾虚腰酸、须发早白、脾虚足肿等症。[李晓莉．豆中之王说黑豆．家庭医药，2006，(7)：60.]

10. 治头发早白 黑豆雪梨汤：黑豆30g，雪梨1~2个。将梨切片，加适量水与黑豆，一起放锅内旺火煮开后，改微火煮到烂熟。吃梨喝汤，每日2次，

连用15~30日。[田甜.黑豆雪梨滋养黑发.医药常识，2009，(8)：22.]

【储藏】置阴凉干燥处，防潮、防蛀。

【食论】

黑大豆其形类肾，色黑通肾，为调节肾脏的良材，如《本草纲目》载：李守愚每晨水吞黑豆二七枚，虽然年寿已高，还是没有丝毫衰老的迹象。现代研究表明，本品确有一定的抗衰老作用：蛋白含量是鸡蛋的3倍；含有较多粗纤维，能通便排毒，清洁内环境；富含不饱和脂肪酸，既能降低胆固醇、软化血管，又能健脑益智、延缓大脑老化。

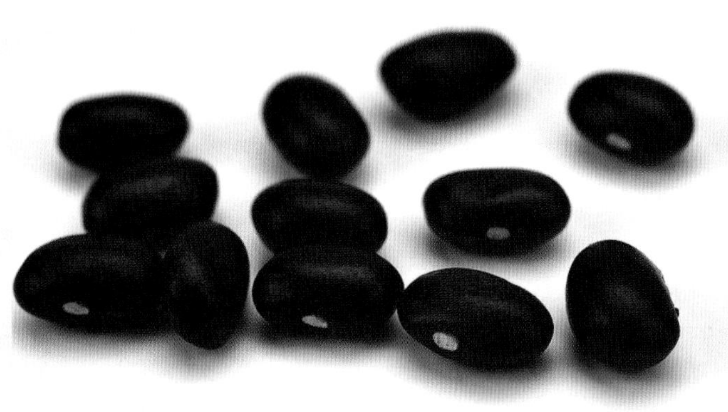

豇豆

jiangdou

《救荒本草》

【异名】羊角、豆角(《医林纂要》)。

【基原】

为豆科植物豇豆 *Vigna unguiculata*（L.）Walp. 的带荚果实或种子。

【性状】

荚果如圆带下垂，色绿，长短不一，约20~30cm，直径在1cm以内，稍肉质而柔软，尾端稍尖。种子多颗，肾形，褐色。气微，味淡。

【采收加工或制法】

夏秋采集带荚嫩果或秋后采集成熟的种子。

【性味】味甘、咸，性平。

1.《救荒本草》："味甘。"

2.《滇南本草》："味甘，平。"

3.《本草纲目》："甘、咸，平，无毒。"

4.《医林纂要》："甘，咸，温。"

5.《本草撮要》："味涩平。"

【归经】入脾、肾、胃经。

1.《得配本草》："入足太阴、少阴经气分。"

2.《本草求真》："专入肾，兼入胃。"

3.《本草撮要》："入手太阴经。"

【功用】

健脾利湿，补肾涩精。适宜于脾胃虚弱，泄泻久痢，吐逆消渴，肾虚腰痛，遗精尿频，带下白浊者食用。

1.《滇南本草》："治脾土虚弱，开胃健脾，久服令人白胖。"

2.《本草纲目》："理中益气，补肾健胃，和五脏，调营卫，生精髓，止消渴，吐逆泄痢，小便数，解鼠莽毒。"

3.《医林纂要》："补心泻肾，渗水利便，降浊升清。"

4.《得配本草》："疗虚泻。"

5.《本草分经》："补肾益气，理中健胃。"

6.《本草撮要》："散血消肿，清热解毒。"

【服食方法】炒食，煎汤，煮食或制作糕点等。

1.《救荒本草》:“采嫩角炒食亦可。其豆成熟时，打取豆食。”

2.《本草纲目》:“此豆可菜、可果、可谷，备用最多，乃豆中之上品。”

3.《随息居饮食谱》:“嫩时采荚为蔬，可荤可素；老则收子充食，宜馅宜糕。”

【服食宜忌】气滞便结者慎食。

1.《医林纂要》:“多食滑肠。下行速也，小儿食之多完豆不化。”

2.《得配本草》:“得盐少许，补肾气。脾气虚者，炒用。气滞便结者禁用。”

3.《本草求真》:“水肿忌。补肾气不宜多食耳。”

【食疗方】

1. 治脾虚便溏 糖醋豇豆：取鲜嫩豇豆，洗净切寸长，入沸水中稍煮，捞出，沥去水分，加入白糖、香油、醋、盐适量，拌匀即成。能治脾虚便溏、泻痢、呃逆、妇女白带过多等。[陈文贵.豇豆——豆类蔬菜中的上品.家庭中医药，2005，(10)：59.]

2. 治食积腹胀 蒜泥豇豆：将豇豆500g加水煮熟，切寸长，加蒜泥20g，放适量香油、味精、花椒及盐，拌匀后食用。可疗食积腹胀、肾虚遗精、糖尿病等。[陈文贵.豇豆——豆类蔬菜中的上品.家庭中医药，2005，(10)：59.]

3. 治痱子、疖肿 豇豆绿豆汤：先将豇豆、绿豆洗净泡胀，入锅中，加水煮约15分钟，加入洗净的鲜荷叶，再煮5分钟左右，去渣取汤，白糖调匀，频频饮服。[侯青竹.藤架上健康天使——豇豆.医食参考，2010，(1)：50.]

【储藏】

带荚鲜果放阴凉处保存，干燥种子密封防蛀。

【食论】

豇豆含有蛋白质、脂肪、碳水化合物、精纤维素、维生素B和维生素C，以及钙、磷、铁等多种营养成分，因其蛋白质含量特别之高，故有“蔬菜中的肉食品”之美称，是长期素食者的理想食材。

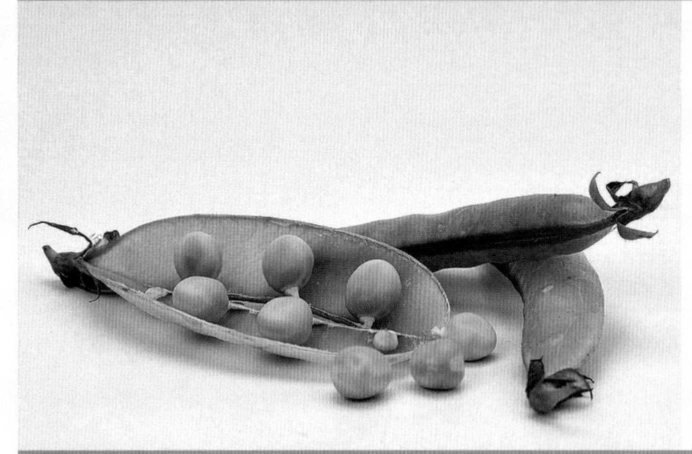

豌豆

wandou

《绍兴本草》

【异名】

毕豆（《备急千金要方》），寒豆（《绍兴本草》），胡豆（《神农本草经疏》），小安（《药性切用》）。

【基原】

为豆科植物豌豆 *Pisum sativum* L. 的带荚果实或种子。

【性状】

荚果未成熟时扁平，两端渐尖，豆荚绿色或青绿色；成熟时呈长椭圆形，淡绿色或淡黄色，长 5~10cm，直径约 1cm。每荚种子 2~10 粒，球形或扁球形，青绿色或苍白色，大小不一，约 0.5cm。有青草气，略有甜味。

【采收加工或制法】夏秋采集，鲜食或晒干用。

《本草品汇精要》："四五月取实。"

【性味】味甘，性平。

1.《绍兴本草》："味甘，平，无毒。"

2.《医林纂要》："甘，咸，寒，滑。"

【归经】入脾、胃经。

1.《神农本草经疏》："入脾、胃。"

2.《本草撮要》："入足阳明经。"

【功用】

清热解毒，利尿除湿，通乳消胀，和中下气。适宜于热毒疮疡，霍乱转筋，吐逆泄痢，尿闭，乳汁不通者食用。

1.《绍兴本草》："调顺营卫，益中平气。"

2.《本草纲目》："煮饮，杀鬼毒心病，解乳石毒发；研末，涂痈肿痘疮；作澡豆，去鼾黵，令人面光泽。"

3.《神农本草经疏》："清利除热。又能治痈肿痘毒。"

4.《本经逢原》："补中益气，烧灰治痘疹、黑疔。"

5. 柴裔《食鉴本草》："调荣卫，益中，平气，消渴。治寒热，除吐逆，止泄痢，利小便，腹胀满，下乳汁，杀鬼毒，解乳石毒。"

6.《药性切用》："和中调胃，能止吐逆泄利。"

7.《随息居饮食谱》："和中生津，止渴下气，通乳消胀。"

【服食方法】炒食、煮食、制酱或煎汤等。

1.《绍兴本草》："世之有以为酱者。亦可代粮。"

2.《本草品汇精要》："其实甘美，煮食之益人。"

3. 柴裔《食鉴本草》："淡煮食之良。"

4.《药性切用》："可煮饭中食之。"

【服食宜忌】适量食用，多食易致腹胀。

1. 李杲《食物本草》："食之动气。"

2.《饮食须知》："多食发气病。"

3. 柴裔《食鉴本草》："其性属土，故脾胃宜之。"

【食疗方】

治脚气抬肩喘　豌豆汤：豌豆二升。上一味，用水五斗，葱白十茎劈碎，椒三分，煮取汤二斗，倾入两瓷瓮，以脚各安在一瓮中浸，遣人从膝上淋洗百遍，如无瓷瓮，瓦瓮亦得，患极者，不过两次效。（《圣济总录》）

【储藏】

鲜品放阴凉干燥处，干品密封防蛀。

【食论】

豌豆为蔬菜中的防癌食品，因为豌豆荚和豌豆中富含维生素C、胡萝卜素、优质蛋白质、纤维素，能分解体内亚硝胺的酶等，可以分解亚硝胺，防止人体致癌物质的合成、通便清肠，提高机体的抗病能力，降低人体癌症的发病率。

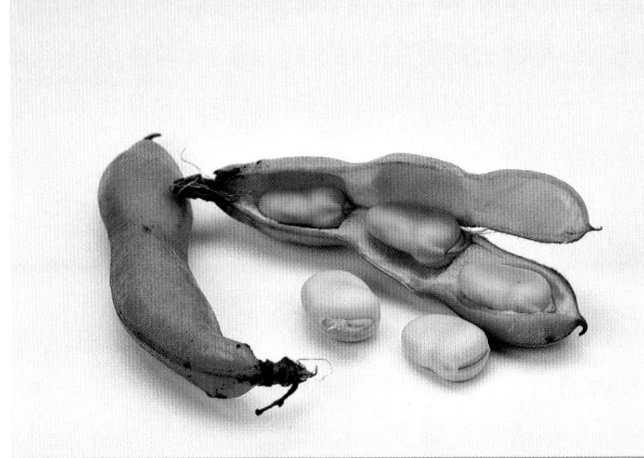

蚕豆

candou

《救荒本草》

【异名】

胡豆（《本草纲目》），竨豆（《医林纂要》），佛豆（《随息居饮食谱》）。

【基原】

为豆科植物蚕豆 *Vicia faba* L. 的种子。

【性状】

成熟种子矩圆形而扁，大小不一，长约1.5cm，宽约1cm，厚约0.5cm。种皮浅棕色而光滑，两面拦腰凹陷。气微，味淡，有豆腥气。

1.《救荒本草》："其豆如豇豆而小，色赤茬。"

2.《医林纂要》："豆大而形扁，与麦同种同熟，色青黄而赤褐。"

【采收加工或制法】

果实成熟时取出种子，晒干；或鲜嫩时用。

【性味】味甘、微辛，性平。

1.《饮食须知》："味甘微辛，性平。"

2.《救荒本草》："味甜。"

3.《滇南本草》："味甘，性温。"

4.《本草纲目》："甘、微辛，平，无毒。"

5.《神农本草经疏》："味甘，微辛，无毒。"

6.《本草从新》："甘、涩，温。"

7.《医林纂要》："甘，咸，寒，滑。"

8.《随息居饮食谱》："甘平。"

【归经】入脾、胃经。

1.《本草求真》："专入脾、胃。"

2.《本草撮要》："入手足太阴、阳明经。"

【功用】

健脾益气，利水消肿，解毒止血。适宜于膈食便秘，脚气水肿，疮疡肿毒，误吞铁针，创伤出血者食用。

1.《滇南本草》："开胃健脾，强精益智。"

2.《本草纲目》引汪颖《食物本草》："快胃，和脏腑。"

3.《神农本草经疏》："厚肠胃，和脏腑。误吞金银物者，用之皆有效。"

4.《本草从新》："补中益气，涩精实肠。"

5.《医林纂要》："煮食能行水和中。"

6.《本草求真》:“疏利脾胃，能治吞针。”

7.《药性切用》:“补益中气，涩肠实脾；能已久泻。发芽则全不闭涩，香甘可口。”

8.《随息居饮食谱》:“健脾快胃。”

9.《现代实用中药》:“益脾，和中，快胃。”

10.《内蒙古植物药志》:“健脾，利湿。治消化不良，膈食，水肿，脚气；外用治秃疮。”

【服食方法】煮食，炒食，制蚕豆糕或作菜肴配料。

1.《救荒本草》:“采豆煮食，炒食亦可。”

2. 姚可成《食物本草》:“炒食、煮食，用以点茶，无不宜者。”

3.《随息居饮食谱》:“嫩时剥为蔬馔，味甚鲜美。老则煮食，可以代粮，炒食可以为肴。浸以发芽，更不壅滞。亦可煮糜作糕饵。”

【服食宜忌】

脾胃气虚者不宜多食；过敏体质者慎食。

1.《饮食须知》:“多食滞气成积，发胀作痛。”

2.《滇南本草》:“多服则下气，眼热。”

3.《本经逢原》:“性滞，中气虚者食之，令人腹胀。”

【食疗方】

1. 治误吞针入腹 以蚕豆同韭菜食之，针自大便同出。(《本草纲目》引万表《积善堂方》)

2. 治扑打及金刃伤、血出不止 假象皮膏：蚕豆炒，去壳，取豆捣细和匀，蜡熔为膏，摊贴如神。(《串雅外编》)

3. 治膈食 《指南》云：用蚕豆磨粉，红糖调食，数次即愈。(《本草纲目拾遗》)

4. 治慢性肾炎 蚕豆花生汤：蚕豆 400g，花生仁 200g，红糖适量，同放入瓦罐中，加沸水 3 大碗，待蚕豆皮裂开，水呈棕色混浊时，趁热食豆喝汤。[刘光泉．蚕豆药用方．农村百事通，2005，(12)：67.]

5. 治厌食症 蚕豆粉：蚕豆 500g，红糖适量。将蚕豆用水浸泡后，去壳晒干，磨粉或磨浆过滤后晒干。每次服 30~60g，加红糖，冲入热开水调匀后服食。[刘光泉．蚕豆药用方．农村百事通，2005，(12)：67.]

【储藏】鲜品放阴凉处保存，干品密封防蛀。

【食论】

临床上有一种遗传性疾病，会因食用蚕豆而发病的疾病，医学上称之为蚕豆病。多见于小儿，患者在食用蚕豆后数小时，突然出现畏寒、发热、头痛、阵发性腹痛、恶心、呕吐、巩膜黄染，小便出现如同酱油色的血红蛋白尿，严重者可致高热惊厥，甚至肾功能衰竭而死亡。为了确保安全，有易发倾向的儿童要严禁食用蚕豆。

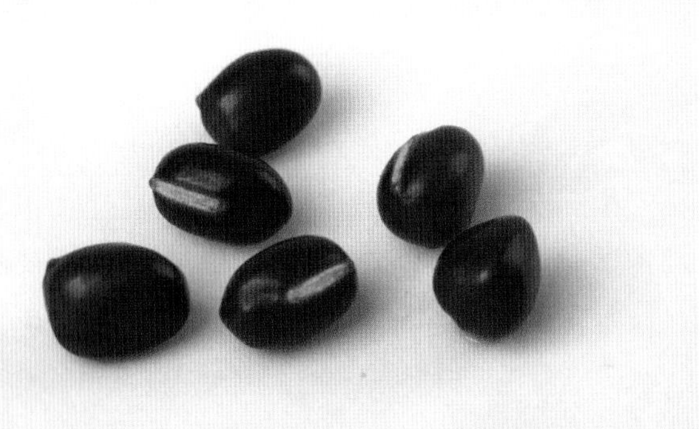

赤小豆
chixiaodou

《神农本草经》

【异名】

赤豆（《日华子本草》），红豆（《本草纲目》），红小豆（《本草原始》），猪肝赤（《本经逢原》），饭豆（《中华饮食养生全书》）

【基原】

为豆科豇豆属植物赤小豆 *Vigna umbellata*（Thunb.）ohwi et ohashi 或赤豆 *V. angularis*（willd.）ohwi et ohashi 的种子。主产于吉林、北京、天津、河北、陕西、山东、安徽、江苏、浙江、江西、广东、四川等地。

【性状】

赤小豆　种子呈长圆形而稍扁；表面紫红色，无光泽或稍有光泽；种脐线形，白色，中间凹陷成纵沟，背面有一条不明显的棱脊。质坚硬，不易破碎，嚼之有豆腥味。

赤豆　呈矩圆形，两端圆钝或平截，表面暗红棕色，有光泽，种脐不突起。

【采收加工或制法】

秋季荚果成熟而未开裂时拔取全株，晒干并打下种子，去杂质，晒干。选材以身干、颗粒饱满、色赤红发暗者为佳。

【性味】味甘、辛、酸，性平，无毒。

1.《名医别录》："味甘、酸，平、温，无毒。"

2.《备急千金要方·食治篇》："味甘、咸，平、冷，无毒。"

3.《食性本草》："微寒。"

4.《汤液本草》："气温。味辛甘酸。阴中之阳。无毒。"

5.《本草纲目》："甘、酸，平，无毒。"

6.《要药分剂》："味辛，性平，无毒。禀秋燥之气以生。阴中之阳也。"

7.《中药大辞典》："甘、酸，微寒。"

【归经】入心、脾、小肠经。

1.《本草新编》："入脾经。"

2.《要药分剂》："入心经，兼入小肠经。"

3.《本草撮要》："入手少阴、太阳经。"

【功用】

利水消肿，清热解毒，消痈排脓。适宜于水肿胀满，脚气浮肿，淋病，黄疸，风湿热痹，痢疾，癣疹，肿毒疮疡等病症者食用。

1.《神农本草经》："主下水，排痈肿脓血。"

2.《神农本草经集注》："主治寒热，热中，消渴，止泄，利小便，吐逆，猝澼，下胀满。"

3.《食性本草》："缩气行风，抽肌肉。坚筋骨，疗水气。解小麦热毒。"

4.《证类本草》："主下水，排痈肿脓血，寒热，热中，消渴，止泄，利小便，吐逆，卒澼，下胀满。"

5.《饮膳正要》："主下水，排脓血，去热肿，止泻痢，通小便，解小麦毒。"

6.《本草易读》："散血消肿，排脓清热，止渴解酒，通乳下胎。利小便而消水肿，治脚气而疗泻痢。敷一切疮痈，涂诸般热毒。

7.《本草新编》:“下水，治黄烂疮，解酒醉，燥湿，浸手足肿大，疗脚气入脐高突。”

8.《得配本草》:“行水散血，消肿排脓。通乳汁，下胞衣。”

9.《随息居饮食谱》:“补心脾，行水消肿，化毒排脓。”

【服食方法】

可煮熟捣烂做馅、煮粥、炒食，或与其他谷类食材混合食用。

1.《本草纲目》:“可煮可炒，可作粥、饭、馄饨馅并良也。”

2.《食物本草》:“可同米粉作粽、蒸糕，及圆子、馄饨馅，并良也。”

【服食宜忌】

瘦人、素体阴血亏虚及小便清长者慎食；久食令人黑瘦结燥；不宜与羊肉、羊肝同食；被蛇咬伤者 2~3 个月内忌食。

1.《备急千金要方·食治篇》:“不可久服，令人枯燥。”

2.《食性本草》:“久食瘦人。”

3.《随息居饮食谱》:“蛇咬者百日内忌之。”

【食疗方】

1. 治产后心闷　单行生赤小豆散：赤小豆上一味，捣筛为散，以东流水服方寸匕，不瘥，须臾更服，即愈。(《千金翼方》)

2. 治瘟疫，不相传染　用赤小豆，以新布盛，入井中浸三日，举家各服二十一粒。(《种杏仙方》)

3. 治舌衄　舌上出血如有孔，水研绞汁服。(《本草易读》)

4. 阿胶赤小豆汤　治难产累日，气力乏尽，不得生，此是宿有病者，宜此方。阿胶二两，赤小豆二升。上以水九升，煮豆令熟。去滓，内胶令烊。每服五合。不觉，更服。不过三服即出。(《医灯续焰》)

5. 利小便，消水肿脚气，辟邪疠　赤豆淘净，同陈仓米对配煮粥，空腹食。(《寿世青编》)

6. 治天行痘疮，预服此，疏解热毒，纵出亦少　用绿豆、赤小豆各一升，甘草节二两，以水八升，煮极熟，任意食豆饮汁，七日乃止。一方：加黄豆、白豆，名五豆饮（豆须大)。(《经验良方全集》)

【储藏】宜放干燥容器内保存，防潮防蛀。

【食论】

传统上，赤小豆一般作为药用，如《本草纲目》曰：“此豆以紧小而赤黯色者入药，其稍大而鲜红、淡红色者，并不治病。”但因赤小豆产量较少，故今人多以赤豆（即今人所称饭豆）代之，因此目前市场上流通的赤小豆多为药食两用的赤豆。赤豆中含有较多的皂角甙、膳食纤维、叶酸等，因此心脏病、肾病水肿、便秘、肥胖、高血压、高血脂、肿瘤、结石及妇女产后缺乳者较宜食用。赤豆食性与羊肉相反，因此不宜同食；与羊肝相克，同食会引起中毒。

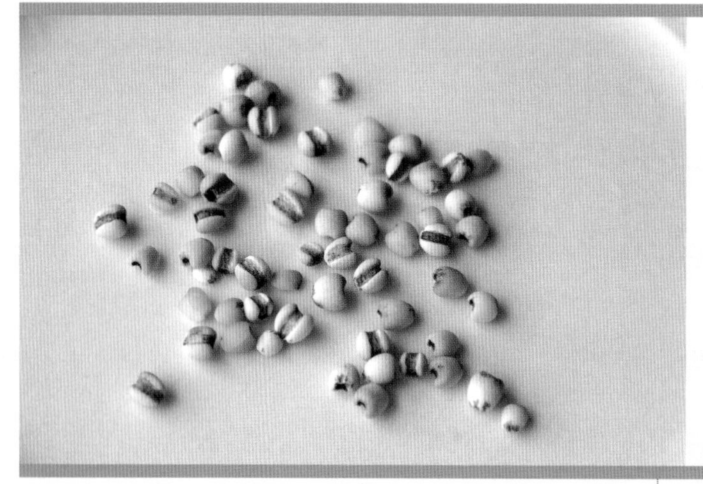

薏苡仁
yiyiren

《神农本草经》

【异名】

解蠡（《神农本草经》），屋菼、起实、赣（《名医别录》），必提珠（《滇南本草》），苡米（《随息居饮食谱》）。

【基原】

为禾本科薏苡属植物薏苡 *Coix lacryma-jobi* L.var. *ma-yuen*（Romanet）stapf. 的成熟种仁。多生长于河边、荒野、阴湿的山谷等处；我国南北各地均有栽培，以河北、江西、湖南、江苏、安徽、云南等省地为多。

【性状】

呈长椭圆形或宽卵形。表面乳白色，光滑，偶有残存的黄褐色或红色种皮。一端钝圆，另端较宽而微凹。质坚实，断面白色，粉质。

1.《神农本草经》:“生真定平泽。”

2.《本草纲目》:“薏苡……有二种:一种粘牙者，尖而壳薄，即薏苡也。其米白色如糯米，可作粥饭及磨面食，亦可同米酿酒。”

3.《植物名实图考》:“江西、湖南所产颇多。”

【采收加工或制法】

早熟种在大暑前后收获，晚熟种于霜降前后收获。待果实成熟后，采割全株，晒干后打下硬壳果实，再用碾米机碾去果壳及种皮，筛掉糠屑，收取种仁，晒干后备用。选材以颗粒完整饱满、色白、气味清新者为佳。

【性味】味甘、淡，性微寒。

1.《神农本草经》:“味甘，微寒。”

2.《名医别录》:“无毒。”

3.《随息居饮食谱》:“甘，平。”

4.《本草求原》:“甘、淡，微寒。”

5.《宁夏中药志》(第二版):“甘、淡，凉。”

【归经】入肺、脾、胃、肾经。

1.《本草纲目》:“属土，阳明经药也。”

2.《雷公炮炙药性解》:“入肺、肝、脾、胃、大肠五经。”

3.《本草汇言》:“入足阳明、手太阴经。”

4.《本草新编》:“入脾、肾二经，兼入肺。”

5.《本草求真》:“专入肺、脾、胃。”

6.《得配本草》:“入足阳明、手太阴经气分。”

【功用】

健脾益胃，利水消肿，舒筋除痹，清热排脓。适宜于脾胃虚弱，食欲不振，水肿，喘息，淋病，脚气，泄泻，带下，风湿痹痛，筋脉拘挛，肺痈，肠痈，扁平疣者食用。

1.《神农本草经》:“主治筋急拘挛，不可屈伸，风湿痹，下气。久服轻身益气。”

2.《名医别录》:“主除筋骨邪气不仁，利肠胃，消水肿，令人能食。”

3.《药性论》:“能治热风，筋脉挛急，能令人食。主肺痿肺气，吐脓血，咳嗽涕唾上气。破五溪毒肿。”

4.《本草拾遗》:“主不饥，温气，轻身。煮汁饮之，主消渴，杀蛔虫。”

5.《本草纲目》:“健脾益胃，补肺清热，去风胜湿。炊饭食，治冷气，煎饮，利小便热淋。”

6.《医林纂要》：“缓肝，舒筋急。”

7.《随息居饮食谱》：“治筋急拘挛，风湿痿痹，水肿消渴，肺痿吐脓，咳嗽血溢，肺胃肠痈，疝气，五淋，干湿脚气，便泻，霍乱，黄疸，蛔虫诸病，并煮汤饮。”

【服食方法】

可煎汤，煮粥，烧饭，炖羹，蒸食，做菜肴，酿酒，熬糖，磨成面粉用或加工成各种副食品等。

1.《遵生八笺》：“薏苡粥：用薏仁淘净，对配白米煮粥，入白糖一二匙食之。”

2.《随息居饮食谱》：“可蒸食，煮粥煮饭，无不宜之。”

【服食宜忌】脾弱中气下陷者、大便难者及孕妇慎食。

1.《饮食须知》：“因寒筋急，不可食用。”

2.《得配本草》:“肾水不足，脾阴不足，气虚下陷，妊娠四者禁用。”

3.《随息居饮食谱》：“脾弱便艰，不宜多食。性专达下，孕妇忌之。”

【食疗方】

1. 治筋脉拘挛，久风湿痹，下气，除骨中邪气，利肠胃，消水肿，久服轻身益气　苡仁粥方：薏苡仁一两，木瓜三钱，米三合。上三件煮粥，空心食之。(《食医心鉴》)

2. 治中风言语謇涩，手足不遂，大肠壅滞，筋脉拘急　薏苡仁粥：薏苡仁三合，冬麻子半升。上件药，以水三大盏，研滤麻子取汁，用煮薏苡仁作粥。空腹食之。(《太平圣惠方》)

3. 治水肿喘急　用郁李仁二两研，以水滤汁，煮薏苡仁饭。日二食之。(《本草纲目》引《独行方》)

4. 治神经性皮炎　薏苡仁 50g，绿豆 25g，鲜百合 100g，白糖适量。将鲜百合掰成瓣，去内膜；绿豆、薏苡仁加水煮至五成熟后加入百合，用小火熬粥，加白糖调味。每天 1~2 次，随量服食。(《慢性病食疗妙方》)

5. 薏苡仁茶　薏苡仁 60g，红枣 30g，绿茶 3g。先将茶叶用沸水冲泡 5 分钟，取汁；再将薏苡仁与红枣加水煮成粥状，兑入茶汁和匀。分 3 次代茶温饮。功可健脾利湿，解毒化浊，防癌抗癌，适用于胃癌、膀胱癌、肠癌等患者的辅助食疗。(《药食两用中药应用手册》)

6. 薏苡茯苓粥　薏苡 60g，糯米 20g，白茯苓粉 20g。先将薏苡仁、糯米入锅，加水适量煮成稀粥，再放入茯苓粉搅匀煮熬，温热服食。常服有健脾补肺、祛湿、化痰、止咳的作用。(《素食养生常法》)

7. 治扁平疣、雀斑、痤疮、湿疹　苡仁百合汤：苡仁 50g，百合 10g，加水适量共煮，可加糖或蜂蜜调食，连食 1~3 个月。(《中医食疗学》)

【储藏】

宜贮藏于密封容器中，置放于阴凉、干燥、通风处，常翻晒，以防蛀防潮。

【食论】

薏苡仁为《本经》上品，其性微寒，可清热，故有止热淋、消渴之功；味甘可入脾益胃，淡可渗湿利水，利水则有益脾土，故有健脾益胃、消肿除痹之效，因而脾虚泄泻、风湿痹痛者宜多食之。现代药理研究表明，薏苡仁有抗癌、降血糖、解热镇痛、增强免疫力等多种作用，久食还可以使肌肤光滑润泽，消除雀斑、粉刺，因而被誉为“生命健康之禾”。

第二章
蔬菜类

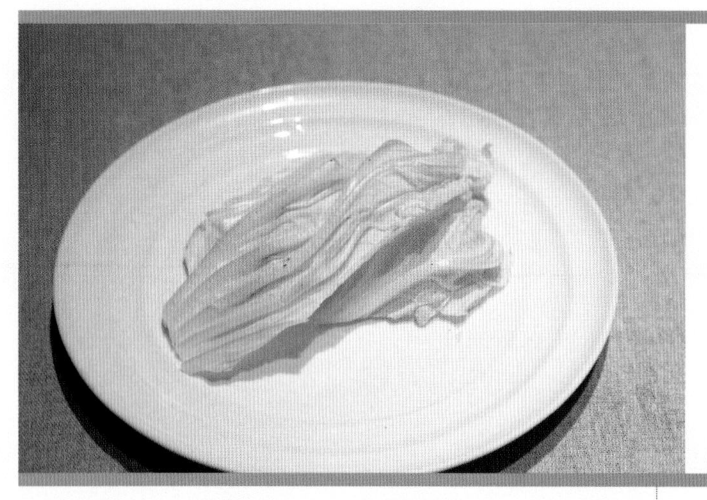

白菜
baicai

《滇南本草》

【异名】

牛肚菘(《新修本草》),黄芽白菜(《滇南本草》),黄芽菜、白菘(《本草纲目》),黄矮菜(《本草纲目拾遗》),大白菜、京白菜、长白菜(《内蒙古植物药志》),结球白菜、卷心白(《中国蔬菜品种志》),绍菜、黄牙白(《食用蔬菜与野菜》)。

【基原】

为十字花科芸薹属植物大白菜 *Brassica pekinensis* Rupr. 的叶球。我国南北各地广泛栽培。

【性状】

植株高 40~60cm,呈直立圆筒状。叶生于短缩茎上,基生叶常散生,浓绿至浅绿色;心叶绿白或淡黄色,互相抱合或密生而成叶球。花冠黄色。

1.《新修本草》:"叶最大厚。"

2.《本草纲目》:"苗叶皆嫩黄色,脆美无滓,谓之黄芽菜。"

【采收加工或制法】

秋、冬季采挖,除去泥土备用。选材以叶球紧密严实、鲜嫩、无虫害者为佳。

【性味】 味甘,性平。

1.《新修本草》:"味甘。"

2.《食疗本草》:"性冷。"

3.《滇南本草》(务本):"味甘、微酸,性微寒。"

4.《中国中药资源志要》:"甘、平。"

【归经】 入胃、膀胱、大肠、小肠经。

1.《内蒙古食疗药》:"入胃、膀胱二经。"

2.《中医饮食营养学》:"入胃、肠、肝、肾、膀胱经。"

【功用】

养胃止渴,利尿下气。适宜于脾胃不和、食积,热淋,便秘,丹肿,咽喉不利、喑哑,皮肤粗糙,气管炎,咳嗽,腮腺炎者食用。

1.《食疗本草》:"治消渴。又,消食,亦少下气。"

2.《得配本草》:"利二便,止热嗽,敷丹肿。"

3.《本草纲目拾遗》:"陈确斋云:食之润肌肤,利五脏,且能降气清音声。陈尧士云:补虚羸。"

4.《随息居饮食谱》:"养胃。"

5.《云南中药资源名录》:"利小便。"

【服食方法】

可凉拌、炒食、做汤、做馅,腌制成泡菜,榨汁做饮料等。

《遵生八笺》:"腌盐菜:白菜削去根及黄老叶,洗净控干。每菜十斤,用盐十两,甘草数茎,以净瓮盛之,将盐散入菜丫内,摆于瓮中,入莳萝少许,以手按实。至半瓮,再入甘草数茎,候满瓮,用砖石压定。腌三日后,将菜倒过,扭去卤水,于干净器内另放。忌生水。却将卤水浇菜内。候七日,依前法再倒,用新汲水淹浸,仍用砖石压之。其菜味美香脆。若至春间食不尽者,于沸汤内焯过,晒干收之。夏间将菜温水浸过,压干,入香油拌匀,以磁碗盛于饭上蒸过食之。"

【服食宜忌】脾胃虚寒、大便溏泄者不宜多食。

1.《随息居饮食谱》:“宜鲜食。”

2.《本草纲目拾遗》:“性滑泄，患痢人勿服。”

【食疗方】

1. 治感冒 白菜、萝卜、香芹各 90g，煎汤服。(《中国食疗本草》)

2. 治消化性溃疡及出血 大白菜榨汁 200ml，餐前加温服 30ml，每日 2 次，连服 3 日。功能健脾止血。(《四季佳蔬》)

3. 治咳嗽 取鲜嫩白菜 120g，白萝卜 120g，甜杏仁 30g(去皮尖)，水煎煮熟，饮汁吃物。每次 1 剂，每日 2 次，连服 1~3 周，或者痊愈后停用。(《食物本草养生妙方》)

4. 治冻疮 白菜、茄根等量，洗净后煎浓汤，趁热洗患处，每日早晚各 1 次。[忠吾.白菜治病小验方.家庭中医药，2000，(10)：51.]

5. 白菜香菇 白菜 200g，香菇 50g，精盐适量。上二味入锅同翻炒，加盐，炒至熟。单食或佐餐。适用于脑血管病，高血压，慢性肾炎，咽干口渴，大小便不畅。(《食疗》)

6. 白菜豆腐汤 大白菜、豆腐各 100g，粉丝 50g，食盐、味精各 2g，香油 5g。将白菜、豆腐切成大小相仿的块状备用；锅中倒入适量清水，先放粉丝熬煮，待粉丝化开、软烂后，放白菜和豆腐，出锅前调入食盐、味精和香油即成。本品具有清热利水的作用，适宜胃病患者食用。(《素食养生常法》)

【储藏】

用保鲜膜密封后放于冰箱保存；有条件者可置于地窖内贮藏。

【食论】

白菜是人们常食蔬菜之一，尤在我国北方，可谓过冬的重要时蔬。白菜绿叶白梗，食之脆而爽口，故为民众所爱。据有关考证，苏恭《新修本草》所载“牛肚菘”是有关白菜的最早记载，明代兰茂《滇南本草》记载的“黄芽白菜”是白菜的一个变种，高濂在其《饮馔服食笺》中记述了此菜种法：“将白菜割去梗叶，只留菜心，离地二寸许，以粪土壅平，用大缸覆之。缸外以土密壅，勿令透气。半月后取食，其味最佳。”白菜具滋阴清热之功，能清肺、胃二脏之火，故可促进感冒、咳嗽、胃溃疡等病症的愈合。

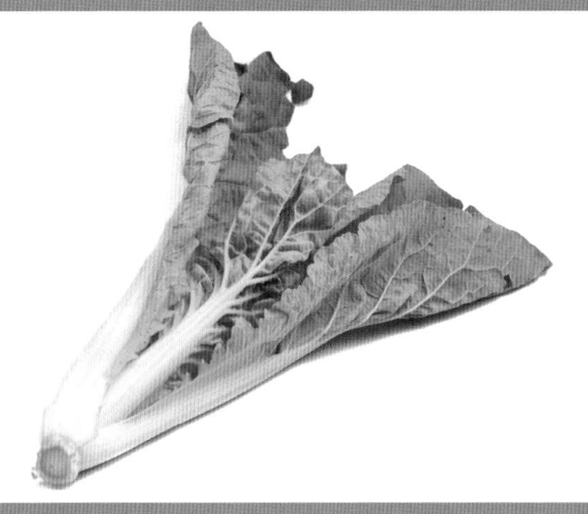

小白菜
xiaobaicai

《中国中药资源志要》

【异名】

菘（《名医别录》），菘（《千金要方·食治篇》），白菜（《饮膳正要》），青菜（《日用本草》），江门白菜（《中国中药资源志要》），油菜、普通白菜（《中国蔬菜品种志》），不结球白菜（《食用蔬菜与野菜》）。

【基原】

为十字花科芸薹属植物青菜 *Brassica chinensis* L. 的幼株。多生长于土壤肥沃疏松的向阳地。为我国原产，今全国各地均有栽培。

【性状】

株高 25~35cm。叶着生于短缩茎上，柔嫩多汁，叶色浅绿至墨绿色，叶形有圆、椭圆、卵圆等，叶缘有钝齿，叶面光滑或皱缩；叶柄肥厚，白色或绿色。不结球。

1.《日华子本草》：“梗长叶瘦，高者为菘。”

2.《本草衍义》：“叶如芜菁，绿色差淡。其味微苦，叶嫩稍阔。”

【采收加工或制法】

四季皆可采收，以冬季者为上。选材以菜体青翠、叶片完整者为佳。

《随息居饮食谱》：“种类不一，冬末最佳。”

【性味】 味甘，性凉。

1.《名医别录》：“味甘，温，无毒。”

2.《千金要方·食治篇》：“味甘，温，涩。无毒。”

3.《食疗本草》：“性冷。”

4.《日华子本草》：“凉，微毒。”

5.《滇南本草》：“丛本：味甘，性平。范本：味甘，性凉。”

6.《医林纂要》：“甘，辛，寒。”

【归经】 入肺、胃、大肠、小肠经。

《中医食疗学》：“归肠、胃经。”

【功用】

消食利肠，生津止渴，化痰止嗽。适宜于脾胃不和，食积，便秘，小便不利，消渴，心中烦热，肺热咳嗽，酒醉不醒，疮毒者食用。

1.《名医别录》：“主通利肠胃，除胸中烦，解酒渴。”

2.《本草拾遗》：“去鱼腥。”

3.《四声本草》：“消食下气，治瘴气，止热气嗽。冬汁，尤佳。”

4.《滇南本草》：“主消痰，利小便，止咳嗽，清肺热。”

5.《本草从新》：“和中，利小便。”

6.《随息居饮食谱》：“养胃，解渴生津。”

7.《医林纂要》：“煮汁，除烦热，醒酒。”

【服食方法】

可凉拌，炒食，煮汤，腌渍，油炸，做火锅或麻辣烫配菜，榨汁做饮料等。

【服食宜忌】

素体脾胃虚寒易泄泻者慎食；服用甘草、白术、苍术等药者忌食。

1.《本草经集注》：“服药有甘草而食菘，令病不除。"

2.《日华子本草》："多食发皮肤风瘙痒。"

3.《本草图经》："多食过度，唯生姜可解其性。"（《大观本草》）

4.《饮食须知》："有足疾者忌食……服苍白术者忌之。"

5.《本草纲目》："气虚胃冷人多食，恶心吐沫，气壮人则相宜。"

6.《随息居饮食谱》："鲜者滑肠，不可冷食。"

【食疗方】

1. 通利肠胃、除心中烦、解酒渴　菘菜二斤，煮作羹啜之，止渴。作齑菹食。（《大观本草》引《食医心鉴》）

2. 治漆毒生疮　白菘菜捣烂涂之。（《本草纲目》）

3. 治高血压　将小白菜与嫩豆腐炖汤，加入细盐、味精、小麻油适量调味后食用。（《饮食本草养生》）

4. 小白菜薏米粥　小白菜 250g，薏米 50g。将小白菜清洗干净，切成小段备用；锅内加适量清水，将薏米煮粥，后放入小白菜，待小白菜煮熟即可，每日早晚食用。本品能够开胃、利尿，尤其适宜慢性肾炎、浮肿尿少等疾病患者食用。（《素食养生常法》）

5. 治感冒咳嗽，咽喉肿痛　青菜 250g，洗净，切碎，水煎后，再加入薄荷 3g 略煎，代茶饮服。功能清肺止咳。（《四季佳蔬》）

【储藏】保鲜膜密封，放于冰箱冷藏，可保存 1 周。

【食论】

小白菜，即《别录》所载上品"菘"，菘是由"葑"分化而来，《诗经》云："采葑采菲。"青菜（小白菜）即《新修本草》所记载的"白菘"。清代医家俞嘉言认为："白饭青蔬，养生妙法。"王孟英在其《随息居饮食谱》中亦云："荤素咸宜，蔬中美品。"又民间流传有养生谚语如"青菜豆腐保平安"，"三天不吃青菜会生火"等，可见小白菜无论是作为蔬菜还是养生之物，均有较高价值。小白菜营养丰富，富含蛋白质、碳水化合物、钙、磷、铁、胡萝卜素、维生素等，其中所含的维生素 C 在体内可形成一种"透明质抑制物"，能使癌细胞丧失活力，从而起到抗癌作用。

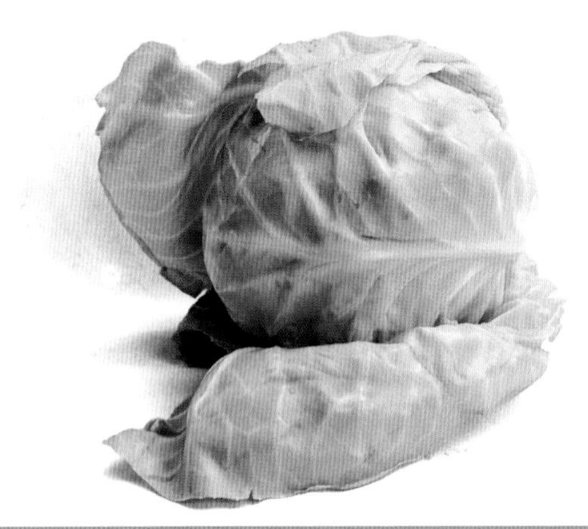

甘蓝
ganlan

《本草拾遗》

【异名】

蓝菜（《千金要方·食治篇》），西土蓝（《本草拾遗》），葵花白菜、回子白菜（《植物名实图考》），包菜（《广西药用植物名录》），卷心菜、莲花白（《云南中药资源名录》），圆白菜、洋白菜（《内蒙古植物药志》），椰菜（《中国蔬菜品种志》），包心菜、球白菜（《中国食疗本草》）。

【基原】

为十字花科芸薹属植物结球甘蓝 *Brassica oleracea* L. *var. capitata* L. 的球茎、叶。原产于欧洲地中海沿岸，我国南北各地均有栽培，以东北、华北、西北等地区为多。

【性状】

结球甘蓝为二年生草本植物。根系浅，须根系。茎短缩，基叶互生，近圆形，绿色，叶面光滑、具粉状蜡质，叶肉肥厚。叶球扁圆形或圆形，直径10~30cm 或更大，黄白色或淡绿色。花为总状花序，花冠黄色。果实为长角果，种子圆球形，红褐或黑褐色。

【采收加工或制法】

全年皆可采收，春栽夏收称作夏甘蓝，夏栽秋收称作秋甘蓝。选材以菜体完整、大小适中，无虫蛀、色泽鲜绿者为佳。

【性味】味甘，性平。

1.《千金要方·食治篇》：“味甘，平。无毒。”

2.《本草拾遗》：“平。”

3.《中国中药资源志要》：“甘，平。”

【归经】入胃、肾经。

1.《内蒙古食疗药》：“入胃、肾二经。”

2.《中医饮食营养学》：“入肝、肠、胃经。”

【功用】

清热止痛，健胃补肾。适宜于胃及十二指肠溃疡，肾气不足，关节不利，失眠，头晕耳鸣，健忘，老年痴呆者食用。

1.《千金要方·食治篇》：“久食大益肾，填髓脑，利五脏，调六腑。”

2.《本草拾遗》：“补骨髓，利五脏六腑，利关节，通经络中结气，明耳目，健人，少睡，益心力，壮筋骨。”

3.《广西药用植物名录》：“清热，止痛。用于十二指肠溃疡。”

4.《内蒙古植物药志》：“主治胃及十二指肠溃疡，脘腹疼痛，嗜睡症。”

5.《内蒙古食疗药》：“主治嗳气反酸，腰膝冷痛，头眩，耳鸣，健忘。”

6.《中国食疗本草》：“促进伤口愈合。”

7.《中国食疗大全》：“补肾壮骨，健胃通络。”

【服食方法】

可凉拌、炒食，做汤，做火锅配菜，腌制等。

《植物名实图考》：“为齑、为羹，无不宜之。”

【服食宜忌】

胃溃疡、胆囊炎等患者宜食；脾胃虚寒、泄泻者慎食。

【食疗方】

1. 治胃、十二指肠溃疡 鲜包菜500g，切碎，加盐少许，拌匀，绞取汁液，加入饴糖适量，每用200ml，饭前服，一日2次。(《内蒙古食疗药》)

2. 治消化系统溃疡 洋白菜120g，沸水烫过，捞出，凉拌菜加调味料。日服3次。或榨汁100ml，日2次。10天为1疗程。(《中国食疗本草》)

3. 甘蓝柠檬 甘蓝250g，柠檬1个，蜂蜜适量。甘蓝叶加水煮，刚熟捞出，柠檬榨汁，加蜂蜜拌匀，再和煮熟的甘蓝叶调和，1天分数次吃。清热利湿，散结止痛。(《中国民间饮食宜忌与食疗方》)

4. 甘蓝粳米粥 甘蓝100g，粳米50g，葱花5g，生姜3g，植物油20g，食盐1g，味精0.5g。将甘蓝清洗干净，切成细丝备用；锅内倒入植物油，油热后放入葱花、姜末炝锅，爆出香味后，放入甘蓝略炒片刻，再加入粳米、清水熬煮成粥，出锅前用食盐、味精调味即可，每日早晚食用，具补肾作用，适宜肾虚、气短、乏力者食用。(《素食养生常法》)

5. 治久病体虚、胃口不开 卷心菜250g，百叶丝100g，金针菜25g，木耳15g（水发），用旺火急炒，调以佐料，经常食用。(《四季佳蔬》)

6. 治脾胃虚弱、食欲不振 洋白菜250g，切细条，开水滚过，加佐料，做酸辣菜。(《中国食疗大全》)

【储藏】

放于阴凉、通风处或冰箱冷藏保鲜，亦可放地窖内贮藏。

【食论】

包心菜全年皆有，为四季佳蔬。包心菜有防衰老、抗氧化的作用，可提高人体免疫力，增强抗癌能力；包心菜富含叶酸，故气血不足者、孕妇、产妇多食有益；包心菜所含有的“溃疡愈合因子”，可促进溃疡面的愈合，故消化道溃疡患者可常食之。

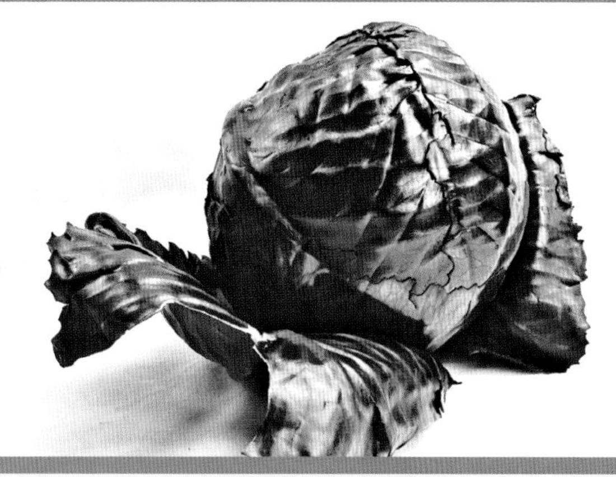

紫甘蓝

ziganlan

【异名】

紫包菜、紫圆白菜、红甘蓝、赤甘蓝。

【基原】

为十字花科芸薹属植物紫甘蓝的球茎、叶。原产地中海沿岸，现我国各地均有栽培。

【性状】

为结球甘蓝的变种，除叶为紫红色外，其他形态特征同结球甘蓝。主根不发达，须根较多。叶片卵圆或近圆形，色紫红或深绿，叶脉紫红色，叶肉肥厚，叶面光滑，覆有灰白色蜡粉，叶球紧实，扁平，圆球或高圆形。

【采收加工或制法】

在种植约3个月后可采收，一般夏种，秋冬季采收。选材以菜体完整、大小适中，无虫蛀、色泽紫红光润者为佳。

【性味】味甘，性平。

【归经】入脾、胃、肾经。

【功用】

补虚开胃，润燥止痒。适宜于久病体虚，食欲不振，胃溃疡，肾气不足，贫血，皮肤瘙痒，湿疹，感冒引起的咽喉疼痛者食用。

【服食方法】可凉拌、炒食，做汤，腌制等。

【服食宜忌】皮肤瘙痒者、咽炎患者宜食。

【食疗方】

1. 治皮肤粗糙瘙痒 紫甘蓝适量，凉拌后食用。

2. 治咽喉疼痛 紫甘蓝200g，榨汁后用适量蜂蜜调和后饮用。

【储藏】

放于阴凉、通风处或冰箱冷藏保鲜。也可腌制后存放。

【食论】

紫甘蓝富含硫，故有杀虫止痒之效；也含有大量纤维素，可增强胃肠功能，开胃消食；还可防治感冒引起的咽喉疼痛，故在冬春感冒多发季节，多食不无裨益。

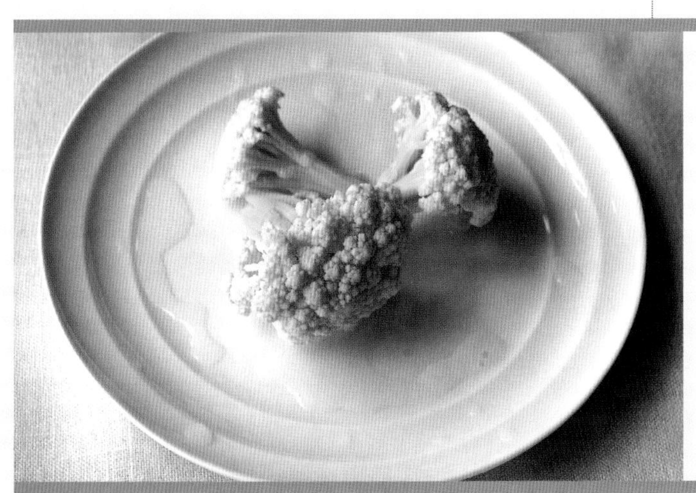

花椰菜

huayecai

《中国蔬菜品种志》

【异名】

花菜（《中华饮食养生全书》），菜花（《饮食本草》），椰菜（《素食养生常法》）。

【基原】

为十字花科芸薹属植物花椰菜*Brassica oleracea* L. *var. botrytis* L. 的花球。原产于地中海沿岸地区，19世纪末传入我国。我国南北均有栽培。

【性状】

株高60~90cm。茎短缩。叶互生，长椭圆形，叶缘波状，叶面具有蜡质，浅灰绿色或蓝绿色，由短缩、肉质的主花茎及其上多级侧花茎组成花球，花球呈白色。总状花序，花冠为黄色。果实为长圆柱形角果。种子宽椭圆形，棕色。

【采收加工或制法】

采收前半月应禁止喷洒农药。宜在早晨和傍晚采收。选材以色泽白润、花球紧实、朵型圆正、花蕾无发黄，无虫蛀者为佳。食前宜在盐水中浸泡10分钟，有利于花球表面残留农药的消除。

【性味】味甘，性平。

1.《中华饮食养生全书》："性凉，味甘。"

2.《中国食疗本草》："甘、淡，平。"

【归经】入肺、肝、脾、胃经。

1.《中华饮食养生全书》："归胃、肝、肺经。"

2.《老中医话说食疗养生》："入脾、胃经。"

3.《家常食物养生宜忌大全》："归胃、肝、肺经。"

4.《素食养生常法》："入肾、脾、胃经。"

【功用】

健脾养胃，生津止渴，抗癌保肝。适宜于脾胃虚弱、消化不良，口干咽燥，肺胃阴虚，大便燥结，身倦无力，肺癌、乳腺癌，肝炎者食用。

1.《中华饮食养生全书》：“花椰菜有消食健胃、生津止渴的功效。抗癌，如乳腺癌、肺癌、直肠癌等；提高肝脏解毒能力，增强机体的免疫力；增加毛细血管韧性。”

2.《老中医话说食疗养生》：“健脾益胃，缓急止痛。主治食欲不振，脘腹胀痛，大便干燥，疲倦乏力等症。”

3.《中国民间饮食宜忌与食疗方》：“主治久病体虚，肢体痿软，耳鸣健忘，脾胃虚弱以及小儿发育迟缓等。”

4.《饮食本草养生》：“有防止骨质疏松、爽喉、润肺、止咳的效果。”

【服食方法】

可用于西餐配菜或做色拉；可分别配以辣椒、大蒜、肉类、鸡蛋、西红柿等炒食；可做汤；也可凉拌。花椰菜在肠胃分解后易引起胀气，故在烹饪时加少许胡椒、蒜茸等辛辣调味品，可减除胀气，更可增进食欲。

【服食宜忌】

口干咽燥、消化不良、大便干结、癌症患者宜食；患结石者不宜多食。

【食疗方】

1. 治结膜干燥症　花椰菜100g，煮食或炒食、做菜内服。（《中国食疗本草》）

2. 素炒菜花　菜花300g，食盐、味精各1g，料酒3g，葱花、姜末各5g，植物油20g。将菜花洗净后掰成小块，放入热水中焯一下，捞出备用；锅内倒入植物油，油热后用葱花、姜末炝锅，然后放入菜花及调味品，翻炒均匀即可，佐餐食用。可清热解毒、润肺止咳、增进食欲，适宜内热火旺、咳嗽痰多、食欲不振者食用。（《素食养生常法》）

3. 茄汁花菜　花菜500g，植物油25g，番茄酱、白糖、精盐、味精各适量。先将花菜洗净，摘成小块，放入沸水中焯透。炒锅上火，放油烧热，将调料下锅炒透后下花菜略炒一下，放入番茄酱、白糖、精盐、味精调味，炒熟出锅即成。可健胃消食、补肾益脑。（《中国民间饮食宜忌与食疗方》）

4. 牛奶菜花　菜花、鲜蘑、牛奶、鲜汤、盐、味精、湿淀粉。将菜花洗净，用手掰成小朵，放入沸水中焯一下捞出。鲜蘑去蒂。炒锅上火烧热，倒入鲜汤，烧开后下鲜蘑、菜花朵，加盐、味精、牛奶，转小火烧片刻，捞出摆在盘中。原汁用湿淀粉勾芡，浇在菜花上即可。可益气补脑、强筋壮骨。适用于老年性痴呆、遗忘综合征、骨质疏松症。（《饮食本草养生》）

【储藏】用保鲜膜封好暂放冰箱冷藏。

【食论】

花菜为甘蓝之变种，西方人谓之“天赐的良药”。其风味鲜美，营养价值高，富含蛋白质、碳水化合物、维生素、胡萝卜素等。花菜富含维生素C和胡萝卜素，有抗衰老的作用；花菜所含类黄酮较多，可防止感染，也是较好的血管清理剂，可阻止胆固醇氧化，防止血小板凝结成块，防治中风及心血管疾病；花菜也有较好的抗癌作用，乳腺癌、肺癌、胃癌等患者宜食。花菜功效广泛，故亦有“穷人医生”之美誉。

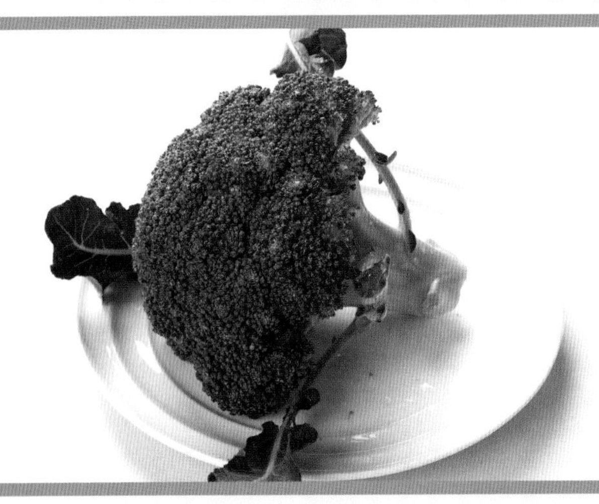

青花菜

qinghuacai

《中国蔬菜品种志》

【异名】

绿菜花、意大利芥蓝（《中国蔬菜品种志》），木立花椰菜（《食用蔬菜与野菜》），花椰菜（《中国饮食营养第一书》），西兰花、绿花菜（《饮食本草》）。

【基原】

为十字花科芸薹属植物青花菜 *Brassica oleracea* L. *var. italica* Planch 的花球。原产于地中海沿岸地区。19 世纪末传入我国，北京、上海、广东、云南等省市多有栽培。

【性状】

株高 50~80cm。茎短缩，叶互生，阔卵形至椭圆形，叶绿色，表面光滑，具有蜡脂。由短缩、肉质主花茎及其上侧花茎和花蕾组成花球，呈青绿色。总状花序，花冠黄色。

【采收加工或制法】

采收前半月应禁止喷洒农药。宜在早晨和傍晚采收。选材以色泽浓绿、花球紧实、朵型圆正、花蕾无发黄，无虫蛀者为佳。

【性味】

味甘，性平。

【归经】

入肝、脾、胃经。

【功用】

养胃活血，抗癌保肝。适宜于脾胃虚弱、消化不良，胃炎、胃溃疡，心脏病，高血压，高血脂，癌症，肝炎，中风，糖尿病，跌打损伤者使用。

【服食方法】

用于西餐配菜或做色拉；可分别配以辣椒、大蒜、肉类、鸡蛋等炒食；可做汤，如奶油西兰花汤、土豆西兰花汤；也可凉拌。在烹饪时加少许酱油、醋、蒜茸或是蜂蜜等，可以减除西兰花的苦味。

【服食宜忌】

癌症、糖尿病、高血压等患者宜食；秋季花茎中营养含量最高，宜多食。

《中国饮食营养第一书》：“体内缺乏维生素 K 的人要多吃西兰花。尿路结石者忌食西兰花。”

【食疗方】

1. 凉拌绿菜花 绿菜花 200g，食盐、味精各 1g，香油 5g，米醋 3g。将绿菜花洗净后放入热水中焯一下，控干捞出后装盘，调入食盐、味精、香油、米醋即可，佐餐食用。本品对各种癌症有辅助治疗作用。(《素食养生常法》)

2. 绿菜花白糖煎 绿菜花 100g，白糖 10g。将绿菜花放入锅中，加水煎煮 30 分钟，出锅前调入白糖即可，佐餐食用。本品具有清热解毒、增强免疫力的作用，常食可防治流行性感冒。(《素食养生常法》)

【储藏】

用保鲜膜封好暂放冰箱冷藏。

【食论】

西兰花素有“蔬菜皇冠”之美誉,含有维生素C、硒、胡萝卜素、萝卜硫素及吲哚衍生物等，可防癌抗癌，被称作“防癌新秀”，乳腺癌、胃癌等患者宜常食；富含抗坏血酸，可增强肝脏解毒能力，从而提高机体免疫力；有杀死幽门螺杆菌的作用，故胃病患者宜食；富含高纤维，可有效抵制肠胃对葡萄糖的吸收，从而降低血糖，防治糖尿病；含有维生素K，可有效促进跌打损伤所致的皮肤瘀紫的恢复。

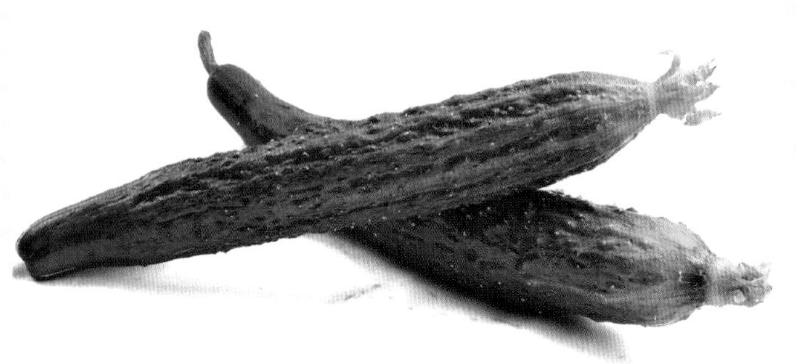

黄瓜

huanggua

《本草拾遗》

【异名】

胡瓜（《备急千金要方·食治篇》），刺瓜（《植物名实图考》）。

【基原】

为葫芦科植物黄瓜 *Cucumis sativus* L. 的果实。

【性状】

呈圆柱形，幼嫩时青绿色，老则变黄色；表面疏生短刺瘤，并有显著的突起。

【采收加工或制法】

夏季采收果实，鲜用。

【性味】 味甘，性凉。无毒。

1.《备急千金要方·食治篇》:“味甘，寒，有毒。”

2.《饮膳正要》：“味甘，平、寒，有毒。”

3.《日用本草》：“味苦，平、凉。无毒。”

4.《饮食须知》：“味甘淡，性寒，有小毒。”

5.《滇南本草》：“味辛、微苦，性大寒。”

6.《本草纲目》：“甘，寒，有小毒。”

7.《医林纂要》：“甘、酸，寒。”

【归经】 入肺、脾、胃经。

1.《本草求真》：“专入脾、胃、大肠。”

2.《本草撮要》：“入手足太阴经。”

【功用】

清热利水，解毒利咽。适宜于热病口渴，咽喉肿痛，小便短赤，水火烫伤者使用。

1.《日用本草》:“除胸中热，解烦渴，利水道。”

2.《滇南本草》：“解疮癣热毒，消烦渴，治咽喉十八症。”

3.《本经逢原》：“清热利水，善解火毒。”

4.《食鉴本草》：“消热解渴，利水道。”

5.《医林纂要》：“利水解渴，功似冬瓜。”

6.《本草求真》：“清暑热，利水道。”

7.《药性切用》：“清脾利水，解热除烦。”

【服食方法】 生食、腌食、炒食、绞汁饮。

1.《本草纲目》：“生熟可食，兼蔬瓜之用，糟酱不及菜瓜也。”

2.《植物名实图考》：“与辣子同浸，无蒜气而耐藏。其秋时结者，曝干，与莴笋薹同法作蔬，极甘脆。”

【服食宜忌】

脾胃虚寒者慎食。

1.《备急千金要方·食治篇》:“不可多食,动寒热,多疟病,积瘀血热。”

2.《食疗本草》:“不可多食，动寒热，多疟病，积瘀热，发疰气，令人虚热上逆，少气，发百病及疮疥，损阴血脉气，发脚气。天行后不可食。小儿切忌，滑中，生疳虫。不与醋同食。”

3.《饮膳正要》:“动气发热，令人虚热。不可多食。”

4.《饮食须知》:“多食损阴血，发虐病，生疮疥，积瘀热，发疰气，令人虚热上逆，患脚气虚肿及诸病时疫之后不可食，小儿尤忌。滑中生疳虫，勿多用醋，宜少和生姜，制其水气。”

5.《滇南本草》:“动寒痰，胃冷者食之，腹痛吐泻。”

6.《医林纂要》:“忌落花生。”

【食疗方】

1. 治水病肚胀，四肢浮肿 用胡瓜一个破开，连子入醋煮一半至烂，空心俱食之。(《本草纲目》)

2. 治汤火伤灼 五月五日以黄瓜捣碎入瓶内封，挂檐下，取水刷之。(《本经逢原》)

3. 治暑热烦渴 黄瓜粥：粳米60g，洗净文火炖烂。熟黄瓜约100g,洗净切丁,加入粥内，稍煮即可，放凉调入少量冰糖，经常饮用，可消暑润肤，用于夏季暑热烦渴、皮肤干燥、食欲不振、尿少尿黄。[医药与保健，2007，(2)：61.]

4. 治高血压 冰糖醋黄瓜：可清热明目，用于肝经热盛引起的血压升高、头痛目赤、头晕口苦等症。鲜嫩黄瓜两条，洗净去皮切寸段，开水焯过，放冷后以老陈醋浸泡，置冰箱冷藏室3日,吃时酌加冰糖。[医药与保健，2007，(2)：61.]

【储藏】

放阴凉处保存。

【食论】

黄瓜营养丰富，含有较多的丙醇二酸和纤维素。丙醇二酸可以抑制糖类物质转化为脂肪；纤维素可刺激肠道，促进肠蠕动、加快肠道废物的排泄，降低胆固醇，但其营养成分不全面，因此，胖人试图通过停进主食而单靠黄瓜减肥的做法，无益于健康，不可效仿。

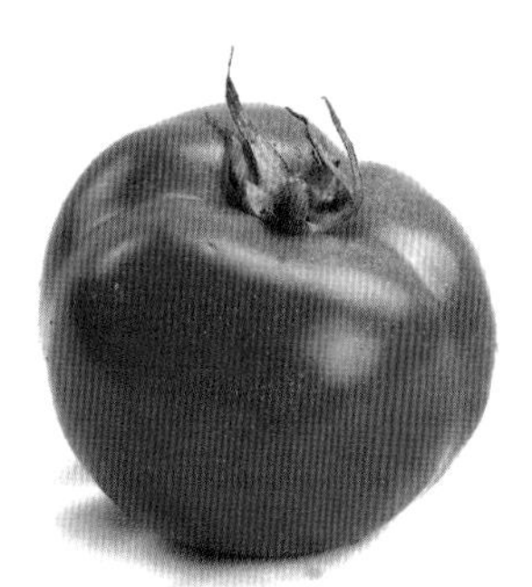

番茄
fanqie

《陆川本草》

【异名】

小金瓜、喜报三元（《植物名实图考》），西红柿（《中医饮食营养学》）。

【基原】

为茄科茄属植物番茄 *Lycopersicon esculentum* Mill. 的果实。

【性状】

浆果呈扁球形，或大或小，表皮平滑，幼果白绿色、浅绿色、绿色、深绿色，成熟浆果为红色、粉红色、橘黄色、正黄色，肉质而多汁。

《植物名实图考》："如鸡心柿而更小，亦不正圆。"

【采收加工或制法】

夏、秋季果实成熟时采收，洗净，鲜用。

【性味】 味甘、酸，性微寒。

1.《中医饮食营养学》（引《食物与治病》）："性微寒，味甘酸。"

2.《中医饮食营养学》："甘、酸，微寒。"

【归经】 入肝、肺、胃经。

《中医饮食营养学》："入肝、脾、胃经。"

【功用】

清热解毒，生津止渴，养血平肝，健胃消食。适宜于咽干舌燥，烦热口苦，食欲不振，目糊不清，牙衄头晕，褥疮溃烂者使用。

1.《中医饮食营养学》（引《陆川本草》）："生津止渴，健胃消食。治口渴，食欲不振。"

2.《中医饮食营养学》（引《食物与治病》）："平肝作用。"

【服食方法】

煎汤、煮粥、炒食、生食、绞汁服或做酱；外用：捣烂外敷。

《植物名实图考》："其青脆时以盐醋炒之可食。"

【服食宜忌】 大便溏烂者忌用。

【食疗方】

1. 治褥疮 番茄贴：新鲜熟透番茄 50 ~ 100g，用沸水烫过后将皮成块剥下备用，将肉捣碎成肉汁备用。常规消毒褥疮周围皮肤，分次剪除坏死组织，清洗刨面，拭干，将番茄汁涂擦剖面，使用光子风照射 10 ~ 15 分钟，再将番茄皮覆盖剖面，每天 2 ~ 3 次。[林丽娥 . 番茄治疗褥疮的护理体会 . 右江民族医学院学报，1998，（4）：693.]

2. 治血虚眩晕 番茄猪肝粥：番茄 100g，猪肝 100g，粳米 100g，生姜 3 片。先将猪肝洗净切片，用盐、酱油、生粉、米酒搅匀；番茄洗净，切开；生姜洗净，去皮，切丝；粳米洗净放入锅内，加适量清水，文火煲 20 分钟，放入番茄、生姜，煮 10 分钟，再放入猪肝，煮沸几分钟至猪肝刚熟，调味佐膳。[李振琼 . 药用蔬菜——番茄 . 家庭医药，2005，（12）：55.]

3. 治高血压 番茄炒丝瓜：番茄 250g，丝瓜 250g，黑木耳 10g，精盐适量。番茄洗净，用开水烫后剥皮，切成大小相等的块。丝瓜去皮洗净，切成菱形片。炒锅置旺火上，锅热，投下番茄、丝瓜块略炒几下，再加入木耳同炒，下精盐，炒匀，加盖稍焖至熟，调味。[李振琼．药用蔬菜——番茄．家庭医药，2005，(12)：55.]

4. 治口干舌燥 番茄冰糖泥：西红柿200g，洗净，开水烧烫去皮，捣烂后加冰糖适量，置冰箱冷藏室内放凉备用。饭后可不拘时间频频食用。[晓桐．巧用西红柿治口腔疾病．中国保健营养，2009，(1)：60.]

5. 治牙龈出血 番茄蛋花汤：鲜藕100g切片，黑木耳水发50g，用砂锅清水煮开约半小时，西红柿200g，切片放入，酌加盐、味精等调料，再煮10分钟，鸡蛋一个打蛋花成汤。[晓桐．巧用西红柿治口腔疾病．中国保健营养，2009，(1)：60.]

【储藏】 放阴凉干燥处保存。

【食论】

番茄的食法多有争议，其实生食、熟食各有利弊。番茄含有丰富的天然抗氧化剂、维生素C、番茄红素等营养成分。熟食可使番茄细胞破壁，有助于抗氧化剂的释放和脂溶性番茄红素的吸收，但生吃避免了加热过程中维生素C的丢失，提高了人体对维生素C的利用率。

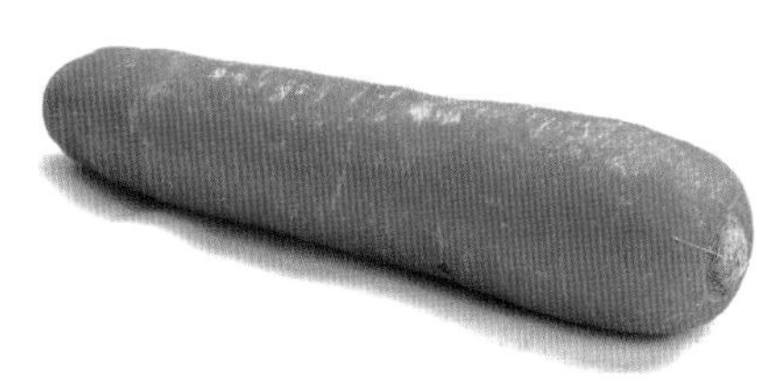

胡萝卜

huluobo

《绍兴本草》

【异名】

葫萝卜(《日用本草》)，黄萝卜(《本草求原》)，胡芦菔、红芦菔(《随息居饮食谱》)。

【基原】

为伞形科胡萝卜属植物胡萝卜 *Daucus carota* L.*var. sativa* Hoffm. 的根。

【性状】

根肉质，长圆锥形，粗肥，呈橙红色或黄色。

《本草纲目》："根有黄赤二种，微带蒿气，长五六寸，大者盈握，状似鲜掘地黄及羊蹄根。"

【采收加工或制法】

冬季采挖根部，除去茎叶、须根，洗净。

1.《本草品汇精要》："九月取根。"

2.《本草纲目》："冬月掘根。"

【性味】 味甘、微辛，性平。

1.《绍兴本草》："味甘，平，无毒。"

2.《日用本草》："味甘，辛。无毒。"

3.《饮食须知》："味甘辛，性微温。"

4.《食鉴本草》："味甘，平，微温。无毒。"

5.《医林纂要》："甘，辛，温。生微辛苦，熟则纯甘。"

6.《本草求原》："甘，淡，微温。"

7.《本草省常》："生性寒，熟性平。"

8.《随息居饮食谱》："辛、甘，温。"

9.《本草撮要》："味甘平。"

【归经】入肺、脾经。

1.《本草求真》："专入肺，兼入脾。"

2.《本草撮要》："入手足阳明经。"

【功用】

健脾宽中，养肝明目，化痰止咳，清热解毒。适宜于食积脾虚，纳呆胃胀，痢疾泄泻，雀目眼花，咳嗽气喘，麻疹水痘者食用。

1.《绍兴本草》："主下气，调利肠胃。"

2. 李杲《食物本草》："主气，利肠胃。"

3.《日用本草》："宽中下气，散胃中邪滞。"

4.《医学入门》："宽中下气，散胃中宿食邪滞。"

5.《本草纲目》："下气补中，利胸膈肠胃，安五脏，令人健食，有益无损。"

6.《医林纂要》："润肾命，壮元阳，暖下部，除寒湿。"

7.《本草求真》："治肠胃邪气。"

8.《本草求原》："下气补中，利胸膈肠胃，安脏、进食。"

9.《本草省常》："宽中散滞，利胸膈，安五脏，黄者养气，红者养血。"

10.《现代实用中药》："为健胃消化剂，富营养，并治久痢。下气补中，利胸膈，调肠胃，安五脏，令人健食。"

【服食方法】生食、炒食、煮粥、捣汁等。

1.《本草纲目》："生、熟皆可啖，兼果、蔬之用。"

【服食宜忌】不宜多食。

1.《饮食须知》："有益无损，宜食。"

2.《医林纂要》："根苗皆可食，而根为香美。"

3.《本草省常》："宜熟食，久食令人强健，多食损脾难消，生食伤胃。"

4.《随息居饮食谱》："气微燥，虽可充食，别无功用。"

【食疗方】

1. 治脾胃虚弱 胡萝卜粥：胡萝卜大者一个，配米二合煮食。可宽中下气。(《寿世青编》)

2. 防治夜盲症，小儿疳眼 胡萝卜根，经常生吃或煮食。(《食物中药与便方》)

3. 治麻疹 胡萝卜根或菜 2 两，鞠荽菜 1 两，荸荠 2 两，水煎，小儿代茶饮服。(《食物中药与便方》)

4. 治水痘 胡萝卜菜 3 两，芫荽 2 两，水煎代茶。(《食物中药与便方》)

5. 治小儿百日咳 胡萝卜 4 两，红枣 10 个，水三碗，一起煎剩一碗，随意饮服，连服十多次有效。(《食物中药与便方》)

6. 治婴儿腹泻 胡萝卜泥：取新鲜胡萝卜适量，洗净切碎，加水煮烂或蒸烂，用调羹捣成糊状（煮胡萝卜的水要留作备用）。食用时，每 100ml 煮胡萝卜的水中加入 5 ~ 10g（约 1 小匙）胡萝卜泥。进食量要根据婴儿的食欲，按平时的食量哺给。一般来说，婴儿在喂食胡萝卜泥 2 ~ 3 天后，大便即可成形。[家庭医学，2006,（4）: 13.]

7. 治夜盲症 胡萝卜炒鳝鱼片：胡萝卜 150g，鳝鱼片 250g，花生油、精盐、酱油适量。胡萝卜去皮，洗净，切片；鳝鱼洗净，切薄片。大火将锅烧热，加少许花生油，烧至八成熟，放入鳝鱼片和胡萝卜片一起炒熟，然后放入精盐、酱油调味食用。每日 1 ~ 2 次当菜吃，15 天为 1 疗程。主治夜盲症、角膜干燥症。[家庭医药，2006,（9）: 61.]

8. 治早期高血压 胡萝卜芹菜汁 胡萝卜 500g，芹菜 500g。先将胡萝卜去皮，洗净，芹菜去根、叶，洗净切段。将二者同时放入榨汁机中榨汁。每日早晚各 1 次，连服 30 天为佳。[家庭医药，2006,（9）: 61.]

【储藏】放阴凉处保存。

【食论】

维生素 A 缺乏与癌症发生有一定的相关性，研究表明，维生素 A 缺乏者的癌症发病率比正常人高两倍多，而胡萝卜中除含有蔗糖、淀粉、维生素 B、叶酸、多种氨基酸、纤维素和矿物质等营养物质外，还含有丰富的胡萝卜素，后者在人体内可转化为维生素 A，从而起到防癌抗癌的作用。

附：胡萝卜子

1.《本草纲目》："子，主治久痢。"

2.《本草撮要》："子似莳萝，可和食料，以锅底灰煨之，去外皮，治痰喘并治时痢。"

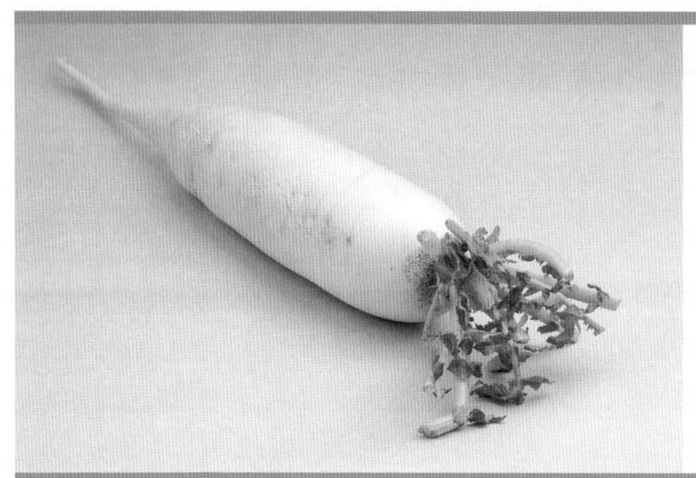

莱菔

laifu

《宝庆本草折衷》

【异名】

芦菔（《名医别录》），温菘（《本草经集注》），芦茯（《食经》），莱菔根（《新修本草》），萝菔（《食疗本草》），紫花菘（《食性本草》），萝卜（《日华子本草》）。

【基原】

为十字花科莱菔属植物莱菔 *Raphanus sativus* L. 的鲜根。

【性状】

呈圆柱形、圆锥形或圆球形，有的具分叉，大小差异较大。表皮红色、紫红色、绿色、白色或粉红色与白色间有，顶端有残留叶柄基，果肉类白色、浅绿色或紫红色。鲜品肉质，质脆，富含水分。

《本草纲目》："其根有红、白二色，其状有长、圆二类。大抵生沙壤者脆而甘，生瘠地者坚而辣。"

【采收加工或制法】

秋、冬季采挖鲜根，去掉茎叶，洗净。

【性味】生者味辛、甘，性凉；熟者味甘，性平。无毒。

1.《名医别录》："味苦，温，无毒。"

2.《食经》："味辛熏，温，无毒。"

3.《新修本草》："味辛、甘，温，无毒。"

4.《食疗本草》："性冷。"

5.《食性本草》："平，无毒。"

6.《绍兴本草》："辛甘，平，无毒。"

7.《宝庆本草折衷》："味辛、甘，平，冷，无毒。"

8. 李杲《食物本草》："味甘，温，平。无毒。"

9.《日用本草》："白萝卜，味辛，温。无毒。"

10.《滇南本草》："生味辛，熟味甘，性温。"

11.《本草纲目》："辛、甘，无毒。"

12.《神农本草经疏》："生者味辛性冷，熟者味甘温平。"

13.《得配本草》："辛、甘，冷。"

14.《要药分剂》："生者味辛甘，熟者味甘。性皆温平，皆无毒。"

15.《随息居饮食谱》："生者辛、甘，凉。熟者甘温。"

【归经】入肺、脾、胃、大肠经。

1.《滇南本草》："入脾、肺二经。"

2.《本草纲目》："入太阴、阳明、少阳气分，故所主皆肺、脾、肠、胃、三焦之病。"

3.《神农本草经疏》："入手足太阴、手足阳明经。"

4.《得配本草》："入手足太阴、阳明、少阳经。"

5.《要药分剂》："能升能降，阳也。入脾、胃、肺、大肠四经。"

【功用】

消积导滞，清热化痰，下气宽中，解毒止血。适宜于食积胀满，嗳腐吞酸，痢疾腹泻，痰热咳嗽，吐血吐血，衄血便血，消渴失音，偏正头痛，烫伤，跌扑损伤者食用。

1.《名医别录》："主利五脏，轻身益气。"

2.《食经》："消五谷及鱼肉毒。"

3.《新修本草》："大下气，消谷，去淡澼，肥健人。生捣汁服，主消渴。"

4.《食疗本草》："利五脏，轻身益气。根：消食下气。又云甚利关节，除五脏中风，练五脏中恶气。令人白净。"

5.《食性本草》："行风气，去邪热气。"

6.《日华子本草》："能消痰，止咳，治肺痿、吐血。温中，补不足。"

7. 李杲《食物本草》："散气，及炮煮食大下气，消谷，去痰癖，利关节，炼五脏恶气，治面并豆腐毒，止咳嗽，疗肺痿吐血，温中补不足，能肥健人，令肤肌白细。生汁主消渴，治噤口痢，大验。"

8.《日用本草》："白萝卜利五脏，宽胸膈，解面毒，消食下气，利大小便。"

9.《滇南本草》："宽中下气，消宿食，解香油毒，治麦面积。熟吃之，醒脾气，化痰涎，解酒消食，利五脏而补中。"

10.《本草纲目》："主吞酸，化积滞，解酒毒，散瘀血。"

11.《得配本草》："祛邪热，宽胸膈，制酒面毒，消豆腐积。治喉痹口疮，偏正头痛，肺痿失音，咳嗽吐衄，痰癖食积，噤口痢疾，大肠脱肛，小便淋浊，及汤泡火灼，跌扑损伤。"

12.《要药分剂》："生食升气，熟食降气。"

13.《随息居饮食谱》："生者，润肺化痰，祛风涤热。治肺痿吐衄，咳嗽失音，涂打扑、汤火伤，救烟熏欲死，噤口毒痢，二便不通，痰中类风，咽喉诸病。解酒毒、煤毒、面毒、茄子毒，消豆腐积。杀鱼腥气。熟者，下气和中，补脾运食，生津液，御风寒，肥健人，已带浊，泽胎养血。"

14.《现代实用中药》："鲜根：有清凉止渴及利尿、助消化作用。枯根：作利尿退肿药。根：破气，化痰，清热，消食。生捣汁：止消渴。"

【服食方法】生食、捣汁饮、煮食、盐淹、晒干等。

1.《本草经集注》："其根可食。"

2.《新修本草》："主散服及炮煮服食。"

3.《日用本草》："白萝卜，大者坚而宜熟食之，化痰消谷，小者脆而宜生啖之，止渴宽中。"

4.《本草纲目》："可生可熟，可菹可酱，可豉可醋，可糖可腊，可饭。末服，治五淋；丸服，治白浊；煎汤，洗脚气；饮汁，治下痢及失音，并烟熏欲死；生捣，涂打扑汤火伤。"

5.《得配本草》："捣取自然汁，或和姜汁，或和白蜜服，或生捣敷罯。"

【服食宜忌】脾胃虚寒者不宜生食。

1.《名医别录》："可长食之。"

2.《本草衍义》："服地黄、何首乌人食之，则令人髭发白。"

3. 李杲《食物本草》："同猪羊肉、鲫鱼煮食更补益。服地黄、何首乌者食之发白。"

4.《日用本草》："白萝卜，久食之发白。"

5.《滇南本草》："生吃破血、宽肠、动痰、逆气上升，咳嗽忌用。"

6.《本经逢原》："生则克血消痰，熟则生痰助湿。性最耗气伤血，故脾胃虚寒、食不化者勿食。"

7.《得配本草》："气陷血少者禁用。服何首乌、地黄诸补药者，忌之。"

【食疗方】

1. 治劳瘦咳嗽 和羊肉、鲫鱼煮食之。(《日华子

本草》)

2. 治消渴 萝卜粥：大萝卜五个，煮熟，绞取汁。上件，用粳米三合，同水并汁，煮粥食之。(《饮膳正要》) 又方：用结子萝卜三枚，洗净薄切，日干为末。每服二钱，煎猪肉汁澄清调下，食后并夜卧，日三服，不过三剂大妙。(《卫生易简方》)

3. 治鼻衄 用萝卜汁、酒各半盏和匀，温热服。(《卫生易简方》)

4. 治食物作酸 萝卜生嚼数片，或生菜嚼之亦佳，绝妙。干者、熟者、盐淹者及入胃冷者皆不效。(《本草纲目》引《濒湖集简方》)

5. 治反胃噎疾 萝卜蜜煎浸，细细嚼咽良。(《本草纲目》引《普济方》)

6. 治沙石诸淋痛甚 莱菔切片，蜜浸少时，炙干，再浸再炙，不可过焦，细嚼盐汤下，日三服。(《本草易读》)

7. 治痢疾，不拘红白久近 萝卜捶取自然汁两杯，生老姜自然汁半酒杯，生蜂蜜一酒杯，细茶陈者佳浓煎一杯，和匀服。若无萝卜，多用萝卜子，冷水浸过，捣取汁亦可。(《验方新编》)

8. 急、慢性气管炎咳嗽 萝卜（红皮辣萝卜更好）洗净不去皮，切成薄片，放于碗中，上面放饴糖（麦芽糖）二至少匙，搁置一夜，即溶成萝卜糖水，频频饮服，有止咳化痰功效。(《食物中药与便方》)

9. 防治喉痛，感冒，流感，上呼吸道感染以及白喉等 吃生萝卜，或萝卜同适量青橄榄，燉水代茶，有预防喉病之功。(《食物中药与便方》)

10. 矽肺 每日大量吃鲜萝卜、鲜荸荠，经一段时期后，黑色痰减少，胸紧咳嗽渐次减轻，坚持连服半年至一年，症状可渐次消失。(《食物中药与便方》)

11. 急救煤气中毒（一氧化碳中毒） 速用生萝卜捣汁，频频灌服。(《食物中药与便方》)

12. 治术后腹胀 白萝卜汤：取去皮白萝卜 2 只，生姜 1 片，葱白 7 根，盐 2 克，加水 200ml，煮沸即可。术后第 2 天开始服用白萝卜汤。每 1 小时服用 1 次，每次 20 ~ 50ml，直至肠蠕动恢复，肛门排气为止。[浙江中西医结合杂志，2001，11（10）：643.]

13. 治感冒初起 萝卜葱白汤：萝卜洗净，连皮捣烂，榨取原汁约 10ml，加入切碎的葱白（连须）5 ~ 7 根，置锅内隔水蒸熟，趁温 1 次服完，每日 1 ~ 2 剂，连服 3 ~ 5 日。[科学养生，2006，（1）：13.]

14. 治厌食 糖醋萝卜丝：萝卜洗净后，把表皮削掉，然后将其切成丝，放少许盐，放置几分钟后挤掉水分。将糖和醋按 2：1 的比例加少许凉开水稀释，倒入盛萝卜丝的盘内，再加鸡精和麻油，充分搅拌即可食用。[家庭医药，2007，（2）：69.]

15. 治咳嗽 蜂蜜萝卜汁：白萝卜 1 个（连带萝卜叶），洗净切成小颗粒，加适量蜂蜜搅拌均匀，盛于瓷器或玻璃瓶中，待汁水出现后，即可喝汁、吃萝卜粒。每日 3 次，2 ~ 3 日即可见效。此方止咳化痰，用于风寒咳嗽不止痰较多者。[家庭医药，2009，（3）：58.]

【储藏】 放阴凉处贮存。

【食论】

萝卜含丰富的维生素 C 和微量元素锌，能增强机体的免疫功能，提高抗病能力，在水果稀少的冬天，可替代水果而起到防病保健的作用，故民间有“冬吃萝卜赛人参”之说，萝卜因而也有了“土人参”之美称。

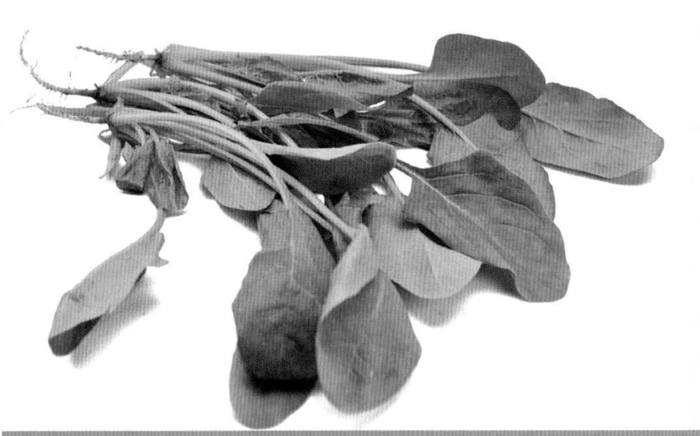

菠菜

bocai

《履巉岩本草》

【异名】

菠薐（《食疗本草》），红根菜（《滇南本草》），赤根菜（《本草品汇精要》），波斯草（《本草纲目》），菠菱（《本草从新》），波棱（《医林纂要》），珊瑚菜（《植物名实图考》），鹦鹉菜（《现代实用中药》），敏菜（《福建药物志》）。

【基原】

为藜科菠菜属植物菠菜 *Spinacia oleracea* L. 的茎叶。我国各地均有栽培。

【性状】

全株光滑，柔嫩多水。幼根带红色，茎中空，叶绿互生，具长柄，叶戟形或三角状卵形，全缘或有缺刻，花黄绿色，胞果硬，有两个角刺，果皮与种皮贴生。

【采收加工或制法】

冬、春季采收，除去泥土、杂质，洗净鲜用或晒干研末用。选材以菜体鲜嫩翠绿、叶肥光亮、无虫蛀者为佳。

1.《御制本草品汇精要》："九月十月取。"

2.《本草纲目》："八月、九月种者，可备冬食；正月、二月种者，可备春蔬。"

3.《植物名实图考》："南中四时不绝，以早春初冬时嫩美。"

【性味】味甘，性凉。

1.《食性本草》："冷，微毒。"

2.《滇南本草》："味甘、微辛，性温。"

3.《本草纲目》："甘，冷，滑，无毒。"

4.《医林纂要》："甘，酸，寒，滑。"

【归经】入脾、胃、肝、大肠、小肠经。

1.《滇南本草》："入脾、肺二经。"

2.《本草撮要》："入手太阳、阳明经。"

3.《本草求真》："专入肠、胃。"

4.《内蒙古食疗药》："入小肠、大肠、胃三经。"

【功用】

生津止渴，降气润肠，清肝明目。适宜于消渴引饮，便秘，痔疮出血，头痛目眩，风火赤眼，夜盲等人食用。

1.《食疗本草》："利五脏，通肠胃热，解酒毒。服丹石人食之佳。"

2.《滇南本草》："祛风明目，开通关窍，利肠胃，解酒，通血。"

3.《本草纲目》："通血脉，开胸膈，下气调中，止渴润燥。"

4.《本草从新》："宣肠胃热。"

5.《本草求真》："通利肠胃热毒。"

6.《本草求原》："润肠，通血脉，利脏腑，清肠胃，五痔。"

7.《福建药物志》："平肝明目，下气调中。主治夜盲症、脾虚腹胀。"

【服食方法】

煮食、捣汁、研末服、凉拌、炒食、做汤等。食前宜用开水焯一下，以破坏所含草酸，但不宜过久，以免维生素也被破坏。

【服食宜忌】脾虚便溏者、肾病患者等慎食。

1.《本草拾遗》:“不与鳝鱼同食，发霍乱吐泻。”

2.《饮食须知》:“动冷气，先患腹冷者必破腹。”

3.《医学入门》：“多食冷大小肠，久食令人脚弱不能行，发腰痛。”

4.《得配本草》：“腹冷者禁食。”

5.《随息居饮食谱》：“大便滞涩及患痔人宜食之。”

【食疗方】

1. 治消渴饮水 菠菱根、鸡内金等分为末。米饮服一钱，日三。(《本草单方》引《经验方》)

2. 治便秘 菠菜100g（洗净，切碎），麻油30g，蜂蜜30g，三物搅匀后生服。每日1剂，早晚分服，连服3～5日即可见效。(《食物本草养生妙方》)

3. 治糖尿病胃功能紊乱 菠菜根粥：鲜菠菜根250g洗净，切碎，加水2000ml，纳入鸡内金10g，共煎煮30～40分钟，然后下入大米50g煮作烂粥，每日分2次，连菜与粥服食。[王继平，马丽.菠菜根粥治疗糖尿病胃功能紊乱76例.中国民间疗法，1998，(3)：46－47.]

4. 治视力模糊、两目干涩 菠菜羊肝汤：菠菜切段，羊肝切片。水烧沸，入羊肝稍滚后再入菠菜，然后放调料再滚一下，连汤一起吃。[胡才.春季养生话菠菜.养生月刊，2009，(4)：360－361.]

5. 治缺铁性贫血 猪血菠菜汤：菠菜、熟猪血各500g。先将猪血切片，入锅煸炒，烹入料酒，至水干时加入盐、胡椒粉、菠菜和高汤，煮沸即成。具有养阴生血、敛阴润燥的功效,适用于便血、衄血等。[马学仁.菠菜食疗方.家庭中医药，2010，(7)：73.]

6. 治皮肤粗糙 菠菜银耳汤：菠菜、银耳适量。菠菜去根头后洗干净，切段；银耳洗净后滴干水，加酒稍腌；姜及葱切丝。用瓦煲煮开适量的水，先下菠菜，稍煮片刻，放盐及葱，再放下银耳，煮一会即可饮用。[真诚.变着花样吃菠菜.医药保健杂志，2007，(22)：50－51.]

【储藏】鲜品放阴凉处保存，干品放干燥处保存。

【食论】

菠菜又名波斯菜，相传初唐时由亚洲西南部的波斯国传入我国，人工栽培已有1300多年的历史。现代研究表明，常吃菠菜可以稳定2型糖尿病患者的血糖、降低视网膜的退化、延缓黄斑变性、减慢老年人记忆力的减退等；在古代，本品还常用于便秘的调理，如金代医家张子和《儒门事亲》云：“凡老人久病，大便涩滞不通者，可用神功丸、麻仁丸，时时服葵羹、菠菜，自然通利也。”另外，菠菜根亦可用，如清代顾仲《养小录》云：“只用菠菜根，略晒，微盐揉腌，梅卤稍润，入瓶。取供，色红可爱。”

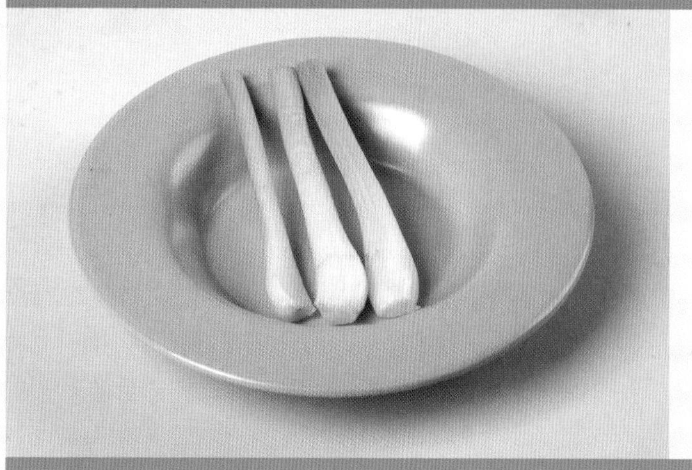

葱白
congbai

《名医别录》

【异名】

葱茎（《神农本草经》），葱茎白（《本草纲目》）。

【基原】

为葱科葱属植物葱 *Allium fistulosum* L. 的鳞茎。

【性状】

茎圆柱形，先端稍肥大，鳞叶成层，白色，上具白色纵纹，有浓郁香气。

【采收加工或制法】

四季均可采挖，切去须根及叶，剥除外膜，晒干或鲜用。

《本草害利》："大管冬葱入药为良，葱白连须用，采无时。"

【性味】味辛，性温，无毒。

1.《名医别录》："平。"

2.《履巉岩本草》："味辛，温。"

3.《汤液本草》（引《用药心法》）："辛而甘，气厚味薄，阳也。"

4.《汤液本草》："气温，味辛，无毒。"

5. 李杲《食物本草》："平，味辛，无毒。"

6.《本草纲目》："味生辛散，熟甘温。"

【归经】入肺、胃经。

1. 李杲《食物本草》："入手太阴经、足阳明经。"

2.《雷公炮炙药性解》："入肺、胃、肝三经。"

3.《神农本草经疏》："入手太阴、足厥阴、足阳明经。"

4.《本草害利》："入肺、胃、肝、膀胱。"

【功用】

发表通阳，解毒杀虫。适宜于感冒风寒，阴寒腹痛，二便不通，痢疾虫积，疮痈肿痛者食用。

1.《神农本草经》："主伤寒寒热。出汗。中风，面目肿。"

2.《名医别录》："主治寒伤，骨肉痛，喉痹不通，安胎，归目，除肝邪气，安中，利五脏，益目精，杀百药毒。"

3.《本草经集注》："主治伤寒，寒热，出汗，中风，面目肿，伤寒骨肉痛，喉痹不通，安胎，归目，除肝邪气，安中，利五脏，益目精，杀百药毒。"

4.《食疗本草》："通气，主伤寒头痛。通关节，止血衄，利大小便。"

5.《日华子本草》："治天行时疾，头痛热狂，通大小肠，霍乱转筋，及奔豚气，脚气，心腹痛，目眩，及止心迷闷。"

6.《履巉岩本草》："消谷，下气，杀虫。"

7.《汤液本草》（引《用药心法》）："通阳气，发散风邪。"

8.《汤液本草》："以通上下之阳也。"

9.《日用本草》："主伤寒寒热，骨肉酸痛，汗蔽不出，能达表和里，除肝经邪气，明目，治中风，面目浮肿，咽喉不通，安胎止血，解百药毒，杀鱼肉毒。"

10.《滇南本草》："引诸药游于四经，专主发散，以通上下阴阳之气，伤寒头疼用之良效。”

11.《本草蒙筌》：“出汗疏通骨节，归目驱逐肝邪。理霍乱筋转难当，治伤寒头痛如破。杀鱼肉毒，通大小肠。散面目肿浮，止心腹急痛。去喉痹，愈金疮，安妊娠，塞衄血。”

12.《本草纲目》：“除风湿，身痛麻痹，虫积心痛，止大人阳脱，阴毒腹痛，小儿盘肠内钓，妇人妊娠溺血，通乳汁，散乳痈，利耳鸣，涂猘犬伤，制蚯蚓毒。”

13.《雷公炮炙药性解》：“善发汗，通骨节，逐肝邪，明眼目，去喉痹，愈金疮，安胎气，止鼻衄，治霍乱转筋，理伤寒头痛，杀鱼肉毒，通大小肠，散面目浮肿，止心腹急疼，脚气奔豚气。”

14.《食鉴本草》：“发汗解肌，以通上下阳气，益精目，利耳鸣，通二便，止伤寒头痛，时疾热狂，阴毒腹痛，治吐血、衄血、便血、痢血、乳痈、风痹，通乳，安胎，解诸药鱼肉蚯蚓猘犬毒。”

15.《本草害利》：“治诸血。杀诸毒。宣风湿，利耳鸣，通二便。”

16.《食物中药与便方》：“健胃，发汗，祛痰，利尿。”

【服食方法】

生食、拌食、炒食、煮粥食、腌及作调味品等。

《神农本草经》：“可作汤。”

【服食宜忌】表虚多汗者慎食。

1.《备急千金要方・食治篇》：“黄帝云：食生葱即啖蜜，变作下利；食烧葱并啖蜜，拥气而死。正月一得食生葱，令人面上起游风。”

2.《食疗本草》：“冬月食，不宜多。只可和五味用之，上冲人，五脏闭绝，虚人患气者，多食发气。少食则得，可作汤饮。不可多食，恐拔气上冲人五脏闷绝。切不可与蜜相和，食之促人气，杀人。”

3.《履巉岩本草》：“久食伤神损性，令人多忘，损目明，尤发痼疾，患狐臭人不可食。四月宜少食，多食令气喘多惊。”

4.《本草蒙筌》：“功专发散，食多神昏。病属气虚，尤勿沾口。”

5.《本草纲目》：“服地黄、常山人，忌食葱。”

6.《雷公炮炙药性解》：“畏蜜、菘菜、常山，同食杀人。多食则伐气昏神，虚者戒之。”

7.《神农本草经疏》：“病人表虚易汗者，勿食。病已得汗，勿再进。”

8.《食鉴本草》：“忌同蜜食，杀人。同杨梅、大枣、鸡、犬肉同食，令人发病。”

9.《本草害利》：“发散之品，病人表虚易汗者，勿食。病已得汗，勿再进。多食葱，令人神昏，损发须，马牛不相及虚气上冲。同蜜食，下利，壅气杀人，名甜砒霜。同枣食，令人病。正月食生葱，令人面上起游风。”

【食疗方】

1. 治妊妇伤寒 葱白汤：葱白十茎，生姜二两。上细切，以水二盏，煮取一盏，连服，取汗愈。（《妇人大全良方》）

2. 治磕打伤损，头脑破骨及手脚骨折，或指头破裂，血流不止 用葱白捣烂焙热，封裹损处，效。（《日用本草》）

3. 治妊娠四五个月动胎下血者 产乳方：取葱白一大把，煎汤饮之即安。（《日用本草》）

4. 治大小便不通 杵葱白填脐中，艾火灸七壮，立下。（《日用本草》）

5. 治蛇伤蚯蚓伤 和盐罯即解。（《本草蒙筌》）

6. 治不尿 葱乳汤：用大葱白二三茎，每茎切作四片，用乳汁半小盏，同煎片时，分作四次服，即通。如不饮乳者，服之即饮乳。（《冯氏锦囊秘录》）

7. 治慢性腹泻 葱泥膏：葱白（连须）2寸捣泥外敷脐部。以塑料纸覆盖，再外覆纱布，以胶布固定。每日换药1次，一般用药3～5次，大便次数可明显减少，可继续用药至症状消失。[中国民间疗法，2003，11（10）：25.]

8. 治鼻炎 葱白棉团：生葱洗净，取葱白捣烂，放几小团指甲盖大小的药棉浸葱汁备用。治疗时先用棉签蘸取生理盐水清洁鼻孔，然后将浸透葱汁的棉团塞入鼻孔内，保持数分钟。初始患者会感到刺鼻，但渐渐失去刺激性，此时再换新棉团。每次塞 30 ~ 60 分钟，每天 2 ~ 3 次。为方便使用，可一次多备些葱汁，用保鲜纸密封。[中国民间疗法，2004，12（12）：59.]

9. 治经期头晕 葱酒鱼：生葱 6 根，大头鱼 1 条，米酒 60g，水 1 碗，先将鱼头煎香，加酒、水、葱煮沸，用盐调味吃。[健康博览，2006，（9）：31.]

【储藏】 干品密封保存，鲜品放置阴凉处。

【食论】

据研究，葱白具有降低血脂、杀菌抑菌、防止癌症发生的作用，而且生葱白中还含有多种矿物质、维生素及微量元素硒，可促进人体发育及延缓细胞老化，适宜于高血脂、高胆固醇血症患者及孕妇食用。

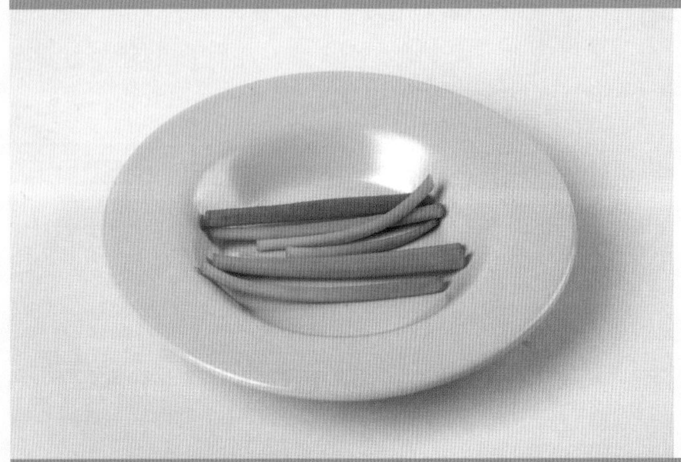

葱叶

congye

《食疗本草》

【异名】

葱青叶（《备急千金要方·食治篇》），葱青（《本草纲目》），葱管（《本草害利》）

【基原】

为葱科葱属植物葱 *Allium fislulosum* L. 的叶。

【性状】

叶基生，圆柱形，中空，末端尖，绿色，具纵纹，叶鞘浅绿色。

【采收加工或制法】 四季均可采收，晒干或鲜用。

【性味】 味辛，性温。无毒。

1.《备急千金要方 · 食治篇》：“温，辛。”

2.《食疗本草》：“温。”

3.《食鉴本草》：“辛平。”

【归经】 入肺经。

《备急千金要方 · 食治篇》：“归目。”

【功用】

祛风发汗，解毒消肿。适宜于风寒感冒，头痛鼻塞，身热无汗，风水浮肿，疮痈肿痛，跌打创伤者食用。

1.《备急千金要方·食治篇》：“除肝中邪气，安中，利五脏；益目精；发黄疸，杀百药毒。”

2.《食疗本草》：“主伤寒壮热、出汗；中风，面目浮肿，骨节头疼，损发鬓。”

3.《本草害利》：“通窍用青葱管。”

【服食方法】

生食、拌食、炒食、煮粥、腌及作调味品等。

《日华子本草》：“取其茎叶，用盐研罨蛇虫伤并金疮。水入皴肿，煨研罨傅。”

【服食宜忌】 多汗者慎食，不宜多食。

【食疗方】

1. 治代指 取萎黄葱叶煮沸渍之。（《备急千金要方》）

2. 除肝脏邪气，安中，利五脏，益目睛　葱叶，右作羹粥，炸作齑食之，良。(《食医心鉴》)

【储藏】置阴凉干燥处。

【食论】

葱的地上部分，有葱白和葱叶之分，其功效大同小异，从历代药用来看，葱白的使用频度远较葱叶要高，特别是在外治法的应用上。但从内服营养来看，葱叶的保健作用并不亚于葱白，这是因为葱叶含有葱白中没有的叶绿素、类胡萝卜素，前者对人体有重要的保健作用，后者则能抵抗辐射、清除毒素、强健肌肉。

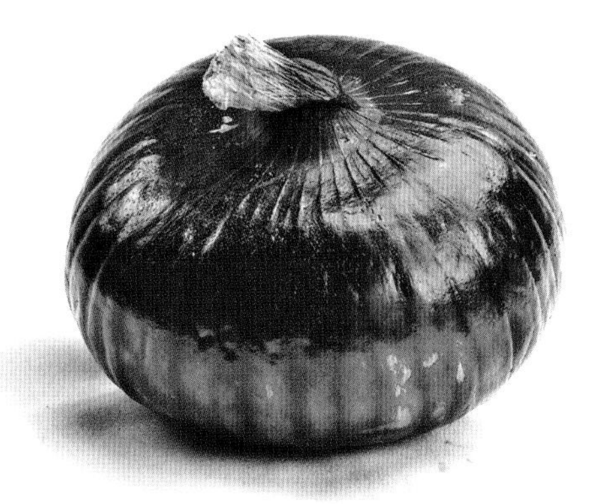

洋葱

yangcong

《云南中药资源名录》

【异名】

大头葱、洋葱头、玉葱（《中国中药资源志要》），葱头（《内蒙古食疗药》）。

【基原】

为葱科葱属植物洋葱 *Allium epa* L. 的鳞茎。我国各地均有栽培。

【性状】

洋葱为二年生草本。鳞茎呈球形、长球形或扁球形，粗大，外皮红褐色、黄色至黄白色，纸质或薄革质。

【采收加工或制法】

于鳞茎外层鳞片变干时采收。选材以其表皮干、包卷度紧、肉质细嫩、甜脆多汁者为好；从外表看，最好可以看出透明表皮中带有茶色的纹理。

【性味】味辛、甘，性温。

1.《云南中药资源名录》："辛，温。"

2.《中国食疗大全》："甘、辛，平。"

【归经】入肝、脾、胃经。

《内蒙古食疗药》："入肝经。"

【功用】

和胃理气，解毒杀虫，降压降脂。适宜于脾胃功能不佳，腹满腹胀、消化不良，食欲欠佳，滴虫性阴道炎，高血压、高血脂、动脉粥样硬化者食用。

1.《中国中药资源志要》："解毒消肿，杀虫。"

2.《内蒙古食疗药》："健胃理气，清热化痰，解毒杀虫，利尿，降压、降血脂。"

【服食方法】

生食、凉拌色拉，烹炒、做汤、做馅食用，或作调味用。

【服食宜忌】

肥胖、高血压、高血脂者宜食。肺胃有热、眼目模糊者慎食。生洋葱不宜和蜂蜜同食。

【食疗方】

1. 治高血脂症　洋葱 30g，菠菜 50g，常炒食。(《中国食用本草》)

2. 治口腔溃疡、齿龈生血、牙齿松动、坏血症

洋葱 40g，鲜食，佐食，每 2 次。(《中国食疗本草》)

3. 治高血压、高血脂和动脉粥样硬化症 洋葱 100g，加清水煎煮，随意服食，每日 1 剂。(《四季佳蔬》

4. 治消化不良、饮食减少、胃酸不足 洋葱 500g 或适量，剖成 2 ~ 6 瓣，放泡菜坛中，淹浸 2 ~ 4 日，待其味酸甜而略辛辣时即可食用。(《内蒙古食疗药》)

5. 治泻痢、提高免疫力 洋葱 300g，粳米 500g。将洋葱去老皮，洗净切碎，与粳米共入砂锅中煮粥，待粥熟时，酌加精盐等调味品即成。(《中国民间饮食宜忌与食疗方》)

【储藏】置阴凉干燥处保存，防腐烂。

【食论】

洋葱甘甜辛温，不仅口感好，且擅入脾胃，能消食、杀虫抑菌。现代研究发现，洋葱是目前所知唯一含有前列腺素 A 的植物，因此具有防止血栓形成和冠心病发生的功能。此外，营养丰富的洋葱还有降血脂、美容消斑、抗癌、防感冒等多种作用。可见洋葱不仅是一种美味菜蔬，更是一种久食有益的保健食品。

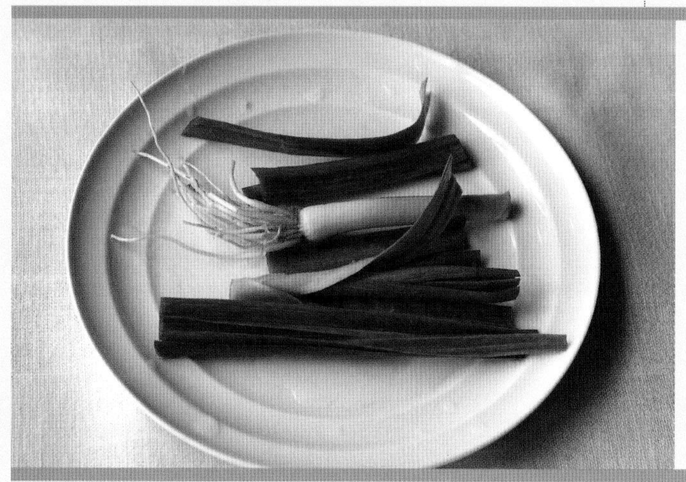

青蒜

qingsuan

《滇南本草》

【异名】

蒜苗、大蒜苗、青蒜苗(《四季佳蔬》)。

【基原】

为百合科植物大蒜 *Allium sativum* L. 的嫩苗叶。全国各地均产。

【性状】

大蒜为二年生草本。青蒜为大蒜之幼苗，株高在 35cm 左右，以其嫩叶和叶鞘供食用。

【采收加工或制法】

一般种植后 60 ~ 80 天采收，清晨或傍晚采摘较好。食用选材以叶色嫩绿，叶梢不黄不枯，辣味较浓者为佳。

【性味】味辛，性温。

《滇南本草》:“气味辛，温。有小毒。”

【归经】入脾、胃经。

【功用】

健脾醒胃，消食化积。适宜于饮食不当所致的消化不良、食滞胃脘胀满不适者食用。

《滇南本草》:“醒脾气，消肉积，消谷食……解蛊毒，辟疫恶、瘴气、蛇毒，亦疗转筋、腹痛。”

【服食方法】可生食，或烹炒调味。

【服食宜忌】

食后不消化、积滞胃肠及感染性疾病患者宜食。

1.《滇南本草》:“青蒜多吃，令人胃中痰动，心胃嘈杂，伤肝昏眼目，咳嗽忌食……虚人服者反生痰，多食昏神。”

2.《中华饮食养生全书》:“不宜过量食用，每天 60g 左右，过食会影响视力；肝病患者慎食，不可过量，否则会加重病情。”

【食疗方】

1. 治脾胃虚寒、腹脘冷痛 大蒜苗 250g，洗净，切寸段；豆腐干 200g，洗净，切成菱形。炒锅放油烧热，放入大蒜苗煸炒至翠绿色时，放入豆腐干，加精盐继续煸炒，用味精调味即成。(《四季佳蔬》)

2. 蒜苗炒肉丝 青蒜苗、猪肉各 250g。将猪肉洗净切片，用酱油、料酒、淀粉拌好；青蒜苗择洗干净，切成小段；锅烧热加入猪肉煸炒，加味精、白糖和少量水煸炒至肉熟透，入青蒜苗继续煸炒到入味即成。暖补脾胃，滋阴润燥。(《中国民间饮食宜忌与食疗方》)

【储藏】置阴凉通风处，可保存 1 周左右。

【食论】

青蒜，又名蒜苗，有大蒜之香辣之气，却无大蒜之刺激性，能醒脾开胃、促食化积，故常作膳食调理必备之配菜。现代研究发现：青蒜有杀菌、抑菌作用，对流感、肠炎等感染性疾病效果甚佳。此外，对于心脑血管有一定的保护作用，可预防血栓的形成。因此，凡有饮食积滞、感染性疾病及心血管疾病者，烹饪适量青蒜食之，不无裨益。

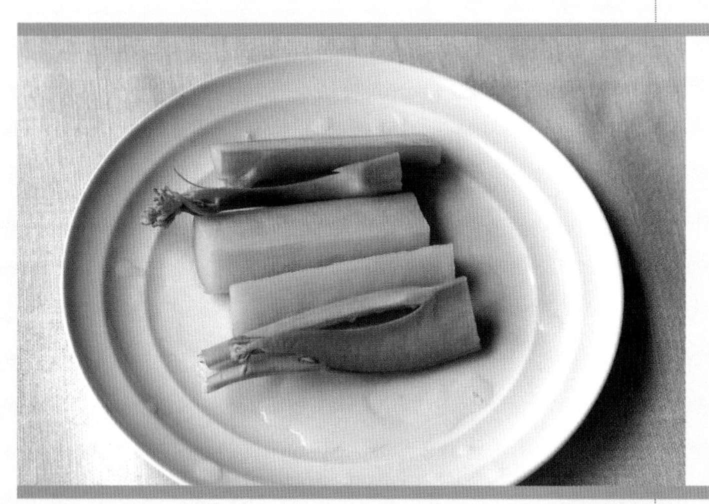

芥蓝

jielan

《植物名实图考》

【异名】

芥兰(《植物名实图考》)，芥蓝菜(《中国中药资源志要》)。

【基原】

为十字花科芸苔属植物芥蓝 *Brassica alboglabra* Bailey 的花苔、嫩叶。为我国特产蔬菜，广东、广西、福建、台湾等地多产。

【性状】

芥蓝为一二年生草本植物，高约 50cm。根系浅生，有主根和须根；茎短缩，绿色。叶椭圆或近圆形，色浓绿，叶面光滑或皱缩，有白色蜡质层。初生花茎肉质，称“花薹”，绿色。花呈白色或黄色。

【采收加工或制法】

春、夏季在花蕾欲开时采收，多在晴天上午进行。选材以薹茎粗嫩、节间较疏、薹叶鲜绿者为佳。

【性味】味甘、辛，性平。

《云南中药资源名录》：“辛，温。”

【归经】入肺、肝、胃经。

《素食养生常法》：“归肝、胃经。”

【功用】

化痰开胃，清热明目。适宜于风热感冒，中暑，咳喘，咽喉疼痛，食欲不振，心血管疾病，便秘，目视不明者使用。

1.《云南中药资源名录》：“宣肺豁痰，温中利气。

治痰饮内盛、咳嗽痰滞、胸膈满闷。”

2.《中国中药资源志要》：“散积化痰。”

3.《家常食物养生宜忌大全》：“宽胸，止渴，化痰。”

【服食方法】

可清炒或分别配以牛肉、姜汁、香肠等炒食；可做汤；也可沸水焯后凉拌。芥蓝味微苦，烹饪时宜放入少量糖或料酒，以改善口味。

【服食宜忌】

久食耗气，抑制性激素的分泌，故阳虚、气虚者不宜多食。

【食疗方】

1. 清炒芥蓝　芥蓝250g，姜1块，麻油2大匙，米酒少许，低钠盐适量。芥蓝洗净后，切段；姜去皮切丝；麻油入锅，下姜丝、芥蓝翻炒，起锅即可。具消散积食的作用。(《素食养生常法》)

2. 降低胆固醇、软化血管　姜汁芥蓝：芥蓝500g，姜10g，盐3g，鸡精2g，白砂糖2g。先将盐、白砂糖放于水中煮沸后，把芥蓝放入焯熟。置炒锅于火上，倒适量食用油，爆香姜蓉，然后放入芥蓝拌炒，调入鸡精等，炒匀即可出锅。(《中国饮食营养第一书》)

3. 芥蓝拌萝卜　芥蓝250g，胡萝卜50g，青萝卜40g，食盐2g，味精1g，白醋3g，白糖3g，香油2g。分别将芥蓝、胡萝卜、青萝卜洗净切成段状或丝状，装入盘中，撒上食盐腌制半小时，倒掉渗出的水分后，加味精、白糖等调料搅拌均匀即可，佐餐食用。可清热解毒、下气宽中、化痰止咳，适宜咳嗽痰多、内火旺盛、消化不良者食用。(《素食养生常法》)

【储藏】冰箱冷藏或放于阴凉、通风处暂存。

【食论】

关于芥蓝，宋代大文豪苏东坡在其《老饕赋》中云：“芥蓝如菌蕈，脆美牙颊响。”表明了芥蓝肉脆叶嫩之美。据研究，芥蓝含有有机碱，可刺激味觉神经，增进食欲；芥蓝所含金鸡纳霜可抑制体温中枢，有消暑除烦之效；而其含大量膳食纤维，有清肠通便之功。

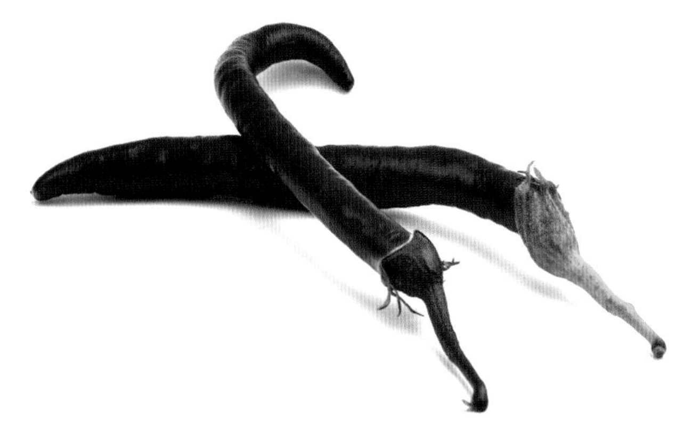

茄子

qiezi

《崔禹锡食经》

【异名】

落苏（《食疗本草》），茄（李杲《食物本草》）。

【基原】

为茄科茄属植物茄 *Solanum melongena* L. 的果实。

【性状】

呈不规则球形、长椭圆形或长柱形，大小不等。表面光滑，呈深紫色、淡绿色或黄白色，基部有宿存萼。

【采收加工或制法】 夏、秋果熟时采收。

【性味】 味甘，性凉。无毒。

1.《崔禹锡食经》："味甘喻，温，有小毒。"

2.《七卷食经》："温，平。"

3.《食疗本草》："平。"

4.《本草拾遗》："味甘，平，无毒。"

5.《大观本草》："味甘，寒。"

6.《宝庆本草折衷》："味甘，平，寒，无毒。"

7. 李杲《食物本草》："味甘，寒，有小毒。"

8.《饮食须知》："味甘淡，性寒，有小毒。"

9.《医林纂要》："甘，咸，辛，寒。"

10.《随息居饮食谱》："甘凉。"

【归经】 入脾、胃、大肠经。

1.《本草求真》："入肠、胃。"

2.《本草撮要》："入手足太阴阳明经。"

【功用】

清热消肿，活血止痛，宽肠利气。适宜于肠风下血，热毒疮痈，阴囊瘙痒，乳头裂破等人食用。

1.《崔禹锡食经》："主充皮肤，益气力。"

2.《食疗本草》："主寒热，五脏劳。"

3.《日华子本草》："治温疾，传尸劳气。"

4.《滇南本草》："治寒热，五脏劳症，瘟疾尸劳。散血，止乳疼，消肿，宽肠；又治偏坠如神。"

5.《医林纂要》："宽中，散血，止渴。"

6.《本草求真》："解热散血，宽肠利气。"

7.《随息居饮食谱》："活血，止痛消痈，杀虫已疟，消肿宽肠。治传尸劳、瘕疝诸病。"

8.《本草撮要》："散血宽肠。老黄茄子治乳头裂。"

9.《食物中药与便方》："散血止痛，有收敛、止血、利尿、解毒作用。外用可敷治肿毒，擦洗冻疮。"

【服食方法】

可生食、凉拌、油炸、炒、烧、焖食、蒸、煮、做汤或干燥、腌菜食用。

1.《随息居饮食谱》："荤素皆宜。亦可腌晒为脯。"

2.《食物中药与便方》："生吃能解蕈毒。"

【服食宜忌】 脾胃虚寒者勿食。

1.《七卷食经》："食之多动气损阳。"

2.《食疗本草》："不可多食。动气，亦发痼疾。熟者少食之，无畏。患冷人不可食，发痼疾。"

3.《大观本草》："久冷人不可多食，损人动气，发疮及痼疾。"

4.《日用本草》："发疮肿，动痼疾，损精神，秋茄尤不宜食。"

5.《饮食须知》:“多食动风气，发痼疾及疮疥。虚寒脾弱者勿食，诸病人莫食，患冷人尤忌。秋后食茄损目，同大蒜食，发痔漏。多食腹痛下利，女人能伤子宫无孕。”

6.《滇南本草》:“主发风积，动寒痰。吃之令人呕吐，面皮作痒，动肝气。有肝积者，吃之令人左胁作胀损肝，不宜多吃。”

7.《药性切用》:“多食，动风损脾；肿病初愈切忌，犯之必复。”

8.《随息居饮食谱》:“便滑者忌之。以细长深紫嫩而子少者胜。秋后者微毒，病人勿食。”

【食疗方】

1. 治肿毒 醋摩之，傅肿毒。(《食疗本草》)

2. 治肠风下血不止及血痔 烧灰米汤饮。(《滇南本草》)

3. 治乳头裂破 秋月冷露茄子裂开者，阴干烧存性，研末，水调涂之即愈。(《串雅内编》)

4. 治阴囊奇痒不止 茄子一枚，连根、叶煎汤，熏洗一周时，脱壳如旧，甚验。(《验方新编》)

5. 治热毒疮肿 生茄一枚，割去二分，去瓤二分，似罐子形，合患处即消。如已出脓，再用取瘻。(《随息居饮食谱》)

6. 治年久咳嗽 生白茄子 1 ~ 2 两，煮后去渣，加蜂蜜适量，一日 2 次分服。(《食物中药与便方》)

7. 治蜈蚣咬，蜂螫 生茄子切开，擦搽患部。或加白糖适量，一起捣烂涂敷。(《食物中药与便方》)

8. 治痔疮 蒸茄子：茄子 2 个，切成条状，加油、盐少许，蒸熟服食。[农村新技术，2001，(2)：48.]

9. 治便血 茄子散：经霜茄子，选细长，色深紫、籽少的，连蒂焙烧存性，每天早晨空腹服 9g，用黄酒一盅送下，连服 7 天。[农村新技术，2001，(2)：48.]

10. 治寻常疣 热茄：用温水将患处洗净，取新鲜茄子 1 条，用刀横切去茄子一端的皮，使切面呈圆形，在火焰上烘热后涂擦疣部，待茄子冷后切去擦过部分，再将切面在火焰上烘热，继续涂擦疣部。如此反复进行，至局部发热为止，每天 1 ~ 2 次，连用 5 ~ 10 天，一般连用 5 天见效，严重的 10 天见效，疣体逐渐脱落痊愈。[南方护理学报，2003，10(2)：29.]

【储藏】阴凉处保存。

【食论】

茄子常被人们视为“发物”而禁止在许多疾病中应用，如《饮食须知》说：“茄子……多食动风气，发痼疾及疮疥。……蔬中唯此无益。”其实不然，茄子有很好的解毒排毒、防病复发作用。现代研究还发现，茄子中含有龙葵素，能抑制消化道肿瘤细胞的增殖，特别对胃癌、直肠癌有抑制作用。一些接受化疗的癌症患者出现发热时，食用茄子也有助于低热的消退。

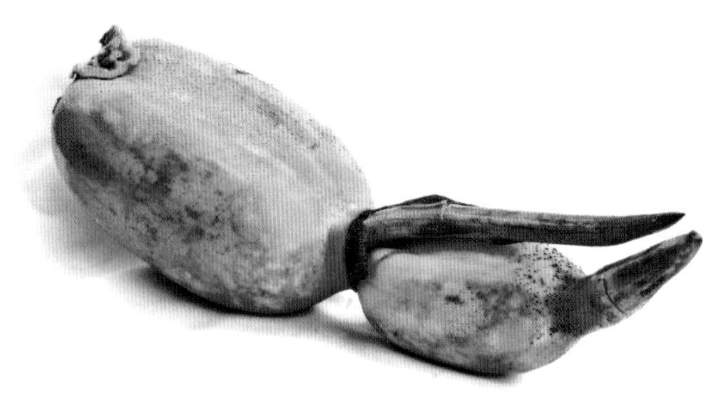

藕
ou

《名医别录》

【异名】 莲藕（《本草征要》）。

【基原】

为睡莲科植物莲 *Nelumbo nuci fera* Gaertn. 的肥大根茎。

【性状】

外皮黄白色，节部缢缩，生有腋芽及不定根，节间膨大，大小不等。质脆，断面白色，有许多大小不等的纵行管道，有白色细丝状物。无臭，味微甘而涩。

【采收加工或制法】 秋、冬及春初采挖。

【性味】 味甘，性寒。无毒。

1.《崔禹锡食经》："大冷。"

2.《药性论》："藕汁，味甘。"

3.《食疗本草》："寒。"

4.《日华子本草》："温。"

5. 李杲《食物本草》："味甘，平、寒。无毒。"

6.《饮食须知》："味甘性平。"

7.《本草蒙筌》："甘寒。"

8.《神农本草经疏》："其味甘，生寒熟温。"

9.《本草征要》："味苦，平。"

10.《本经逢原》："甘平涩，无毒。"

11.《医林纂要》："甘，咸，平。兼涩。"

12.《本草纲目拾遗》："藕粉：味甘，气芬芳，性平。"

【归经】 入心、脾、胃经。

1.《雷公炮炙药性解》："入脾经。"

2.《神农本草经疏》："入心、脾、胃三经。"

3.《本草征要》："入心、脾二经。"

4.《要药分剂》："入心、肝、脾、胃四经。"

【功用】

清热止血，凉血散瘀，生津止渴，健脾开胃，解酒止泻。适宜于热病烦渴，吐血衄血，热淋尿血，伤酒积食，泄泻痢疾者食用。

1.《名医别录》："主热渴，散血，生肌。"

2.《崔禹锡食经》："主烦热，鼻血不止。"

3.《药性论》："藕汁，能消瘀血不散。"

4.《本草拾遗》："本功外，消食止泄，除烦，解酒毒，压食及病后热渴。"

5.《日华子本草》："止霍乱，开胃，消食，除烦，止闷，口干渴疾，止怒，令人喜。"

6.《饮膳正要》："主补中，养神，益气，除疾，消热渴，散血。"

7.《日用本草》："补中益气，养神开胃，消食解酒，清热除烦，凡呕血、吐血、瘀血、败血一切血症宜食之。"

8.《滇南本草》："多服润肠肺，生津液。痰中带血，立效。"

9.《神农本草经疏》："疗血止渴，补益心脾。又能解蟹毒。"

10.《本草征要》："生用则涤热除烦，散瘀而还为新血。熟用则补中和胃，消食而变化精微。"

11.《医林纂要》:“除烦止渴，散瘀解毒，引肾水以济心火，止吐血衄血，宜生；补脾胃，止泻泄，宜熟。”

12.《本草纲目拾遗》:“藕粉：调中开胃，补髓益血，通气分，清表热，常食安神，生智慧，解暑生津，消食止泻。”

【服食方法】 生食、捣汁或煮食。

1.《饮食须知》:“少和盐水食，益口齿。同油炸米面果食，则无渣。”

2.《本草纲目拾遗》:“冬日掘取老藕，捣汁澄粉干之，以刀削片，洁白如鹤羽，入食品，先以冷水少许和匀调，次以滚水冲入，即凝结如胶，色如红玉可爱，加白糖霜掺食，大能和营卫生津。”

3.《随息居饮食谱》:“老藕捣浸澄粉，为产后、病后、衰老、虚劳妙品。”

【服食宜忌】 生食不宜过多。

1.《名医别录》:“久服令人心欢。”

2.《食疗本草》:“生食之，主霍乱后虚渴烦闷，不能食。其产后忌生冷物，唯藕不同，生冷为能破血故也。蒸食，甚补五脏，实下焦。与蜜同食，令人腹脏肥，不生诸虫。亦可休粮。仙家有贮石莲子及干藕经千年者，食之至妙矣。”

3.《日华子本草》:“破产后血闷，生研服，亦不妨。捣罨金疮，并伤折，止暴痛。蒸煮食，大开胃。”

4.《饮食须知》:“生食过多，亦令冷中。忌铁器。”

【食疗方】

1. 治消渴口干，心中烦热 藕蜜浆：生藕（去皮节切）、炼蜜各半斤。上二味，新汲水一升半，化蜜令散，纳藕于蜜水中，浸半日许，渴即量意食藕并饮汁。(《圣济总录》)

2. 治产后恶血不尽，上奔冲心，烦闷腹痛 捣藕汁温服。(《日用本草》引《梅师方》)

3. 治热淋 藕汁、生地汁、葡萄汁各等分，每服半盏，入蜜温服。(《本草述钩玄》)

4. 治上焦痰热 藕汁、梨汁各半盏，和服。(《本草述钩玄》)

5. 治咳嗽痰喘 藕汁、梨汁、白果汁各二两，铜锅内熬成膏，随意服之。(《验方新编》)

6. 治反胃呕吐 藕二枝，阴干三四日，去其头二三段，单吃藕梢一段，吞汁吞渣，一日一段，二日服完，即愈。(《验方新编》)

7. 治血友病，鼻衄，牙血，咯血 鲜藕 2 斤，鲜梨 1 斤，生荸荠 1 斤，生甘蔗 1 斤，鲜生地半斤，一同榨汁，每服一小杯，一日 3 ~ 4 次。(《食物中药与便方》)

8. 治骨质疏松症 莲藕红枣牛骨汤：莲藕 400g，红枣 5 个（去核），陈皮适量，牛骨 500g，生姜 2 ~ 3 片，放进瓦煲内，加入清水 3000ml。先用大火煲沸后，改用小火煲 3 个小时，调入适量食盐便可食用。[家庭医药，2007，(1)：68.]

9. 治老年体虚 糯米鲜藕粥：藕 200g，糯米 50g，红糖适量。鲜藕洗净切块，与糯米、红糖一起放入砂锅里，加水煮成稀粥便可服用。适用于产后调养及老年体虚。[食品与健康，2007，(7)：35.]

10. 治肥胖症 藕汁百果饮：鲜荷叶一张，煮水，去渣；鲜藕 250g，鲜茅根 100g，梨 50g 捣汁，放入荷叶水中，加入适量蜂蜜或糖、少许菠萝片及冰块调匀即可。此饮料有滋阴凉血、清肺泄热、益气解暑的效果，还有减肥健美的作用。[食品与健康，2007，(7)：35.]

11. 治食欲不振 果汁藕片：将鲜藕去皮洗净，切片，焯后控干水分。浸泡在加入白糖、白醋、盐的鲜果汁中，约 1 小时后取出，盛入盘中，将切好的青红椒丝撒在藕片上即可食用。[健康，2006，(7)：22–23.]

12. 治痢疾 鲜藕汁：鲜藕 1500g，洗净，绞汁，加红糖 200g，熬稠，加入 250g 蜂蜜，稍沸一下即盛起，装瓶备用。每次用 1 匙，开水冲服，每日 3 次，可治疗急性肠炎和细菌性痢疾。[药膳食疗，2004，(10)：21.]

【储藏】 鲜品宜低温保存。

【食论】

藕能生吃，也能熟食，都有较高的营养价值，唯所起的作用有所不同。生藕可充当水果，故有“果藕”之称，性偏寒凉，味道甘甜清口，能清热生津，可用于心烦口渴、热淋干咳、胃热呕吐的治疗；熟藕甘温，健脾开胃，消食和中，能增加食欲和促进肠道吸收功能（“熟用则补中和胃，消食而变化精微。”《本草征要》），提高机体抗病能力，即“除百疾”（《饮膳正要》）。

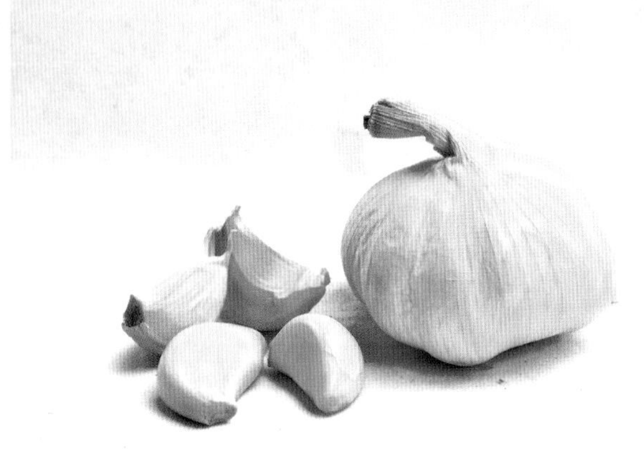

大蒜

dasuan

《本草经集注》

【异名】

葫（《名医别录》），葫（《日华子本草》），胡蒜（《医林纂要》）。

【基原】

为百合科葱属植物大蒜 *Allium sativum* L. 的鳞茎。

【性状】

呈扁球形或短圆锥形，外有灰白色或淡棕色膜质鳞被；剥去鳞叶，内有 6 ~ 10 个蒜瓣，轮生于花茎的周围；茎基部盘状，生有多数须根。每一蒜瓣外包薄膜，剥去薄膜，即见白色、肥厚多汁的鳞片。有浓烈的蒜臭，味辛辣。

【采收加工或制法】

春、夏季采收，悬挂通风处，阴干备用。

《名医别录》：“五月五日采之。独子者入药尤佳。”

【性味】 味辛，性温，无毒。

1.《名医别录》：“味辛，温，有毒。”

2.《滇南本草》：“味辛，性温，有小毒。”

3.《雷公炮炙药性解》：“味辛，性大温，有小毒。”

4.《医林纂要》：“辛，甘，热。无毒。”

5.《随息居饮食谱》：“生辛热。熟甘温。”

【归经】 入脾、胃、肺、大肠经。

1.《名医别录》：“归五脏。”

2.《本草纲目》：“入太阴、阳明。”

3.《雷公炮炙药性解》：“入脾、胃二经。”

4.《神农本草经疏》：“入足阳明、太阴、厥阴经。”

5.《本草征要》：“入脾、肾二经。”

【功用】

温中行滞，消肿散结，解毒杀虫。适宜于饮食积滞，脘腹冷痛，水肿胀满，泄泻痢疾，肺痨顿咳，痈疽肿毒，白秃癣疮，蛇虫咬伤以及钩虫、蛲虫诸病者食用。

1.《名医别录》：“主散痈肿、䘌疮，除风邪，杀毒气。”

2.《新修本草》：“下气，消谷，除风，破冷。”

3.《食疗本草》：“除风杀虫。”

4.《本草拾遗》：“去水恶瘴气，除风湿，破冷气，烂痃癖，伏邪恶，宣通温补，无以加之。疗疮癣。”

5.《日华子本草》:“健脾，治肾气，止霍乱转筋，腹痛，除邪，辟温，去蛊毒，疗劳疟，冷风，痃癖，温疫气，傅风拍冷痛，蛇虫伤，恶疮疥，溪毒，沙虱。”

6.《滇南本草》：“祛寒痰……少用健脾胃，消谷食，化肉食，解水毒。”

7.《医学入门》：“主痈肿恶疮疼痛。一切疥癣、丹毒、蜸疮，蛇虫蜈蚣咬。辟水恶瘴气，疫气，蛊毒，劳疟，中暑，霍乱转筋腹痛。化肉食。破冷气，烂痃癖。下气温中，消食。”

8.《雷公炮炙药性解》：“主温中消食，止霍乱转筋，除吐泻及中脘冷痛，瘟疫瘴疠，蛊毒疗肿，邪痹毒气。”

9.《本草易读》:“健脾开胃，通窍辟恶，下气消谷，化肉消水；祛寒湿而解暑气，辟瘟疫而消痈肿；破癥积而杀腥臭，止吐衄而除泻痢。”

10.《医林纂要》：“命火之气，润肾补肝，宣达九窍，攻决六淫;辟瘟疫，消痈肿，破癥结，消肉食，杀蛇虫毒。和胃，健脾。行水，利膈，无所不通。”

11.《药性切用》：“通窍辟秽，导滞杀腥，为中暑卒厥通窍专药。”

12.《本草述钩玄》:“通达走窍，行诸气，去寒湿，破冷气，辟邪恶，化积聚，消水肿，解瘴毒疫气。”

13.《随息居饮食谱》：“除寒湿，辟阴邪，下气暖中，消谷化食，破恶血，攻冷积。治暴泻腹痛，通关格便秘，辟秽解毒，消痞杀虫。外灸痈疽，行水止衄。制腥臊鳞介诸毒。”

【服食方法】

可煮食、煨食、生食、捣汁饮、制糖浆服或作调味料用；外用：捣敷、贴敷、隔蒜灸、塞鼻、搐鼻或纳肛。

1.《新修本草》:“此物煮为羹臛极美，熏气亦微。”

2.《日华子本草》：“并捣贴之。熟醋浸之，经年者良。”

3.《医学入门》：“煮为羹臛极俊美，熏气亦微。熟食亦可。”

【服食宜忌】

热证，气血虚弱者，以及目疾、口齿、喉、舌诸患和时行病后均忌食或慎食。

1.《名医别录》：“久食伤人，损目明。”

2.《本草经集注》：“此物唯生食，不中煮，用以合青鱼鲊食，令人发黄。”

3.《备急千金要方·食治篇》：“黄帝云：生葫合青鱼鲊食之，令人腹内生疮，肠中肿，又成疝瘕。多食生葫行房，伤肝气，令人面无色。四月八月勿食葫，伤人神，损胆气，令人喘悸，胁肋气急，口味多爽。”

4.《本草拾遗》：“初食不利目，多食却明，久食令人血清，使毛发白。生食去蛇虫、溪蛊等毒。”

5.《滇南本草》:“久吃生痰动火，兴阳道，泄精。胃中有痰积，食之令人肚腹疼、呕吐、气胀。有胃气疼者忌食，食之发胃气疼，咳嗽忌食。有背寒、面寒者忌食。久食令人昏神，昏眼目，动肝气，多食伤脾。”

6.《医学入门》：“若生食、久食，伤肝损目，伤肺引痰，伤肾竭精，伤心清血，伤脾损气，四八月食之伤神，损胆肾气。又合青鱼鲊食，令腹内生虫，或肿，或成疝疾。有目疾者，尤宜忌之。损性伐命，莫此为甚。”

7.《本草纲目》：“久食伤肝损眼。捣汁饮，治吐血心痛。煮汁饮，治角弓反张。同鲫鱼丸，治膈气。同蛤粉丸，治水肿。同黄丹丸，治痢疟、孕痢。同乳香丸，治腹痛。捣膏敷脐，能达下焦消水，利大小便。贴足心，能引热下行，治泄泻暴痢及干湿霍乱，止衄血。纳肛中，能通幽门，治关格不通。”

8.《神农本草经疏》：“凡肺胃有热，肝肾有火，气虚血弱之人，切勿沾唇，虽有暖脾胃、祛寒湿之功，亦宜暂用，切勿过施。过则生痰动火，伤神散气，损目耗血。”

9.《随息居饮食谱》：“阴虚内热，胎产，痧痘，时病，疮疟，血证、目疾，口齿喉舌诸患，咸忌之。”

【食疗方】

1. 治鱼骨鲠喉　鱼骨鲠不出，以蒜内鼻中即出。(《本草拾遗》)

2. 治中暑　中暑毒人，烂嚼三两瓣，以温水送之，

下咽即知，仍禁饮冷水。(《本草衍义》)

3. 治暴下血 患暴下血，以葫五、七枚，去梗、皮，量多少入豆豉，捣膏，可丸，即丸梧子大，以米饮下五六十丸，无不愈者。(《本草衍义》)

4. 治关格胀满并大小便不通 独头大蒜煨熟去皮，棉裹塞粪门，冷即换。(《验方新编》)

5. 治鼻血不止 大蒜一，捣膏敷足心，左敷右，右敷左。(《本草易读》)

6. 治脚肚转筋 捣敷足心，令热即安，仍以冷水食一瓣。(《本草易读》)

7. 治便秘 酒泡大蒜：取大约 250g 的剥皮蒜瓣，置玻璃瓶内，用 40°左右的白酒浸过，24 小时后即可吃用。每顿饭吃 2~3 瓣，不喝酒，蒜吃完后换酒另泡。[老年健康，2004，(10)：24.]

8. 治婴幼儿腹泻 大蒜盐米汤：将 25g 大米加清水 750ml，加入生大蒜瓣 8~10 枚，同时加细盐 1.75g，煎煮至大蒜瓣变烂。用小匙喂服，量及时间随意。若有呕吐，待其吐完后接着再喂。若小儿厌食，可稍加糖矫味。[黑龙江中医药，2003，(6)：26-27.]

9. 治糖尿病 大蒜茶：大蒜 6g，茶叶 10g，食盐 3g。大蒜捣烂如泥，加入茶叶、食盐，文火炒数分钟，加水冲焖，代茶饮。[怀化医专学报，2005，4(2)：104-105.]

10. 治胃寒腹冷厌食呕逆 鸡蛋蒜泥：鸡蛋 4 个，煮熟去皮，加入花椒、大料、桂皮、干姜，文火慢煮约 1 小时，取出捣碎放凉。大蒜 6~8 瓣，加盐捣烂成泥，与鸡蛋混匀，当菜吃，可治胃寒疼痛，胃气不降。每次吃一个鸡蛋即可，多吃影响食欲。[健康博览，2007，(2)：34-35.]

11. 治咳嗽 大蒜贴：取大蒜 1 瓣，切细捣匀，取如豆瓣大，置伤湿止痛膏中心，每晚洗足后贴双足涌泉穴，次晨揭去，连贴 3~5 次。[中国医药导报，2007，4(6)：86-87.]

12. 治疗黄水疮 大蒜猪肉汤：选用新鲜生猪肉膘 250g，紫皮生大蒜 180g。先将猪肉膘切成小片，大蒜剥皮，全部放入砂锅中，加水 1500ml，不加任何调味品，文火炖熟后，汤、肉、蒜频频口服，3 天服完。[中国民间疗法，2008，(1)：49.]

13. 治高脂血症 大蒜酒：大蒜 100g，蜂蜜 50ml，白酒 1000ml。将大蒜剥皮洗净晾干，切片，浸泡于白酒中，3 日后加入蜂蜜，瓶贮密封，1 月后开启。每日 1 次，每次 5 ~ 10ml。可防治高脂血症、高血压病和冠心病。[东方食疗与保健，2008，(5)：9-10.]

【储藏】置干燥通风处保存。

【食论】

大蒜被誉为“天然的广谱抗生素”，可预防流感、治疗感染性疾病以及驱除人体的寄生虫，并具有降血脂、防止血栓形成、提高机体免疫力、预防冠心病、动脉硬化、促胰岛素分泌降血糖、保肝、延缓衰老、降低癌症发生率等作用。但是大蒜性温热，属发物，口疮、痔疮、便秘、痤疮等患者服之，有可能导致旧病复发或病情加重；内热偏盛或阴虚火旺之人服之，则会引起心烦易怒、目糊口干等。

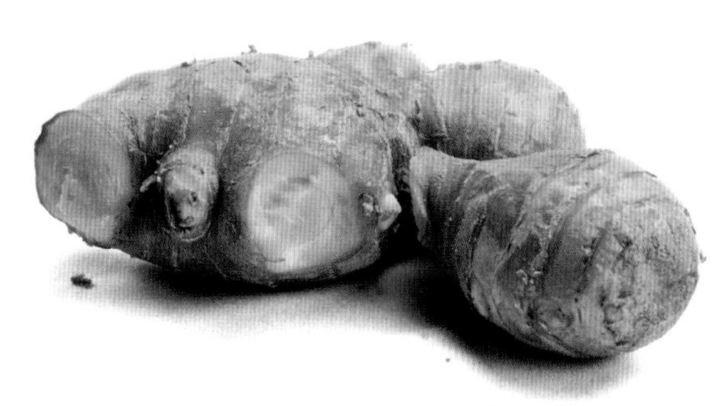

生姜

shengjiang

《名医别录》

【异名】 子姜、母姜（《本草纲目》）。

【基原】

为姜科植物姜 *Zingiber officinale* Rosc. 的新鲜根茎。

【性状】

呈不规则块状，略扁，具指状分枝。表面黄褐色或灰棕色，有环节，分枝顶端有茎痕或芽。质脆，易折断，断面浅黄色，内皮层环纹明显，维管束散在。

【采收加工或制法】

秋季采挖，除去茎叶及须根，洗净泥土。

1.《本草拾遗》："须热即去皮，要冷即留皮。"

2.《本草害利》："九月采，曝干，白净结实者良。"

【性味】 味辛，气温，无毒。

1.《名医别录》："微温，辛。"

2.《古今医统大全》："味辛、甘，气微温。"

3.《雷公炮炙药性解》："味辛，性温，无毒。"

4.《本草征要》："味辛，性热，无毒。"

5.《本草新编》："味辛、辣，大热。"

【归经】 入肺、胃、脾经。

1.《雷公炮炙药性解》："入肺、心、脾、胃四经。"

2.《本草征要》："入肺、胃二经。"

3.《本草易读》："入足阳明、太阴、厥阴，手太阴经。"

4.《本草经解》："入足少阳胆经、足厥阴肝经。入手太阴肺经。"

【功用】

发表散寒，温中止呕，化痰止咳，解诸毒。适宜于感冒风寒，恶寒发热，头痛鼻塞，寒痰咳喘，胃寒腹胀，呕吐泄泻，食鱼蟹及菌蕈等食物中毒者食用。

1.《神农本草经》："久服去臭气，通神明。"

2.《名医别录》："归五脏。去痰下气，止呕吐，除风邪寒热。"

3.《本草经集注》："主治伤寒头痛鼻塞，咳逆上气，止呕吐。久服去臭气，通神明。"

4.《药性论》："主痰水气满，下气。生与干并治咳嗽，疗时疾，止呕逆不下食。"

5.《备急千金要方·食治篇》："主伤寒头痛，去痰下气，通汗，除鼻中塞，咳逆上气，止呕吐，去胸膈上臭气，通神明。"

6.《本草拾遗》："汁解毒药，自余破血，调中，去冷，除痰，开胃。"

7.《饮膳正要》："主伤寒头痛，咳逆上气，止呕，清神。"

8.《日用本草》："治伤寒伤风头疼，九窍不利，入肺开胃，止呕吐咳嗽，喘急，去腹中寒气，解臭秽，散风寒，通神明。"

9.《雷公炮炙药性解》："主通神明，去秽恶，散风寒，止呕吐，除泄泻，散郁结，畅脾胃，疗痰嗽，制半夏。"

10.《神农本草经疏》："生姜所禀与干姜性气无殊。第消痰止呕，出汗散风，祛寒止泄，疏肝导滞，则优于干者。”

11.《外科症治全生集》：“温中去秽，除风邪暖胃，消寒痰，解食菜毒。”

12.《本草易读》：“散寒发表，止呕开痰，解郁行血，除嗽下气。除鼻塞头痛之风寒，下胸壅胁满之结实。通神明而除秽恶，疗狐臭而搽冻耳，医腹痛而平霍乱，散水气而消胀满。”

13.《本草新编》：“通畅神明，辟疫疠，且助生发之气，能祛风邪。”

14.《随息居饮食谱》：“定痛，杀鳞介毒。”

15.《本草害利》：“发表发汗，开胃止呕，破血滞痰凝，平气胀腹痛。”

【服食方法】作调料、制腌姜、姜糖、榨汁等。

1.《药性论》：“若中热不能食，捣汁和蜜服之。”

2.《本草征要》：“生能发表，熟可温中。”

3.《外科症治全生集》：“干用止嗽呕。炒成炭，性纯阳，如误服寒剂，非此不解。”

【服食宜忌】疮痈热证及阴虚内热者忌服。

1.《名医别录》：“久服小志少智，伤心气。”

2.《本草纲目》：“食姜久，积热患目。凡病痔人多食兼酒，立发甚速。痈疮人多食，则生恶肉。”

3.《古今医统大全》：“无病人夜不宜食之。”

4.《神农本草经疏》：“久服伤阴伤目。阴虚内热，阴虚咳嗽吐血，表虚有热汗出，自汗盗汗，脏毒下血，因热呕恶，火热腹痛，法并忌之。”

5.《本经逢原》：“目疾、痔疮勿食。患痈疽人食之则生恶肉。妊妇嗜食，令子余指。”

6.《医林纂要》：“多食亦耗气生热。若阴虚多火则不宜。与酒同食尤不宜。暂以御寒则可，若多食则有发痔损目之病，且反能发呕反胃。孕妇忌姜，以其热耳。”

【食疗方】

1. 治胸腹中猝痛 生姜汤方：生姜一斤取汁，食蜜半斤，醍醐四两。上三味微火上耗，令相得，适寒温服三合，日三。(《备急千金要方》)

2. 治霍乱痢泻不止，转筋入腹欲死 用生姜三两捣烂，酒一升，煮三四沸，顿服。(《卫生易简方》)

3. 治感冒 姜五片，细茶一钱，冰糖二钱。水煎热服，被盖取汗。(《惠直堂经验方》)

4. 治胃寒呕吐 生姜30g，猪肚1个。将生姜切为碎末，纳猪肚内，文火炖熟，分2次饮服。可温中止呕，适用于胃寒呕吐，胃脘冷痛，泛吐清水等。[药膳食疗，2003，(3)：45-46.]

5. 治头屑过多 姜汁麻油液：把生姜压榨取汁150ml，煮沸后，再加入150ml麻油备用。每天用棉花蘸少许擦头皮，每天1次，2周即可根治。[中国社区医师，2003，19(17)：38.]

6. 治阳痿遗精 老母鸡1只，生姜250g。鸡洗净去肠杂，纳生姜片于鸡腹内，以线或竹签缝合鸡腹，小火慢炖至肉烂汤浓，分次吃肉饮汤。能暖胃温肺，补肾壮阳。主治各种阳气不足引起的气喘、胃痛、阳痿、遗精、尿多等症。[家庭医学，2005，(10)：57.]

7. 治急性睾丸炎 取肥大的老生姜洗净，横切2mm厚，每次用6 ~ 10片，敷于患侧阴囊并盖纱布，每日或隔日更换一次，直到痊愈为止。一般4 ~ 5日症状消失，化脓创伤不能应用。[中国卫生产业，2007，(7)：19.]

【储藏】置阴凉潮湿处，或埋入湿沙内，防冻。

【食论】

生姜为药食两用食材，在日常为百姓所习用，以预防多种疾病的发生。现代研究表明，生姜中含有姜酚，能降低胆汁中黏蛋白的含量，抑制胆石症的发生。生姜中的水杨酸样物质能防止血栓形成。同时，生姜中的姜辣素经消化吸收后产生的过氧化物歧化酶，能抑制体内的脂褐质色素产生和沉积，从而起到抗衰防老的作用。此外，民间也常用生姜片贴敷肚脐或内关穴预防乘坐车船时头晕、恶心呕吐等晕动病的发生。

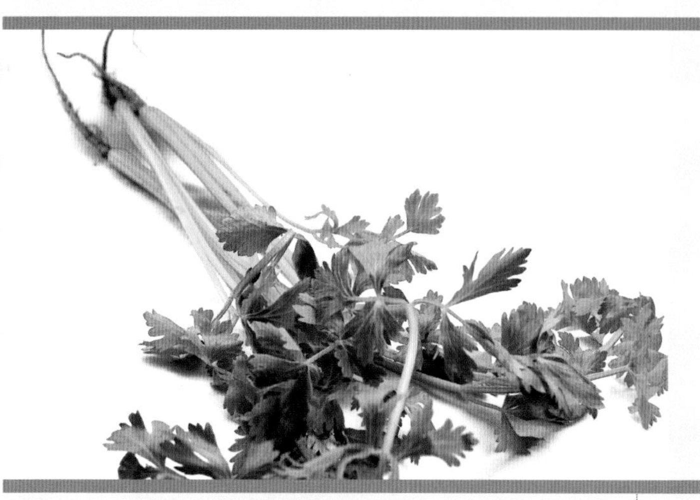

水芹

shuiqin

《神农本草经》

【异名】

水靳、水英（《神农本草经》），水蕲（《本草经集注》），楚葵、莃芹、白芹、赤芹（《宝庆本草折衷》），水芹菜（《滇南本草》），野芹（《安徽中草药》），河芹（《中医营养治疗学》），沟芹、小叶芹、刀芹、蜀芹（《中国的野菜》）。

【基原】

为伞形科水芹属植物水芹 *Oenanthe javanica* (Bl.) DC. 的嫩茎叶。多生于水沟、沼泽及浅水低洼湿地处，我国南北大部分地区皆有分布。

【性状】

为多年生水生宿根草本，植株高 15~80cm；茎直立或基部匍匐，节上生根；叶绿色，三角形或三角状卵形，边缘有尖齿或圆齿；花白色。

1.《神农本草经》："生南海池泽。"

2.《救荒本草》："根茎离地二三寸，分生茎叉，其茎方，窊面四楞，对生叶，似痢见菜叶而阔短，边有大锯齿，又似薄荷叶而短，开白花，似蛇床子花。"

【采收加工或制法】

春季采摘嫩茎叶，洗净叶上杂质浊物，鲜用或备用。

1.《食疗本草》："生黑滑地，名曰'水芹'，食之不如高田者宜人。余田中皆诸虫子在其叶下，视之不见，食之与人为患。高田者名'白芹'。"

2.《饮食须知》："蛇喜嗜芹，春夏之交，防遗精于上，误食成蛟龙瘕。"

3.《御制本草品汇精要》："生：春初。采：二、五、六月取。"

4.《野菜博录》："发英时采之炸熟食，生腌食亦可。"

【性味】 味甘、辛，性凉。

1.《神农本草经》："味甘，平。"

2.《名医别录》："无毒。"

3.《千金要方·食治篇》："味苦、酸，冷，涩。无毒。"

4.《本草拾遗》："茎、叶、根并寒。子，温、辛。"

5.《宝庆本草折衷》："味甘，平，寒，无毒。"

6.《滇南本草》（务本）："味辛、微苦，性微寒。"

7.《本经逢原》："甘微辛，小毒。"

8.《宁夏中药志》（第二版）："甘、辛，凉。"

【归经】 入肺、胃、肝、膀胱经。

1.《本草撮要》："入手足太阴、阳明经。"

2.《宁夏中药志》（第二版）："归胃、膀胱经。"

3.《中医营养治疗学》："归肺、胃经。"

【功用】

清热利水，凉血止血，益气填精。适宜于暴热、烦渴，水肿，热淋，热性便秘，黄疸，崩漏带下，酒后热毒，痄腮，鼻炎，口臭，风火牙痛，气血不足，高血压，纳差，跌打损伤者食用。

1.《神农本草经》："主治妇子赤沃，止血，养精，保血脉，益气，令人肥健嗜食。"

2.《新修本草》："利小便，消水肿。"

3.《食疗本草》："去伏热，杀石药毒，捣汁服。"

4.《本草拾遗》："茎叶捣绞取汁，去小儿暴热，大人酒后热毒，鼻塞身热，利大小肠。"

5.《日华子本草》："治烦渴，疗崩中带下。"

6.《本草蒙筌》："退五种急黄。利大小二肠，亦利口齿。"

7.《滇南本草》："治妇人白带。"

8.《医林纂要》："补心，咸能护心，生水中，能交心肾。去瘀，咸渗血。续伤。"

9.《安徽中草药》："清热消肿，利尿，止血。"

10.《江西草药》："凉血解毒。"

【服食方法】

可用沸水焯后凉拌，炒食，做汤，做馅，腌制等。

《本草蒙筌》："作虀菹甘味爽口，置酒酱香气熏人。"

【服食宜忌】脾虚易泄泻者慎食。

1.《食疗本草》："鳖瘕不可食。"

2.《饮食须知》："和醋食，令人损齿。"

【食疗方】

1. 治小儿发热月余不凉 水芹菜、大麦芽、车前子，水煎服。(《滇南本草》)

2. 治便血 水芹(鲜)适量，洗净，捣汁半碗内服。(《江西草药》)

3. 治高血压 鲜水芹菜捣烂绞汁半茶杯，滴入"冰糖醋"1小酒杯（约15ml），搅匀，分3次服，早、中、晚饭后各1次（冰糖醋：醋1斤，冰糖半斤，溶化即成）。(《安徽中草药》)

4. 治黄疸 生捣绞汁，冷服200ml，每日2次。(《宁夏中药志》第二版)

5. 治热淋，尿血，小便不利 水芹(去叶)捣汁服。(《中医营养治疗学》)

【储藏】宜鲜食，亦可暂放冰箱冷藏或腌制后贮藏。

【食论】

水芹为《本经》下品，相传在周代时，祭祀所用祭品中就有水芹。现代药理研究表明，水芹有促进胃液分泌、增进食欲的作用，这与《本经》"令人肥健嗜食"之言相合；水芹素有一定的降血压作用；水芹提取物有退黄保肝的作用。对于发热、月经、白带过多、黄疸等属热性症状者皆宜食用。水芹叶上常有蛇虫的卵子及排泄物附着，故宜用清水冲洗数次，并用沸水焯后再食为好。

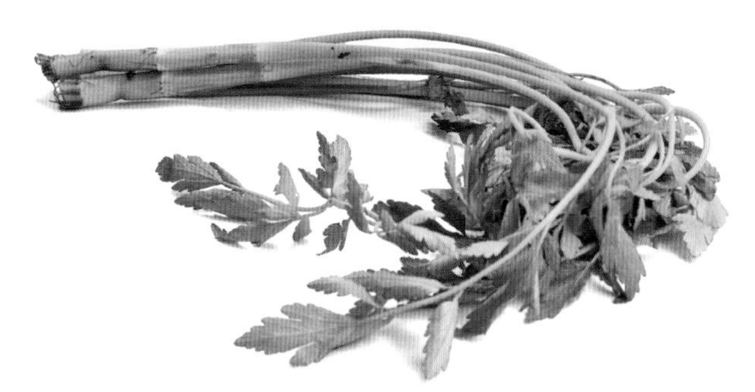

旱芹

hanqin

《本草纲目》

【异名】

堇葵（《新修本草》），堇菜（《食疗本草》），香芹、野芹、胡芹（《内蒙古食疗药》），芹菜、兰鸭儿芹、蒲芹（《民间百草良方》）。

【基原】

为伞形科芹属植物芹菜 *Apium graveolens* L. 的嫩茎叶。我国南北均有栽培。

【性状】

芹菜为一或二年生草本，高 50~100cm。茎直立，圆柱形，上部分枝，有纵棱和节。叶柄细长，小叶卵形，边缘有粗齿，绿色。花较小，白色。

【采收加工或制法】

夏、秋季采收，洗净鲜用或备用。

【性味】 味辛、甘、微苦，性凉。

1.《新修本草》：“堇汁，味甘，寒，无毒。”

2.《食疗本草》：“味苦。”

3.《医林纂要》：“甘、咸，滑。”

【归经】 入肺、胃、肝、膀胱经。

1.《本草求真》：“专入肺、胃、肝。”

2.《内蒙古食疗药》：“入肝、胃二经。”

【功用】

清热平肝，祛风利水，止血解毒。适宜于肝阳上亢所致高血压病，燥热心烦，肺热咳嗽，黄疸，乳糜尿，高血脂症，瘘疮，瘰疬，结核，跌打损伤所致瘀血肿毒，纳差，便秘，糖尿病，梅核气，饮酒过多，煤气中毒，肥胖者食用。

1.《新修本草》：“主马毒疮。《万毕方》云：除蛇蝎毒及痈肿。”

2.《食疗本草》：“久食，除心下烦热。主寒热鼠瘘，瘰疬生疮，结核聚气，下瘀血，止霍乱。”

3.《本草汇言》：“解酒热丹石药毒、烟火煤火之毒之药也。”

4.《内蒙古植物药志》：“清热平肝，利尿，止血。”

5.《草药手册》：“散寒止咳，清热。”

【服食方法】

可榨汁、制作饮料，凉拌，炒食，煎汤，煮粥，腌制成泡菜等。

【服食宜忌】

脾胃虚寒易泄泻者不宜多食；不宜与黄瓜、鸡肉、鳖肉等同食。

【食疗方】

1. 治湿热气　旱芹菜日干为末，糊丸梧子大，每服四十丸，空心温酒下。（《本草纲目》引《寿域神方》）

2. 治尿血、糖尿病　鲜芹菜 500g，捣烂取汁，一日 2~3 次分服。（《内蒙古食疗药》）

3. 治中风及动脉硬化症　鲜芹菜 500g，捣烂取汁，每次 3 汤匙，每日 3 次。（《中国食疗大全》）

4. 治高血压　旱芹根 60g（或鲜芹菜 500g），苦瓜 90g。用法：水煎服。若在冬、春无苦瓜时，单用芹菜亦可。（《民间百草良方》）

5. 治肝热阳亢，头晕目眩，步行飘摇，热不安　可用芹菜绞汁服或作凉菜食。(《中医营养治疗学》)

6. 辅助治疗高血压、水肿　芹菜40g，粳米50g，葱白5g。芹菜洗净去根，锅中倒入花生油烧热，爆葱，添米、水、盐，煮成粥，再加入芹菜稍煮，调味精即可。(《蔬菜养生》)

【储藏】

可放于阴凉干燥处暂存；或用硅窗袋保鲜，在0~12℃可存放11天左右。

【食论】

芹菜始载于《新修本草》，李时珍认为即是旱芹，现代诸书也认为日常所食芹菜为旱芹。芹菜性凉，但《履巉岩本草》、《滇南本草》等载其"性温"，故未作引录。芹菜为人们所公认的"降压蔬菜"，据药理研究，芹菜素或芹菜鲜汁均有明显的降血压效果，故生嚼芹菜或榨汁饮用皆宜；也有报道证实，芹菜黑枣汤可促进肾脏排钠，减少水钠潴留，从而起到降压作用。芹菜有杀精作用，可用于避孕，因此，婚育期男子不宜多食。

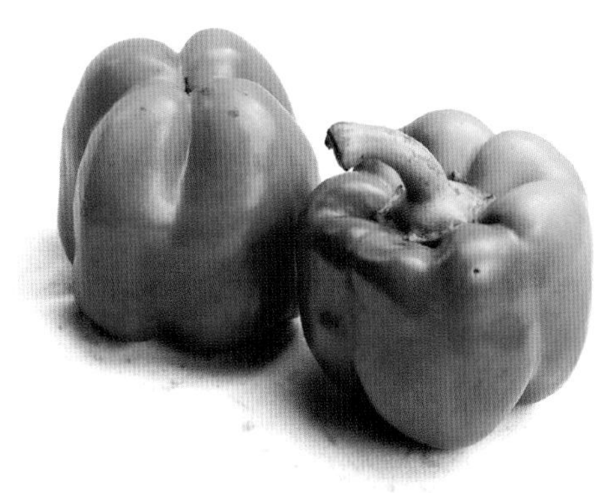

青椒

qingjiao

《中国蔬菜品种志》

【异名】

大椒、柿子椒、海椒(《中国饮食营养第一书》)，甜椒、灯笼椒(《饮食本草》)，彩色甜椒、五彩椒、七彩椒(《食用蔬菜与野菜》)，菜椒(《家常食物养生宜忌大全》)。

【基原】

为茄科植物青椒*Capsicum frutescens var. grossum*的果实。原产中南美洲热带地区，19世纪末引入我国，现全国各地均有栽培。

【性状】

青椒为一年生或多年生草本植物，常作一年生栽培。浅根性。茎直立，半木质化。单叶互生，叶面光滑，全缘，顶端渐尖，叶片呈绿色。花为两性花，白色。果实较大，辣味较淡，有翠绿、红、橙、紫、金黄等多种颜色。

【采收加工或制法】

秋季采收。采收前1周禁止喷洒农药。

【性味】味辛、甘、微辣，性温。

【归经】入心、脾、胃经。

【功用】

温胃消食，散寒除湿，通便，润肤。适宜于脾胃虚寒所致的胃痛、食欲不振、消化不良、痢疾、泄泻、畏寒肢冷，便秘，贫血，牙龈出血，身倦无力，皮肤干燥，冻疮，肌肉疼痛，癌症，肥胖者食用。

【服食方法】

可炒食，如青椒炒肉、青椒炒蛋等；也可做汤、做馅；也宜凉拌，如配以芹菜、洋葱等调拌。

【服食宜忌】青椒性温，患疮疡、糖尿病者慎食。

【食疗方】

1. 治胃口不开、消化不良、寒滞腹痛等 柿椒250g，去蒂去子，洗净，切丝，下油锅煸炒，放入精盐、酱油，炒至入味，点入味精，略炒即成。(《四季佳蔬》)

2. 珠落玉盘 红、青柿椒50g，嫩玉米粒300g，精盐、味精、白糖适量，花生油30g。将嫩玉米粒择洗净；柿椒去蒂、籽，洗净，切小丁，待用。锅置火上，放油，烧至七成热，放入嫩玉米粒，煸炒片刻，加精盐、清水煸炒，再加入辣椒丁煸炒，放白糖、味精调味，出锅，装盘即成。(《中国民间饮食宜忌与食疗方》)

3. 青椒茄泥 茄子3个，青椒1个，海米末2小匙，榨菜末1小匙。盐1小匙，味精半匙，葱花酌量，油3匙，鸡油酌量。茄子斜切成小片，青椒切成碎丁。茄片入大碗中，蒸烂，取出待凉后滤去水分。炒锅中加油，并烧热，先炒香海米末、榨菜末，茄泥入锅加盐、味精同炒，待滚起加葱花、青椒丁翻炒，上桌前淋加鸡油。(《蔬菜养生》)

【储藏】

可放于阴凉、通风处或用保鲜膜包好放于冰箱暂存。

【食论】

青椒，性味辛温，微有辣味，肉厚而脆嫩，具温胃散寒之功。青椒具特殊的清新滋味，且含辣椒素，能刺激胃液与唾液的分泌，故可增进食欲，利于消化；青椒富含水分，有润肤驻颜之效；富含矽，常食可乌发，令指甲光泽；青椒可防治坏血病，对牙龈出血、贫血等有辅助治疗作用，亦有抗癌作用；青椒可散寒祛湿，阳虚湿盛者食之有益。

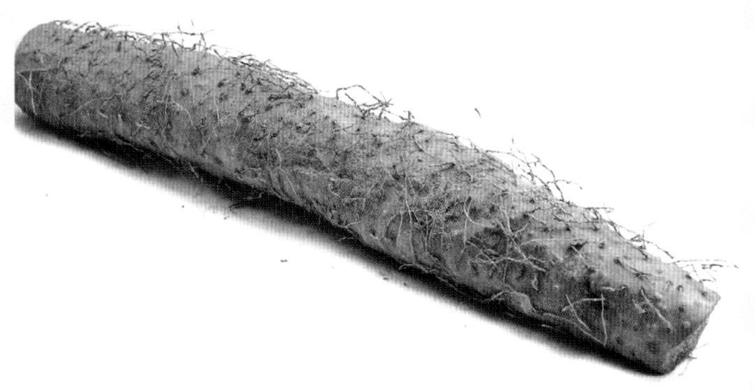

山药

shanyao

《饮食须知》

【异名】

薯蓣、山芋(《神农本草经》)，署预(《名医别录》)，署豫、诸薯、山羊、玉延、修脆、儿草(《吴氏本草经》)，淮山药、白苕(《中国食疗本草》)。

【基原】

为薯蓣科薯蓣属植物山药 *Dioscorea opposita* Thunb. 的块茎。我国各地均有分布，以河南淮山药为佳。

【性状】

山药块茎呈长圆柱形，外皮黄褐色，肉色白而脆。

【采收加工或制法】

秋、冬季采挖，挖时应注意，以免铲断。挖后洗净块茎泥土，储藏备用。

《吴氏本草经》："始生赤茎细蔓，五月华白，七月实青黄，八月熟落。根中白皮黄，类芋，二月、三月、八月采根。"

【性味】味甘，性温。

1.《吴氏本草经》："神农：甘，小温。桐君、雷公：甘，无毒。"

2.《新修本草》："味甘，温、平，无毒。"

3.《雷公炮炙药性解》:“味甘，性温，无毒。”

4.《本草汇言》:“味甘，气寒平，无毒。”

5.《得配本草》:“甘，平。”

【归经】 入心、肺、脾、肾经。

1.《本草新编》:“入手足太阴二脏，亦能入脾、胃。”

2.《本草求真》:“专入脾，兼入肺、肾。”

3.《得配本草》:“入手足太阴经血分，兼入足少阴经气分。”

【功用】

补脾益气，润肺化痰，强筋壮骨，安神益智。适宜于脾胃虚弱，泄泻，痢疾，咳嗽多痰，腰膝疼痛、筋骨不利，阳痿，遗精，失眠，智力低下，皮肤干燥，疮疡肿毒者食用。

1.《神农本草经》:“主治伤中，补虚羸，除寒热邪气，补中，益气力，长肌肉。久服耳目聪明，轻身，不饥，延年。”

2.《食疗本草》:“治头疼，利丈夫，助阴力。”

3.《日华子本草》:“助五脏，强筋骨，长志安神，主泄精健忘。干者功用同前。”

4.《饮膳正要》:“补中益气，治风眩。止腰痛，壮筋骨。”

5.李杲《食物本草》:“主头面游风，头风眼眩，下气止腰痛，补劳瘦，充五脏，除烦热，强阴，凉而能补，润皮毛。”

6.《本草纲目》:“益肾气，健脾胃，止泻痢，化痰涎，润皮毛。”

7.《随息居饮食谱》:“煮食补脾肾，调二便，强筋骨，丰肌体，辟雾露，清虚热。”

【服食方法】

可煮粥，炒食，煲汤，凉拌，蒸食，山药汁可作茶饮，碾粉可蒸制糕点等。

《随息居饮食谱》:“既可充粮，亦堪入馔。”

【服食宜忌】 水肿、气滞患者慎食。

1.《饮食须知》:“同鲫鱼食，不益人。同面食动气。”

2.《本草蒙筌》:“性恶甘遂，共剂不宜。”

3.《随息居饮食谱》:“肿胀、气滞诸病均忌。”

【食疗方】

1. 方治下焦虚冷，小便多数，瘦损无力 山药羹：生薯药半斤，切，薤白半斤，去须，切，上味于豉汁中煮作羹，如常调和食之。(《食医心鉴》)

2. 治脾胃气虚弱、肌体羸瘦 山芋丸：山芋（锉）一两，五味子（净拣）三分，黄芪（细锉）一两，白术三两，人参一两。上五味，捣罗为细末，炼蜜和丸，如梧桐子大，每服二十丸或三十丸，温米饮下，食前服。(《圣济总录》)

3. 补虚羸，益元气 山药面：白面六斤，鸡子十个（取白），生姜汁二合，豆粉四两。上件，用山药三斤，煮熟，研泥，同和面，羊肉二脚子，切丁头乞马，用好肉汤下炒，葱、盐调和。(《饮膳正要》)

4. 治项后结核或赤肿硬痛 用山药二两，蓖麻子肉十个同研，傅贴即消。(《本草汇言》引《急救良方》)

5. 治噤口痢 山药半生半炒，研末，米饮下二钱。(《随息居饮食谱》)

6. 治诸肿毒 山药捣烂涂，即散。(《随息居饮食谱》)

7. 治脾肺阴分亏损，饮食懒进，虚热劳嗽，并治一切阴虚之证 珠玉二宝粥：生山药二两，生薏米二两，柿霜饼八钱。上三味，先将山药、薏米捣成粗渣，煮至烂熟，再将柿霜饼切碎，调入融化，随意服之。(《医学衷中参西录》)

【储藏】

放于阴凉干燥处或冰箱冷藏，也可放于地窖内保存。

《本草蒙筌》:“薯蓣、柴灰同藏罐内，则不蛀坏。”

【食论】

山药，即《本经》上品薯蓣，因避唐代宗李豫讳改名薯药，又避宋英宗赵署讳而更名山药，至此后人多以“山药”称之。山药色白归肺，味甘归脾，入肺、脾经，可益气，清虚热。肺为肾之母，故又可益肾强阴，仲景之八味丸中山药即为滋补肾阴之用。陈士铎《本草新编》云:“山药益人无穷，损人绝少。”据药理研究表明，山药有降血糖、降血脂、促进皮肤溃疡的愈合、增强机体免疫力等多种作用。

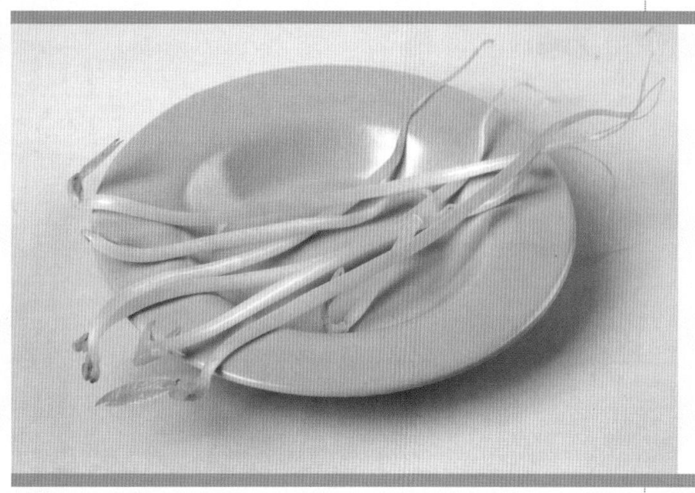

绿豆芽

lüdouya

《本草纲目》

【异名】

绿豆芽菜(《饮食须知》),豆芽菜(《本草汇言》)。

【基原】

为豆科植物绿豆 *Phaseolus radiatus* L. 的幼芽。

【性状】

呈圆长条形，长 8 ~ 15cm，直径约 3mm，色白，质嫩多水。根端渐细，顶端连有皱缩的黄绿色子叶。两片子叶下端相连，上端张开，中间可见细小绿色嫩叶。气微，味淡。

【采收加工或制法】将种子浸罨，发出嫩芽。

【性味】味甘，性凉。

1.《饮食须知》:“味甘，性凉。”

2.《本草纲目》:“甘，平，无毒。”

3.《本草汇言》:“味甘，气寒。”

【归经】入心、肝、三焦经。

【功用】

清热解毒，利尿消暑。适宜于暑热烦渴，小便不利，带下淋浊，眼目生翳，酒食中毒者食用。

1.《本草纲目》:“解酒毒热毒，利三焦。”

2.《本草汇言》:“解毒清暑，通利三焦，润达二便。”(引《本草纲目》)

【服食方法】

炒食，略焯后拌食，做馅，煮食或捣烂绞汁饮等。

【服食宜忌】胃寒者慎食。

1.《饮食须知》:“受郁抑之气所生，多食发疮动气。”

2.《本草纲目》:“发疮动气，与绿豆之性稍有不同。”

【食疗方】

1. 治白带 用绿豆芽连头根三斤，洗净，加水两大碗，煎透去渣，加生姜汁三两、黄蔗糖四两，慢火收膏。每晨开水冲服，约十二日服一料，服至两料必愈。(《医学衷中参西录》引《杭州医报》)

2. 治漆性皮炎 白糖绿豆芽：优质新鲜绿豆芽 300g，去豆壳，摘其尾，洗净，放锅子里氽一氽，立即捞起来，加白糖调味拌匀，顿服。每日 1 次，也可以当早餐，直至痊愈。儿童与成人剂量相同。[浙江省玉环县日用制品厂 . 绿豆芽治疗漆性皮炎一得 . 中国生漆，1982，(3)：10，27.]

3. 治漆性皮炎 绿豆芽汁：优质新鲜绿豆芽适量，洗净捣烂，用纱布绞取自然汁，每 100ml 中加入轻粉 5g，研细调匀，随用随配制。用法：最好用软毛排笔蘸取药汁轻轻涂抹患处，每昼夜抹 10 余次，

涂药后不用盖贴任何敷料。[浙江省玉环县日用制品厂．绿豆芽治疗漆性皮炎一得．中国生漆，1982，(3)：10，27.]

4. 治热淋、尿浊 绿豆芽汁：绿豆芽500g，绞汁冲白糖服。[王明辉．妙用绿豆治多病．家庭医学，2004，(1)：58.]

【储藏】放阴凉处保存。

【食论】

绿豆芽与绿豆之性稍有不同，主要含有氨基酸、维生素C、尼克酸、维生素B2、维生素B1以及胡萝卜素等。且“诸豆生芽皆腥韧不堪，唯此豆之芽白美独异”(《本草纲目》)，据说当年孔府中的两道名菜“金钩挂银芽”和“油泼豆莛”也是用绿豆芽精心配制的，后者曾被乾隆皇帝赞美为高于山珍美味的特色菜肴。

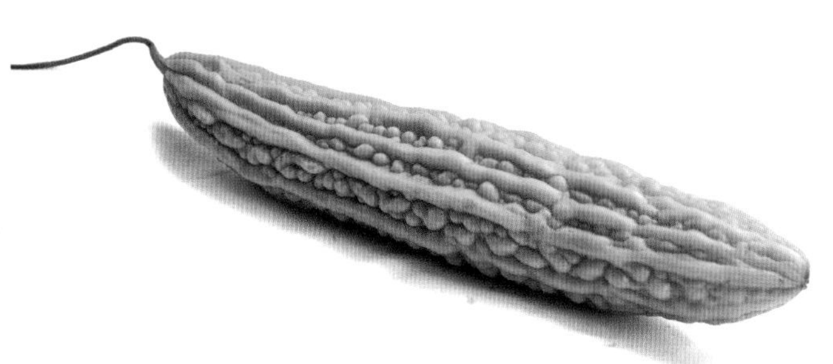

苦瓜

kugua

《滇南本草》

【异名】

癞葡萄，锦荔枝(《救荒本草》)，土瓜(《本草乘雅半偈》)。

【基原】

为葫芦科苦瓜属植物苦瓜 *Momordica charantia* L. 的果实。

【性状】

果形有纺锤形、短圆锥形、长圆锥形等，表面有很多瘤状突起。皮色有绿色、绿白色和浓绿色，成熟时为橘黄色。

1.《本草纲目》:“结瓜长者四五寸，短者二三寸，青色，皮上痱瘟如癞及荔枝壳状。”

2.《本经逢源》:“生青，熟赤。”

3.《医林纂要》:“体多块磊，色白而长者味苦而美；圆短者曰红瓢，熟则色赤，瓢味甜，可食。”

【采收加工或制法】秋后采取，鲜用或切片晒干。

【性味】味苦，性寒。无毒。

1.《滇南本草》:“味苦，性寒。”

2.《本草纲目》:“苦，寒，无毒。”

3.《本经逢源》:“生则性寒，熟则性温。短者性温。”

4.《调疾饮食辩》(引《星槎胜览》):“嫩时色青，味极苦；老则色红，味极甘。”

5.《随息居饮食谱》:“青则苦寒；熟则色赤，味甘性平。”

【归经】入心、肺、脾、肝经。

1.《滇南本草》:“入心、脾、肺三经。”

2.《本草求真》:“专入心、肝、肺。”

【功用】

清暑止渴，明目，解毒。适宜于暑热烦渴、目赤疼痛、疮痈痢疾，丹石热毒者食用。

1.《滇南本草》:“除邪热，解劳乏，清心明目，泻六经实火，清暑益气，止烦渴。”

2.《本草纲目》(引《生生编》):“除邪热，解劳乏，清心明目。”

3.《医林纂要》:“泻心火，解暑喝，疗热毒。”

4.《调疾饮食辨》(引《星槎胜览》):“嫩时能除邪热，解劳乏，清心明目。老则能益肝肾，壮阳明目。”

5.《随息居饮食谱》:“青则涤热，明目清心；熟则养血滋肝，润脾补肾。”

6.《现代实用中药》:“为退热药。”

【服食方法】 可炒、煲汤或凉拌等食之。

1.《本经逢源》:“闽粤人以长者去子，但取青皮煮肉充蔬。”

2.《随息居饮食谱》:“可酱可腌。鲜时烧肉，先瀹去苦味。”

【服食宜忌】 脾胃虚寒者，大便溏泄者慎食。

1.《滇南本草》:“脾胃虚弱吃之，令人作泄腹疼。”

2.《医林纂要》:“六七月食之最宜。”

3.《调疾饮食辨》:“暑月不拘有热无热，宜多食。目疾人更宜多食。”

4.《随息居饮食谱》:“中寒者勿食。”

【食疗方】

1. 治结膜炎 苦瓜荠菜瘦肉汤：鲜苦瓜250g，荠菜50g，猪瘦肉125g，料酒、精盐、味精适量。将苦瓜去瓤，切成小丁块，猪瘦肉切薄片，荠菜洗净切碎。先将肉片用料酒、精盐调味，加水煮沸5分钟，加入苦瓜、荠菜煮汤，调入味精即成。每日1剂，连用5 ~ 7天。[中国食品，1989，(8)：14–15]

2. 治高血压 苦瓜芹菜汤：苦瓜60g，芹菜200g，水煎服。每日1剂，连服7 ~ 10日。[中国食品，1989，(8)：14–15.]

3. 治阳痿遗精 苦瓜羊肾粥：苦瓜100g，羊肾1个，羊肉50g，枸杞子25g，大米50g，葱、姜、精盐各适量。将羊肾去筋膜，洗净切丝；羊肉洗净切碎；苦瓜去内瓤，洗净，切小丁；枸杞子入砂锅，加适量清水，煎煮20分钟，去渣，加入洗净的大米、羊肉、羊肾、苦瓜、葱、姜，用中火煮粥，待汁黏稠且熟时拣出葱、姜，加精盐调味，服食，每日1次。功效：滋阴降火，平肝潜阳，适用于阴虚火旺之阳痿，或欲念一动即遗精等。[家庭医学，1998，(22)：33.]

4. 治胃热疼痛 苦瓜青果炖猪肚：苦瓜200g，青果50g，熟白猪肚100g，精盐、味精、葱姜汁、香油各适量。猪肚切细丝；苦瓜去瓤洗净，切粗丝，略用盐腌片刻，锅内放清汤、肚丝、苦瓜丝、青果、葱姜汁，沸后煮5分钟，加精盐、味精、香油调味，盛碗食用。功效：养阴清热，益胃止痛。适用于胃脘灼热疼痛、口苦口咽干、心烦易怒等。[家庭医学，1998，(22)：33.]

5. 治视物模糊 苦瓜焖鸡翅：将鸡翅去毛、洗净切块，用姜汁、黄酒、白糖、盐、淀粉拌匀上浆；苦瓜去内瓤，洗净切块，放沸水中氽一下，取出备用。烧锅放蒜泥、豆豉炒香后，再放鸡翅翻炒；待熟时，下苦瓜、辣椒丝、葱段炒几下，而后加半碗清水，用文火焖30分钟，调味起锅即成。功用：润脾补肾，适用于肝肾阴虚、视力下降、视物模糊等。[家庭中医药，1999，(11)：43–44.]

【储藏】 鲜者存放阴凉处，干品密封保存。

【食论】

现代医学研究发现，苦瓜中含有铬和类似胰岛素的物质，能促进糖分分解，使过剩的糖分转化为热量，有明显的降血糖作用，故有“植物胰岛素”的美誉。苦瓜美中不足是带有明显的苦味，若想减少苦味，可将苦瓜切丝，在冷水中浸泡10分钟以上再进行烹调。

附：苦瓜叶 苦瓜子 苦瓜花

1.《滇南本草》:“治一切丹火毒气，疗恶疮结毒，或遍身已成芝麻疔、大疔疮，疼难忍者，取叶，晒干为末，每服三钱，无灰酒下，神效；又治杨梅疮。又此瓜花煅为末，治胃气疼，开水下；治眼疼，灯草汤下。”

2.《本草纲目》:“子，苦、甘，无毒。主治益气壮阳。”

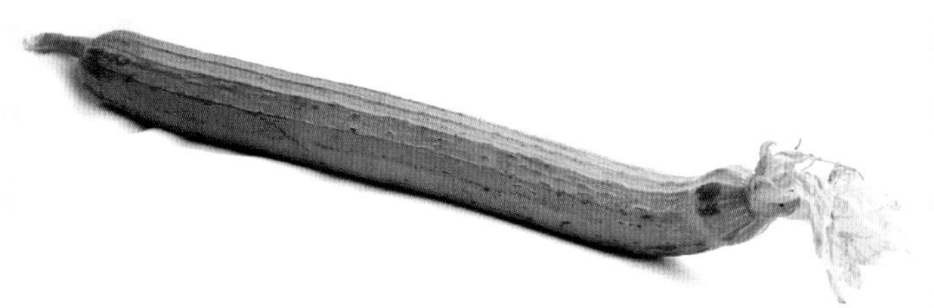

丝瓜

sigua

《救荒本草》

【异名】

天吊瓜、纯阳瓜、倒阳菜（《滇南本草》），鱼鰦（《奇效良方》），洗锅罗瓜（《本草纲目》），水瓜、线瓜《验方新编》。

【基原】

为葫芦科丝瓜属植物丝瓜 *Luffa cylindrica*（L.）Roem. 或粤丝瓜 *Luffa acutangula*(L.) Roxb. 的鲜嫩果实。

【性状】

呈短圆柱形或长棒形，长约 60mm 左右，肉质。无棱或有棱，表面粗糙，有不明显的纵向浅沟或条纺，表皮绿色或墨绿色。成熟后内有坚韧的网状瓜络。

1.《救荒本草》："形如黄瓜而大，色青，嫩时可食，老则去皮，内有丝缕，可以擦洗油腻器皿。"

2.《本草纲目》："其瓜大寸许，长一二尺，甚则三四尺，深绿色，有皱点，瓜头如鳖首。老则大如许，筋络缠纽如织成，经霜乃枯。"

【采收加工或制法】嫩丝瓜于夏、秋间采摘。

【性味】味甘，性微寒，无毒。

1.《滇南本草》："味甘，性平。"

2.《本草蒙筌》："性冷。"

3.《本草纲目》："甘，平，无毒。"

4.《本草汇言》："味甘，气寒，性冷，无毒。沉也，降也。"

5.《本经逢原》："甘寒无毒。"

6.《医林纂要》："甘，咸，寒。"

7.《得配本草》："甘平，冷。"

8.《随息居饮食谱》："甘凉。"

9.《本草撮要》："味甘冷。"

【归经】入肺、肝、胃、大肠经。

1.《本草汇言》："陈羽陵曰：味甘入脾，质柔入肾，性滑入大肠。"

2.《得配本草》："入手太阴经。"

3.《本草求真》："入经络，兼入肠、胃。"

4.《本草撮要》："入足厥阴经。"

【功用】

清热化痰，凉血解毒，下乳通便，利尿消肿。适宜于身热烦渴，痰喘咳嗽，肠风下血，痔疮出血，血淋崩漏，乳汁不通，痈疽疮疡，疝气水肿者食用。

1.《滇南本草》："治五脏虚冷，补肾补精，或阴虚火动，又能滋阴降火。久服能乌须黑发，延年益寿。"

2.《本草蒙筌》："解毒，亦治痘疮脚痈。"

3.《医学入门》："治男妇一切恶疮，小儿痘疹余毒并乳疽疔疮等病。"

4.《本草纲目》："煮食，除热利肠。老者烧存性服，去风化痰，凉血解毒，杀虫，通经络，行血脉，下乳汁，治大小便下血，痔漏崩中，黄积，疝痛卵肿，血气作痛，痈疽疮肿，齿䘌，痘疹胎毒。"

5.《本草汇言》："凉血解热，通利二便。"

6.《本草备要》："凉血解毒，除风化痰，通经络，行血脉，消浮肿，稀痘疮，治肠风崩漏，疝痔痈疽，滑肠下乳。”

7.《得配本草》:“凉血解毒，化痰消肿，治肠风，疗崩漏，通脏腑脉络，利大小肠闭。”

8.《随息居饮食谱》:“清热，解毒安胎，行乳调营，补阳通络，杀虫理疝，消肿化痰。”

【服食方法】可煮、炒食等。

1.《救荒本草》:“采嫩瓜，切碎炸熟，水浸淘净，油盐调食。”

2.《本草蒙筌》:“多取烧灰，敷上即效。瓤堪涤器，枯者为宜。”

3.《本草纲目》:“嫩时去皮，可烹可曝，点茶充蔬。老则唯可藉靴履，涤釜器。”

4.《随息居饮食谱》:“嫩者为肴，宜荤宜素。老者入药。”

【服食宜忌】脾肾虚寒者慎食。

1.《滇南本草》:“阴素太虚者，多食又能滑精。”

2.《本草汇言》:“脾胃寒弱之人，中年肾阳衰怯，命门无火之证，须禁食之。”

3.《本经逢原》:“丝瓜嫩者寒滑，多食泻人。”

【食疗方】

1. 治乳不通 丝瓜连子烧存性研末，酒冲服一二钱，盖被取汗，即通。(《验方新编》)

2. 治喉痹 丝瓜捣汁灌之。(《随息居饮食谱》)

3. 治痈疽不敛 丝瓜捣汁频沫。(《随息居饮食谱》)

4. 化痰止嗽 丝瓜煅存性研末，枣肉丸弹子大。每一丸酒下。(《随息居饮食谱》)

5. 治风热牙痛 丝瓜一条，以盐擦过，煅存性，研，频擦。兼治腮肿，水调敷。(《随息居饮食谱》)

6. 治小儿浮肿 丝瓜、灯心葱白等分。煎浓汁服并洗。(《随息居饮食谱》)

【储藏】

嫩丝瓜鲜用，阴凉处保存；老丝瓜晒干，干燥处保存。

【食论】

丝瓜可用于内、外、妇儿、五官各科病证的食治。常食之可美容、减肥、抗癌、抗衰老等。

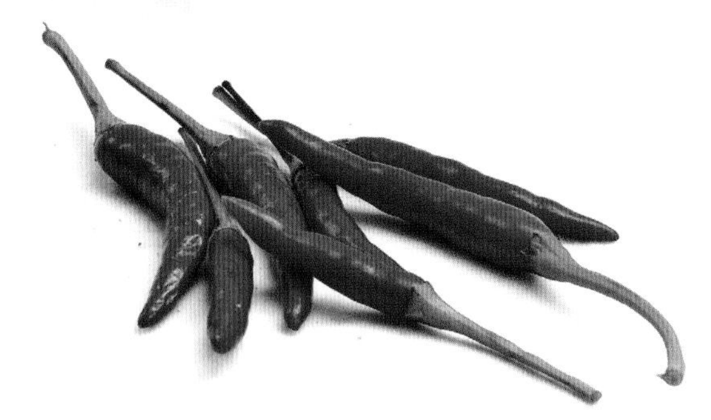

辣椒

lajiao

《植物名实图考》

【异名】

辣茄（《本草纲目拾遗》引《食物宜忌》），椴、越椒、辣子、辣虎、辣枚子（《随息居饮食谱》）。

【基原】

为茄科辣椒属植物辣椒 *Capsicum annuum* L. 的果实。我国南北各地普遍栽培。

【性状】

形状大小不一，有长圆锥形、灯笼形或球形，外表鲜红色或橙黄色，有光泽。内部空，有多数淡黄色种子，扁肾形。气味特殊，能催嚏。

【采收加工或制法】

7 ~ 10 月果实成熟时采收，鲜用或晒干用。

【性味】味辛，性热。

《本草纲目拾遗》："味辛、苦，大热。"（引《食物宜忌》）

2.《宁夏中药志》（第二版）："辛，热。"

3.《中国中药资源志要》："辛、辣，温。"

【归经】入心、脾、胃经。

《本草纲目拾遗》："入心、脾二经。"

【功用】

温中散寒，健胃消食。适宜于胃寒疼痛，脘胀厌食，呕吐泻痢，冻疮疥癣，风湿痹痛，风寒感冒者使用。

1.《本草纲目拾遗》："温中下气，散寒除湿，开郁去痰，消食，杀虫解毒。治呕逆，疗噎膈，止泻痢，祛脚气。"（引《食物宜忌》）

2.《本草纲目拾遗》："温中散寒，除风发汗，去冷癖，行痰逐湿。"（引《药性考》）

3.《随息居饮食谱》："温中燥湿，御风寒，杀腥消食，开血闭，快大肠。"

4.《常见药用食物》："内服适用于胃弱，消化不良，肠胃充气，胃寒痛等。"

【服食方法】

生食、炒菜、酿酒、做酱、用作火锅底料等。外用：适量，煎水熏洗、捣敷或取皮贴敷。

《植物名实图考》："或研为末，每味必偕；或以盐醋浸为蔬……古人食之，必得其酱。"

【服食宜忌】阴虚火旺和痔疮、目疾者忌食。

1.《本草纲目拾遗》："食之走风动火，病目发疮痔，凡血虚有火者忌服。"（引《食物宜忌》）

2.《本草纲目拾遗》："多食眩旋，动火故也。久食发痔，令人齿痛咽肿。"（引《药性考》）

3.《随息居饮食谱》："人多嗜之，往往致疾。阴虚内热，尤宜禁食。"

【食疗方】

1. 治膈食初起 乌梅、辣椒、香豆豉、蒸猪肉，常吃。（《验方新编》）

2. 治痢积水泻 辣茄一个为丸，清晨热豆腐皮裹，吞下。（《本草纲目拾遗》引《医宗汇编》）

3. 治毒蛇伤 用辣茄生嚼十一二枚，即消肿定痛，伤处起小泡、出黄水而愈。食此味反甘而不辣。或

嚼烂敷伤口,亦消肿定痛。(《本草纲目拾遗》引《百草镜》)

4. 治虚寒胃痛 辣椒川贝粉：干辣椒 10g，乌贼骨 20g，川贝母 5g。3 味捣细末调匀，温开水送下，分 3 ~ 4 次服完。具有温胃散寒、敛酸止痛的作用。适用于脾胃虚寒所致的胃痛泛酸、食后腹胀、口吐清水、舌淡苔白滑等症。[容小翔．辣椒的验方和药膳方．家庭中医药，2007，(8)：64.]

5. 治斑秃 辣椒酒：尖小辣椒 6g，切细，用少量烧酒浸泡 10 天，过滤去渣，以棉球蘸酒涂擦脱秃部位，每天数次。[龙彭年．漫话辣椒 .2004，(2)：50–51.]

6. 治冻疮 辣椒姜葱：红辣椒 25g，生姜 7 片，葱白 2 根。紫砂锅内加水 1 升，入上药，大火煮开，小火熬 20 分钟后倒出药汁，先熏洗后浸泡，隔日 1 次。[何春燕．辣椒偏方治愈冻疮．家庭中医药，2008，(12)：31.]

7. 治老寒腿疼痛 辣椒贴：干红辣椒 25 个，花椒 30g。先将花椒加水 3000ml，以文火煎半小时，再入红辣椒煮软，取出去子。将辣椒撕开贴在患处，共贴 3 层，以花椒水加热熏洗 1 小时左右即可。每晚 1 次，连用 7 天。有散寒除湿之效。[容小翔．辣椒的验方和药膳方．家庭中医药，2007，(8)：64.]

【储藏】鲜品放阴凉处保存，干品放干燥处保存。

【食论】

辣椒原产于南美洲中部热带地区，先传入欧洲，再传入亚洲，我国在明代始有记载，虽栽培的历史并不久远，但其产量已跃居世界首位。辣椒作为菜肴和调料，在各地的菜谱中形成了鲜明的特色，如川菜的麻辣、湘菜的酸辣、黔菜的香辣、滇菜的鲜辣等，早已饮誉全国。但辣椒毕竟是辛热之物，并非人人皆宜，阴虚火旺者食用可能加重病情，胃溃疡患者食用可能导致出血，故前人一再强调不可多食、嗜食。

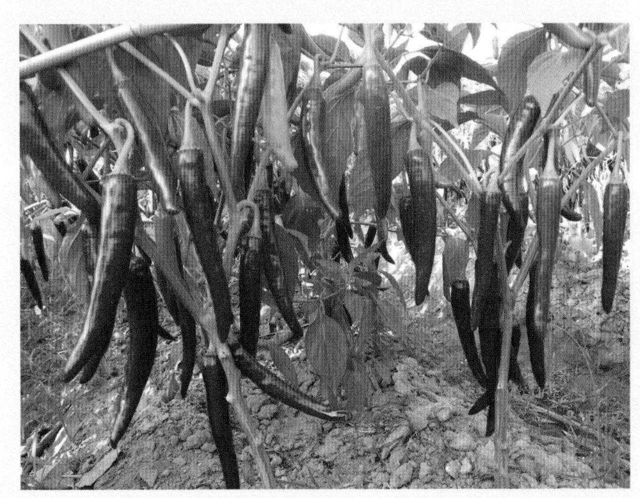

附：辣椒根

《外治寿世方》：“风火牙痛……辣椒根（即辣茄根）煎浓汤含漱。”

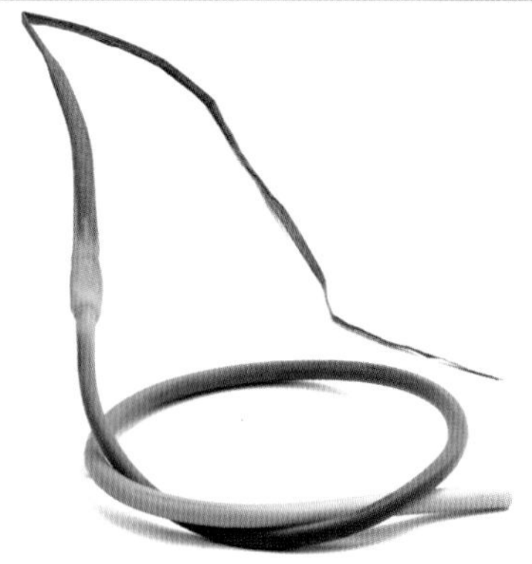

蒜薹
suantai

【异名】

蒜毫（东北），蒜苗（北方、华东）。

【基原】

为百合科葱属植物大蒜 *Allium sativum* L. 的花薹。我国各地均有栽培，以山东苍山县、金乡县，河北大名县生产为多。

【性状】

蒜薹呈细长条状，包括薹茎和薹苞两部分。薹茎底部淡绿色，向上逐渐成深绿色。薹苞是大蒜花茎顶端的总苞，内含发育不全的花序，不开花或只开有紫色小花，不结种子。

【采收加工或制法】

选购时以色泽鲜绿、菜体脆嫩者为佳。

【性味】味辛、微辣，性温。

【归经】入脾、胃经。

【功用】

温中下气，抑菌解毒。适宜于脾胃虚寒所致胃脘疼痛、食欲不振，便秘，痔疮，痢疾，肺炎，肠炎者食用。

【服食方法】

可炒食，腌制等。烹炒时不宜过烂，以免影响口感和破坏辣素，降低杀菌作用。

【服食宜忌】不宜多食久食，以免影响视力。

【食疗方】

1. 治便秘　蒜薹 150g，煮沸后取汁，调入适量蜂蜜饮用。

2. 预防肺炎、肠炎等　糖醋蒜薹: 蒜薹 6 kg，食醋 750g，白糖 500g，食盐适量。先将蒜薹切段，放入沸水焯后晾凉，再将食醋、白糖、食盐放锅中，煮沸后晾凉，然后将其放入蒜薹中调匀，装入坛中，每天搅拌 1 次，连续 5 天，腌制约 10 天后可食用。

【储藏】宜即时食用，不宜久藏。

【食论】

蒜薹具有大蒜的香味，而辛辣之味较大蒜轻，脆嫩可口，故深受食众喜爱。蒜薹含粗纤维，可防治便秘；蒜薹含有的维生素 C，有降血脂、预防冠心病和动脉硬化的作用；蒜薹富含大蒜素、大蒜新素，有抑菌解毒之功，如可抑制金黄色葡萄球菌、链球菌、大肠杆菌等的生长繁殖，故可用于防治肺炎、肠炎等。蒜薹也有护肝抗癌的作用。

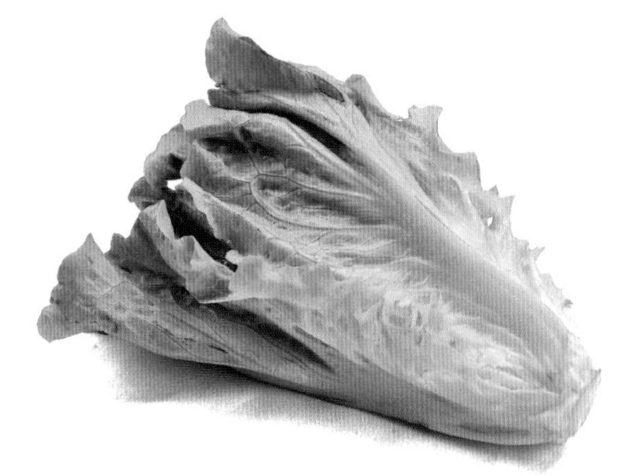

白苣

baiju

《千金要方》

【异名】

白苣菜（《饮食须知》），生菜（《日用本草》），石苣（《本草纲目》），千层剥（《植物名实图考》），减肥生菜（《饮食本草》），散叶莴苣（《食用蔬菜与野菜》）。

【基原】

为菊科莴苣属植物白苣 *Lactuca sativa* L.var. *romana* Hort. 的茎叶。原产欧洲地中海沿岸，我国各地均有栽培。

【性状】

白苣为一年生或二年生草本植物，高约20~40cm，茎短缩，白色中稍泛绿色；叶光滑或皱缩，呈椭圆形或圆形，叶色为黄绿或淡绿色。为莴苣之变种。

1.《本草拾遗》："白苣如莴苣，叶有白毛。"

2.《本草纲目》："处处有之，似莴苣而叶色白，折之有白汁。正二月下种。四月开黄花如苦荬，结子亦同。八月、十月可再种，故谚云：生菜不离园。"

3.《植物名实图考》："与莴苣同而色白，剥其叶生食之，故俗呼生菜，亦曰千层剥。"

【采收加工或制法】 春、夏季采收，洗净备用。

【性味】 味微苦，性寒。

1.《千金要方·食治篇》："味苦，平。无毒。"

2.《食疗本草》："寒。"

3. 柴裔《食鉴本草》："味苦，寒。无毒。"

【归经】 入脾，胃，肾，大、小肠经。

《本草求真》："专入肠、胃。"

【功用】

补筋益力，清热解毒，宽胸利肠。适宜于久病、年老体虚，老年痴呆、健忘，热毒疮痈，消渴，中暑，失眠，噎嗝，便秘，酒精中毒者食用。

1.《千金要方·食治篇》："益筋力。"

2.《食疗本草》："主补筋骨，利五脏，开胸膈壅气，通经脉，止脾气。令人齿白，聪明，少睡。"

3.《日用本草》："解热毒，消酒毒，止渴，利大小肠。"

4.《本草求真》："开胸利膈，通肠滑胃。"

【服食方法】

宜生食，如凉拌，直接蘸酱食用；也可蒸食、炒食、做汤，用作火锅蔬菜及肉夹馍、灌饼的配菜等。

陆玑《诗疏》："可生食，亦可蒸茹。"（引自《本草纲目》）

【服食宜忌】 妇人产后忌食，易腹泻者不宜多食。

1.《食疗本草》："可常食之。患冷气人食，即腹冷，不至苦损人。"

2.《宝庆本草折衷》："产后不可食，令人寒中，小腹痛。"

3.《饮食须知》："同酪食，生虫蠶。"

4. 柴裔《食鉴本草》："多食滑肠。"

【食疗方】

1. 治鱼脐疮，疮头白似肿，痛不可忍 先以针刺破头及四畔，以白苣滴孔中，良。(《本草纲目》引《外台秘要》)

2. 白苣粥 白苣100g，冰糖20g，精盐2g，粳米100g。先将白苣洗净，切碎，再将淘洗干净的粳米一同入锅，加适量水，用旺火烧开，放入白苣、冰糖、精盐，转用小火熬成稀粥。可清热解毒，润肺止咳。(《中国民间饮食宜忌与食疗方》)

3. 治热性便秘 生菜适量，蜜调食之。

4. 治酒精中毒 生菜500g，煎汤饮用。

5. 治久病体虚 小米适量，配以大枣、山药、生菜，煮粥食用。

6. 治中暑 生菜300g，用酱凉拌后食用。

【储藏】

宜先装入保鲜袋内密封，再放于阴凉、通风、干燥处或冰箱冷藏保鲜。

【食论】

白苣，因宜生食而为人们所常用，如吃西餐、火锅等。其性味苦寒，鲜嫩而脆，营养丰富，可口宜人，富含膳食纤维和维生素C，有利于清除体内多余脂肪，故被称为"减肥白苣"。白苣含有甘露醇，有促进血液循环、利尿之效，这与其"令人聪明、少睡，利肠"之功能相吻合。另有报道称，白苣含有"干扰素诱生剂"，可刺激人体正常细胞产生干扰素，从而可产生一种"抗病毒蛋白"来抑制病毒。因白苣性寒，故脾虚易泄泻者、产后妇人应慎食之。

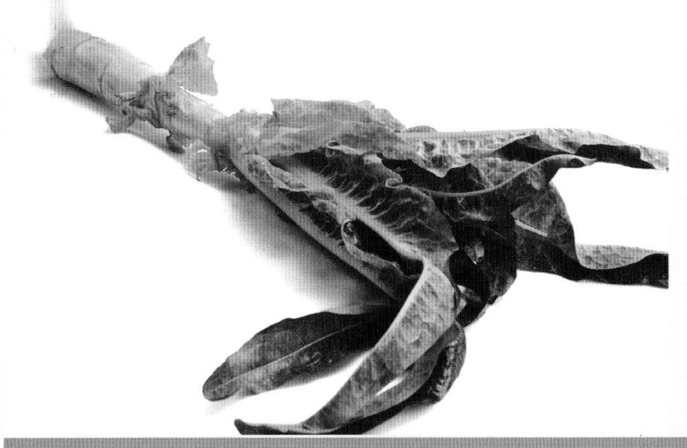

莴苣

woju

《食疗本草》

【异名】

莴笋(《滇南本草》)，莴菜、千金菜(《本草纲目》)，莴苣笋(《本草从新》)。

【基原】

为菊科山莴苣属植物莴苣 *Lactuca sativa* L. 的茎、叶。我国南北各省均有栽培。

【性状】

茎粗直立，高30~100cm，下大上小，有如竹笋。茎皮坚韧，光滑无毛，茎肉松脆，易折断。基生叶丛生，向上渐小，长椭圆形、倒卵形或披针形，长10~30cm，全缘或卷曲皱波状；茎生叶互生，椭圆形或三角状卵形，基部心形，抱茎。

【采收加工或制法】

春季嫩茎肥大时采收，多为鲜用。

【性味】味苦、甘，性凉。

1.《大观本草》："冷，微毒。"

2.《饮食须知》："味甘、苦，性冷，微毒。"

3.《本草纲目》："苦，冷，微毒。"

4.《寿世传真》："性冷，味甘、涩。"

5.《随息居饮食谱》："微辛微苦，微寒微毒。"

【归经】入胃、肝、肾经。

1.《本草求真》："专入肠、胃。"

2.《本草撮要》："入手少阴经。"

【功用】

清热解毒，利尿通乳。适宜于小便不利，或见尿血，乳汁不通，阴疝肿痛，虫蛇咬伤，疮疡肿毒等病症者食用。

1.《滇南本草》："治冷积、虫积、痰火凝结、气滞不通。"

2.《本草纲目》："通乳汁，利小便，杀虫、蛇毒。"

3.《本草求真》："除胸膈肠胃湿热水道不通。"

4.《寿世传真》："开胸膈，利气。"

5.《随息居饮食谱》："通经脉，利二便，析醒消食，杀虫蛇毒。"

【服食方法】可凉拌，炒食，煮粥，腌制等。

《随息居饮食谱》："可腌为脯。"

【服食宜忌】脾胃虚寒者忌食。

1.《饮食须知》："多食昏人目，痿阳道。患冷人不宜食。"

2.《滇南本草》："常食目痛，素有目疾者切忌。"

【食疗方】

1. 治脾胃虚弱 凉拌莴苣：鲜嫩莴苣叶200g，豆腐150g。将豆腐焯透后即可与莴苣叶加入适量调料后拌匀食用。(《中国食疗本草》)

2. 治荨麻疹 莴苣叶100g，水煎服，或煮大米粥服食。(《中国食用本草》)

【储藏】鲜品放阴凉处保存，干品放干燥处保存。

【食论】

莴苣，据说原产于古代一个叫呙国的国家，该国曾有使者出使我国，国人通过重金得到了莴苣的种子，莴苣才在我国扎根生长，故莴苣又有莴菜、千金菜之称。莴苣菜不分地域，在南北餐桌上都是受欢迎的家常菜，其肉茎含有丰富的矿物质和多种维生素，营养价值很高，叶片中钙、胡萝卜素、核黄素和维生素C含量更高。

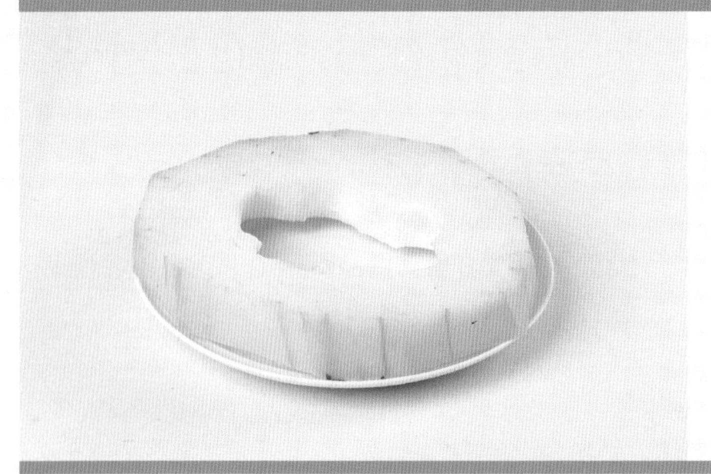

冬瓜
dong gua
《本草经集注》

【异名】

白冬瓜(《名医别录》),地芝(《宝庆本草折衷》),白瓜(《本草备要》)。

【基原】

为葫芦科冬瓜属植物冬瓜 *Benincasa hispida* (Thunb.) Cogn. 的果实。

【性状】

瓜形如枕,呈长圆柱状或近球形,长 25 ~ 60cm,横径 10 ~ 25 cm,果肉白色肥厚,疏松多汁,瓜表面有硬毛和蜡质白粉。

【采收加工或制法】

夏末、秋初,果实成熟时采摘。去皮,洗净,去瓤食用。

1.《本草衍义》:“一二斗许大,冬月收为菜。”

【性味】味甘、淡,性微寒,无毒。

1.《名医别录》:“味甘,微寒。”

2.《本草经集注》:“性冷利。”

3.《备急千金要方·食治篇》:“味甘,微寒,滑,无毒。”

4.《食疗本草》:“寒。”

5.《日华子本草》:“冷,无毒。”

6.《宝庆本草折衷》:“味甘,平,微寒,无毒。”

7.《滇南本草》:“味甘淡,性平和。”

8.《食物本草》:“味甘,温,无毒。”

9.《玉楸药解》:“味酸、甘,微寒。”

10.《医林纂要》:“甘,酸,寒。”

11.《药性切用》:“甘淡微寒。”

12.《随息居饮食谱》:“甘平。”

13.《本草撮要》:“味甘寒。”

【归经】入肺、大小肠、膀胱经。

1.《滇南本草》:“入脾、肺二经。”

2.《玉楸药解》:“入手太阴肺、足太阳膀胱经。”

3.《本草撮要》:“入手太阴、足太阳经。”

【功用】

清热祛暑,除烦,生津,化痰利水,解毒。适宜于暑热心烦,消渴,咳嗽痰喘,水肿胀满,淋证,脚气痈肿,泻痢痔漏,鱼毒酒毒,颜面色斑及肥胖者食用。

1.《名医别录》:“主除小腹水胀,利小便,止渴。”

2.《本草经集注》:“解毒。消渴,止烦闷。”

3.《备急千金要方·食治篇》:“除少腹水胀,利小便,止消渴。”

4.《食疗本草》:“益气耐老,除胸心满,去头面热。”

5.《日华子本草》:“除烦,治胸膈热,消热毒痈肿。切,摩痱子,甚良。”

6.李杲《食物本草》:“炼五脏,下气。又治五淋。”

7.《日用本草》:“能下热毒,解烦渴,差五淋,利小便,消小腹水胀,压丹石毒。”

8.《滇南本草》:“润肺,消热痰,止咳嗽,利小便。治痰吼气喘,姜汤下。又解远方瘴气。又治小儿惊风。”

9.《本草蒙筌》:"压丹石毒，利大小便；除脐下水胀成淋，止胸前烦闷作渴；薄置痈肿上频易，大散热毒气旋平；夏月生痱可摩，食鱼中毒即解。"

10.《玉楸药解》:"清金止渴，利水肿胀。治消渴水胀，泄痢淋涩，痈疽痔瘘皆医，解食中毒，洗头面鼾黯。"

11.《医林纂要》:"利便行水，散热止渴，可敷痈毒，疗火疮。"

12.《药性切用》:"泻热消肿，利水益脾。"

13.《随息居饮食谱》:"清热，养胃生津，涤秽除烦，消痈行水。治胀满、泻痢、霍乱，解鱼酒等毒。"

14.《本草撮要》:"泻热益脾，利二便，消水肿，止消渴，散热毒痈肿。"

【服食方法】

煮汤，煨食，做药膳，捣汁饮；外用：捣敷或煎水洗。

1.《本草经集注》:"直捣，绞汁服之。"

2.《本草衍义》:"冬月收为菜，压去汁，蜜煎代果。患发背及一切痈疽，削一大块，置疮上，热则易之，分败热毒气甚良。"

【服食宜忌】脾肾虚寒滑泄者慎食。

1.《崔禹锡食经》:"风冷人勿食，益病。又作胃反病。"

2.《备急千金要方·食治篇》:"多食令阴下痒湿生疮，发黄疸。黄帝云：九月勿食被霜瓜，向冬发寒热及温病。初食时即令人欲吐也，食竟，心内作停水，不能自消，或为反胃。凡瓜入水沉者，食之得冷病，终身不瘥。"

3.《食疗本草》:"热者食之佳，冷者食之瘦人。"

4.《神农本草经疏》:"冬瓜性冷利，凡脏腑有热者宜之。若虚寒肾冷，久病滑泄者，不得食。未经霜者，不宜多食。九月后食之乃佳。"

5. 李杲《食物本草》:"欲轻健者食之，欲肥胖者勿食。丹溪云:冬瓜性急而走,久病及阴虚人忌食。霜降后方可食，不然令人成反胃病。"

6.《医林纂要》:"陈者佳。癞者忌食。善溃也。"

7.《本草省常》:"常食发黄疸、脚气诸症并牙疼及湿痒诸疮。"

8.《随息居饮食谱》:"诸病不忌。荤素咸宜。唯冷食则滑肠耳。孕妇常食,泽胎化毒,令儿无病。"

【食疗方】

1. 治老人消渴烦热，心神狂乱，躁闷不安 冬瓜羹方:冬瓜半斤，去皮;豉心一合，绵裹;葱白半握。上以和煮作羹,下五味调和,空心食之。常作粥尤佳。(《寿亲养老新书》)

2. 治水肿 白冬瓜不限多少，任食之。又鲤鱼一头重一斤，已上煮熟取汁，和冬瓜、葱白作羹食之。(《本草述校注》)

3. 治十种水气，浮肿喘满 用大冬瓜一枚，切盖去瓤，以赤小豆填满，盖合签定，以纸筋泥固济，日干，用糯糠两大箩，入瓜在内，煨至火尽，取出切片，同豆焙干，为末，水糊丸梧子大，每服七十丸，煎冬瓜子汤下，日三服，小便利为度。(《本草述校注》)

4. 治产后痢渴，久病津液枯竭，四肢浮肿，口舌干燥 用冬瓜一枚，黄土泥厚五寸煨熟，绞汁饮。亦治伤寒痢渴。(《本草述校注》)

5. 治发背 冬瓜截去头，合疮上，瓜烂，截去再合，以愈为度。已溃者合之，亦能渐敛。(《随息居饮食谱》)

6. 治肥胖 冬瓜鲤鱼汤:冬瓜 1000g，鲫鱼 1 条。冬瓜去皮、瓤，洗净切片备用。鲤鱼去鳞、腮、内脏，洗净，下油锅(油宜少放)，煎至金黄色。锅中加入适量清水，下料酒、盐、白糖、姜煮至半熟，加入冬瓜煮烂，胡椒粉调味，即可服用。[家庭医生，2006，(6)：25.]

7. 治颜面不洁、晦暗失色 冬瓜洗面膏：冬瓜 1 个，去青皮，切片，用酒 750ml、水 500ml，一同煮烂，用布过滤去渣，熬膏，加蜜 500g 再熬，贮入瓷器备用。使用时加水调和，涂面，然后用手掌摩擦面部，清水洗去。[大众医学，2008，(7)：57.]

8. 治尿路感染 冬瓜绿豆汤：冬瓜 1000g，绿豆 300g，鲜汤 500g，生姜 10g，葱结 30g，精盐 3g。锅内倒入鲜汤烧沸，捞净泡沫。生姜洗净拍破放入锅内，葱去根洗净，挽成结入锅。绿豆淘洗干净，去掉浮于水面的豆皮，然后入汤锅炖熟。将冬瓜去皮去瓤，洗净，切块投入汤锅内，炖至熟而不烂，加少许精盐，即可食用。此汤色清味纯，爽利可口，有清热利尿解暑的功效。适用于夏季水湿阻滞引起的小便不利，或小便色黄而少、口渴心烦，或浮肿，或尿道感染灼热疼痛等。[家庭中医药，2008，(8)：66.]

【储藏】 阴凉通风处保存。

《本草述校注》："收瓜忌酒、漆、麝香及糯米，触之必烂。"

【食论】

现代研究表明，冬瓜含丰富的丙醇二酸，能有效抑制糖类物质转化成为脂肪，防止体内脂肪积聚，从而达到减肥瘦身的目的。同时，冬瓜又是典型的高钾低钠蔬菜，并含有丰富的维生素、矿物质和微量元素，是动脉硬化、冠心病、糖尿病及高血压患者的理想佳蔬。

附：冬瓜叶 冬瓜藤

1.《日华子本草》："叶，杀蜂；可修事蜂儿，并协肿毒及蜂丁。藤，烧灰，可出绣点黯，洗黑皯，并洗疮疥。"

2.《本草纲目》："叶，主消渴，疟疾寒热。又焙研，傅多年恶疮。藤，捣汁服，解木耳毒。煎水，洗脱肛。烧灰，可淬铜、铁，伏砒石。"

3.《药性切用》："叶，治寒热消渴如疟。"

4.《本草害利》："叶，治消渴、疟疾、寒热。"

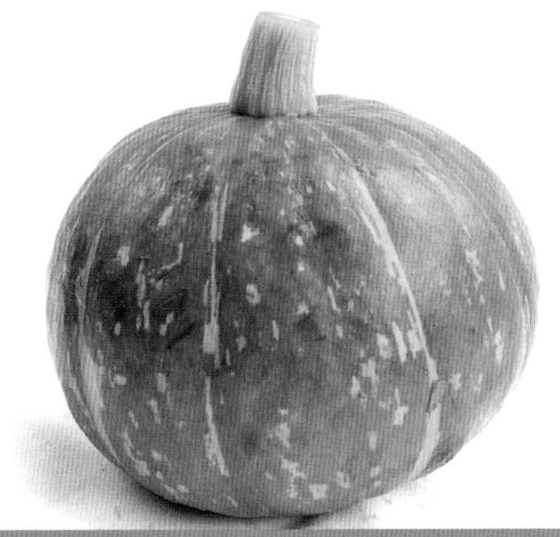

南瓜

nangua

《饮食须知》

【异名】

麦瓜(《滇南本草》)，女瓜、饭瓜(《药性切用》)，倭瓜(《验方新编》)。

【基原】

为葫芦科植物南瓜 *Cucurbita moschata* (Duch.ex Lam.)Duch.ex Poir. 的果实。

【性状】

瓠果大型，扁圆形、长圆形或卵形，形状大小每因品种不同而异；果皮一般暗绿色或绿白相间，成熟时赤褐色；果梗坚硬，呈五角形，表面有深纵沟，基部稍膨大。种子多数，扁平，椭圆状卵形，淡黄白色。

【采收加工或制法】 夏、秋果实成熟时采收。

【性味】 味甘，性温。

1.《饮食须知》："味甘性温。"

2.《滇南本草》："丛本：味甘、平，性微寒。范本：

味甘，性温。”

3.《本草纲目》：“甘，温，无毒。”

4.《本经逢原》：“甘温，有毒。”

5.《医林纂要》：“甘，酸，温，有小毒。”

6.《药性切用》：“味甘温平。”

7.《随息居饮食谱》：“早收甘温。晚收者甘凉。”

8.《中华本草》：“味甘，性平。”

【归经】 入肺、脾、胃经。

1.《滇南本草》：“入脾、胃二经。”

2.《医林纂要》：“入心。”

3.《本草求真》：“专入脾、胃、肠。”

4.《本草撮要》：“入手太阴经。”

【功用】

补中益气，解毒消肿。适宜于脾虚气弱、营养不良，肺痈咯脓痰，烫伤及痈肿者使用。

1.《滇南本草》：“丛本：横行经络，分利小便。范本：主治补中气而宽利。”

2.《本草纲目》：“补中益气。”

3.《医林纂要》：“补中益气，益心，敛肺。”

4.《药性切用》：“充饥甜美。”

5.《本草求原》：“入心解毒，补中益气。”

6.《随息居饮食谱》：“早收者嫩，可充馔，耐饥。晚收者，补中益气。”

【服食方法】 炒、煮、蒸、做饼、做馅等食之。

1.《本草纲目》：“其肉厚色黄，不可生食，唯去皮瓤瀹食，味如山药。同猪肉煮食更良，亦可蜜煎。”

2.《本草求原》：“蒸晒浸酒佳。”

3.《随息居饮食谱》：“蒸食味同番薯，既可代粮救荒，亦可和粉作饼饵，蜜渍充果食。”

【服食宜忌】 凡患气滞湿阻之病，忌食。

1.《饮食须知》：“多食发脚气、黄疸。同羊肉食，令人气壅。忌与猪肝、赤豆、荞麦面同食。”

2.《滇南本草》：“丛本：胃中有积者吃之，令人气胀作呃逆，发肝气疼，胃气疼者，动气，不宜多吃。范本：多食发脚疾及瘟病，同羊肉食人，令人滞气。”

3.《本草求真》：“助湿胀脾，滞气。”

4.《随息居饮食谱》：“凡时病、疳、疟、疸、痢、胀满、脚气、痞闷、产后、痧痦皆忌之。”

【食疗方】

1. 治汤火伤 南瓜用坛装贮埋土内，数月即化为水，愈陈愈佳。遇有汤火伤者，取水搽之，随手而愈。(《验方新编》)

2. 治遍身瘙痒抓破见血 老南瓜去皮煮烂，布包挤去水，厚厚敷之，三日收功。(《验方新编》)

3. 治毒瘾 解鸦片毒，生南瓜捣汁频灌。戒鸦片瘾，宜用南瓜蒸熟多食，永无后患。(《随息居饮食谱》)

4. 治暑热烦渴 南瓜粥：南瓜 500g，大米 200g。南瓜切成小块，与大米同煮成粥，治暑热体倦、烦渴、小便不利等症。[癌症康复，2003，(1)：29.]

5. 治食欲不振 南瓜饼：麦粉 500g，南瓜 400g，猪肉糜 300g，榨菜 40g，黄酒、酱油、味精各适量。南瓜切成薄片，加少量水先煮酥，而后与麦粉拌和，加入黄酒、酱油、味精，拌匀制成馅备用。南瓜麦粉制成面团，包肉馅，揿扁成饼。平锅内略放植物油，入锅用小火煎煮。此饼美味可口，增进食欲。[癌症康复，2003，(1)：29.]

6. 治哮喘 蜂蜜南瓜：南瓜 1 个（500g 左右），蜂蜜 60g，冰糖 30g。在瓜蒂处开一口，挖去部分瓤、子，放入蜂蜜，冰糖，盖好，蒸熟（约 1 小时），每日早晚各一次，连服 5 ~ 7 日。[食品与健康，2008，(11)：41.]

7. 治病后虚弱 南瓜饭：南瓜 1500g，大米 500g。南瓜削皮挖瓤，切成块，用油盐炒过。大米淘净，加水煮至七八成熟时捞出，放在南瓜块上，再加水适量，慢火蒸熟，加适量红糖，其味更美。有补中益气之效，可用于病后体弱者日常进补，以及癌症术后康复时的日常膳食。[食品与健康，2008，(11)：41.]

【储藏】 放阴凉处保存。

【食论】

南瓜嫩的维生素丰富，鲜脆清口，为夏秋季节的瓜菜之一；南瓜老的能量居高，香甜适口，可以当做杂粮，有“饭瓜”之称。南瓜能否降低血糖一直是人们热议的问题，日本有一种叫“裸仁”的南瓜，含有大量果胶纤维、维生素及钴、锌、硒等微量元素，有助于降低血糖、防止糖尿病的发生；而我们一般所食用的南瓜，属于高血糖生成指数食物，不但不降血糖，过量食用反使餐后血糖明显升高，加重糖尿病患者的病情。

附：南瓜蒂　南瓜藤

1.《验方新编》：“瓜蒂散，治痈疽大毒及一切无名恶证，并治乳岩。陈年老南瓜蒂，烧成炭，酒冲服，再用麻油调此炭敷之立愈。如治乳岩，每服瓜蒂炭一个，重者四五次立愈，幸勿泛视。”

2.《验方新编》：“戒洋烟瘾……又方：南瓜藤取汁，调红糖（黄糖亦可）饮之，神效。又已戒烟之人，平时多食南瓜，免生别病，否则，烟虽戒断，一二年外仍有后患。”

3.《验方新编》：“治坐板疮方……南瓜藤一枝，瓦上焙干，研细末，以桐油调敷，如燥裂时，用真麻油搽之，一周时尽脱下，永不复发。”

4.《本草求原》：“其藤，甘苦、微寒。平肝和胃，通经络，利血脉。”

5.《本草撮要》：“瓜蒂一个烧存性，研末，拌炒米粉食，每日一个，食数次，治胎滑奇效。”

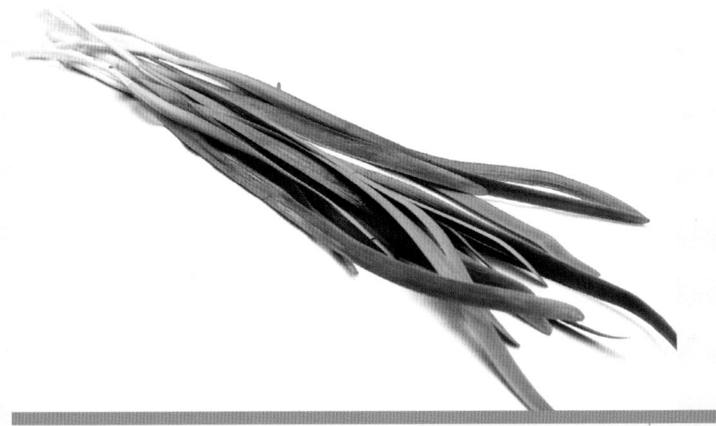

韭菜

jiucai

李杲《食物本草》

【异名】

韭（《名医别录》），草钟乳（《本草拾遗》），起阳草（《本草纲目》引侯氏《药谱》），壮阳草（《本草述》）。

【基原】

为百合科葱属植物韭菜 *Allium tuberosum* Rottl. ex Spreng. 的叶。

【性状】

高约 20 ~ 45cm。叶质软，细长而扁，长 10 ~ 27cm，宽 1.5 ~ 9mm，先端锐尖，边缘粗糙，全缘，光滑无毛，深绿色，具特殊强烈臭味。

【采收加工或制法】四季可采，鲜用。

【性味】味辛，性温。

1.《名医别录》：“味辛、酸，温，无毒。”

2.《本草经集注》：“味辛臭、微酸，温，无毒。”

3.《备急千金要方·食治篇》：“味辛、酸，温，涩，无毒。”

4.《日华子本草》：“热。”

5.《滇南本草》：“味辛、咸，性温。”

6.《本草纲目》：“生：辛，涩。熟：甘，酸。”

7.《雷公炮炙药性解》：“味辛，性温，无毒。”

8.《本草汇言》：“辛、甘、酸，气温，性涩。有毒。”

9.《本草新编》：“味辛微散，气温性急。”

10. 柴裔《食鉴本草》:"味辛，微温，涩。无毒。"

11.《医林纂要》:"甘，辛，温，微酸。"

12.《现代实用中药》:"熟者味甘酸，性温；生者味辛，涩性热。"

【归经】 入肝、肾、胃经。

1.《名医别录》:"归心。"

2.《备急千金要方·食治篇》:"归心，宜肝。"

3.《日用本草》:"归肾心。"

4.《本草纲目》:"入足厥阴经，乃肝之菜也。"

5.《雷公炮炙药性解》:"入肺、脾、肾三经。"

6.《本草汇言》:"入手少阴、足厥阴经血分。"

7.《玉楸药解》:"入足少阴肾、足厥阴肝经。"

8.《本草求真》:"专入肝、肾、肠胃。"

9.《本草撮要》:"入足厥阴经。"

【功用】

温阳补虚，行气理血，下气降逆，解毒散结，通腑利肠。适宜于腰膝酸冷，阳痿遗精，胸痹急痛，吐血唾血，衄血尿血，痔漏脱肛，反胃噎膈，痢疾便秘，跌打损伤，瘀血肿痛者食用。

1.《名医别录》:"安五脏，除胃中热。"

2.《本草拾遗》:"温中下气，补虚，调和腑脏，令人能食，益阳，止泄白脓、腹冷痛，并煮食之。叶及根生捣汁服，解药毒，疗狂狗咬人欲发者，亦杀诸蛇虺蝎恶虫毒。"

3.《日华子本草》:"下气，补虚乏，和腑脏，益阳，止泄精、尿血，暖腰膝，除心腹痼冷，胸中痹冷，痃癖气，及腹痛等食之。肥白人，中风失音，研汁服。心脾骨痛甚，生研服。蛇犬咬并恶疮，捣傅。"

4.《妇人大全良方》:"去心之滞血。"

5. 李杲《食物本草》:"安和五脏，除胸中热，下气，令人能食，利病人，可久食。又云：益阳，止泄尿血，暖腰膝，除胸腹冷痛、痃癖。"

6.《滇南本草》:"温中下气，补虚益阳，补肾兴阳，泄精，除噎散结。主治吐血、衄血、尿血。"

7.《本草纲目》:"生则辛而散血，熟则甘而补中。"

8.《本草征要》:"固精气，暖腰膝，强肾之功也；止泻痢，散逆冷，温脾之力欤！消一切瘀血，疗喉间噎气。"

9.《本草新编》:"温中下气，归心益阳，暖膝胫，和脏腑，除胸腹痃癖痼冷，止茎管白浊遗精，活血解毒。"

10. 柴裔《食鉴本草》:"下气，安五脏，除肠热，益阳事，暖腰膝，止泄，尿血，除胸腹冷痛，痃癖。散瘀血，逐停痰，治吐衄，一切血病，噎膈反胃，解诸药毒、一切饮食毒、狂犬蛇虫毒。"

11.《玉楸药解》:"秘精敛血，暖膝强腰。"

12.《医林纂要》:"韭，补肝而能泻，行血中之气，能充聚肺气，散泻瘀血，宁心，助肾，和胃，逐痰。解一切毒。韭汁，治吐血、衄血，疗反胃、噎膈。"

13.《本草求真》:"活血通滞。"

14.《随息居饮食谱》:"暖胃补肾，下气调营，主胸腹腰膝诸疼，治噎膈经产诸症，理打扑伤损，疗蛇狗虫伤。"

15.《本草撮要》:"功专温脾益胃，止泻痢而散逆冷，助肾补阳，固精气而暖腰膝，散瘀血，逐停痰。入血分而行气，治吐衄、损伤、一切血病。"

【服食方法】

炒食、凉拌、作馅、煮粥、作羹、捣汁饮等。外用：可煎汤熏洗，或热敷。

1.《食疗本草》:"冷气人，可煮，长服之。亦可作葅，空心食之，甚验。"

2.《滇南本草》:"生捣汁服，除胃脘瘀血；熟吃滑润肠胃中积，或食金、银、铜、铁、锡器于腹内，吃之立下。"

3.《本草纲目》:"韭之为菜，可生可熟，可菹可久，乃菜中最有益者也。饮生汁，主上气喘息欲绝，解肉脯毒。煮汁饮，止消渴盗汗。熏产妇血运，洗肠痔脱肛。"

【服食宜忌】 阴虚火旺及患疮疡、目疾者慎食。

1.《名医别录》:"利病人，可久食。"

2.《备急千金要方·食治篇》:"可久食，不利病人，其心腹有痼冷者，食之必加剧。黄帝云：霜韭冻不可生食，动宿饮，饮盛必吐水。五月勿食韭，损人滋味，令人乏气力。二月、三月宜食韭，大益人心。”

3.《食疗本草》：“热病后十日食之，即发困。五月多食，乏气力。冬月多食，动宿饮，吐水。不可与蜜及牛肉同食。”

4.《日华子本草》：“多食昏神暗目，酒后尤忌，不可与蜜同食。”

5.《本草衍义》：“春食则香，夏食则臭，多食则昏神。”

6.《饮食须知》：“有心腹痼冷病，食之加剧。热病后十日食之，能发困。不可与蜂蜜及牛肉同食，成癥瘕。食韭口臭，啖诸糖可解。”

7.《滇南本草》：“多食动痰、动邪火、兴阳泄精；妇人多吃生白带。同牛肉食，令人生嘈杂病，昏神、昏眼目。”

8.《本草新编》：“少用则有益于肾，多食则有损于心，蜜良杀人，不可不戒。”

9.《医林纂要》：“汁尤行瘀，合牛乳、姜汁温服，治三阳结。忌蜜。”

10.《随息居饮食谱》：“韭以肥嫩为胜，春初早韭尤佳。多食昏神，目证、疟疾、疮家、痧痘后均忌。”

【食疗方】

1. 治下痢 用叶，人以煮鲫鱼鲊，断猝下痢多验。（《本草经集注》）

2. 治胸膈噎气 韭，炸熟，以盐、醋空心吃十顿，治胸膈噎气。（《食疗本草》）

3. 治胸痹 捣汁服，治胸痹刺痛如锥，即吐出胸中恶血甚验。（《食疗本草》）

4. 治产后血晕 用韭菜切，入在一有嘴瓷瓶内，煎热醋沃之，便密缚瓶口，以瓶嘴向产妇鼻孔，令醋气透入，须先扶病人起。（《妇人大全良方》）

5. 治误吞铜钱入腹 韭菜（不拘多少）勿切，滚水炸熟，芝麻油拌服。（《滇南本草》）

6. 治痔，谷道中虫痒不止，及正发疼痛 上用韭菜不以多少，先烧热汤，以盆盛汤在内，以器具盖之，止留一窍，却以韭菜于汤内泡之，以谷道坐窍上，令汤气熏蒸，候汤温冷，却用韭菜轻轻洗疮上，数次自然可。（《奇效良方》）

7. 治赤痢，又治心痛 韭汁酒：连白韭菜一把，去梢取汁，和酒一杯温服。（《寿世青编》）

8. 治便秘 豆腐干炒韭菜：豆腐干 300g，韭菜 150g，油、精盐各适量，味精适量。豆腐干切成细丝，韭菜洗净切段，把豆腐干和韭菜段放油中，急火煸炒，加盐翻炒几下，加入味精即可出锅。[家庭医学，2004，（11）：51.]

9. 治新生儿硬肿症 韭菜水：将新鲜韭菜洗净捣烂，放少量水加热煮沸，待水温在 30℃ ~ 34℃左右，外涂在硬肿处，并配合按摩，每 2 ~ 3 小时 1 次，连用 2 ~ 4 天。[中国民间疗法，2005，13（9）：16.]

10. 治痛经 红糖韭菜汁：韭菜 250g 捣汁，加入红糖 50g，共煮片刻饮服，每天 1 次，经前连服 3 天，服后俯卧 30 分钟。一般用药 2 个月经周期治愈。[家庭医学，2006，（7）：60.]

【储藏】放阴凉处保存。

【食论】

韭菜为药食两用良材，因含有较多的纤维素和挥发性酶，能增强胃肠蠕动，减少肠道脂性物质的吸收，激活巨噬细胞，有效预防习惯性便秘、减肥及预防癌细胞转移，降低癌症复发率，故被当今人们视为具有防病保健作用的“洗肠草”。

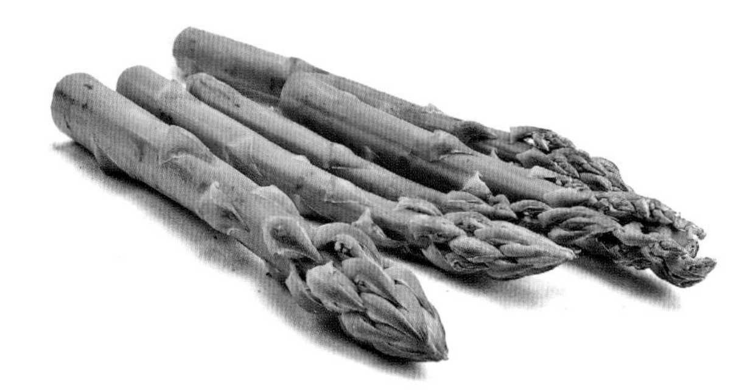

石刁柏

shidiaobai

《广西中药志》

【异名】

芦笋、龙须菜、露笋（《中国中药资源志要》），小百部、门冬薯（《中医饮食营养学》），长命菜（《中华饮食养生全书》），山文竹、细叶百部、索罗罗（《药食同用中草药及验方》），猪尾巴、狼尾巴根、蚂蚁杆（北京），药鸡豆子（东北），假天麻、假天门冬（甘肃）。

【基原】

为百合科天门冬属植物石刁柏的嫩茎。原产欧洲，我国河南、四川、福建等省地多有栽培。

【性状】

石刁柏 Asparagus officinalis L. 为多年生宿根草本植物。根由肉质贮藏根与须状吸收根组成。茎分为地下根状茎、鳞芽和地上茎三部分，春季自地下茎上抽生嫩茎，经培土软化后，可供食用。

【采收加工或制法】

春季用采笋刀和盛笋器采收，注意采割时不可损伤地下茎和鳞芽。选材以色泽鲜绿、肉质细嫩洁白者为佳。

【性味】 味甘、苦，性微温。

《中医食疗学》："性微温，味苦甘。"

【归经】 入肺、脾、胃经。

1.《中医饮食营养学》："入肺经。"

2.《中华饮食养生全书》："归脾经。"

【功用】

润肺止渴，健脾益气，解毒抗癌。适宜于肺结核，肺热咳嗽，淋巴结核，高血压，心脏病，肝炎，疳积，水肿，小便不利，银屑病，癌症，肥胖者食用。

1.《中国中药资源志要》："用于防癌治癌。"

2.《中国食疗本草》："润肺止咳，祛痰杀虫，凉血解毒，抑肿瘤。主治肺热咳嗽、疳积、肝炎、银屑病。"

3.《中医饮食营养学》："抗痨，抗癌。"

4.《中医食疗学》："健脾益气，滋阴润燥，生津解渴，抗癌解毒。"

【服食方法】

可凉拌，炒食，炖食，煮食，做汤，制成罐头、粉剂、干品、茶等。煮时温度不可过高，以免破坏芦笋中叶酸成分。芦笋有苦味，食前宜先切断，放清水中浸泡 20 分钟再用。

【服食宜忌】 糖尿病患者慎食。

【食疗方】

1. 百合芦笋汤　百合 150g，芦笋 100g，盐 3g，味精 1g。百合掰成瓣，撕去内膜；芦笋洗净切成段；将百合用精盐揉捏后洗净，加适量清水煮至七成，然后加入芦笋，用味精调味即可。具有生津止渴、滋阴润燥的作用。（《素食养生常法》）

2. 治呕吐、疮疹　将芦笋洗净、切碎，同淘净的粳米加水共煮成粥，每日早晚食用。（《饮食本草养生》）

3. 治高血压、冠心病　芦笋适量，洗净，切碎，榨汁，每日饮服 2~4 匙，长期服用。功能软化血管。

适用于高血压病、冠心病患者的辅助治疗，可防治动脉硬化。(《四季佳蔬》)

4. 治肺癌 鲜芦笋60~120g，瘦猪肉适量，水煎服。(《中国食用本草》)

5. 治小儿疹出不畅 香粳米50g，芦笋30g，先煎芦笋，去渣，后入米煮稀粥，空腹服。(《中医食疗学》)

6. 治淋巴结核 芦笋根60g，炒荞麦面15g，捣成泥膏，外敷，每日换药1次。(《中医食疗学》)

【储藏】

放阴凉通风处暂存或冰箱冷藏，也可制成罐头或干品贮藏。

【食论】

石刁柏，常通称为芦笋，其嫩茎肉质丰嫩，鲜美可口，营养丰富，被誉为世界十大名菜之一。据研究，芦笋富含组织蛋白，能抑制异常细胞的生长分化，有抗癌作用；芦笋所含天门冬酰胺有清洁肾脏的作用，可用于肾结石的辅助治疗；芦笋亦富含甘露聚糖、甾体皂苷，可用于心血管疾病的治疗。

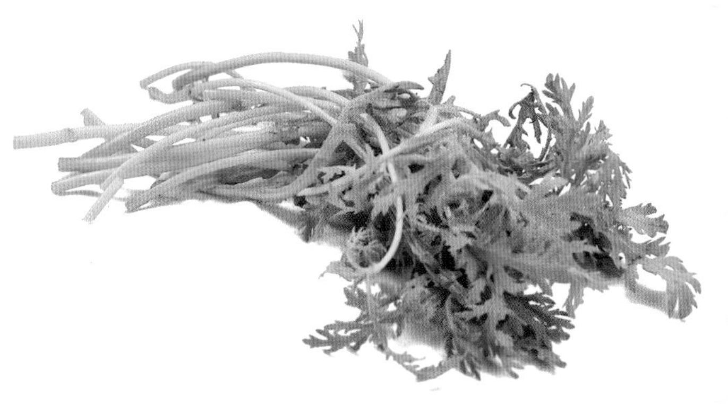

茼蒿

tonghao

《千金要方》

【异名】

同蒿（《食疗本草》），蓬蒿（《饮膳正要》），茼蒿菜(《滇南本草》),蓬蒿菜(《本草从新》),蒿菜(《得配本草》)，菊花菜（《医林纂要》），春菊（《长白山植物药志》),蒿子秆(《内蒙古植物药志》),艾菜(《食用蔬菜与野菜》)，蒿杆菜、欧茼蒿（《中国食疗本草》)。

【基原】

为菊科茼蒿属植物茼蒿 *Chrysanthemum coronarium* L. 的嫩茎叶。原产地中海地区，今我国南方普遍有栽培，北方如河北、内蒙古、宁夏等省区亦产。

【性状】

一或二年生草本植物，植高30 ~ 80cm。茎直立，柔软，肉质。中下部茎叶倒卵形至长椭圆形，长8 ~ 10cm，叶边缘有不规则大锯齿或羽状分裂；据叶的大小可分为大叶茼蒿和小叶茼蒿。花黄色或白色。

1.《救荒本草》：“处处有之，人家园圃中多种。苗高一二尺，叶类葫萝卜叶而肥大，开黄花，似菊花。”

2.《医林纂要》：“茎脆中空，春末即花，结实如苦荬子。”

【采收加工或制法】

冬、春、夏季皆可采收，洗净备用。选材以菜体清洁完整，茎壮叶肥，色泽鲜绿，无黄叶者为佳。

【性味】味辛、甘，性平。

1.《千金要方·食治篇》:"味辛，平，无毒。"

2.《饮食须知》:"味甘辛，性平。"

3.《滇南本草》:"味辛、微苦，性微寒。"

4.《本草品汇精要》:"气厚味薄，阳中之阴。"

5.《本经逢原》:"甘，温。无毒。"

6.《本草从新》:"甘，辛，凉。"

7.《得配本草》:"辛，温。"

【归经】 入心、脾、胃经。

1.《得配本草》:"入足阳明经。"

2.《本草求真》:"专入心、脾、肠、胃、肾。"

3.《宁夏中药志》(第二版):"归脾、胃经。"

【功用】

养胃安心，消痰行气。适宜于脾胃不和、消化不良，膈中臭气，心烦不安，咳嗽痰多，小便不利，便秘，疝气腹痛，肝气不舒，感冒，气管炎者食用。

1.《千金要方·食治篇》:"安心气，养脾胃，消痰饮。"

2.《饮膳正要》:"主通利肠胃，安心气，消水饮。"

3.《滇南本草》:"行肝气，止疝气疼，治偏坠气疼，利小便。"

4.《得配本草》:"通血脉，除膈中臭气。"

5.《内蒙古植物药志》:"利二便。"

6.《中国蔬菜品种志》:"有清血、养心、降压、润肺，清痰等功效。"

【服食方法】

可凉拌，炒食，涮食，汆汤，做馅，制作饮料等。

1.《遵生八笺》:"采嫩头，二三月中方盛，取来洗净，加盐少腌，和粉作饼，油炸，香美可食。"

2.《随息居饮食谱》:"荤素咸宜，大叶者胜。"

3.《素食说略》:"以水瀹过，香油、盐、醋拌食，甚佳。以香油炒食，亦鲜美。"

【服食宜忌】 脾胃虚寒者不宜多食。

1.《食疗本草》:"动风气，熏人心，令人气满，不可多食。"

2.《得配本草》:"泄泻者禁用。"

【食疗方】

1. 治高血压性头昏脑胀 鲜茼蒿菜一把，洗、切、捣烂、取汁，每次服1酒杯，温开水和服，一日2次。(《中国药膳大宝典》第三版)

2. 治感冒、气管炎 茼蒿20g，蔊菜10g，桔梗5g，煎汤服。(《中国食疗本草》)

3. 治脾胃不和、食少纳呆 鲜茼蒿菜250g，去杂、洗净，入沸水焯过，切细，加适量麻油、食盐、味精等拌匀，佐餐食用。(《四季佳蔬》)

4. 治烦热头晕、睡眠不安 鲜茼蒿100g，菊花嫩苗100g，同煎，分2次饮服，功能清热明目。(《四季佳蔬》)

5. 治咳嗽痰多 鲜茼蒿菜3两，用水煎，去残渣，加冰糖适量，待融化后，分两次饮用，至好为止。(《民间良方》)

6. 治口臭、便秘 茼蒿250g，每天煮食。[林蒲田.佳蔬良药话茼蒿.农业考古，2006,(1):169-171.]

【储藏】 用保鲜膜密封后，置于冰箱冷藏保鲜。

【食论】

茼蒿，蕴蒿之清气，含菊之甘香，花形如菊，故有"菊花菜"之美誉。清代《授时通考》载其"甘脆滑腻"。茼蒿不仅味美宜人，且营养丰富，含有蛋白质、脂肪、粗纤维素、胡萝卜素及钾、钙、磷、铁等，其中尤以钾的含量为高，故常食有利于人体钠的排除，调节钠钾比例，从而有利于降低血压、保护心脏、预防中风等；茼蒿还含有胆碱和挥发性精油等物质，可促进胃肠蠕动，有利于营养物质吸收，加之富含铁剂，故为补血佳蔬，因而贫血者宜食。另有研究报道称，由茼蒿所制成的食品、饮料及药物有抑制肿瘤转移和生长的作用。

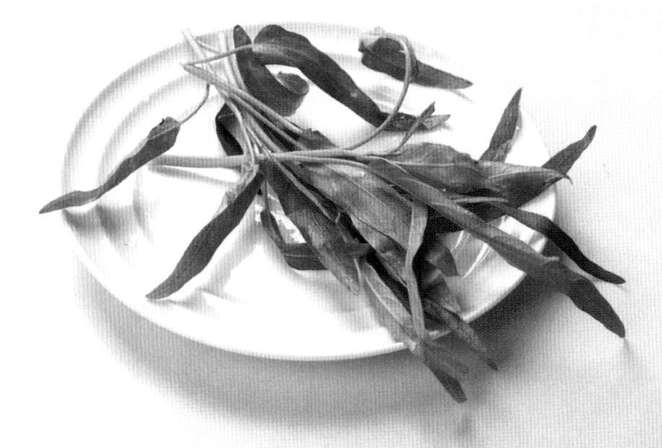

蕹菜
wengcai
《本草拾遗》

【异名】

雍菜(《食疗本草》),无心菜(《医林纂要探源》),小蕹菜、过塘蛇(《本草求原》),空心菜(《食疗野菜与蔬菜》),藤藤菜(成都、江苏),钢管菜、腾腾菜(四川),竹叶菜(湖北),猪菜、耳朵菜(湖南),筒菜(贵州),通菜(广东),过河菜(隆昌)。

【基原】

为旋花科番薯属植物蕹菜 *Ipomoea aquatica* Forsk. 的嫩茎叶。多生于水湿处。我国南方各省多有种植,如湖南、湖北、四川等;北方较少。

【性状】

蕹菜为一年或多年生蔓性草本,高约30~60cm。茎近圆柱状,匍匐生长,节上生根。叶呈长三角状或长卵形,绿色。花白色。

1. 李杲《食物本草》:"蔓生,花白,摘其苗以土壅之即活。"

2.《本草纲目》:"性宜湿地,畏霜雪。"

3.《本经逢原》:"蕹菜干柔如蔓而中空,以之横地节节生根,南方之奇蔬也。"

【采收加工或制法】夏、秋季可采收鲜嫩茎叶食用。

【性味】性寒、滑,味甘。无毒。

1.《南方草木状》:"性冷,味甘。"

2.《食疗本草》:"甘,平,无毒。"

3.《医林纂要探源》:"甘,咸,寒,滑。"

4.《本草求原》:"淡,寒。"

【归经】入心、肝、肾经。

【功用】

解毒,利水,补血,下胎。适宜于虫子咬伤,痈疮肿毒,水肿,热淋,心血不足,难产者食用。

1.《本草拾遗》:"主解野葛毒,煮食之,亦生捣服之。"

2.《医林纂要探源》:"解虫毒及砒石毒,补心血,行水。"

3.《本草求原》:"利水。"

【服食方法】炒菜,做汤,凉拌,做菜包等。

《本草纲目》:"须同猪肉煮,令肉色紫乃佳。"

【服食宜忌】脾虚易泄泻者慎食;孕妇忌食。

《饮食须知》:"难产妇人宜食。"

【食疗方】

1. 治难产 捣汁和酒服。(柴裔《食鉴本草》)

2. 治狂犬伤 蕹菜捣汁,取汁饮用。(《本草求原》)

3. 敷皮肤热毒,背痈大疮,蛇伤,坐板 蕹菜捣汁,取汁涂用。(《本草求原》)

【储藏】放于冰箱冷藏或置于阴凉、干燥、通风处。

姚可成《食物本草》:"九月藏入土窖中,三四月取出,壅以粪土,即节节生芽,一本可成一畦也。"

【食论】

蕹菜,性味甘寒,可清热解毒,治痈疮肿毒效好,又因性滑,可治妇人难产。蕹菜可以解野葛之毒,如据《本草拾遗》记载:张司空云魏武帝啖野葛至一尺,应是先食此菜也。

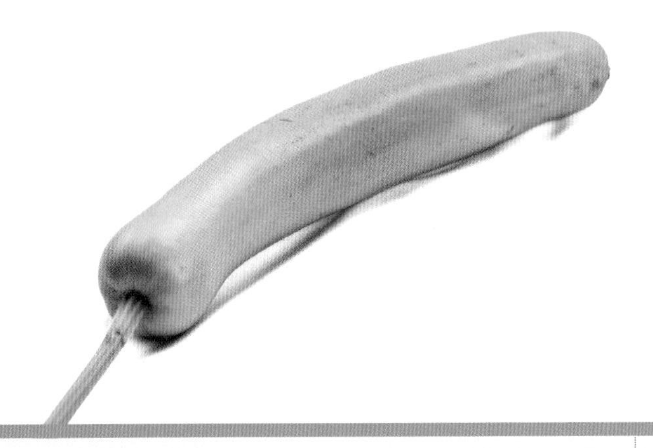

壶卢
hulu

《宝庆本草折衷》

【异名】

甜瓠(《备急千金要方·食治篇》),葫芦(李杲《食物本草》),瓠芦(《玉楸药解》,蒲芦(《随息居饮食谱》)。

【基原】

为葫芦科葫芦属植物葫芦 *Lagenaria siceraria* (Molina)Standl. 和瓠瓜 *Lagenaria siceraria* (Molina) Standl. var. *depressa*(Ser.)Hara 的果实。

【性状】

呈扁圆球形、梨形、葫芦形或哑铃状,表皮光滑,幼时略柔软,淡绿色,熟后外皮变硬,变白色至带黄色。

1.《日用本草》:"夏秋间熟,形圆而扁。别有一种细腰者不可食。"

2.《冯氏锦囊秘录》:"瓠匏,长大如冬瓜者名瓠,圆矮似西瓜者名匏,腰细头锐者名葫芦,柄直底圆者名瓢子,为菜。"

【采收加工或制法】

秋季采摘已成熟但外皮尚未木质化的果实,去皮用。

【性味】味甘、淡,性平,无毒。

1.《备急千金要方·食治篇》:"味甘,平,滑,无毒。"

2.《新修本草》:"味甘冷,无毒。"

3.《绍兴本草》:"味甘,微寒无毒。"

4. 李杲《食物本草》:"味甘,平。无毒。"

5.《日用本草》:"味甘、微苦。无毒。"

6.《滇南本草》:"味甘、淡,性寒。阴也。"

7.《本草蒙筌》:"味甜者性冷,无毒。"

8.《本草纲目》:"甘,平,滑,无毒。"

9.《随息居饮食谱》:"甘凉。"

【归经】入肺、脾、肾经。

1.《玉楸药解》:"入手太阴肺、足太阳膀胱经。"

2.《本草求真》:"专入心、胃、大小肠,兼入肺。"

3.《本草撮要》:"入手太阴、足阳明经。"

【功用】

消肿退黄,利水通淋,清热除烦。适宜于黄疸水肿,淋病腹胀,烦热消渴,痔漏下血,带下赤白者使用。

1.《本草经集注》:"利水道。"

2.《备急千金要方·食治篇》:"主消渴、恶疮,鼻、口中肉烂痛。"

3.《新修本草》:"通利水道,止渴,消热。"

4. 李杲《食物本草》:"主消水肿,益气。"

5.《日用本草》:"利水道,消肿胀。"

6.《滇南本草》:"解热、除烦、润肺、通淋、利小便。"

7.《玉楸药解》:"清金利水,治心肺烦热,溲溺淋涩,胀满黄肿之证。"

8.《随息居饮食谱》:"清热,行水通肠。治五淋,消肿胀。"

【服食方法】可煨汤，炒食等。

1.《冯氏锦囊秘录》："滴汁鼻内，即来黄水，尤退急黄。"

2.《玉楸药解》："鲜者作羹。"

【服食宜忌】脾胃虚寒者慎食。

1.《本草经集注》："夏月食之。"

2.《备急千金要方·食治篇》："扁鹊云：患脚气虚胀者，不得食之，其患永不除。"

3.《新修本草》："多食令人吐。"

4.《滇南本草》："多食令人吐利脚痛。"

【食疗方】

1. 治水肿　葫芦虫笋汤：葫芦 60g，虫笋 30g，煎汤代茶饮，适用于水肿、小便不利。(《中医食疗学》)

2. 治高血压　鲜葫芦汁：鲜葫芦捣烂绞汁，调蜂蜜，每次半杯，每日 2 次，连服数周，适用于高血压、黄疸型肝炎、尿路结石、热病口渴等。(《中医食疗学》)

3. 治糖尿病　葫芦饮：干葫芦瓢 1 个，矮竹一把。每日 1 剂，砂锅煎服。功能清热利湿，止渴降糖。2 ~ 3 次见效。[中国民间疗法，2003，11（11）：62.]

【储藏】阴凉通风处保存。

【食论】

壶卢有甜壶卢和苦壶卢之分，二者外形相似，自古有甜者入菜，苦者入药之说。现代研究认为：苦葫芦含有苦葫芦素、葫芦甙 B 等有毒物质，加热不易被破坏，误食之后，轻者可出现口干、头昏、恶心、乏力、嗜睡等症状，重者会出现呕吐、腹绞痛、腹泻和便带脓血等症状，甚至导致死亡。因此食用以甜壶卢为主。

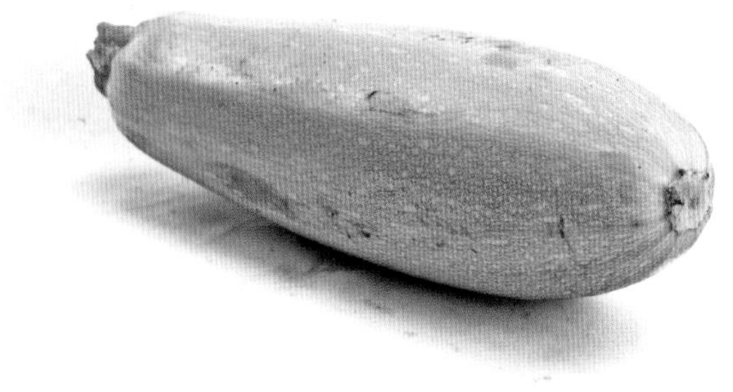

西葫芦

xihulu

《中国蔬菜品种志》

【异名】

搅瓜(《内蒙古食疗药》)，美洲南瓜、夏南瓜(《中国食疗本草》)，笋瓜(《中国饮食营养第一书》)，角瓜(《食用蔬菜与野菜》)。

【基原】

为葫芦科南瓜属植物西葫芦 *Cucurbita pepo* L. 的果实。我国主要分布于东北、华北、西北各省区。

【性状】

果实呈长圆柱形或椭圆形，嫩瓜表皮多为白色、淡绿、金黄或墨绿色，老瓜多呈白色、黄绿色或橘红色。种子 300~400 粒，长卵形，白色或淡黄色。

【采收加工或制法】

春季或秋季播种，约 50 天后即可采收果实。选购时以表皮完整无损、色泽光鲜、果肉较多者为佳。

【性味】味甘、淡，性凉。

《中国食疗本草》："甘、淡，平。"

【归经】入肺、肾、膀胱经。

【功用】

清热利尿，润肺止咳，消肿散结。适宜于烦躁不寐，肺燥咳嗽，热淋，水肿，肾炎，热性便秘，肝硬化腹水，皮肤粗糙干燥者食用。

1.《中国食疗本草》："止咳平喘、疏肝、利尿、驱虫。"

2.《四季佳蔬》："主治脾胃虚弱、积滞、咳嗽多痰、消渴、浮肿等。"

【服食方法】

可配以鸡蛋、西红柿、肉类等炒食，亦可做汤、做馅、煮粥等。烹调时不宜煮太烂，以免损失营养成分。

【服食宜忌】不宜生食；夜盲患者宜食。

【食疗方】

1. 炒双西　西葫芦 250g，西红柿 2 个，葱姜末适量，精盐少许。炒食。(《食物食疗与偏方》)

2. 治传染性肝炎　西葫芦（干菜）30g，羌藕 60g，五味子 10g，煎汤服。(《中国食疗本草》)

3. 治胃及十二指肠　溃疡西葫芦粥：西葫芦 300g，洗净，去皮、瓤、子，切成小块与淘净的粳米 150g 同煮成粥。功能补中益气，健脾养胃。(《四季佳蔬》)

4. 油焖西葫芦　西葫芦（切条）500g，葱、蒜各 15g，南酒 5g，清汤 10g，湿淀粉 10g，香油 5g，味精 2g，精盐 6g，花生油 500g（约耗 40g）。先将炒勺置火上，加花生油烧至四成热，放入西葫芦条，过油 2 分钟，取出沥油。炒勺内留底油 20g，六成热时，煸葱、蒜末，烹南酒、清汤，加入盐及西葫芦条焖 2 分钟，加入味精、湿淀粉拌匀，淋香油，装盘即成。可清热利尿，润肺止咳，适宜于水肿腹胀、疮毒以及肾炎患者食用。(《食物食疗与偏方》)

5. 治支气管炎　西葫芦 300g，大枣 10 枚，鲜姜 10g，用慢火熬汤食用。(《中国食疗本草》)

【储藏】宜放于阴凉、通风处暂存或冰箱冷藏。

【食论】

西葫芦原产北美洲南部，19 世纪中叶传入我国。据研究，西葫芦中含有一种干扰素诱生剂，可刺激机体产生干扰素，提高免疫力，增强抗病毒和抗癌能力；西葫芦可促进人体胰岛素的分泌，糖尿病患者食之有益；西葫芦富含水分，有润泽肌肤、美容驻颜之效。另外，西葫芦种子亦可制作成干香食品来食用。

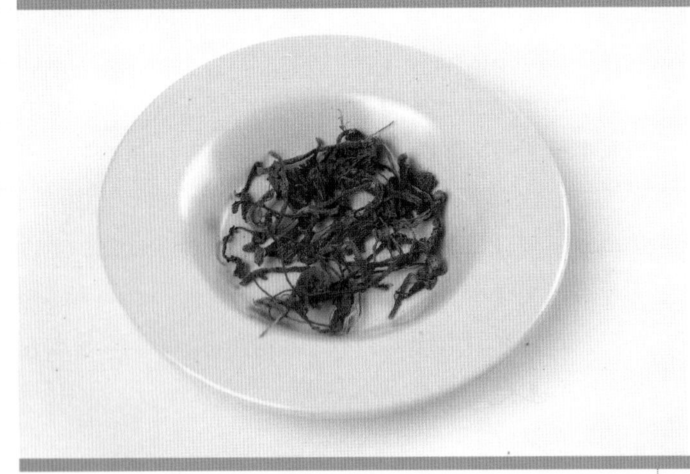

马齿苋

machixian

《蜀本草》

【异名】

马苋（《蜀本草》），马齿草（《雷公炮炙论》），五方草、长命菜、九头狮子草（《本草纲目》），马踏菜（《本草易读》），安乐草、安乐菜、酱瓣豆（柴裔《食鉴本草》），酸苋、九头狮（《医林纂要》），酱瓣头草、地马菜、马子菜（《江苏省植物药材志》）。

【基原】

为马齿苋科马齿苋属植物马齿苋 *Portulaca oleracea* L. 的地上部分。全国各地均产。

【性状】

全株肉质无毛。茎通常平卧或斜倚，伏地铺散，多分枝，圆柱形，紫红色至褐绿色。叶互生，有时近对生，叶片扁平，肥厚，倒卵形，似马齿状，长1~3cm，宽0.6~1.5cm，顶端圆钝或平截，有时微凹，基部楔形，全缘，上面暗绿色，下面淡绿色或带暗红色，中脉微隆起；叶柄粗短。花无梗，直径4~5mm，常3~5朵簇生枝端，夏季开花。

《雷公炮炙论》："凡使，勿用叶大者，不是马齿草，亦无水银。"

【采收加工或制法】夏、秋两季当茎叶茂盛时采收。

《蜀本草》："其茎无效，不入药用。"

【性味】味酸，性寒。

1.《新修本草》："味辛，寒，无毒。"

2.《蜀本草》引陶隐居云："可食，小酸。"

3.《蜀本草》："味酸，寒，无毒。"

4.《本草衍义》："性寒滑。"

5.《滇南本草》："味酸、咸，性微温。"

6.《神农本草经疏》："辛寒滑利。"

7.《生草药性备要》："味甜，性平。"

8.柴裔《食鉴本草》："味酸，寒，性滑。"

【归经】入大肠、肝经。

1.《滇南本草》："入胃。"

2.《得配本草》："入手太阳、阳明经。"

3.《本草撮要》："入手阳明、足厥阴经。"

【功用】

清热解毒，凉血止血。适宜于泄泻痢疾，痈肿恶疮，湿疹丹毒，蛇虫咬伤，便血痔血，崩漏带下者食用。

1.《新修本草》："主诸肿瘘、疣目，捣揩之；饮汁，主反胃，诸淋，金疮，血流，破血，癥癖，小儿尤良。用汁洗紧唇、面疱、马汁射工毒，涂之差。"

2.《食疗本草》："延年益寿，明目。"

3.《本草拾遗》："破痃癖，止消渴，又主马恶疮虫。"

4.《蜀本草》："主诸肿瘘疣目，尸脚，阴肿，胃反，诸淋，金疮内流，破血癖，癥瘕；汁洗去紧唇，而疱，解射工、马汗毒。宜小儿食之。"

5.《滇南本草》："益气，清暑热，宽中下气，润肠，消积滞，杀虫。疗痔疮红肿疼痛。能催生下胎。叶捣汁服，能解铅毒。"

6.《本草蒙筌》："疮科尤善。杖疮敷散血，疗疮敷出根。痈疮、疸疮、风结疮，悉用敷愈；马咬、马汗、射工毒，并取涂瘥。”

7.《本草纲目》:“散血消肿,利肠滑胎,解毒通淋,治产后虚汗。”

8.《本草易读》:“散瘀消肿,利肠滑胎,解毒通淋,祛风杀虫。止诸痢赤白,破血癖癥瘕。一切恶疮皆疗,诸般丹毒悉医。”

9.《生草药性备要》:“治红痢疾,消热毒,洗痔疮、疳疔。”

10. 柴裔《食鉴本草》：“目盲白翳，利大小便，止赤白下，去寒热，杀诸虫，止渴，破癥结，痈疮，服之长年不老。”

11.《医林纂要》：“去瘀，杀虫，治痢，治淋，杀疳，滑胎，治瘀丹。”

12.《得配本草》：“散血解毒，去风杀虫。利大便，退寒热，治疳痢，疗虚汗。”

【服食方法】

可炒食，或调入佐料凉拌，或做馅，或煮粥，或捣汁服,还可用开水烫过,晒干贮存以作冬菜备用。

《本草蒙筌》：“感多阴气，倘生食，捣蒜先拌制过佳。”

【服食宜忌】 凡脾胃虚寒者、孕妇勿食;忌与鳖同食。

1.《蜀本草》：“宜小儿食之。”

2.《神农本草经疏》：“凡脾胃虚寒肠滑作泄者，勿用煎饵。”

3.《医林纂要》：“忌鳖。”

4.《得配本草》:“脾胃不实,血虚气浮者,禁用。”

【食疗方】

1. 治湿癣，白秃 取马齿苋膏涂之。若烧灰傅之，亦良。作膏主三十六种风,可取马齿一硕,水可二硕,蜡三两，煎之成膏。亦治疳痢，一切风，敷杖疮良。(《食疗本草》)

2. 止痢，治腹痛 可细切煮粥,止痢,治腹痛。(《食疗本草》)

3. 腹中白虫 马齿苋水煮一碗，和盐醋空腹食之。少顷白虫尽出也。(《食疗本草》)

4. 治多年恶疮 用马齿苋捣烂，敷两三遍即瘥。(《滇南本草》)

5. 治小儿丹毒 用马齿苋捣汁饮，渣涂之。(《滇南本草》)

6. 治脚气水肿 脚气水肿，头面俱肿，心腹满，小便不利,以马齿苋一握和少粳米酱汁煮食之。(《古今医统大全》)

7. 治产后虚汗 取汁服,干者亦可。(《本草易读》)

8. 治产后血痢 腹痛便癃，取汁入蜜合，水煎服。(《本草易读》)

9. 治肛门肿痛 捣煎熏洗。(《本草易读》)

10. 治赤白带下 马齿苋取汁，鸡子白二枚，先温令热，乃下苋汁，微温顿饮之。不止再作。(《本草易读》)

11. 治风牙肿痛 嚼汁渍之，即日消肿。(《本草易读》)

12. 治疔肿 烧灰存性，和陈醋滓，先灸疔肿处，后封之，其根即出。(柴裔《食鉴本草》)

13. 治喉肿 凡腮颊偏肿，咽喉肿痛，痰涎壅塞，滴水不能下咽者。用马齿苋二斤，不见水，捣入白面八两，陈醋一两，和匀敷肿处。(《验方新编》)

14. 治阑尾炎 马齿苋汁：生马齿苋一握，绞汁30ml，加至凉开水100ml，加适量白糖，每日3次，内服。[医学信息，2005,(10):16.]

15. 治肠炎 马齿苋炒蒜头：新鲜的马齿苋150 ~ 200g，大蒜头2个。做法：先把马齿苋清洗后放进沸水中氽一下，然后沥干水，切成小段。再将蒜头拍成蒜泥，油锅烧热，放入马齿苋和蒜头翻炒,放盐少许,炒熟即可。现炒现吃,不宜隔夜。[家庭医药，2007,(1):68.]

16. 治顽固性脚癣 马矾液：先取适量的白矾置于锅内加热，使之去除水分成为枯矾，研成细末。再取适量的马齿苋（干品或鲜品均可）放入锅内加热，开锅20分钟后，将马齿苋过滤出来，留下液体备用，然后将白矾放入备用液中溶解，将脚浸入其中浸泡30分钟，擦干后再在患处外敷已经制好的枯矾粉末。每日1次即可,大约5 ~ 7天痊愈。[中

国民间疗法，2009，17（7）：20.]

【储藏】干品置通风干燥处，防潮。

【食论】

马齿苋为药食两用食材，其茎叶作蔬菜食用。《本草拾遗》载其“止消渴”，民间也将本品用于消渴病（糖尿病）的治疗。现代研究发现，马齿苋中含有较高浓度的去甲肾上腺素和能转化去甲肾上腺素的前体——二羟基苯乙胺，而去甲肾上腺素能促进胰岛素分泌，调节人体内糖代谢过程，即降低血糖浓度，保持血糖的恒定。

附：马齿苋子

1.《古今医统大全》：“子明目，主青盲白翳，杵为末，每一匙煮葱豉粥，和搅食之。”
2.《本草撮要》：“子治青盲及目中出泪出脓。”

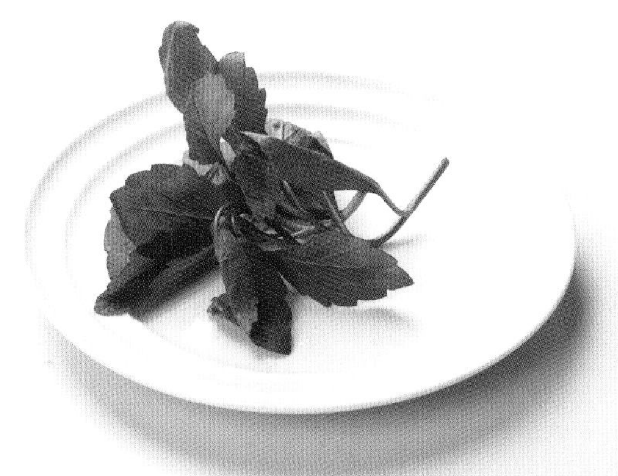

马兰

malan

《本草拾遗》

【异名】

紫菊（《本草拾遗》），马兰草、阶前菊（《履巉岩本草》），鸡儿肠（《救荒本草》），马兰头（《遵生八笺》），马兰菊（《医林纂要》），田边菊、蓑衣莲（《云南中药资源名录》），红马兰、马兰青、蓝野菊花（《浙江民间常用草药》），螃蜞头草、红梗菜（《上海常用中草药》）。

【基原】

为菊科马兰属植物马兰 *Kalimeris indica*（L.）Sch.-Bep. 的嫩茎叶。我国南北各地皆有野生或栽培，尤以江苏、安徽、上海、浙江等省地为多。

【性状】

茎呈细长圆柱形，叶互生，呈倒卵形、椭圆形或披针表，被短毛。花淡紫色，似菊花。多见于田野、路边等处。

《救荒本草》：“苗高一二尺，茎黑紫色，叶似薄荷叶微小，边有稀锯齿，又似六月菊，稍间开细瓣淡粉紫花，黄心。”

【采收加工或制法】

3~4 月采摘嫩茎叶，洗净，鲜用或晒干备用。购买时以叶体较大、色泽鲜绿、气味清香者为佳。

【性味】味辛，性凉。

1.《本草拾遗》：“味辛，平，无毒。”
2.《饮食须知》：“味辛，性微温。”
3.《救荒本草》：“味微辣。”
4.《救荒本草》：“甘，苦，温。”
5.《随息居饮食谱》：“甘、辛，凉。”

【归经】入肺、胃、肝、肾、大肠经。

1.《本草纲目》:"入阳明血分。"

2.《玉楸药解》:"入手太阴肺、足厥阴肝经。"

3.《医林纂要》:"色黑能入肾。"

4.《内蒙古食疗药》:"入肺、肝、肾三经。"

【功用】

清热利湿,解毒消肿,凉血止血。适宜于感冒咳嗽,咽喉肿痛,痔疮淋浊,黄疸水肿,吐血衄血,血痢崩漏,创伤出血,丹毒蛇伤,小儿疳积者食用。

1.《日华子本草》:"主破宿血,养新血,合金疮,断血痢、蛊毒,解酒疸,止鼻衄吐血及诸菌毒。生捣傅蛇咬。"

2.《本草纲目》:"主诸疟及腹中急痛,痔疮。"

3.《玉楸药解》:"调营养血,破旧生新。"

4.《本草从新》:"治鼻衄,痔疮。"

5.《医林纂要》:"补肾命,除寒湿,暖子宫。"

6.《随息居饮食谱》:"清血热,析酲解毒,疗痔杀虫。"

7.《云南中药资源名录》:"清热解表,健脾消食,止咳,利小便,利湿,凉血。治吐血、衄血、血痢、创伤出血、疟疾、黄疸、水肿、淋浊、咽痛、痔疮、痈肿、丹毒、蛇咬伤。"

【服食方法】

凉拌、炒食、做馅、煮汤或煎水代茶饮。食前需经沸水焯过,再用凉水清洗数遍,以去除苦涩之味。

1.《饮食须知》:"腌藏作茹甚良。"

2.《野菜博录》:"采叶炸熟,换水淘去辣味,油盐调食。"

3.《随息居饮食谱》:"嫩者可茹,可菹可馅。蔬中佳品,诸病可餐。"

4.《养小录》:"可熟,可齑,可焯,可生晒藏用。"

【服食宜忌】脾虚而便溏者、孕妇慎食。

【食疗方】

1. 治喉痹肿痛　以马兰根叶捣汁,入米醋滴鼻孔或灌喉中,取痰自开。(《本经逢原》)

2. 治水肿溺涩　马兰一握,黑豆、小麦各一撮,酒水煎服效。(《本经逢原》)

3. 治结膜炎　糖拌马兰头:马兰头 100g,白糖 10g。将马兰头洗净切片,以热开水烫一下捞出,再加白糖拌食,每日 2 次,连服 7 日。[蔡姮婧 . 清热解毒良药马兰头验方 . 家庭医学,2005,(4):59.]

4. 治流感　马兰银花茶:鲜马兰头 20g,金银花 5g,甘草 5g。煎水代茶饮,每日 1 剂,连饮 5 日。[蔡姮婧 . 清热解毒良药马兰头验方 . 家庭医学,2005,(4):59.]

5. 治乙型肝炎　马兰鼠曲汤:马兰 15g,鼠曲草 30g,歪头菜 15g。每日 1 剂,水煎,早晚分两次服,15 日为 1 疗程。[杜照全 . 马兰鼠曲汤治疗乙肝 64 例 . 河南中医药学刊,1996,11(5):30-31.]

6. 治阴虚咳嗽　马兰豆腐:马兰 250g,入沸水锅中焯透,捞出,用清水冲净,切碎装盘,豆腐 100g,入沸水锅汆一下,捞出切丁,放在马兰上,撒上精盐,淋上麻油,点入味精,即可食用。[黄敏 . 菜药兼用型植物——马兰 . 中国食物与营养,2004,(8):46-47.]

7. 治眼花夜盲　马兰肝:马兰 250g,洗净、烫过、切段,猪肝(或羊肝、鸡肝)100g,洗净,切片,锅中加素油烧至七成熟,加入肝片、料酒、姜末,翻炒几下,加盖闷 3 分钟,加入马兰、适量素汤、精盐、白糖,烧至肝熟,点入味精,即可起锅装盘食用。[黄敏 . 菜药兼用型植物——马兰 . 中国食物与营养,2004,(8):46-47.]

【储藏】

宜用保鲜袋密封,放阴凉、干燥处保存,或冰箱冷藏。

【食论】

马兰是一种分布很广的药食两用的野蔬,房前屋后、沟旁溪边均可生长。现代研究发现,马兰富含维生素 E、胡萝卜素、微量元素硒和钾,故其食用价值已从早先的"济荒",逐渐演变为当今的保健菜肴,开始应用于动脉硬化和高血压病的预防,甚至癌症的预防。

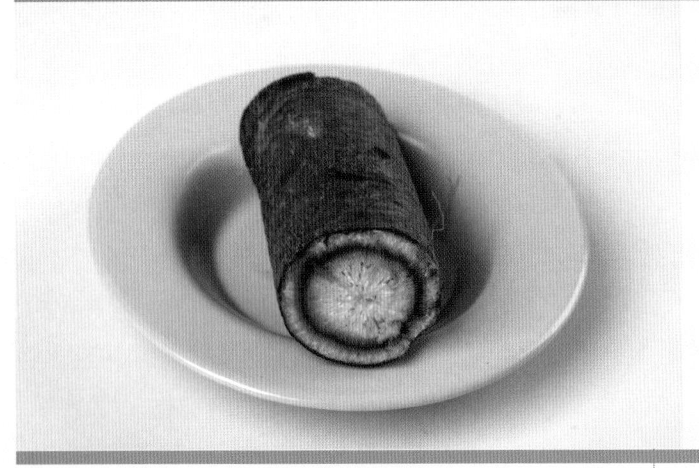

牛蒡

niubang

《名医别录》

【异名】

鼠粘草、恶实根（《名医别录》），牛菜（《本草衍义》），蒡翁菜、便牵牛、蝙蝠刺、大力子、夜叉头（《本草纲目》）。

【基原】

为菊科牛蒡属植物牛蒡 *Arctium lappa* L. 的根。我国南北各地均有分布，现多栽培。

【性状】

牛蒡为二年生草本。根肉质，直立而粗壮，圆柱形，外皮粗糙，呈黑褐色，肉为黄白色。植高 1 ~ 2m。茎直立，带紫色，上部多分枝。基叶丛生，茎叶互生，叶广卵形或心形。花冠呈管状，淡红色。多生于山野、田边、沟旁。

《救荒本草》："根长尺余，粗如拇指，其色灰黪。"

【采收加工或制法】

秋季采挖根茎，去除杂质，洗净备用。

【性味】 味苦，性寒。

1.《药性论》："味甘，无毒。

2.《得配本草》："甘，平。"

3.《医林纂要》："苦，寒。"

【归经】 入肺、肝经。

1.《得配本草》："入手太阴经。"

2.《内蒙古食疗药》："入心、肝、肺三经。"

【功用】

清热解毒，祛风止咳。适宜于伤寒，中风，痃疾，咳嗽，牙痛，瘢瘕，消渴，食积，燥热心烦，风毒疮痈，四肢无力，甲状腺肿大者使用。

1.《名医别录》："疗伤寒寒热汗出，中风面肿，消渴热中，逐水。久服轻身耐老。"

2.《新修本草》："主牙齿痛，劳疟，脚缓弱，风毒痈疽，咳嗽伤肺，肺壅，疝瘕，积血，主诸风，癥瘕，冷气。"

3.《药性论》："主面目烦闷，四肢不健，通十二经脉，洗五脏恶气。可常作菜食，令人身轻。"

4.《食疗本草》："皮毛间习习如虫行，煮根汁浴，夏浴慎风。切根如豆，拌面作饭食，消胀壅。"

5.《本草拾遗》："浸酒去风，又主恶疮。"

6.《本草易读》："疗一切痈疽，恶疮、杖疮，金疮、反花，治诸般风疾，中风、劳风、热风。"

7.《医林纂要》："可敷疮肿。"

【服食方法】

可凉拌、炸、蒸、炖、煮汤、炒食、做馅、熬粥，制作脯、酱、腌菜、饮料、茶、酒等。

1.《本草拾遗》："蒸，曝干，不尔令人欲吐。"

2.《履巉岩本草》："根作脯，食之良。"

3.《野菜博录》："取根煮食。"

【服食宜忌】 脾胃虚寒者慎食。

【食疗方】

1. 治热攻心烦躁恍惚　牛蒡根，捣汁一升，食后分为三服。（《食医心鉴》）

2. 治热毒牙痛　牛蒡根一斤捣汁，入盐花一钱，

银器中熬成膏。每用涂齿龈下，重者不过三度瘥。(《本草纲目》引《太平圣惠方》)

3. 治痰多，咽膈不利 牛蒡根微炒，同入荆芥穗各一两，甘草炙半两，并为末。食后、夜卧，汤点二钱服。(《本草衍义》)

4. 治妇人月水滞涩不通，结成癥块，腹胁胀大欲死 用牛蒡子根二斤，细锉，蒸三遍，用生绢袋盛，以酒二斗，浸五日，每于食前，暖一小盏服之。(《普济方集要》)

5. 治中风 牛蒡根、猪脂捣敷，又捣汁饮，可治中风。(《医林纂要》)

6. 牛蒡粥 牛蒡根洗净，去皮切丝；米洗净，水适量共煲粥，可加入盐、胡椒粉、香油。具有宣肺清热、利咽散结之功效。[张瑜.佳蔬良药话牛蒡.药膳食疗，2003,(4)：44.]

7. 治地方性甲状腺肿(瘿瘤) 牛蒡根 500g 水煎，分 3 次服。或炼蜜为丸，丸重 15g，1 日 3 次，每次 1 丸食用。[白满英.牛蒡的营养与药用价值.东方食疗与保健，2007,(10)：8.]

【储藏】

将牛蒡根去尖，洗净，晾干，放入保鲜袋内并密封，置于阴凉处或冰箱冷藏。有条件者可选一地势较高、阴凉、干燥的地块，将牛蒡根埋入沙土中，并用塑料膜覆盖，保持一定湿度，可贮藏数月。

【食论】

牛蒡，原名恶实，为《别录》中品，原产我国，故我国人民食用牛蒡可谓由来已久，如南宋林洪在其《山家清供》中有制作牛蒡脯的记载："孟冬后，采根洗净，去皮煮，毋令失之过。捶扁压干，以盐、酱、茴、萝、姜、椒、熟油诸料研，悒一两宿，焙干。食之如肉脯之味。"其实，牛蒡一身皆是宝，不仅根可食用，茎叶亦可炒食或做汤；而其种子，即中药牛蒡子，又名大力子，具有疏散风热、解毒透疹、利咽消肿的作用。牛蒡根不仅肉质细嫩香脆，且极富营养，据现代营养分析表明，牛蒡根富含蛋白质、菊糖、维生素、胡萝卜素及钙、磷、铁等微量元素，尤其膳食纤维含量较多，可有效改善便秘状况，也是减肥良蔬之一。

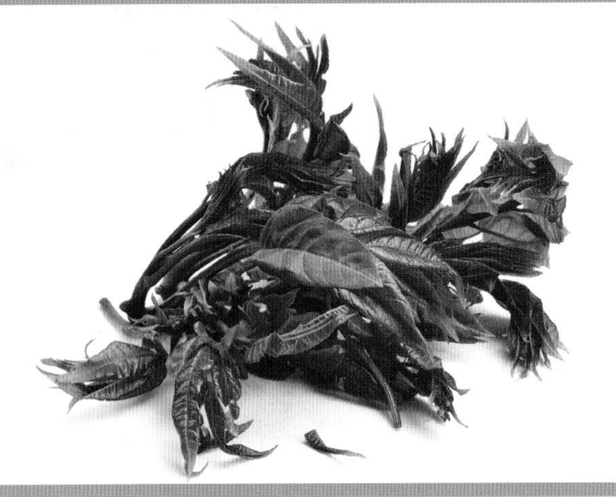

香椿
xiangchun

《新修本草》

【异名】

椿木叶（《新修本草》），猪椿、椿芽（《食疗本草》），香椿苗（《饮食须知》），香椿头（《常见药用食物》），毛椿、红椿、香椿菜（《中国食用本草》）。

【基原】

为楝科香椿属落叶乔木香椿树 *Toona sinensis* (A. Juss.) Roem. 的幼嫩芽、嫩叶。多生长于水边、庭院等处。我国华北、华东、华中、西南地区多见。

【性状】

香椿为落叶乔木，高可达 25m 左右。树干挺直，树皮褐色。叶互生，叶背红棕色，稍有蜡质。花白色，有香味。

【采收加工或制法】

在每年春季谷雨前后可进行采摘，以 3cm 左右的嫩芽叶为佳，此后每隔 15 天左右可再次进行采摘。选材以色泽鲜绿或紫红、有芳香味、无虫蛀者为佳。

【性味】味苦、辛，性温。

1.《新修本草》："味苦，有毒。"

2.《饮食须知》："味甘辛，性平。"

3.《本草汇言》："味甘气温，性涩，有毒。"

4.《随息居饮食谱》："甘辛温。"

5. 柴裔《食鉴本草》："味苦，温。有小毒。"

【归经】入胃、大肠、肾经。

1.《中华饮食养生全书》："归肝、胃、肾经。"

2.《老中医话说食疗养生》："入胃、大肠二经。"

【功用】

开胃理气，解毒疗疮。适宜于食欲不振，疮疥，风疽，遗精，女子崩漏、带下，便血，痔疮，痢疾，肠炎，肺炎，尿道炎者食用。

1.《新修本草》："主洗疮疥，风疽，水煮叶汁用之。"

2.《中华药膳大宝典》："涩肠，止血，固精，燥湿。适用于便血，痔肿，肠炎，痢疾，妇女赤白带下，梦遗滑精，皮肤炎症疮肿等。"

3.《陆川本草》："香椿头健胃止血，消炎，杀虫，治子宫炎，肠炎，痢疾，尿道炎。"（引自《中华饮食养生全书》）

【服食方法】

可炒食，如香椿炒鸡蛋；可凉拌，做汤，做馅，做饼，腌制等。

《随息居饮食谱》："入馔甚香。亦可瀹热，腌焙为脯。"

【服食宜忌】不宜多食久食。

1.《食疗本草》："多食动风，熏十二经脉、五脏六腑，令人神昏血气微。若和猪肉、热面频食则中满，盖壅经络也。"

2.《随息居饮食谱》："多食壅气动风，有宿疾者勿食。"

【食疗方】

1. 治小儿疳痢 取（香椿）白皮一握，粳米五十粒，葱白一握，炙甘草三寸，豉两合，水一升，煮半升，

以意服之。枝叶功用皆同。(《食疗本草》)

2. 香椿止泻汤 香椿叶 120g，椿根皮 30g，马齿苋 30g。水煎服，每日 1 剂。具有清热燥湿、收敛止血的功效，主治泄泻、痢疾、腹痛肠鸣等症。(《老中医话说食疗养生》)

3. 治痢疾、肠炎 香椿芽 10g（鲜品 30g），煎汤服。(《中国食疗本草》)

4. 治疮痈肿毒 鲜香椿嫩叶、大蒜等量，加食盐少许，共同捣烂，敷于患处。(《常见药用食物》)

5. 香椿豆腐 鲜香椿、豆腐、调味品各适量。把豆腐切成 2~3cm 的方丁备用。把香椿放入盆内，并加少许食盐，倒入开水盖严，浸泡 5 分钟后取出，切成碎末拌入豆腐丁，然后加香油、味精、食盐拌匀即成。可清热解毒，适用于湿热泄泻、痢疾等。[献国 . 痢疾的饮食疗法 . 药膳食疗，2004，(12):20.]

【储藏】

可装入保鲜袋内暂放冰箱冷藏。香椿存放过久，其所含的硝酸盐会转化为亚硝酸盐，对人体有害，故宜即时食用。

【食论】

关于香椿，民间有谚语曰："三月八，吃椿芽。"谷雨前后是采摘椿叶之佳时，叶嫣红透绿，梗油亮，气香而浓郁，因而被誉为"树上蔬菜"。香椿止痒疗疮之功强，皮肤病患者宜食，也可煎汤外洗。据药理研究表明，椿芽煎剂可抑制肺炎链球菌、金黄色葡萄球菌等，对肺病患者有益；香椿含性激素物质和维生素 E，可滋阴补阳，对不孕不育患者有一定疗效，故有"助孕素"之称。

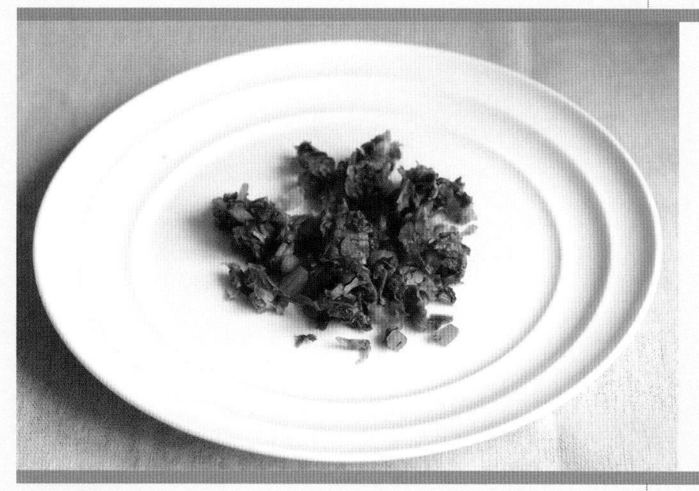

雪里蕻

xuelihong

《随息居饮食谱》

【异名】

雪里红(《食用蔬菜与野菜》)，雪菜、春不老(《中华饮食养生全书》)，霜不老、春菜、包心芥菜（《中国饮食营养第一书》)，梅干菜、芥菜（《家常食物养生宜忌大全》)。

【基原】

为十字花科芸薹属植物分蘖芥 *Brassica juncea* var.*multiceps* Tsen et Lee 的嫩茎叶。我国各地均有栽培。

【性状】

为芥菜的一种。一年生草本，株高 20~60cm，具分蘖性。叶长椭圆形或长倒卵圆形，长 40~60cm，宽 15~20cm，绿色。叶片深裂或浅裂，裂片细碎，5~9 对，叶面光滑。叶柄浅绿色。

【采收加工或制法】

分春、冬两季。春季一般在 3~4 月采收，冬季在小雪前后采收。选材以色泽鲜绿、脆嫩、无异味者为佳。

《随息居饮食谱》："以冬收细叶无毛、青翠而嫩者良。"

【性味】 味甘、辛，性温。

《随息居饮食谱》:“辛甘而温。”

【归经】入肺、胃、肝经。

《中华饮食养生全书》:“归肺经。”

【功用】

宣肺祛痰,开胃消食,温中利气,明目利膈。适宜于胸膈满闷,咳嗽痰多,食欲不振,疮痈肿痛,耳目失聪,牙龈肿烂,便秘者食用。

1.《随息居饮食谱》:“补元阳,利肺豁痰,和中通窍。”

2.《家常食物养生宜忌大全》:“宣肺,祛痰,温中,利气。”

【服食方法】

可清炒或配以肉末、肉丝炒食;可做汤,如雪菜豆腐汤;也可做馅,腌制等。

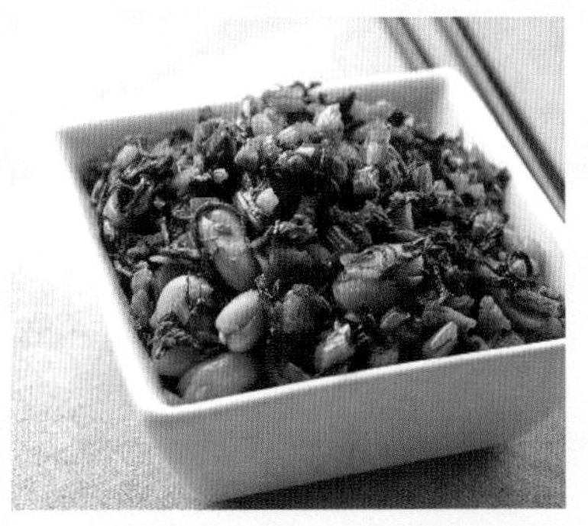

【服食宜忌】

慢性支气管炎属寒痰内盛者、纳差者、胸闷不舒者宜食;阴虚火旺者慎食。

【食疗方】

1. 治声音嘶哑及咳嗽　将腌好的老雪里蕻洗净,切碎,用开水冲汤,待水温后含漱多次,余汤内服。有宣肺、利咽的功效。(《饮食本草养生》)

2. 治食鲐鲅鱼中毒　鲜雪里蕻100g,煎汤服用。(《中国食疗本草》)

3. 雪里蕻炖豆腐　原料:雪里蕻、豆腐、葱、姜、大油、盐。制法:将雪里蕻洗净切成末,豆腐切成1.5cm见方的块,放入锅内烫一下,捞出后用凉水浸凉,控净水分;将炒锅置于火上,放入大油,油热后下葱、姜炝锅,随后放入雪里蕻,待炒出香味,下入豆腐,添水没过豆腐,加入盐,在旺火上烧开后,用微火炖5分钟,待豆腐入味、汤汁不多即可。功效:明目利膈,宽肠通便。眼病患者宜食;亦可防治便秘,宜于老年人及习惯性便秘者食用。(《饮食本草养生》)

【储藏】鲜者可暂放冰箱冷藏,也可腌制后保存。

【食论】

《广群芳谱》云:“四月有菜名雪里蕻,雪深诸菜冻损,此菜独青。”此菜寒雪不凋,且味香辣浓郁,可与梅花相媲美。雪里蕻富含膳食纤维,可促进胃肠蠕动,有开胃消食、通便利肠之功;雪里蕻有抑菌消肿的作用,可抑制细菌毒性、预防传染病、加快伤口的愈合。

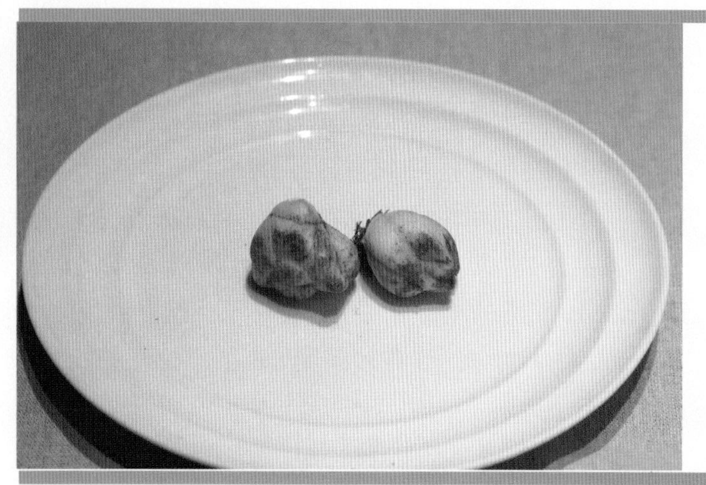

百合
baihe
《神农本草经》

【异名】

重迈、中庭、重匡（《吴普本草》），重箱、摩罗、中逢花、强瞿（《名医别录》），百合蒜（《玉篇》）。

【基原】

为百合科植物卷丹 *Lilium lancifolinum* Thunb. 百合 *Lilium brownii* F. E. Brouwn ex Miellez var. *viridulum* Baker. 或细叶百合 *Lilium pumilum* DC. 等的肉质鳞片。产于江苏、湖南、甘肃、浙江等地。

1.《救荒本草》："又有一种开红花，名山丹，不堪用。

2.《本草征要》："花白者入药。"

【性状】

表面呈白色或淡黄色，光滑，由数十片阔卵形或披针形肉质鳞片抱合成球形鳞茎，外有膜质层，形如大蒜。

1.《本草蒙筌》："根如葫蒜，小瓣多层。"

2.《本草易读》："根如大蒜，味甘美可食。"

【采收加工或制法】

秋冬采挖，清除根须，洗净，剥取鳞片，鲜用或用沸水捞过或蒸熟后，焙干或晒干后使用。

《名医别录》："生荆州。二月、八月采根，暴干。"

【性味】味甘、微苦，性微寒，无毒。

1.《神农本草经》："味甘，平。"

2.《名医别录》："无毒。"

3.《日华子本草》："红百合，凉，无毒。"

4.《救荒本草》："味甘，性平，无毒；一云有小毒。"

5.《本草品汇精要》："味甘，性平，缓。气之薄者，阳中之阴。腥。"

6.《本草正》："味微甘淡，气平功缓。"

7.《本草征要》："味甘，微寒，无毒。"

8.《得配本草》："甘苦、平。"

9.《本草撮要》："味甘苦。"

【归经】入心、肺、大肠经。

1.《雷公炮炙药性解》："入心、肺、大小肠四经。"

2.《本草征要》："入心、肺二经。"

3.《本草新编》："入肺、脾、心三经。"

4.《要药分剂》："入肺、大肠二经，兼入心经。"

5.《本草撮要》："入手少阴、太阴经。"

【功用】

清心安神，养阴润肺，通利二便。适宜于虚烦惊悸，失眠多梦，精神恍惚，阴虚干咳，痰少带血，痈肿，湿疮者食用。

1.《神农本草经》："主邪气腹胀，心痛，利大小便，补中益气。"

2.《本草经集注》："主除浮肿，胪胀，痞满，寒热，通身疼痛，及乳难、喉痹肿，止涕泪。"

3.《日华子本草》："白百合，安心，定胆，益志，养五脏，治癫邪，啼泣，狂叫，惊悸，杀蛊毒气，协乳痈发背及诸疮肿，并治产后血狂晕；红百合，治疮肿，及疗惊邪。"

4.《本草蒙筌》："白花者，养脏益志，定胆安心，逐惊悸狂叫之邪，消浮肿痞满之气，止遍身痛，利大小便，辟鬼气，除时疫咳逆，杀蛊毒，治外科痈疽。乳痈喉痹殊功，发背搭肩立效。赤花者，仅治外科，不理他病。”

5.《本草正》：“补益气血，润肺除嗽，定魄安心，逐惊止悸，缓时疫咳逆，解乳痈喉痹，兼治痈疽，亦解蛊毒，润大小便，消气逆、浮肿。”

6.《雷公炮炙药性解》：“主鬼魅邪气，热咳吐血，润肺宁心，定惊益志，攻发背，消痈肿，除胀满，利二便。”

7.《本草征要》：“保肺止咳，驱邪定惊，止涕泪多，利大小便。……百合病，以百合治之。”

8.《本草通玄》：“温肺止嗽，补中益气，利大小便，安和心胆，止涕泪，主百合病，辟邪鬼魅。”

9.《食物本草》：“主邪气腹胀心痛，利大小便，补中益气。除浮肿腹胀，痞满寒热，通身疼痛，及乳难喉痹。止涕泪，百邪鬼魅，涕泣不止。除心下急满痛，治脚气热咳，安心定胆益志，养五脏，治癫邪狂叫惊悸，产后血狂血晕，杀蛊毒气，胁疮、乳疮、发背诸疮肿。治百合病。温肺止嗽。心下急黄，宜蜜蒸食之。”

10.《本草易读》：“清热止嗽，润肺宁心，利二便而除浮肿，止涕泪而消痞满，治伤寒之百合，疗胁乳之痈肿，最除邪魅，亦解癫惊。”

【服食方法】鲜食干用均可，可蒸、炒、泡茶、煮粥食。

1.《救荒本草》：“采根煮熟，食之，甚益人气。又云蒸过，与蜜食之；或为粉，尤佳。

2.《本草品汇精要》：“蒸熟用。”

3.《本草蒙筌》：“蒸食能补中益气，作面可代粮过荒。”

4.《食物本草》：“心下急黄，宜蜜蒸食之。”

5.《得配本草》：“鲜者可煎可煮，干者作粉食，最益人。”

6.《本草撮要》：“独用煎服，治百合病及吐血。”

【服食宜忌】脾虚大便稀溏者忌食。

1.《本草正》：“虚劳之嗽，用之颇宜。”

2.《雷公炮炙药性解》：“伤肝气，不宜多服。”

3.《本草征要》：“百合通二便，中寒下陷者忌之。”

4.《得配本草》：“肠滑者禁用，多服伤脾气。”

5.《要药分剂》：“中寒者勿服。”

【食疗方】

1. 治伤寒腹中满痛 用百合一两，炒黄为末。不拘时，米饮调下二钱服之。(《卫生易简方》)

2. 治吐血 用百合捣绞汁，和水饮之及煮熟食。(《卫生易简方》)

3. 治耳聋疼痛 用百合日干，为末，每服二钱，食后温水调下。(《卫生易简方》)

4. 治肺脏壅热烦闷 合蜜蒸令软，时含枣大一块，咽津。(《本草品汇精要》引《圣惠方》)

5. 治天泡湿疮 生百合捣涂，一、二日即安。(《本草纲目》引《濒湖集简方》)

6. 治肺痈烦嗽 蜜合蒸软。时时含一片，咽津。(《本草易读》)

7. 治伤寒口渴不止 百合一斤，水泡一夜，煮汤洗身，并以百合食之。(《验方新编》)

8. 治老年性便秘 百合蜂蜜糊：百合 50 ~ 60g(鲜者 80 ~ 100g)，蜂蜜 20g。将干百合浸泡 4 小时(鲜者无需浸泡)，加水 300ml，文火煎 30 分钟，煮至百合烂熟后入蜂蜜和匀。每日 1 剂，分早晚 2 次服。[江苏中医，2001，22(4)：24.]

9. 治更年期综合征 蜜饯百合：取蜂蜜 150g，干百合 120g，先把百合研末，过筛，与蜂蜜一起放入大碗中调匀，隔水蒸 1 个小时，微温后分 2~3 次服食，每日 1 剂，连服 15 日。[蜂蜜杂志，2003,(3)：28.]

10. 治失眠 百合莲子粥：取干百合 30g，莲子 30g，粳米 100g，冰糖 30g。将莲子清洗干净，置于水中泡发。干百合、粳米分别淘洗干净后，与莲子一同放水锅中，加水适量，先用旺火烧开，再用小火熬煮，待快熟时加冰糖，稍煮即成。此法制作，粥稠香甜，味美爽口，具有滋阴健脾、养心安神等功效。[中国保健营养，2003，(11)：46-47.]

11. 防癌抗癌 百合银耳羹：取百合 50g，水发银耳 50g，白糖、湿淀粉、糖桂花各适量。将百合除去杂质，用温水浸泡后洗净。水发银耳去蒂，洗净后撕成小片。锅内放入银耳片、百合，加水适量，一同煮至百合熟透时放入白糖烧沸，再用湿淀粉勾芡，加入糖桂花拌匀后出锅即成。用此法制作，银耳软烂，香甜可口。具有滋阴润肺、防癌抗癌等功效。[中国保健营养，2003，(11)：46-47.]

12. 治食欲不振 百合炒里脊：百合 50g，里脊肉 50g，先用盐、蛋清抓渍，湿淀粉拌合后入油锅，翻炒至熟。此菜味醇而不腻，脆甜清香，具有补益五脏、养阴清热、增进食欲的作用。[药膳食疗，2005，(1)：44.]

13. 治失眠 百合莲子粥：取干百合 30g，莲子 30g，粳米 100g，冰糖 30g。将莲子清洗干净，置于水中泡发。干百合、粳米分别淘洗干净后，与莲子一同放水锅中，加水适量，先用旺火烧开，再用小火熬煮，待快熟时加冰糖，稍煮即成。此法制作，粥稠香甜，味美爽口，具有滋阴健脾、养心安神等功效。[时珍国医国药，2006，17(12)：2575.]

14. 治失眠 百合蛋黄汤：先备好百合 30g，鸡蛋黄 1 只，冰糖适量。将百合洗净后用温水浸泡一夜，捞出后加入 400ml 清水，煎至 200ml，去渣取汁。再加入鸡蛋黄，搅匀，加冰糖煎至 100ml 即可。每天 1 剂，趁热分 2 次服下。[家庭医药，2008，(2)：68.]

15. 治口干咽燥 百合藕粉糊：新鲜百合 500g，藕粉 250g，白糖适量。作为点心吃，功效是清肺养胃，凉血止血。适用于肺胃阴虚、口干咽燥、久咳无痰、饮食不振、咳血或者吐血等。[光明中医，2008，23(4)：512-513.]

16. 治痛风关节痛 百合粥：百合 25g（或鲜品 50g），精制粳米 100g，冰糖适量（糖尿病禁加糖）。入锅加水 600ml 左右，煮至米花汤稠，温热服食。以上是两次服用量，急性发作期日服 3 ~ 4 次，缓解期早晚各 1 次，可连吃 20 天以上。[农家科技，2008，(1)：51.]

【储藏】

干品贮干燥容器内，蜜百合密闭，置通风干燥处。

【食论】

百合野生和栽培均有较高的药用价值和保健功能。新鲜的百合除含有丰富的淀粉、蛋白质、脂肪、糖、果胶质、维生素 B1、胡萝卜素和钙、磷、锌、硒等多种微量元素及多种氨基酸外，还含有秋水仙碱、秋水仙胺等能抑制癌细胞增生的物质，故可用于白血病、皮肤癌、鼻咽癌、乳腺癌、宫颈癌的治疗。需要注意的是，本品具有通利大便的作用，对于化疗之后脾肾阳虚、大便溏烂的癌症患者，应慎用。

附：百合花

《本草纲目》："花，主治小儿天泡湿疮，曝干研末，菜子油涂，良。"

《滇南本草》："百合花，味甘、平、微苦，性微寒。入肺，止咳嗽、利小便、安神、宁心、定志。味甘者，清肺气，易于消散。味酸者，敛肺，有风邪者忌用。(附方）治老弱虚晕，有痰有火，头目眩晕。百合花（三朵），皂角子（七个，微焙），或蜜或砂糖同煎服。"

[现代文献选录]

美容减肥 百合花鸡蛋羹：由百合花、鸡蛋、玉兰片、水发黑白木耳、菠菜叶等组成。具有清热祛痰、减肥美容等功效。[中国保健营养，2003，(11)：46—47.]

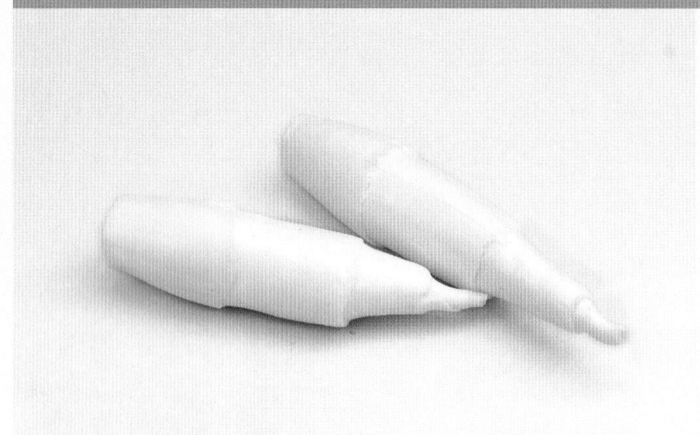

茭白

jiaobai

《本草图经》

【异名】

菰菜、茭首、菰手（《食疗本草》），茭菰笋（《救荒本草》），茭苩（《日用本草》），菰筍（《本草纲目》），菰笋（《本草汇言》），菰菌（《内蒙古食疗药》）。

【基原】

为禾本科菰属植物菰 *Zizania caduciflora* (Turcz. ex.Trin.) Hand.–Mazz. 的嫩茎经菰黑粉菌的刺激而形成的纺锤形肥大的菌瘿。多生于湖沼、浅水处。我国各地均有分布，以江浙一带为多。

【性状】

菌瘿外披多层绿色叶鞘，内呈三节圆柱状，色黄白或青黄，长短不等，粗细不一，上尖，中粗，下钝圆；肉白肥嫩，表皮白色或绿色。

《蜀本草》："夏月生菌细，堪啖，名菰菜。三年已上，心中生台如藕白软，中有黑脉啖，名菰首也。"

【采收加工或制法】

夏、秋季采收，剥去叶片，洗净鲜用或晒干备用。

【性味】味甘，性寒。

1.《食疗》："寒。"

2.《本草拾遗》："味甘，无毒。"

3.《日华子本草》："微毒。"

4.《日用本草》："味甘，寒，无毒。"

5.《本草汇言》："味甘淡，气冷，性滑，无毒。"

6.《医林纂要》："甘，淡，寒。"

【归经】入肺、肝、脾、胃经。

1.《本草撮要》："入手足太阴经。"

2.《内蒙古食疗药》："入肝、脾二经。"

【功用】

清热解毒，除烦止渴，利尿通便。适宜于烦热消渴，二便不通，黄疸目赤，痢疾热淋，乳汁不下，酒精中毒，疮疡肿毒者食用。

1.《食疗本草》："利五脏邪气，酒皻面赤，白癞，疬疡，目赤等。"

2.《本草拾遗》："去烦热，止渴，除目黄，利大小便，止热痢。杂鲫鱼为羹，开胃口，解酒毒。"

3.《得配本草》："解热除烦，利小便，清胃热。"

4.《随息居饮食谱》："清湿热，利二便，解酒毒，已癞疡，止烦渴热淋，除鼻皻目黄。"

5.《中国中药资源志要》："通乳。"

【服食方法】凉拌、炒食、蒸、炖、煮汤等。

1.《救荒本草》："采茭菰笋炸熟，油盐调食。"

2.《遵生八笺》："茭白鲊：鲜茭切作片子，焯过，控干。以细葱丝、莳萝、茴香、花椒、红曲研烂，并盐拌匀，同腌一时食。"

【服食宜忌】脾虚泄泻者慎食。

1.《日华子本草》："食巴豆人不可食。"

2.《饮食须知》："多食令下焦冷。"

3.《随息居饮食谱》："精滑、便泻者勿食。"

4.《本草撮要》："滑利而冷，甚不益人，宜少吃为妙，有病者尤忌。"

5. 费伯雄《食鉴本草》:“不可合生菜食，合蜜同食发痼疾，损阳气。”

【食疗方】

1. 治尿路感染、便秘 酸甜茭白：鲜嫩茭白300g，白糖30g，醋20g，精盐、湿淀粉、麻油适量。将茭白削皮洗净后切成小滚刀块；汤锅加水烧沸，下茭白块焯至八成熟，捞出后沥干；炒锅上火烧热，放入鲜汤、白糖、精盐、醋烧开，放入茭白稍煮，用湿淀粉勾芡，浇上麻油即可。随餐食用，用量适中。[侯青竹．江南名菜之茭白．医食参考，2009，(11)：50-51.]

2. 治高血压、胃肠神经官能症 葱油茭白：将茭白500g，去皮，洗净，切滚刀块，焯过；将荷兰豆14个，去边筋，切去两头，焯水待用；将草莓4个，洗净，一切两半；炒锅上火，烧热后加入葱油30g，下入茭白块、荷兰豆和水发香菇，再加精盐、黄酒、味精、鲜汤各适量，炒至入味，淋上麻油，起锅将茭白整齐地码入盘中，放上香菇，将荷兰豆围在茭白周围成4个角，再将草莓放在角上即成。[余力．茭白的食疗烹调．烹调知识，2006，(9)：42.]

3. 治慢性胃肠炎、吸收不良综合征 茭茭白炒榨菜：白200g，削皮、去根后洗净，切成细丝，焯过待用；榨菜100g，切成细丝，投在清水中漂洗3次，除掉咸味；泡辣椒2个，去蒂、籽，洗净后切成丝；炒锅上火，放油烧至五成热，加入泡辣椒丝、葱花、生姜丝炝锅，烹入黄酒，投入茭白、榨菜煸炒，加入精盐、味精、鲜汤等配料适量，汁水较少的时候，浇上麻油，搅匀装盘即可。随餐食用，用量自愿。[侯青竹．江南名菜之茭白．医食参考，2009，(11)：50-51.]

【储藏】鲜品放阴凉处保存，干品放干燥处保存。

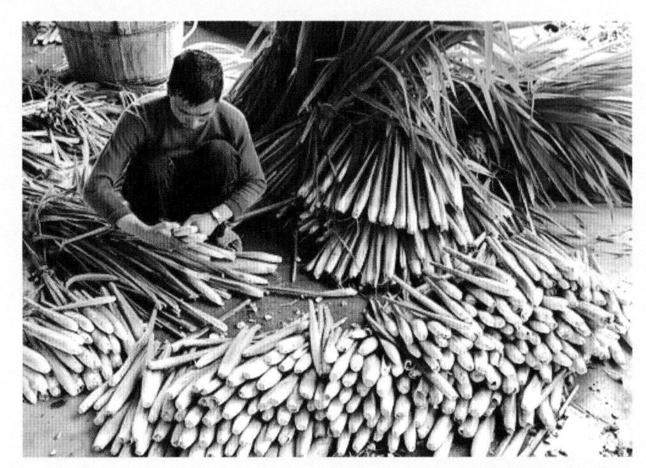

【食论】

茭白是我国的特产蔬菜，与莼菜、鲈鱼并称“江南三大名菜”。茭白洁白肥嫩，甘淡而易于入味，与其他食材佐配，烧、炒、炖、焖，常成佳肴。值得一提的是，茭白可食部分每100g只有30Kcal热量，是比较适合糖尿病患者食用的蔬菜，可使糖尿病患者在摄入总热量不超标的前提下吃饱吃好。

附：菰根

《新修本草》:“菰根，大寒，主肠胃痼热，消渴，止小便利。”

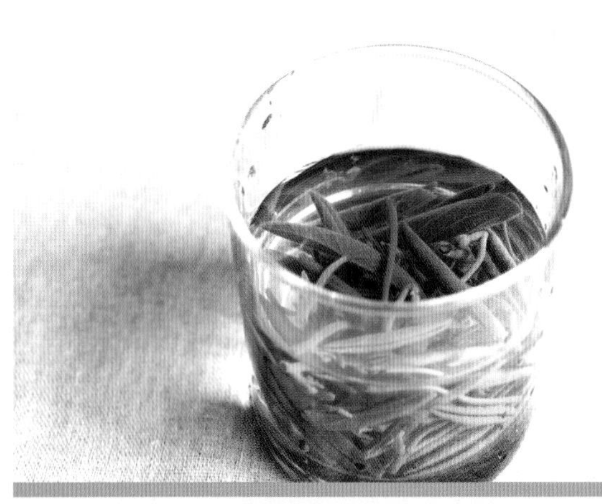

莼菜
chuncai

《名医别录》

【异名】

丝莼（《日华子本草》），水葵、锦带（柴裔《食鉴本草》），马粟草、水案板（《中国食疗本草》）。

【基原】

为睡莲科莼菜属植物莼菜 *Brasenia schreberi* J. F. Gmel. 的嫩梢和初生卷叶。多生长于湖泊、池塘、沼泽中。我国黄河以南多产，尤以江苏太湖、苏北的高宝湖、杭州西湖为多。

【性状】

为水生宿根草本植物。叶片椭圆形，深绿色，浮于水面。嫩茎和叶背有胶状物质。

【采收加工或制法】

四季皆可采集，以春、夏两季采收的尚未露出水面的嫩梢、卷叶质量为好。

1. 李杲《食物本草》："三月至八月取者，味甜体滑；九月至十二月取者，味苦体涩。"

2. 柴裔《食鉴本草》："生江浙水泽，西湖中最美。"

3.《医林纂要探源》："生水中，如荇菜，而叶大如掌。"

【性味】 味甘，性寒、滑。

1.《新修本草》："味甘，寒，无毒。"

2.《千金要方・食治篇》："味甘，寒，滑。"

3.《随息居饮食谱》："甘凉、柔滑。"

4.《医林纂要探源》："甘，咸，寒，滑。"

【归经】 入脾、胃、肝经。

《本草撮要》："入足太阴、阳明经。"

【功用】

清热解毒，除烦止渴，利水。适宜于热性黄疸，消渴，烦躁，水肿，胃炎，胃溃疡，中暑，热疾，疔疮者食用。

1.《新修本草》："主消渴，热痹。"

2.《食疗本草》："少食，补大小肠虚气。"

3.《日华子本草》："治热疸，厚肠胃，安下焦，补大小肠虚气，逐水，解百药毒，并蛊气。"

4. 李杲《食物本草》："下水，利小便，解百药毒及蛊气，下气止呕。"

5.《随息居饮食谱》："下气止呕，逐水治疸，柔嫩者胜。"

6.《马少川稿》："性冷而滑，和姜醋作羹食，大清胃火，消酒积，止暑热成痢。"（引《本草汇言》）

7.《医林纂要探源》："除烦解热，消痰。"

【服食方法】 可煲汤，做羹，炒食，凉拌等。

柴裔《食鉴本草》："同鲫鱼作羹极鲜美。"

【服食宜忌】 不宜久食多食；糖尿病患者宜食。

1.《食疗本草》："不宜和醋食之，令人骨痿。"

2.《饮食须知》："多食及熟食，令拥气不下，损胃伤齿，落毛发，令人颜色恶，发痔疮。七月间有蜡虫著上，误食令霍乱。时病后勿食。"

3.《本经逢原》："常食发气，令关节急。患痔漏、脚气、积聚皆不可食，为其寒滑伤津也。"

【食疗方】

1. 治脾胃气弱，食饮不下，黄瘦无力方 莼菜、鲫鱼各四两，将鱼以纸裹，炮令熟，去骨，研，以橘皮、盐、椒、姜，依如莼菜羹法，临熟下鱼，和，空心食之。(《食医心鉴》)

2. 治一切痈疽 莼菜捣敷，未成即消，已成即毒散。(《随息居饮食谱》)

3. 治胃病，呕吐反胃（包括慢性胃炎、胃溃疡、胃癌等）鲜莼菜与鲜鲫鱼同煮食（宜清淡一些，不要太咸）。亦有单用莼菜治疗胃癌，获到满意疗效的报道。(《食物中药与便方》)

4. 治痈疽疔肿，头上热疖，无名肿毒 鲜莼菜，鲜大青叶，一起捣烂，加少量白糖，再捣如泥，敷于患部，干即更换。同时，另用温黄酒送服此药半杯，一日 2 次。(《食物中药与便方》)

5. 西湖莼菜汤 莼菜 20g，金华火腿丝 20g，鲜笋片 10g，水发木耳 5g，用鸡汤文火慢炖 30 分钟，出锅时点入数滴鲜醋即可，此汤对于高血压、月经不调有显著疗效。(《中国食疗本草》)

【储藏】存于阴凉、干燥处或冰箱冷藏。

【食论】

莼菜，为吴越名蔬，水生之物，其性寒，功善清热解毒，所含的纤维素胶浆类物质可与致癌物结合，使致癌物以无害的形式从体内排出，降低人体肠道致癌物质的浓度，并可促进代谢废物的排泄，减少分泌毒素的腐质在肠道滞留，从而起到防治消化道癌症的作用。

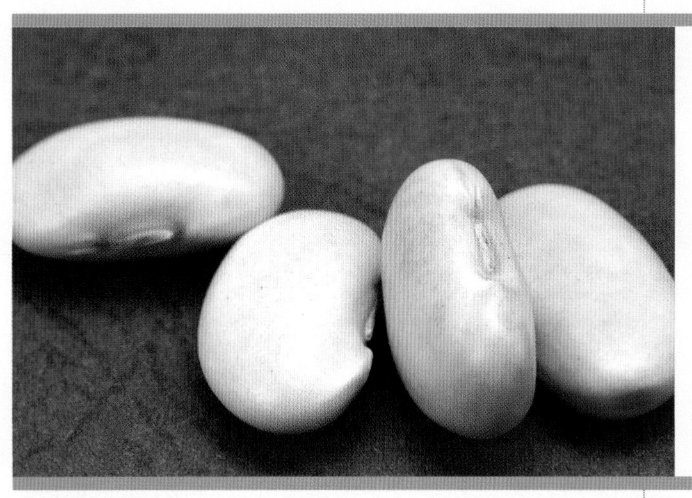

扁豆

biandou

《本草纲目》

【别名】

藊豆(《名医别录》)，南扁豆(《滇南本草》)，沿篱豆、峨眉豆(《本草纲目》)，凉衍豆(《本草乘雅半偈》)，羊眼豆(《药品化义》)。

【基原】

为豆科扁豆属植物扁豆 *Dolichos lablab* L. 的白色成熟种子。主产于安徽、陕西、湖南、河南、浙江、山西等地。

【性状】

外观呈扁椭圆形或扁卵形；表面淡黄白色或淡黄色，平滑，稍有光泽，有的可见棕褐色斑点，一侧边缘有隆起的白色半圆形种阜。质坚硬，种皮薄而脆，嚼之有豆腥气。

【采收加工或制法】

秋季种子成熟时，采取荚果，剥出种子，晒干，拣净杂质，备用。

【性味】味甘、淡，性平，无毒。

1.《名医别录》:“味甘，微温。”

2.《食疗本草》:“微寒。”

3.《滇南本草》:“味甘、平，性微温。”

4.《本草纲目》:“甘，微温，无毒。”

5.《本草易读》:“甘，平，无毒。”

6.《本草正》:“味甘，气温。”

【归经】入脾、胃、肺、胆、三焦经。

1.《神农本草经疏》: 入足太阴、阳明经气分。”

2.《本草新编》:“入脾、胃二经。”

3.《本草经解》:“入足少阳胆经、手少阳三焦经，……入足太阴脾经。”

4.《要药分剂》:“入脾经，兼入胃经。”

【功用】

健脾、化湿、消暑。适宜于脾虚生湿，食少便溏，白带过多，暑湿吐泻，烦渴胸闷者食用。

1.《名医别录》:“主和中，下气。”

2.《食疗本草》:“补五脏，主呕逆。久食头不白。”

3.《滇南本草》:“治脾胃虚弱，反胃冷吐，久泻不止，食积痞块，小儿疳积。解酒毒，调五脏；妇人吐酸，白带，烧酒炒黄为末，每服三钱，开水下。”

4.《本草纲目》:“止泄痢，消暑，暖脾胃，除湿热，止消渴。”

5.《神农本草经疏》:“通利三焦，升清降浊，故专治中宫之病，和中下气，消暑除湿而解毒也。”

6.《本草正》:“补脾胃气虚，和呕吐霍乱，解河豚、酒毒，止泻痢，温中，亦能清暑，治消渴。”

7.《雷公炮炙药性解》:“主补脾益气，和中止泻，醋制能疗霍乱转筋，解酒毒及河豚毒、一切草木毒。”

8. 姚可成《食物本草》:“主补五脏，止呕逆。久服，头不白，解一切草木毒。生嚼及煮汁饮取效，行风气，治女子带下，解酒毒、河豚鱼毒，止泄痢，消暑，暖脾胃，除湿热，止消渴。研末，和醋服之，疗霍乱吐痢不止。”

9.《本草易读》:“和中下气，调脾暖胃，消暑除湿，止渴住泻。疗霍乱吐利，除带下赤白。”

10.《本草分经》:“甘平中和，轻清缓补，调脾和胃，通利三焦，降浊升清除湿，能消脾胃之暑，专治中宫之病。”

【服食方法】

可炒、焖、煮或与其他健脾食材如山药、粳米、红枣等同煮粥、羹食。

1.《本草纲目》:“凡用取硬壳扁豆子，连皮炒熟，入药。亦有水浸去皮及生用者，从本方。”

2.《本草正》:“炒香用之。”

3.《本草通玄》:“炒熟，去皮。”

4.《冯氏锦囊秘录》:“生用则清暑养胃，炒用则健脾止泻。”

5.《得配本草》:“炒研用。恐气滞，同陈皮炒。治吐泻，醋制。止湿火吐血，炒炭。”

6.《本草求真》:“入药连皮炒研用，亦有浸去皮及生用者。”

【服食宜忌】

宜高温烧熟煮透后食用；多食易发生腹胀；尿路结石者慎食。

1.《食疗本草》:“患冷气人勿食。”

2.《雷公炮炙药性解》:“此剂最为泥膈，唯入健脾药中，则能补脾，若单食多食，极能壅气伤脾。”

3.《本草新编》:“味轻气薄，单用无功，必须同补气之药共用为佳。”

4.《本草备要》:“多食壅气。”

5.《得配本草》:“单食多食，壅气伤脾。”

6.《本草求真》:“多食壅滞，不可不知。”

【食疗方】

1. 治消渴饮水 金豆丸：白扁豆（浸去皮）为末，天花粉汁同蜜和，丸梧子大，金箔为衣。每服二三十丸，天花粉汁下，日二服。忌炙爆、酒色。次服滋肾药。(《本草纲目》引《仁存堂方》)

2. 治恶疮痒痛 以扁豆捣封，痂落即瘥。(《本草纲目》引《肘后备急方》)

3. 治赤白带下 白扁豆炒为末，用米饮，每服二钱。(《本草纲目》)

4. 治霍乱吐泻 扁豆粥：益精补脾，又治霍乱吐泻。白扁豆半斤，先煮豆烂去皮，入人参二钱，下米煮粥。(《寿世青编》)

5. 治慢性肾炎、贫血 扁豆 30g，红枣 20 粒。水煎服。(《中药大辞典》引《福建药物志》)

【储藏】置干燥通风处，防蛀。

【食论】

扁豆吃法不当易引起中毒，因其含有对人体有毒的凝集素和溶血素，所以要加热煮熟，焖扁豆是最保险的吃法。又《药品化义》云："扁豆，味甘平而不甜，气清香而不窜，性温和而色微黄，与脾性最合。主治霍乱呕吐，肠鸣泄泻，炎日暑气，酒毒伤胃，为和中益气佳品。又取其色白，气味清和，用清肺气，故云清以养肺，肺清则（气）顺。下行通利大肠，能化清降浊，善疗肠红久泻，清气下陷者，此腑虚补脏之法也。"故扁豆不专走中焦脾胃，亦可上行入肺，一药而兼培土生金及清养肺金而畅中焦之力，可谓调养不可多得之食材。但又因其性甘淡，故多食易壅滞气机，妨碍脾运，令人生腹胀。又因扁豆属高嘌呤食品，易引起血尿酸偏高，诱发或加重尿酸结石的形成，故尿路结石者食之当慎。

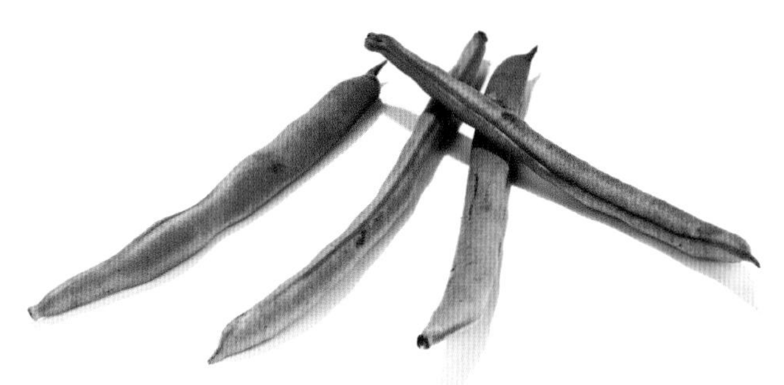

刀豆

daodou

《滇南本草》

【异名】

刀豆子（《饮食须知》），挟剑豆（《本草纲目》引《酉阳杂俎》）。

【基原】

为豆科植物刀豆 *Canavalia gladiata*（Jacq.）DC. 和洋刀豆 *Canavalia ensiformis*(L.)DC. 的种子、豆荚或带荚的种子。

【性状】

荚果大而扁，长 10 ~ 15cm，直径约 2cm，被伏生短细毛，边缘有隆脊，先端弯曲成钩状，两端尖；种子扁肾形或扁椭圆形，约 10 颗，种皮革质，外表面淡红色或红紫色，内表面棕绿色而光亮；种仁黄白色。无臭，味淡，有豆腥味。

【采收加工或制法】

夏、秋季摘取鲜嫩的带荚果实，或秋、冬季剥取成熟的种子，晒干。

【性味】 味甘，性温。

1.《饮食须知》："味甘，性温。"

2.《滇南本草》："味甘，性寒。"

3.《本草纲目》："甘，平，无毒。"

4.《神农本草经疏》："味甘，微温。"

5.《本草从新》："甘，温。"

6.《医林纂要》："甘，咸，温。"

【归经】 入胃、大肠、肾经。

《本草撮要》："入手足阳明经。"

【功用】

温中降逆，益肾补元。适宜于虚寒呃逆，呕吐腹胀，久痢泄泻，闭经腰痛，肠风下血者食用。

1.《滇南本草》："治风寒湿气，利肠胃。烧灰，酒送下。子能健脾。"

2.《本草纲目》："温中下气，利肠胃，止呃逆，益肾补元。"

3.《医林纂要》："和胃，升清降浊。"

4.《得配本草》："炒炭，止吐血。"

5.《中药材手册》："补肾，散寒，下气，利肠胃，止呕吐。治肾气虚损、肠胃不和、呕逆、腹痛吐泻。”

6.《医林纂要》:“温中下气，利肠胃、止呃逆。而且其是一种滋补品，有镇静作用。”

【服食方法】煮食、酱食、蜜煎或入菜肴等。

《本草纲目》:“嫩时煮食、酱食、蜜煎皆佳；老则收子，子大如拇指头，淡红色，同猪肉、鸡肉煮食尤美。”

【服食宜忌】不宜生食，食用宜熟透。

《饮食须知》:“多食令人气闭头胀。”

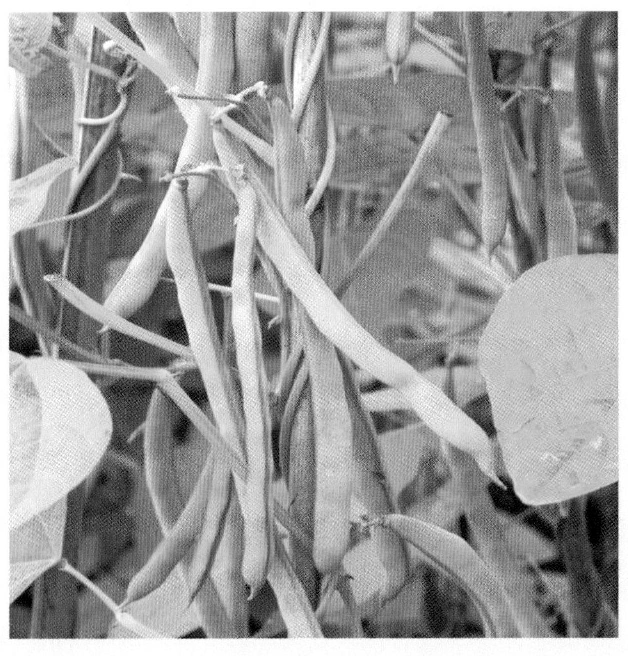

【食疗方】

1. 治虚寒呃忒（1）老刀豆（豆粒带壳），5钱至1两,生姜3片,水煎去渣,加红糖适量,一日2～3次分服。（2）胃寒呕吐：鲜刀豆壳2两，水煎后加红糖，一日2次分服。(《食物中药与便方》

2. 治鼻渊（包括慢性鼻炎、鼻窦炎等）老刀豆带壳焙燥，研成细末，每次2钱，以黄酒调服。(《食物中药与便方》)

3. 治腰痛 刀豆荚、丝瓜茎（近地部分）各5钱，烧存性，以温黄酒调服，此为1次服量，一日需服2次。(《食物中药与便方》)

4. 治小儿小肠疝气 刀豆子炒后研粉，每次1钱半，开水送服。(《食物中药与便方》)

5. 治喘急咳嗽 刀豆子研细，每次1钱，以白糖、生姜汤送下，一日3次。(《食物中药与便方》)

6. 治肾虚腰痛，怀孕期腰痛 带壳刀豆子1两，同猪腰子一起煮食。(《食物中药与便方》)

7. 治头痛、肋间痛、跌打伤痛 大刀豆烧存性，研成细末，每次1钱，一日2至3次，以温黄酒送服。(《食物中药与便方》)

8. 治小儿百日咳，老年喘咳 刀豆子5钱，水煎去渣后加冰糖（或蜜蜂），适量饮服。(《食物中药与便方》)

9. 治狂癫 刀豆粉、米粉各1两，蝮蛇烧存性，研末取2钱，共混合研匀，以温开水送服，每次服1钱，白天2次，夜间1次。初发时用之有效，服后喜睡者即为奏效。此即古方“白龙散”。(《食物中药与便方》)

【储藏】鲜品放阴凉处，干品密封、防蛀。

【食论】

刀豆含有两种毒素，即外皮中含有的皂素和豆粒中含有的红细胞凝集素。若烹调过程中加热时间不足，刀豆毒素未能充分分解，食者可能出现程度不同的中毒症状，如恶心呕吐、腹痛腹泻、四肢麻木、头晕头痛、胸闷心慌、畏寒冷汗，甚至溶血。轻者经吐泻之后，症状可自行缓解;重者则需送医院救治。

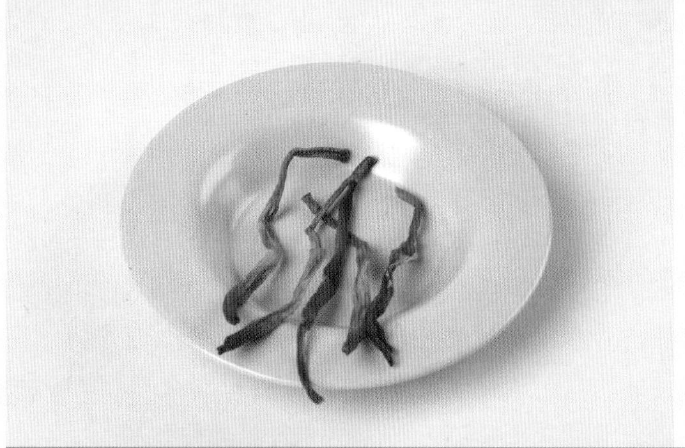

金针菜

jinzhencai

《滇南本草》

【异名】

宜男（《大观本草》），黄花菜、萱花（《饮食须知》），忘忧（《本草品汇精要》），萱草花、川草花（《救荒本草》），鹿葱花（《本草纲目》），萱萼（《随息居饮食谱》），金针萱（《中国食疗本草》）。

【基原】

为百合科萱草属植物黄花菜 *Hemerocallis citrina* Baroni、萱草 *Hemerocallis Fulva*(L.)L. 等的花蕾。多生于山坡、荒野、河边等处。我国河北、河南、湖北、湖南、四川等省地多有野生或栽培。

【性状】

花茎基部三棱形，上部圆柱形，苞片披针形，花梗长约 2cm；花展开后呈喇叭状，橘红色或黄红色，长 6 ～ 12cm；雄蕊突出花被外。气香，略甜。

【采收加工或制法】

春夏花将开放时采收，鲜用，或直接晒干，或蒸后晒干。

【性味】 味甘，性凉。

1.《饮食须知》：“味甘，性凉。”

2.《救荒本草》：“味甘，无毒。”

3.《滇南本草》：“味甘，平。”

4.《寿世传真》：“性寒。”

【归经】 入心、肺、脾经。

1.《本草征要》：“入心经。”

2.《医林纂要》：“色黄赤入心，兼入脾、肺。”

3. 柴裔《食鉴本草》：“入肺、脾二经。”

4.《内蒙古食疗药》：“入心、肝、小肠三经。”

【功用】

利湿解毒，宽胸解郁，清心安神。适宜于胸闷心烦，夜难安寐，小便短涩，黄疸尿赤，疮疡肿毒者食用。

1.《滇南本草》：“治妇人虚烧血干，久服大生气血。”

2.《本草纲目》：“消食，利湿热。”

3.《本草征要》：“长于利水快膈，令人欢乐忘忧。”

4.《寿世传真》：“舒脾开胃。”

5.《本经逢原》：“治酒疸。”

6.《随息居饮食谱》：“利膈清热，养心解忧，释忿，醒酒除黄。”

7. 柴裔《食鉴本草》：“安五脏，利心气，好欢乐，令人忘忧，轻身明目，利胸膈。”

8.《本草便读》：“除湿热利水，和中快膈。”

【服食方法】 凉拌、炒、熘、做汤等。

1.《野菜博录》：“嫩苗叶炸熟，水浸淘净，油盐调食。”

2.《养小录》：“汤焯拌食。”

【服食宜忌】 脾虚便溏者慎食。

1.《寿世传真》：“多食滑肠。”

2.《本经逢原》：“花起层者，有毒勿食。”

【食疗方】

1. 治面粉皻　萱草膏：萱草花曝干，七两；白蜜

三两。上二味，捣罗萱草花极细，与蜜调研令匀，入瓷合中，每旦洗面后，看多少涂面上。(《圣济总录》)

2. 治失眠　黄花百合粥：黄花菜 30g，切段；百合 30g，削皮洗净后切碎，与糯米 100g 同放入砂锅，加水适量，以武火熬煮至米烂汤稠时加入冰糖适量搅匀即可食用。[吴诗四 . 黄花菜药膳 . 药膳食疗研究，2001；(5)：44.]

4. 治肾虚腰痛　黄花豆腐汤：黄花菜 50g，同豆腐一块，放入锅内，加水适量，煮 20 分钟后，再放入猪瘦肉片 50g，稍煮片刻，用生姜、盐、味精、葱花调味即可食用。具有补肾、养血、通乳之功效，适用于肾虚腰痛、耳鸣耳聋、记忆力低下、少气倦怠和产妇乳汁缺乏等症。[陈继培 . 黄花菜保健食疗汤 . 家庭中医药，2003，(2)：51.]

5. 治红眼病　黄花菜马齿苋饮：黄花菜 30g，马齿苋 30g。将两者放入水中煮沸，去渣，代茶饮。清热解毒、明目，适用于热郁生湿、湿热毒火上攻而引起的暴火眼、两目红赤肿痛等症。[吴红举 . 黄花菜马齿苋饮治疗眼疾 . 中国民间疗法，2007，15(2)：61.]

【储藏】鲜品放阴凉处保存，干品放干燥处保存。

【食论】

清代医家张秉成于《本草便读》云："虽利水去湿，而又润而不燥，故可和中快膈耳，只可供菜食之用。"鲜黄花菜为食疗佳品，但其含有秋水仙碱，经胃肠道吸收，在体内可氧化为二秋水仙碱，具有较大的毒性。所以在食用鲜品时，食前要经高温烹煮，且每次不可多食。

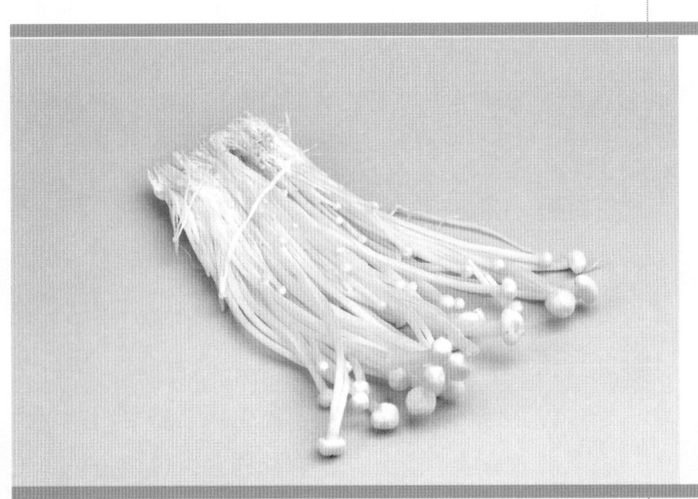

金针菇

jinzhengu

《云南中药资源名录》

【异名】

毛柄金钱菌、毛脚金钱菌、朴菌（《云南中药资源名录》），冬菇、构菌、冻菌（《中国药用真菌》），金菇（《家常食物养生宜忌大全》），增智菇（《中国饮食营养第一书》），黄耳蕈（《素食养生常法》）。

【基原】

为白蘑科金针菇属金针菇 *Flammulina velutipes* (Curt. ex Fr.) Sing. 的子实体。是一种木材腐生菌，易生长于柳树、榆树等树桩或枯树干上，我国南北均有分布，多人工栽培。

【性状】

由菌盖、菌褶、菌柄三部分组成，多成簇状，肉质柔韧。菌盖呈小圆球状，黏滑，淡黄色或黄褐色；菌褶白色，较为稀疏，长短不一；菌柄细长圆柱状，脆嫩，黄褐色，形似金针。

【采收加工或制法】

全年皆可栽培，尤宜在秋冬、早春时栽培，栽培 10 天后即可适时采集。选材以新鲜、无异味者为佳。

【性味】味甘、咸，性凉。

1.《中国药用真菌》："性寒，味稍咸，后微苦。"

2.《中国中药资源志要》："味咸、微苦，性寒。"

3.《中国食疗本草》："甘淡，凉。"

【归经】 入肝、胃经。

1.《内蒙古食疗药》："入肝、胃二经。"

2.《家常食物养生宜忌大全》："归脾、大肠经。"

【功用】

益胃利肝，增智抗癌。适宜于久病或术后体虚，习惯性便秘，高血脂、高血压，肝炎，胃及十二指肠溃疡，小儿生长缓慢，小儿弱智，老年性痴呆，癌症者食用。

1.《云南中药资源名录》："抗癌、降胆固醇、防治胃肠溃疡和治疗肝脏系统疾病。"

2.《中国药用真菌》："能利肝脏，益肠胃，抗癌。"

3.《中国中药资源志要》："用于肝炎、慢性胃炎。"

4.《家常食物养生宜忌大全》："益气，补虚，抗癌。"

5.《中国饮食养生全书》："金针菇可促进新陈代谢，有利于生长发育；降低胆固醇；抗疲劳。"

【服食方法】

可凉拌，清炒，煮汤，也可作火锅及麻辣烫的原料。

【服食宜忌】 因性凉，脾虚易泄泻、腹痛者慎食。

《中国饮食养生全书》："不宜与牛奶、驴肉同食。"

【食疗方】

1. 冬菇拌双耳　冬菇100g，黑木耳50g，银耳50g。将主料加工后与调味品一同搅拌均匀即可。利肝脏，对降低胆固醇也有功效。(《中国食疗本草》)

2. 冬菇豆腐汤　冬菇100g，豆腐50g，盐、味精、胡椒粉各适量。冬菇洗净，豆腐切块，加水炖熟，加调味品调味。补肝清肝，降压定眩。适用于高血压病引起的头晕头痛、失眠心烦、口苦便结等症。(《中国民间饮食宜忌与食疗方》)

3. 治黄疸型肝炎　冬菇20g，羌藕30g(鲜)，芥蓝(鲜茎)45g，煎汤服，饮汤食菜。(《中国食疗本草》)

4. 治肝炎、肝硬化　鲜金针菇150g，盐、味精、胡椒粉各适量。冬菇洗净，切段，先在开水中氽好，再入油锅炸至将熟，加调料食用。益肝开胃。(《中国民间饮食宜忌与食疗方》)

5. 炒金针菇　金针菇150g，黄瓜丝、笋丝各40g，大豆油35g，绍酒20g，盐、味精、麻油各适量。将金针菇一切为二，与笋丝一起用沸水氽烫一下，取出，沥干水分；将油烧热，下入姜炝锅，加绍酒、盐、味精，再撒上金针菇、黄瓜丝、笋丝，翻拌均匀，点入麻油即可。可安神健脑、补虚养心。适宜心脑血管疾病患者食用。(《素食养生常法》)

【储藏】 用保鲜膜封好，放于冰箱冷藏。

【食论】

金针菇富含锌和赖氨酸、精氨酸等，有增进小儿智力发育的作用，故被誉为"增智菇"。金针菇是一种高钾低钠的食用菌，高血压、高血脂及胃溃疡患者尤宜食；金针菇含有朴菇素，可增强机体抵抗癌症的能力。另外，金针菇还有缓解疲劳、减肥等多种功效。

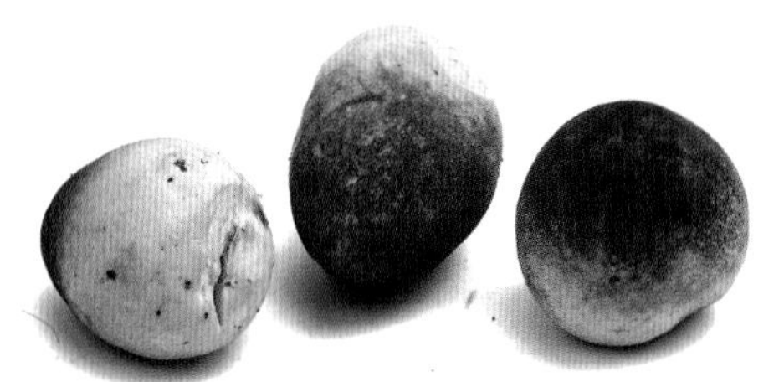

草菇

caogu

《中国药用真菌》

【异名】

稻草菇、兰花菇、秆菇、麻菇（《中国药用真菌图鉴》），草菌、美味苞、脚菇（《云南中药资源名录》）。

【基原】

为光柄菇科小包角菇属真菌草菇 *Volvariella volvacea*（Bull. ex Fr.）sing. 的子实体。分布于福建、台湾、湖南、广东、广西、四川、云南、西藏等地。

【性状】

菌盖宽 9~15cm，近钟形，后伸展且中部稍突起，表面干燥，灰色至灰褐色，中部色较深，具有辐射状条纹。菌肉白色，松软，中部稍厚。菌柄近圆柱形，长 5~18cm，粗 0.8~1.5cm，白色或稍黄色，光滑，中实。菌托较大，苞状，厚，污白色或灰黑色。

【采收加工或制法】

6~10 月间，当蛋状菌盖露出，将破裂前即可采收，切成两半，烘干或晒干后备用。

【性味】味甘、微咸，性寒。无毒。

1.《中国传统饮食宜忌全书》："性寒，味甘。"

2.《素食养生常法》："平，甘。"

3.《中国民间饮食宜忌与食疗方》："甘，寒。"

4.《饮食本草》："性凉、味甘、无毒。"

【归经】入脾、胃、大肠经。

1.《素食养生常法》："归胃、大肠经。"

2.《家常食物养生宜忌大全》："归脾、胃经。"

【功用】

清热解暑，补益气血，降压。适宜于脾胃气弱，抵抗力低下，或伤口愈合缓慢；夏季暑热，心烦者食用。现代又用于高血压病和多种肿瘤。

1.《饮食本草》："消食去热，滋阴壮阳，增加乳汁，促进创伤愈合，护汗健胃。"

2.《中国传统饮食宜忌全书》："清热，解暑，养阴，生津，降血压，降血脂。"

3.《素食养生常法》："草菇具有护肝健胃、降血压、降血脂和胆固醇的作用。"

4.《中国民间饮食宜忌与食疗方》："清热解暑，益气消食，止血，降压。主治暑热烦渴，体虚气弱、头晕乏力、消化不良、皮下出血，高血压。"

【服食方法】煮食或炒食。

【服食宜忌】

本品在菌盖和菌柄均未伸出包被、表面深灰色时质量最好，滋味最浓。脾胃虚寒者不宜多食。

1.《中国传统饮食宜忌全书》："平素脾胃虚寒之人忌食。"

2.《中国饮食营养第一书》："草菇性凉，脾胃虚寒者不宜多食，但对夏季暑热烦躁、体虚气弱及高血压患者均比较适宜。"

【食疗方】

1. 草菇 30g，芹菜梗（鲜）50g，煎汤服。饮汤食菜。用于高血压、齿龈出血、坏血病。（《中国食疗本草》）

2. 西红柿草菇　西红柿 10 个，油菜叶 10 片，草菇450g，食用油、料酒、酱油、白糖、素鲜汤、味精各适量。将油菜叶洗净焯水，捞出抹上香油，摆在盘中；西红柿去皮，切去根部，挖出内瓤，开口朝下，码在油菜叶上，草菇洗净，下四成熟的油中略炒，再加料酒、白糖、素鲜汤、味精煸炒，勾芡后装入西红柿内即可。本品具有降低胆固醇的作用。(《素食养生常法》)

3. 素炒草菇　鲜草菇90g，植物油、酱油、食盐各适量。草菇洗净，切成厚片，用植物油炒熟，下入调料即可。益气止血。适用于齿龈出血、瘀点性皮疹等出血。(《中国民间饮食宜忌与食疗方》)

【储藏】置阴凉干燥处，防蛀、防霉。

【食论】

草菇营养丰富，味道鲜美。含18种氨基酸、维生素C及磷、钾、钙等多种矿质元素，还含有一种异种蛋白物质，有消灭人体癌细胞的作用。特别是对消化道肿瘤有辅助治疗作用，能加强肝肾的活力。草菇还能够减慢人体对碳水化合物的吸收，是糖尿病患者的良好食品。一般人群均可食用，是优良的食药兼用型的营养保健食品。

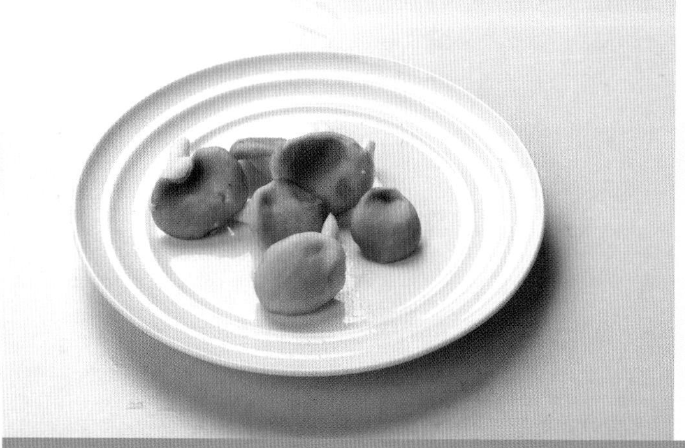

平菇

pinggu

《中国药用真菌图鉴》

【异名】

侧耳、北风菌、蚝菌(《中国药用真菌》)，糙皮侧耳、桐子菌(《中国药用真菌图鉴》)，水风菌、冻菌(《云南中药资源名录》)。

【基原】

为侧耳科侧耳属真菌糙皮侧耳*Pleurotus ostreatus*(Jacq.ex Fr.)Quel.(*Agaricus ostreatus* Jacq.ex Fr.)的子实体。我国河北、吉林、辽宁、山西、湖南、四川、云南等地均有分布。野生或栽培。

【性状】

菌盖肉质，宽5~20cm，扁半球形，后平展，有后缘，呈扇形、肾形，中部下凹。菌肉厚，白色，味美，有清香气，菌褶延生，白色。菌柄侧生，短，一般长1~2cm，或无柄，白色，中实，基部有短的白色绒毛。

【采收加工或制法】

夏、秋季采收，洗净鲜用，或晒干用。

【性味】味甘，性微温。

1.《中国传统饮食宜忌全书》：“性平、味甘”

2.《素食养生常法》：“平，甘。”

3.《中国民间饮食宜忌与食疗方》：“辛、甘，温。”

4.《中医营养治疗学》：“甘，性微温。”

【归经】入肺、胃经。

1.《素食养生常法》：“归肠、胃经。”

2.《中医营养治疗学》：“归脾、胃、肝经。”

3.《中国民间饮食宜忌与食疗方》：“入肝、肾经。”

4.《家常食物养生宜忌大全》:“归脾、胃经。”

【功用】

补脾除湿，追风散寒、舒筋活络。适宜于脾胃虚弱，饮食减少；痹证肢节酸痛，手足麻木，或拘挛不舒者食用。亦可用于肿瘤的防治。

1.《中国传统饮食宜忌全书》:“补虚，抗癌。”

2.《素食养生常法》:“益神开胃，化痰理气。”

3.《中医营养治疗学》:“补脾除湿，缓和筋挛。”

4.《中国民间饮食宜忌与食疗方》:“补脾除湿，补肾壮阳，祛风散寒，舒筋活络。主治脾肾虚弱，腰腿疼痛，手足麻木，经络不舒，阳痿遗精，腰膝无力等。”

【服食方法】煎汤，煮食，或研末服等。

【服食宜忌】平菇补虚，诸无所忌。

1.《中国饮食营养第一书》:“与驴肉同食易引发心绞痛。”

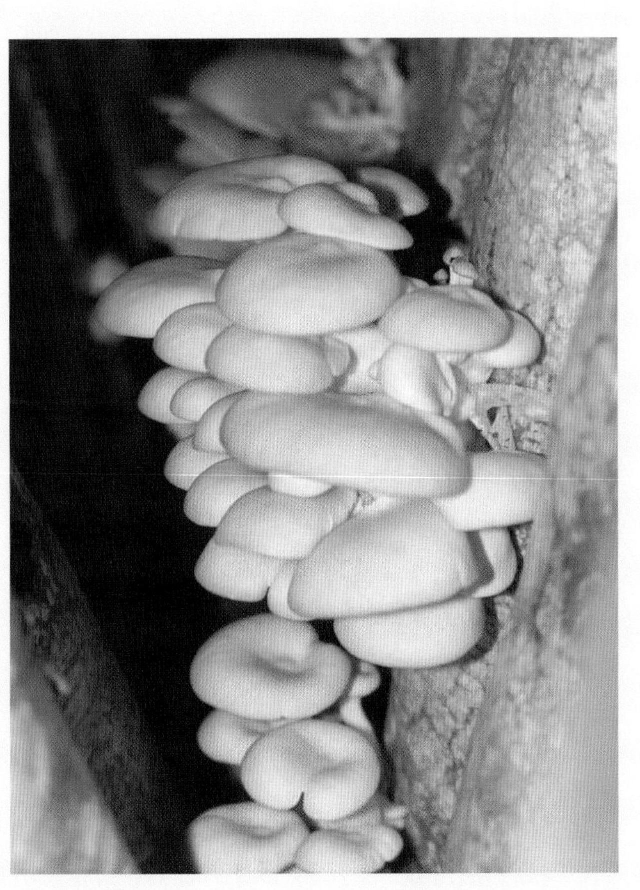

【食疗方】

1. 清蒸平菇 平菇500g，蒜3瓣，酱油、鸡粉、胡椒粉、油、盐各适量。把平菇洗净，撕成大块，控干水，蒜切片备用；平菇放入碗中，加油、鸡粉、胡椒粉、盐、酱油等作料和一杯水，放旺火上蒸20分钟即可。本品具有益神开胃的作用。(《素食养生常法》)

2. 糖醋平菇 鲜平菇500g，糖125g，醋50g。将平菇洗净去柄蒂，在开水中焯熟，压去水分，在平盘内摆成花朵形，淋上糖汁，蒸10分钟即可。本品具有化痰开胃的作用。(《素食养生常法》)

3. 治脾胃虚弱，饮食减少 可单用本品，或与鸡肉、猪瘦肉同用。(《中医营养治疗学》)

4. 治痹症，肢节酸痛，四肢拘挛 可单用本品，或与薏苡仁配伍。(《中医营养治疗学》)

【储藏】置阴凉干燥处，防蛀、防霉。

【食论】

平菇含蛋白质、脂肪、糖类、多糖类、D-甘露醇、D-山梨醇、纤维素、维生素B1、维生素B2、维生素C和烟酸、钙、磷、铁及18种氨基酸，包括人体必需的8种氨基酸。常食能起到改善人体的新陈代谢，调节植物神经的作用，而且对减少人体血清胆固醇、降低血压和防治肝炎、胃溃疡、十二指肠溃疡、高血压等有明显的效果。另外，对预防癌症、调节妇女更年期综合征、改善人体新陈代谢、增强体质都有一定的好处。

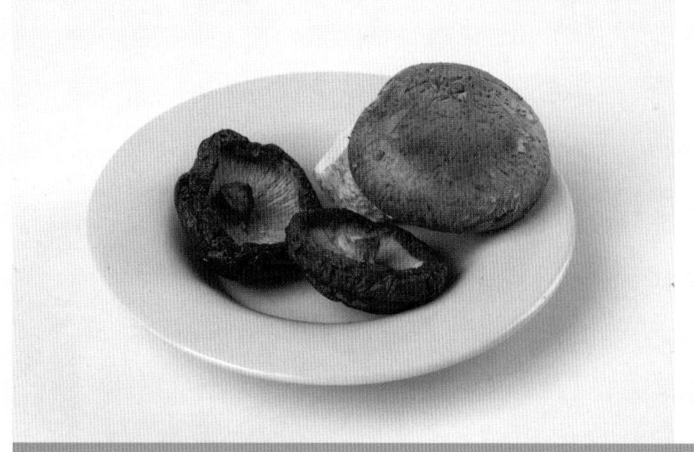

香菇

xianggu

《中国药用真菌》

【异名】

香蕈（《饮食须知》），香菰（《随息居饮食谱》），冬菇、香菌（《中国药用真菌》）。

【基原】

为白蘑科香菇属真菌香菇 *Lentinus edodes*(Berk.) Sing. 的子实体。多生于阔叶树林中的倒木上。为传统食用菌，我国南北各省多有人工栽培。

【性状】

菌盖径可达 10cm，表面黑褐色，有不规则的裂纹；下面有许多分叉的菌褶。菌柄弯生，白色。盖膜为绵毛状，盖开展后，仅在柄的上部留存毛状的痕迹。

【采收加工或制法】

春、秋、冬季均可采收，采得后除去泥沙杂质，晒干或焙干，备用。

1.《本草求真》："取冬产肉厚细如钱大者良。"

2.《随息居饮食谱》："包边圆嫩者佳。"

【性味】 味甘，性平，无毒。

《本草纲目》："甘，平，无毒。"

【归经】 入肝、胃经。

1.《本草求真》："专入胃。"

2.《本草撮要》："入足厥阴经。"

【功用】

扶正补虚，健脾开胃，祛风托毒，破血止遗。适宜于神疲力乏，纳食不馨，麻疹不透，小便失禁等病症者食用。

1.《本草求真》："益胃助食，及理小便不禁。"

2.《得配本草》："醒脾益气，破血去风。"

3.《随息居饮食谱》："开胃，治溲浊不禁。"

4.《中国中药资源志要》："化痰，理气，助食。用于佝偻病，乳蛾，麻疹不透，高血压病，贫血，小便失禁，毒菌中毒。"

【服食方法】 可用于煲汤、炒食、煮粥等。

《养小录》："香蕈粉：香蕈或晒或烘，磨粉入馔内，其汤最鲜。醉香蕈：拣净水泡，熬油炒熟。其原泡水，澄去滓，仍入锅。收干取起，停冷，以冷浓茶洗去油气，沥干，入好酒酿、酱油醉之。半日味透。素馔中妙品也。"

【服食宜忌】 脾胃寒湿气滞者禁食。

1.《饮食须知》："多和生姜食良。生山僻处者，有毒杀人。"

2.《本草求真》："性极滞濡，中虚服之有益，中寒与滞，食之不无滋害。"

3.《随息居饮食谱》："痧痘后、产后、病后忌之，性能动风故也。"

【食疗方】

1. 治风火牙痛　香蕈蒂捣碎，浸湿贴痛处即止。（《文堂集验方》）

2. 治产后虚羸　石子汤：猪肾一对（去脂膜、用竹刀切作四片），香蕈二两，葱白头二两，白芍药二两。分二帖，每用水三升，煮升半，匀三服。（《明

医指掌》）

3. 防感冒 香菇木耳生姜汤：新鲜香菇50g，泡发好的木耳30g，生姜丝10g，盐2g。将所有食材及调味料一同倒入砂锅，加300ml水，煎至200ml

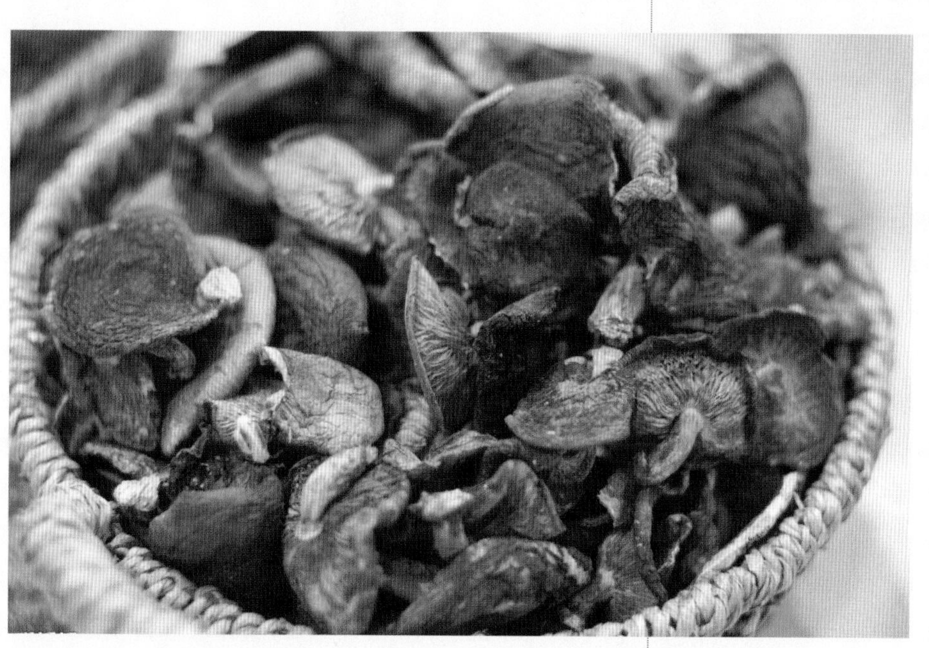

即可食用。[宗和．冬季多喝“香菇木耳生姜汤”．中国健康月刊，2010，（1）：51.]

4. 治小儿佝偻病 香菇鲜汤：水发香菇250g，鲜汤、酱油、白糖、精盐、味精、香油各适量。先将水发香菇洗净，去蒂，挤干水，放入碗中，加鲜汤，上笼蒸透取出，炒锅上中火，放入蒸透的香菇和汤汁，加酱油、白糖、精盐、味精，待汤汁收稠时，淋入香油，出锅装盘即可。[袁仲．药食相助话香菇．中国食物与营养，2004，（8）：58-59.]

5. 治高血脂、高血压 冬笋炒香菇：香菇120g，洗净，去蒂，沥干后切成片；冬笋20g，去皮后切成段；青菜心100g，一剖为二，洗净。炒锅加热，倒入熟猪油适量，烧至五成热，投入青菜心、冬笋段煸炒，待青菜心呈碧绿时，起锅倒入漏勺沥油。炒锅复上火，倒入鸡汤、香菇片、冬笋段、青菜心、虾仁适量，烧沸，加熟猪油、精盐适量，再沸几次，用湿淀粉勾芡，出锅装盘即可。[袁仲．药食相助话香菇．中国食物与营养，2004，（8）：58-59.]

6. 治虚烦失眠 香菇鱿鱼汤：水发鱿鱼100g，洗净切成斜方块，焯过沥干。香菇50g去蒂，洗净切成片。炒锅上火，加入猪油适量烧热，加葱末、肉片、冬笋片、香菇片煸炒，注入清水，然后加入浸泡过的虾仁20g及黄酒、精盐、白糖，煮开后放入鱿鱼片，片刻后用水淀粉勾芡，加味精、胡椒粉，淋上麻油即成。适宜用于阴虚血亏，气血虚弱，虚烦难眠，口干舌燥等症。[陈先诚．香菇食疗方．中国保健营养，2002，（7）：22.]

【储藏】放阴凉、干燥处保存。

【食论】

香菇的提取物香菇多糖，是T淋巴细胞的特异性免疫佐剂，能增强对抗原刺激的免疫反应，使受抑制的辅助性T淋巴细胞的功能得以恢复，从而发挥抗肿瘤作用，临床上常用于白血病、胃癌、肺癌、乳腺癌、结肠癌、直肠癌、子宫癌等多种肿瘤的辅助治疗。但是，作为食材本身的香菇，其成分复杂，对体质各异的患者而言，也常引起一些不良反应，故中医又将本品归入发物之列，正如《本草求真》所说：“性极滞濡，中虚服之有益，中寒与滞食之不无滋害。”因此，香菇的食用，当因人而异、因证而异，不可滥用。

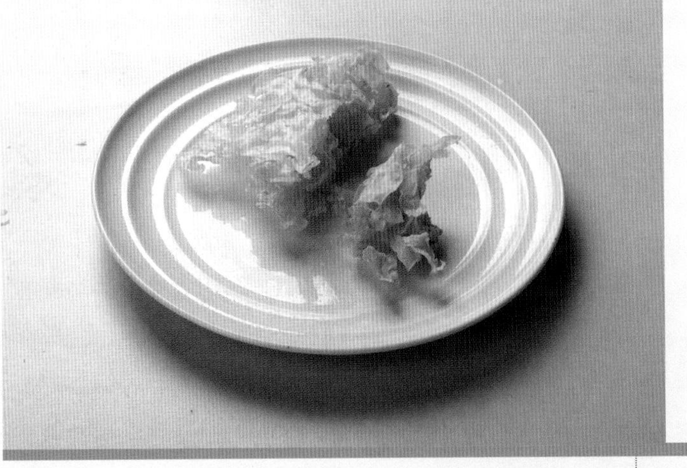

银耳

yiner

《中国药用真菌》

【异名】

白木耳、白耳子（《中国药用真菌》），雪耳（《广东中药志》），五鼎芝（《中国食用本草》）。

【基原】

为真菌类银耳科银耳属植物银耳 *Tremella fuciformis* Berk. 的子实体。主产于四川、贵州、云南、福建、湖北、安徽、浙江、广西、陕西、台湾。以四川通江银耳、福建漳州雪耳最为著名。

【性状】

由数片至10余片薄而多皱褶的瓣片组成，呈菊花形、牡丹花形或绣球形，直径3 ~ 15 cm，白色或类黄色，表面光滑，有光泽，基蒂黄褐色。角质，硬而脆。浸泡水中膨胀，有胶质。气微，味淡。

【采收加工或制法】

当耳片开齐停止生长时，应及时采收，清水漂洗3次后，及时晒干或烘干。选材以耳花大而松散，耳肉肥厚，色呈白色或略带微黄，蒂头无黑斑者为佳。

【性味】味甘、淡，性平。

1.《中国药用真菌》："性平，味甘，无毒。"

2.《广东中药志》："甘、淡，凉。"

3.《中医饮食营养学》："甘、淡，平。"

【归经】入肺、胃、肾经。

1.《中医饮食营养学》："入肺、胃、肾经。"

2.《中华饮食养生全书》："归肺、胃经。"

【功用】

润肺养胃，化痰止咳，强心益智。适宜于肺胃阴虚，虚劳咳嗽，肺燥干咳，津少口渴，病后体虚，老年慢性支气管炎，肺结核，便秘者食用。

1.《浙江药用植物志》："润肺止咳，益气滋肾。"

2.《中医饮食营养学》："滋阴润肺。"

3.《中医食疗学》："滋阴润肺，益胃生津，补脑强心。主治虚劳咳嗽，痰中带血，虚热口渴。"

4.《中国食疗大全》："临床应用于老年慢性支气管炎，肺结核，肺源性心脏病。"

5.《老中医话说食疗养生》："润肺生津，止咳化痰，滋阴养胃，益气和血，补脑强身。主治低热出汗，肺热咳嗽，痰黏或无痰，痰中带血，胃阴不足，咽干口渴，大便燥结，病后体虚，气短乏力等症。"

【服食方法】

可煮汤，做甜羹，煮粥，炒食，凉拌；或制作罐头等。

【服食宜忌】

肺胃阴虚所致口渴咽干、便秘者宜食；风寒咳嗽者及湿热酿痰致咳者慎食。煮熟的银耳存放过久后不宜再食用，因在细菌分解作用下，银耳中所含的较多硝酸盐类会还原成亚硝酸盐，有致癌作用。

【食疗方】

1. 治肺痨咳血、口干　银耳10g，煮烂，加冰糖常服。（《中国食疗大全》）

2. 治少气乏力、眩晕、失眠　银耳60g，人参或

西洋参粉15g，煨成羹，日服2次。(《中国食用本草》)

3. 治肺热咳嗽、大便秘结 先将银耳3 ~ 4g用温水浸1 ~ 2小时，然后用砂锅加适量水煎炖成糊状，加入适量冰糖服用，日服2次。(《中国食用本草》)

4. 治久病体虚 银耳10g，红枣30个，煮烂，加冰糖，常服。(《中国食疗大全》)

5. 治胃出血 银耳10g，藕节炭20g，煮烂，加冰糖常服。(《中国食疗大全》)

6. 银耳百合汤 银耳15g，百合15g，北沙参15g，麦冬10g，贝母10g，冰糖10g，生地20g，清水煎取300ml，加白及粉3g，分3次服。具有润肺止咳、滋阴止血的功效。主治干咳少痰，痰中带血，口干口渴，五心烦热，倦怠乏力等症。(《老中医话说食疗养生》)

7. 银耳安神汤 银耳20g，龙眼肉10g，炒枣仁20g，合欢花皮各10g，大枣5枚。水煎2次，取300ml，分3次温服。具有滋阴养血、益气安神的功效。用于体质虚弱，口燥咽干，失眠多梦等症。(《老中医话说食疗养生》)

【储藏】

干品可放于阴凉、干燥、通风处保存，要注意防潮防蛀。

【食论】

银耳，素有"菌中明珠"之美誉，既是扶正滋阴之要药，也是滋养之佳品。药理研究表明，银耳富含蛋白质、碳水化合物、膳食纤维等，有提高机体免疫力、抗炎保肝、抗溃疡、抗衰老、降血脂、降压等多种作用。中医认为春夏养阳，秋冬养阴，故在冬季，服上一碗银耳枸杞羹，润肺补肾，对老年人尤为有益。

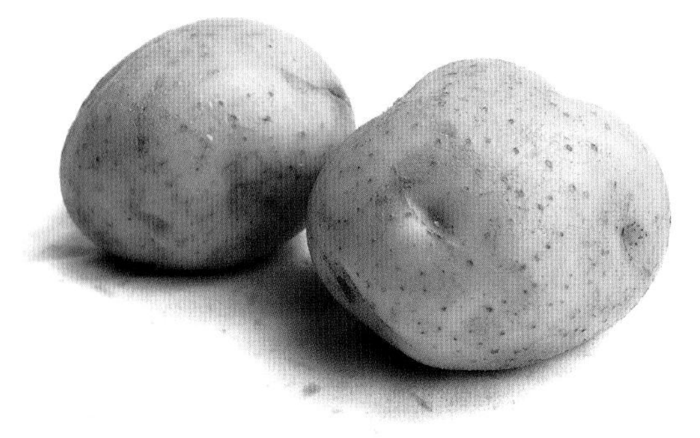

马铃薯

malingshu

《广西药用植物名录》

【异名】

阳芋、山药蛋(《植物名实图考》)，土豆、洋山芋(《食用蔬菜与野菜》)，洋芋(《饮食养生全书》)，地下苹果、第二面包(《蔬菜养生》)。

【基原】

为茄科茄属植物马铃薯 *Solanum tuberosum* L. 的地下块茎。原产南美洲，我国南北各地均有栽培。

【性状】

马铃薯为一年生草本，地下块茎呈圆形、椭圆形或卵形，有芽眼，表皮黄色、白色、红色或紫色。地上茎呈菱形，有毛。

【采收加工或制法】

春薯宜在6月上、中旬采收，秋薯在11月上旬采获，不能受霜冻。刚出土的马铃薯外皮较嫩，可晾晒1~2小时，待薯皮干后再收。选材以个体大小适中，表皮光滑，无发芽者为佳。

【性味】 味甘、淡，性平。

1.《植物名实图考》："味似芋而甘，似薯而淡。"

2.《中医食疗学》："性平味甘。"

【归经】入脾、胃经。

《中华饮食养生全书》："归脾、胃经。"

【功用】

健脾益胃，润肠通便，充饥，疗疮。适宜于脾胃气虚，食欲不振、消化不良，胃及十二指肠溃疡，便秘，疮疹，烫伤，肥胖症，心脏病，糖尿病，癌症者食用。

1.《植物名实图考》："疗饥救荒。"

2.《中华药膳大宝典》："和胃，调中，健脾，益气。"

3.《饮食养生全书》："健脾益胃，益气和中。"

【服食方法】

可炒食，如酸辣、青椒土豆丝等；可蒸、煮、烤、烧、炸、凉拌、做饼、做汤、酿酒，还可加工成薯片、薯条和粉丝等。

《植物名实图考》："羹臛煨灼，无不宜之。"

【服食宜忌】

未成熟的、表皮变绿或紫、发芽的马铃薯含龙葵素量较高，可致中毒，故应忌食。

【食疗方】

1. 治胃脘隐痛　新鲜土豆250g，蜂蜜少许。水煮土豆成粥状。服时加蜂蜜。(《中医食疗学》)

2. 治病后体虚，不思饮食　土豆200g，洗净去皮切丁，同粳米60g煮粥，拌入白糖适量即可食用。(《老中医话说食疗养生》)

3. 治皮肤湿疹　马铃薯洗净，切细，捣烂如泥，敷患处，纱布包扎，每昼夜换药4~6次。(《中国食用本草》)

4. 治慢性长期性便秘　新鲜土豆洗净，取约300g榨汁，于每日早晨和午饭前各服120ml。(《蔬菜养生》)

5. 补气、健脾、消炎　马铃薯加水适量，捣烂绞汁，煮沸后停火，早晚各一杯，连服1个月。(《饮食本草养生》)

【储藏】

可置于编织袋或箩筐内暂放阴凉、干燥、通风处保存，也可放井窖或窑窖内贮藏。

【食论】

马铃薯即土豆，营养丰富，宜于消化吸收，欧美人称之为“第二面包”。含粗纤维，可促进胃肠蠕动，加速胆固醇在肠内的代谢，故具有开胃、通便、降低胆固醇的功效；其中的淀粉在体内被缓慢吸收，不易导致血糖过高，故糖尿病患者宜食；是低热能、高蛋白的蔬菜，含多种维生素和微量元素，可代替主食，用于减肥。

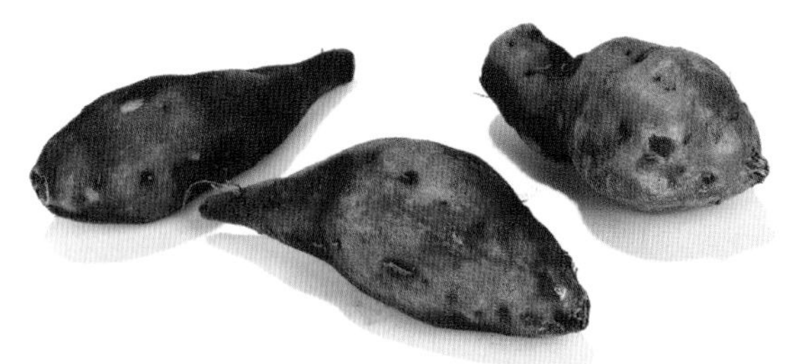

甘薯
ganshu

《南方草木状》

【异名】

甘藷（《本草纲目》引《异物志》），甘储、朱薯、金薯、番薯、番茹（《本草纲目拾遗》），山薯、地瓜（《随息居饮食谱》）。

【基原】

为薯蓣科薯蓣属植物甘薯 *Dioscorea esculenta* (Lour.) Burkill 的块茎。

【性状】

薯块多呈纺锤形，长短不一，大小各异。皮薄，皮色或鲜红，或紫红，或浅黄，或浅白；肉质坚实或松脆，肉色杏黄或奶白，或淡红，或紫黑。无臭，有甜味。

1.《南方草木状》："实如拳，有大如瓯者，皮紫而肉白。"

2.《本草纲目拾遗》："有红皮、白皮二色，红皮者，心黄；白皮者，心白。"

【采收加工或制法】

夏、秋季采收，洗净，切片晒干或鲜用。

【性味】 味甘，性平，无毒。

1.《南方草木状》："性不甚冷。"

2.《本草纲目》："甘，平，无毒。"

3.《本草纲目拾遗》："红皮者，味甜；白皮者，味淡。"

4.《本草求原》："甘，平，滑，无毒。"

5.《随息居饮食谱》："甘温。"

【归经】 入脾、肾经。

《本草撮要》："入足太阴经。"

【功用】

健脾益气，补肾益阴。适宜于脾胃气虚所致神疲力乏，少气懒言，习惯性便秘者食用。

1.《本草纲目》："补虚乏，益气力，健脾胃，强肾阴，功同薯蓣。"

2.《本草纲目拾遗》："补中活血，暖胃，肥五脏。白皮白肉者，益肺气生津。"

3.《本草求原》："凉血、活血，宽肠胃，通便秘，去宿瘀脏毒，舒筋络，止血热渴，产妇最宜。和鲫鱼、鳢鱼食，调中补虚。"

4.《随息居饮食谱》："煎食，补脾胃，益气力，御风寒，益颜色。"

【服食方法】

生食、煨食、煮食、爆食、蒸食、作粥。切片晒干，碾粉或酿酒等。

1.《南方草木状》："蒸鬻食之，味如薯蓣。海中之人，秋熟收之，蒸晒切如米粒，仓圌贮之，以充粮糗。"

2.《本草纲目拾遗》："煨食、煮食、爆食、蒸食，亦可生食。切片晒干，碾作饘粥，磨作粉饵。滚水灼，可作丸；拌面，可作酒；舂细，水滤去渣，澄晒成粉。"

3.《随息居饮食谱》："亦可生啖。切碎同米煮粥食，味美益人。"

【服食宜忌】

1.《本草纲目拾遗》:“中满者不宜多食,能壅气。”

2.《药性切用》:“生食甘凉伐气,熟则甘平充饥。晒干磨粉，尤能滞气，多食损人。”

3.《随息居饮食谱》：“性大补，凡时疫、疟痢、肿胀、便秘等证，皆忌之。”

【食疗方】

1. 乳痈 白番薯洗净去皮,切碎捣烂,敷于患处,觉得发热即换,连敷数天可愈。(《食物中药与便方》)

2. 治大便出血 甘薯粳米粥: 甘薯 250g，粳米 100g。甘薯（以红皮黄心者为好）洗净，连皮切成小块，与粳米同煮成稀粥，待粥稠时，加白糖适量，再煮 2 ~ 3 分钟即可，服不拘时。(《食物医药百科大全》)

3. 治阳虚夜多小便 甘薯烧狗肉: 甘薯、狗肉各 500g。甘薯去皮切块,狗肉切块,共入锅,加水适量,炖 2 ~ 3 小时,调味后服食。(《食物医药百科大全》)

4. 治胎动不安 红薯红枣汤: 红薯 1 个，红枣 10 枚，饴糖1匙。红薯洗净切块，与红枣同煮，加饴糖调味食用，可补气安胎。[家庭医学，2006，(1): 59]

5. 治便秘 红薯炒香菇: 红薯 1 个，切块；香菇 3 块，切丝；香菜 20 棵。用花生油炒熟，加盐、味精调味食。此方可口而灵验，宜在早晨未吃饭前服用。[家庭医学，2006，(1): 59]

【储藏】放阴凉干燥处保存。

《随息居饮食谱》:“切而蒸晒，久藏不坏。”

【食论】

现代研究认为，甘薯具有通便、减肥、抗癌、护心等保健防病作用，但其含糖量很高，糖尿病患者不宜食用。胃病患者也应少食为宜，因其糖分在胃内发酵，容易引起胃酸分泌过多而使人产生腹胀、烧心、泛酸、胃痛等不适感觉，严重者还可导致胃内出血。

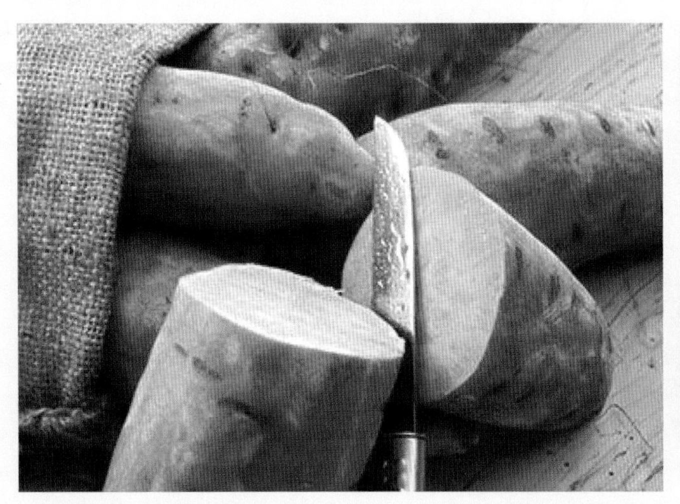

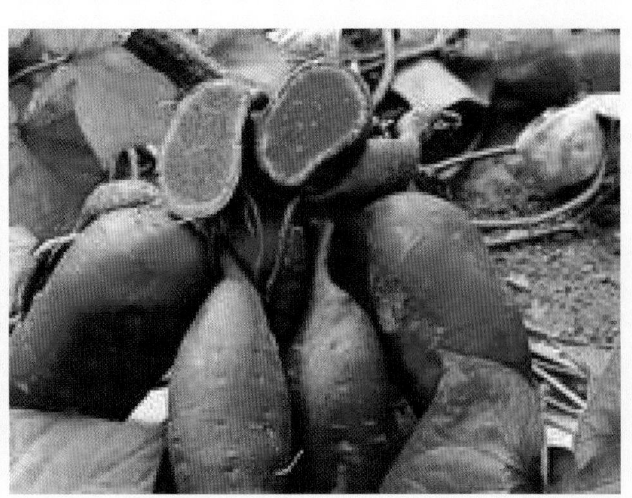

第三章

水果类

第一节 鲜果类

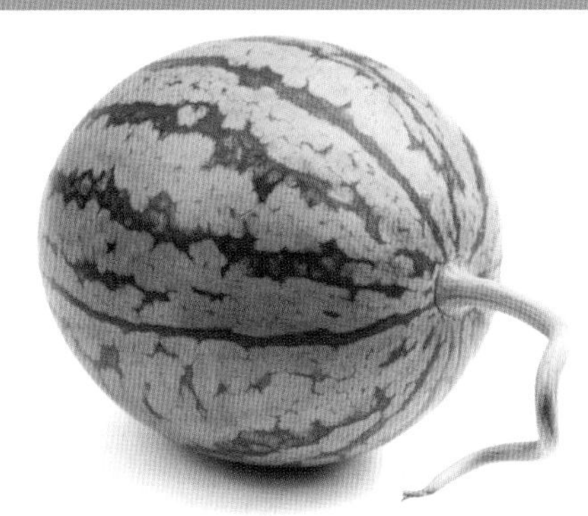

西瓜
xigua

李杲《食物本草》

【异名】

寒瓜（《本草经集注》），天生白虎汤（李杲《食物本草》）。

【基原】

为葫芦科西瓜属植物西瓜 *Citrullus lanatus* (Thunb.) Matsum. at Nakai 的果瓤。

【性状】

近圆形或长椭圆形，因种类不同大小不一，外皮光滑，绿色、浅绿色，多具深浅相间的条纹。果瓤红色，或黄色，或白色，饱含汁水，味甜。

【采收加工或制法】 夏季采收。

【性味】 味甘，性寒。

1.李杲《食物本草》："味淡、甘，寒。"

2.《饮膳正要》："味甘，平，无毒。"

3.《日用本草》："味甘，寒，无毒。"

4.《玉楸药解》："味甘，微寒。"

【归经】 入心、胃、膀胱经。

1.《玉楸药解》："入手太阴肺、足太阳膀胱、足阳明胃经。"

2.《本草求真》："入心胞、胃。"

3.《要药分剂》："入脾经。"

4.《本草撮要》："入手太阴、足阳明胃经。"

【功用】

清热解暑，生津止渴，除烦利尿。适宜于暑热烦渴，热盛津伤，小便不利、水肿，喉痹口疮者食用。

1.李杲《食物本草》："压烦热，消暑毒，疗喉痹，消腹中误食毛发。"

2.《饮膳正要》:"主消渴，治心烦。解酒毒。"

3.《日用本草》:"消暑热，解烦渴，宽中下气，利小水，治血痢。"

4.《滇南本草》:"治一切热症，痰涌气滞。解暑热、酒毒、除烦止渴，治喉、血痢。"

5.《医学入门》:"消暑热，解烦渴，宽中下气，利小水，治血痢，病热口疮者食之立愈。"

6.《食鉴本草》:"疗伤寒邪热良。"

7.《玉楸药解》:"清金除烦，利水通淋。"

8.《本草分经》:"解暑清热利便。"

9.《随息居饮食谱》:"清肺胃，解暑热，除烦止渴，醒酒凉营，疗喉痹口疮，治火毒时证。"

10.《食物中药与便方》:"清暑、解渴、利尿。适用于高血压、肾炎、肝炎、胆囊炎、黄疸等症。"

【服食方法】鲜食、炒食、腌食、炼蜜或绞汁饮。

1.《玉楸药解》:"脾胃寒湿，取汁热服。"

2.《随息居饮食谱》:"虽霍乱泻利，但因暑火为病者，并可绞汁灌之。瓜瓤煨猪肉，味美色佳而不腻。瓜肉曝干醃之，亦可酱渍，以作小菜，食之已目赤口疮。"

【服食宜忌】脾胃虚寒、泄泻、女子经期勿食或慎食。

1.李杲《食物本草》:"多食作泄痢，与油饼之类同食损胃。"

2.《三元延寿参赞书》:"北人禀厚食惯，南人禀薄不宜多。至于霍乱、冷病，终身不除。"

3.《饮食须知》:"胃弱者不可食，多食作吐利，发寒疝，成霍乱冷病。用油瓶食，损脾气。食瓜后食其子，不噫瓜气。以瓜划破曝日中，少顷食，即冷如冰。"

4.《本草纲目》:"伤脾助湿。"

5.《医林纂要》:"多食寒中，且郁湿成热作疟痢。"

6.《调疾饮食辨》:"若虚热，或资禀弱，或夙有冷病人，即不宜入口。至于伏暑之时，爱其寒凉适口，取快一时，而疟、痢、霍乱诸病必随之，可不慎欤。又不可同油饼及一切鱼、肉、鸡鸭卵食，更败脾胃，令人腹痛呕泄。凡解瓜积，莫如饮热酒(烧酒尤妙)及水服麝香，胜于食盐渍水也。然仅能消不消之瓜积，不能救瓜性之寒。不如砂仁、白豆蔻、干姜、吴茱萸、川椒之类，或理中汤加砂仁、白蔻治之。"

7.《随息居饮食谱》:"多食积寒助湿，每患秋病，中寒多湿，大便滑泄、病后、产后均忌之。食瓜腹胀者以冬腌干菜瀹汤饮即消。"

8.《本草撮要》:"有寒湿者勿食。"

【食疗方】

1.治中暑 天生白虎汤：捣西瓜汁，滤去渣，灌即醒。(《冯氏锦囊秘录》)

2.治急、慢性肾炎 西瓜汁或西瓜皮多量，水煎服。或西瓜连皮切碎，煮浓制成西瓜膏，开水化服，每次1～2匙，一日2次。(《食物中药与便方》)

3.治口干尿赤 西瓜黄瓜汁：西瓜肉200g，黄瓜1根(约200g)。把以上两种食材洗净、切块，用榨汁机榨出汁食用。[糖尿病之友，2005,(8):45.]

4.治暑天厌食 辣炒酸西瓜：西瓜挖净瓤，削去硬皮切块，撒上盐腌30分钟，沥去水，放酸醋、白糖腌半天捞出，加辣椒大火炒几下，撒上洋葱适量，调味，上盘。[医药保健杂志，2007,(14):65.]

5.治暑热烦渴 西瓜蜜：西瓜一个(重约3500g，需九成熟)，将瓜瓤捣碎，用两层纱布过滤后置火上，至沸时撇去泡沫，再把汁液过滤一次，然后置文火上轻轻搅拌、熬煮，使水分蒸发，至西瓜汁液浓稠时离火；将熬好的西瓜蜜装入玻璃瓶中，放进电冰箱，待降温冷透后即可食用。[养生大世界，2009,(6):36.]

【储藏】放阴凉处保存。

《饮食须知》:"近糯米、沾酒气即易烂，猫踏之易沙。"

【食论】

西瓜性寒凉，治暑热烦渴效卓著，有"天生白虎汤"之称，是夏季佳果，但是在秋冬季食之，易伤脾胃阳气，导致腹痛、泄泻等症发生，因此入秋后勿食或慎食。

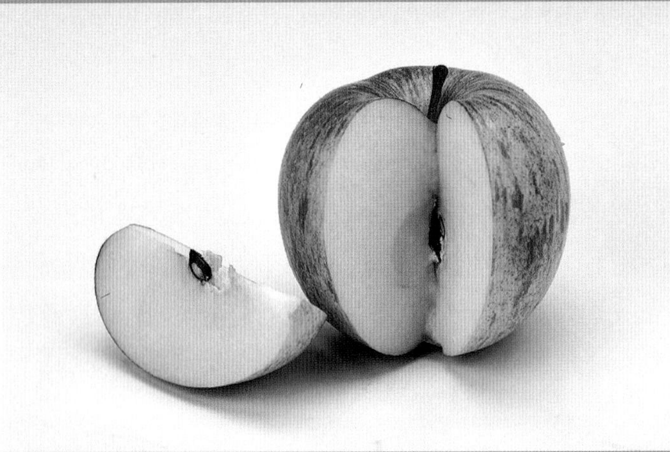

苹果
pingguo

《饮食须知》

【异名】

平波（李杲《食物本草》），频婆（《饮食须知》），超凡子、天然子、玉容丹（《滇南本草》），频婆果、大柰（《医林纂要》）。

【基原】

为蔷薇科苹果属植物苹果 *Malus pumila* Mill. 的果实。

【性状】

本品为梨形或扁球形，顶部及基部均凹陷，外皮薄，革质、青色、黄色或红色，形状、颜色和香味常因品种不同而有差异。果肉肉质。

1.《食性本草》："此有三种，大而长者为柰，圆者为林檎，皆夏熟；小者味涩，为梣，秋熟，一名楸子。"

2.《饮食须知》："比柰圆大，味更风美。"

3.《医林纂要》："大柰也，北方佳果，南方少。"

【采收加工或制法】 夏秋季采摘成熟果实。

【性味】 味甘、酸，性凉，无毒。

1. 李杲《食物本草》："味甘，无毒。"

2.《饮食须知》："味甘性平，无毒。"

3.《滇南本草》："气味甘、微酸，无毒。"

4.《医林纂要》："甘，酸，咸，温。"

5.《随息居饮食谱》："甘凉轻软。"

6.《食物中药与便方》："酸、甘、平，无毒。"

【归经】 入肺、胃经。

【功用】 生津润肺，解暑除烦，开胃醒酒。适宜于津少口渴，脾虚泄泻，食后腹胀，饮酒过度者食用。

1. 李杲《食物本草》："止渴生津。"

2.《滇南本草》："食之生津，久服轻身延年，黑发。通五脏六腑，走十二经络。调营卫而通神明，解瘟疫而止寒热。主治脾虚火盛，补中益气。皮能治反胃吐痰。"

3.《医林纂要》："止渴除烦，解暑去瘀。"

4.《随息居饮食谱》："润肺悦心，生津开胃，耐饥醒酒，辟谷救荒。"

5.《食物中药与便方》："整肠止泻。"

【服食方法】 鲜食，煮食，榨汁或熬膏食。

《滇南本草》："同酒食治筋骨疼痛，用蜜酿，久服延年之品也，搽疮红晕可散。烧灰存性治水中之毒，亦能醒脾清神，人多爽怀。"

【服食宜忌】 胃寒者慎食，患有糖尿病者不宜多食。

《滇南本草》："小儿不可多食，多食发痞积。"

【食疗方】

1. 慢性腹泻，神经性结肠炎，肠结核初期　苹果干粉五钱，空腹时温水调服，一日 2 ~ 3 次。（《食物中药与便方》）

2. 治哮喘　苹果蛋：选底部平的苹果，用小刀从苹果顶部连蒂旋下一个三角形顶盖，再将果核挖出，并用小勺挖出部分果肉，使其内部成杯状，但不能漏；取新鲜鸡蛋 1 个破壳，将蛋清、蛋黄倒入苹果内，再将原来三角形顶盖盖上，放入蒸笼内蒸

40分钟后趁热吃下。如果一次吃不完，下次加热续服，每日1个，连服3个效果更佳。[中国民间疗法，2003，11（8）：53.]

3. 治婴幼儿腹泻 苹果泥：将苹果蒸熟，去皮、核，研成苹果泥，或用不锈钢汤匙刮泥。1岁左右的婴儿每次喂食半个苹果，2岁以上每次喂食1个苹果，每天5次。[中国民间疗法，2008，（6）：62.]

【储藏】置阴凉处保存。

【食论】

苹果中含有鞣酸、果胶和膳食纤维三种物质，因此有止泻和通便的双重作用。鞣酸是肠道收敛剂，它能减少肠道分泌而使大便内水分减少，从而达到止泻效果。生果胶可软化大便，膳食纤维能刺激肠道蠕动，两者协同，同样起到通便作用。一般而言，止泄泻时用量应少，通便秘时用量宜多。

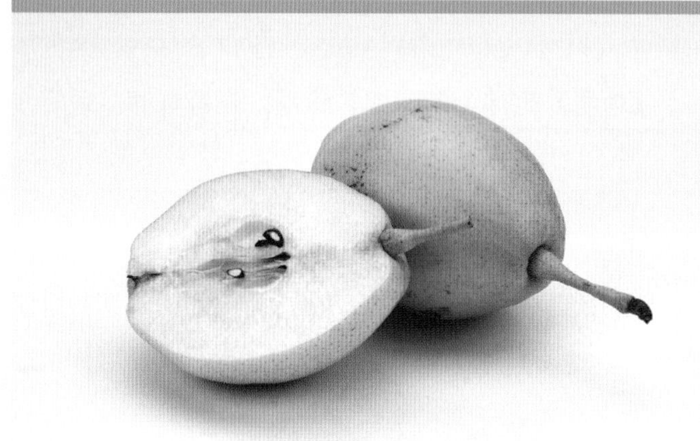

梨
li
《名医别录》

【异名】

快果（《本草经集注》），果宗、玉乳、蜜父（《本草纲目》），梨果（《医学入门》），梨子（《本草害利》）。

【基原】

为蔷薇科梨属植物白梨 *Pyrus bretschneideri* Rehd、沙梨 *Pyrus pyrifolia*（Burm.f.）Nakai、秋子梨 *Pyrus ussuriensis* Maxim. 等栽培种的果实。

【性状】

1. 白梨：果实多呈卵形或近球形，通常直径5 ~ 7cm，先端有残留花萼。基部具肥厚果柄，长3 ~ 4cm，表面黄白色，有细密斑点。横切面可见白色子房4 ~ 5室，种子倒卵形，微扁，长6 ~ 7mm，褐色。果肉微香，多汁，味甜微酸。

2. 沙梨：果实近球形，先端微向下陷，先端无宿萼。表面浅褐色或棕褐色，有浅色斑点。横切面可见子房室2 ~ 5，种子楔状卵形，稍扁平，长8 ~ 10mm，黑褐色。

3. 秋子梨：果实近球形，较小，直径2 ~ 6cm，顶端有残存宿萼，基部微下陷，果柄长1 ~ 2cm。表面稍绿色，稍带褐色或黄色，常有红色斑点。干品果皮褐绿色，有棕色斑点。

【采收加工或制法】8~9月间果实成熟时采收。

1.《本草品汇精要》：“八月九月取实。”

2.《本草害利》：“七月采，今北人每于树上包裹，过冬乃摘，亦妙。”

【性味】味甘、微酸，性凉，无毒。

1.《本草经集注》：“梨种复殊多，并皆冷利。”

2.《名医别录》：“味苦，寒。”

3.《备急千金要方·食治篇》：“味甘、微酸，寒，涩，有毒。”

4.《日华子本草》：“冷，无毒。”

5.《饮膳正要》：“味甘，寒，无毒。”

6.《日用本草》：“甘、酸，平。”

7.《本草品汇精要》：“甘，微酸。寒，缓。气薄味厚，阴中之阳。香。”

8.《医学入门》：“味甘，酸，平，无毒。”

9.《本草害利》：“味酸甘寒。”

【归经】 入肺、胃、心经。

1.《雷公炮炙药性解》：“入心、肺二经。”

2.《神农本草经疏》：“入手太阴，兼入足阳明经。”

3.《本草征要》：“入心、肝、脾三经。”

4.《要药分剂》：“入心、肺二经，兼入肝、胃二经。”

5.《本草害利》：“入心、肺、脾、肝、大肠五经。”

【功用】

清心除烦，生津止渴，消痰醒酒，润肠通便。适宜于热病津伤，心烦口渴，痰热咳嗽，中风不语，失音咽干，便秘尿涩，疮毒酒毒者食用。

1.《备急千金要方·食治篇》：“除客热气，止烦渴。”

2.《新修本草》：“梨削贴汤火创不烂，止痛，易差。又主热嗽，止渴。”

3.《日华子本草》：“消风，疗咳嗽气喘热狂，又除贼风，胸中热结。作浆，吐风痰。”

4.《饮膳正要》：“主热嗽，止渴，疏风，利小便。”

5.《日用本草》：“解热止渴，利大小肠，治火嗽热喘。”

6.《滇南本草》：“治中风不语，寒症热疾，大小便不通，或胃中痞块食积，霍乱吐泻，小儿偏坠，疼痛即止。”

7.《本草品汇精要》：“除热嗽，止烦渴。解丹石热气。”

8.《医学入门》：“除心肺客热，烦热，胸中痞结，咳嗽气喘，止渴，捣汁作浆服之，吐风痰，治中风失音不语，及伤寒发热惊狂，利大小便，孕妇临月食之易产。”

9.《本草纲目》：“治风热，润肺凉心，消痰降火，解毒。”

10.《雷公炮炙药性解》：“主心经客热，肺脏烦热，止嗽消痰，清喉降火，解渴除烦，消风润燥。”

11.《本草征要》：“外宣风气，内涤狂烦，润肺凉心，降火消痰，热嗽口渴，失音咽干。”

12.《随息居饮食谱》：“甘凉润肺，清胃凉心，涤热息风，化痰已嗽，养阴濡燥，散结通肠，消痈疽，止烦渴，解丹石、烟煤、炙煿、膏粱、麦蘖诸毒。

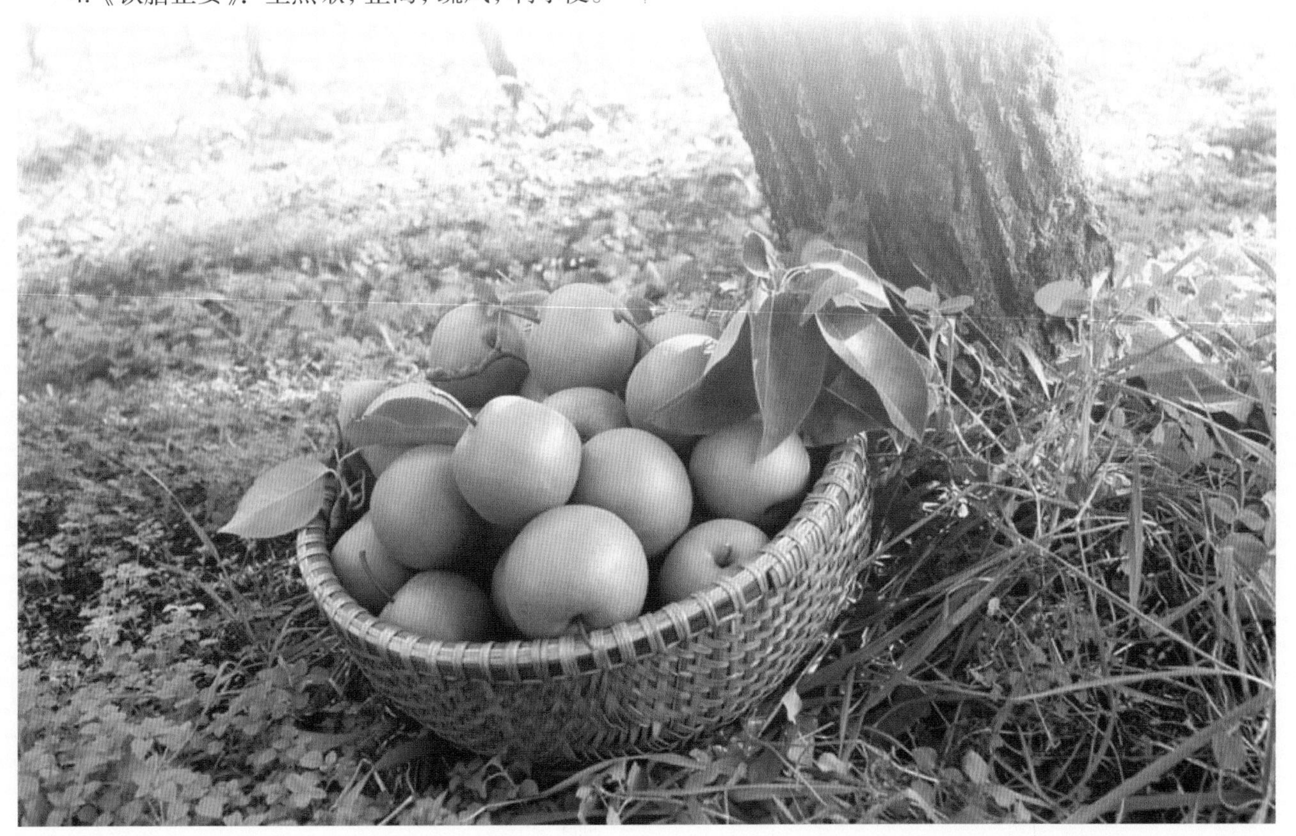

治中风不语、痰热惊狂、温暑等疴。”

13.《本草害利》:“外宣风气，内涤狂烦，消痰醒酒。”

【服食方法】生食、捣汁、煎汤、蒸服、熬膏等。

1.《滇南本草》:“梨取汁服之，定喘止咳。”

2.《本草品汇精要》:“去皮、核，榨汁用。”

3.《本草征要》:“生之，可清六腑之热；熟之，可滋五脏之阴。初病连皮蒸食，病七日以上者，可去皮生食。”

4.《随息居饮食谱》:“可捣汁熬膏，亦可酱食。”

5.《本草害利》:“生食可清六腑之热，熟食可滋五脏之阴，虚火宜熟，实火宜生，梨汁润肠清痰止嗽。治痰嗽，宜加入姜汁蜜水。”

【服食宜忌】脾虚便溏、寒嗽及产妇忌食或慎食。

1.《本草经集注》:“不入药用，食之损人。”

2.《名医别录》:“多食令人寒中，金创，乳妇尤不可食。”

3.《饮膳正要》:“多食寒中。梨不可与蟹同食。”

4.《医学入门》:“酒病烦渴者宜，多食动脾，令人中寒下利，产妇、金疮并血虚者戒之。”

5.《神农本草经疏》:“肺寒咳嗽，脾家泄泻，腹痛冷积，寒痰痰饮，妇人产后，小儿痘后，胃冷呕吐，及西北真中风证，法咸忌之。”

【食疗方】

1. 治热结 梨，胸中痞塞、热结者，可多食生梨便通。(《食疗本草》)

2. 治失音不语、卒喑 失音不语者，捣梨汁一合，顿服。(《食疗本草》)

3. 治卒咳 卒咳，冻梨一颗，刻作五十孔，每孔中内一粒椒，以面裹于热灰烧，令极熟出，停冷食之。(《食疗本草》)

4. 治痰喘气急 大梨剜孔，入小黑豆煨熟，捣饼，日日食之。(《本草易读》)

5. 治年久咳嗽 大雪梨四个，老姜四两，同捣取汁，蜂蜜四两，黑豆一升(炒，研末)，乘热和匀，七蒸七晒，不拘服。(《验方新编》)

6. 治早期高血压 鸭梨西红柿：用鸭梨1个，西红柿1个，剥去外皮，放在锅内煮，每天吃1次，连吃20天，可滋阴清热，有防治早期高血压的作用。[看医生，2004,(10):38.]

7. 治小儿厌食症 鸭梨粥：取鸭梨3个，粳米50g。煮成稀粥。每次吃1小碗．每日2次。本方主要作用是养胃、醒脾，促进食欲。[中国保健营养，2004,(11):49.]

8. 美容 雪梨瘦肉汤：瘦肉500g，雪梨3个，蜜枣8颗，鲜百合(后下)、胡萝卜适量，姜2片。加适量盐调味，煎汤。此汤易消化，有促进大脑血液循环，使肌肤光滑细嫩之功效。[食品与健康，2007,(1):36.]

【储藏】鲜品宜在阴凉、湿润、通风处保存。

《本草述钩玄》:“与萝卜相间收藏，或削梨蒂，种于萝卜上藏之，皆可经年不烂。”

【食论】

在我国早期医学著作中，梨只言其弊，不言其利，如《本草经集注》曰:“梨种复殊多，并皆冷利，俗人以为快果，不入药用，食之损人。”今天不同，梨不但是一种营养丰富的水果，而且是热病伤津患者的良药。现代研究还表明，吃梨能显著降低存于人体内的致癌物质多环芳香烃，因此，梨又是抗癌防癌的佳果。

附：梨叶　梨树皮

1.《新修本草》:“叶，主霍乱，吐利不止，煮汁服之。”

2.《滇南本草》:“叶，敷疮。皮，敷发背疔疮。”

3.《医学入门》:“叶，主霍乱，吐利不止，煮汁饮之。亦治小儿寒疝腹痛，汗出。树皮，治疮癣疥癞甚效。”

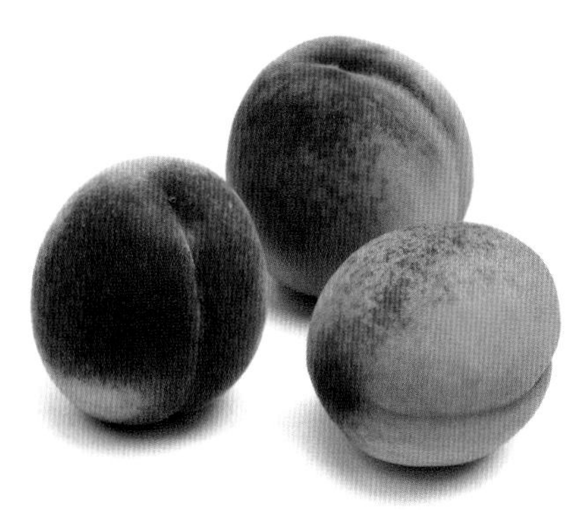

桃子

taozi

《日用本草》

【异名】

桃实（《名医别录》），桃（《备急千金要方》）。

【基原】

为蔷薇科桃属植物桃 *Amygdalus persica* L. 或山桃 *A. davidiana* (Carr.)C.de Vos ex Henry. 的果实。

【性状】

核果近球形，有沟，表面有短绒毛。果肉多汁，白色、粉红色或黄色，离核或粘核。气香，味甜、微酸。

《食物中药与便方》："桃未熟的干果名碧桃干。"

【采收加工或制法】 6 ~ 7 月果实成熟时采摘。

【性味】 味甘、酸，性温。无毒。

1.《名医别录》："味酸。"

2.《备急千金要方》："味酸，无毒。"

3.《食疗本草》："温。"

4. 李杲《食物本草》："味甘、酸，热。微毒。"

5.《饮膳正要》："味辛甘，无毒。"

6.《日用本草》："味甘、酸。微毒。"

7.《饮食须知》："味甘酸，性温，微毒。"

8.《滇南本草》："味辛、酸。"

9.《本草纲目》："辛、酸、甘，热，微毒。"

10.《医林纂要》："甘，辛，温。夏熟者多酸，秋冬熟者微有辛味。"

11.《现代实用中药》："桃干：酸，苦。"

12.《食物中药与便方》："酸、甘、微温。"

【归经】 入肝、肺、大肠经。

1.《食鉴本草》："属肺。"

2.《医林纂要》："体有毛者多入肺。"

【功用】

生津润肠，活血消积。适宜于津少口渴，咳逆上气，肠燥便秘，积聚闭经者食用。

1.《崔禹锡食经》："食之令下利，益面色，养肝气。"

2. 李杲《食物本草》："益色，发丹石毒。"

3.《饮膳正要》："利肺气，止咳逆上气，消心下坚积，除卒暴击血，破癥瘕，通月水，止痛。"

4.《滇南本草》："治蛊积，通月经，润大肠，消心下积。"

5.《本草纲目》："冬桃，食之解劳热。"

6.《医林纂要》："养肺，泻肺。"

7.《随息居饮食谱》："补心活血，解渴充饥。"

8.《食物中药与便方》："碧桃干止虚汗、盗汗。"

【服食方法】 鲜食，作脯食，制酱、榨汁或桃罐头。

1.《食鉴本草》："作脯食，益颜色。"

2.《随息居饮食谱》："可作脯，制酱造醋。别有一种水蜜桃，熟时吸时食，味如甘露，生津涤热。"

【服食宜忌】 不宜多食。

1.《名医别录》："多食令人有热。"

2.《备急千金要方》："多食令人有热。黄帝云：饱食桃入水浴，成淋病。"

3.《食疗本草》："能发诸丹石，不可多食，生食尤损人。"

4. 李杲《食物本草》:“多食令人中热，服术人忌食。又不可与鳖同食，食之浴水成淋病。”

5.《食鉴本草》:“多食令人热，发丹石毒。忌同鳖肉食，发心痛。肺病人宜食，服术人宜忌。”

6.《饮食须知》:“多食损脾助热,令膨胀,发疮疥。同鳖肉食,患心痛。食桃浴水,令泄泻成淋及寒热病,能发丹石毒。生桃尤损人，食之有损无益。五果列桃为下。服术人忌之。”

7.《医林纂要》:“多食泄泻，生疮。”

【食疗方】

1. 治食桃不消 以桃枭烧灰，白汤下二钱，吐出即愈。(《随息居饮食谱》)

2. 血丝虫病　碧桃干、干石榴皮各三至四钱，干茶树果一钱，食盐少许，水煎服。(《食物中药与便方》)

3. 虚汗、盗汗　碧桃干三至五钱，水煎服。(《食物中药与便方》)

4. 治肺燥咳喘 鲜桃炖冰糖：鲜桃 3 个，去皮，和冰糖 30g 炖烂，喝汤吃桃，弃核，每日 1 次。[中国保健营养，1997，(6)：43.]

5. 治面黄起皱 鲜桃汁：鲜桃 2 个，去皮，捣泥取汁，拌少量淘米水擦面，每日 1 次。长期坚持，有美肤、去皱、养颜的效果。[中国保健营养，1997，(6)：43.]

【储藏】鲜桃放阴凉处保存。

【食论】

在古代医学著作中，桃子的药食作用多被医者忽略，夸大其不良反应。如《食鉴本草》:“桃，伤胃，多食作热”,《养生类纂》:“饱食桃，入水浴，成淋病”,《食疗本草》则直言:“不可食之，生者尤损人。”而在许多非医学著作中，桃子则被推崇为“仙果”，作为长寿的象征。如《神异经》载:“东方有树名曰桃，其子径三尺二寸，和核羹食之，令人益寿。”从现代营养学的角度来讲，桃含有多种维生素、果酸以及钙、磷、铁、钾等无机盐，且不含脂肪，不仅味道甜美，营养价值高，还可预防肥胖，因此，桃子称为“寿桃”，也不无道理。

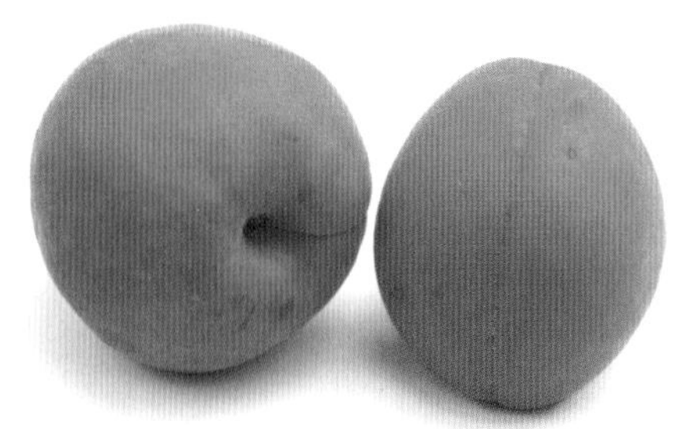

杏子

xingzi

《滇南本草》

【异名】

杏实(《名医别录》),杏(《滇南本草》),甜梅(《本草纲目》)。

【基原】

为蔷薇科杏属植物杏 *Armeniaca vulgaris* Lam. 或山杏 *Armeniaca sibirica* Lam. 等的果实。

【性状】

成熟的杏果黄红色，圆形或心状卵圆形，两侧略扁，一侧侧面有一浅凹槽，直径 2.5cm 以上；山杏稍小，果肉较薄而干燥。

【采收加工或制法】夏季果熟时采收。

【性味】味酸、甘，性温。

1.《名医别录》:“味酸。”

2.《崔禹锡食经》:“味酸，大热，有毒。”

3.《备急千金要方·食治篇》:“杏实尚生，味极酸。”

4.《滇南本草》:“务本:味酸，性热;范本:味甘、酸、涩，性热，有微毒。”

5.《本草纲目》(引《名医别录》):“酸，热，有小毒。”

6.《本草崇原》:“苦重于甘,其性带温,其质冷利。冷利者，滋润之意。”

7. 柴裔《食鉴本草》:“味酸，热。有小毒。”

8.《医林纂要》:“苦，酸，甘，温。”

9.《本草求原》:“气温，味苦，微甘、辛，冷利。有小毒。”

10.《随息居饮食谱》:“甘酸温。”

【归经】入肺、心经。

1. 柴裔《食鉴本草》:“入心经。”

2.《本草求原》:“入心。入肺、脾。”

【功用】

润肺生津，止咳定喘，解毒。适宜于肺燥咳嗽，心烦口渴者食用。

1.《崔禹锡食经》:“理风噤及言吮，不开者为最佳。”

2.《滇南本草》:“务本:治心中冷热，止渴定喘，解瘟疫。”

3.《医林纂要》:“得火之气而能泻火。”

4.《随息居饮食谱》:“润肺生津。”

【服食方法】鲜食，煮粥，制杏干、杏脯。

1.《备急千金要方·食治篇》:“其中核犹未硬者，采之曝干食之，甚止渴，去冷热毒。”

2. 柴裔《食鉴本草》:“晒脯食,止渴,去冷热毒。”

【服食宜忌】不宜多食；患皮肤痒疹者慎食。

1.《名医别录》:“不可多食，伤筋骨。”

2.《崔禹锡食经》:“不可多食,生痈疖,伤筋骨。”

3.《七卷食经》:“杏人不可多食，令人热利。”

4.《本草衍义》:“小儿尤不可食，多致疮痈及上膈热。”

5.《滇南本草》:“务本:人多食损目劳筋;范本:

有损无益。多食昏神、冷膈、热生痰、动脾、发疮疖、落须发、伤筋骨。素有目疾忌食，小儿及产妇尤忌之。”

6. 柴裔《食鉴本草》：“生食伤筋骨。心病人宜之。多食动宿疾，目盲，落须眉，生痰热，昏精神。产妇尤宜忌之。小儿多食发疮痈，膈热。”

【食疗方】

1. 治肺燥气喘 杏子粥：粳米100g，冰糖适量，加水煮粥。粥将熟，加入成熟杏5～10枚（洗净煮烂去核），微煮数沸。早晚温服。润肺定喘、生津止渴，适用于肺燥气喘、咳嗽无痰、口干烦渴等症。（《中国药膳大辞典》）

2. 治高血压 杏子苹果汁：杏子4g，苹果1个，去皮核，胡萝卜2根切碎，芹菜50g，同榨汁，饮用，每日1剂，分2次饮服。（《水果养生事典》）

3. 治习惯性便秘 杏子蜜汁：杏子500g，去柄、皮、核，切片，加水适量，煮至七成熟时，加蜂蜜150ml，再煮至熟透收汁，当点心用。（《水果养生事典》）

4. 治细菌性痢疾和肠炎 青杏适量。将青杏去核，捣烂，去渣取汁，用文火浓缩，或在太阳下晒浓如膏状备用。成人每次服用9g，小儿酌减，每日服用2次。（《果蔬食疗本草经》）

【储藏】 放阴凉干燥处保存。

《随息居饮食谱》：“亦可糖腌蜜渍，收藏至远。”

【食论】

民间有“桃子养人杏伤人”的说法，前人亦认为杏子属“发物”，食之动宿疾。从现代营养学角度看，杏肉含酸量偏高，空腹食用可能对肠胃产生一定刺激，故建议饭后食用。患皮肤湿疹瘙痒者慎食，且不宜多食。

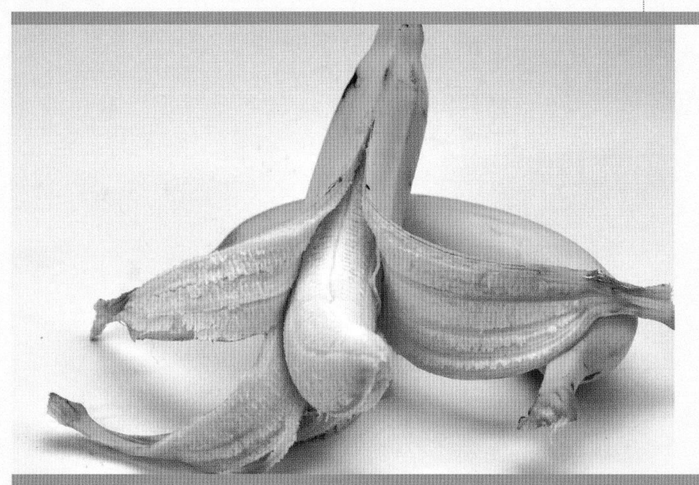

香蕉
xiangjiao
《本草纲目拾遗》

【异名】

甘蕉、芭蕉、羊角蕉、牛乳蕉（《南方草木状》），蕉芽（《医林纂要》），香牙蕉、龙奶奶（《本草纲目拾遗》），蕉果、牙蕉（《本草求原》）。

【基原】

为芭蕉科芭蕉属植物甘蕉 *Musa paradisiaca* L. var. *sapientum*（L.）O. Kuntze、香蕉 *Musa nana* Lour. 的果实。

【性状】

果长圆形，长15～25mm，果棱明显，有4～5棱，先端渐狭，果柄短，成熟前果皮青绿色，果肉味微涩，成熟后果皮黄绿色，果肉嫩黄、白、甜滑，无种子，香味特浓。

1.《南方草木状》：“子大，名为房，相连累，甜美，亦可密藏。一名芭蕉，或曰巴苴。剥其子上皮，色黄白，味似葡萄甜而脆。此有三种：子大如拇指，长而锐，有类羊角，名羊角蕉，味最甘好；一种子大如鸡卵，有类牛乳，名牛乳蕉，微减羊角；一种大如藕，子长六七寸，形正方，少甘，最下也。”

2.《医林纂要》:“花谢后，附茎结实，排列如牙，色青，剥去青皮，中肉黄白，两广乃有之，可当果。中原罕结实者。”

【采收加工或制法】 秋季果实将成熟时采收。

【性味】 味甘，性寒。

1.《南方草木状》:“味甘。”

2.《新修本草》:“味甘冷。”

3.《食疗本草》:“生食大寒。性寒。”

4.《本草纲目》:“甘，大寒，无毒。”

5.《医林纂要》:“甘，寒，微涩。”

6.《本草求原》:“甘、寒。”

【归经】 入肺、胃、大肠经。

【功用】

清热解毒，润肺通便。适宜于热病烦渴，肺燥咳嗽，便秘痔疮者食用。

1.《南方草木状》:“亦疗饥。”

2.《食疗本草》:“止渴，润肺，发冷病。蒸熟暴干令口开，舂取人食之。通血脉，填骨髓。”

3.《本草纲目》:“除小儿客热，压丹石毒。”

4.《医林纂要》:“止渴清热，去瘀解毒。”

5.《本草纲目拾遗》:“收麻风毒。”

6.《本草求原》:“止渴、润肺、解酒、清脾、滑肠。脾火盛者食之，反能止泻止痢。”

7.《现代实用中药》:“治便秘、高血压、血管硬化等。”

【服食方法】

鲜食、炖熟食、蜜渍、制果干食。

1.《本草纲目拾遗》:“粤人婴儿乳少，辄熟蕉子饲之。又以浸酒，味甚美，其蕉心嫩白，可为葅。”

2.《本草求原》:“蒸热晒干尤妙。”

【服食宜忌】

女子经期、脾胃虚寒便溏作泻者慎食。

【食疗方】

1. 治小儿客热 同饭嚼饲之。(《本草求原》)

2. 治高血压 香蕉皮或果柄一至二两，煎汤服。(《食物中药与便方》)

3. 痔疮出血，大便干结 每日早晨空腹吃香蕉1～2个。(《食物中药与便方》)

4. 治婴幼儿腹泻 香蕉膳：香蕉直接喂食，也可捣烂、拌入奶糕或米汤内煮熟后喂食。用量（按每只香蕉为100g计算）；2～3个月者，每次半只，日服1次；3～6月龄者，每次半只，日服1～2次；6～12月龄者，每次2/3只，日服1次，或每次半只，日服2次；12月龄以上者，每次一只，日服1～2次。[上海中医药杂志，1989，(2)：16.]

5. 治高血压 香蕉南瓜羹：香蕉250g，老南瓜200g，白糖25g，枸杞子25粒，水淀粉100g。香蕉剥去皮，切成小丁；老南瓜去皮、瓤，切成小丁；枸杞子拣去杂质，用温水浸泡。净锅入适量清水上火，放入香蕉丁、老南瓜丁、枸杞子，开锅后滚至南瓜丁软烂时，放入白糖，勾入水淀粉烧沸，出锅盛汤盆即可。[家庭医学，2004，(1)：47.]

6. 治雀斑 香蕉面膜：香蕉半只，捣泥加适量牛奶，调成糊状，敷在脸上，保持15～20分钟后洗去。可使皮肤清爽润滑，并可去除脸上痤疮，淡化雀斑。[家庭医学，2005，(14)：40.]

7. 治手足皲裂 香蕉泥：取熟透的香蕉1只，用手捏软，将果肉与10ml甘油混合拌匀，置于容器中备用。使用时，将开裂处皮肤洗净，用果肉泥在患处反复搓揉，连续使用3～5天即可治愈。[中华养生保健，2009，(3)：37.]

【储藏】 放凉爽通风处保存。

【食论】

香蕉为悦性、高钾食材，维生素含量丰富，其中维生素A含量为苹果的四倍。有研究证实，生食香蕉可治疗高血压病、顽固性干咳。炖熟连皮食对大便干结、痔疮便血效佳。

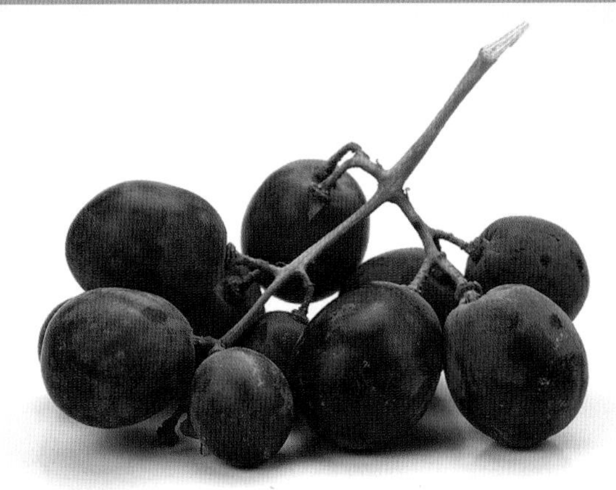

葡萄

putao

《名医别录》

【异名】

蒲萄（《神农本草经》），蒲桃、水晶蒲桃（《宝庆本草折衷》），草龙珠（《本草纲目》）。

【基原】

为葡萄科葡萄属植物葡萄 *Vitis vini fera* L. 的果实。

【性状】

鲜品为圆形或长椭圆形，长 3 ~ 7mm，直径 2 ~ 6mm，表面淡黄绿色至暗红色，有核或无核。质稍柔软，易被撕裂，富糖质，气微，味甜微酸。

1.《滇南本草》："色有绛、绿二种，绿者佳。"

2.《医林纂要》："色有青紫，野生小者曰琐琐葡萄。"

【采收加工或制法】 夏末秋初果熟时采收。

【性味】 味甘、酸，性平。无毒。

1.《神农本草经》："味甘平。"

2.《名医别录》："无毒。"

3.《药性论》："味甘、酸。无毒。"

4.《食疗本草》："平"；"甘、酸，温。"

5.《绍兴本草》："味甘，温，无毒。"

6.《宝庆本草折衷》："味甘、酸，平，无毒。"

7. 李杲《食物本草》："甘而不饴，酸而不酢，冷而不寒。"

8.《日用本草》："味甘、酸。无毒。作酒味甘，温。"

9.《饮食须知》："味甘酸，性微温。"

10.《滇南本草》："味甘，性平"；"味甘、酸，性微温，无毒。"

11.《本草纲目》："甘，平，涩，无毒。"

12.《本草易读》："甘、酸、涩，平，无毒。"

13.《本经逢原》："甘寒，无毒。琐琐葡萄：甘微咸温，无毒。"

14.《玉楸药解》："味甘、酸，微寒。"

15.《医林纂要》："甘，酸，涩，温。"

【归经】 入肺、脾、肾经。

1.《玉楸药解》："入手太阴肺、足太阳膀胱、足阳明胃经。"

2.《得配本草》："入手太阳经。"

【功用】

补气血，益肝肾，生津液，强筋骨，利小便。适宜于气血虚弱，肺虚咳嗽，心悸盗汗，烦渴，风湿痹病，淋证浮肿，麻疹不透者食用。

1.《神农本草经》："主筋骨湿痹，益气倍力，强志，令人肥健，耐饥，忍风寒。"

2.《名医别录》："逐水，利小便。"

3.《药性论》："除肠间水气，调中，治淋，通小便。"

4.《食疗本草》："益脏气，强志，疗肠间宿水，调中。"

5. 李杲《食物本草》："主益气倍力，令人肥健，能发痘疮。"

6.《滇南本草》："老人大补气血，舒经活络。泡酒服之，治阴阳脱症，又治盗汗虚症"；"主治盘骨湿痹，益气力，令人肥健，治痘症毒，其走下之性，渗水道，利小便。"

7.《本草易读》："逐水利尿，益气治淋，除筋骨湿痹，起痘疮陷没。"

8.《本经逢原》："摄精气归宿肾脏。"

9.《玉楸药解》："清金解渴，利水除淋。治烦渴热淋，疗胎气冲心。"

10.《医林纂要》："敛肺解烦。"

11.《得配本草》："治胎上冲心，疗筋骨湿痹，除肠水，发痘疮。"

12.《随息居饮食谱》："补气，滋肾液，益肝阴，养胃耐饥，御风寒，强筋骨，通淋逐水，止渴安胎。"

【服食方法】

生食、捣汁、熬膏、煮粥、浸酒食或浸酒后外用。

1.《神农本草经》："可作酒。"

2.《食疗本草》："葡萄不问土地，但收酿酒，皆得美好。"

5.《绍兴本草》："世人唯作果品，而未闻起疾之验。"

6.《滇南本草》："胎气上冲，煎汤饮之即下。"

7.《随息居饮食谱》："可干可酿。"

【服食宜忌】

阴虚内热、实热内盛者慎食，不宜多食。

1.《神农本草经》："久食轻身、不老延年。"

2.《食疗本草》："其子不宜多食，令人心卒烦闷，犹如火燎。亦发黄病。凡热疾后不可食之，眼暗、骨热，久成麻疖病。"

3.《绍兴本草》："多食亦喜生疮疹。"

4.李杲《食物本草》："多食令人烦闷昏眼，妇人胎孕冲心，食之即下。"

5.《日用本草》："多饮亦能动痰火。"

6.《饮食须知》："多食助热，令人卒烦闷昏目。"

7.《滇南本草》："不宜多食。昔李太白酿酒，常饮此可轻身耐老，但服而有益者，唯每日临卧时饮三杯，多则不效。"

8.《本经逢原》："其性寒滑，食多令人泄泻。"

9.《医林纂要》："多食生内热。"

【食疗方】

1. 治脑漏百病　葡萄一斤，苹果六十个（去皮），大黄桃二十个（去皮），花红果十个（去皮）共捣熬成膏，入酒内，埋土地二十一日取饮。和蜜，治脑漏百病，每服一钱，开水下。又治小儿急慢惊风，苏叶汤下。然须上好谷酒二十斤，忌荤菜同食。(《滇南本草》)

2. 脑贫血，头晕心慌　葡萄酒适量饮服，一日2 ~ 3次。(《食物中药与便方》)

3. 治痢疾　葡萄生姜汁：取白葡萄汁3杯，生姜汁半杯，蜂蜜半杯，茶叶9g。将茶叶水煎1小时取汁，然后将各汁混合，一次服下。[解放军健康，2002,(5):20.]

4. 治声音嘶哑　葡萄甘蔗汁：取葡萄汁一盅，甘蔗汁一盅。两者混合，温开水送服，每日3次。[解放军健康，2002，(5)：20.]

5. 治烫伤　葡萄浆：将鲜葡萄洗净去籽，捣浆，直接敷于患处，药干即换。通常敷药后即刻止痛，一般一至数日即可痊愈。用干葡萄皮研末，茶水调敷亦可。[中国民间疗法，2003，11(2)：62.]

【储藏】

鲜品放阴凉处干燥处保存，干品置干燥处容器内，防热、防潮、防蛀。

【食论】

现代研究发现，葡萄品种虽然很多，但其含糖量约在15% ~ 30%之间，而且新鲜葡萄含容易直接被肠壁吸收和消化的葡萄糖和果糖，而不像蔗糖那样必须经过肠内酵素作用后才能被吸收利用，所以其恢复体力和脑力作用特别明显。

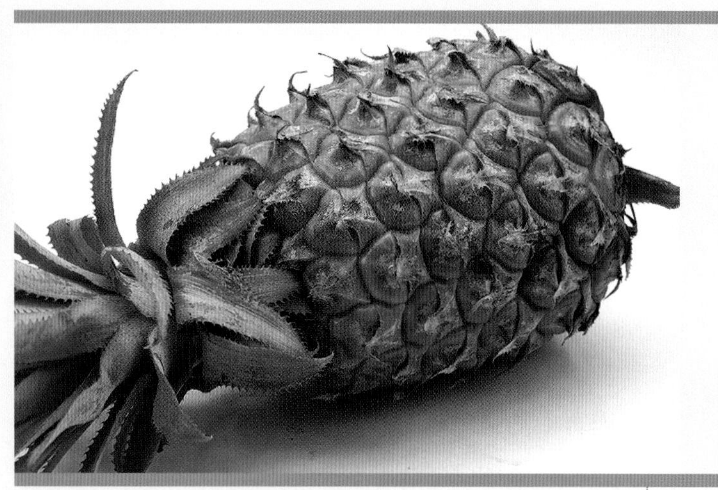

菠萝
boluo

《中国中药资源志要》

【异名】

番荔枝、番娄子（《岭南杂记》），露兜子、波罗（《植物名实图考》），凤梨（《广西药用植物名录》），打锣锤（《云南中药资源名录》），地菠萝、草菠萝（《中国食用本草》），黄梨、番菠萝（《素食养生常法》），番梨（《中国民间饮食宜忌与食疗方》）。

【基原】

为凤梨科凤梨属植物菠萝 Ananas comosus（L.）Merr. 的果实。原产中、南美洲，现广泛分布于南北回归线之间，我国台湾、海南、福建、广东、广西、云南等省区多有栽培。

【性状】

果实肉质，似松果状复果，多呈圆筒状或两头稍尖的卵圆形，果肉黄色。果皮亮黄色。

【采收加工或制法】

春果 4 ~ 5 月成熟后采收；夏果 6 ~ 7 月采收；秋果 10 ~ 11 月采收；冬果 12 月至翌年 1 月采收。选购时以果形端正饱满，果皮淡黄富有光泽，软硬适中，具芳香气味者为佳。

【性味】 味甘、酸、微涩，性平。

1.《植物名实图考》："味色香俱佳，性热。"

2.《中医食疗学》："性平，味甘酸。"

3.《中华药膳大宝典》（第三版）："甘、微涩，平。"

【归经】 入肺、胃经。

1.《中华饮食养生全书》："归肺、胃经。"

2.《素食养生常法》："归胃、肾经。"

【功用】

清暑止渴，开胃消食。适宜于中暑，烦热不安，口干咽燥，食欲不振，消化不良，肺胃阴虚，腹泻，脘腹痞满，小便不利，支气管炎者食用。

1.《云南中药资源名录》："生津止渴，助消化。治痢疾。"

2.《中医食疗学》："生津和胃，补脾胃，消肿祛湿。"

3.《岭南本草集锦》："清热解暑，利小便。"

【服食方法】

可生食，榨汁，凉拌，炒食，做汤，做膏，制作罐头、蜜饯、果酱、果酒、果汁、提制柠檬酸等。食用前宜用淡盐水浸泡 1 小时左右，可破坏菠萝蛋白酶，防止过敏。

《岭南杂记》："去皮食肉，香甜无渣。"（《植物名实图考》引）

【服食宜忌】

身热烦躁、消化不良者宜食；过敏体质、低血压、内脏下垂者慎食。

【食疗方】

1. 治伤暑或热病烦渴及高血压等症　菠萝汁：菠萝 1 只，捣烂绞取汁液，每次半茶杯，凉开水冲服。功能清热除烦，生津止渴。（《中医食疗学》）

2. 治支气管炎　菠萝蜜煎：菠萝肉 120g，蜂蜜 30g。将上二物水煎后服用，每日 2 次。（《中国民间

饮食宜忌与食疗方》)

3. 拌菠萝丁 菠萝500g，黄瓜100g，白砂糖5g，盐5g。将菠萝肉切丁，放入凉盐水内浸泡10分钟后捞出，放盘内。黄瓜洗净，切成小丁放入碗内，撒上少许盐拌匀腌10分钟，滤去盐水。将黄瓜丁放菠萝丁盘内，撒上白砂糖拌匀即可。可止渴解烦，醒酒益气，令人悦泽。(《饮食本草养生》)

4. 治低血压、手足无力 菠萝肉300～500g（切成片），鸡肉60g，加调料炒熟吃，每天1次或隔天1次。(《中国食用本草》)

5. 治产后乳汁缺乏 菠萝猪肉汤：菠萝250g（剥去种皮），瘦猪肉100 g，烧汤调味服用。具有补中益气，通乳的作用。(《老中医话说食疗养生》)

6. 治肠炎、腹泻、消化不良 菠萝肉100g，菠萝叶100g。马齿苋30g，陈皮10g，水煎两次，取药液300ml，分3次温服。具有消食止泻的作用。(《老中医话说食疗养生》)

【储藏】

未削皮者可放于阴凉、通风处保存；已削皮者可用保鲜膜封好放冰箱暂存。

【食论】

菠萝果皮粗厚，削皮费力，削皮时应先挖平凸出部分，再沿着果眼的排列，逐行雕沟挖除内陷部分，可切片或块食用。菠萝果汁含菠萝蛋白酶，可在肠胃中分解蛋白质，故有消食健胃之效；也可以将阻塞于组织的纤维蛋白及血块溶解，有利于消除水肿、瘀血、炎症。

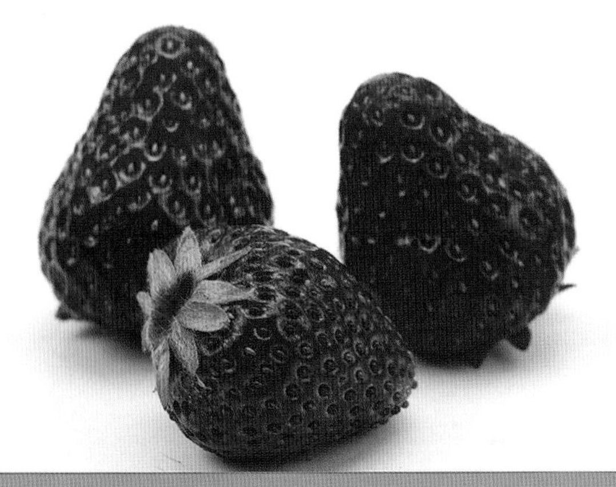

草莓

caomei

《台湾药用植物志》

【异名】

荷兰莓、凤梨草莓、大鸡心草莓（《中国食疗本草》），洋莓、红莓（《中国饮食营养第一书》），野草莓、麝香草莓（《家常食物养生宜忌大全》），草杨梅、地莓（《素食养生常法》），士多啤梨（台湾）。

【基原】

为蔷薇科草莓属植物草莓 *Fragaria ananassa* Duch. 的果实。原产南美洲，现今我国各地均有栽培，以江苏、河北、安徽、山东、台湾等省区为多。

【性状】

草莓为多年生草本。高10～40cm。叶呈倒卵形或菱形，绿色。聚伞花序，花白色。果实呈心形，鲜红色。

【采收加工或制法】

夏季6～7月采摘。选购时以果体大小适中而完整、果皮鲜红光亮、有细微茸毛者为佳。

【性味】味甘、酸，性凉。

《中国食疗本草》："甘，酸，凉。"

【归经】入肺、脾、胃经。

1.《家常食物养生宜忌大全》："归肺、脾经。"

2.《老中医话说食疗养生》："入脾、胃、大肠经。"

【功用】

清热生津，润肺止咳，开胃消食。适宜于中暑，肺胃阴虚，口干咽燥，风热咳嗽，食欲不振，小便短赤，便秘，贫血，疮疖，癌症者食用。

1.《中国食疗大全》:“润肺生津，健脾和胃，补血益气，凉血解毒。”

2.《中华饮食养生全书》:“草莓有消暑解热、生津止渴、利咽润肺的功效。草莓含有丰富的抗坏血酸成分，能防治动脉粥样硬化、冠心病，改善便秘，抗癌。”

3.《素食养生常法》:“益气养血，利尿抗癌。”

【服食方法】

可生吃，榨汁，凉拌，制作果酱、果酒、果汁、果冻、罐头等。

【服食宜忌】

肺寒痰白而多者、脾胃虚寒易泄泻者慎食；草莓中含草酸钙较多，故结石患者不宜多食。

【食疗方】

1. 治食欲不振、烦渴 鲜草莓 500g，奶油 50g，将草莓去叶清洗干净，放入容器内，用勺子将其捣烂，加入奶油搅拌均匀即可，佐餐食用。可开胃消食，生津止渴。(《素食养生常法》)

2. 治干咳无痰、久咳不止 鲜草莓适量捣烂，冰糖 30g 加水溶化，混匀后饮服，每日 3 ~ 4 次。(《药食同用中草药及验方》)

3. 治胆结石 鲜草莓 60 ~ 100g 食用，每日 1 次或 2 次。(《中国食疗本草》)

4. 治体虚 草莓汁：鲜草莓 500g，洗净捣烂如泥，绞汁服。具有益气生津的作用，适用于久病体虚、神疲乏力、面色萎黄、津少口渴等症。(《老中医话说食疗养生》)

5. 草莓西瓜饮 鲜草莓 250g，西瓜瓤 250g，洗净捣烂，用冷开水调匀，分 3 次服。具有清热凉血、润肺生津的功效，主治齿龈出血、口舌糜烂、咽喉肿痛、大便秘结等症。(《老中医话说食疗养生》)

【储藏】

不要清洗，可直接将带蒂的草莓用保鲜膜封好，放入冰箱冷藏。

【食论】

草莓鲜美红嫩，酸甜沁人，营养丰富，故被称作“果中皇后”。中医认为，心主血，草莓呈心形，色又鲜红，故有补血之功，久病、产后或年老气血虚弱者食之有益。草莓富含鞣酸，可阻止机体对致癌物质的吸收；富含膳食纤维和果胶，可开胃消食，通利大便。草莓还有减肥、润泽肌肤、解酒等作用。

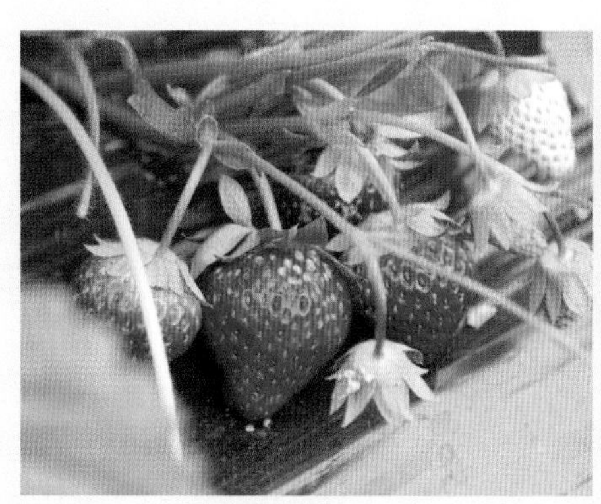

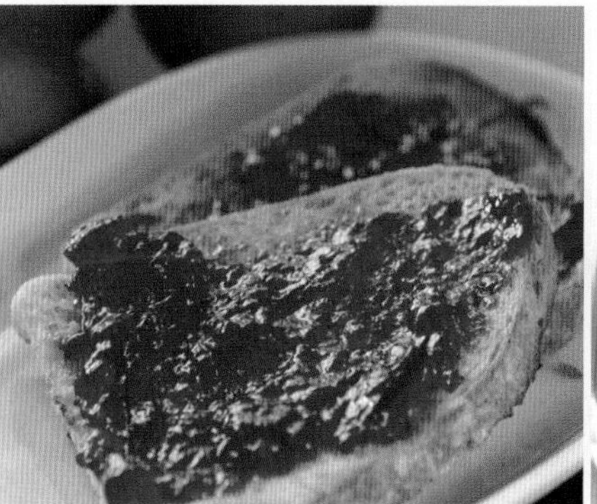

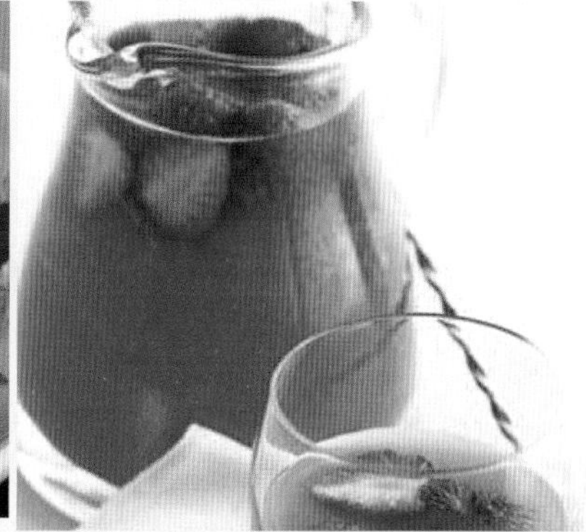

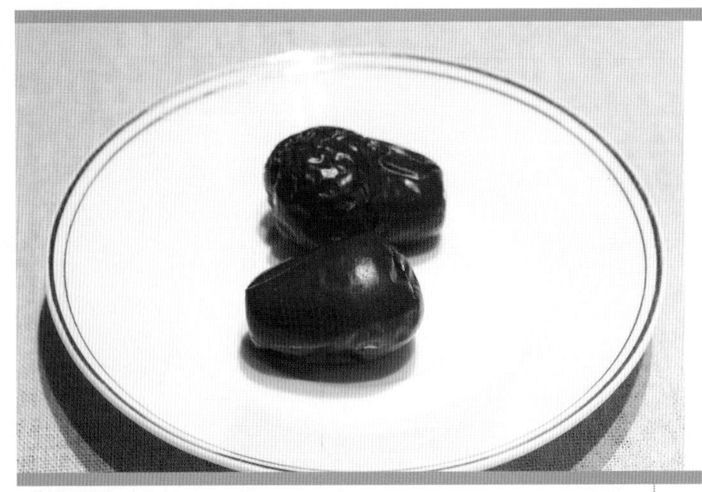

大枣
dazao

《神农本草经》

【异名】

良枣、干枣、美枣（《名医别录》），御枣（《本草品汇精要》），大红枣（《本草纲目》引《梅师方》）。

【基原】

为鼠李科枣属植物枣 *Ziziphus jujuba* Mill. 的成熟果实。

【性状】

本品呈椭圆形或球形，表面暗红色，略带光泽，有不规则皱纹。基部凹陷，有短果梗。外果皮薄，中果皮棕黄色或淡褐色，肉质，柔软。果核纺锤形，两端锐尖，质坚硬。

【采收加工或制法】 秋季果实成熟时采收。

1.《名医别录》："八月采，曝干。"

2.《本草品汇精要》："蒸熟，去皮、核用。"

3.《本草蒙筌》："末秋摘取，微火烘干。劈除内核，服免人烦。"

【性味】 味甘，性温，无毒。

1.《神农本草经》："味甘，平。"

2.《千金食治》："味甘、辛。热，滑，无毒。"

3.《食疗本草》："温。"

4.《汤液本草》："气温，味甘，气厚，阳也。无毒。"

5.《本草品汇精要》："甘，平。气之厚者，阳也。香。"

6.《本草蒙筌》："味甘，气平温。气厚，属土有火，阳也，降也。无毒。"

7.《本草易读》："甘，平，微苦，酸，无毒。"

8.《本草撮要》："味甘、微苦、辛酸、咸。"

【归经】 入心、脾、胃经。

1.《本草汇言》："入手少阴、太阴经。"

2.《雷公炮炙药性解》："入心、脾二经。"

3.《神农本草经疏》："入足太阴、阳明经。"

4.《本草征要》："入脾经。"

5.《本草易读》："入脾、胃二经。"

【功用】

补脾益胃，养血安神，缓和药性。适宜于脾虚泄泻，体倦乏力，纳食量少，心悸怔忡，失眠盗汗，妇人脏躁者食用。

1.《神农本草经》："主心腹邪气，安中养脾，助十二经，平胃气，通九窍，补少气、少津液、身中不足，大惊，四肢重，和百药。久服，轻身、长年。"

2.《名医别录》："补中益气，强力，除烦闷，治心下悬、肠澼。久服不饥神仙。"

3.《食疗本草》："主补津液，强志。洗心腹邪气，和百药毒，通九窍，补不足气。"

4.《日华子本草》："润心肺，止嗽，补五脏，治虚劳损，除肠胃癖气。"

5.《雷公炮炙药性解》："主和百药，益五脏，润心肺，养脾胃，补精气，生津液，通九窍，强筋骨，祛邪气，悦颜色。"

6.《本草征要》："调和脾胃，具生津止泻之功；润养肺经，操助脉强神之用。"

7.《本草易读》："养脾开胃，生津润肺，补中益气，坚志强力。和百药而通九窍，除烦闷而疗肠澼；滋血脉而治风燥，和阴阳而调荣卫。”

【服食方法】鲜食、煮粥，蒸熟食。

1.《食疗本草》:“蒸煮食之，补肠胃，肥中益气。”

2.《汤液本草》：“生者多食，令人腹胀注泄。蒸熟食，补肠胃，肥中益气。”

3.《本草蒙筌》：“蒸枣旋啖，益肠胃肥中。煮研代蜜，丸药弥佳。”

【服食宜忌】湿痰痰热、积滞中满、牙病疼痛者忌食。

1.《日华子本草》：“牙齿有病人切忌啖之。凡枣亦不宜合生葱食。”

2.《本草品汇精要》：“中满、牙齿痛者勿食，亦不宜合生葱食。和百药毒，杀乌头毒。”

3.《本草纲目》：“啖枣多，令人齿黄生䘌。”

4.《雷公炮炙药性解》：“杀乌头毒，忌生葱。中满及齿痛、风疾者，咸非所宜。”

5.《神农本草经疏》：“中满者忌之。小儿疳病不宜食，齿痛及患痰热者不宜食。”

6.《本草择要纲目》:“与葱同食，令人五脏不和；与鱼同食，令人腰腹痛。”

7.《本草害利》:“凡形羸瘦者，不可食。杀乌附毒。忌葱鱼同食。”

【食疗方】

1. 治妇人脏躁 甘草三两，小麦一升，大枣十枚。上三味，以水六升，煮取三升，温分三服。(《金匮要略》)

2. 治小儿秋痢 与虫枣食，良。(《食疗本草》)

3. 治耳聋、鼻塞 疗耳聋、鼻塞，不闻音声、香臭者，取大枣十五枚，去皮核;蓖麻子三百颗去皮。二味和捣，绵裹塞耳鼻。日度易，三十余日闻声及香臭。先治耳，后治鼻，不可并塞之。(《食疗本草》)

4. 治腰膝酸软 大枣羊胫糯米粥：大枣 30 枚，羊胫骨 2 根，糯米 100g。羊胫骨敲碎，与大枣、糯米共煮成稀粥。功效：健脾养血，补肾填精，适用于腰膝酸软、倦怠乏力、体虚消瘦等症。[中药材，1995，18（6）：321–322.]

5. 治心悸怔忡 大枣炖羊心：大枣 10 ~ 15 个，羊心 1 个，精盐、料酒、胡椒粉、葱、姜、麻油各适量。以武火煮沸，文火煮熬，直至羊心、红枣熟烂为度。当菜或点心食用。功效：调和心脾，补养气血，适用于心脾两虚所致的心悸怔忡、多梦健忘、面色萎黄、神倦乏力等症。[中药材，1995，18（6）：321–322.]

6. 治水肿 红枣炖鲤鱼汤：鲤鱼1尾，红枣5枚(去核)，黑豆 30g，葱段、姜片、料酒少许。煮沸后用小火炖约 1 小时即成。此汤有补虚利水、养血通乳功效，适用于体虚水肿、妊娠浮肿、小便不利、产后乳少及营养不良性水肿、神经衰弱。[药膳食疗，2005，（2）：35.]

7. 治食少便溏 大枣烧豆腐：大枣 250g（去核），豆腐 4 块，鸡蛋清 2 个，白糖少许，精盐少许，味精少许，酱油少许，醋少许，干淀粉少许，湿淀粉适量，熟猪油 750g。在枣肉里撒上一层干淀粉；把豆腐制成泥，放入鸡蛋清、精盐、味精，用手抓匀成馅料；装入撒上干淀粉的大枣内，捏拢枣口，撒上干淀粉。放入烧热的熟猪油锅内，炸至枣皮收缩时用漏勺捞出，放入盘中；用清水，加入白糖、酱油、醋烧沸，用湿淀粉勾芡作汁，浇在大枣上即成。特点：味香甜，质酥脆，食可口。功效：补气健脾，养胃生津。适用于脾胃虚弱、食少便溏、胃燥消渴、虚弱羸瘦及无病强身者食用。[东方药膳，2008，(6)：35.]

【储藏】置干燥处，防蛀。

【食论】

大枣为药食两用的食材，富含维生素、胡萝卜素及钙、磷、铁和环磷酸腺苷等营养成分，有“百果之王”的美誉。对肝病、心血管疾病、贫血、过敏性紫癜等有一定的益处。

附：大枣核仁　枣树叶

1.《名医别录》："三岁陈核中仁，燔之，味苦，主治腹痛，邪气。枣叶，散服使人瘦，久即呕吐；揩热痱疮至良。"

2.《食疗本草》："三年陈者核中人，主恶气、卒疰忤。"

3.《日华子本草》："枣叶，温，无毒。治小儿壮热，煎汤浴。和葛粉罨痱子佳，及治热瘤也。"

4.《本草蒙筌》："枣核以口常含，受气自生津液。陈年核中仁，燔之味苦。"

生枣

1.《名医别录》："味甘，辛，多食令人多寒热，羸瘦者，不可食。生河东。"

2.《千金食治》："味甘、辛。多食令人热渴气胀。若寒热羸瘦者，弥不可食，伤人。"

3.《食疗本草》："生者食之过多，令人腹胀。"

4.《本草蒙筌》："生枣食多，胀脐腹作痢。"

5.《神农本草经疏》："生者尤不利人，多食致寒热。"

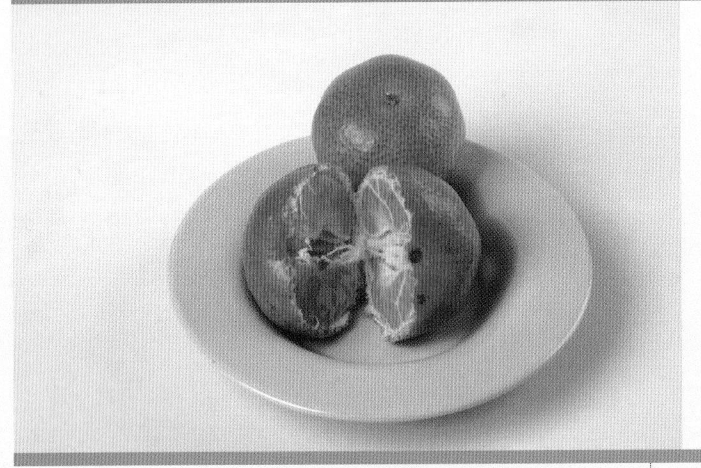

橘

ju

《本草经集注》

【异名】

黄橘（《玉楸药解》），橘子（《饮膳正要》）。

【基原】

为芸香科柑橘属植物橘 *Citrus reticulata* Blanco 及其栽培变种的成熟果实。

【性状】

呈近圆形或扁圆形，大小不一，横径约 5mm；果皮薄而宽，容易剥离；瓤囊 9 瓣左右，肾形；汁胞柔软多汁，甜而带酸；种子多少不等，或有或无。

【采收加工或制法】10 ~ 12 月果实成熟时采摘。

【性味】味甘、酸，性凉，无毒。

1.《本草经集注》："味甘，酸。"

2.《食疗本草》："性温。"

3.《本草拾遗》："冷。"

4.《饮膳正要》："味甘、酸，无毒，温。"

5.《玉楸药解》："味甘、酸，微寒。"

6.《随息居饮食谱》："甘，平。"

7.《本草便读》："性寒。"

【归经】入肺、心、胃经。

1.《本草品汇精要》："行手太阴经、足太阴经。"

2.《玉楸药解》："入手太阴肺经。"

【功用】

润肺止渴，理气宽胸，解酒和胃。适宜于干咳无痰，烦热口渴，胸膈结气，伤酒呃逆者食用。

1.《食疗本草》："止泄痢。食之，下食，开胸膈痰实结气。止渴。”

2.《本草拾遗》：“甜者润肺。”

3.《日华子本草》：“止消渴，开胃，除胸中膈气。”

4.《饮膳正要》：“止呕，下气，利水道，去胸中瘕热。”

5.《医学入门》：“润肺止渴，开胃宽胸。”

6.《玉楸药解》：“清金止渴，凉膈除烦。”

7.《医林纂要》：“除烦醒酒。”

8.《随息居饮食谱》：“润肺，析酲解渴。”

【服食方法】鲜食、制作罐头、榨汁、入药膳等。

1.《医学入门》：“畏冷者，或煨或蒸食之。”

2.《本草纲目》：“以蜜煎橘充果食甚佳，亦可酱菹也。”

3.《随息居饮食谱》：“并可糖腌作脯，名曰橘饼。”

【服食宜忌】不宜多食，风寒咳嗽及痰湿盛者忌食。

1.《本草经集注》：“食之多痰，恐非益人也。”

2.《食疗本草》：“不可多食，止气。”

3.《本草拾遗》：“酸有聚痰。”

4.《玉楸药解》：“滋湿败土，聚涎生痰，阳虚湿旺者忌之。”

5.《医林纂要》：“多食生痰。”

6.《随息居饮食谱》：“多食生痰聚饮，风寒咳嗽及有痰饮者勿食。味酸者恋膈滞肺，尤不益人。”

【食疗方】

1. 治乳岩及一切吹乳肿烂 用橘一枚，连皮带络及核俱全者，取瓦二片，合而炙之至焦，乃研末，用黄酒吞服。每服橘一枚，服至数枚即愈。即腐烂溃浓已甚者，服至十枚，无不全愈。（《验方新编》）

2. 治胸膈痞满 橘子草莓汁：将橘子 1 个（洗净去皮），榨汁和草莓 50g（榨汁）倒入杯内，混合均匀，加入蜂蜜 10g 和葡萄酒 15g，搅拌均匀即成。做饮料食用，每日 1 杯。开胃理气，止渴润肺，醒酒，适用于胸膈痞满、呕逆食少等症。（《水果药膳与食疗》）

3. 治慢性气管炎 橘子奶膏：橘子 2 个，鸡蛋 2 个，白糖 50g。将橘子去皮，去核，捣泥。取锅放入黄油，再将鸡蛋磕入搅匀，然后放入橘泥、白糖，边煮边搅，直到变稠。晾凉，放入模具内，置冰箱内冷冻，当点心食用。润肺祛痰，益气健脾，适用于脾肺两虚型慢性支气管炎。（《用果蔬制止您的咳喘病》）

4. 治急性肝炎 橘子荸荠茶：橘子 1 个，连皮洗净，捣烂如泥。荸荠 10 个，去皮切片。用沸水 500ml 冲泡，代茶饮服。（《水果养生事典》）

5. 妊娠呕吐 橘姜汁：橘子汁 100ml，生姜汁少许。混合，频频饮服。[开卷有益，2005，（11）：44.]

6. 治高血压 柑橘山楂荸荠糊：柑橘 2 个，山楂 30g，荸荠 10g，白糖 60g。柑橘捣汁，山楂去核绞碎，荸荠研末，调匀煮沸，熬成糊状，加白糖服用。[现代养生，2009，（2）：19-20.]

【储藏】放阴凉干燥处或冷藏保存。

【食论】

古代对橘子的评价，贬多褒少，原因在于古橘品种酸多甜少，“酸者聚痰，甜者润肺”（《养生类纂》）。因此，在古医著中，包含橘皮、橘核、橘叶的药方随处可见，橘肉充当药用则少有记载。由此可见，橘子的酸甜所起的作用大不相同，食者要特别注意选择：“橘子生痰聚气，病人不可食；若皮赤而味甘者，食之可化痰除热。”（《得配本草》）

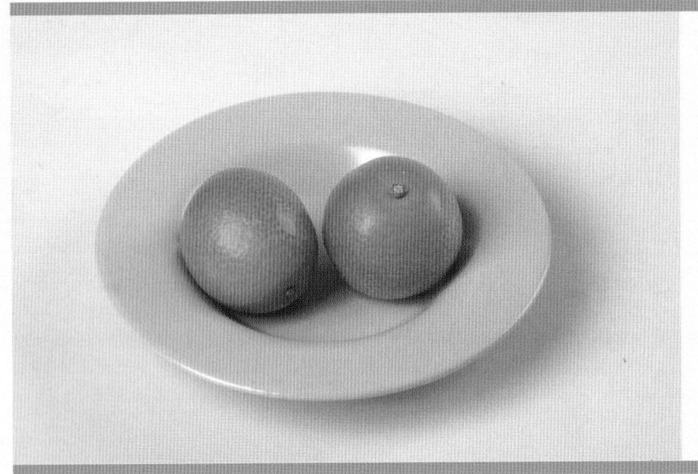

金橘

jinju

《本草纲目》

【异名】

金柑(《本草纲目》引《橘谱》),卢橘(《本草纲目》引《汉书》),金桔、金豆(《医林纂要》),金蛋(《随息居饮食谱》)。

【基原】

为芸香科金橘属植物金橘 *Fortunella margarita*（Lour.）Swingle 和金弹 *Fortunella crassifolia* Swingle 等的果实。

【性状】

金橘：呈长圆形或卵圆形，金黄色，平滑，油腺密生;瓤囊4~5瓣,汁多味酸。内含卵状球形种子。

金弹：呈倒卵形，橙黄色，油腺细小而凸起，果皮较薄，有浓香，瓤囊5~6瓣，偶有7瓣，味甜。

【采收加工或制法】果实成熟时采摘。

【性味】味辛、甘，性温。

1.《医学入门》:“甘酸而寒。”

2.《本草纲目》:“酸、甘，温，无毒。”

3.《医林纂要》:“金桔：辛、甘，温。金柑：酸，甘，辛，温。”

4.《随息居饮食谱》:“甘，温。”

【归经】入肝、肺、胃经。

【功用】

理气解郁，消食化痰，醒酒止渴。适宜于胸闷气滞，咳嗽痰多，脘腹痞胀，纳呆口臭，伤酒口渴者食用。

1.《医学入门》:“解热止渴，润燥生津。”

2.《本草纲目》:“下气快膈，止渴解醒，辟臭。”

3.《医林纂要》:“开郁顺气，和脾醒酒。”

4.《随息居饮食谱》:“醒脾,下气辟秽,化痰止渴，消食解醒。”

【服食方法】鲜食，或捣汁饮，或泡茶。

《随息居饮食谱》:“糖腌压饼。”

【服食宜忌】不宜与牛奶同食，糖尿病患者忌用。

《医学入门》:“多食恋膈生痰，滞肺伤脾，冷中作泄，病者忌之。”

【食疗方】

1. 治厌食 金橘茶：金橘500g略晒，皮软为度，用100g盐渍，贮于瓶中3 ~ 6个月。每次取盐渍金橘3 ~ 5枚，洗去表面盐粒，捣烂，加白糖适量，用开水泡饮。可治食欲不振、久咳不愈、小儿百日咳，也可防治感冒。[中老年保健，2004,（3）: 48.]

2. 治胃病 金橘露：金橘500g，洗净，水蒸，收集水蒸气蒸馏液2000ml，装瓶备用。每次服20 ~ 30ml,可治胃病、疝气、慢性气管炎、伤酒口渴、口臭等。[饮食科学，2005,（3）: 28.]

3. 治咳嗽 金橘汤：取金橘5个，生姜、大葱各20g，水煎分3次服。如果出现咳嗽等症状，可以取金橘3个，切开，去果核，放入清水中加适量冰糖，小火煮后取汁，分3次服。[快乐养生，2010,（5）: 47.]

【储藏】放阴凉干燥处保存。

【食论】

金橘含有丰富的维生素、氨基酸、金橘甙和多种微量元素，能强化血管弹性，维护心脑血管功能；增强人体抗寒能力，抵御感冒病毒侵袭；改善皮肤营养，防止色素沉着。金橘去核，加糖蜜浸渍，压成饼状，称“金橘饼”，功效与金橘相仿，其味更为甘美，且能长久保存。

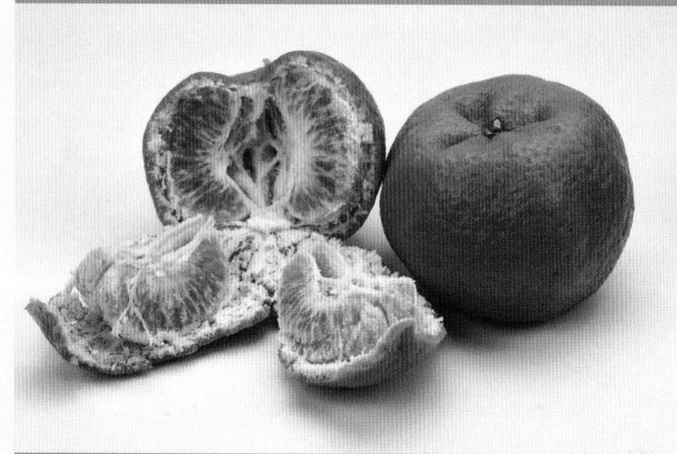

柑子

ganzi

《崔禹锡食经》

【异名】

柑、甘子（《食疗本草》），乳柑（《本草拾遗》），乳柑子（《日华子本草》），山柑（《大观本草》）。

【基原】

为芸香科柑橘属植物茶枝柑 *Citrus chachiensis* Hort. 等多种柑类的成熟果实。

【性状】

扁圆形、椭圆形或馒头形，种类繁多，大小不一。表面橙黄色，有光泽，油点凹入或平生，基部平或隆起；顶部微凹入；果皮易剥离，内层白如棉絮状，有特异的香气；瓢囊10瓣左右。

【采收加工或制法】秋季果实成熟时采收。

【性味】味甘、酸，性凉。

1.《崔禹锡食经》：“味甘酸，小冷，无毒。”

2.《食疗本草》：“性寒。未霜时，亦酸；及霜后，方即甜美。”

3.《日华子本草》：“冷，无毒。”

4.《大观本草》：“味甘，大寒。”

5.《日用本草》：“味甘、酸，平。无毒。”

6.《饮食须知》：“味甘性寒。”

7.《医学入门》：“甘酸而寒。”

8.《本经逢原》：“辛苦微寒，无毒。”

【归经】入心、胃经。

【功用】

清热润燥，生津止渴，醒酒利尿。适宜于心中烦热，胃阴不足，咽干欲饮，或饮酒过度，小便不利及消化不良者食用。

1.《崔禹锡食经》：“主胸热烦满。”

2.《马琬食经》：“食之胜橘，去积痰。”

3.《食疗本草》：“和肠胃毒，下丹石渴。”

4.《大观本草》：“主利肠胃中热毒，解丹石，止暴渴，利小便。”

5.《日用本草》：“止渴，润燥，生津。”

6.《医学入门》：“解热止渴，润燥生津。”

7.《医林纂要》：“除烦醒酒。”

8.《随息居饮食谱》：“清热，止渴，析酲。”

【服食方法】鲜食、煮粥、盐腌、蜜制、制饼或绞汁饮。

【服食宜忌】脾胃虚寒大便溏泄及感受风寒者勿食。

1.《食疗本草》:“食多令人肺燥，冷中，发流癖病也。”

2.《大观本草》:“多食令人脾冷，发痼癖、大肠泄。”

3.《本草衍义》:“脾肾冷人食其肉多致脏寒或泄痢。”

4.《日用本草》:“多则恋膈生痰，滞肺气，病人忌食。”

5.《饮食须知》:“多食令脾寒成癖，及肺寒咳嗽生痰，发阴汗，令大肠泻痢。即用柑皮煎汤，或饮盐汤可解。”

6.《随息居饮食谱》:“多食滑肠停饮，伤肺寒中。凡气虚脾弱，风寒为病，产妇、小儿及诸病后忌之。”

【食疗方】

1. 治难产　柑橘瓤，阴干，烧存性，研末。温酒服二钱。(《本草纲目》)

2. 治老年气管炎 柑姜糖水：将鲜柑 1 个洗净，带皮切块，放入容器中，加入生姜 2 片、冰糖适量及适量清水，隔水炖约 30 分钟即成。(《食物医药百科大全》)

3. 治阳虚久咳 蜜柑银耳汤：将蜜柑 250g、洗净去皮；银耳 30g，用温水浸泡软后摘去根蒂，洗净，放入碗内，加少量清水，上笼蒸约 1 小时取出；锅放火上，将蒸好的银耳连汤倒入，然后加入冰糖 15g 煮沸，撇去浮沫，再放入蜜柑，复煮沸，用湿淀粉勾芡，再放糖桂花，出锅装碗即成。(《食物医药百科大全》)

4. 治乳腺炎 柑汁酒：将柑子 1 个绞汁，加入黄酒 1 匙，以温开水送服，每日服用 2 次。此方也可通乳。(《果蔬食疗本草经》)

5. 治热病咽干烦渴　柑子鲜果 3 ~ 4 个，将柑除去果皮，吃完。4 小时后再吃 1 次，以后每次吃 1 ~ 2 个，每日服用 3 次。(《果蔬食疗本草经》)

【储藏】 放阴凉处保存。

【食论】

柑子性寒，具有化痰作用，可用于气管炎的治疗，但老年寒性患者用之会伤及脾胃阳气，影响水液的运化，使痰液增多，此时可加食性温的生姜，可防止这一不良反应的发生。

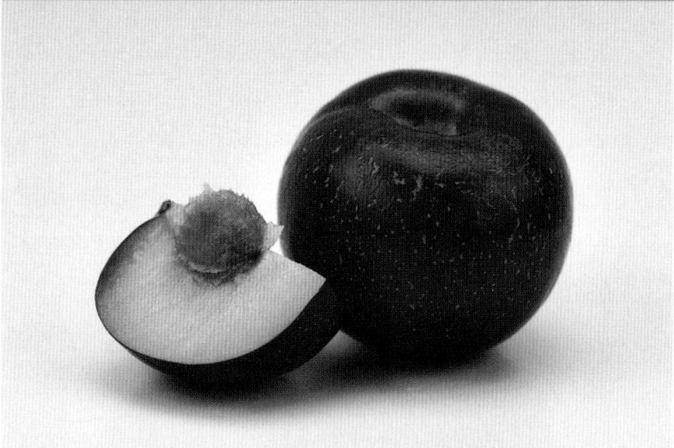

李子

lizi

《宝庆本草折衷》

【异名】

李实（《名医别录》），李（《日华子本草》），嘉庆子（《本草纲目》）。

【基原】

为蔷薇科李属植物李 *Prunus salicina* Lindl. 的果实。

【性状】

呈卵球形，直径 4cm 左右，先端微尖，基部凹陷，一侧有深沟，表面绿色、黄色、紫色、黄棕色或棕色等，有光泽。果肉较厚。果核褐黄色，扁平长椭圆形，先端短尖，表面有明显纵向皱纹。

【采收加工或制法】夏季果实成熟时采摘，鲜用。

【性味】味甘、酸，性平，无毒。

1.《名医别录》："味苦。"

2.《备急千金要方·食治篇》："味苦、酸，微温，涩，无毒。"

3.《食疗本草》："平。"

4.《日华子本草》："温，无毒。"

5.《宝庆本草折衷》："味苦、酸，温，无毒。"

6.《饮膳正要》："味苦，平，无毒。"

7.《日用本草》："味苦、甘、酸，微毒。"

8.《饮食须知》："味甘酸，性微温。"

9.《医林纂要》："苦，酸，温。种不一，味皆带苦涩。"

10.《本草求原》："甘、酸、苦、涩、微寒，无毒。"

11.《本草省常》："性热，有毒。"

12.《随息居饮食谱》："甘、酸、凉。"

【归经】入肝、脾、肾经。

1.《食鉴本草》："入肝。"

2.《本草求真》："专入肝，兼入肾。"

【功用】

清肝涤热，生津，消积，利水。适宜于虚劳骨蒸，消渴，食积，腹水者食用。

1.《名医别录》："除痼热，调中。"

2.《备急千金要方·食治篇》："除痼热，调中，宜心。"

3.《食疗本草》："主卒下赤。生李亦去关节间劳热。"

4.《日华子本草》："益气。"

5.《宝庆本草折衷》："调中益气。"

6.《饮膳正要》："主僵仆，瘀血，骨痛。除痼热，调中。"

7.《滇南本草》："治风湿、气滞血凝。"

8.《医林纂要》："养肝，泻肝，泻其邪。破瘀。"

9.《本草求原》："调中益肝，去骨节间劳热。"

10.《随息居饮食谱》："清肝涤热，活血生津。"

【服食方法】生食或煮食。

1.《宝庆本草折衷》："诸李并可制干为果。"

2.《随息居饮食谱》："熟透食之。亦可盐曝糖收蜜渍为脯。"

【服食宜忌】不宜多食久食。

1.《备急千金要方·食治篇》："不可多食，令人虚。黄帝云：李子不可和白蜜食，蚀人五内。"

2.《食疗本草》:“不可多食之。临水食之，令人发痰疟。不可合雀肉食。合蜜食，损五脏。”

3.《日华子本草》:“多食令人虚热。”

4.《宝庆本草折衷》:“多食令人虚热。并不可和蜜食，损人五脏。亦不可合浆水食，令人霍乱。或临水食之，令人发痰疟。又忌同雀肉食之。”

5.《饮食须知》:“多食令人胪胀，发痰疟虚热。同蜜及雀肉、鸡肉、鸡子、鸭肉、鸭子食，损五脏。同浆水食，令霍乱。勿同麋鹿獐肉食。李味苦涩者不可食。不沉水者有毒，勿食。服术人忌之。妊妇服之，子生疮疥。”

6.《滇南本草》:“不可多食，伤损脾胃。”

7.《医学入门》:“肝病宜食。久食令人虚热。”

8.《食鉴本草》:“肝病宜食之。”

9.《本草省常》:“多食衄血。未长熟者，食之致疮痈。同鸡、鸭、雀肉食涩气，同蜜食伤经络。”

10.《随息居饮食谱》:“多食生痰助湿，发疟痢。脾弱者尤忌之。”

【食疗方】

1. 治秋季肠炎 李子粉：每年8月上旬摘李子切成片，去掉种子，晒干压成粉后，慢火灼成黑褐色。1～6个月内，每次服0.5g，6个月～1岁0.75g，1岁以上1g。日服3次。[吉林医学信息，1994，(3)：42-43.]

2. 治子宫出血 李子汤：鲜李子2～3枚，醋浸后水煎，每次饮汤20～50ml，一日3～4次，可治慢性子宫出血、月经过多。[饮食科学，2009，(4)：29.]

3. 治体癣 李子糊：鲜李或醋浸李子4～8个，捣烂，水煎后洗患处。[饮食科学，2009，(4)：29.]

【储藏】多鲜食或置阴凉处暂储。

【食论】

现代研究发现，李子在抗氧化剂和植物营养素方面与蓝莓相当，甚至超越蓝莓，是一种天然的抗癌抑癌药物。但是，历来有“李子树下抬死人”之说，近代也有报道，在敏感人群中，食用李子特别是未成熟的李子，轻者可引起皮疹，重者能导致过敏性休克。因此，敏感性体质勿食。

附：李叶 李花 李根白皮

1.《名医别录》:“根皮，大寒，主消渴，止心烦逆奔气。”

2.《药性论》:“李根皮，使。苦李者入用，味咸。治脚下气，主热毒烦躁。根煮汁，止消渴。”

3.《食疗本草》:“李，主女人卒赤、白下：取李树东面皮，去外皮，炙令黄香，以水三升，煮汁去滓服之，日再验。”

4.《日华子本草》:“李树根，凉，无毒，主赤白痢，浓煎服。叶，平，无毒，治小儿壮热疾惊痫，作浴汤。”

5.《宝庆本草折衷》:“根皮 使。味咸，大寒，无毒。主消渴，止心烦逆奔气，治脚下气，主热毒烦躁及赤白痢，浓煎服之。以苦李者入药。”

6.《滇南本草》:“叶治金疮，水肿。李子树根，味苦、涩，性寒。治膏淋、癃闭、马口疼痛。”

7.《医学入门》:“花，平，主小儿壮热痁疾，惊痫，作汤浴之。”

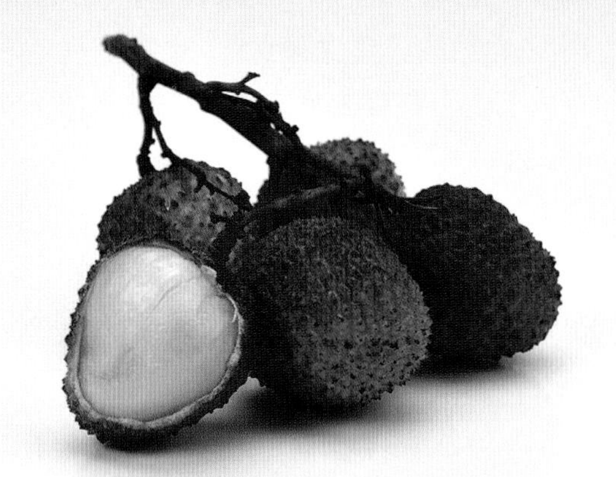

荔枝

lizhi

《食疗本草》

【异名】

荔枝子(《大观本草》),龙目(《宝庆本草折衷》),离枝、丹荔（《本草纲目》），火山荔（《生草药性备要》），丽枝（《本草纲目拾遗》）。

【基原】

为无患子科荔枝属植物荔枝 *Litchi chinensis* Sonn. 的果实。

【性状】

果实球形，红色，直径约 3cm，外果皮革质，有多数尖锐的疣状突起，熟时赤色。假种皮肉质，白色，半透明，与种子极易分离。

1.《本草拾遗》:“子如卵。《广州记》云:荔枝精者,子如鸡卵黄大,壳朱,肉白,核如鸡舌香。《广志》曰:荔枝冬青,实如鸡子,核黄黑似熟莲子,实白如脂肪,甘而多汁美，极益人也。”

2.《大观本草》:“生岭南及巴中。壳朱,若红罗文。肉青白，若水精，甚美，如蜜。四五月熟，百鸟食之皆肥矣。”

【采收加工或制法】

6 ~ 7 月果实成熟时采集，鲜食或晒干。

【性味】 味甘、酸，性温，无毒。

1.《食疗本草》：“微温。”

2.《本草拾遗》：“味酸。”

3.《海药本草》：“味甘、酸。”

4.《大观本草》：“味甘，平，无毒。”

5.《宝庆本草折衷》：“味甘、酸，平，微温。”

6.《饮食须知》：“味甘，性热。”

7.《滇南本草》：“味甘、微酸，性温，无毒。”

8.《玉楸药解》：“味甘，性温。干者味减，气质和平。”

【归经】 入脾、肝经。

1.《玉楸药解》：“入足太阴脾、足厥阴肝经。”

2.《得配本草》：“入足厥阴经。”

3.《本草求真》：“专入肝、脾。”

4.《本草述钩玄》：“入手足少阴、厥阴经。”

【功用】

养血生津，健脾行气，消肿止痛。适宜于病后体虚，津伤烦渴，脾虚泄泻，胃痛呃逆，牙疼口臭，瘰疬疔肿者食用。

1.《食疗本草》:“食之通神益智，健气及颜色。”

2.《海药本草》:“主烦渴，头重，心躁，背膊劳闷，并宜食之。”

3.《大观本草》：“止渴，益人颜色。”

4.《日用本草》:“健气生津,通神益智,和颜润色,散无形质之滞气。”

5.《滇南本草》:“止烦渴，美颜色，通神健气。”

6.《本草纲目》：“治瘰疬瘤赘，赤肿疔肿，发小儿痘疮。”

7.《玉楸药解》：“暖补脾精，温滋肝血。干者其功生津止渴，悦色益颜，发痘消疮，治肿疗瘰疬赘瘤之类。”

8.《本草从新》：“解烦渴，止呃逆。”

9.《得配本草》:“散无形质之滞气,治瘤赘赤肿,发小儿痘疮。烧灰治呃逆不止，擦风牙疼痛。"

10.《本草述钩玄》："通神益智，健气驱寒，止渴，益颜色，治瘰疬瘤赘，赤肿疔肿，发小儿痘疮。"

11.《随息居饮食谱》："通神益智，填精充液，辟臭止疼，滋心营，养肝血。"

【服食方法】鲜食、煎汤或浸酒。

《饮食须知》："以针刺荔壳数孔，蜜水浸瓷碗内，隔汤蒸透，肉满甘美。"

【服食宜忌】阴虚火旺者慎食。

1.《食疗本草》："多食则发热。"

2.《海药本草》："多则发热疮。"

3.《本草衍义》："多食亦令人发虚热。"

4.《绍兴本草》："过多喜作热疾。"

5.《宝庆本草折衷》："啖过度，饮蜜浆便解。"

6.《饮食须知》："多食发热烦渴口干，衄血鲜者尤甚，令即龋肿口痛，患火病及齿䘌人尤忌之。食荔多则醉，以壳浸水饮之即解。"

7.《滇南本草》："鲜者极甘美，食之令人不厌，虽多亦不伤人。唯食之过饱，鱼汤尤良。干者，经火焙，过多食，发虚热动血，令牙痛口疼，火病人尤忌之。"

8.《玉楸药解》："干者味减，不如鲜者，而气质和平，补益无损，不至助火生热，则大胜鲜者。"

9.《得配本草》："鲜者多食即发热，烦渴，龈肿，衄血，发痘痒。病齿䘌及火病人尤忌之。"

10.《随息居饮食谱》："上焦有火者忌之。"

【食疗方】

1. 治痘疮不发 用荔枝浸酒饮，食荔枝，忌饮水并生冷物，泻则难治。(《卫生易简方》)

2. 治疔疮恶肿 用荔枝肉、白梅各三个，捣作饼子，贴于疮上，根即出。(《本草述钩玄》)

3. 治口臭难闻 每夜临睡时，含荔枝肉一二枚，次早吐出，半月见效。(《验方新编》)

4. 治暑热烦渴 荔枝羹：净荔枝肉 15g，红、绿樱桃各 5 颗，木耳、银耳各 25g，白糖 60g，冰糖 25g。先将白糖、冰糖加水适量，熬化后加入荔枝、木耳、银耳、红绿樱桃，略煮片刻后即成，热食或凉食均可（冻食效果更佳），有清凉解暑之功效。[现代中医药，2004，(15)：52-55.]

5. 治脾虚泄泻 荔枝粳米粥：荔枝干果 20g，粳米适量，同煮为粥后食用，有补肝肾、健脾胃、益气血等作用，用于年老体虚、产后气血亏虚、脾虚泄泻等症。[现代中医药，2004，(15)：52-55.]

6. 治荨麻疹 荔枝汤：荔枝干 9 枚，红糖 30g。荔枝干煮汤 1 碗，加红糖冲服，连服 3 ~ 4 次。[家庭中医药，2006，(12)：67.]

7. 治贫血 荔枝大枣羹：鲜荔枝 100g，去皮、核，切成小块；另将大枣 10 枚洗净，先入锅内，加清水烧开后，放入荔枝和白糖少许;待糖溶化烧沸，装入汤碗，常食。可甘温养血，益人颜色，健脾养心，益智安神。用于气血不足，面色萎黄，失眠健忘或妇女产后虚弱、贫血等。[家庭中医药，2007，(9)：70-71.]

【储藏】鲜果低温保存，干品密封贮藏。

【食论】

宋代文学家苏东坡曾咏诗道："日啖荔枝三百颗，不辞长作岭南人。"荔枝虽然甘甜味美，美中亦有不足。现代有报道，过食新鲜荔枝，轻者产生头晕、心慌、脸色苍白、饥饿感、出冷汗、恶心、手足无力，重者还可出现眩晕、抽搐、呼吸不规则，甚至突然昏迷、脉搏细弱等低血糖反应，因此亦不可过食。

附：荔枝花　荔枝核　荔枝壳

1.《大观本草》引《海上方》："治喉痹肿痛，以荔枝花并根，共十二分，以水三升煮，去滓，含，细细咽之，差止。"

2.《本草衍义》："以核煨火中烧存性，为末，新酒调一枚末服，治心痛及小肠气。"

3.《宝庆本草折衷》引《全婴方》:“以荔枝壳炒为末，名轻红散，治小儿下痢赤白，腹痛退食，三岁以米饮调半钱服。”

4.《日用本草》:“核治诸疝举发，痛不可忍者，取核炒脆为末，空心白滚汤送下。”

5.《滇南本草》:“治呃逆不止，荔枝七个，连皮核烧存性为末，白汤调下，立止。”

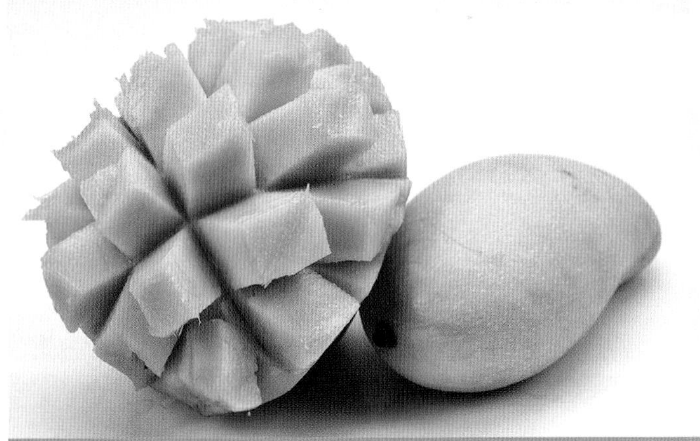

杧果

mangguo

《植物名实图考》

【异名】

菴罗果(《食性本草》),蜜望(《本草纲目拾遗》),檬果、芒果、樣、番蒜(《中国树木分类学》),望果(《广东中药志》)。

【基原】

为漆树科杧果属植物杧果 *Mangifera indica* L. 的果实。

杧果为热带水果，树为常绿大乔木，常生于海拔 200~1350m 的山坡、河谷或旷野林中。唐代始传入我国，以“菴罗果”名载于《食性本草》。杧果种植及栽培在我国主要分布在广东、广西、福建、海南、云南、台湾等地。

【性状】 果实椭圆形或肾形，一般于 7~8 月间成熟，成熟果呈黄色，果肉肥厚，酸甜可口。

【采收加工或制法】

夏、秋季节采摘成熟果实，鲜用或晒干备用。选材以果大饱满、表皮光滑、颜色均匀、富含果汁者为佳。

1.《植物名实图考》:“五月熟。”

2.《本草纲目拾遗》:“六七月子熟。”

【性味】 味酸、甘，性平。无毒。

1.《本草纲目》:“甘，温，无毒。”

2.《食性本草》:“微寒，无毒。”

3.《粤志》:“味甜酸。”(见《本草纲目拾遗》)

【归经】 入肝、肺、脾、胃经。

【功用】

益胃止呕，生津止渴，止咳利尿。适宜于胃热口渴，眩晕症，高血压头晕，梅尼埃综合征，恶心欲吐，小便不利，咳嗽气喘者使用。

1.《本草纲目》:“食之止渴。主妇人经脉不通，丈夫营卫中血脉不行。久食，令人不饥。”

2.《食性本草》:“叶似茶叶，可以作汤，疗渴疾。”

3. 李杲《食物本草》:“食之止渴。”

4.《肇庆志》:“止船晕。”(见《本草纲目拾遗》)

5.《中国药用水果》:“益胃，止呕，通经，利尿，止渴。”

【服食方法】

可鲜食，亦可作蜜饯、果干、罐头、果酒等。未成熟之果实可制果酱、果醋饮品或腌制。

【服食宜忌】

平素口干，眩晕，小便不利，咳喘者尤宜食用杧果。糖尿病患者不宜食。过敏体质或皮肤易过敏者食用时宜慎。

李杲《食物本草》："时症及饱食后不可食，又不可与大蒜辛物同食，食之令人患黄病。"

【食疗方】

1. 治消化不良，腹部胀满 鲜杧果1个，早晚各1次。（《中国食疗大全》）

2. 治食积不化及小儿疳积 杧果2只。生食，1次1只，早、晚各1次。（《中国民间饮食宜忌与食疗》）

3. 治疗慢性咽喉炎、音哑 杧果1个。煎水，代水饮用。（《水果养生》）

4. 治咳嗽气急痰多 鲜果1个，去核食用，每天3次。（《干鲜果品》）

【储藏】

鲜果置阴凉通风处可保存1周左右。或晒干后，置于密封干燥容器内，防潮、防霉。

【食论】

杧果素有"热带水果之王"的美誉，其果、叶、核均有食用价值，果实"酸甘化阴"，尤擅入肝、脾、胃，不仅可以益胃生津止渴、止呕、止眩晕，尚可行气消积，止咳平喘，利尿。因此有胃阴不足、口干舌燥、头晕，恶心欲吐、小便不利等症者可常食。《本草纲目》载："（杧果）乃果中极品。多食亦无害"，现代实验研究还证实，杧果中所含之杧果苷还有祛痰止咳、抗癌等效果，又富含膳食纤维、维生素A、C等成分，可降低胆固醇、甘油三酯，防治心血管疾病，润泽肌肤、美容养颜等，实为日常饮食调理之佳品。

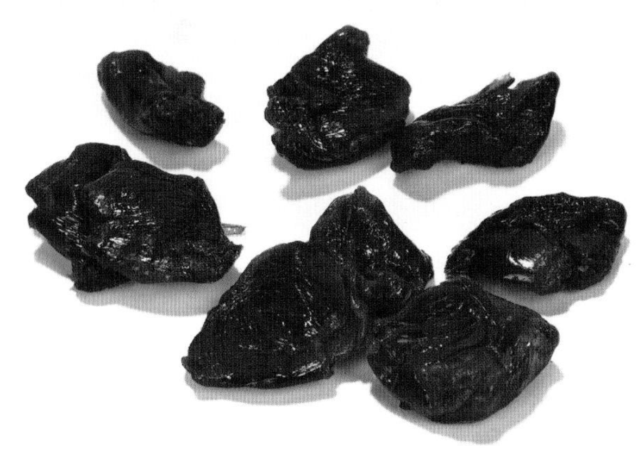

龙眼肉

longyanrou

《开宝本草》

【异名】

龙眼、益智（《神农本草经》），比目（《吴氏本草经》），荔枝奴（《南方草木状》），圆眼、蜜脾、鲛泪（《本草纲目》），桂圆、桂圆肉（《药品化义》）。

【基原】

为无患子科龙眼属植物龙眼 *Euphoria longan*（Lour.）Steud 的假种皮。

【性状】

呈球形，黄褐色或灰黄色，外面粗糙，或略有细瘤状突起。鲜假种皮白色透明，肉质，干后变褐红色。种子一粒，球形，黑褐色，有光泽。

1.《名医别录》："其大者似槟榔，生南海。"

2.《南方草木状》："壳青黄色，形圆如弹丸，核如木梡子而不坚，肉白而带浆，其甘如蜜。"

3.《新修本草》："子如槟榔，有鳞甲，大如雉卵。"

4.《药品化义》："色熟紫，鲜淡黄。"

5.《随息居饮食谱》："果中神品，老弱宜之，以核小、肉厚、味纯甘者良。"

【采收加工或制法】7～10月果实成熟时采摘。

【性味】味甘，性温，无毒。

1.《神农本草经》："味甘，平。"

2.《名医别录》："无毒。"

3.《新修本草》："味甘酸。"

4.《本草纲目》："味甘，平，无毒。"

5.《雷公炮炙药性解》："味甘，性温，无毒。"

6.《药品化义》："味甘，性温，能沉。性气与味俱厚。"

7.《得配本草》："甘平，润。"

【归经】入心、脾经。

1.《雷公炮炙药性解》："入心、脾二经。"

2.《神农本草经疏》："入足太阴、手少阴经。"

3.《药品化义》："入肝、心、脾三经。"

4.《本草经解》："入手太阴肺经……入足太阴脾经。"

5.《本草撮要》："入足太阴、厥阴经。"

【功用】

补益心脾，养血安神。适宜于心脾两虚引起的心悸怔忡，失眠健忘，头昏眼花，面色萎黄，月经不调者食用。

1.《神农本草经》："主五脏邪气，安志厌食。久服，强魂聪明、轻身、不老，通神明。"

2.《名医别录》："除虫去毒。"

3.《滇南本草》："主治养血安神，长智敛汗，解蛊毒，去五脏邪气，开胃益脾。"

4.《本草纲目》："开胃益脾，补虚长智。食品以荔枝为贵，而滋益则龙眼为良。盖荔枝性热，而龙眼性和平也。"

5.《雷公炮炙药性解》："主补血气，养肌肉，益虚气，美颜色，除健忘，治怔忡，增智慧，明耳目，久服延年。"

6.《本草征要》："补心虚而长智，悦胃气以培脾。除健忘与怔忡，能安肾而熟寐。"

7.《药品化义》："力补血。功胜于枣。"

8.《本草通玄》："养心益智，开胃益脾，润肺止咳。"

9.《本经逢原》："补血益肝。"

10.《随息居饮食谱》："补心气，安志定神；益脾阴，滋营充液。"

11.《医学衷中参西录》："为心脾要药。能滋生心血，兼能保合心气，能滋补脾血，兼能强健脾胃，故能治思虑过度，心脾两伤。或心虚怔忡，寝不成寐，或脾虚泄泻，或脾虚不能统血，致二便下血。又治肺虚劳嗽，痰中带血。"

【服食方法】

鲜食、泡茶、煮粥、熬膏、制果羹、浸酒后食。

1.《本草征要》："道家用龙眼肉，细嚼千余，待满口津生，和津汩汩而咽，此即服玉泉之法也。"

2.《得配本草》："蒸熟细嚼，生津。"

3.《随息居饮食谱》："宜煎汁饮。"

【服食宜忌】外感表证、内有痰火及湿滞停饮者忌食。

1.《滇南本草》："小儿未断乳者忌食。"

2.《雷公炮炙药性解》："甘能作胀，凡中满气隔之证，均宜远之。"

3.《药品化义》："甘甜助火，亦能作痛，若心肺火盛，中满呕吐及气膈郁结者，皆宜忌用。"

4.《得配本草》："膈满者禁用。过食润肠，不助脾。"

5.《随息居饮食谱》："果中神品，老弱宜之。外感未清，内有痰火，饮停气滞，胀满不饥诸候均忌。"

6.《本草撮要》："凡受风寒者忌。"

7.《医学衷中参西录》："以治小儿尤佳。"

【食疗方】

1. 治肾虚精冷 三仙酒：烧酒一坛十斤，入龙眼肉一斤，桂花四两，白糖八两，将泥封固，愈久愈佳。(《串雅外编》)

2. 治诸般疮毒多年不收口 用龙眼肉(即桂圆肉)不拘多少，若男患疮用女人口嚼，女人患疮用男人口嚼烂成膏，贴患处，即收口。(《验方新编》)

3. 治衰羸老弱 玉灵膏：自剥好龙眼肉，盛竹筒式瓷碗内，每肉一两，入白洋糖一钱，素体多火者再入西洋参片如糖之数。碗口幂以丝绵一层，日日于饭锅上蒸之，蒸到百次。凡衰羸老弱，别无痰火、便滑之病者，每以开水瀹服一匙，大补气血，力胜参、芪。产妇临盆服之尤妙。(《随息居饮食谱》)

4. 治心悸怔忡 桂圆莲子粥：龙眼肉、莲子各15 ~ 30g，红枣 8 枚，糯米 50g，白糖适量。先将莲子去皮、心，红枣去核，再与桂圆、糯米同煮做粥如常法。食时加糖。可作早餐食用。具有补益心脾、养神益智之功效。凡因心阴血亏、脾气虚弱引起的心悸、怔忡、健忘、少气、面黄肌瘦等症，均可以此粥辅助治疗。[开卷有益，1997，(11)：11.]

5. 治乳糜尿 龙眼肉山茱萸粥：龙眼肉 20g，山茱萸 10g，大米 50g，盐适量。先用水煮米粥如常法，将熟，放入龙眼肉、山茱萸煮熟，加少许盐作早餐。下午加泡龙眼肉 20g 当茶喝。忌食油，连续服食 1~3 个月。[河北中医，2001，23（2）：87.]

6. 治贫血 桂圆童子鸡：子鸡 1 只，桂圆 100g，调料适量。将子鸡去毛杂，洗净。放入沸水锅中氽一下，纳桂圆于鸡腹中，调入葱、姜、花椒、盐、味精等，置碗中。上笼蒸约 1 小时，取出葱、姜、花椒即成，每周 2 ~ 3 剂。可补气血、安心神，适用于气血亏虚，心神失养所致的贫血、失眠、心悸等。对产后体虚，病后体弱等，亦有良好的补益作用。[医药保健杂志，2004，(5)：55.]

7. 治月经不调 桂圆鸡蛋汤：桂圆 50g，鸡蛋 1 个。将桂圆加水煮 30 分钟后，调入鸡蛋，打成蛋花汤样即成，在月经干净后服食，每日早晚各 1 次，连续 10 天。可补益心脾，滋阴养血，适用于女子月经不调。[医药保健杂志，2004，(5)：55.]

【储藏】干品置通风干燥处，防潮，防蛀。

【食论】

龙眼肉富含果糖、蔗糖、粗蛋白及磷、钙、铁、维生素 B、维生素 C 等，营养丰富，味甜可口，历来被人们视为滋补佳品，也受儿童的欢迎，故《医学衷中参西录》说：“食之甘香适口，以治小儿尤佳。”但是小儿生长旺盛，阳气偏胜，过量食用甘温的龙眼肉也会带来负面影响，如出现皮疹、鼻衄等症，要引起注意。

附：龙眼壳　龙眼叶　龙眼核

1.《滇南本草》：“采壳为末，作刀伤药，收口最速。采叶晒干为末。敷搽小儿七星处，出痘疮时只出数点。而又解胎毒。又与小儿服叶七枚最良。采核为末，治瘰疾可散。”

2.《本草纲目》：“核，主治胡臭。六枚，同胡椒二七枚研，遇汗出即擦之。”

3.《验方新编》：“治心气怔忡：龙眼核一斤（即桂元核），去黑皮，长流水煮极烂，加大黑枣一斤，去核捣烂如泥为丸，每晨淡盐汤下三钱即愈。”

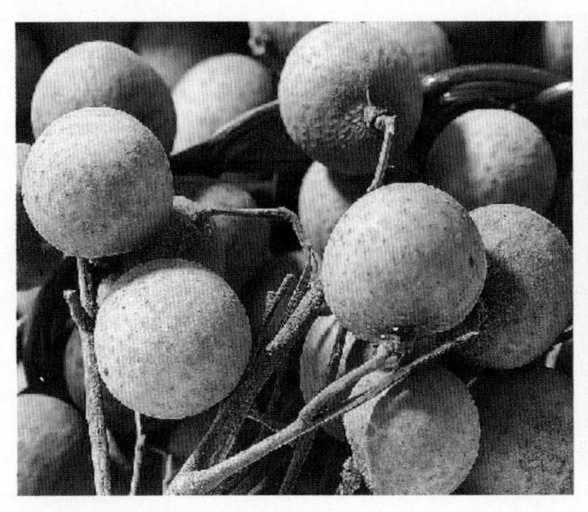

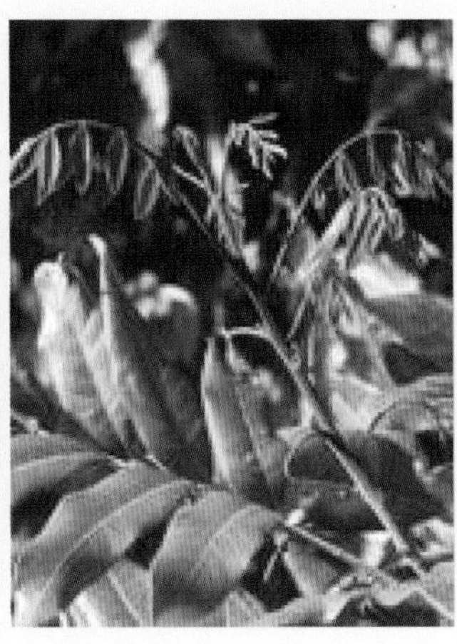

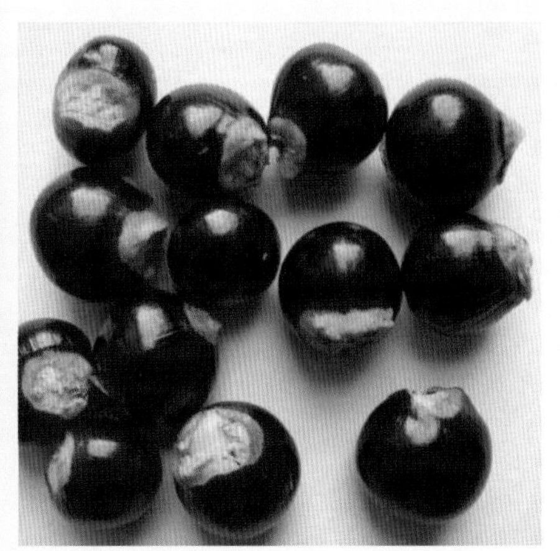

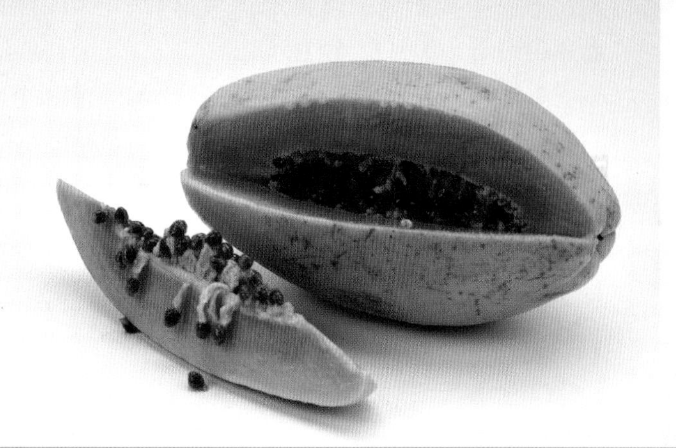

木 瓜

mugua

《雷公炮炙论》

【异名】木瓜实（《名医别录》）。

【基原】

为蔷薇科木瓜属植物皱皮木瓜 *Chaenomeles speciosa*(sweet) Nakai 的果实。

【性状】

本品呈长圆形，多纵剖成两瓣，直径 4~9cm，宽 2~5cm，厚 1~2.5cm。外表皮紫红色或红棕色，有不规则的深皱纹；剖面边缘向内卷曲，果肉红棕色，中心部分凹陷，棕黄色。

【采收加工或制法】

7~8 月上旬，木瓜外皮呈青黄色时采收，略泡，蒸透，切片，干燥；或微火炒至微焦，取出晾晒。

1.《雷公炮炙论》："薄切，于日中晒却，用黄牛乳汁拌蒸，从巳至未，其木瓜如膏煎却，于日中薄摊，晒干用也。"

2.《本草纲目》："可蜜渍之为果。去子蒸烂，捣泥入蜜与姜作煎，冬月饮尤佳。"

【性味】味酸，性温，无毒。

1.《雷公炮炙论》："香，甘、酸，不涩。"

2.《名医别录》："味酸，温，无毒。"

3.《食疗本草》："温。"

4.《本草纲目》："酸，温，无毒。"

5.《得配本草》："酸涩，温。"

【归经】入肝、脾、胃经。

1.《本草蒙筌》："经入手太阴。"

2.《本草汇言》："入足太阴、阳明，兼入足厥阴肝经。"

3.《本草新编》："入手太阴、足厥阴之经。"

4.《本草求真》："专入脾、肺，兼入肝。"

5.《得配本草》："入手足太阴，兼足厥阴经血分。"

【功用】

舒经活络，和胃化湿。适宜于风湿痹痛，肢体酸重，筋脉拘挛，吐泻转筋，脚气，水肿，痢疾者食用。

1.《名医别录》："主湿痹邪气，霍乱大吐下，转筋不止。"

2.《雷公炮炙论》："调营卫，助谷气。"

3.《本草拾遗》："下冷气，强筋骨，消食，止水痢后渴不止，作饮服之。"

4.《日华子本草》："止吐泻，奔豚及脚气水肿，冷热痢，心腹痛，疗渴，呕逆，痰唾等。"

5.《蜀本草》："主湿痹邪气，霍乱，大吐下，转筋不止。"

6.《本草纲目》："主霍乱吐利、转筋、脚气。"

7.《本草蒙筌》："平胃以滋脾，益肺以祛湿。"

8.《本草汇言》："脚病皆属筋也，推而论之，如筋病若头项、若臂膊、若腰膝遍体之病，属筋者咸需之。又不专主脚气也。"

9.《本草新编》："气脱能固，气滞能和。平胃以滋脾，益肺以祛湿，助谷气，调荣卫，除霍乱，止转筋，祛脚气，禁水利。"

10.《得配本草》："和胃理脾，伐肝敛肺，专治筋病，能疗暑湿。”

11.《本草备要》：“敛肺和胃，理脾伐肝，化食止渴。”

【服食方法】煎汤、榨汁等。

1.《本草拾遗》：“又脚气冲心，取一颗去子，煎服之，嫩者更佳。又止呕逆，心膈痰唾。”

2.《本草求真》：“陈者良。”

【服食宜忌】阴虚火旺、积滞中满者忌食。

1.《雷公炮炙论》：“凡使木瓜，勿令犯铁。”

2.《食疗本草》：“不可多食，损齿及骨。”

3.《本草经疏》：“下部腰膝无力，由于精血虚、真阴不足者不宜用。伤食脾胃未虚、积滞多者不宜用。入药勿犯铁器。”

4.《本草求真》：“然使食之太过，则又损齿与骨及犯癃闭，以其收涩甚而伐肝极，奈人仅知理脚，而不审其虚实妄投，殊为可惜。”

5.《得配本草》：“勿犯铁器，以铜刀切片。多食损齿及骨，病癃闭。血虚脚软者禁用。”

【食疗方】

1. 治脐下腹痛　可以木瓜一片，桑叶七枚炙，大枣三个中破，以水二大升，煮取半大升，顿服之。（《食疗本草》）

2. 治杨梅结毒　一味末之，白汤吞三钱，日五服。（《本草经疏》）

3. 治脚气肿痛　木瓜不拘多少为末，松木屑少许，好酒调，敷患处，消肿止痛。（《验方新编》）

4. 青木瓜烧排骨　原料：木瓜、小排骨、葱、姜、冰糖、酱油、料酒、香油。制法：木瓜去皮、籽，洗净切块，小排骨切块备用。炒锅烧热加油，爆香葱、姜，入冰糖炒至金黄色，再入小排骨炒至外皮焦黄。锅中加入酱油、料酒及生木瓜拌炒，加水盖过所有原料，盖上锅盖以小火焖煮45分钟，勾芡并滴入少许香油即可。功效：平肝舒筋，和胃化湿，降血压。（《饮食本草养生》）

5. 木瓜粥　原料：鲜木瓜一个（或干木瓜片20g），粳米50g，白糖、清水适量。制法：将鲜木瓜（或干木瓜片）加水煮汁后去渣，加入粳米。用法：早餐食用。功效：舒筋活络，和胃化湿。适用：风湿性关节炎。（《本草纲目食物妙用》）

【储藏】

炒木瓜密闭，置通风干燥处。

【食论】

木瓜含齐墩果酸、木瓜酚、皂甙、苹果酸、酒石酸、柠檬酸、维生素C、黄酮类、鞣质，种子含有氢氰酸，对肝脏有较好的保护作用，并有一定的抗菌作用。

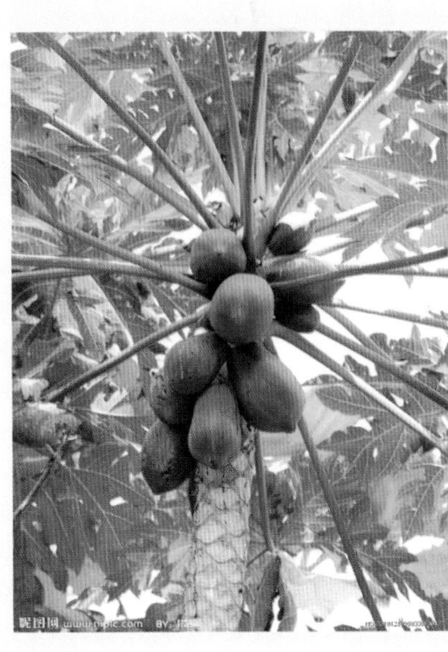

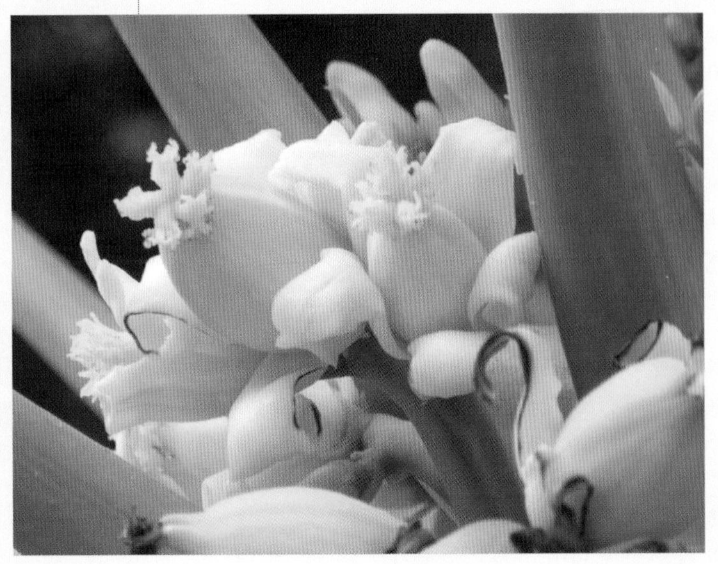

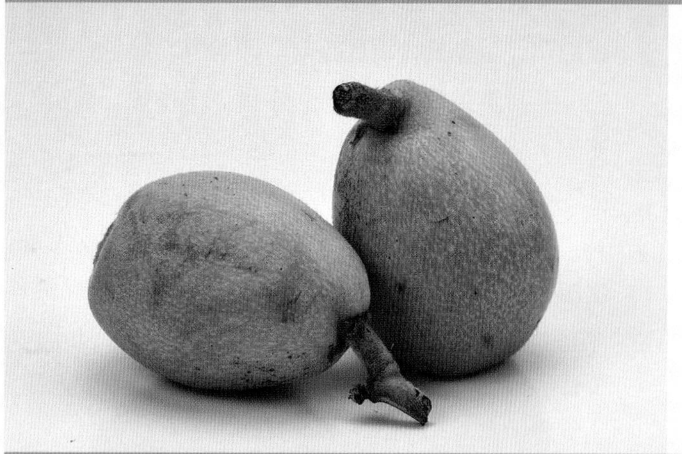

枇杷

pipa

《食疗本草》

【异名】

枇杷子(《日华子本草》),卢橘(《宝庆本草折衷》引《太平广记》)。

【基原】

为蔷薇科枇杷属植物枇杷 *Eriobotrya japonica*（Thunb.）Lindl.(*Mespilus japonica* Thunb.) 的果实。

【性状】

果实圆形、椭圆形或长状琵琶形，长 2 ~ 5cm，表面具柔毛，外皮淡黄色、橙黄色或橙红色，果肉软而多汁，白色或橙色，内有一至多颗种子。气微清香，味甘、酸。

1.《蜀本草》:“如小李，黄色。核大如小栗，皮肉薄。”

2.《宝庆本草折衷》:“其皮厚肉甚薄，大如弹丸，色若黄杏，微有毛。”

【采收加工或制法】果实成熟时分次采摘。

《蜀本草》:“冬花春实，四五月熟，凌冬不凋。”

【性味】味甘、酸，性凉。

1.《食疗本草》:“温。”

2.《日华子本草》:“平，无毒。”

3.《蜀本草》:“味甘、酸。”

4.《宝庆本草折衷》:“味甘、酸，平，温，无毒。”

5. 李杲《食物本草》:“味甘、酸，寒。无毒。”

6.《日用本草》:“味甘，平。无毒。”

7.《医学入门》:“甘寒无毒。”

8.《本草纲目》:“甘、酸，平，无毒。”

9.《本草求原》:“极熟，则甘。若生，味酸。”

【归经】入脾、肺、肝经。

1.《本草求真》:“专入脾、肺，兼入肝。”

2.《本草撮要》:“入手太阴经。”

【功用】

清热止渴，润肺下气，化痰止咳，和胃止呕。适宜于肺热咳嗽，烦渴，呕逆者食用。

1.《食疗本草》:“利五脏。”

2.《日华子本草》:“治肺气，润五脏，下气，止吐逆，并渴疾。”

3.《宝庆本草折衷》:“利五脏，止渴疾。”

4.《滇南本草》:“治肺痿痨伤吐血、咳嗽吐痰、哮吼，又治小儿惊风发热。”

5. 姚可成《食物本草》:“止渴下气，利肺气，止吐逆，凉上焦热，润五脏。”

6.《本草求真》:“润肺，下气，和脾。”

7.《药性切用》:“润肺定咳，止渴除烦。”

8.《本草求原》:“极熟，止渴，下痰气，润五脏，止血。”

9.《随息居饮食谱》:“润肺，涤热生津。”

【服食方法】

鲜食，煮粥，制膏，制枇杷罐头，酿酒等。

【服食宜忌】脾胃虚寒者忌用。

1.《食疗本草》:“多食发痰热，伤脾。同炙肉及热面食，令人患热黄疾。”

2.《宝庆本草折衷》:“久食发热，又热上焦，发痰热。若和炙肉及面食之，令人患热毒、黄病。”

3.《饮食须知》：“多食动脾发痰助湿。同面食及炙肉食发黄病，壅湿热气。”

4.《本草求原》：“若生，助肝伐脾，令人中满泄泻。”

5.《随息居饮食谱》：“多食助湿生痰，脾虚滑泻者忌之。”

【食疗方】

1. 治阴虚燥咳　枇杷银耳羹：银耳 10g（用温水泡发），洗净，入碗内加水蒸熟；新鲜枇杷（去皮核）150g，切成小片，锅内放清水烧开，下银耳，待沸放入枇杷片和白糖 30g，糖溶化后烧沸，装入汤碗。此羹有滋补润肺、生津止咳、下气的功效。可作为热伤肺阴、咳嗽、咯痰不爽或肺燥咳嗽、肺结核病的食疗之品，也可作为癌症患者辅助治疗菜肴。[健康博览，2009，（5）：57.]

2. 治痤疮 枇杷薏米粥：鲜枇杷叶 10g（切碎）放入锅中，加清水适量，煮沸 15 分钟后去渣，加入薏米 600g 煮粥，待薏米烂熟时，加入鲜枇杷（去皮核，切块）60g，拌匀煮熟即成粥。具有清肺散热的功效。适用于治疗肺热所致痤疮。[健康博览，2009，（5）：57.]

3. 治呕吐 枇杷姜汁饮：枇杷 150g（去皮、核）榨汁；与姜汁适量，混合均匀饮服，每日 2 ~ 3 次。可和胃止呕。适用于胃气上逆所致的呕吐及妊娠呕吐。[食品与健康，2009，（6）：38.]

4. 治肺结核 藕百枇杷汤：鲜藕 100 g（去皮、节）洗净，切片，枇杷（去皮、核）、百合各 30g，同放锅中，武火煮沸后，文火炖至烂熟，白糖适量调味服食。可滋阴润肺、清热止咳，适用于肺结核咳声低怯、痰少、午后潮热、颧红等。[食品与健康，2009，（6）：38.]

【储藏】 放阴凉处保存，或制成蜜饯久藏。

《随息居饮食谱》：“蜜饯糟收，可以藏久。”

【食论】

枇杷金黄圆润，清香鲜甜，且“秋荫、冬花、春实、夏熟”，备足了四时之气，故有“百果中的奇珍”之美誉。枇杷富含蛋白质、脂肪、糖类，是一种营养性的水果，其所含有机酸能刺激消化腺分泌，增进食欲，帮助消化吸收；所含苦杏仁甙，能止咳祛痰；此外，还含有有效抑制流感病毒作用的成分，故无病可作预防，有病可作医治，病后可作调理之用。需要提醒的是，枇杷果核毒性较大，不得轻易服用。

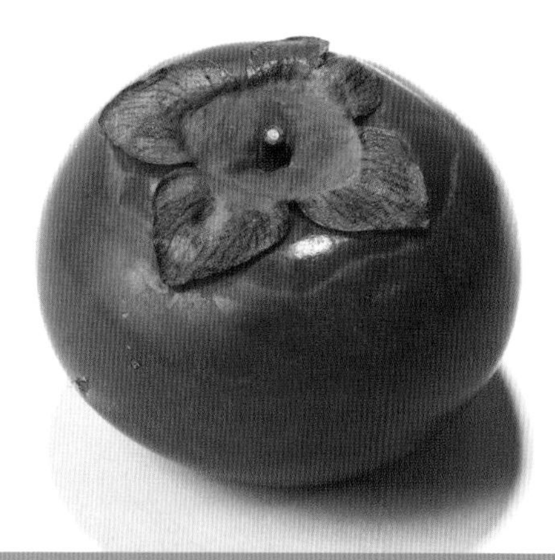

柿
shi

《名医别录》

【异名】

红柿（《食疗本草》），牛心柿、蒸饼柿、朱柿、塔柿（《本草衍义》），柿花、金柿、米柿、水柿（《滇南本草》），梯、烘柹、镇头迦（《本草纲目》），柿子（《中华本草》引《滇南本草图说》）。

【基原】

为柿树科柿树属植物柿 *Diospyros kaki* Thunb. 的果实。

【性状】

果形因品种而异，多为卵圆球形，橙黄、鲜黄色或红色，基部有宿存萼片。种子褐色，椭圆形。

李杲《食物本草》："红柿，树上红熟者。酥柿，水养者入盐。朱柿，小而圆。牛奶柿，以其形似而得名。椑柿，即绿柿。"

【采收加工或制法】

霜降至立冬间采摘，经脱涩红熟后鲜食。

《本草纲目》："生柹置器中自红者谓之烘柹。"

【性味】味甘、涩，性凉。无毒。

1.《名医别录》："味甘，寒，无毒。"

2.《崔禹锡食经》："味甘冷。"

3.《备急千金要方·食治篇》："味甘，寒，涩，无毒。"

4.《日华子本草》："冷。"

5.《本草衍义》："性皆凉，不至大寒。极甘。"

6. 李杲《食物本草》："红柿，冷。酥柿，有毒。朱柿，甚甘美。牛奶柿，至冷。椑柿，性冷更甚。"

7.《滇南本草》："金柿，味甘"；"柿，味甘、涩，性温，无毒。黄柿、红柿、醂柿、朱柿、牛奶柿，其性冷。绿柿寒冷。"

8.《本草蒙筌》："味甘，气寒。属金有土，阴也。无毒。鹿心柿略大微寒。牛奶柿至小极冷。"

9.《现代实用中药》："味甘微涩。性寒无毒。"

【归经】入心、肺、大肠经。

1.《雷公炮炙药性解》："入心、肺、大肠三经。"

2.《神农本草经疏》："入手、足太阴经。"

【功用】

清热生津，润肺止咳，涩肠止血。适宜于肺燥咳嗽，反胃呕吐，吐血咯血，血淋痢疾，痔漏下血者食之。

1.《名医别录》："主通鼻、耳气，肠澼不足。软熟柿解酒热毒，止口干，压胃间热。"

2.《崔禹锡食经》："主下痢，理痈肿、口焦舌烂。"

3.《备急千金要方·食治篇》："通鼻耳气，主肠澼不足及火疮，金疮；止痛。

4.《食疗本草》："柿，主通鼻、耳气，补虚劳不足。红柿：补气，续经脉气。醂柿：涩下焦，健脾胃气，消宿血。"

5.《日华子本草》："润心肺，止渴，涩肠，疗肺痿心热嗽，消痰，开胃，亦止吐血。"

6. 李杲《食物本草》："酥柿，涩下焦，健脾胃，消宿血。椑柿，去胃热，厌丹石药，利水，解酒毒。"

7.《日用本草》:“润肺凉心,除烦止渴,消痰定嗽,上通耳鼻之气,下治肠澼不足。”

8.《滇南本草》:“柿,主治和脾,润心肺,通耳鼻,消痰嗽,止渴,清火热,止血。绿柿,去胃热,利水”;“金柿治反胃,米柿治大肠下血,水柿治咳嗽吐痰。”

9.《本草蒙筌》:“润心肺住嗽,开胃脘消痰。腹内宿血旋除,口中吐血易止。解渴补虚劳不足,涩肠禁热痢频来。耳鼻气可通。醂柿亦消宿血健脾,仍涩下焦。”

10.《雷公炮炙药性解》:“主润心肺,通耳鼻,消痰嗽,清火热,除渴解酒,祛肠内宿血,止口中吐血。”

11.《医林纂要》:“敛肺清金。”

12.《随息居饮食谱》:“养肺胃之阴。”

13.《现代实用中药》:“开胃消痰,清胸中烦热,止咳,润心肺,清肠胃,治痔疮、赤痢下血。为缓和滋养品,内服能止血、润大便、降血压、缓和痔疾肿痛、止痔血及直肠出血,并可用作肠窒扶斯之食饵。”

14.《食物中药与便方》:“清热、解酒毒。柿为优良的降压止血药,对于高血压、痔疮出血、有便秘倾向者,最为适宜。”

【服食方法】鲜食、制柿饼或煮粥食。

1.《本草经集注》:“椑,唯堪生啖,其性冷复乃甚于柿,散石热家啖之亦无嫌,不入药用。”

2.《救荒本草》:“摘取软熟柿食之。其柿未软者,摘取以温水醂熟食之。”

3.《随息居饮食谱》:“或采青柿以石灰水浸过则涩味尽去。削皮啖之。”

【服食宜忌】

凡脾胃虚寒,痰湿内盛,外感咳嗽,脾虚泄泻及空腹均不宜食。

1.《本草经集注》:“鹿心柿尤不可多食,令人腹痛利。”

2.《本草拾遗》:“饮酒食红柿,令人心痛直至死,亦令易醉。陶云解酒毒,失矣。”

3.《本草衍义》:“食之引痰。”

4.李杲《食物本草》:“牛奶柿,不可多食。椑柿,唯堪生啖,久食令人寒中。”

5.《日用本草》:“不宜与蟹同食。”

6.《饮食须知》:“多食发痰。同酒食,易醉,或心痛欲死。同蟹食,令腹痛作泻,或呕吐昏闷,唯木香磨汁灌之可解。鹿心柿尤不可食,令寒中腹痛。”

7.《救荒本草》:“粗心柿不可多食,令人腹痛。生柿弥冷,尤不可多食。”

8.《滇南本草》:“黄柿、红柿、醂柿、朱柿、牛奶柿,不可多食。”

9.《本草蒙筌》:“忌同蟹食。误犯痛泻。红柿忌醇酒共尝,易醉人且患心痛至死。鹿心柿、牛奶柿俱不宜多食,恐寒中腹痛。”

10.《神农本草经疏》:“柿性寒,肺经无火,因客风寒作嗽者,忌之。冷痢滑泄,肠胃虚脱者,忌之。脾家素有寒积,及风寒腹痛,感寒呕吐者,皆不得服。不宜与蟹同食,令人腹痛作泻。”

11.《医林纂要》:“多食腹寒痛,忌酒忌蟹。”

12.《随息居饮食谱》:“以大而无核熟透不涩者良。宜于火燥津枯之体。凡中气虚寒,痰湿内盛,外感风寒,胸腹痞闷,产后病后,泻痢、疟疝、痧痘后皆忌之。”

【食疗方】

1.止下痢 黄柿和米粉作糗,蒸与小儿食之,止下痢。(《本草拾遗》)

2.高血压,有中风倾向时 生柿(一般用野柿)榨汁(名柿漆),以牛乳或米汤调服,每服半杯,作急救用。(《食物中药与便方》)

3.治高血压、痔疮出血、地方性甲状腺肿 取青柿子捣烂挤汁,每次服一酒盅,每日3次,饭后服。[中国民间疗法,1998,(2):42-43.]

【储藏】鲜柿阴凉处保存,干柿密封贮藏。

《饮食须知》:“凡红柿未熟者,以冷盐汤浸,可经年许,但盐藏者微有毒。”

【食论】

柿子营养丰富,含有大量的维生素C和多种糖,香甜滋润、味美多汁。在古代灾荒年代，并可充粮。但是，柿子也不可多食，特别是未成熟的青柿子，含有较高的胶酚和果胶，这些物质入胃后遇到胃酸，极易凝集成块，形成胃柿石，引起胃痛、呕吐、腹泻，甚至肠梗阻等不良反应。

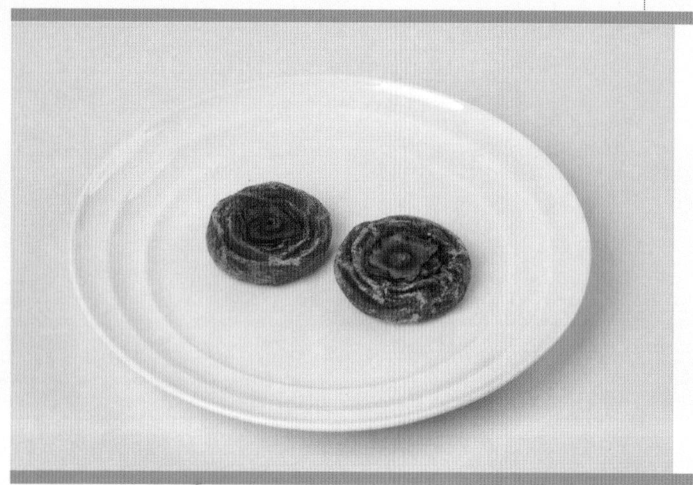

柿饼

shibing

《日用本草》

【异名】

火柿（《名医别录》），干柿（《食疗本草》），乌柿（《本草经集注》），柿花（李杲《食物本草》），白柹、乌柹、酬柹、柹花（《本草纲目》），柿干（《雷公炮炙药性解》），干柹（《随息居饮食谱》）。

【基原】

为柿树科柿树属植物柿 *Diospyros kaki* Thunb. 的果实经曝干加工而成的饼状食品。

【性状】

呈扁圆形，底平，上面微隆起，橙黄或鲜黄色。

【采收加工或制法】

秋季采摘未成熟的果实，除去外果皮，日晒夜露，一个月后，放置席圈内，再经一个月左右，即成柿饼（干柿）食用。

1. 李杲《食物本草》：“火干者。”
2.《滇南本草》：“用火煅作饼。”
3.《本草蒙筌》：“火干乌不佳，日干白最美。”
4.《本草纲目》：“日干者谓之白柹，火干者谓之乌柹。”

【性味】味甘、涩，性凉。无毒。

1.《本草经集注》：“火熏者，性热。日干者性冷。”
2.《本草拾遗》：“日干者温补。”
3.《日华子本草》：“干柿，平。火柿，性暖。”
4. 李杲《食物本草》：“火熏捻作饼者温。日曝干者微冷。”
5.《滇南本草》：“性温。”
6.《本草蒙筌》：“干柿气平。”
7.《本草纲目》：“白柹，甘，平，涩，无毒。乌柹，甘，温，无毒。”
8.《神农本草经疏》：“寒气稍减。”
9.《本草易读》：“甘、涩，平，无毒。”
10.《随息居饮食谱》：“甘平。”
11.《现代实用中药》：“味甘微涩。性微寒无毒。”

【归经】入肺、脾、大肠经。

【功用】

清热润肺，涩肠止血。适宜于肺燥咳嗽，痰中带血，咳血，吐血，咯血，血淋，痢疾，肠风，痔疮便血者食用。

1.《名医别录》：“火柿，主杀毒，疗金疮，火疮，生肉，止痛。”
2.《本草经集注》：“乌柿，断下，又治狗啮疮。”
3.《食疗本草》：“厚肠胃，涩中，健脾胃气，消宿血。”

4.《本草拾遗》:“多食去面皯，除腹中宿血。剡县火干者名乌柿，人服药口苦及欲吐逆，食少许立止。”

5.《日华子本草》:“润声喉，杀虫。”

6. 李杲《食物本草》:“乌柿，止痢及润喉声，杀虫。干柿，厚肠胃，涩中健脾，润喉杀虫，多食去面皯及腹中宿血，酥蜜煎食益脾。柿花，多用以喂小儿，止泻痢，益脾肺，杀诸虫。”

7.《日用本草》:“健脾胃，消宿血，涩肠止泻，杀小虫，润喉音，治小儿秋深久痢。”

8.《滇南本草》:“能止痢疾，亦能润喉清音而杀虫。多食可去面上皯及腹中宿血。”

9.《本草蒙筌》:“涩中厚肠胃，杀虫润咽喉。”

10.《本草纲目》:“白柹，治反胃咯血，血淋肠澼，痔漏下血。”

11.《雷公炮炙药性解》:“润喉降火，补虚杀虫，厚肠止痢。”

12.《神农本草经疏》:“厚肠胃，补不足，润肺止渴，功同于前。”

13.《本草易读》:“涩肠开胃，消痰止渴，止血杀虫，退热解毒。消腹中宿血，吐血咯血，止痔漏下血，肠澼血淋。润心肺而疗肺痿，治反胃而解咳嗽。”

14.《医林纂要》:“润肺去热，能止热嗽，治肺痈，疗肠风痔瘘。和胃涩肠，治反胃，亦能止泻。”

15.《随息居饮食谱》:“健脾补胃，润肺涩肠。止血充饥，杀疳疗痔。治反胃，已肠风。”

【服食方法】生食，煮粥，做馅，煎汤等食之。

【服食宜忌】凡脾胃虚寒，痰湿内盛者不宜食。

1. 李杲《食物本草》:“若风中自干者亦动风。”

2.《饮食须知》:“干柿勿同蟹肉食，难消成积。”

3.《本草蒙筌》:“久服有益。”

4.《随息居饮食谱》:“老稚咸宜。果中圣品。以北产无核者胜。”

【食疗方】

1. 小儿秋痢 以粳米煮粥，熟时入干柿末，再煮三两沸食之。奶母亦食之。(《食疗本草》)

2. 治男女脾虚腹薄，食不消化，面上黑点者 用干柿三斤，酥一斤，蜜半斤，以酥、蜜煎匀，下柿煮十余沸，用不津器贮之。每日空腹食三五枚，甚良。(《食疗本草》)

3. 治血淋 柿饼烧末饮之。(《本草易读》)

4. 治肠风下血 柿饼为末、为丸俱可服之。(《本草易读》)

5. 反胃吐食 干柿三枚，捣烂酒服，勿杂他药。(《本草易读》)

6. 产后咳逆，气乱心烦 柿饼切，水煎细呷。(《本草易读》)

7. 鼻窒不通 同大米煮粥，日日食之。(《本草易读》)

8. 解桐油毒 柿饼食之。(《本草易读》)

9. 痔出血，大便干结 柿饼适量，加水煮烂当点心吃，一日 2 次。(《食物中药与便方》)

【储藏】密封贮藏。

《随息居饮食谱》:“唯太柔腴，不堪藏久。”

【食论】

柿饼营养丰富，含多种营养物质、微量元素、葡萄糖、果糖、蛋白质、脂肪、磷、铁等，食之热量大，糖尿病人慎食。

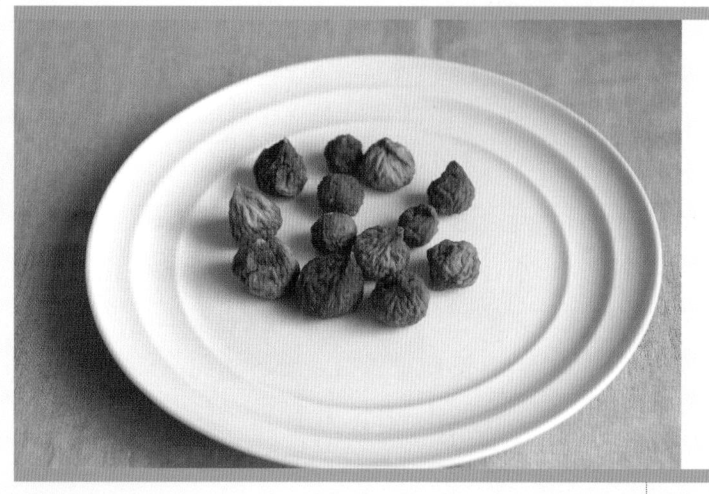

无花果

wuhuaguo

《食物本草》

【异名】

映日果（《本草纲目》引《便民图纂》），优昙钵（《本草纲目》引《广州志》）。

【基原】

为桑科无花果属植物无花果 *Ficus carica* L. 的果实。

【性状】

呈梨形，成熟时褐紫色或绿色，长约 6cm，光滑，壁厚肉质，顶部下陷。瘦果呈卵形或三棱状卵形，长 1 ~ 2cm，淡棕黄色。气微，味甜、略酸。

1. 李杲《食物本草》："形色如青李而稍长。"

2.《救荒本草》："生山野中，今人家园圃中亦栽。枝叶间生果，初则青小，熟大，状如李子，色似紫茄色。"

3.《本草纲目》："无花果出扬州及云南，今吴、楚、闽、越人家，亦或折枝插成。枝柯如枇杷树，三月发叶如花构叶。五月内不花而实，匕出枝间，状如木馒头，其内虚软。熟则紫色，软烂甘味如柹而无核也。"

【采收加工或制法】

秋季果实成熟时采收。洗净鲜用，或晒干用。

【性味】味甘，性凉。无毒

1.《食物本草》："味甘，气平，微毒。"

2.《救荒本草》："味甜。"

3.《滇南本草》："味甘，性平，无毒。"

4.《医林纂要》："甘，温。"

5.《随息居饮食谱》："甘，寒。"

【归经】入肺、脾、大肠经。

《本草汇言》："入手足太阴、手阳明经。"

【功用】

清热生津，润肺止咳，健脾开胃，解毒消肿。适宜于咽喉肿痛，燥咳声嘶，乳汁不足，泄泻痢疾，便秘痔疮，痈疮疥癣者食用。

1. 李杲《食物本草》："主开胃，止泄痢。"

2.《滇南本草》："开胃健脾，止泄痢疾，亦治喉痛。熬水洗疮，最良。"

3.《本草纲目》："治五痔，咽喉痛。"

4.《食鉴本草》："开胃，止泄痢，治五痔，咽喉痛。"

5.《医林纂要》："益肺通乳。"

6.《随息居饮食谱》："清热，疗痔润肠，上利咽喉。"

【服食方法】

鲜食或加工制干、果脯、果酱、饮料、罐头，或用于烹饪菜肴。

1.《救荒本草》："采果食之。"

2.《本草纲目》："采以盐渍，压实令扁，日干充果食。"

【服食宜忌】

《随息居饮食谱》："中寒忌食。"

【食疗方】

1. 治乳腺癌术后虚弱 无花果汁奶：未成熟无

花果 50 g，橙汁 50 ml，柠檬汁 15ml，新鲜牛奶 200ml，蜂蜜 20ml。先将无花果用水洗净，连皮、柄一起切片，放入锅内，加水适量。小火熬煮 40 分钟，至果肉、皮、柄等熟烂呈糊状，纱布过滤浓汁；将过滤的残渣再加水煮 30 分钟过滤，合并两次浓汁，拌匀，再煨煮至沸，离火调入橙汁、柠檬汁及蜂蜜，拌和均匀即可饮用。[家庭中医药，2003，(10)：58.]

2. 治慢性咽炎 无花果茶：鲜无花果 5 个，切片，麦冬 12g，金银花 20g，以上三味用开水浸泡半小时后代茶饮。每日 1 剂，连用 5 ~ 7 剂。[开卷有益，2005，(11)：31.]

3. 治疮痈 无花果糊：无花果适量，切碎晒干，研成细末，加冰片少许，用香油调成糊状敷于患处。每天 1 次，一般连用 3 次可愈。[开卷有益，2005，(11)：31.]

4. 治痔疮 无花果汤：用无花果 20 颗。如无果，亦可用根、叶 50g 代替，洗净切碎，加水 2000ml，用文火煎 20 ~ 30 分钟，取 1500 毫升左右，温度 39 ~ 41℃ 为宜，于睡前 30 分钟熏洗肛门，连续 7 天为 1 疗程。[中国社区医师，2009，11（11）：81-82.]

【储藏】鲜食，干果贮藏干燥处，防霉蛀。

【食论】

无花果被誉为“抗癌第一果”，缘于南美洲部分地区居民经常食用无花果而极少患癌瘤病症。研究表明，无花果富含有抗氧化或清除自由基作用的多酚，可抑制癌细胞增殖；还含有多种抗癌化合物如苯甲醛和香豆素等，可用于鳞癌、前列腺癌和皮肤癌等癌症的防治。据说，由苯甲醛制成的制剂，具有较强的识别能力，它能阻止癌细胞的蛋白质合成，使之失去营养而坏死，但不对正常细胞产生毒害，故有益无害。

附：无花果叶

1.《救荒本草》：“治心痛，用叶煎汤服，甚效。”
2.《滇南本草》：“采叶，敷疮神效。”
3.《本草纲目》：“叶，甘、微辛，平，有小毒。”
4.《本草纲目》（引朱丹溪）：“五痔肿痛，煎汤频熏洗之，取效。”

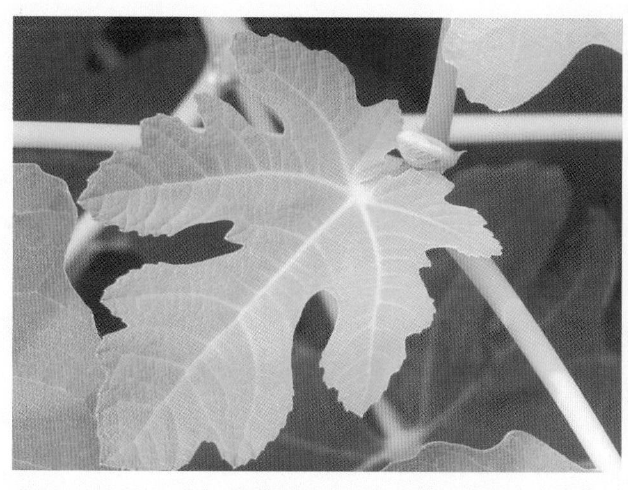

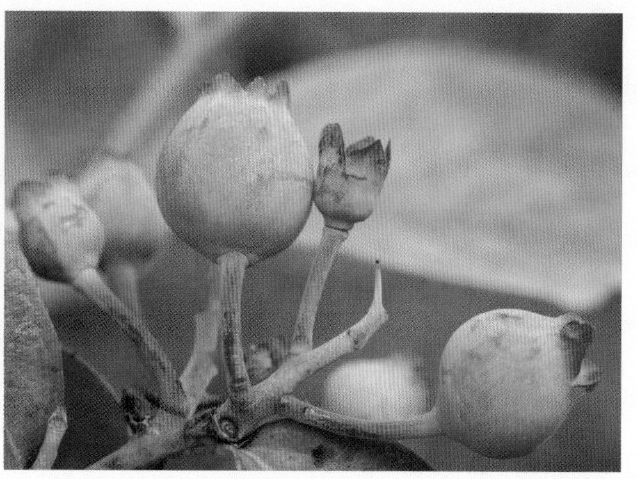

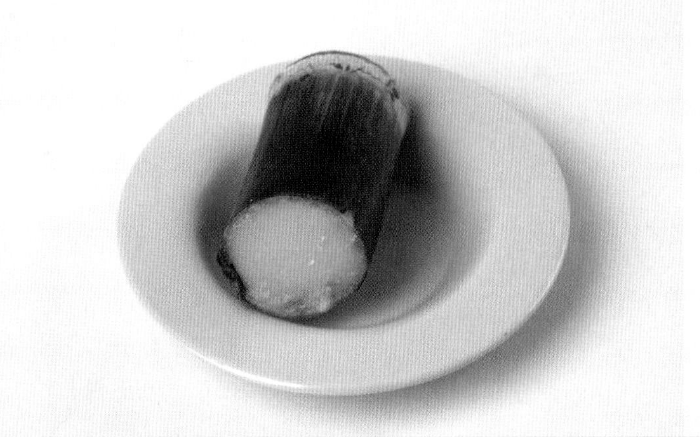

甘蔗

ganzhe

《名医别录》

【异名】

诸蔗、干蔗（《南方草木状》），竿蔗（《得配本草》）。

【基原】

为禾本科甘蔗属植物甘蔗 *Saccharum sinensis* Roxb. 的茎秆。

【性状】

秆高约 3m，粗 2 ~ 5cm，外皮坚硬，绿色、淡黄或淡紫色；外形似竹，坚实有节，节间长度不一；秆在花序以下有白色丝状毛。多汁，味甜。

《南方草木状》："交趾所生者，围数寸，长丈余，颇似竹，断而食之甚甘。"

【采收加工或制法】

秋后采收，砍取地上部分，去皮用。

【性味】味甘，性寒，无毒。

1.《名医别录》："味甘，平，无毒。"

2.《备急千金要方》："味甘，平，涩，无毒。"

3.《日华子本草》："冷。"

4.《饮食须知》："味甘，性微寒。"

5.《滇南本草》："（范本卷九）：气味甘，性微寒，无毒。（务本卷一）：味甘、酸。"

6.《本草纲目》："甘，平，涩，无毒。其浆甘寒。"

7.《神农本草经疏》："甘寒。"

8.《本草汇言》："味甘、微涩，气寒，性热，无毒。"

9.《随息居饮食谱》："甘凉。"

【归经】入肺、胃经。

1.《神农本草经疏》："入手足太阴、足阳明经。"

2.《本草汇言》："入足阳明、太阴经。"

3.《本草征要》："入肺、胃二经。"

4.《本草新编》："入脾、肺、大小肠。"

5.《得配本草》："入足太阴经。"

【功用】

清热生津，润肺止咳，和中下气，解毒通便。适宜于热病津伤，心烦口渴，肺燥咳嗽，咽喉肿痛，反胃呕吐，大便燥结，酒毒疮痈者食用。

1.《名医别录》："主下气，和中，补脾气，利大肠。"

2.《南方草木状》："可消酒。"

3.《备急千金要方》："下气和中，补脾气，利大肠，止渴去烦，解酒毒。"

4.《食疗本草》："主补气，兼下气。"

5.《日华子本草》："利大小肠，下气痢，补脾消痰，止渴，除心烦热。"

6. 李杲《食物本草》："主下气和中，助脾气，利大肠，消痰止渴，除心烦热，解酒毒。又云：能疗小便滞涩。"

7.《滇南本草》（范本）："主治下气，和中，助脾气，利大肠、小肠，止渴，解酒。"

8.《本草纲目》："止呕哕反胃，宽胸膈。"

9.《神农本草经疏》："泻火热，润枯燥。用以治噎膈反胃呕吐，大便燥结。"

10.《本草汇言》："和中养胃，生津止渴之药也。"

11.《本草新编》："绞汁入药，养脾和中，解酒毒，止渴，利大小肠，益气，驱天行热，定狂。”

12.《随息居饮食谱》：“清热和胃，润肠，解酒杀蛔，化痰充液。治瘴疟暑痢，止热嗽虚呕，利咽喉，强筋骨，息风养血，大补脾阴。”

【服食方法】嚼汁，或榨汁饮。外用捣敷。

1.《滇南本草》（务本）：“治一切百毒诸疮，痈疽发背，捣烂敷之。汁，治心中恍惚，神魂不定，中风失音，头发黑晕。冲开水下。又熬饧食，和胃更佳。”

2.《本草蒙筌》：“凡入药中，捣碎绞汁。”

【服食宜忌】脾胃虚寒泄泻者慎食。

1.《食疗本草》：“不可共酒食，发痰。”

2.《饮食须知》：“多食发虚热，动衄血。同酒过食发痰，同榧子食则渣软。烧蔗渣烟最昏目，宜避之。”

3.《滇南本草》（范本）：“治呕吐反胃。同姜汁服之，可解河豚毒。同酒食之生痰。不可多食，多食发虚热之症。”

4.《神农本草经疏》：“胃寒呕吐，中满滑泄者忌之。”

5.《本草汇言》：“久食，善发湿火，为病痰胀、呕嗽之疾。”

【食疗方】

1. 反胃吐食　取甘蔗汁一升，入生姜汁二合，温热作五六次服。（《日用本草》引《梅师方》）

2. 治中酒毒，干呕　削去皮，捣汁饮。（《日用本草》引《食医心鉴》）

3. 治虚热咳嗽　用甘蔗汁一升半，青粱米四合，煮粥，日食二次，极润心肺。（《本草纲目》引董氏方）

4. 治便秘　蔗浆一味单服，能润大便，下燥结。（《神农本草经疏》）

5. 治胃脘干枯，噎食呕吐　同芦根汁、梨汁、藕汁、人乳、童便、竹沥和匀，时时饮之。（《神农本草经疏》）

6. 治咳嗽气喘　生山药（捣烂）半碗，甘蔗汁（和匀）半碗，炖微热服，立止。（《验方新编》）

7. 治口臭口腔溃疡　甘蔗双皮汤：香蕉皮 3 枚，柑皮 1 个，甘蔗 1 段（切片），加 4 碗水，共煮沸 10 分钟即可，频频含服。[东方食疗与保健，2007，（4）：72.]

8. 治慢性咽炎　甘蔗枣粥：甘蔗 250g（榨汁），取大米 100g、大枣 10 枚煮粥，待熟时调入蔗汁，再煮一两沸即成，每日 1 ~ 2 剂。可清热润肺、生津利咽，适用于慢性咽炎。[食品与健康，2007，（12）：33.]

9. 治胃热呕吐　蔗糖蜜汁：将鲜甘蔗、鲜生姜洗净，榨汁约 15 ~ 20ml，纳入蜂蜜适量，冲入沸水中，煮沸饮服，每日 2 ~ 3 次。可健脾益气、和胃止呕，适用于胃热呕吐、妊娠呕吐。[食品与健康，2007，（12）：33.]

【储藏】放阴暗不通风处，保持水分。

【食论】

甘蔗是人们喜爱的一种水果，但是食用时要注意，霉变甘蔗外观多无光泽，甘蔗瓤呈棕褐色、浅黄色或浅灰色，食之有酸霉味和酒精味或辣味，断面有白色絮状或绒毛状菌丝。其中含有神经毒素 3－硝基丙酸，误食会引起中枢神经系统的损伤，初期可见呕吐、头晕、头疼、视力障碍，继而出现眼球斜视、复视、阵发性抽搐、大小便失禁，严重者呼吸衰竭甚至死亡。

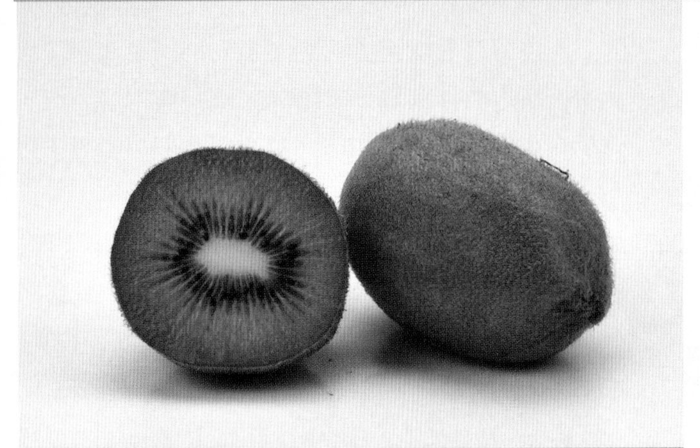

猕猴桃

mihoutao

《崔禹锡食经》

【异名】藤梨、木子、猕猴梨（《开宝本草》）。

【基原】

为猕猴桃科猕猴桃属植物猕猴桃 *Actinidia chinensis* Planch. 的果实。

【性状】

果实卵圆形、长圆形或近球形，长 3 ~ 5cm，果肉绿色、淡绿色或淡黄色，半熟时肉质坚硬，全熟时柔软多汁。果皮黄褐绿色，密生棕黄色长硬毛。内含种子细小多数，黑色。气香，味酸甜。

1.《崔禹锡食经》："状似枣而青黑色；一节著数十茎，茎头生实，食之利人。"

2.《开宝本草》："其形似鸡卵大；其皮褐色，经霜始甘美可食。"

【采收加工或制法】

夏末秋初采摘成熟果实，鲜食或晒干用。

【性味】味甘、酸，性寒。

1.《崔禹锡食经》："味甘，冷。"

2.《七卷食经》："味甘，寒，无毒。"

3.《本草拾遗》："味咸，温，无毒。"

4.《开宝本草》："味酸、甘，寒，无毒。"

5.《本草衍义》："生则极酸。"

【归经】入肾、胃经。

《得配本草》："入足少阴、阳明经。"

【功用】

调中下气，生津润燥，解热除烦，利尿通淋。适宜于反胃呕吐，消渴烦热，黄疸石淋，便秘痔疮者食用。

1.《崔禹锡食经》："食之和中安肝。主黄疸消渴。"

2.《本草拾遗》："主骨节风，瘫缓不随，长年变白，野鸡内痔病，调中下气。"

3.《开宝本草》："止暴渴，解烦热，冷脾胃，动泄辟，压丹石，下石淋。"

4.《本草衍义》："解实热。"

5.《得配本草》："调中下气。"

6.《本草纲目拾遗》："通淋疗痔。"

7.《全国中草药汇编》："调中理气，生津润燥，解热除烦。用于消化不良，食欲不振，呕吐，烧烫伤。"

【服食方法】生食，做蜜饯，或榨汁饮。

1.《开宝本草》："热壅反胃者，取汁和生姜汁服之。"

2.《本草品汇精要》："捣汁用。"

3.《全国中草药汇编》："鲜食或榨汁服。"

【服食宜忌】脾胃虚寒者慎食。

1.《本草衍义》："过多则令人脏寒泄。"

2.《得配本草》："有实热者宜之，多食冷脾胃、动泄澼。"

【食疗方】

1. 治消化不良　猕猴桃汤：用猕猴桃鲜果 50 ~ 100g，加水煎浓汁，加姜汁数滴。慢慢饮服，日饮 3 次。[龙梅 . 水果皇后猕猴桃 . 中国保健营养，2003，(12)：41.]

2. 治淋证 猴桃双瓜羹：猕猴桃 200g，去皮，洗净切块；黄瓜100g，洗净切块；冰糖适量，置锅内加水煮沸，湿淀粉勾芡；西瓜100g，切块，最后加入。放凉后置冰箱冷藏室内，随时食用。[李佩文.生津降脂选猕猴桃.健康博览，2007，(10)：37.]

3. 治须发早白、脱发不生 猴桃蘸芝麻：黑芝麻200g，炒熟，捣碎成末，加白糖适量，用熟软的猕猴桃去皮，蘸黑芝麻食用。[李佩文.生津降脂选猕猴桃.健康博览，2007，(10)：37.]

4. 治鼻咽癌、乳腺癌 蜜饯猕猴桃：猕猴桃500g，蜂蜜100ml。将猕猴桃洗净，去皮，切成丁，放入锅中，加适量水，小火煮至八成熟时，加入蜂蜜，再煮至熟透，收汁，待冷，装瓶即成。当点心食用，量随意。功效是滋补强身、防癌抗癌，适用于鼻咽癌、乳腺癌、肺癌及慢性胃炎、慢性肝炎等病症。[徐成文.猕猴桃药膳治疗鼻咽癌.东方食疗与保健，2007，(12)：18.]

5. 治高血压 猕猴桃拌海蜇皮：猕猴桃200g（洗净、切块、撒上精盐），白海蜇皮100g（切丝，先用凉水冲洗，再用冷开水漂清，挤干），与猕猴桃块一起放碗内。放植物油50g烧热，下葱花适量炸香，趁热倒入海蜇丝碗内，加白糖、味精、麻油各适量拌匀，佐餐食用。[玺莹，林舒.猕猴桃对高血压的疗方.心血管病防治知识，2007，(7)：74-75.]

【储藏】鲜品放阴凉干燥处保存，干品密封保存。

【食论】

猕猴桃含有维生素、脂肪、蛋白质、碳水化合物、果酸及钾、钙、铁等多种营养物质，其中维生素C含量高达100 ~ 400毫克/百克，且色绿酸甜、清香可口，故常作为乳品、糕点、饮料中的添加剂，不但改进了食品的色调，而且提高了食品的营养价值。猕猴桃还含有抗突变成分谷胱甘肽，有利于抑制诱发癌症基因的突变；可阻断致癌物质亚硝胺的合成，其阻断率高达98%；能润肠通便，可快速清除肠道中的有害物质，预防大肠癌的发生。

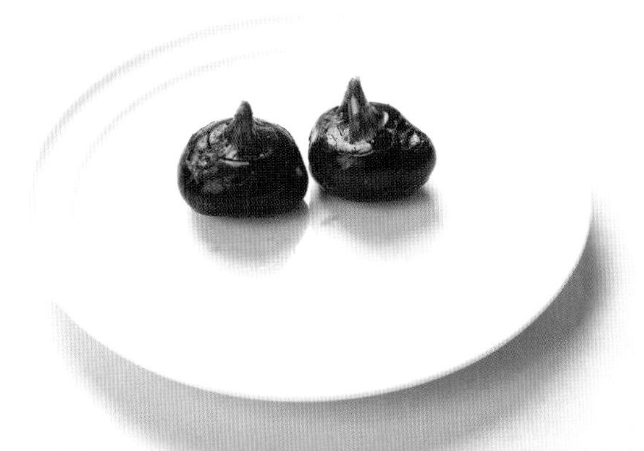

荸荠

biqi

《食物本草》

【异名】

乌芋、藉姑、水萍（《名医别录》），凫茨（《日华子本草》），荸脐（《食鉴本草》）。

【基原】

为莎草科荸荠属植物荸荠 *Heleocharis dulcis* (Burm.f.) Trin.ex Henschel 的球茎。

【性状】

呈圆球形，稍扁，大小不等，大者直径可达3cm，下端中央凹陷，上部顶端有数个聚生的嫩芽，外包枯黄的鳞片。表面紫褐色或黄褐色，节明显，环状。质嫩脆，气微，味甜。以个大、肥嫩者为佳。

【采收加工或制法】

10 ~ 12月挖取，洗净，风干或鲜用。

《名医别录》："三月三日采根，曝干。"

【性味】味甘，性寒，无毒。

1.《名医别录》："味苦、甘，微寒，无毒。"

2.《食疗本草》："冷。"

3.《日用本草》："味甘，微寒，无毒。"

4.《滇南本草》："味甘。"

5.《本草纲目》："味甘，微寒，滑。无毒。"

6.《本草征要》："味甘，寒，无毒。"

7.《医林纂要》："甘，咸，寒，滑。"

8.《随息居饮食谱》："甘寒，煮熟性平。"

【归经】入肺、胃经。

1.《玉楸药解》："入足太阴脾、足厥阴肝经。"

2.《得配本草》："入足阳明经。"

3.《本草求真》："专入肝、肾、大肠。"

4.《本草撮要》："入足太阴、阳明经。"

【功用】

清热化痰，生津止渴，开胃消食。适宜于痰热咳嗽，热病口渴，咽喉肿痛，食积痢疾，黄疸热淋，目赤肿痛，便血崩漏者食用。

1.《名医别录》："主治消渴，痹热，热中，益气。"

2.《食疗本草》："下丹石，消风毒，除胸中实热气。明耳目，止渴，消疸黄。"

3.《日华子本草》："消风毒，除胸胃热，治黄疸，开胃、下食。服金石人食之，良。"

4. 李杲《食物本草》："主消渴痹热，温中益气。又能消风毒，除黄疸，开胃下食，岁饥采以充粮。"

5.《日用本草》："消风毒，下五淋，泻胃热，治黄疸，助酒力。"

6.《滇南本草》："治腹中热痰，大肠下血，又能化铜。"

7.《本草纲目》："主血痢、下血、血崩，辟蛊毒。"

8.《本草征要》："益气而消食，除热以生津；腹满须用，下血宜尝。"

9.《医林纂要》："益心软坚，除热解毒，荡胃热，止消渴。能烂铜锡，则治噎隔可知。"

10.《得配本草》："消坚积，止消渴，疗黄疸，除胸中实热，及五肿膈疾，误吞铜物。"

11.《本草求真》："破肝肾坚积及毁铜器。"

12.《随息居饮食谱》："清热，消食析酲，疗膈杀疳，化铜辟蛊，除黄泄胀，治痢调崩。"

【服食方法】

生食、煮食、拌、炒、烧、煨、炸食，或捣汁，或浸酒，或澄粉等。

1.《食疗本草》："可作粉食。"

2.《得配本草》："辟蛊，晒干，研末服。治胀，去皮食。作粉，可点目翳。有冷气，孕妇禁食。"

3.《随息居饮食谱》："可入肴馔，可御凶年。"

【服食宜忌】虚寒及血虚者慎食。

1.《食疗本草》："若先有冷气，不可食。令人腹胀气满。小儿秋食，脐下当痛。"

2. 李杲《食物本草》："作粉食之，厚人肠胃，不饥，服丹石人尤宜。又一种野生者，小而香，可作腐，甚美。"

3.《日用本草》："多食发病，孕妇忌食。"

4.《本草征要》："同胡桃食，能化铜物为乌有。一味为末，能辟蛊毒。"

5.《玉楸药解》："寒胃气，脾弱者食之，则脐下结痛。"

6.《随息居饮食谱》："多食每患胀痛，中气虚寒者忌之。"

【食疗方】

1. 治赤白痢 得烧酒浸，封贮。(《得配本草》)

2. 治痞块虫积 配海蜇煮食。(《得配本草》)

3. 治腹胀 入雄猪肚，瓦器煮食。(《得配本草》)

4. 治便血 捣汁和酒温服。(《得配本草》)

5. 治妇人血崩 烧研酒服。(《得配本草》)

6. 治鼻血时来不止 用荸荠去皮，温茶内泡热，多食即除根，不必服药。(《验方新编》)

7. 治小儿痞块积滞腹痛 荸荠二斤去皮，饴糖二斤，共入砂锅内，添水少许，煮极熟，不拘时，常服之，自愈。(《验方新编》)

8. 治痔疮出血 荸荠红糖汤：鲜荸荠500g，红糖150g，加适量水煮沸1小时，一次或分次服，连用3天。[现代养生，2007，(10)：10.]

9. 治慢性前列腺炎 荸荠汁：荸荠 150g，洗净去蒂，切块捣烂，加温开水 250ml，充分搅拌，滤去渣滓而饮其汁，每日 2 次。[家庭医学，2008,（6）：58.]

10. 治酒糟鼻 鲜荸荠：鲜荸荠洗净剖开，用切面反复涂擦酒糟鼻的红赤部位，每天数次。只要坚持每天涂擦，特别是每天午睡和晚上就寝时坚持涂擦，连续 15 ~ 30 天，大多疗效较佳。[家庭医学，2008,（6）：58.]

【储藏】鲜品阴凉处保存，干品密封保存。

【食论】

荸荠含有丰富的蛋白质、碳水化合物、磷、镁、钙、铁、锌、多种氨基酸以及维生素 A、维生素 B1、维生素 B2、维生素 C 等。生吃清脆爽口、汁多味甜，自古有“地下雪梨”之美誉；也可熟食，焯、炒、烧、煨、炸，做成各种美味的菜肴，均具有很高的食用和药用价值。不足之处：荸荠的外皮会吸附有姜片虫的囊蚴，生吃容易感染姜片虫病，为了确保安全，建议生吃之前应先去其皮，用水清洗，并用开水稍烫再吃，或煮熟吃。

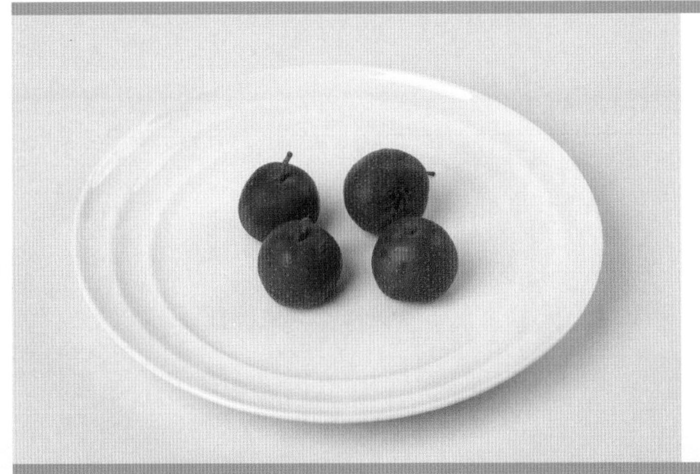

山楂

shanzha

《本草纲目》

【异名】

鼠楂球、羊梂（《尔雅》），赤爪实（《新修本草》），棠梂（《图经本草》），柿楂子（《是斋百一选方》），山里果子（《履巉岩本草》），海红（《饮膳正要》），山里果儿、山里红、映山红果（《救荒本草》），山查子（《品汇精要》），糖梂子、山楂子（《本草蒙筌》），酸查（《中华本草》引自《山东中药》）。

【基原】

为蔷薇科山楂属植物山里红 *Crataegus Pinnatifida* Bunge var. *major* N. E. Br. 或山楂 *Crataegus pinnatifida* Bunge 的成熟果实。

【性状】

山里红：果实近球形，直径约 2cm 左右，表面深红色或紫红色，有黄白色小斑点。顶端有圆形凹孔，鲜果肉呈浅黄红色，干果肉呈深黄色至浅棕色，中有 5 粒浅黄色果核，气微清香。

山楂：与山里红相似，仅果实较小，直径约 1.4cm 左右。

1.《新修本草》：“子似虎掌爪，大如小林檎，赤色。”

2.《救荒本草》：“结红果，大如樱桃。”

3.《本草从新》：“有大小两种，小者入药。”

【采收加工或制法】秋季果实成熟时采收。

1《本草蒙筌》：“深谷沿生，立秋摘取。蒸熟去核，曝干收藏。”

2.《本经逢原》：“童便浸姜汁拌炒黑，去积血甚捷。”

【性味】酸、甘，微温。

1.《新修本草》：“味酸冷，无毒。”

2.《履巉岩本草》：“味涩。”

3.《宝庆本草折衷》："味酸、甘，平，无毒。"

4.《救荒本草》："味甜。"

5.《滇南本草》："味甜酸，性寒。"

6.《本草品汇精要》："味甘。无毒。"

7.《本草蒙筌》："味甘、辛，气平。无毒。"

8.《食鉴本草》："甘、酸，无毒。"

9.《本草纲目》："酸、甘，微温。"

10.《药鉴》："气平，味酸涩带甘辛，无毒。"

11.《本经逢原》："甘苦微酸温，无毒。"

【归经】入脾、胃、肝经。

1.《神农本草经疏》："入足阳明、太阴经。"

2.《雷公炮炙药性解》："入脾经。"

3.《本草征要》："入脾、胃二经。"

4.《本经逢原》："入足阳明、太阴、厥阴三经血分。"

【功用】

消食化积，行气散瘀，降血脂。适宜于饮食积滞，脘腹胀满，嗳腐吞酸，泄泻痢疾，血瘀痛经，产后腹痛，恶露不尽，疝气腹痛，阴囊肿胀疼痛，高血脂及肥胖病症者使用。

1.《本草经集注》："煮汁洗漆疮，效。"

2.《新修本草》："汁服主利，洗头及身差疮痒。"

3.《履巉岩本草》："治痢疾及腰疼，食之皆效。能消食。"

4.《宝庆本草折衷》："治寒温腰疼，小肠气胀痛，妇人衃血，消食快气。"

5.《饮膳正要》："治泄痢。"

6.《滇南本草》："消肉积滞，下气，吞酸，积块。"

7.《本草品汇精要》："消食健胃。"

8.《本草蒙筌》："益小儿摩宿食积，扶产妇除小儿枕疼。消滞血，理疮疡。行结气，疗颓疝。脾胃可健，膨胀立驱。煮肉少加，须臾即烂。"

9.《食鉴本草》："化食积，行结气，健胃宽膈，消血块、气块。"

10.《药鉴》："利痰消食，下积气，散滞血。疗颓疝，止腹疼。专治肉积，能开脾健胃。又能治妇人儿枕疼痛。理脾用之，膨胀立消。痘家用之，行气化痰，起胀解毒。又能破人参之滞气。"

11.《雷公炮炙药性解》："健脾消食，散结气，行滞血，理疮疡。"

12.《本草征要》："消肉食之积，行乳食之停。疝气为殃，茴香佐之而取效；儿枕作痛，砂糖调服成功。发小儿痘疹，理下血肠风。善去腥膻油腻之积，与麦芽之消谷积者不同也。"

13.《本草求原》："治疟郁。"

14.《本草撮要》："冻疮涂之即愈。"

15.《医学衷中参西录》："除痃癖癥瘕，女子月闭，产后瘀血作疼。更能蠲除肠中瘀滞，下痢脓血，且入气分以开气郁痰结，疗心腹疼痛。"

【服食方法】

可鲜食，熬膏，煎汤，煮粥，泡茶，榨汁等。

1.《新修本草》："汁服。洗头。"

2.《药鉴》："浓煎汁入砂糖少许。"

3.《本经逢原》："与糖作膏尤为精品。"

【服食宜忌】脾胃虚弱者慎服。

1.《宝庆本草折衷》："小儿多食无害也。"

2.《本草纲目》："生食多，令人嘈烦易饥，损齿，齿龋人尤不宜也。"

3.《神农本草经疏》："性能克化饮食，若胃家无食积，及脾虚不能运化，不思食者，多食之反致克伐脾胃生气。如脾虚兼有积滞者，当与补药同施，亦不宜过用也。"

4.《本草征要》："胃中无积，及脾虚恶食者忌服。"

5.《本经逢原》："若外感风寒兼伤饮食，举世以发表消导并进，中气实者幸而获痊，虚者表邪乘虚陷入于腑而生内变者多矣。东鲁棠棣子酒后嚼数颗良。"

6.《本草求原》："多食令人嘈烦饥易，反伤脾胃生发之气。"

【食疗方】

1. 治寒湿气，小腹疼，外肾偏大肿痛 茴香，柿楂子，上二味等分，为细末，每服一钱或二钱，盐酒调，空心热服。(《是斋百一选方》)

2. 治偏坠疝气 茴香炒、山糖毬肉各一两，为末，水糊丸如梧子大。每服三十丸，空心白汤下。（《卫生易简方》）

3. 治产妇恶露不尽，腹中疼痛或儿枕作痛 以山楂百十个，打碎，用水一升煎八合，入砂糖少许，空心服。（《丹溪方》引自《食鉴本草》）

4. 治痢疾 山楂炭研末，红痢加白蜜为丸，白痢加红糖为丸，红白痢加蜜与红糖为丸，空心白开水汤下。大人每服八钱，小儿每服三钱，一日服三次，三日痊愈。山楂能去积补脾，无论虚实久近，屡试屡效，不可轻视。又方：陈细茶叶、山楂炭、红砂糖、白砂糖各三钱，老姜一钱，煎服，一日服尽即愈，甚效。（《验方新编》）

5. 治月经后期 女子至期月信不来，用山楂两许煎汤，冲化红蔗糖七八钱，服之即通，此方屡试屡效。若月信数月不通者，多服几次亦通下。（《医学衷中参西录》）

6. 治痢疾初得 用山楂一两，红白蔗糖各五钱，好毛尖茶叶钱半，将山楂煎汤，冲糖与茶叶在盖碗中，浸片时，饮之即愈。（《医学衷中参西录》）

7. 治痛经 红糖山楂汤：鲜山楂 100g，保留山楂核，加水适量，文火煎，水开后约 10 分钟，加入红糖 25g，煎 10 分钟左右，待其成为稀糊状即可食用。每日 2 次，每次适量。[家庭科技，1996，(10)：28.]

8. 治肥胖症 山楂核桃饮：山楂、核桃仁各 50g，白糖适量。山楂切片去核，加 250g 水煎煮沸后继续文火煮 10 分钟，滤过煎汁，再以同样条件煎煮一次，并两次山楂汁合在一起备用。核桃仁碾末后，加适量白开水调成稀浆汁。再把山楂汁置火上，边搅拌边加入核桃仁稀浆和白糖，烧至微沸即可。每日 1 次，温服为宜。具有降脂减肥、益肾消食之功，尤适用于脾肾两虚型的肥胖症患者。[家庭医学，2004，(16)：54.]

9. 治食积 山楂粥：山楂 30g（鲜者加倍），大米 50g，砂糖 10g。山楂水煎取汁备用，大米用清水淘净。取大米加清水适量煮沸后，转文火煮至粥熟时，调入山楂汁、砂糖，再煮一二沸即成。本品酸甜适口，具有健脾胃、消食积、散瘀血、降血脂之功效，适用于饮食积滞、腹胀痞满、大便溏泻、呃逆酸腐等。[东方食疗与保健，2005，(2)：34-35.]

10. 治冠心病 山楂酒：鲜山楂 50g，葡萄酒 500ml。鲜山楂洗净，拍破，放入葡萄酒中，密封 7 天，每日摇动数次，以使药液充分析出。饮服，每日 2 次，每次 50ml。本品酸辣微甜，具有活血化瘀、行气止痛、降低血压、降低血脂之功效，适用于气滞血瘀所致的胃脘疼痛、胸痛、冠心病心绞痛、高血压、高脂血症等。[东方食疗与保健，2005，(2)：38-39.]

11. 治高脂血症 山楂青鱼片：山楂 10g，玉竹 6g，陈皮 3g，青鱼 150g，淀粉、鸡蛋清、盐、素油少许。将青鱼去头，鳞、肠杂，清洗后切片，用淀粉、鸡蛋清、盐、味精浆一下，入油锅爆炒，铲出待用；山楂、陈皮洗净，切片，玉竹用温水浸泡至软，捞出后与山楂片一起在油锅中煸炒一下，加入青鱼片、陈皮及浸过玉竹的汁与调料，同炒至鱼肉熟，汁呈黏稠即成。[东方食疗与保健，2008，(5)：9-10.]

【储藏】干品置通风干燥处，防蛀。

【食论】

山楂具有双面性：一方面消积行滞，可以治疗肉食积滞引起的肠胃病，如呕吐、腹痛、泄泻、发热等；另一方面，山楂食用不当也可引起肠胃病，因本品含有大量的有机酸、果酸、山楂酸、枸橼酸等，过量食用会使胃酸猛增，对胃黏膜产生刺激，而出现胀满、泛酸等症状。空腹食用时尚可引发胃痛，甚至引起胃石。因此，山楂食用，一不要过量，二不可空腹。

附：山楂核

1.《本草纲目》："吞之，化食磨积，治癞疝。"
2.《本经逢原》："治偏坠疝气，为散酒服，不过半月效，用核尤捷。"
3.《本草分经》："核化食磨积，治疝催生。"

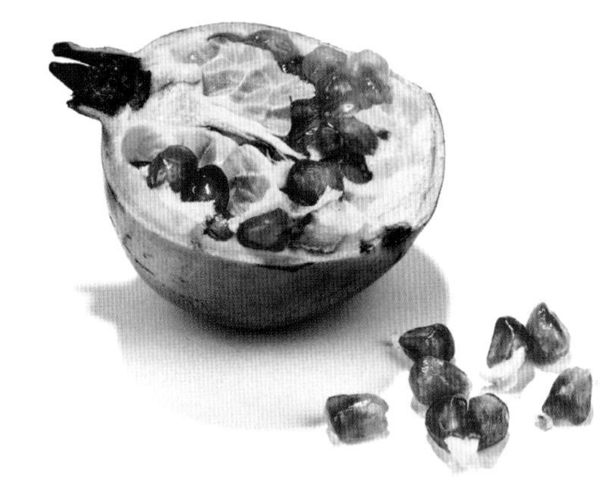

石榴
shiliu
《食疗本草》

【异名】

安石榴（《名医别录》），甘石榴、酸石榴、醋石榴（《食疗本草》），甜石榴、水晶榴（《滇南本草》）。

【基原】

为石榴科石榴属植物石榴 *Punica granatum* L. 的果实。

【性状】

呈类球形，直径 10cm 左右，内有薄隔膜。果皮厚。外表面红棕色、棕黄色或暗棕色。内有含种子的果粒多数，钝角形，呈鲜红、淡红或白色，多汁，无臭，味甜、酸。

【采收加工或制法】 9 ~ 10 月果实成熟后采集，鲜食。

【性味】 味酸，或甘、酸、涩。性温。

1.《名医别录》："味甘、酸，无毒。"

2.《食疗本草》："温。"

3.《蜀本草》："《图经》云：味甘、酸。"

4.《滇南本草》："（务本）：甜石榴，味酸、涩；（范本）：石榴，味甘、酸、涩，性微温，无毒。"

5.《本草纲目》："酸石榴：酸、温，涩，无毒。"

6.《医林纂要》："甘，酸，温。"

【归经】 入脾、胃、肺经。

《医林纂要》："色赤入心。"

【功用】

生津止渴。酸石榴兼能涩肠，止血；甜石榴兼能杀虫。适宜于津伤燥渴，久痢滑泻，崩漏带下，虫积等人食用。

1.《名医别录》："主咽燥渴。"

2.《食疗本草》："主谷利、泄精；疗疣虫白虫；甘石榴，能理乳石毒。"

3.《本草拾遗》："止渴。"

4.《蜀本草》："《图经》云：其酸者，尤能止痢。"

5.《日用本草》："润咽喉燥热渴。"

6.《滇南本草》："（务本）：甜石榴，治筋骨疼痛、四肢无力、化虫止痢，或咽喉疼痛肿胀、齿床出血、退胆热、明目；（范本）：石榴，压丹毒，杀三尸虫，治咽喉燥渴。酸者止痢，一治遗精。"

7.《本草蒙筌》："子啖生津，大能解渴。"

8.《本草纲目》："酸石榴：止泻痢崩中带下。"

9.《随息居饮食谱》："解渴析酲。"

【服食方法】 鲜食。

《本草蒙筌》："花开红者，结实味甘，可为果餍酒；花开白者，实结酸味，堪入药拯疴。"

【服食宜忌】 不宜多食。

1.《名医别录》："损人肺，不可多食。"

2.《食疗本草》："损齿令黑；凡服食药物人忌食之。"

4.《日用本草》："其汁恋膈而成痰，损肺气，病人忌食，多食损齿。"

5.《滇南本草》："（务本）：甜石榴，同文蛤为末，亦能乌须；（范本）：石榴，多食伤肺，伤牙而生痰。如服别药，不可食之。"

6.《医林纂要》:“多食生痰，作热痢。”

【食疗方】

1. 治赤白痢 久患赤白痢，肠肚绞痛 以醋石榴一个，捣令碎，布绞取汁，空腹顿服之，立止。(《食疗本草》)

2. 治妇女头发黄白 黑豆一升，青石榴一个，捶碎入好醋三升，煮烂去豆，再煎至一升，收贮，每早敷发则黑润。(《验方新编》)

3. 治血泄窍滑 榴灰散:石榴一个，连壳，烧灰存性，衄者吹之，下血者服一钱。(《疑难急症简方》)

4. 治饮酒过多、口渴难忍 蜜糖石榴肉:石榴3个，去皮取肉。将水100ml煮沸，加蜂蜜适量，和白糖煮成浓汁，浇在石榴肉上。分1 ~ 2次服。(《水果养生事典》)

5. 治消化不良、久泻便血 石榴生姜茶:鲜石榴1个，洗净，连皮带籽同捣碎取汁；生姜10g，切薄片，加水煮开，再倒入石榴汁，煮沸后加茶叶10g，代茶频饮。(《水果养生事典》)

【储藏】 鲜果放阴凉处保存。

【食论】

研究表明，石榴汁有抗艾滋病毒、抗肺癌、抗前列腺癌、抗骨质疏松、抑制流感病毒以及缓解妇女更年期综合征等作用。

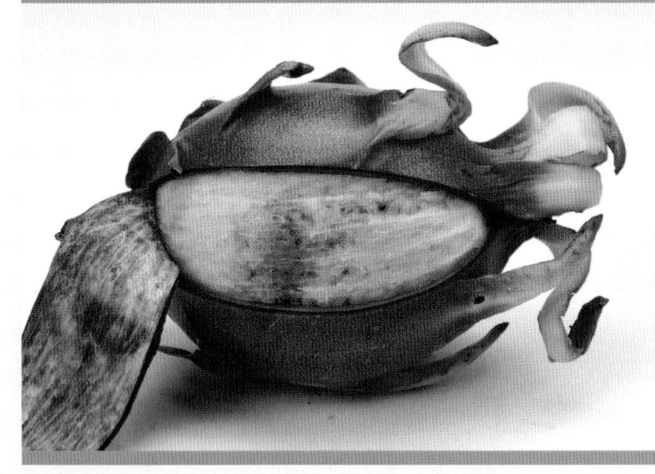

火龙果

huolongguo

《中华饮食养生全书》

【异名】

红龙果、仙人掌果(《中华饮食养生全书》)，青龙果(《饮食本草》)。

【基原】

为仙人掌科三角柱属植物火龙果 *Hylocereus undatus* 的果实。种子黑色，形同芝麻。原产热带中美洲地区，我国台湾、海南、广东、广西、福建等省区有栽培。

【性状】

火龙果呈橄榄状，果皮紫红色，有肉质鳞片，似蛟龙外鳞。果肉雪白或血红，甘淡而不腻，清淡而芳香。

【采收加工或制法】

火龙果在种植12 ~ 14个月后开始开花结果，全年可开花12 ~ 15次，夏、秋季采摘。选材时以果皮鲜亮紫红，压按果体时软硬适中者为佳。

【性味】 味甘、淡，性凉。

《中华饮食养生全书》:“性凉，味甘。”

【归经】 入肺、胃、大肠经。

《家常食物养生宜忌大全》:“归胃、大肠经。”

【功用】

清热生津，润肠通便，解毒抗衰。适宜于口干咽燥，口舌生疮，咳嗽痰多，气喘，胃炎，便秘，中暑，重金属中毒，早衰，老年性痴呆，肥胖，高血压，青春痘，痔疮者食用。

《中华饮食养生全书》："火龙果有清火凉血、润肠通便、生津止渴的功效。火龙果对重金属中毒者有解毒作用；可保护胃壁、减肥、降血糖。"

【服食方法】

可生吃、榨汁、凉拌、炒食，制作饮料、酸奶、果冻、果酒、果醋、果脯、冰淇淋等。

【服食宜忌】 脾胃虚寒者、糖尿病患者不宜多食。

【食疗方】

1. 滋补、降低胆固醇 火龙果、鹿肉适量。将火龙果破开，取出果肉切丁，鹿肉切丁，与火龙果粒等一起烹炒，调味后，出锅装入挖出果肉的火龙果中即可食用。[左东黎. 营养果蔬菜. 中国食品，2006，(15)：27.]

2. 治口舌生疮 鲜火龙果1个，捣汁后涂洗患处。

3. 治中暑 鲜火龙果2个，榨汁频饮。

4. 防治早衰 鲜火龙果1个，胡萝卜1根。火龙果去皮，切成小块，胡萝卜洗净，连皮榨汁，然后将火龙果块放入胡萝卜汁中，搅匀后食用。

【储藏】

宜即买即食，或暂放阴凉、通风处保存。不宜放冰箱贮藏，以防冻伤变质。

【食论】

火龙果内层的粉红色果皮富含花青素，是一种强力抗氧化剂，可使人体免受自由基的损伤，能防治与自由基有关的多种疾病。如保护动脉血管内壁，增强血管弹性；抑制炎症，改善关节的柔韧性，预防关节炎；使肌肤柔嫩滑腴，美容驻颜，抗衰老；也有增强视力、降血压、抗辐射等作用。所以果皮不宜扔掉，可将内层皮用小刀刮下直接食用或切成丝状凉拌食用。

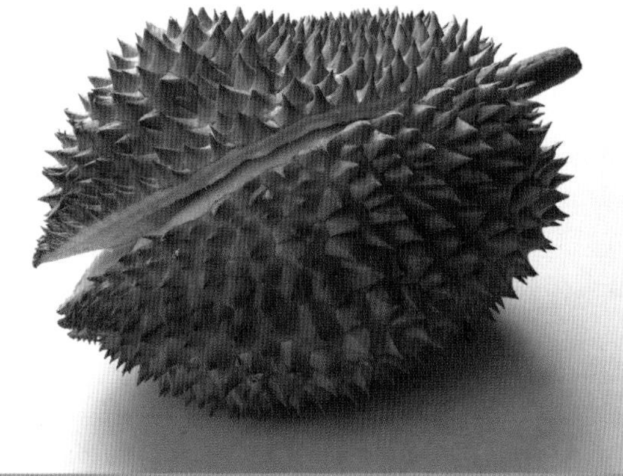

榴莲

liulian

《中国中药资源志要》

【异名】

韶子（《家常食物养生宜忌大全》），金枕头（《中华饮食养生全书》）。

【基原】

为木棉科榴莲属植物榴莲 *Durio zibethinus* Murr. 的果实。原产东印度和马来西亚，我国台湾、海南、广东、云南等省区有栽培。

【性状】

果实卵圆球形，重约2kg；果皮为木质状硬壳，密生三角形硬刺，呈黄绿色；果肉由假种皮的肉包组成，分为数房，每房内有3～4粒如蛋黄大小的种子，肉色淡黄，黏性多汁。有臭乳酪和洋葱混合的臭味，但食之甜味沁心。

【采收加工或制法】

为不影响榴莲成熟及果树受到损伤，一般不采摘，而是等其成熟后，在清晨或深夜自落，捡拾即可。选材以果形完整端正，果皮呈深咖啡色，刺粗大而疏，味道浓烈，摇晃时感觉有物，相邻刺易捏在一起（表明成熟）者为佳。

【性味】性热，味甘。

1.《中国中药资源志要》："甘，温。"

2.《中华饮食养生全书》："性热，味甘。"

【归经】入胃、大肠经。

《饮食养生全书》："（入）胃、大肠经。"

【功用】

温中开胃，散寒止泻。适宜于寒性胃痛，痛经，痢疾，泄泻，高血压，皮肤瘙痒，贫血，乳腺炎，视网膜炎，水肿，骨质疏松者食用。

1.《中国中药资源志要》："用于暴痢，心腹气冷。"

2.《家常食物养生宜忌大全》："温中散寒。"

【服食方法】

可直接生食，榨汁；煲汤，如榴莲炖鸡；酿酒。

【服食宜忌】

阴虚火旺易口舌生疮者慎食；肥胖者、糖尿病患者慎食。

榴莲性热，宜配山竹、西瓜等食用；榴莲果肉黏稠，易结于肠内，故食后宜喝些开水，以助消化；榴莲富含纤维素，在肠胃内会吸水膨胀，可引起便秘，故不宜多食。

【食疗方】

治胃寒 榴莲500g，寿司海苔一片，芋头400g，山药400g，生菜叶4 ~ 6片，椰子粉少许，天然梅汁少许。将榴莲切成小长条状，用寿司海苔卷起来放入锅中油炸。山菜、芋头切成条状，蒸煮。将料理好的榴莲、山菜、芋头装盘，放置于生菜叶上。洒上少许椰子粉、淋上梅汁提味。（《食物是最好的医药》）

【储藏】

放于阴凉、通风处保存。裂开的榴莲可取出果肉，套上保鲜膜放冰箱暂存，食之会有雪糕口感。若闻到有酒精味，则已变质，不可食用。

【食论】

榴莲，因其臭味浓烈，而让人唯恐避之不及，但食过者皆知其甜美可口，沁人心脾，甚而“流连（榴莲）忘返”。其产于热带，营养丰富，故有“热带果王”之美誉。榴莲内皮有滋阴降火之效，可用于防治夏季中暑；榴莲果核晒干煲汤，有补肾健脾的作用。

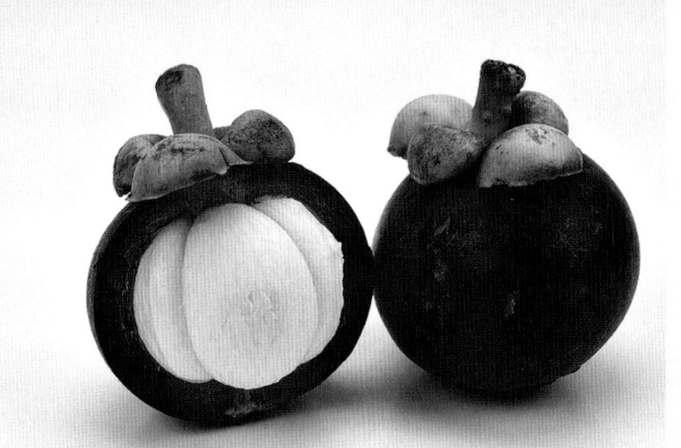

山竹

shanzhu

《中国药用水果》

【异名】

莽吉柿（《饮食本草》），凤果（《中华饮食养生全书》），倒捻子（《中国饮食营养第一书》）。

【基原】

为藤黄科藤黄属植物山竹 *Garcinia mangostana*. L. 的果实。原产东南亚，我国广东、广西、海南、台湾等省地多产。

【性状】

如柿子样大小，扁圆形，有4瓣果蒂盖顶；果壳厚硬，呈深紫色；果肉如盛开的棉花或剥皮后的大蒜，七八瓣围成团状，晶莹洁白，柔润酸甜。多生于丘陵地带或山谷、山坡的林中，一般在种植后约10年才可采果，果树寿命可达70年以上。

【采收加工或制法】

秋季采收果实。选材以蒂绿、果皮较软的新鲜山竹为佳。

【性味】味甘、酸，性凉。

1.《中华饮食养生全书》："性凉，味甘、酸。"

2.《中国药用水果》："味甘、微酸，性平。"

【归经】入肺、脾、大肠经。

《家常食物养生宜忌大全》："归脾、大肠、肺经。"

【功用】清热泻火，补阴生津，化痰止咳。适宜于口干咽燥，口舌生疮，中暑，肺阴不足，咳嗽痰热，胃火旺盛，胃炎，胃溃疡，便秘，抑郁，失眠，皮肤干燥粗糙，病后体虚者食用。

1.《中华饮食养生全书》："山竹有清热泻火、生津止渴、化痰止咳的功效。山竹可防止肾结石、胆结石形成，改善抑郁状态，镇静安神。"

2.《中华饮食养生全书》："健脾生津，止泻。主治脾虚腹泻，口渴口干，烧伤，烫伤，湿疹，口腔炎。"

【服食方法】

可生吃、榨汁、做沙拉、制作罐头等。山竹果皮味苦涩，剥皮时需防止将果皮汁液染在肉瓣上，以免影响口感。

【服食宜忌】

山竹性凉，脾胃虚寒者慎食；也不宜与西瓜、苦瓜等寒凉食物同食。山竹含糖分较高，糖尿病人忌食。

【食疗方】

1. 治脾虚腹泻 山竹果1~2个，生食，每日1~2次。或果皮浸盐，冲开水服。（《中国药用水果》）

2. 治口干口渴 山竹果1~2个，生食，每日1~2次。（《中国药用水果》）

【储藏】

可用保鲜膜封好,放冰箱暂存或放阴凉、通风处保存。

【食论】

山竹，历经十年寒霜方可结果，其味幽香甘爽，润腴不腻，故有"水果王后"之美誉。山竹性凉，适宜于阴虚火旺、内火偏盛、易口舌生疮者食用。榴莲性辛热，山竹性凉，二者被称作"夫妻果"，若吃榴莲过多而上火，吃点山竹有利于缓解。山竹富含膳食纤维，有利于清肠通便，但其在肠胃中会吸水膨胀，引起便秘，所以不宜过多食用。

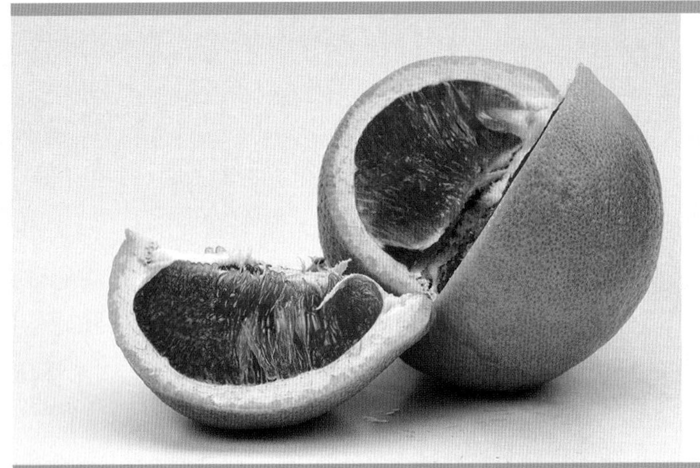

柚子

youzi

《本草经集注》

【异名】

柚（《新修本草》引《吕氏春秋》），胡柑（《新修本草》），臭橙（《食性本草》），朱栾、香栾（《本草纲目》），文旦（《食物中药与便方》）。

【基原】

为芸香科柑橘属植物柚 *Citrus grandis*（L.）Osbeck. 的成熟果实。

【性状】

果实甚大，梨形或扁圆形，顶端圆，基部尖圆或圆形；皮厚、光滑，黄色；果肉淡黄色或淡红色；种子多数，扁圆形或扁楔形，白色或带黄色。

【采收加工或制法】 秋季果实成熟时采摘。

【性味】 味甘、酸，性寒。

1.《七卷食经》："味醋。"

2.《新修本草》："有甘，有酸。"

3.《食疗本草》："味酸。"

4.《日华子本草》："无毒。"

5.《本草品汇精要》："味甘、酢，性寒。无毒。"

6.《本草纲目》："酸，寒，无毒。"

7.《中医饮食营养学》："甘，酸，寒。无毒。"

【归经】 入肝、脾、胃经。

《中医饮食营养学》："入脾、肝经。"

【功用】

消食开胃，化痰醒酒。适宜于食积，食欲不振，妊娠呕吐，咳嗽有痰，醉酒口臭者食用。

1.《日华子本草》："治妊孕人吃食少，并口淡，去胃中恶气，消食，去肠胃气，解酒毒，治饮酒人口气。"

2.《本草品汇精要》："主消食和胃。解酒毒。"

3.《随息居饮食谱》："辟臭，消食，解酲。"

4.《食物中药与便方》："下气快膈化痰，是芳香健胃、消食、化痰药。适用于胃病，消化不良，慢性咳嗽，痰多气喘等症。"

5.《中医饮食营养学》："消食下痰，理气平喘。"

【服食方法】 鲜食、绞汁饮服、煮水、熬膏等。

【服食宜忌】 气虚者慎食，服药期间慎食。

1.《崔禹锡食经》："多食之，令人有痰。"

2.《中医饮食营养学》："气虚者少用。"

【食疗方】

1. 治痰气咳嗽 用香栾，去核，切，砂瓶内浸酒，封固一夜，煮烂，蜜拌匀，时时含咽。（《本草纲目》）

2. 老年咳嗽气喘 柚子1只去皮，削去内层白髓，切碎，放于盖碗中，加适量饴糖（或蜂蜜），隔水蒸至烂熟。每日早晚各以一匙，冲入少许热黄酒内服。（《食物中药与便方》）

3. 寒冷腹痛，胃痛 柚子1只（留在树上，用纸包好，经霜后摘下）切碎，童子母鸡1只（去内肠）放于锅中，加入黄酒、红糖适量，蒸至烂熟，1～2日吃完。（《食物中药与便方》）

4. 治饮酒过量，心烦口渴 柚子鲜果适量，剥皮生食。（《药食同用中草药及验方》）

5. 治呕逆少食 柚子鲜果适量，连皮切片，水煎取汁，加汤调服。(《药食同用中草药及验方》)

6. 治腹胀 柚子陈皮茶：柚子1只（去皮、核，绞汁），陈皮9g，生姜6g，水煎去渣，加入柚汁再煎，调入红糖适量，饮服，每日1剂，分2～3服。[家庭医学，2004，(22)：53.]

7. 治口臭 柚子滚瘦肉汤：将柚子剥皮去核，取肉500g左右，水煮沸后将其与瘦肉150g同煮，武火烧开后文火煮5分钟，加适量食盐即可食用。[医学参考，2009，(10)：51.]

【储藏】放阴凉干燥处保存。

【食论】

柚子营养价值很高，含有丰富的蛋白质、有机酸、维生素以及钙、磷、镁、钠等人体必需的元素，且肉嫩汁多，味浓醇甘，久藏不腐，享有“天然水果罐头”之誉。但柚子含有抑制某些药物在体内代谢分解的活性物质，有可能使血液中的药物浓度异常升高而造成蓄积中毒的危险，故服药期间吃柚子要谨慎。

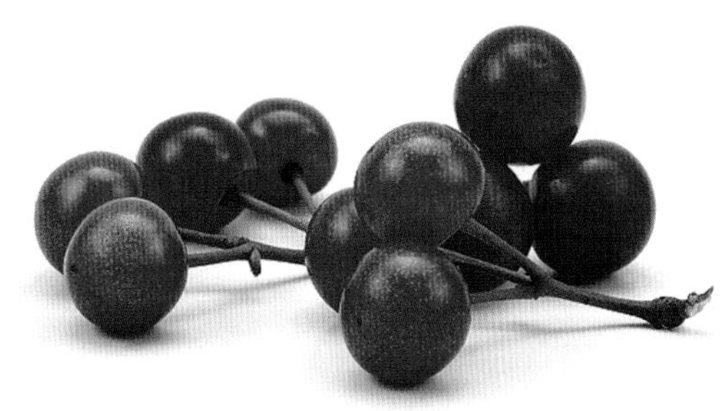

樱桃

yingtao

《吴普本草》

【异名】

朱茱、麦英（《吴普本草》），朱樱桃（《本草经集注》）、朱樱、山茱樱、李桃、奈桃、含桃、荆桃、麦甘酣、樱珠（《宝庆本草折衷》），莺桃（《本草纲目》引《礼注》）。

【基原】

为蔷薇科樱属植物樱桃 *Prunus pseudocerasus* Lindl. 的果实。

【性状】

核果近圆球形，直径约9～13mm，成熟时鲜红色，有长柄，种子1枚，包围于黄白色木质内果皮中。

【采收加工或制法】初夏果实成熟时采收。

【性味】味甘，性温。

1.《吴普本草》：“甘酣。”

2.《本草经集注》：“味甘酸。”

3.《备急千金要方·食治》：“味甘，平，涩。”

4.《食疗本草》：“热。”

5.《食性本草》：“平，无毒。”

6.《日华子本草》：“微毒。”

7.《绍兴本草》：“味甘酸、温、无毒。”

8.《宝庆本草折衷》：“味甘、酸，平，热，微毒。”

9.《日用本草》：“甘，温、性热。”

10.《饮食须知》：“味甘涩，性热。”

11.《滇南本草》：“(务本)：味甘、酸，性微寒；(范本)：味甘、美，性热，无毒。”

12.《本经逢原》：“甘热，小毒。”

13.《食物中药与便方》：“甘、温，无毒。”

【归经】入脾、肾经。

【功用】

健脾益肾，祛风除湿，通络止痛。适宜于风湿痹证，四肢不仁，腰腿疼痛，肾虚遗精，脾虚下利，冻疮痒肿，麻疹难发者食用。

1.《吴普本草》："主调中，益脾气，令人好颜色，美志气。"

2.《食疗本草》："补中益气，主水谷痢，止泄精。"

3.《滇南本草》："（务本）：治一切虚症。能大补元气，滋润皮肤。久服延年益寿。浸酒服之，治左瘫右痪，四肢不仁，风湿腰腿疼痛；（范本）：和脾胃，美颜色，止泄泻水谷痢疾。"

4.《本草省常》："益脾胃，美颜色，坚志固精。"

【服食方法】

鲜食、绞汁，或浸酒服。外用：浸酒涂擦或捣敷。

【服食宜忌】内热、有喘嗽者不可食。

1.《备急千金要方・食治》："可多食。"

2.《食疗本草》："不可多食，令人发暗风。"

3.《日华子本草》："多食令人吐。"

4.《绍兴本草》："多食喜生客热之疾，乃发暗风者有之。"

5.《本草衍义》："小儿食之，才过多，无不作热。"

6.《日用本草》："其性属火，能发虚热喘嗽之疾，小儿尤忌。"

7.《饮食须知》："多食令人呕吐，立发暗风，伤筋骨，败血气，助虚热。小儿食之过多，无不作热。有寒热病人不可食。宿有湿热病及喘嗽者，食之加剧，且有死者。过食太多，发肺痈肺痿。"

8.《滇南本草》："（范本）：多食令人作呕，发暗风，动湿热，伤筋骨。有寒火郁热及喘咳热病者勿食，食之必剧。凡小儿勿多食，多食生热发疳积，以小儿乃纯阳之体，服之热症即生。"

9.《本草省常》："病人忌之。"

【食疗方】

1. 治冻疮 鲜樱桃不拘斤数，入瓷瓶内封口，放在凉处发过，至冬月将樱桃水涂冻疮甚效，早涂数次则不冻。（《文堂集验方》）

2. 治麻发不起 樱桃四五斤，入瓷瓶内密封，埋土中，过两三月俱化为水。遇此症危急者，取此汁一杯，略温灌下，垂死回生之验无比，不可忽视。（《验方新编》）

3. 治目中生管 樱桃三个，去核炒，研末，纸卷条烧，熏之即消。（《外治寿世方》）

4. 治疲劳症 樱桃膏：鲜樱桃 1000g，加水煮烂，捞去核，加白糖 500g，拌匀熬成膏，每日早晚各服 1 汤匙。[蔡姮婧．樱桃的民间疗法．中国民族民间医药杂志，2003，（62）：182.]

5. 治腰腿痛 樱桃酒：鲜樱桃 500g，加米酒 1000g，浸泡 10 天饮用，每日早晚各饮 30 ~ 60g，治风湿引起的腰腿痛、关节麻木和瘫痪。[蔡姮婧．樱桃的民间疗法．中国民族民间医药杂志，2003，（62）：182.]

6. 治皮肤暗疮疤痕 樱桃汁：樱桃 80g，冷开水 1 杯。樱桃洗净后去核，放入果汁机中加冷开水搅成樱桃汁，倒出供饮，也可加适量白糖调味。[常怡勇．樱桃食疗作用多．保健医苑，2008，（4）：49-50.]

7. 治缺铁性贫血 樱桃甜汤：鲜樱桃 2000g，白糖 1000g。樱桃洗净，加水煎煮 20 分钟后，再加白糖继熬一二沸后，停火备用。每日服 30 ~ 40g。[王彦群．爽口良药说樱桃．长寿，2009，（4）：31.]

【储藏】放阴凉或低温处保存。

【食论】

樱桃原产于我国，已有 3000 多年的栽培历史，其色泽红艳、光洁悦人，自古以来就被作为美容果来看待，可捣绞去汁来涂抹肌肤，以达除皱祛斑、保持青春的目的。现代研究也证实，樱桃含铁丰富，每百克鲜果肉中铁含量是同量草莓的 6 倍，枣的 10 倍，山楂的 13 倍，苹果的 20 倍，铁是人体合成血红蛋白的原料，具有生血功能，因此，樱桃除了外用，内服也能起到滋润肌肤、养颜美容的效果。

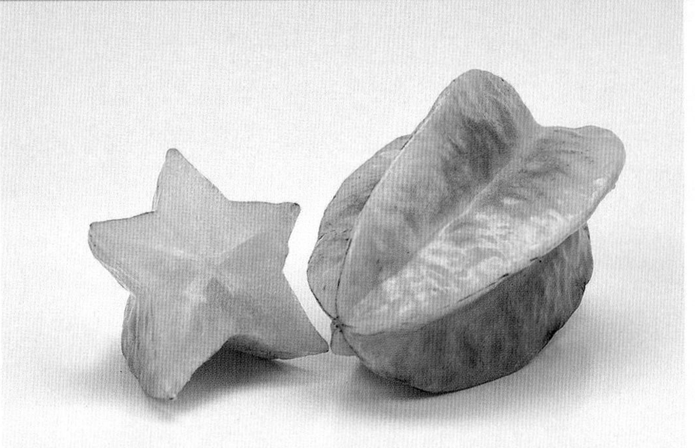

杨桃

yangtao

《临海异物志》

【异名】

五敛子（《南方草木状》），阳桃（《本草纲目》），羊桃、洋桃（《本草纲目拾遗》）。

【基原】

为酢浆草科五敛子属植物阳桃 *Averrhoa carambola* L. 的果实。

【性状】

本品呈椭圆形或长圆形，长 5~8cm，淡黄绿色，表面光滑，具 3~5 翅状棱角。

【采收加工或制法】8~9 月果呈黄绿色时采摘。

1.《南方草木状》："以蜜渍之，甘酢而美。"

2.《本草纲目拾遗》："脯之或白蜜渍之。"

3.《中国药用水果》："夏秋采摘，生用或盐腌晒干用。"

【性味】味酸、甘，性寒，无毒。

1.《本草纲目》："味酸、甘、涩，无毒。"

2.《本草纲目拾遗》："酸、甘、涩，平，无毒。"

3.《岭南采药录》："味涩，性寒。"

4.《中国食疗本草》："酸，甘，平。"

5.《岭南本草集锦》："性寒，味酸，甘。"

【归经】入肺、胃、小肠经。

【功用】

清热解毒、生津止渴、利尿通淋。适宜于风热咳嗽，咽疼牙痛，烦渴，石淋，酒毒者食用。

1.《本草纲目》："主治风热，生津止渴。"

2.《本草求原》："治水土不服。"

3.《本草纲目拾遗》："久食能辟岚瘴之毒，中蛊者，捣自然汁饮，毒即吐出；脯之或白蜜渍之，持至北方，不服水土与疟者，皆可治。"

4.《岭南采药录》："利小便……能解渴除烦热。"

5.《中国药用水果》："风热咳嗽，咽喉痛，或疟母（脾脏肿大）。"

6.《中国食疗本草》："生津止渴，解酒毒，消积滞。"

7.《岭南本草集锦》："清热解毒，生津止渴。"

【服食方法】

生食，做蜜饯、果汁、罐头，捣汁饮或煎汤服用。

《本草求原》："或晒干，或蜜渍，能辟岚瘴。"

【服食宜忌】脾胃虚寒者忌食。

1.《岭南采药录》："多食则冷脾胃，动泻澼。"

2.《中国药用水果》："肺热咳嗽，痰多而白者，不宜多食。"

【食疗方】

1. 治扁桃体炎　五敛子一枚，鲜食。（《中国食疗本草》）

2. 治尿路结石　五敛子（鲜）120g，榨汁加糖饮下，每日一次，连服一周。（《中国食疗本草》）

3. 治风热咳嗽、咽喉炎、口疮、风火牙痛　鲜果 1~2 个，洗净，慢慢嚼服，每日 2~3 次。功能：清热利咽。（《干果鲜品》）

【储藏】置于阴凉干燥处。

【食论】

杨桃为药食两用的食材，富含维生素、胡萝卜素、核黄素、尼克酸、抗坏血酸及钙、钾、镁和蛋白质等营养成分，有“百果之王”的美誉。对肠胃和呼吸系统疾病有一定的辅助疗效，是一种营养成分较全面的水果。

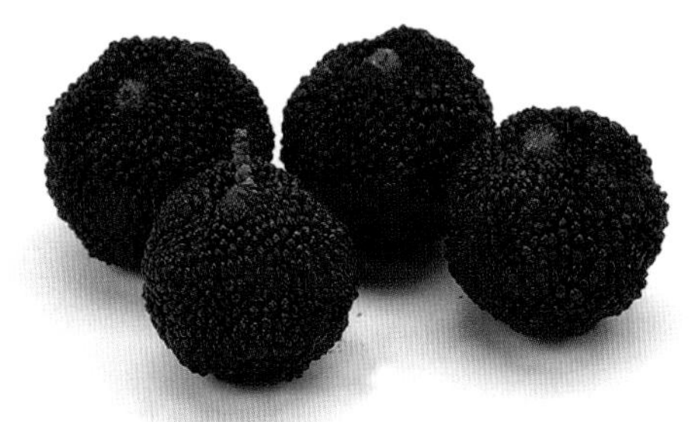

杨梅

yangmei

《食疗本草》

【异名】

羊梅（《食疗本草》），圣僧梅、白蒂梅（《御制本草品汇精要》）。

【基原】

为杨梅科杨梅属植物杨梅 *Myrica rubra*（Lour.）Sieb. et Zucc. 的果实。

【性状】

核果球形，如桂圆大小，熟时深红色或紫红色，外表面有小疣状突起，果肉与种子相连，无皮壳。

《大观本草》：“其形似水杨子，而生青熟红。肉在核上，无皮壳。生江南、岭南山谷。”

【采收加工或制法】

夏季成熟时采，鲜用、干用或盐渍备用。

《大观本草》：“四月、五月采。”

【性味】味酸、甘，性温，无毒。

1.《食疗本草》：“味酸美，温。”

2.《日华子本草》：“热，微毒。”

3.《大观本草》：“味酸，温，无毒。”

4.《宝庆本草折衷》：“味酸，热，微毒。”

5.《日用本草》：“味酸、甘，温，无毒。”

6.《玉楸药解》：“味酸、甘，微温。”

【归经】入脾、胃、肝经。

1.《本经逢原》：“为心家血分之果，兼入肝、脾、心包。”

2.《玉楸药解》：“入手太阴肺经。”

3.《本草求真》：“专入心，兼入肝、脾、心包。”

4.《本草撮要》：“入手足太阴、厥阴经。”

【功用】

生津止渴，消食和胃，解酒止吐，止血生肌。适宜于心烦口渴，食欲不振，泄泻痢疾，食积腹痛，酗酒呕吐，头痛衄血者食用。

1.《食疗本草》：“和五脏腹胃，除烦愦恶气，去痰实。断下痢。”

2.《日华子本草》：“疗呕逆、吐酒。”

3.《本草拾遗》：“止渴。”

4.《大观本草》：“主去痰，止呕哕，消食，下酒，干作屑，临饮酒时服方寸匕，止吐酒。”

5.《本草品汇精要》：“止渴消痰。”

6.《玉楸药解》：“酸涩降敛，治心肺烦郁，止呕食吐酒，疗痢疾损伤，止血衄。”

7.《本草求真》：“消热解毒。”

8.《药性切用》：“止渴生津，涩肠治痢。”

9.《植物名实图考》：“《汀州志》：盐藏可治伤破。”

10.《随息居饮食谱》：“析醒，止渴，活血，消痰。”

【服食方法】生啖、浸酒、腌食。

1.《食疗本草》：“取干者常含一枚，咽其液，亦通利五脏，下少气。”

2.《随息居饮食谱》：“宜蘸盐少许食。”

【服食宜忌】不宜多食，忌与生葱同食。

1.《食疗本草》：“不可多食，损人筋骨”，“久食令人发热，损齿及筋。忌生葱同食。”

2.《绍兴本草》：“食之发热致痰及喜生疮疡者固有之，即非疗疾之物。”

3.《宝庆本草折衷》：“杨梅有生有干，若去痰呕而治痢疾，此干者益也；若发热病而损齿筋，此生者之患也。”

4.《日用本草》：“多食令人发热，有疝病者忌食。”

5.《饮食须知》：“有火病者勿食。”

6.《本经逢原》：“血热火旺人不宜多食，恐动经络之血而致衄也。”

【食疗方】

1. 治外伤 鲁般方：用盐杨梅不拘数，连核杵如泥，捏成饼子，收竹筒中，遇损破即填补之。止血生肌，无瘢痕，绝神。（《日用本草》）

2. 治头痛不止 杨梅为末，以少许搐鼻，取嚏，妙。（《本草单方》）

3. 治痧气腹痛，吐泻 杨梅酒半杯，或吃酒浸杨梅 2 ~ 3 个（杨梅酒的制法：鲜杨梅若干，浸入高粱烧酒，以浸没杨梅为度，密封备用）。（《食物中药与便方》）

4. 治疗牙龈出血，小便不利 杨梅鲜果 60g，洗净捣烂，加冷开水 1 杯，取汁服，每日 3 次。功能止血利尿。（《中国食疗大全》）

5. 治风寒感冒 杨梅紫苏茶：酸杨梅 500g，鲜紫苏 50g，加食盐适量，腌制一周后晒干封藏。用时取少许放茶杯内，沸开水冲泡，当茶饮用。[光明中医，1998，13（6）：20–21.]

【储藏】腌制晒干或浸酒保存。

1.《本草品汇精要》：“南人以蜜渍或淹藏，可以寄远。”

2.《随息居饮食谱》：“盐藏蜜渍。酒浸糖收。为脯为干。”

【食论】

杨梅属不带皮水果，极易受苍蝇的叮爬而污染细菌，因此食用之前，宜先用盐开水等浸洗消毒，以免传播肠道传染病。

附：杨梅树皮

1.《日华子本草》：“皮根煎汤，洗恶疮疥癞。”

2.《本经逢原》：“根皮煎汤能解砒毒，烧灰油涂汤火伤。”

3.《随息居饮食谱》：“树皮煎汤洗恶疮疥癣，漱牙痛。澄冷服，解砒毒。研末烧酒调敷，治远近挛筋。烧灰油调，敷汤火伤。”

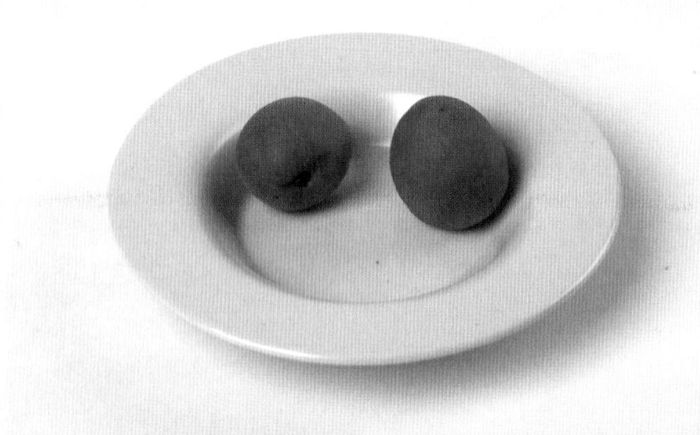

青梅

qingmei

《宝庆本草折衷》

【异名】

生梅子(《本草经集注》),梅实(《崔禹锡食经》),梅子(《日华子本草》),梅(《宝庆本草折衷》),红梅(《滇南本草》)。

【基原】

为蔷薇科杏属植物梅 *Armeniaca mume* Sieb. 的未成熟的果实。

【性状】

本品呈类球形,直径约2cm,表面绿色,熟时青黄至黄色,一侧有浅沟,肉质果肉。果核坚硬,椭圆形。

【采收加工或制法】 果实未成熟时采收。

1.《宝庆本草折衷》:"生汉中川谷,及襄、蜀、江、湖、淮、岭、郢州。五月采。"

2.《随息居饮食谱》:"以小满前肥脆而不带苦者佳。"

【性味】 味酸,性平,无毒。

1.《崔禹锡食经》:"味酸,大温。"

2.《备急千金要方·食治篇》:"味酸,平,涩,无毒。"

3.《日华子本草》:"暖。"

4.《绍兴本草》:"味酸、温、无毒。"

5.《宝庆本草折衷》:"味酸,平,暖,无毒。"

6.李杲《食物本草》:"味酸,气平。无毒。"

7.《滇南本草》:"味酸,性寒。"

8.《医林纂要》:"酸,温。"

【归经】 入肝、胃、肺、大肠经。

《本草求真》:"专入肝、胆、胃。"

【功用】

敛肺涩肠,生津利咽,止渴除烦,利筋脉。适宜于久痢滑肠,喉痹咽痛,伤津口渴,筋骨疼痛者食用。

1.《崔禹锡食经》:"主安肝心,下气。"

2.《备急千金要方·食治篇》:"主下气除热烦满,安心:止肢体痛、偏枯不仁、死肌;去青黑痣、恶疾;止下痢、好唾口干;利筋脉。"

3.《本草拾遗》:"本功外,止渴,令人膈上热。"

4.《日华子本草》:"止渴。"

5.《宝庆本草折衷》:"主下气,除烦满,安心,肢体痛,偏枯不仁,去青黑痣疾。"

6.《日用本草》:"生津液,止焦渴。"

7.《滇南本草》:"治一切瘟疫、暑热、头痛发热,服之神效。"

8.《医林纂要》:"泻木敛肺,去瘀生津。"

9.《本草省常》:"涩肠敛肺,消肿解毒,生津止渴,醒酒杀虫。"

10.《随息居饮食谱》:"温胆生津,孕妇多嗜之。"

【服食方法】

煮食,或以蜜煎、糖藏,当果品食用,或榨汁制成梅酱,或加工成话梅食。

《随息居饮食谱》:"生时宜蘸盐食。"

【服食宜忌】不宜多食久食，有实邪者忌食。

1.《备急千金要方・食治篇》："多食坏人齿。"

2.《日华子本草》："多啖伤骨，蚀脾胃，令人发热。"

3.《本草衍义》："食梅则津液泄，水生木也。津液泄，故伤齿。"

4. 李杲《食物本草》："生食之，止渴，损齿伤胃。一云利筋骨，蚀肺胃，令人膈发虚热，服黄精人尤不可食。"

5.《日用本草》："多食伤骨，损齿，发热，蚀脾胃，小儿产妇忌食。"

6.《医林纂要》："多食发疮。敛之过又使血热也。"

7.《本草求真》："青梅凝涩滞气。非偏枯不仁等症所宜用也。"

8.《本草省常》："多食损齿，发膈上痰热，同猪羊肉及脂食伤人，服黄精者忌之。"

9.《随息居饮食谱》："多食损齿，生痰助热，凡痰嗽疳膨痞积胀满、外感未清、女子天癸未行及妇女汛期、产前产后、痧痘后并忌之。"

【食疗方】

1. 治疗夏季痧气，腹痛呕吐，泻痢（包括肠炎，食物中毒性胃肠病）饮用适量青梅酒或吃酒浸的青梅 1 个，有止呕、止痛、止泻、止痢作用（青梅酒的制法：未熟青梅若干，放置瓶中，用高粱烧酒浸泡，以浸没青梅、高出 1 ~ 2 寸为度，密封 1 个月后即可用）。此酒越陈越好，青梅酒可以代替十滴水，也可外用。(《食物中药与便方》)

2. 治疗风湿筋骨痛，坐骨神经痛，扭挫伤，腰肌劳损，腰痛等 青梅酒擦拭患部。(《食物中药与便方》)

【储藏】置阴凉干燥处贮存。

《本草求真》："藏久则佳。"

【食论】

现代研究表明，青梅属高钾低钠碱性果品，含有儿茶酸、苹果酸、枸橼酸、酒石酸等多种有机酸，可促进胃肠蠕动、改善肝脏功能并促进新陈代谢，净化血液，软化血管，提高免疫力，因此对于便秘、肝病及延缓衰老有益。

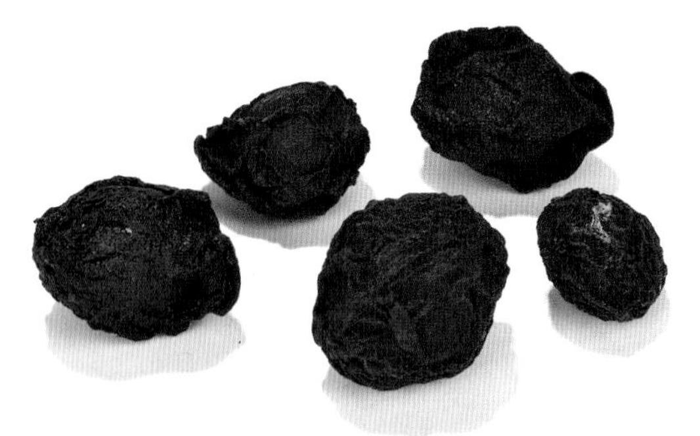

乌梅

wumei

《本草经集注》

【异名】

梅实（《神农本草经》），梅子（《日华子本草》），黑梅（《宝庆本草折衷》）。

【基原】

为蔷薇科杏属植物梅 *Armeniaca mume* Sieb. 的干燥近成熟的果实。

【性状】

本品呈类球形或扁球形，直径 1.5 ~ 3cm。表面乌黑色或棕黑色，皱缩不平，基部有圆形果梗痕。果核坚硬，椭圆形，棕黄色，表面有凹点；种子扁卵形，淡黄色。气微，味极酸。

《增订伪药条辨》："乌梅，杭州出者，肉厚、核小、色黑、性潮润者，佳。绍兴枫桥出者，性燥、核大、肉薄、色黑微黄者，略次。别处亦出，总要肉厚、色黑、性糯为佳。"

【采收加工或制法】

夏季果实近成熟时采收，低温烘干后闷至色变黑。

1.《名医别录》："生汉中，五月采，火干。"

2.《本草衍义》："熏之为乌梅。"

3.《绍兴本草》："以火熏之令干。"

4.《宝庆本草折衷》："五月采黄实，烟熏之干。"

5.《本草蒙筌》："夏月摘收。火熏干者色乌，日曝干者色白。因制有二，故名不同。凡欲用之，俱宜去核。"

6.《本草纲目》："取青梅篮盛，于突上熏黑。若以稻灰淋汁润湿蒸过，则肥泽不蠹。"

7.《医林纂要》："小便浸青梅，置火上烟熏成。"

【性味】味酸、涩，性温，无毒。

1.《神农本草经》："味酸，平。"

2.《名医别录》："无毒。"

3.《日华子本草》："暖，无毒。"

4.《绍兴本草》："味酸、温，无毒。"

5.《宝庆本草折衷》："味酸，平，暖，无毒。"

6.《汤液本草》："气平，味酸。酸温，阳也。无毒。"

7.《本草纲目》："酸，温，平，涩，无毒。"

8.《药品化义》："属阴，体润，色制黑，气和，味酸，性寒。性气与味俱重而浊。"

9.《本草易读》："酸，涩，微寒，无毒。"

10.《本草从新》："酸涩而温。"

11.《医林纂要》："酸，咸，温。"

12.《食物中药与便方》："酸、平，无毒。"

【归经】入肝、脾、肺、大肠经。

1.《雷公炮炙药性解》："入肺、肾二经。"

2.《本草征要》："入肺、脾二经。"

3.《药品化义》："能升能降。入肺、胃、大肠三经。"

4.《本草乘雅半偈》："入厥阴肝。"

5.《本草择要纲目》："入脾、肺二经血分。"

6.《得配本草》："入手足太阴经气分，兼入足厥阴经血分。"

7.《本草述钩玄》："入厥阴肝及脾、肺二经血分。"

【功用】

敛肺止咳，涩肠止泻，生津止渴，止血，安蛔。

适宜于肺虚久咳，久痢滑肠，虚热消渴，蛔厥腹痛，便血尿血，崩漏，痈疮胬肉者食用。

1.《神农本草经》:“主下气，除热、烦满，安心，肢体痛，偏枯不仁，死肌，去青黑痣，恶疾。”

2.《名医别录》:“止下痢，好唾，口干。利筋脉，去痹。”

3.《食疗本草》:“食之除闷，安神。”

4.《本草拾遗》:“去痰，产疟瘴，止渴调中，除冷热痢，止吐逆。”

5.《日华子本草》:“除劳,治骨蒸,去烦闷,涩肠,止痢,消酒毒,治偏枯,皮肤麻痹,去黑点,令人得睡,又入建茶，干姜为丸，止休息痢，大验也。”

6. 李杲《食物本草》:“主下气，除烦热，收肺气，安心止痢，涩肠胃，消酒毒，去痰，治疟瘴、麻痹、霍乱、虚劳、骨蒸等病。”

7.《本草蒙筌》:“收敛肺气,解渴除烦。因涩大肠,禁痢止泻。却伤寒温疟，逐虚劳骨蒸。”

8.《本草纲目》:“敛肺涩肠，止久嗽泻痢，反胃噎膈，蛔厥吐利，消肿涌痰，杀虫，解鱼毒、马汗毒、硫黄毒。”

9.《药鉴》:“收敛肺气，扫除烦热，安心调中，治痢截疟，生津止渴，消痰益精。”

10.《雷公炮炙药性解》:“主生津液，解烦热，止吐逆，除疟瘴，止久痢，消酒毒，又主皮肤黑点，麻痹不仁。”

11.《本草正》:“止消渴、吐逆反胃、霍乱，治虚劳骨蒸，解酒毒，敛肺痈、肺痿、咳嗽喘急，消痈疽疮毒、喉痹、乳蛾，涩肠，止冷热泻痢、便血、尿血、崩淋、带浊、遗精、梦泄，杀虫伏蛔，解虫、鱼、马汗、硫黄毒。”

12.《本草征要》:“定嗽定渴，皆由敛肺之功；止血止利,尽是固肠之力。清音去痰涎,安蛔理烦热;蚀恶肉而至速，消酒毒以清神。”

13.《药性分类》:“平肝生津，能止渴醒酒，久嗽血痢。”

14.《本草易读》:“下气退热，除呕杀蛔。止燥渴而泄烦满，平久嗽而住渴痢，清痰涎而消肿痛，蚀恶肉而点黑痣。收二便之下血，除偏风之不仁；松霍乱之转筋，开痰厥之牙关。”

15.《医林纂要》:“敛肺涩大肠，治久嗽肺虚，久疟阴虚，火动肺伤，至成吐血及骨蒸者。和脾泻肝火。治血瘀而霍乱吐逆。色黑入血分。解热毒。治肠澼、血痢、热泻。安蛔。去恶肉。”

16.《本草求原》:“主下气。除热烦满。安心。止肢体痛。偏枯不仁、死肌。去青黑痣，蚀恶肉。生津开胃。去痹，利筋脉，调中去痰，止吐逆霍乱，久嗽，疟瘴，溲血、下血诸血症，自汗、口干、咽燥。收肺气，和脾胃，醒酒，冷热下痢。止休息痢。治蛔厥。解硫黄各药毒。”

17.《现代实用中药》:“为清凉性解热药，能驱虫灭菌，镇咳祛痰，治蛔虫症之呕吐腹痛，及细菌性肠疾患，烦热口渴，霍乱吐泻。敛肺，涩肠，杀虫，柔肝，下气，除热，安心，治好唾口干。”

【服食方法】

可鲜食，蒸食，煮粥，制饮料或入药用等。

《本草经集注》:“用之去核，微熬之。伤寒烦热，水渍饮汁。”

【服食宜忌】不宜多食久食，有实邪者忌食。

1.《本草经集注》:“服黄精人禁食梅实。”

2.《食疗本草》:“多食损齿。”

3. 李杲《食物本草》:“不宜多食。”

4.《雷公炮炙药性解》:“多食最能损齿，风寒初起，疟疾未久者，不可骤以此收敛也。”

5.《神农本草经疏》:“不宜多食。齿痛及病当发散者，咸忌之。”

6.《本草征要》:“病有当发散者，大忌酸收，误食必为害。若过食而齿齼齼者，嚼胡桃肉解之。”

7.《得配本草》:“忌猪肉。”

【食疗方】

1. 治大便不通，气奔欲死 以乌梅十颗置汤中，须臾挼去核，杵为丸，如枣大。内下部，少时即通。(《食疗本草》)

2. 止渴、霍乱心腹不安及痢赤 擘破，水渍，

以少蜜相和，止渴、霍乱心腹不安及痢赤。(《食疗本草》)

3. 治消渴烦闷 用乌梅肉三两微炒，为末。每服二钱，水二盏，煎一盏，去渣，入豉二百粒，再煮至半盏，去渣，临卧服。(《卫生易简方》)

4. 治久痢不瘥，成肠垢 用乌梅二十个捶碎，用水一升，煎四合，去滓，空心服，未愈，日晚再煎服。(《奇效良方》)

5. 治口淡饮食无味 用白砂糖二两，乌梅（去核）五钱，水二钟，煎至一钟，如稠糊，每用二匙，则口知味矣。(《种杏仙方》)

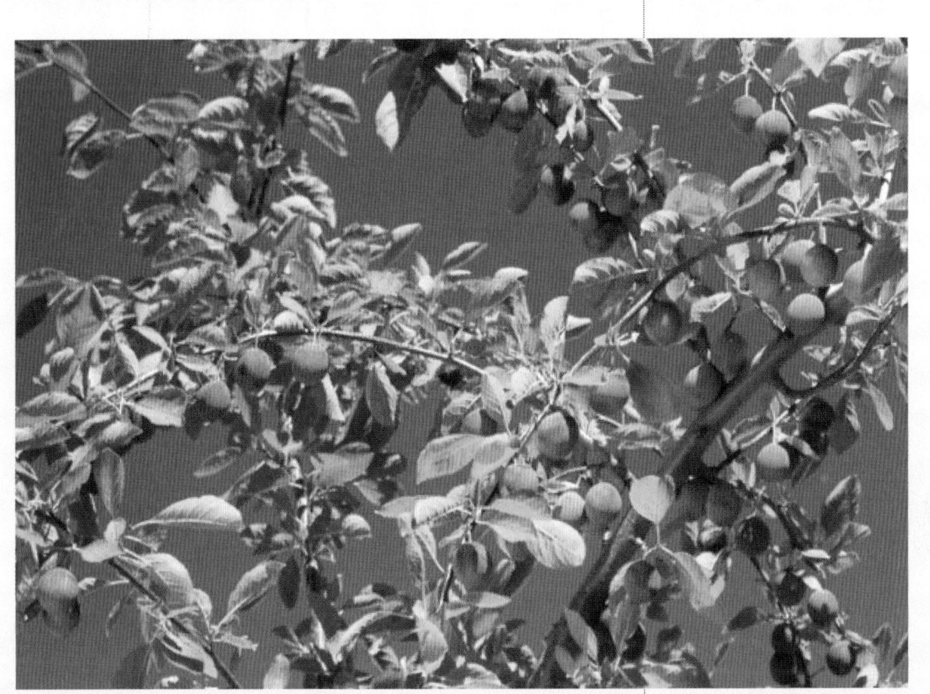

6. 治噤口痢疾 真乌梅一斤，打碎，熬水十余碗，入一桶内，令病人坐桶上，周围堵塞，不令出气，使热气冲上粪门，如温即洗，其人即睡去，随扶令就枕，待醒即思饮食，先以粥汤半盏食之，少顷再食半碗，不宜饱食，渐渐加食，甚妙。小儿乌梅减半用之，此神方也。(《验方新编》)

7. 治胃气痛 乌梅一个，红枣二枚，杏仁七粒，去核捣极烂，男用酒调，女用醋调服。(《验方新编》)

8. 治脚上鸡眼 蒸，和米醋研如糊。(《本草求原》)

9. 治顽固性疥疮 乌梅醋：将乌梅 250g，加醋 1000g，泡 2 日后装瓶备用。擦药时要求涂擦患处，每日 2 ~ 3 次，4 日为 1 疗程。[世界今日医学杂志，2002，3（10）：490–491.]

10. 治慢性菌痢 乌梅红枣粥：乌梅 15g，红枣 4 枚，粳米 100g，冰糖适量。先将乌梅放入锅中，加水适量，用文火熬煎至水减半，去渣留汁，放入粳米、红枣（去核，切小块）和少许水煮成粥，放入冰糖溶化后食用。和中养胃，杀菌消炎，安蛔止痛，适用于慢性菌痢、肠炎，尤其适用于小儿的蛔虫性腹痛。[东方药膳，2007，（2）：43–46.]

11. 治暑热口渴 乌梅绿豆茶：乌梅 25g，绿豆 150g，冰糖 50g。将乌梅用温水洗净，绿豆洗净加水煮，至快烂时放入乌梅同煮，至酥烂时放入冰糖。经常饮用，具有清热消暑的功效。[开卷有益，2009，（8）：30.]

【储藏】密封，置阴凉干燥处保存。

【食论】

清代杨时泰《本草述钩玄》云：“乌梅去死肌恶肉，青黑痣蚀，恶疮胬肉。”今天看来，死肌、恶肉、恶疮、胬肉很可能是对一些癌症的描述。现代动物实验显示，乌梅煎剂能增强组织细胞的再生能力，提高巨噬细胞的吞噬功能，对癌细胞有抑制作用。体外试验对妇女子宫颈癌 TTC — 26 株抑制率达 90% 以上。目前，乌梅主要用于能与癌灶直接接触的癌症，如皮肤癌、阴茎癌以及常见的消化道肿瘤食管癌、胃癌、大肠癌等，作为一种治癌的辅助药物在临床上使用。

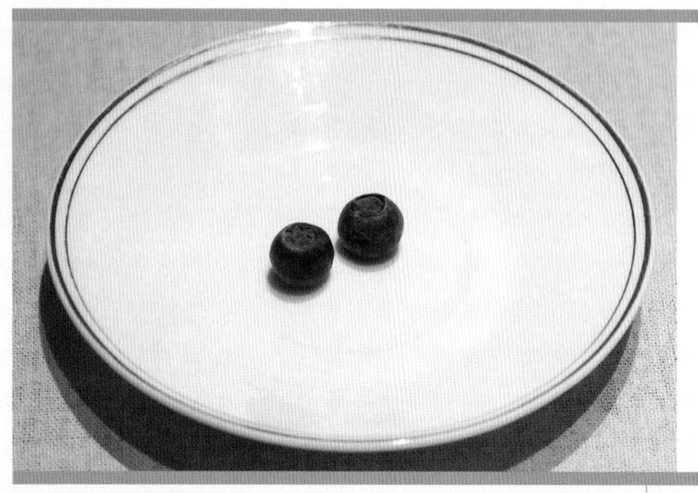

蓝莓
lanmei

《内蒙古中草药》

【异名】 越橘果《吉林中草药》。

【基原】

为杜鹃花科越橘属植物越橘 *Vaccinium Vitis-idaea* L. 的果实。分布于中国东北、北美及欧洲等地。

【性状】

本品呈球形，径 5~7mm，果实呈蓝色，有白色果包裹，具宿存鄂，味酸可食。

【采收加工或制法】

九月、十月采收，鲜用或晒干。

《内蒙古植物药志》："秋季果实成熟时采摘，阴干或晒干备用。"

【性味】 味酸、甘，性平，无毒。

1.《内蒙古植物药志》："味酸、甘，性平。"

2.《中国中药资源志要》："酸、甘，平。"

3.《中国食疗本草》："甘酸，微寒。"

【归经】 入肝、肾、膀胱、大肠经。

【功用】

补益肝肾，明目，止痢。适宜于肝肾不足，或用眼过度引起的视力衰退者食用。

1.《内蒙古植物药志》："治泄泻，痢疾。"

2.《中国中药资源志要》："止痢。"

3.《中国食疗本草》："止痛，止痢疾。"

【服食方法】 鲜食，制作果酱、果冻、果汁、罐头等。

【服食宜忌】 便秘者忌食。

【食疗方】

1. 治牙龈出血、牙齿松动 越橘果 10g，鲜食，日 3 次。(《中国食疗本草》)

2. 治肠炎，痢疾 果 1~2 钱。(《全国中草药汇编》)

【储藏】 置阴凉处或冷藏保存。

【食论】

蓝莓富含糖类、维生素 C、维生素 E、维生素 A、维生素 B、熊果苷、蛋白质、花青苷、食用纤维以及丰富的钾、钙、锌、铁等矿物质元素。不仅具有良好的营养保健作用，而且具有防止脑神经老化、强心、软化血管、抗肿瘤、增强人体免疫力等功能。特别是对视力具有非常好的保护作用。

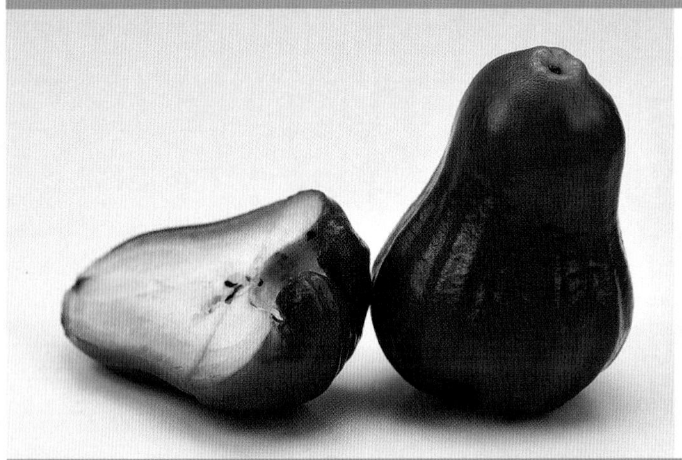

莲雾
lianwu

《台湾药用植物志》

【异名】洋蒲桃、棉花果(《岭南本草集锦》)。

【基原】

为桃金娘科赤楠属植物蒲桃 *Syzygium samarangense*（BI.）Merr.et Perry（*Myrtus samarangense* BI.）的果实。原产马来西亚及印度。广东、台湾、福建南部及广西有栽培。

【性状】

本品果实梨形或圆锥形，肉质洋红色，发亮，长4~5cm,先端凹陷,有宿存的肉质萼片。种子1颗。花期3~4月，果熟5~6月。

【采收加工或制法】果实成熟时采收。

《饮食本草》:"可盐渍、糖渍、制成果汁等。"

【性味】性凉，味甘。无毒。

1.《中华食物养生大全》:"性凉，味甘涩。"

2.《岭南本草集锦》:"性平，味甘。"

3.《家常食物养生宜忌大全》:"性凉，味甘涩。"

【归经】入肺、脾、胃经。

《家常食物养生宜忌大全》:"归脾、胃、大肠经。"

【功用】润肺止咳，利尿消肿，生津止渴，止泻。

1.《中国食疗本草》:"生津止渴。"

2.《饮食本草》:"主治肺燥咳嗽、呃逆不止、痔疮出血、胃腹胀满、肠炎痢疾等症。"

3.《岭南本草集锦》:"润肺止咳。"

4.《家常食物养生宜忌大全》:"清热凉血，利尿消肿。高血压病、发热病、肥胖症、糖尿病人宜食；小便不利，浮肿水肿者宜食。"

【服食方法】鲜食、果汁、煎汤。

1.《中国食疗本草》:"鲜品20~30g，煎汤服。"

2.《饮食本草》:"以鲜果生食为主，也可盐渍、糖渍、制成果汁等。"

【服食宜忌】脾胃虚寒、小便失禁及多尿者慎食。

1.《家常食物养生宜忌大全》:"脾胃虚寒而腹泻便溏、小便失禁及尿频多尿者勿食为妥。"

2.《饮食本草》:"胃寒人不宜多食。""糖尿病和高血压患者也可适量服用。"

【储藏】鲜果可冷藏。

【食论】

莲雾果色鲜艳夺目，果肉海绵质，略有苹果香气,味道清甜,清凉爽口,品种有乳白色、青绿、粉红、深红色。含蛋白质、膳食纤维、维生素B、维生素C等营养成分，带有特殊的香味，是天然的解热剂。由于含有许多水分，在食疗上有解热、利尿、止渴的作用，并且含糖量低，适合糖尿病患者服食。

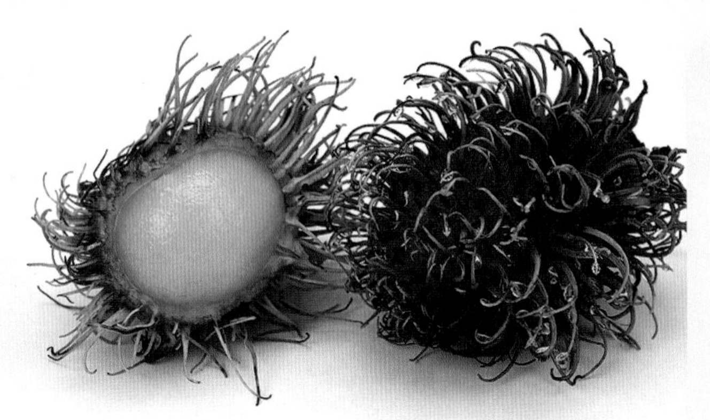

红毛丹
hongmaodan

《中华食物养生大全》

【异名】

韶子(《本草拾遗》),毛荔枝(《植物名实图考》),山韶子（《中国食疗本草》)。

【基原】

为无患子科韶子属植物韶子 *Nephelium lappaceum* 的果实。原产于马来群岛,现泰国、马来西亚、菲律宾、越南等地有规模栽培。我国海南省有较大面积种植。

【性状】

本品呈椭圆形，红色，连刺长 4~5cm, 宽 3~8cm，刺长 1cm 或过之，两侧扁，基部阔，先端尖,弯钩状。单果重约为 50g,果肉白色。花期春季,果期夏季。

【采收加工或制法】夏季采收成熟果实,烘干或晒干。

【性味】味甘，酸，性温，无毒。

1.《本草拾遗》:“味甘，温，无毒。”

2.《本草纲目》:“甘，温。无毒。”

3.《岭南采药录》:“味甘酸，性温。”

4.《中国食疗本草》:“酸甘，温。”

【归经】入脾、大肠经。

《中华食物养生大全》:“入脾经、大肠经。”

【功用】

温中散寒,解毒止痢、止泻。适宜于痢疾、泄泻、腹痛者食用。

1.《本草拾遗》:“主暴利，心腹冷。”

2.《岭南采药录》:“治暴利，心腹冷气。”

3.《中国食疗本草》:“消毒杀菌,解毒散寒、止痢。主治应用：痢疾、泄泻、口腔炎。”

4.《中华食物养生大全》:“滋养强壮，补血、止痢。”

【服食方法】鲜食、煎服，也可加工成各种制品。

《中国食疗本草》:“果肉 10~15g，煎汤服。”

【服食宜忌】

多吃易生热上火，有口干舌燥、扁桃腺发炎、青春痘、高血压、牙周病、口臭强烈、便秘、痔疮、热咳等热性病者不宜多吃；糖尿病及癌症患者均慎用。

1.《中国饮食营养第一书》:“有上火及发炎症状的人群不宜食用。”

2.《中华食物养生大全》:“凡阴虚火旺之人，如糖尿病、癌症、更年期综合征、红斑性狼疮者，勿食为妥；内热偏旺，实火体质者，如高血压病、扁桃体炎、青春痘、口臭口苦、便秘痔疮、支气管扩张者勿食为妥。”“果核有毒。”

【食疗方】

1. 解暑降温　西瓜 20g，红毛丹 60g，银耳 5g，冰糖 5g。银耳泡水，去除蒂头，切小块，放入开水中烫熟，捞起沥干。西瓜去皮，切小块，红毛丹去皮去籽。冰糖加适量水熬成汤汁、待凉。西瓜、红毛丹、银耳、冰糖水放入碗中，拌匀即可食用。此汤甘甜爽口，最宜夏天饮用。(《中国饮食营养第一书》)

2.《中国食疗本草》："山韶子（果皮）10g，煎汤服。用于细菌性痢疾。"

【储藏】冷库或冰箱保存。

【食论】

红毛丹外观美艳，营养丰富，富含碳水化合物、各种维生素和矿质元素，味甜至酸甜，带荔枝或葡萄风味，可口怡人。红毛丹的果肉含葡萄糖、蔗糖、丰富的维生素 C、氨基酸、碳水化合物和多种矿物质，如磷、钙等。果肉甘香甜美、厚而多汁，具有滋养强壮、补血理气，健美发肤之功效。红毛丹热量颇高，能增强疾病抵抗力、补充体力，改善下痢及腹部寒凉不适。红毛丹含铁量亦高，有助于改善头晕、低血压等。

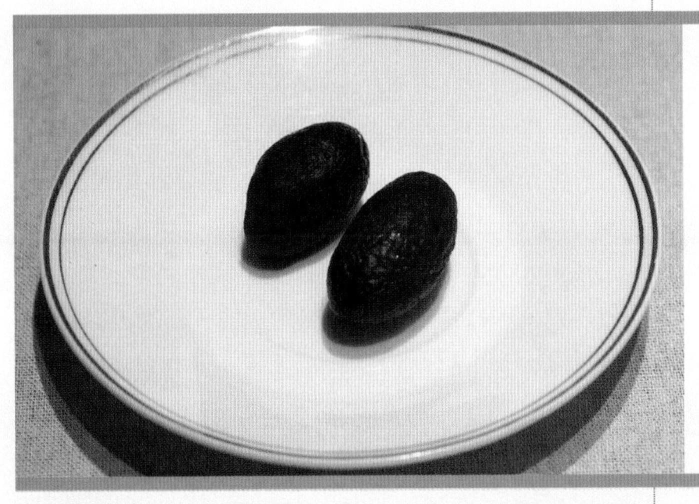

橄榄

ganlan

《食疗本草》

【异名】

橄榄子（《南方草木状》），橄棪（《食疗本草》），青果（《本草纲目》引《梅圣俞集》），忠果（《本草纲目》引《记事珠》）、谏果（《本草纲目》引《农书》），余甘子（《中华本草》引《临海异物志》）。

【基原】

为橄榄科橄榄属植物橄榄 *Canarium album*（Lour.）Raeusch. 的果实。

【性状】

果实卵形，两端尖，长约 3cm，直径约 1.5cm。表面黄绿色或黄白色，肉厚。果核梭形，两端锐尖，暗红棕色，表面具纵棱，质坚硬。气无，肉涩微甜。

《开宝本草》："其形似诃子无棱瓣。"

【采收加工或制法】

培育 7 年后结果，8 ~ 9 月果实成熟后采摘，鲜用，或洗净、晒干、微火烘干，或用盐水浸渍后晒干。

1.《食疗本草》："八月熟。"

2.《开宝本草》："八月、九月采。"

【性味】味甘、涩、酸，性平。

1.《南方草木状》："味苦涩，咀之芬馥，胜含鸡骨香。"

2.《开宝本草》："味酸、甘，温，无毒。"

3.《本草衍义》："味涩，食久则甘。"

4.《绍兴本草》："味酸、苦、甘，温，无毒。"

5. 李杲《食物本草》："味酸、涩、甘，温，无毒。"

6.《日用本草》："味微酸、涩、甘，平，无毒。"

7.《滇南本草》："味甘、酸，性平。"

8.《本草通玄》："涩而甘平。"

9.《雷公炮炙药性解》："味甘涩，性温，无毒。"

【归经】入肺、心、脾、胃经。

1.《雷公炮炙药性解》："入脾、胃二经。"

2.《本草征要》："入胃经。"

3.《外科全生集》："入心经。"

4.《本草新编》："入肺、胃、脾三经。"

【功用】

清肺利咽，生津止渴，除烦解毒。适宜于咳嗽痰血，咽喉肿痛，暑热烦渴，醉酒伤胃，癫痫抽搐，鱼蟹中毒，诸骨梗喉者食用。

1.《食疗本草》:“主鯸鱼（即河豚）毒,汁服之。”

2.《日华子本草》:“开胃，下气，止泻。”

3.《开宝本草》:“主消酒，疗鯸鲐毒。”

4.李杲《食物本草》:“止泄，解鱼毒，尤解虾鲐鱼毒。”

5.《日用本草》:“止渴。能解诸鱼之毒。”

6.《滇南本草》:“治一切喉火上炎、大头瘟症，能解湿热春温，生津止渴，利痰，解鱼毒、酒积滞，神效。”

7.《本草纲目》:“生津液，止烦渴，治咽喉痛。”

8.《雷公炮炙药性解》:“消食化酒。”

9.《本草征要》:“清咽喉而止渴,厚肠胃而止泻。”

10.《本草通玄》:“止咳，固精。”

11.《外科全生集》:“清心火，解鱼鳖毒。”

12.《本经逢原》:“开胃消痰，醉饱后及寒痰结嗽宜之。”

13.《本草从新》:“清肺开胃，下气除烦。”

14.《随息居饮食谱》:“化痰涤浊，凉胆息惊，解野蕈毒。”

【服食方法】

煎汤，嚼服，捣汁服，熬膏服等。外用:烧存性，研末调敷。

1.《食疗本草》:“熟时生食味酢，蜜藏极甜。”

2.《大观本草》(引《本草图经》):“秋晚实成，南人尤重之。咀嚼之，满口香久不歇，生啖及煮饮并解诸毒。……邕州又有一种波斯橄榄，与此无异，但其核作二瓣，可蜜渍食之。”

3.《本草衍义》:“嚼汁咽，治鱼鲠。”

4.《本草纲目》:“咀嚼咽汁,能解一切鱼、鳖毒。”

5.《外科全生集》:“蘸明矾食，味佳，豁痰。”

6.《随息居饮食谱》:“盐藏药制，功用良多，点茶亦佳。”

【服食宜忌】不宜多食。

1.《绍兴本草》:“多食亦伤喉咽。”

2.《本草纲目》:“凡食橄榄盐过则不苦涩，同栗子食甚香。”

3.《雷公炮炙药性解》:“性热能致上壅，亦不可多食。”

4.《本草新编》:“煨灰，香油调敷，外伤无痕。”

5.《本经逢原》:“热嗽不可误食。患痘疮者宜多食。”

【食疗方】

1. 治鱼骨鲠　嚼橄榄汁咽之，如无橄榄，以核研末，急流水调服亦效。(《本草征要》)

2. 治哮病　用新鲜者捣汁，饮半瓯，其哮立定，干者不能取汁，煎汤饮之，则无益也。(《本草新编》)

3. 治癫痴立效，兼治肝火上逆之症　橄榄膏：橄榄十斤，砂锅内煮数滚，去核，入石臼捣烂，仍入原汤煎腻出汁，易水再煎，煎至无味去渣，以汁共归一锅，煎浓成膏，用白明矾八钱，研细入膏和匀。每日早晚各取膏三钱，开水送服。(《绛囊撮要》)

4. 下疳及耳足冻疮　橄榄烧存性研，油调敷。(《随息居饮食谱》)

5. 防治流感，上感，白喉等　将鲜青果 3 ~ 5 个劈开，鲜萝卜（红皮、白皮均可）半至 1 个切开，煮水代茶饮。(《食物中药与便方》)

6. 治急性扁桃体炎　橄榄酸梅汤：取橄榄 60g，酸梅 5 颗，稍捣烂，加清水 3 碗，煎至 1 碗，去渣取汁，白糖调饮。[贾萌 . 巧食橄榄润肺利咽 . 医食参考，2009,(9):51.]

7. 治胸腹胀满、呕吐作闷　橄榄和胃汤：鲜橄榄 50g，紫苏叶 10g，葱头 15g，生姜适量，清水两碗煎至 1 碗。去渣饮汤，食盐调味。[贾萌 . 巧食橄榄润肺利咽 . 医食参考，2009,(9):51.]

【储藏】鲜品放阴凉处保存，干品密封保存。

【食论】

橄榄之味，以先苦涩后甘甜为特征，这种特殊味觉感受，源于橄榄本身所含的一种叫黄酮的物质。研究表明，橄榄黄酮含量越高，甘甜的回味就越明显，其气味也越显醇厚。

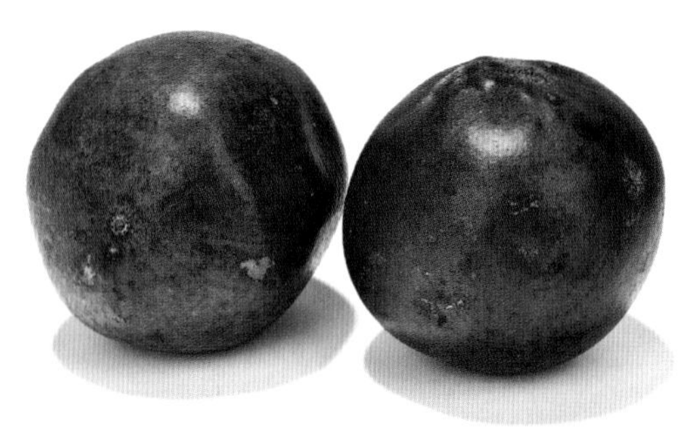

罗汉果

luohanguo

《山草药指南》

【异名】

光果木鳖（《中国高等植物图鉴》），拉汗果、假苦瓜、野栝楼（《广西药用植物名录》），拉汉果、金不换、苦人参（《中国食用本草》）。

【基原】

为葫芦科罗汉果属植物罗汉果 *Siraitia grosvenorii*（Swingle）C. Jeffrey ex Lu et Z. Y. zhang 的果实。多生于山谷、林中较阴湿处。我国广西、广东、海南、云南、江西等省地有野生或栽培，其中以广西省为多产。

【性状】

呈球形、椭圆形或倒卵形，长 6 ~ 11cm，直径 4 ~ 8cm。果皮较薄，干后易破，幼时呈深红棕色，成熟后为青色，表面密被黄褐色茸毛。果瓤海绵状，浅棕色。

【采收加工或制法】

每年立秋后，在其果壳青而硬时采摘。采后置于阴凉通风处晾晒，使其所含果糖转化为葡萄糖、且皮色渐黄时，放于特制烘架上用文火焙干，再刷除皮上茸毛，备用。购买时以果体大而完整，果瓤与果皮紧贴、手摇不响，味甘甜者为佳。

【性味】味甘，性凉。

1.《山草药指南》："味甘，性平。"

2.《全国中草药汇编》："甘，凉。"

3.《广东中药志》："甘，微寒。"

【归经】入肺、大肠经。

1.《广东中药志》："归肺、大肠经。"

【功用】

清肺止咳，润肠通便。适宜于肺热咳嗽，百日咳，咽喉肿痛，声音嘶哑，乳蛾，肠燥便秘，中暑等人食用。

1.《山草药指南》："治痰火咳嗽。"

2.《广西药用植物名录》："清解暑热，润肺止咳。用于暑热口渴，肺燥咳嗽，咽喉肿痛。"

3.《云南中药资源名录》："清肺润肠，止咳清热。治百日咳、痰火咳嗽、血燥便秘。"

4.《中国中药资源志要》："用于咳嗽，顿咳，乳蛾，大便秘结。"

【服食方法】

煎汤，泡茶，煲汤，入膳，制作饮料、酒、果脯，糖果等，亦可作为制作止咳糖浆、利咽片的原料。

【服食宜忌】

因风寒感冒所致咳嗽、咽痛及脾虚便溏者慎食。

【食疗方】

1. 治痰火咳嗽 （罗汉果）和猪瘦肉和汤饮。"（《山草药指南》）

2. 治老年性便秘 罗汉果 2 个，取果肉、种子（打碎），水煎服，每日睡前 1 次。（《药食两用中药应用手册》）

3. 治肺虚久咳 罗汉果瘦肉汤：罗汉果 60g，猪瘦肉 100g。先将罗汉果洗净切薄片，猪瘦肉切片，一同放入锅内加水煮熟，用生姜、葱花、食盐、味精等调味即可食用。此方有清补虚损、润肺燥、止咳化痰之功效，适用于治疗久咳肺虚或肺痨咳嗽、大便秘结等症。[欧阳军.佳果良药罗汉果.长寿，2004，(1)：36–37.]

4. 治喉癌肺癌 罗汉果麦冬粥：罗汉果20g，麦冬20g，粳米100g。先将罗汉果切碎，与麦冬水煎3次，取汁备用。粳米洗净入锅内，加清水适量煮粥，待粥煮至浓稠时，放入药汁稍煮片刻，用红糖调味食用。每日2次，早晚服。此方有宣肺清热、滋阴润燥之功效，适用于肺热咳喘、咽喉肿痛、咳嗽潮热、盗汗、自汗、口渴心烦等症。常食此粥对喉癌、肺癌有一定的辅助治疗作用。[欧阳军.佳果良药罗汉果.长寿，2004，(1)：36–37.]

5. 治咽炎失音 罗汉果薄荷茶：罗汉果30g，薄荷10g，青果5g，甘草3g。先将罗汉果切薄片，薄荷切小段，青果打碎，与甘草一同入锅内，水煎取汁饮用。有生津润燥、利咽润喉之功效，对咽喉炎、失音、暑热烦渴、痰火咳嗽、小便短赤等症有较好疗效。[陈雪寒.罗汉果茶疗方.食品与健康，2007，(6)：33.]

6. 治肥胖 罗汉果蜂蜜饮：罗汉果10g，洗净，压碎；山楂10g，洗净，与罗汉果同放锅中。锅内加净水250g，上火煮熟后，去渣留汁，倒入杯中。将蜂蜜适量放入杯中，搅匀即可饮用。[逸菲.药食兼用之“罗汉果”.食品与健康，2008，(12)：32.]

【储藏】

置于密闭容器内，放室内阴凉、干燥处保存，防潮防蛀。

【食论】

罗汉果原野生于广西桂林的永福、临桂等县之山地及其附近省域，因其缺肉乏汁，不适合生食，故一直未受重视，古医书中也鲜有用此果治病的记载。大约300多年前，当地山民偶然采其煎汤饮服，甘甜可口，且能利咽止咳，方渐引起大家关注。现今，罗汉果的人工栽培和科学研究可谓方兴未艾，其也从无人问津一跃而成为药食兼用的后起之秀。据研究，罗汉果含有一种三萜系配糖体，一个约15g重的罗汉果，相当于500g砂糖的甜味，故其被称作“天然甜药”，糖尿病人亦可食用。罗汉果也因其特有的润喉作用，而被教师、播音员、歌唱家等诸多人们所喜爱。

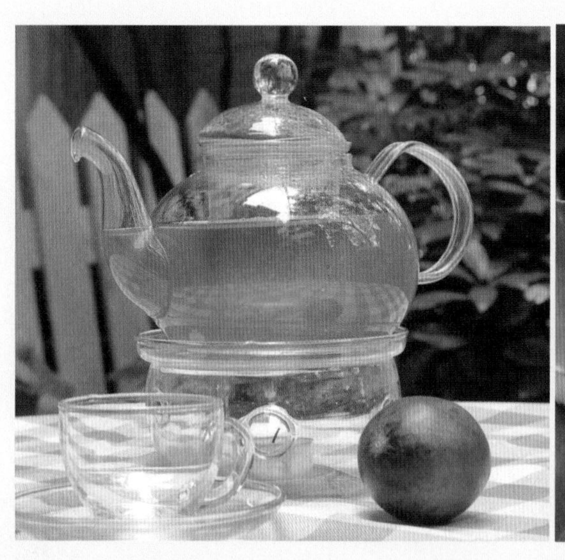

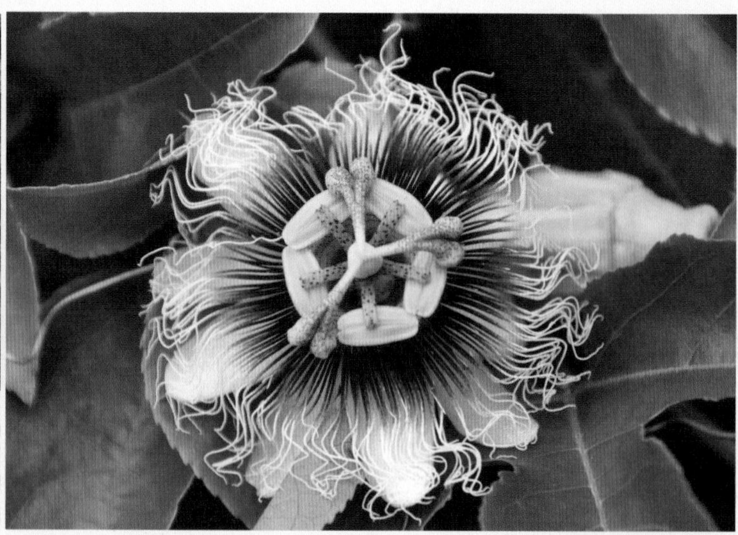

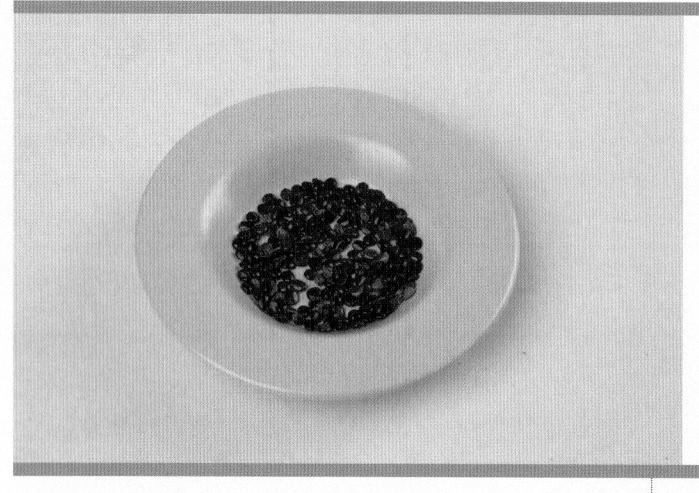

枳椇子

zhijuzi

《新修本草》

【异名】

木蜜（《新修本草》），蜜枳、蜜屈律、木饧、木珊瑚、鸡距子、鸡爪子（《本草纲目》），转纽子、鸡爪梨、拐枣（《草药手册》）。

【基原】

为鼠李科拐枣属植物枳椇 *Hovenia dulcis* Thunb. 带肉质果柄的果实及种子。

【性状】

干燥果实：果柄膨大，肉质肥厚，多分枝，弯曲不直，形似鸡爪，在分枝及弯曲处常更膨大如关节状，分枝多呈丁字形或相互呈垂直状，长 3 ~ 5cm 或更长，直径 4 ~ 6mm。表面棕褐色，略具光泽，有纵皱纹，偶见灰白色的点状皮孔。分枝的先端，着生 1 枚钝三棱状圆球形的果实，果皮纸质，甚薄，内含种子 3 粒。果柄质稍松脆，易折断，折断面略平坦，角质样，淡红棕色至红棕色。气微弱，味淡或稍甜。

干燥种子：呈扁平圆形，背面稍隆起，腹面较平，直径 3 ~ 5mm，厚约 2mm。表面红棕色至红褐色，平滑光泽，种皮坚硬，种仁乳白色，油质。气微弱，味苦而涩。

【采收加工或制法】

秋季果实成熟时采收，将果实连果柄一并摘下，晒干。或碾碎果壳，筛出种子，晒干。

《本草品汇精要》：“八九月取实。”

【性味】 味甘、酸，性平。

《新修本草》：“味甘，平，无毒。”

【归经】 入心、脾、肺经。

1.《本草撮要》：“入手太阴经。”

2.《本草便读》：“入脾、胃。”

【功用】

生津润燥，除烦止渴，解酒辟毒，降逆止呕，通利二便。适宜于醉酒不醒，心烦口渴，恶心呕吐，二便不利等病症者食用。

1.《新修本草》：“主头风，少腹拘急。”

2.《证类本草》：“止渴除烦，润五脏，利大小便，去膈上热。”

3.《本草纲目》：“止呕逆，解酒毒，辟虫毒。”

4.《本草便读》：“生津液，解渴烦。”

5.《随息居饮食谱》：“润燥，利大小肠。”

【服食方法】 鲜食，浸酒服，煎汤，炖食均可。

【服食宜忌】 脾胃虚寒者慎用。

1.《本经逢原》：“多服发蛔虫，以其大甘助湿热之所化也。”

2.《得配本草》：“脾胃虚寒者禁用。”

【食疗方】

1. 治手足抽搐（枳椇）果实五钱，蛇莓五钱，水煎服。（《草药手册》）

2. 治醉酒 枳椇子 12g，葛花 9g，水煎服。（《浙江药用植物志》）

3. 治酒色过度，小便出血　枳椇50g，炖猪心服食。(《中国食用本草》)

【储藏】鲜品放阴凉处保存，干品放干燥处保存。

【食论】

本品的食用或药用部位包括果实、果梗和种子，其中果梗膨大，呈肉质状，气味清香，甘甜如蜜，非常适合于鲜食。果梗连同果实、种子，均有解酒止渴作用，可用于饮酒过量的解救；也可直接充当酿酒的原料，酿造出纯天然、高营养、富有现代情趣的保健酒。

第四章
干果类

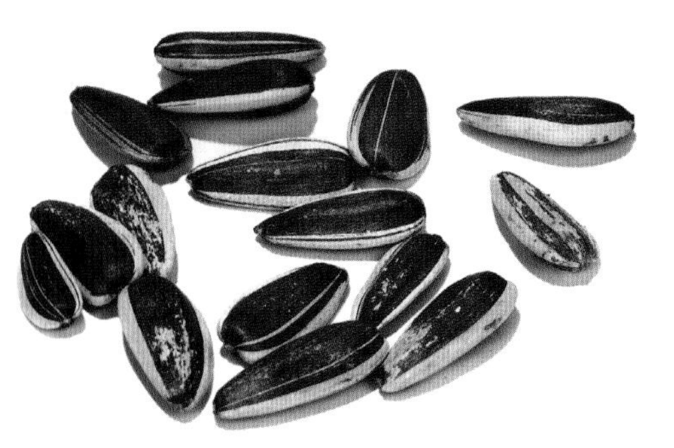

葵花子
kuihuazi
《中医饮食营养学》

【异名】

葵子、天葵子（《中医饮食营养学》）。

【基原】

为菊科向日葵属植物向日葵 *Helianthus annuus* L. 的种子。全国各地均有栽培。

【性状】

向日葵为一年生草本，高 1~3m。茎直，粗壮，中心髓部发达，被粗硬刚毛。叶互生，有长柄。叶片宽卵形或心状卵形，先端渐尖或急尖，基部心形或截形，边缘具粗锯，两面被糙毛。向日葵子多呈倒卵形或卵状长圆形，长约 1cm，宽约 5mm，稍扁，浅灰色或黑色。

【采收加工或制法】

果实成熟后采收，晒干或烘干备用。选材以粒大饱满、壳黑、干燥、无坏粒、无霉烂者为佳。

【性味】味甘，性平。

1.《医林纂要》："甘，咸，寒，滑。"

2.《浙江药用植物志》："甘，平。"

3.《中国中药资源志要》："淡，平。"

【归经】入心、肺、大肠经。

1.《内蒙古食疗药》："入肺、大肠经。"

2.《饮食养生全书》："（归）心经。"

3.《饮膳本草经》："入肺、肝、心、肾、肠经。"

【功用】

透脓透疹，止痢。适宜于脾胃气虚，食欲不振，虚弱头风，血痢，麻疹透发不畅，痈肿，蛲虫病，便秘者食用。

1.《医林纂要》："去瘀行湿，解热，亦能滑胎。"

2.《全国中草药汇编》："滋阴，止痢，透疹。"

3.《中医饮食营养学》："降压，治痢，祛虫。"

4.《中国药用水果》："补脾润肠，止痢消痈。"

【服食方法】可炒食，制作糕点，榨油等。

【服食宜忌】

大便溏薄、肠道功能欠佳者不宜多食。阴虚火旺体质者不宜多食，以免上火，导致口舌生疮。

【食疗方】

1. 治麻疹不透　葵花子一小酒杯。去壳捣碎，开水冲服。（《全国中草药汇编》）

2. 治血痢　葵花子 30g，去壳，捣碎，水煎加冰糖服。（《中国食用本草》）

3. 治血虚眩晕，肠燥便秘　向日葵子 100g（去壳），黑芝麻 100g（炒香），共研细末，早晚各 10g，蜜糖水冲服。（《中国食疗大全》）

4. 治妇女气血虚、产后缺乳汁　猪蹄筋 150g，葵花子仁 50g，鲫鱼 100g。上锅入汤，将蒸后的蹄筋炖至熟烂，撒入调味品即可食用。（《中国食疗本草》）

5. 治腓肠肌痉挛　向日葵子 50g，伸筋草 30g，猪前蹄 1 只。加水炖烂，吃肉喝汤。（《民间百草良方》）

6. 治高血压、高血脂症及蛲虫病　葵花子 50g，去壳取仁，生嚼服，每日 1 次。（《干鲜果品》）

【储藏】置于干燥容器内密封保存，防潮防蛀。

【食论】

向日葵子与西瓜子（黑瓜子）、南瓜子（白瓜子）并称“三子”，其价廉物美，既富有营养，又能增进食欲，是深受人们喜爱的休闲食品。葵花子富含不饱和脂肪酸、优质蛋白、维生素 E、维生素 A、维生素 B1、维生素 B2、维生素 B3 及钾、磷、铁、钙、镁等微量元素，经常适量食用，可以增强人体免疫力，并能抑制血栓形成，预防高胆固醇、高脂血症，是抗衰老的理想小食品，也是目前国内外公认的“天然美容美食品”。

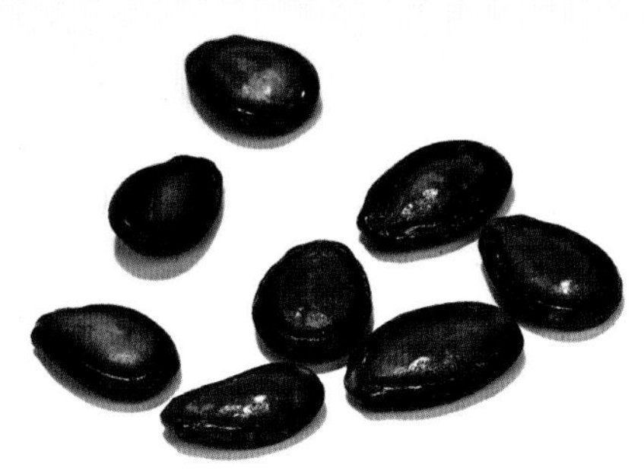

西瓜子
xiguazi

《本草纲目》

【基原】

为葫芦科西瓜属植物西瓜 *Citrullus lanatus*（Thunb.）Matsum. et Nakai 的种子。

【性状】

种子扁形，略呈卵形，种皮黑色、红色、白色、黄色或有斑纹，两面光滑，种仁色白而润，气香，微甜。

【采收加工或制法】

夏季食用西瓜时，收集瓜子，洗净晒干，去壳取仁用。

【性味】味甘，性平。

1.《本草纲目》：“甘，寒，无毒。”

2.《本经逢原》：“甘、淡，微温，无毒。”

3.《医林纂要》：“甘，平。”

4.《得配本草》：“甘，凉。”

5.《调疾饮食辨》：“性平味淡。”

【归经】入肺、胃、大肠经。

【功用】

清肺化痰，和中止渴，润肠通便。适宜于肺热久嗽，咳血吐血，暑热烦渴，肠燥便秘者食用。

1.《滇南本草》：“润肠，清肺，补中。”

2.《本草纲目》：“清肺润肠，和中止渴。”

3.《本经逢原》：“开豁痰涎。”

4.《得配本草》：“清肺润肠，和中止渴。炒食补中。”

5.《药性切用》：“涤垢，善消暑烦、结燥之痰。”

6.《本草求原》：“清肺润肠，和中止痢，解烟毒。炒则温中，开豁痰涎。”

7.《随息居饮食谱》：“生食化痰涤垢，下气清营。一味浓煎，治吐血，久嗽皆妙。”

【服食方法】生食、炒熟食、煮粥、煮汤饮等。

1.《本草纲目》：“曝裂取仁，生食、炒熟俱佳。皮不堪啖，亦可蜜煎、酱藏。”

2.《随息居饮食谱》：“制配橙酊作馅甚美，带壳炒香佐酒为雅俗共赏之物。”

【服食宜忌】不宜多食。

1.《本经逢原》：“助火。”

2.《医林纂要》：“多食惹咳生痰。”

3.《本草求原》：“食西瓜后食之，即不噫瓜气，温散之力也。”

【食疗方】

1. 美白 西瓜子仁五两，桃花四两，白杨柳皮二两，为末，食后米汤调服一匙，一日三服，一月面白，五十日手足俱白。无白杨皮或用橘皮亦可。(《验方新编》)

2. 治吐血 生西瓜子二升，淘净泥灰，用大砂锅浓煎，沥清，加入冰糖少许，代茶饮之，常服勿间断，可以除根。(《验方新编》)

3. 治久嗽 生西瓜子，煎浓汤常服。亦治大人，兼治吐血。(《鸡鸣录》)

4. 治月经过多 西瓜子末：将西瓜子晒干，研末，开水送服，每次5克，日服2次。[现代养生，2001,(7)：34.]

【储藏】放阴凉干燥处保存。

【食论】

西瓜子仁的寒热性偏向不明显，取平。但瓜子食用前多经炒制，或添加香精、砂糖、食盐等辅料拌炒，性转温，食之后多有口干倾向，故建议阴虚口干者少食为妥。

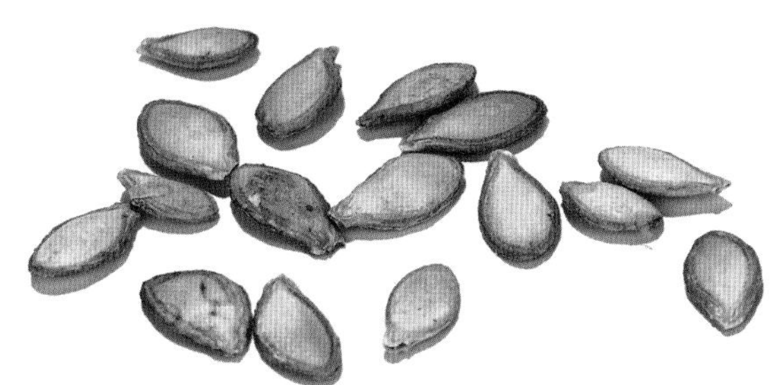

南瓜子

nanguazi

《本草纲目》

【异名】

白瓜籽(《东北药用植物》),北瓜子、窝瓜子(《全国中草药汇编》第二版)，南瓜仁、金瓜米(《中医饮食营养学》)。

【基原】

为葫芦科南瓜属植物南瓜 *Cucurbita moschata* (Duch.ex Lam.) Duch. ex Poir. 的种子。我国南北各地均产。

【性状】

椭圆状卵形，长1.2~1.8cm，宽0.7~1cm。表面淡黄色，两面平坦而稍有凸起，边缘微有棱。

《本草纲目》：“其子如冬瓜子。”

【采收加工或制法】

大暑前后，于南瓜成熟食用时，从瓜瓤内拣取成熟种子，洗除杂质，晒干备用。选材以瓜粒阔大而干燥，表面洁白，肉质饱满而脆香者为佳。

【性味】味甘，性微温。

1.《陕西中草药》：“味甘，性温。”

2.《中药临床应用手册》：“甘，微温。”

3.《中医饮食营养学》：“甘，平。”

【归经】入肺、胃、肾、大肠经。

1.《东北药用植物》：“入脾、胃经。”

2.《内蒙古食疗药》：“入肺、肾二经。”

3.《素食养生常法》：“归胃、大肠经。”

【功用】

驱虫通乳，健脾益肾。适宜于绦虫病，蛔虫病，蛲虫病，血吸虫病，乳汁不下，产后浮肿，百日咳，内痔者食用。

1.《安徽中草药》:“杀虫。”

2.《福建药物志》:“驱虫，益肾。”

3.《浙江药用植物志》:“通乳。”

4.《中国中药资源志要》:“用于绦虫病，蛔虫病，吸血虫病。”

5.《宁夏中药志》(第二版):“驱虫，健脾，利水，止咳。用于绦虫病，蛔虫病，产后浮肿，百日咳，内痔。”

【服食方法】可生食、炒食、磨粉、煎汤等。

【服食宜忌】

虫积腹痛者宜食；阴虚火旺易患疮疡者慎食。

【食疗方】

1. 治绦虫病 取生南瓜仁 75g,槟榔液 200ml(含槟榔 120g)。将南瓜仁研粉，早晨空腹服下，半小时后服槟榔液。腹胀痛有便意时，坐在一温水盆上，绦虫可徐徐而下。(《常见药用食物》)

2. 治贫血、便秘 南瓜子 60g，炒香；炒花生仁 30g，炒核桃仁 30g。三者同时食用，每日 1 次，连服 15 日。功能：养血润肠。(《干鲜果品》)

3. 治小儿百日咳 南瓜子 30g，干品炒至外皮焦黑，去壳，研成细末，每次 1~1.5g，每天 3 次，白糖水送服。功能：止咳化痰。(《延年益寿干果疗法》)

4. 治产后缺乳，手足浮肿 干南瓜子 20g，去壳研烂，加白糖、开水，早晚空腹各 1 次，连服 3 日。功能通乳利水。(《中国食疗大全》)

5. 治小儿蛔虫病 南瓜子 30g，韭菜叶 30g，水竹沥 60g，开水冲服。(《中国民间饮食宜忌与食疗方》)

【储藏】置于干燥容器内密封保存，防霉防蛀。

【食论】

药理研究表明，南瓜子氨酸可明显抑制血吸虫童虫的发育，并可以杀灭童虫；南瓜子 1：4000 的水溶液能在 5 分钟内杀灭 90%的蛔虫或蛲虫；南瓜子还富含脂肪酸，常食可有效防治前列腺疾病，这与前列腺分泌激素的功能要靠脂肪酸有关。

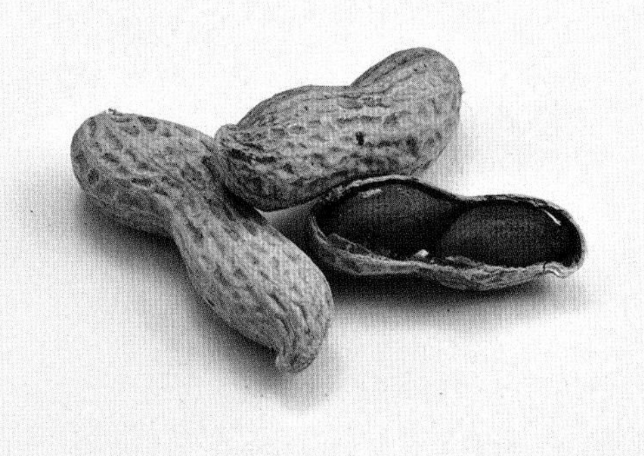

落花生

luohuasheng

《饮食须知》

【异名】

花生(《普济方》)，落花参(《滇南本草》)，长生果(《本经逢原》)。

【基原】

为豆科落花生属植物落花生 *Arachis hypogaea* L. 的种子。我国南北各地均有栽培。

【性状】

种子短圆柱形或一端较平截，长 0.5 ~ 1.5cm，直径 0.5 ~ 0.8cm，类白色，油润，外皮棕色或淡棕红色，不易剥离。气微，味淡，嚼之有豆腥味。

【采收加工或制法】

秋末挖取果实，剥去果壳，取种子，晒干。

【性味】味甘，性平。

1.《饮食须知》："味甘、微苦，性平。"

2.《滇南本草》（务本）："味甘、热，无毒。"

3.《本草求真》："味甘而辛，体润气香，性平无毒。"

【归经】 入脾、肺经。

1.《本草求真》："专入脾、肺。"

2.《本草撮要》："入手太阴经。"

【功用】

健脾养胃，润肺化痰。适宜于脾虚不运，反胃便秘，乳妇奶少，肺燥咳嗽等病症者食用。

1.《滇南本草》（务本）："盐水煮食，治肺痨……炒用，燥火行血。治一切腹内冷积肚疼。"

2.《本草备要》："补脾，润肺。"

3.《本草求真》："舒脾润肺。"

4.《医林纂要》："和脾醒酒，托痘毒。"

5.《随息居饮食谱》："煮食甘平，润肺，解毒，化痰；炒食甘温，养胃调气，耐饥。"

【服食方法】

可生食、凉拌、煮粥、做汤、油炸、炒食等。

《本草从新》："炒用。"

【服食宜忌】 体寒湿滞及肠滑便泄者不宜服。

1.《本经逢原》："饮食难消运者宜之。"

2.《本草纲目拾遗》："凡被马踢伤者，忌服花生，服之疮愈增痛。"

3.《本草撮要》："多食生痰。"

4.《饮食须知》："小儿多食，滞气难消。"

【食疗方】

1. 治鼻流清涕不止　生花生四五斤入锅内，令本人亲手拌砂炒之，数次即愈，神效。(《验方新编》)

2. 治疗鼻衄　醋花生米：花生米数个，放入陈醋内浸泡1周待用。取浸泡好的花生米1粒，用大小合适的纱布包裹后塞于患侧鼻孔，每日更换，连用3天，鼻衄即可治愈。[谷金鹏，张蕾．醋花生米治疗鼻衄．中国民间疗法，2010，18（5）：23.]

3. 治高血压　醋花生：将花生米放在食醋中浸泡5～7天，每日早晚各服15颗，可以降血压。待血压下降后可减量，间隔数日服1次。[陈超，张莉．醋浸花生米治高血压．中国民间疗法，2004，12（12）：59.]

4. 治产后乳少或乳汁不通　花生炖猪蹄：猪蹄2只，花生200g，文火炖熟炖烂后食用。[豪梁．花生的食疗功效．江苏卫生保健：今日保健，2005，（1）：55.]

5. 治水肿　花生赤小豆红枣汤：花生、赤小豆、红枣各60g，加水煎汤，一日内吃完。[豪梁．花生的食疗功效．江苏卫生保健：今日保健，2005，（1）：55.]

6. 治脂肪肝　花生黄豆浆：花生仁25g，黄豆50g，共泡，豆浆机打成浆汁，煮开，每日早晨分1～2次服用，连用半年，可使血脂正常，脂肪肝消失。[杜同年，张二全．花生的药用价值与食疗保健．中国食物与营养，2003，（5）：48-49.]

7. 治百日咳　花生瓜子茶：花生仁15g，西瓜籽（捣碎）15g，红花1.5g，冰糖30g，水煎当茶喝，食花生仁。[杜同年，张二全．花生的药用价值与食疗保健．中国食物与营养，2003，（5）：48-49.]

【储藏】 晒干后，置于袋中或罐内，密封保存。

【食论】

花生原产南美洲的巴西、秘鲁等地带，约15～16世纪传入我国，其蛋白质含量极高，与大豆一样，有"植物肉"之称。花生出油率很高，花生油中不饱和脂肪酸达80%以上，后者能够明显降低血脂和有害的低密度脂蛋白胆固醇，而不降低有益的高密度脂蛋白胆固醇，十分适宜于动脉硬化、高血压、冠心病的老年患者食用，是名副其实的"长寿果"。不过花生极易受潮霉变，霉变花生中的黄曲霉素有很强的致癌作用，因此，食用时要留心花生是否变质。

附：花生油

《本草纲目拾遗》："花生油，一名果油，色白，甘平气腥，滑肠下积，腻膈生痰。"

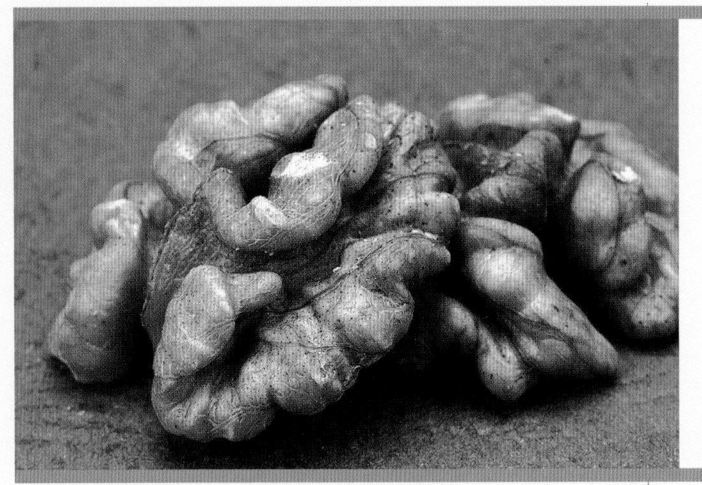

胡桃仁

hutaoren

《七卷食经》

【异名】

胡桃肉（《大观本草》引自崔元亮《海上方》），核桃仁（《本草纲目》）。

【基原】

为胡桃科胡桃属植物胡桃 *Juglans regia* L. 的种仁。

【性状】

类球形，直径 2 ~ 3cm，核壳呈淡黄色或黄褐色，种仁呈脑状，种皮薄，膜状，有皱曲的沟槽，大小不一。

【采收加工或制法】于白露前后果实成熟时采收。

1.《本草衍义》："用时，须以汤剥去肉上薄皮。"

2.《本草蒙筌》："近冬采收，碎壳取肉。"

3.《本草撮要》："润燥去皮，敛涩连皮。"

4.《本草害利》："秋冬熟时采之，沤烂皮肉，取核为果。"

【性味】甘，温，无毒。

1.《七卷食经》："味甘，温。"

2.《备急千金要方·食治》："味甘，冷，滑，无毒。"

3.《食疗本草》："平。"

4.《本草拾遗》："味甘，平，无毒。"

5.《大观本草》（引《本草图经》）："性热。"

6.《医林纂要》："甘、辛、涩，温。"

7.《中药大辞典》："甘、涩，温。"

【归经】入肺、肾、肝经。

1.《雷公炮炙药性解》："入肺、肝、肾三经。"

2.《本草征要》："入肺、肾二经。"

3.《本草新编》："入肾经。"

4.《医林纂要》："入心，下行则入命门。"

5.《本草撮要》："入足阳明、手太阴经。"

【功用】

温肺定喘，补肾固精，润肠通便。适宜于咳嗽气喘，阳痿遗精，腰痛脚弱，尿频石淋，疝气腹痛，肠燥便秘，瘰疬疮疡者食用。

1.《七卷食经》："食之去积气。"

2.《食疗本草》："除去风，润脂肉，令人能食。通经络气，血脉，黑人髭发，毛落再生也。常服骨肉细腻光润，能养一切老痔疾。"

3.《本草拾遗》："食之令人肥健，润肤，黑发，去野鸡病。"

4.《日华子本草》："润肌肉，益发，食酸齿𪘾，细嚼解之。"

5.《本草蒙筌》："频食健身生发，兼补下元。"

6.《本草纲目》："补气养血，润燥化痰，益命门，利三焦，温肺润肠，治虚寒喘嗽，腰脚重痛，心腹疝痛，血痢肠风，散肿毒，发痘疮，制铜毒。"

7.《雷公炮炙药性解》："通血脉，润肌肤，补下元。"

8.《本草征要》："久服润肠胃，恒用悦肌肤。"

9.《本草新编》："润能生精，涩能止精，更益肾火，兼乌须发，愈石淋。"

10.《医林纂要》："补肾，润命门，泻肺，润大肠。通热秘，止寒泻、虚泻。”

11.《随息居饮食谱》：“甘温润肺，益肾利肠，化虚痰，止虚痛，健腰脚，散风寒，助痘浆，已劳喘，通血脉，补产虚，泽肌肤，暖水脏，制铜毒，疗诸痛，杀羊膻，解齿齼。”

12.《本草撮要》：“专补命门，暖丹田。”

13.《医学衷中参西录》：“能消坚开瘀，治心腹疼痛、砂淋、石淋、杜塞作疼、肾败不能漉水、小便不利。……又善消疮疽及皮肤疥癣、头上白秃，又能治疮毒深入骨髓，软弱不能步履。”

【服食方法】炒食，煮粥，制糕点等。

《随息居饮食谱》：“宜馅宜肴，果中能品。”

【服食宜忌】

肺有痰热、阴虚火旺者及泄泻、大便溏薄者忌食。

1.《备急千金要方·食治》：“不可多食，动痰饮，令人恶心，吐水，吐食。”

2.《本草衍义》：“发风。过夏至则不堪食。”

3.《本草蒙筌》：“多食动风生痰，且助肾火。”

4.《雷公炮炙药性解》：“泻痢及感冒风寒者忌用。”

5.《本草征要》：“肺有痰热，命门火炽者勿服。”

6.《饮食须知》：“不可合雉肉、野鸭同食。”

7.《本草新编》：“多食亦能生虫。”

8.《医林纂要》：“风、火、邪热、嗽非所宜。”

9.《本草害利》：“动风痰，助肾火，肺家有痰热，命门火炽，阴虚吐衄等症，皆不宜施。多食动风生痰，伤肺，脱人眉，令人恶心、吐水、吐食物；同酒食，多令人咯血。”

【食疗方】

1. 治白发 烧令烟尽，研为泥和胡粉，拔白发，以内孔中，其毛皆黑。（《本草拾遗》）

2. 治石淋 疗石淋，便中有石子者。胡桃肉一升，细米煮浆粥一升，相和顿服即差。（《大观本草》引自崔元亮《海上方》）

3. 治酒渣鼻 有人患酒渣风，鼻上赤，将橘子核微炒为末，每用一钱匕，研胡桃肉一个，同以温酒调服，以知为度。（《本草衍义》）

4. 治风寒感冒、头痛身热 胡桃肉、葱白、细茶、生姜共杵烂，水煎热服，汗出而痊。内热者去姜，加白砂糖。（《随息居饮食谱》）

5. 治背痛、附骨疽未成脓者 胡桃十个，煨熟去壳，槐花一两同研，热酒调下。（《随息居饮食谱》）

6. 治疔疮、恶疮 胡桃破开，取肉嚼烂，仍安壳内，合疮上，频换。（《随息居饮食谱》）

7. 治寒呛 与姜同嚼噙咽，治寒呛。（《本草撮要》）

8. 治便秘 核桃仁粥：核桃仁 100g 捣碎，和洗净的粳米 100g 一起加水煮成粥。服用时酌加芝麻、盐，早晚食之。有健脑补肾润肠之功。[食品与健康，1998，（8）：37.]

9. 治疗五更泻 核桃大枣丸：炒核桃、大枣肉各等分，生姜 1/5 分，共捣烂为丸，每丸重 10g，每次服 2~3 丸，日服 3 次。或炒核桃仁 20g，大枣 30g，顿食之，每日 3 次。[中国民间疗法，1998，（2）：66.]

10. 治健忘 核桃牛奶茶：取核桃仁 25g，黑芝麻 20g，用适量牛奶、豆浆磨成浆液蒸熟，食时加糖或蜂蜜用沸水冲饮，有补脑益智功效。[药膳食疗，2003，（11）：34.]

11. 治肺肾两虚之久咳久喘 蜜饯双仁：核桃仁、甜杏仁各 250g，蜂蜜 500g。先将杏仁炒黄勿焦，放入锅中加水煮 1 小时，再下核桃仁，收汁将干锅时加入蜂蜜拌匀，煮沸即成，每次 3g，每日 2 次。[药膳食疗，2004，（12）：13-14，19.]

12. 治腰酸腿痛、梦遗滑精 核桃炒猪腰：核桃仁 30g，猪腰 1 对，调味品适量。将猪腰剖开，去膜，洗净，切为薄片，锅内放油烧热，下猪肾煸炒，取出沥尽污水，再将锅烧热，加食油、葱、姜炝锅，下猪腰、核桃、盐、酱油等调料，翻炒片刻，下味精起锅即成，每日 1 剂，连续 1 周。[药膳食疗，2004，（12）：13-14，19.]

13. 治哮喘 核桃黑芝麻：核桃仁 250g，黑芝麻 100g，上锅微炒，捣碎。取蜂蜜一勺，水两勺煮沸，趁热倒入捣碎的核桃仁和黑芝麻搅拌均匀，放

在笼屉上蒸 20 分钟即可。每天早晚各二汤勺。每天早饭前、晚睡前吃二匙。[老年健康，2006，(7): 28.]

【储藏】本品易返油、虫蛀，立夏前后须收于冷藏室内。

【食论】

胡桃仁含有大量的不饱和脂肪酸、维生素 E 和较高的磷脂，对强化脑血管弹力、维护细胞正常代谢和神经细胞的活力都有促进作用，年轻人食之可改善大脑的生理功能，老年人食之可防止脑细胞的过早衰退。唯性偏温热，小儿阳气偏胜，用量不可过多，每天以 2 ~ 3 个为宜。

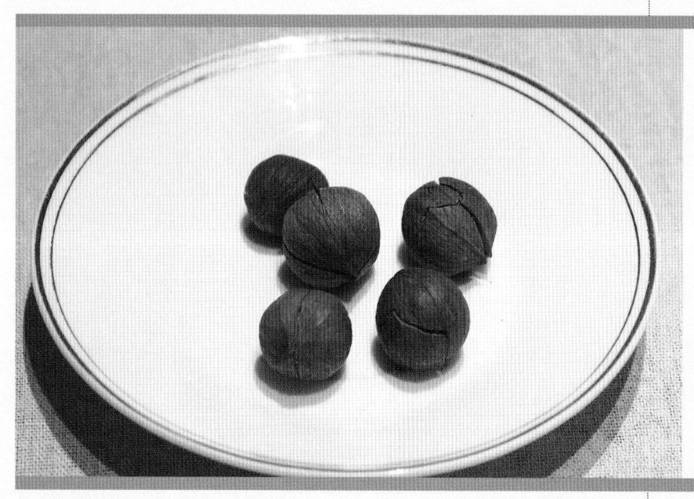

山核桃

shanhetao

《浙江药用植物志》

【异名】

小核桃（《浙江药用植物志》）。

【基原】

为胡桃科山核桃属植物山核桃 *Carya cathayensis* Sarg. 的核仁。性喜温暖湿润气候，多产于浙江、安徽南部地区。其中产于浙江临安者最负盛名。另有美国山核桃 Carya illinoinensis (Wangenh.)K. Koch，原产北美洲，我国河北、山东、江苏、浙江等地有栽培。

【性状】

山核桃为落叶乔木，植株一般高 10~20m。果实呈倒卵形，内果皮坚硬骨质，浅灰黄色。

【采收加工或制法】

秋季果实成熟时采摘，干燥备用，临用时去皮取仁。或干燥后去皮取仁，密封保存以备用。选材以粒大壳薄、果仁饱满、油脂丰富者为佳。

【性味】味甘，性温。

【归经】入肺、肝、肾经。

【功用】

补益肝肾，纳气平喘。适宜于肝肾亏虚之腰膝酸软无力、腰部隐痛不适，及肺肾不足、肾不纳气之虚咳、久咳，咳之无力者食用。

1.《中国中药资源志要》:“滋润补养。”

2.《中华本草》:“补益肝肾，纳气平喘。”

【服食方法】

生食、煮粥、炒食，作制糖果及糕点的佐料，也可榨取山核桃油食用。

【服食宜忌】

盐炒后阴虚火旺体质者不宜多食，以免上火。

【食疗方】

1. 治腰痛 山核桃肉适量，微炒，黄酒送服。(《浙江药用植物志》)

2. 治肾虚 山核桃仁 30g 与栗子 50g (煮熟、去皮、去仁) 一起研成细粉，放入大瓷碗中，加红糖

20g，用滚开水适量，冲调成糊。每日2次分服。功能：补肾、助阳、益精、健脑。适用于肾气虚症所致头晕耳鸣、神疲乏力、腰膝酸软、失眠多梦、记忆减退。（《干鲜果品》）

3. 治阳痿、遗精 山核桃仁20g，猪腰1个，炒韭菜子10g，水煎，分两次加适量黄酒冲服。功能：温肾补阳。（《干鲜果品》）

【储藏】

置于阴凉干燥处，防潮、防蛀。去皮之果仁应防泛油。

【食论】

现代研究表明，山核桃富含蛋白质、脂肪，并含有维生素A、维生素E、维生素B及微量元素钙、磷、铁、锌、锰、铬等人体必需的营养物质。其营养价值较高，且较易为人体所吸收，故被誉为“保健干果”。现市场所售椒盐山核桃、奶油山核桃、山核桃糖、山核桃油等食品可酌情选食，有助于松弛大脑，消除紧张状态，缓解疲劳。

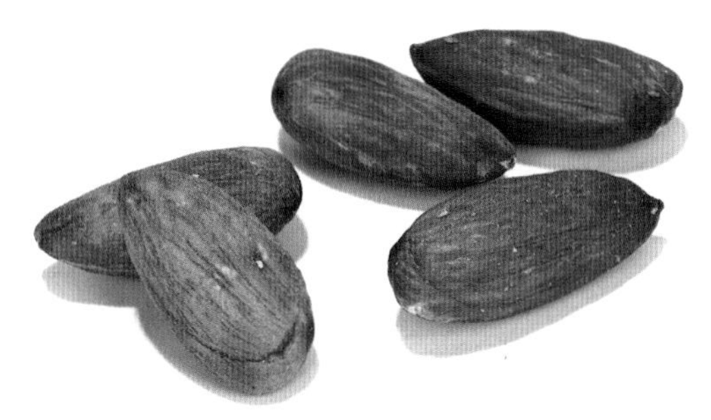

杏仁

xingren

《雷公炮炙论》

【异名】

杏核仁（《神农本草经》），杏子（《名医别录》）。

【基原】

为蔷薇科杏属植物杏 *Armeniaca vulgaris* Lam. 或山杏 *Armeniaca sibirica*（L.）Lam. 等的种仁。

【性状】

呈扁平心形，顶端渐尖，基部钝圆，左右不对称，种皮薄，内含乳白色种仁。

《名医别录》：“其两人者杀人，可以毒狗。”

【采收加工或制法】

夏季果实成熟时采摘，除去果肉及核壳，取种仁。

1.《名医别录》：“五月采。”

2.《雷公炮炙论》：“凡使，须以沸汤浸少时，去皮膜，去尖，擘作两片，用白火石并乌豆、杏仁三件于锅子中，下东流水煮，从巳至午，其杏仁色褐黄，则去尖，然用。”

3.《本草纲目》：“治风寒肺病药中，亦有连皮尖用者，取其发散也。”

4.《医林纂要》：“去皮尖，炒研。发散留皮尖。”

【性味】味苦，性温，有小毒。

1.《神农本草经》：“味甘，温。”

2.《名医别录》：“味苦，冷利，有毒。”

3.《本草经集注》：“味甘，苦，温，冷利，有毒。”

4.《日华子本草》：“热，有毒。”

5.《汤液本草》：“气温。味甘苦，冷利。有小毒。”

6.《滇南本草》：“（务本）：味苦、微辛，性微寒；（范本）：味甘、苦，性温，有小毒。”

7. 柴裔《食鉴本草》：“甘、苦，温，冷利。有小毒。唯巴旦杏仁甘平无毒。”

8.《医林纂要》："辛，苦，甘，温。"

9.《得配本草》："杏仁：甘苦，温。巴旦杏仁：甘平，温。"

【归经】 入肺、胃、大肠经。

1.《汤液本草》："入手太阴经。"

2.《滇南本草》："（务本）：入脾、肺二经。"

3.《雷公炮炙药性解》："入肺、大肠二经。"

4.《本草经解》："入足厥阴肝经、入足太阴脾经、入手少阴心经。气味俱升，阳也"

5.《得配本草》："入手太阴气分。"

【功用】

祛痰止咳，降气平喘，润肠通便，消食定痛。适宜于外感咳嗽，气喘痰鸣，肠燥便秘，食滞脘痛者食用。

1.《神农本草经》："主咳逆上气，雷鸣，喉痹下气，产乳，金创，寒心，贲豚。"

2.《名医别录》："主治惊痫，心下烦热，风气去来，时行头痛，解肌，消心下急。"

3.《滇南本草》："（务本）：止咳嗽，消痰润肺，润肠胃，消面粉积，下气。治疳虫；（范本）：解锡毒，杀虫，消犬肉、索面粉积，解肌散风邪，消痰定喘，利膈，润燥，能散能降，润喉发音。治癫犬咬伤，敷之即愈。百虫入耳，滴杏仁水即出。"

5.《本草品汇精要》："散结润燥，定喘宁嗽。"

6.《本草纲目》："杀虫，治诸疮疥，消肿，去头面诸风气痤疱。"

7. 柴裔《食鉴本草》："除肺热，利胸膈气逆，润大肠气秘，杀虫，制狗毒，解锡毒，去头面风气痤疱。巴旦杏仁，止咳下气，消心腹逆闷，良。"

8.《医林纂要》："泻心火，泻肺邪，泄气逆。攻坚杀虫辟毒。入气分。"

9.《得配本草》："杏仁：泻肺降气，行痰散结，润燥解肌，消食积，通大便，解锡毒，杀狗毒，逐奔豚，杀虫蛔。巴旦杏仁：止咳下气，消心腹逆闷。"

【服食方法】 炒食、煮粥食等。

《本草蒙筌》："研纳女人阴户，又治发痒虫疽。"

【服食宜忌】 阴虚燥咳、大便滑泄者慎食或勿食。

1.《备急千金要方·食治篇》："扁鹊云：杏仁不可久服，令人目盲，眉发落，动一切宿病。"

2.《日华子本草》："不可多食，伤神。"

3.《神农本草经疏》："散肺经风寒滞气殊效。第阴虚咳嗽，肺家有虚热，热痰者忌之。风寒外邪，非壅逆肺分，喘急息促者，不得用。产乳、金疮无风寒击袭者，不得用。惊痫，喉痹，亦非必须之药。"

4.《医林纂要》："肺虚及双仁者勿用。"

5.《得配本草》："杏仁：肺虚而咳，虚火炎肺，二者禁用。巴旦杏仁：虚嗽者禁用。"

【食疗方】

1. 治上气咳嗽喘息，喉中有物，唾血　杏仁、生姜汁各二升，糖、蜜各一升，猪膏二合，上五味，先以猪膏煎杏仁，黄出之，以纸拭令净，捣如膏，合姜汁、蜜、糖等合煎，令可丸。服如杏核一枚，日夜六七服，渐渐加之。(《备急千金要方》)

2. 治犬伤　量所伤大小，烂嚼沃破处，以帛系定，至瘥无苦。(《本草衍义》)

3. 食狗肉不消，心下坚胀，口干，发热妄语　杏仁一升去皮尖，水三升，煎减半，取汁分三服，效。(《神农本草经疏》引《梅师方》)

4. 老年皮肤瘙痒症　取杏仁和鲜猪油各等份，共捣如泥，用布包擦患处，1 日 2 ~ 3 次。冬季气温低可将药稍加温再擦，一般用药 3 ~ 5 天见效，10 天左右痊愈。忌饮酒及辛辣等刺激性食物。[山东中医杂志，1995，14（10）：470.]

5. 治牙痛　杏仁大蒜泥：苦杏仁 7 枚，大蒜 7 个，捣碎为泥，外敷太阳穴，左侧牙痛敷右侧，右侧牙痛敷左侧，然后用胶布固定 4 ~ 8 小时. 一般用 1 ~ 2 次即可痊愈。[新中医，2004，36（5）：17.]

6. 治高脂血症　杏仁薏米粥：杏仁 10g，薏米 30g，白糖适量，共煮粥服食。[家庭中医药，2008，(5)：66–67.]

7. 治黑褐斑　杏仁面膜：将杏仁去皮，捣碎，用鸡蛋清调匀，每晚临睡前搽脸，次晨用白酒洗去，坚持 1 个月，可使面部黑褐斑消退，使肌肤柔嫩光洁。

[中国保健营养，2010，(2)：40–41.]

【储藏】置阴凉干燥处，防虫蛀。

【食论】

杏仁有甜杏仁和苦杏仁之分。甜杏仁可直接食用，苦杏仁则需要经过煮沸、浸泡等加工，去除苦味和毒素后才能食用。因苦杏仁含有较多的有毒物质氢氰酸，过量服用容易中毒。轻微中毒可用杏树皮治疗，如《急救便方》：“解苦杏仁毒，用杏树皮煎汤饮之，虽迷乱将死者亦可救。”中毒重者，则须急送医院抢救。

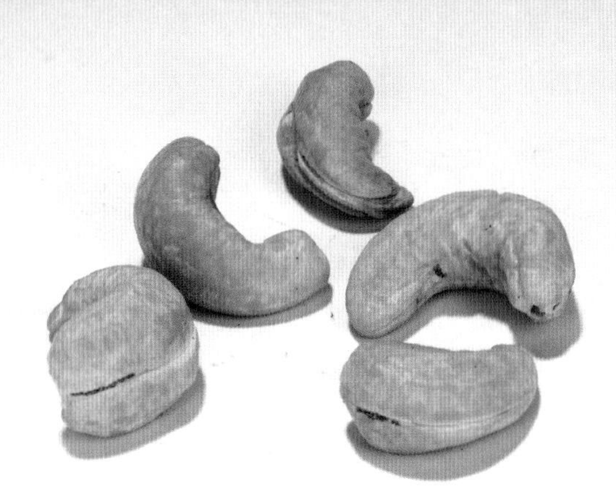

腰果

yaoguo

《全国中草药汇编》

【异名】

都咸子（《本草拾遗》），鸡腰果、槚如树（《全国中草药汇编》）心果仁(《中国食疗本草》)，介寿果、树花生（《中华饮食养生全书》）。

【基原】

为漆树科腰果属植物腰果 *Anacardium occidentale* L. 的果实。多生于低海拔干热地区。我国广东、广西、福建、台湾、海南、云南等省地有栽培。

【性状】

核果肾形，侧向压扁，长约3cm，厚约1cm，宽约1.5cm；外表呈暗棕色，有光泽，具斑点，果皮厚约0.4cm。种仁肾形，黄白色，富油性，有香气。原产美洲热带。

【采收加工或制法】

夏、秋季果实成熟时采收，除去假果，留取核果，晒干。购买时以果体饱满完整、色泽白、气味清香、无斑点、无虫蛀者为佳。

【性味】味甘，性平。

1.《本草拾遗》：“味甘，平，无毒。”

2.《云南中药资源名录》：“淡，平。”

【归经】入肺、脾、肾经。

【功用】

健脾润肺，补肾，止渴。适宜于咳嗽气逆，食欲不佳，口渴者食用。

1.《海药本草》：“谨按徐表《南州记》云：主烦躁心闷，痰鬲，伤寒清涕，咳逆上气，宜煎服。”

2. 姚可成《食物本草》：“火干作饮，止渴润肺，去烦除痰。”

【服食方法】

可生食、炒食、油炸、做菜肴，或制作蜜饯、糕点、果汁、果酱、果脯、盐渍果仁、果仁糖等。

【服食宜忌】

对腰果过敏者忌食；腰果富含油脂，故胆功能不良者慎食。

【食疗方】

1. 治咳嗽痰逆、烦渴　都咸子（仁）15g，花生

仁25g，蕹菜12g，煎汤服（饮汤食果菜）。（《中国食疗本草》）

2. 油炸腰果仁 将腰果250g去杂洗净晾干，入五成热的油锅内，炸至稍有黄色，出锅晾凉即成。功能补益脾胃，适宜于食欲不振，神疲乏力者。（《干鲜果品》）

3. 腰果鸡丁 鸡脯肉200g，腰果75g，鸡蛋2只（取蛋清），葱、姜末、盐、味精、米酒、淀粉适量，花生油250g。鸡脯肉去皮，切成丁状。加盐、米酒、淀粉适量、鸡蛋清2只，拌匀。起油锅，鸡丁炒至八成熟时，腰果入油锅，炸熟捞出。起油锅，下葱、姜，再下鸡丁、腰果，加盐、味精适量，汤少许，炒匀即成。润养肌肤。（《中国民间饮食宜忌与食疗方》）

4. 治习惯性便秘 腰果100g，猪瘦肉200g，西芹150g，红柿椒1个。将猪瘦肉切片，以湿淀粉、酱油拌腌片刻，红柿椒、西芹切菱形块；腰果炸酥。炒锅中入植物油适量，烧至七成熟时，放入猪瘦肉滑散，加入红柿椒，再入西芹，同炒至熟，入腰果，加入酱油、盐、味精等拌匀出锅食用。（《家常食物功能手册》）

5. 治胃口不开 腰果50g，胡萝卜100g，虾仁50g。将胡萝卜切丁，西芹切菱形块，腰果炸酥，虾仁用温水泡发、洗净，沥干水分。将炒锅烧热，放入植物油适量，将胡萝卜丁炒至将熟，盛出；锅内放植物油，再将姜丝、蒜末与虾仁同炒香，加入西芹、胡萝卜同炒至熟，放入腰果，根据口味进行调味后食用。（《家常食物功能手册》）

【储藏】

宜存放于密闭容器或保鲜袋内密封，置阴凉、干燥处，防潮防蛀。

【食论】

腰果香酥可口，滋味醇厚，营养丰富，与杏仁、核桃、榛子并称为“世界四大干果”。腰果实际分为两部分，上部为真果，即通常所言“腰果”；下部为假果，俗称“腰果梨”，其果肉脆嫩，汁液丰沛，食之酸甜爽口，并有祛湿利尿之功效。在品尝美味的同时，人们也需注意，腰果易引起过敏，过敏时常可出现多系统的反应：呼吸道的反应，如打喷嚏、流涕、喉水肿、憋气、咳喘等；消化道的反应，如恶心呕吐、腹胀、便意感等；循环系统的反应，如面色苍白、四肢湿冷、血压下降等。因此，有食物过敏史者要谨慎食用腰果。

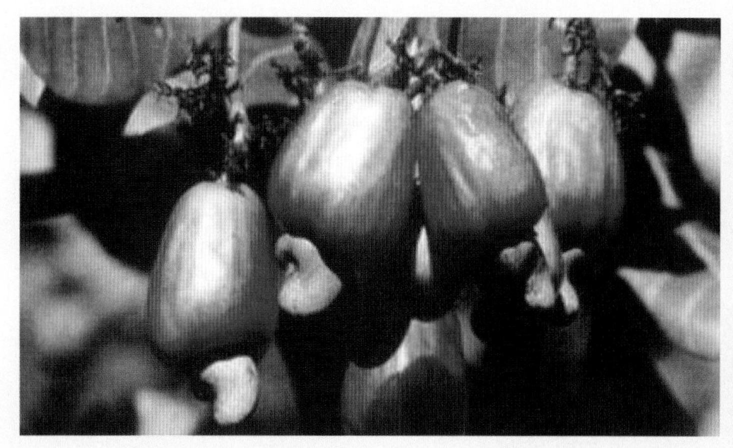

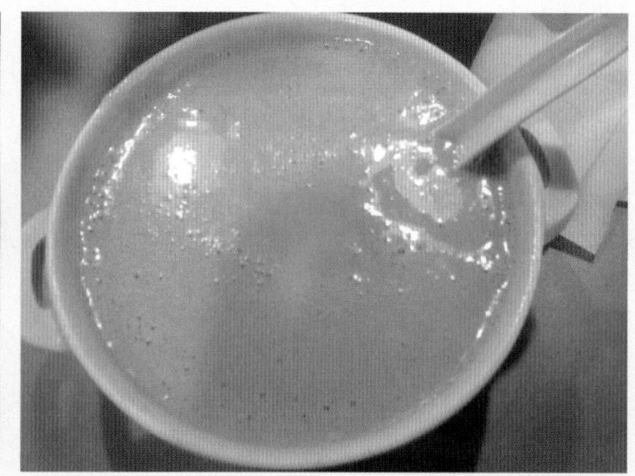

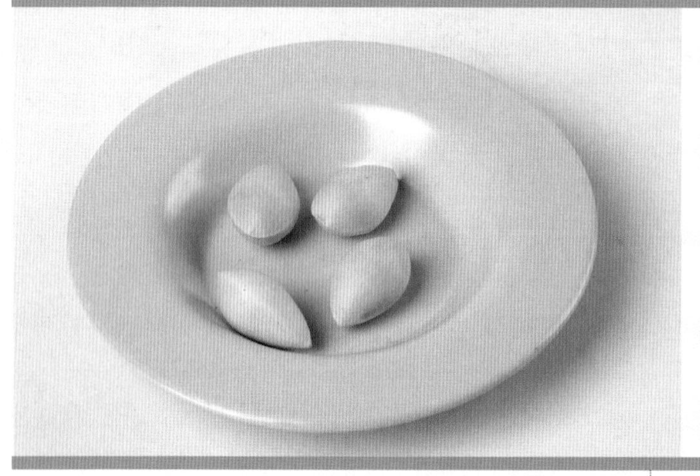

白果

baiguo

《日用本草》

【异名】

银杏、鸭脚子（《绍兴本草》），鸭脚梅（《御制本草品汇精要》），灵眼（《中华本草》引《太仓州志》），佛指甲（《中华本草》引《浙江通志》）。

【基原】

为银杏科银杏属植物银杏树 *Ginkgo biloba* L. 的成熟种子。为我国特产植物。主产于广西、四川、河南、山东、湖北、辽宁、江苏等地。

【性状】

呈倒卵形或椭圆形，略扁，一端稍尖，另端钝，个如杏核大小，表面白色、灰白色或淡棕黄色，平滑，坚硬，具有 2~3 条棱线。种仁长而扁圆形，淡黄色或黄绿色，内部白色。

《绍兴本草》："诸处皆产之，唯宣州形大者佳。以其色如银，形似小杏，故以名之。乃叶如鸭脚而又谓之鸭脚子。"

【采收加工或制法】

10~11 月采收成熟果实，堆放地上，或浸入水中，使肉质外种皮腐烂，洗净，晒干，去硬壳取仁后，去种皮、胚芽，浸泡半天以上，煮熟透后才可食用。

1.《绍兴本草》："七月八月采实暴干。"

2.《滇南本草》："同糯米蒸。"

3.《御制本草品汇精要》："火煨去壳用。"

【性味】 味甘、苦、涩，性平，有小毒。

1.《绍兴本草》："味苦甘，平，无毒。"

2.《饮膳正要》："味甘、苦，无毒。"

3.《滇南本草》："味甘、平，性寒。"

4.《御制本草品汇精要》："味甘、苦，性缓，泄。"

5.《医学入门》："味甘，寒，有毒。"

6.《本草纲目》："甘、苦，平，涩，无毒。时珍曰：熟食，小苦微甘，性温有小毒。"

7.《饮食须知》："味甘苦涩，性温，有小毒。"

8.《本草新编》："味甘、少涩，气微寒。有毒。"

9.《本草备要》："甘、苦而温。性涩而收。性阴，有小毒。"

【归经】 入肺、肾经。

1.《本草汇言》："入手太阴、太阳经。"

2.《本草新编》："入心经，通任、督之脉，至于唇口。"

3.《本草备要》："色白属金，故入肺。"

4.《本草述钩玄》："入手太阴经。"

5.《中华本草》引《本草再新》："入心、肺、肾三经。"

6.《中华本草》："归肺、肾经。"

【功用】

敛肺定喘，涩精止带，缩小便，消疮润肤。适宜于喘咳痰嗽，遗精，带下，白浊，尿频，遗尿，疥癣，皮肤皲裂者食用。

1.《三元延寿参赞书》："生引疳，解酒，熟食益人。"

2.《本草精品汇要》："煨熟食之，止小便频数。"

3.《本草纲目》:“熟食温肺益气，定喘嗽，缩小便，止白浊；生食降痰，消毒杀虫；(捣)涂鼻面手足，去皶泡，皯黯，皴皱及疥癣疳䘌、阴虱。”

4.《本草新编》:“治白浊,清心。性不能乌须发,然乌须发必须用之，引乌黑之汁至于唇口之间以变白也。”

5.《现代实用中药》:“核仁:为收敛镇静镇咳药,治喘息，头晕，耳鸣，慢性淋浊及妇人带下。果肉:为皮肤刺激药，捣碎作贴布剂，有发泡作用；菜油浸一年以上，用于肺结核。”

【服食方法】

可炒食、煮粥、制蜜饯或与补益类食材如鸭、鸡、香菇等配成食疗佳肴。

1.《绍兴本草》:“唯炒或煮食之，生食戟人。”

2.《饮膳正要》:“炒食煮食皆可，生食发病。”

3.《滇南本草》引《新纂云南通志》:“可佐食入肴。亦或入药。”

【服食宜忌】

不宜多食、常食；生食、孕妇及小儿宜慎；邪实痰多者不宜食。

1.《三元延寿参赞书》:“不可多，多食腹满。有云满一千个者死。阴毒之物。有人艰籴，取白果以为饭，饱食，次日皆死。”

2.《日用本草》:“多食壅气动风。小儿食多昏霍，发惊引疳。同鳗鲡鱼食，患软风。”

3.《滇南本草》:“不可多食，若食千枚，其人必死。”

4.《御制本草品汇精要》:“生食有小毒，发病。”

5.《本草蒙筌》:“多食则动风作痰……小儿勿食，极易发惊。”

6.《本草纲目》:“多食令人胪胀。”

7.《饮食须知》:“妊妇食之滑胎。”

8.《本草新编》:“白果不可多用，然小儿又最宜食之。盖小儿过餐水果，必伤任督之脉，五日内与十枚熟食，永无饱伤之苦，并不生口疳之病……少用则益于督脉，多用则损于包络。”

9.《本草分经》:“壅气发疳，小儿多食白果，吐涎沫不知人，急用白鲞头煎汤，灌之可解。”

10.《随息居饮食谱》:“多食壅气动风，小儿发惊动疳。中其毒者，昏晕如醉，白果壳或白鲞头，煎汤解之。食或太多，甚至不救，慎生者，不可不知也。”

【食疗方】

1. 治噎食反胃 白果肉同糯米蒸，和蜜丸，与核桃捣烂为膏服之,治噎食反胃,又治白浊冷淋。(《滇南本草》)

2. 治头风眼疼 白果肉捣烂敷太阳穴，止头风、眼疼。(《滇南本草》)

3. 治咽喉十八症 用汁点喉内，治咽喉十八症。(《滇南本草》)

4. 治无名肿毒 采果捣烂，敷无名肿毒不能出头者。(《滇南本草》)

5. 治寒嗽痰喘 白果七个，煨熟，以熟艾作七丸，每果入艾一丸，纸包再煨香，去艾吃。(《本草纲目》引《秘韫方》)

6. 治小便频数 白果十四枚，七生七煨，食之，取效止。(《本草纲目》)

7. 治久咳有痰 银杏膏:茶(四两略焙为细末)，白果肉(四两，一半去白膜，一半去红膜，擂烂)，核桃肉(四两擂)，家蜜(半斤)。上药，入锅内炼成膏，不拘时服。(《寿世保元》)

8. 治赤白带下，下元虚惫 白果、莲肉、江米各五钱,胡椒一钱半。为末。用乌骨鸡一只,去肠盛药，瓦器煮烂，空心食之。(《食物本草》)

9. 治手足皴裂 生白果嚼烂，夜夜涂之。(《食物本草》)

10. 治肠风下血 煨熟食之。(《本草易读》)

11. 治阴毛生虱 嚼敷之。(《本草易读》)

12. 治慢性淋浊，妇女带下及晕眩 白果仁炒熟去壳，怀山药等分，焙燥研细粉，混合，每日40g，分三四回，米汤或温开水调服。(《现代实用中药》)

13. 治遗精，尿频，遗尿 白果单食即可。(《中华本草》)

14. 治疗老年哮喘 糖水白果羹:白果仁50g，小火炒熟，去其外衣，洗净切成小粒，放入锅内，加清水旺火烧沸后，改用文火焖煮片刻，加入白糖50g、桂花少许即可食用。此羹具有补肾固肺、镇咳平喘之功效。[药膳食疗，2003，(8)：14.]

15. 治水肿 银杏全鸭：银杏200g，水盆鸭1只(约1000g)，猪油500g，胡椒粉、料酒、鸡油、姜、葱、食盐、味精、花椒、清汤、淀粉各适量。将银杏去壳放入锅内，用沸水煮熟，捞出去皮膜，切去两头，去心，再用开水焯去苦水，在猪油锅中炸一下，捞出待用。另将水盆鸭洗净，加入以上调料后蒸熟，后将鸭肉切成银杏大小，与银杏拌匀，放于鸭脯上。将原汁倒入，加汤上笼蒸30分钟，加入料酒、盐、味精、胡椒面，用水豆粉少许勾芡，放鸡油少许，浇于鸭上即成。功效：滋阴养胃，利水消肿，定喘止咳。[药膳食疗，2003，(11)：43.]

16. 治脾虚带下 腐竹白果粥：白果10枚，腐竹50g，粳米100g。将白果去壳、去种皮、胚芽，同腐竹、粳米同煮为稠粥。每日1次，空腹食。可养胃，清肺热，固肾气。[东方食疗与保健，2005，(12)：41–42.]

17. 治遗尿尿频 白果小肚汤：白果5枚，猪膀胱250g，料酒、精盐、胡椒粉、葱段、姜片、肉汤各适量。洗净白果，去壳皮及绿胚芽；猪膀胱加食碱少量，揉搓洗净。放入沸水锅中汆透，捞出洗净切丝。锅中放料酒、盐、胡椒粉、葱、姜、肉汤、膀胱、白果，共煮至膀胱熟烂即成。每日或隔日1剂，连服数剂。[东方食疗与保健，2005，(12)：41–42.]

【储藏】

贮干燥容器内，密闭，置通风干燥处，防蛀，防泛油。

【食论】

白果有小毒，有报导：小儿生食5~10个即可引发中毒，以呕吐、腹痛腹泻、发热及发绀等症状表现为主，重者有昏迷、抽搐及死亡。一般认为引起中毒及中毒的轻重，与年龄大小、体质强弱及服食量的多少有密切关系。年龄愈小中毒可能性愈大，中毒程度也愈重；服食量愈多，体质愈弱，则死亡率也愈高。对于轻度中毒者，可用生甘草或白果壳水煎服以解毒。白果的主要毒性成分是白果酸、白果醇及白果酚等，绿色胚芽中含量较多。这些毒性成分能溶于水，并在加热的条件下可被破坏，因此本品去心并充分煮熟可使毒性减弱。同时，现代研究表明，白果对葡萄球菌、大肠杆菌等多种细菌有不同程度的抑制作用，果仁中含有粗蛋白、粗脂肪、矿物质、粗纤维及多种维生素等成分，并具有通畅血管、改善大脑功能的作用，食用白果可以滋阴养颜，抗衰老，扩张微血管，改善血液循环。

附：银杏叶

1.《滇南本草》："采叶阴干，治小儿生火，以菜油调搽皮面上，风血或大疮不出头者。"

2.《滇南本草》："采叶捣烂，搽雀斑甚妙。"

3.《中国食用本草》(植物卷)："叶：甘、苦、涩，平。活血化瘀，益心敛肺，化湿止泻。用于胸闷心痛、心悸怔忡、痰喘咳嗽、泻痢、白带。银杏叶泡茶饮，有益心止泻的功效，可用于冠心病心绞痛、痢疾、肠炎等。"

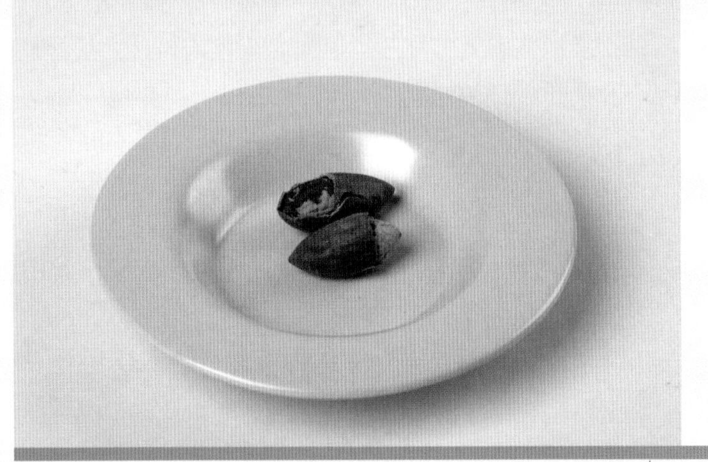

榧子
feizi

《新修本草》

【异名】

彼子、柀子（《神农本草经》），榧实（《名医别录》），赤果、玉榧（《日用本草》），玉山果（《本草纲目》），香榧（《现代实用中药》）。

【基原】

为红豆杉科榧树属植物榧树 *Torreya grandis* Fort. ex Lindl. 的成熟种子。多产于我国江苏、安徽、湖南、浙江等省地。

【性状】

榧子呈卵圆形或长卵圆形，长 2 ~ 4cm，直径 1.3 ~ 2cm。表面灰黄色或淡黄棕色，有纵皱纹，一端钝圆，另端稍尖。种皮厚约 1mm。种仁卵圆形。气微，味微甜而涩。

1.《本草拾遗》："子如槟榔，食之肥美。"

2.《本草纲目》："核长如橄榄核，有尖者、不尖者，无棱而壳薄，黄白色。其仁可生啖，亦可焙收。以小而心实者为佳。"

3.《植物名实图考》："实青时如橄榄，老则黑。玉山与浙江交界处多种之。"

【采收加工或制法】

秋季种子成熟时采摘，除去肉质假种皮，洗净，晒干备用。选材以种仁细小、饱满充实、干燥、无杂质、无虫蛀者为佳。

【性味】 味甘、涩，性平。

1.《神农本草经》："味甘，温。"

2.《新修本草》："有毒。"

3.《千金要方·食治篇》："味甘，平，涩，无毒。"

4.《本草征要》："味甘，性平，无毒。"

5.《本草新编》："味甘、少涩，气温。"

6.《本草求真》："甘涩微苦，体润而滑，性平无毒。"

7.《本草求原》："甘、涩，温，微毒。"

【归经】 入肺、胃、大肠经。

1.《神农本草经疏》："入手太阴、阳明经。"

2.《本草新编》："入胃、脾、大肠之经，又入肺。"

3.《得配本草》："入手太阴经气分。"

4.《本草求真》："专入肺。"

5.《本草撮要》："入手、足阳明经。"

【功用】

消谷，杀虫，通便，润肺止咳。适宜于虫积腹痛，疳积，肺燥咳嗽，肠燥便秘，痔疮肿痛，蛔虫病，钩虫病者食用。

1.《神农本草经》："主治腹中邪气，去三虫，蛇螫，蛊毒，鬼疰，伏尸。"

2.《名医别录》："主治五痔。"

3.《食疗本草》："消谷，助筋骨，行营卫，明目轻身，令人能食。"

4.《本草通玄》："消谷进食，杀虫化积，止嗽助阳，疗痔止浊。"

5.《医林纂要》："润肺宁心。治寒嗽，杀尸虫。"

6.《随息居饮食谱》："润肺止嗽，化痰开胃。"

7.《中国中药资源志要》："驱虫，消积，润燥。用于虫积腹痛，食积痞闷，便秘，痔疮，蛔虫病。"

【服食方法】

煎汤、炒熟去壳嚼服，亦可蒸食，代茶饮用，煮羹，或制作成饮料等。

《随息居饮食谱》："可生啖，可入素羹。"

【服食宜忌】泄泻肠滑者慎食。

1.《本草衍义》："过多则滑肠。"

2.《本草蒙筌》："忌同鹅肉食之，生瘕节风上壅。"

3.《饮食须知》："反绿豆，能杀人。"

4.《随息居饮食谱》："多食助火，热嗽非宜。"

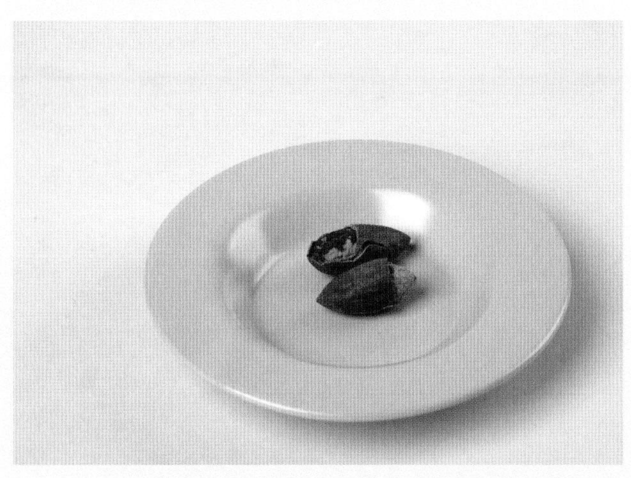

【食疗方】

1. 治寸白虫　生榧实四十九枚，去皮。上一味，于清旦空腹食七枚。七日食尽，其虫即化成水。(《圣济总录》)

2. 治口咽痛痒　榧子配芜荑、杏仁、肉桂，蜜丸，含咽。(《得配本草》)

3. 治钩虫病　榧子 30g，炒香后放入杯中，用沸水冲泡，代茶饮用。兼有润肠作用。(《药食两用中药应用手册》)

4. 治绦虫病　香榧 30 粒，炒熟勿焦，清晨空腹一次服完，连服 3 日。如虫未排出，一周后再服 1 次，并用槟榔 30g 煎汤送服。(《干鲜果品》)

5. 治蛲虫肛痒　榧子饮：榧子 20g，切碎，加适量水煎，去渣，空腹饮汁，每日服 1 次，连服 2 ~ 3 天。[邬时民．润肺驱虫话香榧．养生大世界，2008;(1)：33]

6. 治久病体虚、食欲不振　榧子素羹：榧仁 50g，大米 100g。榧子去皮壳取仁，大米洗净；锅中加入清水，与榧仁、大米一同以大火煮沸，然后改小火熬成浓羹服用。[邬时民．润肺驱虫话香榧．养生大世界，2008，(1)：33.]

【储藏】放于阴凉干燥处，宜连壳保存，以防虫蛀。

【食论】

榧子为《别录》下品，其味道甘美，香酥可口，宋代大文豪苏轼有诗赞曰："彼美玉山果，粲为金盘实。"我国浙江诸暨的枫桥东溪一带所产香榧品质最佳，久负盛名，有"枫桥香榧"之称。有关榧子的寒热之性，历来说法不一，有言其温者，如《神农本草经》；有言其平者，如《本草纲目》；有言其寒者，如《罗氏会约医镜》。本品在食用时多经炒制，炒制之后，无论是寒是平，均转为温热，正如《罗氏会约医镜》所言："炒食甘美，但经火则热，多食引火入肺，大肠受损。"现代药理研究证实，榧子对绦虫、蛔虫、钩虫等有杀灭作用，且副作用小，可见榧子实为驱虫要品。

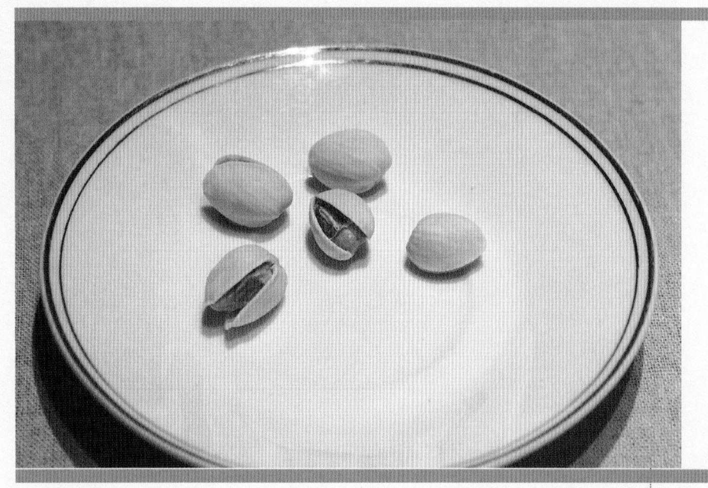

开心果

kaixinguo

《全国中草药名鉴》

【异名】

阿月浑子、胡榛子（《本草拾遗》），无名子（《海药本草》），必思荅（《饮膳正要》），必思答其欧、绿仁果、洋白果（《中国食疗本草》）。

【基原】

为漆树科黄连木属落叶小乔木植物阿月浑子 *Pistacia vera* L. 的果实。原产中亚和西亚地区，我国新疆等地有栽培。

【性状】

果实呈卵形或广卵形，稍扁，长约 2cm，宽约 1cm，淡黄色或淡红色，先端尖，基部截形，有皱纹，果皮坚易开裂；果核长 1.5cm，卵圆形或椭圆形，灰白色，果壳坚硬。种子表皮呈灰棕色或带紫红，内部绿色至淡绿色。气微，味微甘香。

1.《本草拾遗》："生西国诸番，云与胡榛子同树，一岁榛子，二岁浑子也。"

2.《饮膳正要》："其果出回回田也。"

【采收加工或制法】

7 ~ 9 月采摘成熟果实。选材以果仁完整饱满，色泽鲜绿者为佳。

【性味】味辛、甘、微涩，性温。

1.《本草拾遗》："味辛，温，涩，无毒。"

2.《海药本草》："味辛，无毒。"

3.《饮膳正要》："味甘，无毒。"

4.《中国食疗本草》："甘，温。"

【归经】入脾、肾、大肠经。

【功用】

温肾助阳，暖脾止痢。适宜于脾肾阳虚，腰际酸冷，阳痿，早泄，冷痢寒泄，身体瘦弱，食欲不振等人食用。

1.《本草拾遗》："主诸痢，去冷气，令人肥健。"

2.《海药本草》："主腰冷，阴肾虚弱。"

3.《本草纲目拾遗》："能止痢、暖肾、开胃、除肠秽积；得木香、山萸，能兴阳。"

4.《新疆药用植物志》："补肾，健胃，止泻。治阳痿，食欲不振，消化不良，痢疾腹泻。"

5.《中国中药资源志要》："温肾暖脾。用于肾虚腰冷，阳痿，脾虚冷痢。"

【服食方法】

可生食、炒食、烤、炸、腌制、糖制、榨油，亦可制作成干果、糕点、奶酪、清凉饮料、冰淇淋等。

【服食宜忌】阴虚火旺者不宜多食。

【食疗方】

1. 治肾虚腰痛、遗精 阿月浑子 18g，枸杞子 12 g，煎汤（饮汤食果）。（《中国食疗本草》）

2. 油炸开心果仁 阿月浑子种仁、食盐、素油各适量。种仁去杂、洗净、晾干，放入盐水中腌渍半天，捞出沥干。锅内放油烧至五成热时，下入种仁，炸至金黄色时捞出即成。有生津、润喉 、止痢、助阳的功效。适用于消渴、痢疾、体虚瘦弱、腰膝酸

痛者食用。(《干鲜果品》)

3. 治食纳减少、消化不良 阿月浑子汤：阿月浑子、山楂、木瓜、木香各10g，水煎服。(《家常食物功能手册》)

4. 治腰腿酸软 阿月浑子散：阿月浑子、葫芦巴子、黑草种子各等分，共炒燥，研细末，每次10g，红砂糖水送服，每天2次。(《家常食物功能手册》)

5. 治面部黑斑 阿月浑子糊：阿月浑子、荠草、真珍珠、贝母各等分，研极细末。每次取适量与水混匀后，作面部按摩、敷用，每天1次，连用7 ~ 10天。(《家常食物功能手册》)

【储藏】

放阴凉、干燥处或冰箱内保存，防霉防蛀。

【食论】

人们认为，开心果裂开后，颇似人张开的笑口，故名"开心果"，其富含蛋白质和不饱和脂肪酸，营养丰富且具保健作用，可作为外出旅游的休闲食品。开心果其实有两种，一种为阿月浑子，此不赘述；另一种为七叶树科乔木植物七叶树的果实娑罗子，首载于《本草纲目》，又名开心果、天师栗、苏罗子等，其性味甘温，入肝、胃二经，可疏肝止痛，理气宽中，常用治胁痛、胃痛、乳腺增生、痛经、疳积、痢疾等病症。因二者皆有"开心果"之名，且果实形态相近，又多同在夏秋之际成熟，故人们常易将二者混淆，因而使用时应注意鉴别：一般果皮白色、坚硬而光滑，于裂缝中可见淡绿色种仁者为阿月浑子（开心果）。

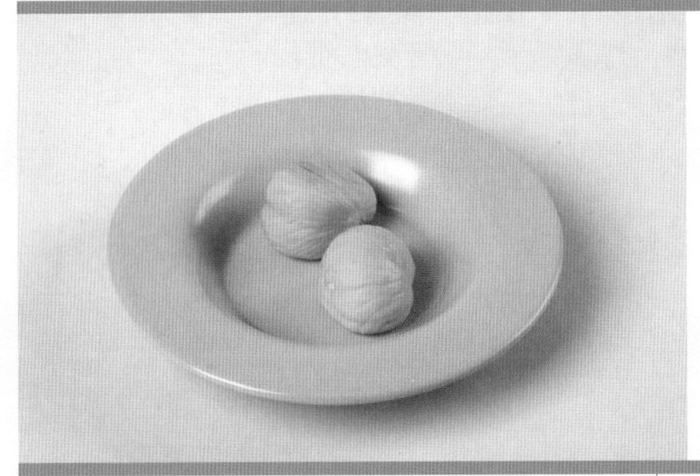

栗子

lizi

《备急千金要方》

【异名】

栗(《名医别录》)，栗实(《食性本草》)，板栗(《大观本草》)，栗果(《滇南本草》)。

【基原】

为壳斗科栗属植物板栗 *Castanea mollissima* Bl. 的种仁。

【性状】

坚果果壳深褐色，顶端被绒毛，内种仁呈半球形或扁圆形，先端短尖，直径约2cm。外表面黄白色，光滑，具浅纵沟纹。质实稍重。

【采收加工或制法】

总苞由青色转黄色，微裂时采收，剥出种子。

1.《名医别录》："生山阴，九月采。"

2.《食疗本草》："凡栗，日中曝干食，即下气补益；不尔犹有水气，不补益也。火煨去汗，亦杀水气。"

3.《本草衍义》："栗欲干，莫如曝，欲生收，莫如润。"

4.《玉楸药解》："风干者佳。"

【性味】味甘、微咸，性温，无毒。

1.《名医别录》："味咸，温，无毒。"

2.《宝庆本草折衷》："味咸、甜，温，无毒。"

3.《滇南本草》："味甘，平。"

4.《玉楸药解》："味甘、咸，气平。"

5.《药性切用》："味甘，微咸，生平熟温。"

【归经】入肾、脾、胃经。

1.《玉楸药解》："入足太阴脾、足少阴肾经。"

2.《药性切用》："入肾。"

3.《本草求真》："专入肾，兼入肠胃。"

【功用】

健脾养胃，补肾强筋，活血止血，消肿散结。适宜于脾虚泄痢，反胃不食，脚膝酸软，折伤瘀痛，吐衄便血，瘰疬肿毒者食用。

1.《名医别录》："主益气，厚肠胃，补肾气，令人忍饥。"

2.《食性本草》："栗楔，理筋骨风痛。"

3.《日华子本草》："栗楔，生食，破冷痃癖，日生吃七个。又生嚼，罨可出箭头，亦罨恶刺，并傅瘰疬肿毒痛。"

4.《滇南本草》："生吃，止吐血，衄血、便血、一切血症。"

5.《玉楸药解》："补中培土，养胃益脾。"

6.《医林纂要》："生食补心散血，清肺泻肾；熟食厚脾胃，益气充饥。居中者名栗楔，尤养血治腰痛，亦未必也。"

7.《药性切用》："补肾浓肠。"

8.《本草分经》："厚肠胃，补肾气，能解羊膻。"

9.《随息居饮食谱》："解羊肉毒。"

【服食方法】生食、炒食、煮食、煮粥食。

1.《本草经集注》："患脚弱，往栗树下食数升，然应生啖之。若饵服，宜蒸曝之。"

2.《备急千金要方·食治篇》："生食之，甚治腰脚不遂。"

3.《新修本草》："栗作粉，胜于菱芰。"

4.《随息居饮食谱》："辟谷济荒，生熟皆佳。"

【服食宜忌】小儿、脾胃虚弱、消化不良者不宜多食。

1.《新修本草》："实饲孩儿，令齿不生。"

2.《食疗本草》："蒸炒食之，令气壅，患风水气不宜食。"

3.《本草衍义》："小儿不可多食。生者难化，熟即滞气、隔食、生虫，往往致小儿病，人亦不知。"

4.《饮食须知》："勿同牛肉食。"

5.《滇南本草》："生食胸中气横"，"患风疾及水肿者不宜食"，"小儿多食则难消化成病。"

6.《得配本草》："多食滞脾恋膈，风湿病者禁用。"

7.《随息居饮食谱》："外感未去，痞满疳积，疟痢产后，小儿，病人不饥、便秘者并忌之。"

【食疗方】

1. 治跌打伤痛 嚼生者涂疮上，疗筋骨断碎，疼痛，肿，瘀血有效。(《新修本草》)

2. 治老人脚气，肾虚气损，脚膝无力，困乏 生栗方：生栗一斤，以蒸熟，透风处悬，令干。上以空心每日常食十颗。(《寿亲养老新书》)

3. 治肾虚腰痛脚软 板栗（要扁的）布袋装好，挂有风处，阴干，一日翻动数次，方免干坏。每早取七个，细细嚼食，再以猪腰子煮粥食之，必强健。(《验方新编》)

4. 治痿证 栗子两个，必须两面俱扁者，交五更时，细嚼一粒如浆，不饮茶，不出言语，运气吞下，送至脐下三寸（名丹田）。再嚼一粒，照前式，听其熟睡。食至半月后，不必服药，自能渐渐行动。(《疑难急症简方》)

5. 治疟疾 治山岚瘴气疟疾或水泻不止，或红白痢疾。用火煅为末，每服三钱，姜汤下。(《滇南本草》)

6. 治遗精 栗子鱼肚：鱼肚100g，水发后晾干，粘上干面粉，入油锅炸至呈黄色时捞出，煸葱姜，将栗子肉切碎，入油锅中翻炒，再加入鱼肚和味料，焖至熟烂即成。滋阴养肾，常食能治疗肾阴虚所致的遗精、滑精，肝阴虚所致的头晕目眩，及心躁烦热、腰痛等病证。[家庭医学，2002，(1)：30.]

7. 治夜尿频多 板栗烧鸡：先将鸡块加酱油、料酒、白糖、味精、姜片和葱段，加水没过鸡块，小火烧上一刻钟左右。后放入板栗（若板栗先过下油为更佳），上笼屉或隔水蒸半小时。待肉酥烂时，将湿淀粉和麻油拌在鸡块上，再略蒸片刻即可食用。[家庭医药，2007，（3）：70.]

8. 治气虚咳嗽 栗子炖猪肉：栗子200g，猪瘦肉250g。加适量食盐、姜末、花椒，炖熟后调入葱花、味精服食。可健脾益肺止顶，适用于脾肺气虚之咳嗽、气短、乏力、肢软等。[家庭科技，2007，（10）：28.]

【储藏】 入窖贮藏；或剥出种子，晒干。

1.《本草衍义》："沙中藏至春末夏初，尚如初收摘。"

2.《滇南本草》："须日曝或灰中煨，令汗出，或以润沙藏之，或袋盛，当风悬之，并令去其水气，最良。"

【食论】

据古人经验，栗子生食难化困脾，熟食滞气，亦不免困脾，除了饥荒的年代充当粮食外，不宜多食，否则将导致腹胀胸闷、积滞厌食等反应。现代研究表明，栗子所含不饱和脂肪酸和多种维生素等可预防心脑血管疾病及骨质疏松症等，因此老年人较宜食用。

附：栗子花

1.《滇南本草》："味苦、涩，性微温。止日久赤白带下，休息痢疾，止大肠下血。"
2.《本经逢原》："栗花治瘰疬。"

栗壳

1.《食疗本草》："止反胃、消渴。煮汁饮之。"
2.《日华子本草》："壳煮治泻血。"
3.《滇南本草》："子上壳刺，烧灰吹鼻中，治中风不语，吹之即醒；或中痰邪，亦吹即应。"
4.《本草纲目拾遗》："解人参之力，胜于莱菔。杨春崖《验方》：解人参，栗子壳煎汤服之，良。"
5.《玉楸药解》："壳止便血。"

栗毛壳（栗毛球）

1.《新修本草》："栗毛壳，疗火丹疮、毒肿。"
2.《得配本草》："毛毬，即栗外刺包，煮汁，洗火丹毒肿，烧灰敷亦效。"

栗树白皮

1.《新修本草》："水煮汁，主溪毒。"
2.《食疗本草》："主瘅疮毒，煎水洗之。"
3.《日华子本草》："树皮煎汁，治沙虱、溪毒。"
4.《本经逢原》："栗树皮煮汁，洗沙虱、溪毒并丹毒疮毒。"

栗叶

1.《滇南本草》："叶，治喉疔火毒。煎服，神效。"

栗树根

1.《本草求真》："栗根酒煎，能治偏坠肾气，皆以取其下气解毒之功耳。"

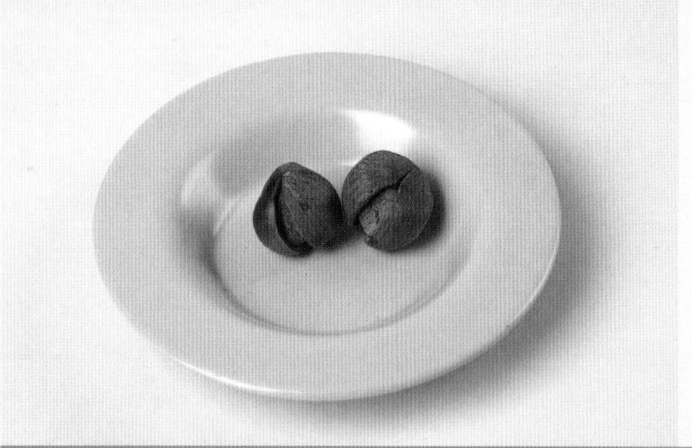

榛子

zhenzi

《日华子本草》

【异名】

榛（《诗经》），莘、奥栗（《宝庆本草折衷》），槌子（《本草求原》），鸡心栗（《医林纂要》），茅栗（《寿世传真》），山反栗（《中国树木分类学》），榛柴棵子、平榛（《东北药用植物》）。

【基原】

为桦木科榛属植物榛 *Corylus heterophylla* Fisch. ex Bess. 的种仁。我国东北、华北、西北的陕西、甘肃、宁夏以及安徽、湖北等省地有分布。

【性状】

果单生或簇生；果苞针形，具细条棱，外面密生短柔毛和刺毛状腺体，上部浅裂，裂片三角形，边缘几全缘；果序梗长约 1.5cm，密生短柔毛。坚果近球形，长约 1.2cm，密被细绒毛，先端密被粗毛。多生长于山地阴坡灌木丛处。

1.《本草纲目》：“其实作苞，三五相粘，一苞一实。实如栎实，下壮上锐，生青熟褐色，其壳厚而尖，其仁白而圆，大如杏仁，亦有皮尖。”

2.《医林纂要》：“大者似栗而壳薄，小者形如鸡心。”

【采收加工或制法】

9 ~ 10 月果实成熟时采摘，去除总苞和果壳等杂质，晾干。选材以果体较大、饱满而完整、身干、色泽光亮者为佳。

《御制本草品汇精要》：“秋取实。”

【性味】味甘，性平。

1.《开宝本草》：“味甘，平，无毒。”

2.《医心方·食治篇》：“味甘，小涩，冷。无毒。”

3.《医林纂要》：“甘，咸，平。”

【归经】入肺、脾、胃、肝经。

《宁夏中药志》（第二版）：“归脾、胃、肝经。”

【功用】

益气开胃，止咳明目。适宜于病后虚弱，食欲不振，心气不足，脾虚泄泻，目视不明，咳嗽，虫积等人食用。

1.《日华子本草》：“肥白人，止饥，调中，开胃。”

2.《开宝本草》：“主益气力，宽肠胃，令人不饥，健行。”

3.《医心方 · 食治篇》：“崔禹锡云：食之明目，去三虫。”

4.《医林纂要》：“补心散血。”

5.《安徽中药志》：“健脾，止咳。”

6.《长白山植物药志》：“益气，开胃，明目。”

7.《中国中药资源志要》：“用于食欲不振，视物昏花。”

【服食方法】

可生食、煲汤、炒食、蒸食、煮粥、制作糕点、榨油等。

1.《医心方 · 食治篇》：“蒸干啖之，益人气。”

2.《随息居饮食谱》：“可磨点成腐，与杏仁腐皆为素馔所珍。”

【服食宜忌】

脂肪肝患者、胆功能不良者、易泄泻者慎食。

【食疗方】

1. 治胃口痛 石燕米醋炙酥五分，棒子烧焦五钱，枯末三钱，三味共研细末，热酒冲服。服后用棉被盖，令出汗为妙，药到口即止痛，一服立除。（《验方新编》）

2. 治脾虚泄泻 榛子仁炒焦黄，研细末，每服 1 匙，空腹，红枣汤调下，一日 2 次。（《内蒙古食疗药》）

3. 治病后虚弱、食欲不振 榛子仁 30g，枸杞 12g，大枣 8 枚，党参 12g，补骨脂 60g，煎汤服。（《中国食疗本草》）

4. 治目糊昏花 榛子仁、枸杞各 30g，水煎代茶。（《干鲜果品》）

5. 治营养不良性水肿 榛子赤豆汤：榛子仁 60g，赤小豆 30g，加水适量，同煮成汤，待温服食，每天早、晚各 1 次。（《家常食物功能手册》）

6. 治脾虚泄泻 榛子粳米粥：榛子仁适量，粳米 50g，红砂糖适量。将榛子水浸去皮，水磨成汁，再和粳米煮成粥，食用时调入红砂糖。（《家常食物功能手册》）

【储藏】

本品易发油，不宜久存。可用保鲜袋密封，置于阴凉、干燥处暂存，防霉防蛀。

1.《饮食须知》：“以灯心（指灯芯草）剪碎，和入罐内，放干燥处，不油。”

2.《本草从新》：“久留最易油坏。”

【食论】

榛子味道香美，如有诗赞曰：“味胜番石榴，香逾月桂花。”其营养丰富，富含脂肪、蛋白质、氨基酸以及磷、钙、铁等元素，营养价值相当于牛肉的 9 倍，被誉为“坚果之王”。据《黄花镇记》记载，礼鼠常摘榛实贮存，作过冬之粮；古代军队也常以榛子作为行军干粮，可谓其具有充饥开胃健行之功的具体验证。

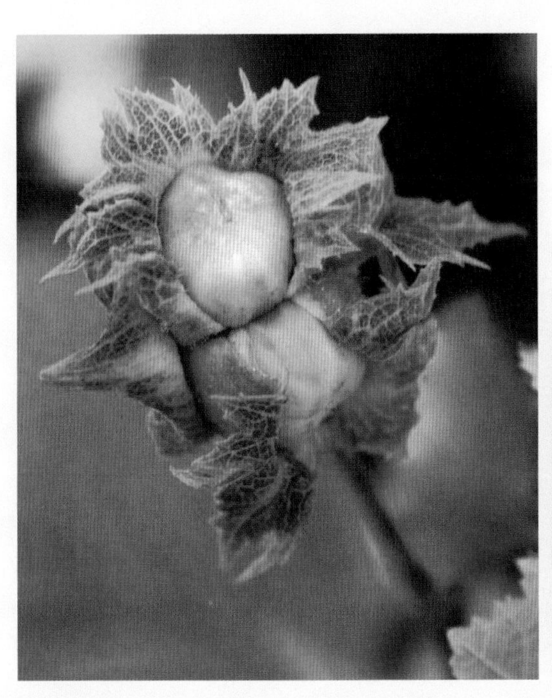

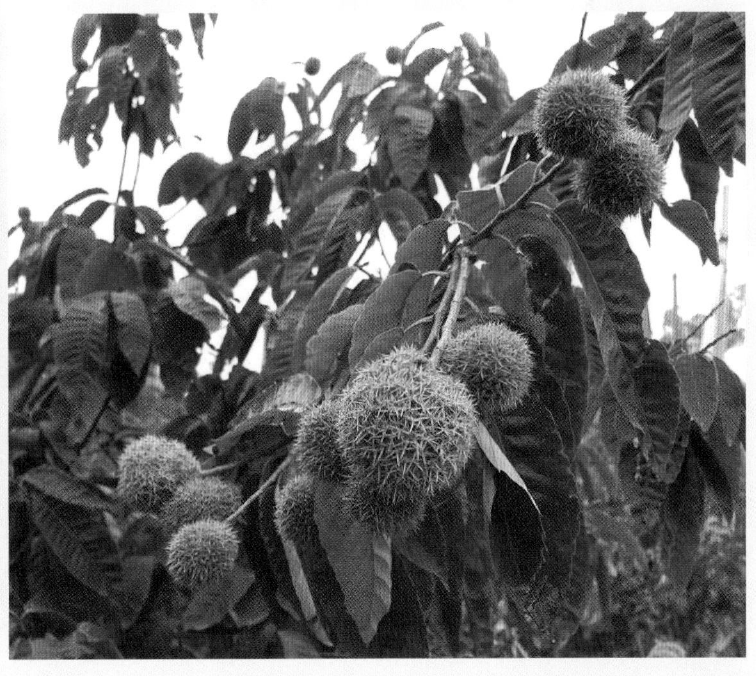

第五章
肉类

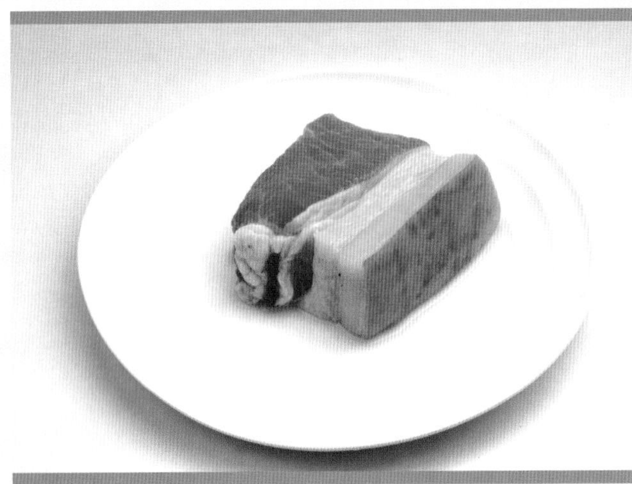

猪肉

zhurou

《名医别录》

【异名】家猪、豕、豚《广西药用动物》。

【基原】

为猪科猪属动物猪 *Sus scrofa domestica* Brisson 的肉。

【性状】

猪的品种繁多，达 150 多种，形态也有差异。基本特征是：躯体肥胖，头大，鼻与口吻皆长，略向上屈，眼小，耳壳有的大而下垂，有的较小而前挺，四肢短小，颈粗，项背疏生鬃毛，尾短小，末端有毛丛，毛色有纯黑、纯白或黑白混杂等。

【采收加工或制法】

宰杀后，刮除猪毛，剖腹去内脏，取肉鲜用或冷藏备用。

【性味】性寒，味甘、咸。

1.《名医别录》："味酸，冷。"

2.《备急千金要方·食治篇》："凡猪肉，味苦，微寒。"

3.《饮膳正要》："味苦，无毒。"

4.《饮食须知》："味苦，性微寒，有小毒。"

5.《滇南本草》："味酸，冷。"

6.《随息居饮食谱》："甘、咸，平。"

【归经】入脾、肾经。

1.《医学入门》："先入肾。"

2.《雷公炮炙药性解》："入脾经。"

3.《得配本草》："入足太阴经。"

4.《本草求真》："专入脾、胃。"

5.《本草撮要》："入手足太阴、少阴、阳明经。"

【功用】

补肾液，充胃汁，滋肝阴，润肌肤。适宜于阴液不足，热病伤津，大便干燥，燥咳无痰，消渴者食用。

1.《名医别录》："猪肉，治狂病。"

2.《备急千金要方·食治篇》："凡猪肉，宜肾。补肾气虚竭。""头肉，补虚乏气力，去惊痫、寒热、五癃。"

3.《本草拾遗》："主压丹石，解热。"

4.《食疗本草》："压丹石，疗热闭血脉。"

5.《日华子本草》："疗水银风。"

6.《饮膳正要》："主闭血脉，弱筋骨，虚肥人。"

7.《本经逢原》："精者，补肝益血。"

8.《医林纂要探源》："滋润肌肤，和柔筋骨，通利脏腑，渗达津液。"

9.《随息居饮食谱》："补肾液，充胃汁，滋肝阴，润肌肤，利二便，止消渴，起尪羸。"

【服食方法】可煮、炖、烧、炒后食用。

【服食宜忌】湿热、痰滞内蕴者慎服。

1.《名医别录》："凡猪肉味苦，主闭血脉，弱筋骨，虚人肌，不可久食，病人金疮者尤甚。"

2.《本草经集注》："肉不宜食，人有多食，皆能暴肥，此盖虚肥故也。"

3.《备急千金要方·食治篇》："凡猪肉不可久食，令人少子精，发宿病。"

4.《食疗本草》："虚人动风，不可久食，令人少子精。肉发痰，若患疟疾人切忌食，食必再发。”

5.《饮膳正要》：“不可久食，动风。患金疮者，尤甚。”

6.《滇南本草》：“反乌梅、大黄等。”

7.《医学入门》：“脏疾、心气、疟病、金疮人忌之。”

8.《本草纲目》：“病猪、黄膘猪、米猪，并不可食。”“反乌梅、桔梗、黄连、胡黄连（犯之令人泻利），反苍耳（令人动风）；合葵菜食，少气，合百花菜、吴茱萸食，发痔疾。”“凡煮猪肉，得皂荚子、桑白应、高良姜、黄蜡，不发风气。”

9.《本经逢原》：“助湿生痰。”

【食疗方】

1. 治男女阴蚀，阴中痒，有虫　肥猪肉十斤，以水煮取熟，去肉，盆中浸之，冷易，不过三两度。（《备急千金要方》）

2. 治狂病，经久不瘥　猪肉一斤，煮令熟，细切，作脍，和酱、醋食之。（《食医心鉴》）

3. 治上气咳嗽，胸膈妨满气喘　猪肉细切，作𩜶子，于猪脂中煎食之。（《食医心鉴》）

4. 治十种水病不瘥垂死　猪肉一斤（切），米半升，于豉汁中煮作粥，著姜、椒、葱白，空心食之。（《食医心鉴》）

5. 治小儿火丹　猪肉切片贴之。（《本草纲目》）

6. 治津枯血夺，火灼燥渴，干嗽便秘　猪肉煮汤，吹去油饮。（《随息居饮食谱》）

【储藏】鲜用、暂冷冻或煮熟之后冷冻保存。

【食论】

猪肉含有丰富的蛋白质及脂肪、碳水化合物、钙、磷、铁等成分，是日常生活的主要副食品，具有补虚强身、滋阴润燥、丰肌泽肤的作用。凡病后体弱、产后血虚、面黄羸瘦者，皆可用之作营养滋补之品。

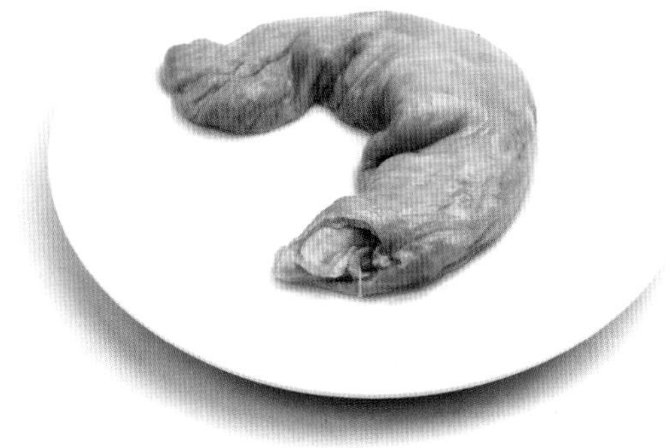

猪肠

zhuchang

《食疗本草》

【异名】猪脏（《动物本草》）

【基原】

为猪科猪属动物猪 *Sus scrofa domestica* Brisson 的肠。

【性状】

猪肠盘曲在猪腹腔的中、下部，呈长管道结构。根据猪肠的功能可分为大肠、小肠和肠头，它们的脂肪含量不同，小肠最瘦，肠头最肥。

【采收加工或制法】

宰杀后，剖腹取得，洗净，鲜用或冷藏备用。

【性味】性寒，味甘。

1.《备急千金要方·食治篇》：“微寒，无毒。”

2.《本草纲目》：“甘，微寒，无毒。”

3.《本草汇言》：“味甘，气寒，有微毒。”

【归经】入大、小肠经。

1.《得配本草》：“入大肠。”

2.《本草求原》:“入大、小肠。”

【功用】

润肠治燥，祛风止血。适宜于大便出血，血痢，痔疮，脱肛者食用。

1.《备急千金要方·食治篇》:“主消渴，小便数，补下焦虚竭。”

2.《日华子本草》:“止小便，补下焦。”

3.《本草纲目》:“润肠治燥，调血痢脏毒。”

4.《本草求原》:“治肠风脏毒，热痔血痢。”

【服食方法】可煮、炖、烧、炒后食用。

【服食宜忌】脾虚泄泻者慎服。

《随息居饮食谱》:“外感不清，脾虚滑泄者，均忌。”

【食疗方】

治脏寒泄泻，不进饮食，气体倦怠 吴茱萸净去枝梗，不以多少，用水浸透，用猪脏头一截，去脂膜净洗，将茱萸入脏内，两头扎定，慢火煮令极烂，用甑蒸熟尤好。将二味于臼内杵千下，令极细，丸如梧子大。每服五十丸，米饮下。(《世医得效方》)

【储藏】鲜用、暂冷冻或煮熟之后冷冻保存。

【食论】

猪肠，供药用始载于《食疗本草》，多用于血痢、痔疮出血、脱肛泄泻等病症。民间流行猪肠灌糯米、红枣等煮熟分段食用，是一种佳肴，同时有健胃补脾之效。

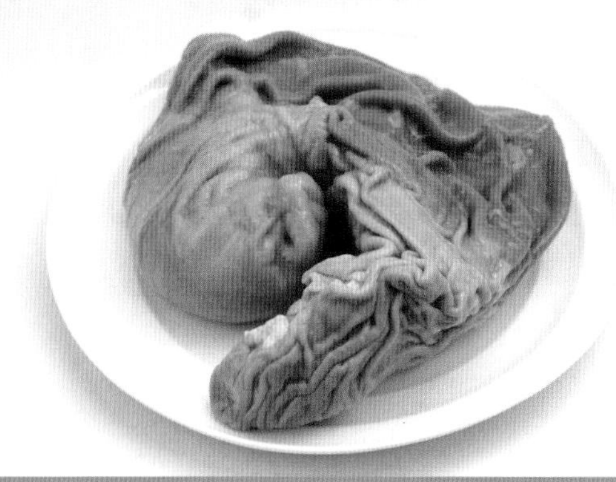

猪肚

zhudu

《名医别录》

【异名】

猪胃（《随息居饮食谱》）

【基原】

为猪科猪属动物猪 *Sus scrofa domestica* Brisson 的胃。

【性状】

猪胃位于猪季肋部和剑状软骨部，有前后两壁、上下两缘，上缘称胃小弯，下缘称胃大弯。将猪胃分成前后两半后，可见胃黏膜，其表面有许多小沟把黏膜分成几个小区，黏膜中有很多皱襞。

【采收加工或制法】

宰杀后，剖开腹部，取出胃，洗净，鲜用或冷藏。

【性味】性温，味甘。

1.《备急千金要方·食治篇》:“微寒，无毒。”

2.《日用本草》:“性温，平。”

3.《本草纲目》:“甘，微温，无毒。”

4.《得配本草》:“甘，微温。”

5.《本草求原》:“甘，微温，无毒。”

【归经】入胃经。

1.《得配本草》:“入胃。”

2.《本草撮要》:“入胃。”

【功用】

补虚损，健脾胃，止消渴。适宜于脾胃虚弱，食欲不振，腹泻便溏，消渴便数，男子遗精，女子带下者食用。

1.《名医别录》:“补中益气,止渴利。”

2.《备急千金要方·食治篇》:“补中益气,止渴,断暴利虚弱。”

3.《日华子本草》:“补虚损,杀痨虫,止痢。酿黄糯米蒸,捣为丸,甚治劳气,并小儿疳蛔,黄瘦病。”

4.《饮膳正要》:“主补中益气,止渴。”

5.《日用本草》:“补脾胃,益气力,止消渴,治泄痢,杀疳虫。”

6.《本草纲目》:“消积聚癥瘕,治恶疮。”(引《吴普本草》)

7.《得配本草》:“健脾利水,通血脉。”

8.《本草求原》:“补脾胃虚,治水泻、消渴、劳热骨蒸、劳虫、疳、蛔。通血脉,消积,养胎,治热劳脚气、疥痒、白疥,杀牙虫。”

9.《医林纂要》:“健脾和胃。”

10.《随息居饮食谱》:“退虚热,杀劳虫,止带浊、遗精。”

【服食方法】可煮、炖、烧、炒后食用。

【服食宜忌】温热内蕴者不宜多食。

《随息居饮食谱》:“外感未清、胸腹痞胀者,均忌。”

【食疗方】

1. 治消渴,日夜饮数斗水,小便数,瘦弱 猪肚一枚,净洗。以水煮令极熟,著少豉汁和煮,渴即饮汁,饥即食肚。(《食医心鉴》)

2. 治老人消渴热中,饮水不止,小便无度 猪肚一具,肥者,净洗之,葱白一握,豉五合,绵裹煮烂熟,下五味调和,空心,切,渐食之,渴即饮汁。(《寿亲养老新书》)

3. 治水泄 肚蒜丸:猪肚一枚,净洗,去脂膜,入大蒜在内,以肚子满为度,自晨至晚,以肚蒜糜烂为度,杵成膏子,入平胃散同杵,为丸梧子大。每服三十丸,盐汤或米饮空腹服。(《世医得救方》)

4. 治虚弱遗精 猪肚一枚,入带心连衣红莲子,煮糜,杵丸桐子太,每淡盐汤下三十丸。(《随息居饮食谱》)

【储藏】鲜用、暂冷冻或煮熟之后冷冻保存。

【食论】

猪肚含有蛋白质、脂肪、碳水化合物、维生素及钙、磷、铁等,具有补虚损、健脾胃的功效,适用于气血虚损、身体瘦弱者食用。

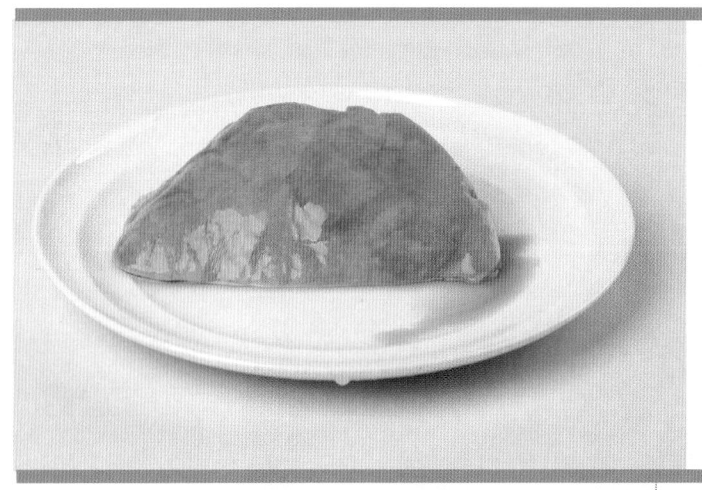

猪肺
zhufei

《千金要方》

【基原】

为猪科猪属动物猪 *Sus scrofa domestica* Brisson 的肺。

【性状】

猪肺位于猪的胸腔部，左右各一。肺上端钝圆，左肺分为上、下二个肺叶，右肺分为上、中、下三个肺叶。

【采收加工或制法】

宰杀后，取出肺，洗净，鲜用或冷藏。

【性味】 性平，味甘。

1.《本草纲目》："甘，微寒，无毒。"

2.《本草求真》："甘，寒。"

3.《随息居饮食谱》："甘，平。"

4.《广西药用动物》："微寒，味甘。"

【归经】 入肺经。

《药性切用》："入肺。"

【功用】

补肺止咳。适宜于肺气虚弱如肺气肿、肺结核、哮喘、肺痿者食用。

1.《本草纲目》："疗肺虚咳嗽。又治肺虚嗽血。"

2.《医林纂要探源》："治肺虚咳嗽。"

3.《得配本草》："补肺。"

4.《随息居饮食谱》："治肺痿、咳血、上消诸证。"

【服食方法】 可煮、炖、烧、卤、拌后食用。

【服食宜忌】

《本草图经》："不与白花菜合食，令人气滞，发霍乱。"

【食疗方】

治肺虚劳嗽　猪肺，麻油炒熟，同粥食。(《得配本草》)

【储藏】 鲜用、暂冷冻或煮熟之后冷冻保存。

【食论】

根据以脏补脏的原理，民间多用猪肺辅助治疗肺虚之病，如肺不张、肺结核、肺虚久咳短气或咳血等。

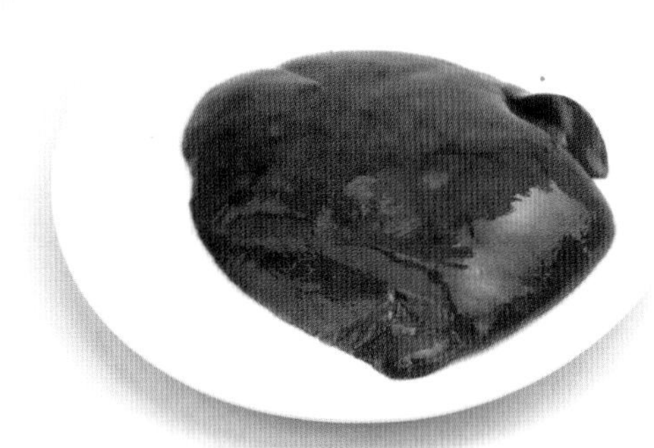

猪肝

zhugan

《千金要方》

【基原】

为猪科猪属动物猪 *Sus scrofa domestica* Brisson 的肝。

【性状】

猪肝位于猪的上腹部，在肺及膈的下方。正常猪肝呈红褐色，质地柔而脆，呈楔形。

【采收加工或制法】

宰杀后，剖腹取肝，鲜用或冷藏。

【性味】 性温，味甘、苦。

1.《备急千金要方·食治篇》:“味苦，平，无毒。”

2.《本草图经》:“温。”

3.《本草纲目》:“苦，温，无毒。”

4.《得配本草》:“微寒。”

5.《随息居饮食谱》:“甘，苦，温。”

6.《广西药用动物》:“性温，味苦。”

【归经】 入脾、肝经。

《本草纲目》:“入肝。”

【功用】

养血，补肝，明目。适宜于气血虚弱，面色萎黄，肝血不足所致的视物模糊不清，夜盲者食用。

1.《备急千金要方·食治篇》:“主明目。”

2.《本草拾遗》:“主脚气。”

3.《食医心鉴》:“主脾胃气虚，水气胀满浮肿。”

4.《本草纲目》:“补肝明目，疗肝虚浮肿。”

5.《本草求原》:“治肝虚目暗，目赤，雀目。休息痢，脱肛，中蛊腹痛，牙疳，阴痒，打伤青肿，劳悴，日晚寒热，惊悸烦渴，久泻带下。”

6.《广西药用动物》:“治妇女干病，风热目雾，小儿疳积。”

【服食方法】 可煮、炖、烧、炒后食用。

【服食宜忌】 湿毒内蕴者不宜多食。

《朱思简食经》:“猪肝合芹菜食之，令人腹中终身雷鸣。”

【食疗方】

1. 治肝脏壅热，目赤碜痛，兼明目补肝气　猪肝一具，细起薄切，以水淘漉出，沥干，即以五味、酱、醋食之。(《食医心鉴》)

2. 治脾胃气虚，食则汗出　猪肝一斤，薄起于瓦上曝令干，捣筛为末，煮白粥，布绞取汁，和，众手丸如梧桐子大，空心饮下五十丸，日五服。(《食医心鉴》)

3. 治水气胀满浮肿　猪肝一具，煮作羹，任意下饭。(《食医心鉴》)

4. 治脾胃气下痢瘦　猪肝一斤，芜荑末六分。薄起肝，糁芜荑末，面裹，更以湿纸裹煨熟，去面，空心食之。(《食医心鉴》)

5. 治产后乳汁不下　猪肝羹：猪肝一具(切)，红米一合，葱白、盐豉等。以肝如常法作羹食，作粥亦得。(《食医心鉴》)

6. 治肝虚嗽血　猪肝蘸米仁末食。(《得配本草》)

7. 治阴蚀　猪肝切片入阴户，虫皆入肝内，数

易即愈。(《本草撮要》)

8. 治贫血 猪肝100g，菠菜250g，煮汤服食。(《中国食疗大全》)

【储藏】鲜用或煮熟后暂冷藏保存。

【食论】

猪肝含有丰富的铁、磷，是造血不可缺少的原料；猪肝中富含蛋白质、卵磷脂和微量元素，有利于儿童的智力发育和身体发育。猪肝中含有丰富的维生素A，常吃猪肝，可逐渐消除眼科病症。现代医学研究发现，猪肝含有多种抗癌物质，而且还含有较强的抑癌能力和抗疲劳的特殊物质。

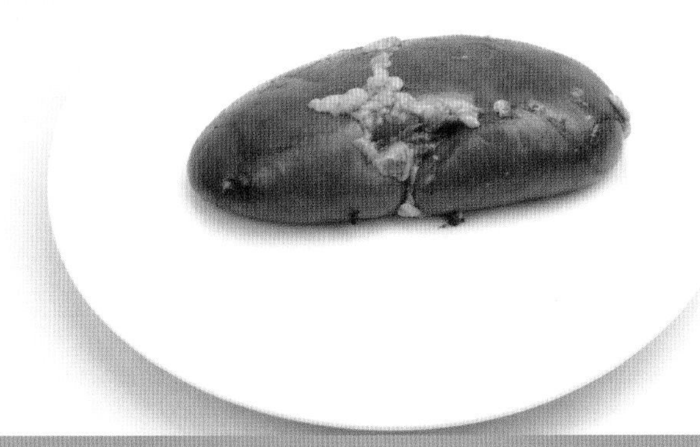

猪肾

zhushen

《名医别录》

【异名】猪腰子（《饮食须知》）。

【基原】

为猪科猪属动物猪 *Sus scrofa domestica* Brisson 的肾脏。

【性状】

猪肾为蚕豆形，呈红褐色。猪肾的上端宽而薄，下端细而厚。外侧缘呈弓状，内侧缘凹陷，其中部的深窝为肾门。在肾门处从前往后依次为肾动脉、肾静脉和输尿管。

【采收加工或制法】

猪宰杀后，剖腹，取出肾脏，洗净，鲜用或冷藏。

【性味】性平，味咸。

1.《名医别录》：“冷。”

2.《备急千金要方·食治篇》：“平，无毒。”

3.《饮膳正要》：“冷。”

4.《得配本草》：“咸，冷。”

5.《随息居饮食谱》：“甘、咸，平。”

6.《广西药用动物》：“性冷，味咸。”

【归经】入肾经。

《药性切用》：“入肾。”

【功用】

补肾滋阴，利水。适宜于肾阴虚损，耳鸣耳聋，遗精盗汗，腰痛，产后虚弱，身面浮肿者食用。

1.《名医别录》：“和理肾气，通利膀胱。”

2.《备急千金要方·食治篇》：“除冷利，理肾气，通膀胱。”

3.《食疗本草》：“主人肾虚。”

4.《日华子本草》：“补水脏，暖腰膝，补膀胱。治耳聋。”

5.《饮膳正要》：“和理肾气，通利膀胱。”

6.《本草求原》：“泻肾虚热，通膀胱，治遗精、多汗、阴痿、腰痛、耳聋、脚气、卒肿。”

【服食方法】可煮、炖、烧、炒后食用。

【服食宜忌】

《食疗本草》:“不可久食。”

【食疗方】

1. 治产后褥劳,虚羸喘乏,乍寒乍热,病如疟状 猪肾汤:猪肾一具(去脂四破),香豉(绵裹)、白粳米、葱白各一斗。上四味,以水三斗,煮取五升,去滓,任情服之。(《备急千金要方》)

2. 治下赤白痢如面糊,腰脐切痛 猪肾一对,研,着胡椒、橘皮、盐、酱、椒末等搜面,似常法,作馄饨,熟煮,空腹吃两碗,立差。(《食医心鉴》)

3. 治产后蓐劳,乍寒乍热 猪肾一双,去脂膜,红米一合,着葱白、姜、盐、酱,煮作羹吃之。(《食医心鉴》)

4. 治脾胃气冷,吃食呕逆 猪肾一对,研,着胡椒、橘皮、盐、酱、椒末等搜面,似常法作馄饨,熟煮,空腹吃两碗。(《食医心鉴》)

5. 治老人脚气,逆闷,呕吐,冲心,不能下食 猪肾二只,去膜,细切作生,以蒜、醋五味,空心食之,日一服佳极。(《寿亲养老新书》)

6. 治脚气顽痹,行履不便,疼痛不止 猪肾两枚,切碎,葱白五茎,米三合,同煮,临熟加盐、豉、椒调和食之。(《寿世青编》)

【储藏】鲜用、暂冷冻或煮熟之后冷冻保存。

【食论】

现代医学研究发现,猪肾含锌、铁、铜、磷、维生素B族、维生素C、蛋白质、脂肪等营养成分,是含锌量较高的食品。具有养阴补肾之功效,适宜于肾阴虚者食用。

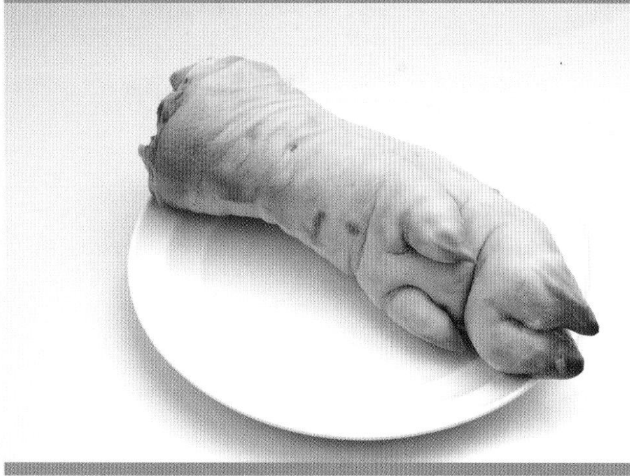

猪蹄

zhuti

《千金要方》

【异名】猪四足(《名医别录》)。

【基原】

为猪科猪属动物猪 *Sus scrofa domestica* Brisson 的蹄。

【性状】

猪蹄共有四肢,较短小,每肢有4趾,前2趾有主甲,后2趾有悬甲。

【采收加工或制法】

猪宰杀后,刮去毛,剁下脚爪,洗净,鲜用。

【性味】性平,味甘、咸。

1.《名医别录》:“小寒。”

2.《备急千金要方·食治篇》:“小寒,无毒。”

3.《日用本草》:“味甘,微凉。”

4.《本草纲目》:“甘、咸,小寒,无毒。”

5.《医林纂要探源》:“甘、咸,平。”

【归经】入肝、胃经。

《本草便读》:“入胃经。”

【功用】

补气血,润肌肤,通乳汁,托疮毒。适宜于气血不足,肌肤粗糙,产后乳少,痈疽疮毒者食用。

1.《名医别录》:“主伤挞,诸败疮,下乳汁。”

2.《日用本草》:”补中气,煮汁洗一切疮疽挞伤。”

3.《本草纲目》:“煮羹,通乳脉,托痈疽,压丹石;煮清汁,洗痈疽,渍热毒,消毒气,去恶肉。”

4.《得配本草》:“益阳明经之气血。”

5.《本草求原》:“治痈疽乳发,天行热毒、肢肿。”

6.《医林纂要探源》:“补气血,养虚羸,疗风痹,通乳汁。”

7.《随息居饮食谱》:“填肾精而健腰脚,滋胃液以滑皮肤,长肌肉可愈漏疡;助血脉,能充乳汁。较肉尤补。”

【服食方法】可煮、炖、烧、炒后食用。

【服食宜忌】

患有肝脏疾病、动脉硬化及高血压病的患者不宜多食。

【食疗方】

1. 治妇人产后无乳汁 母猪蹄煮汁服之。(《备急千金要方·食治篇》)

2. 治妇人产后无乳汁 猪蹄粥:猪蹄一只,治如常,白米半升。上煮令烂,取肉切,投米煮粥,着盐、酱、葱白、椒、姜,和食之。(《食医心鉴》)

3. 治产后乳汁不下 猪蹄一具,洗锉,粳米一合,净淘,用不拘多少,入五味煮作羹,任意食,作粥亦得。(《寿亲养老新书》)

【储藏】鲜用、暂冷冻或煮熟之后冷冻保存。

【食论】

猪蹄含有丰富的胶原蛋白质,脂肪含量也比肥肉低,能防治皮肤干瘪起皱、增强皮肤弹性和韧性,对延缓衰老和促进儿童生长发育都具有特殊意义。为此,人们把猪蹄称为“美容食品”和“类似于熊掌的美味佳肴”。

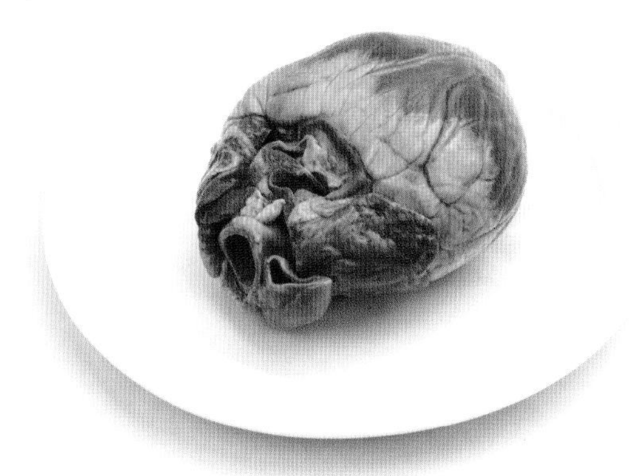

猪心

zhuxin

《名医别录》

【基原】

为猪科猪属动物猪 *Sus scrofa domestica* Brisson 的心脏。

【性状】

猪心位于猪的胸腔部,横隔之上,外形像桃子,主要由心肌构成,有左心房、左心室、右心房、右心室四个腔。左右心房之间和左右心室之间均由间隔隔开,故互不相通,心房与心室之间有瓣膜。

【采收加工或制法】

猪宰杀后,剖腹取心,洗净鲜用或冷藏。

【性味】性平,味甘、咸。

1.《备急千金要方·食治篇》:“平,无毒。”

2.《本草纲目》:“甘、咸,平,无毒。”

3.《广西药用动物》:“性平,味甘、咸。”

【归经】入心经。

《随息居饮食谱》:“入心经。”

【功用】

补虚,养心,安神。适宜于心虚多汗,自汗,惊悸,失眠多梦者食用。

1.《名医别录》："主惊邪忧恚。"

2.《备急千金要方·食治篇》："主惊邪、忧恚、虚悸、气逆，妇人产后中风，聚血气惊恐。"

3.《日华子本草》："治惊痫，血癖邪气。"

4.《本草求原》："镇惊悸，治自汗不睡，嗽血，产后中风惊悸。"

【服食方法】可煮、炖、烧、炒后食用。

【服食宜忌】心气虚弱者慎食。

1.《得配本草》："忌吴茱萸。"

2.《本草求原》："多食伤心气。"

【食疗方】

1. 治产后中风，血气拥，惊邪忧恚 猪心羹方：猪心一枚，煮熟，切，以葱、盐调和，作羹食之。(《食医心鉴》)

2. 治急心疼痛 猪心一枚，每岁入胡椒一粒，同盐、酒煮食。(《本草纲目》)

【储藏】鲜用、暂冷冻或煮熟之后冷冻保存。

【食论】

猪心是补益食品，它含有蛋白质、脂肪、钙、磷、铁、维生素B1、维生素B2、维生素C以及烟酸等，对加强心肌营养、增强心肌收缩力有很大的作用，常用于心神异常之病变，配合镇心化痰之药应用，效果明显。

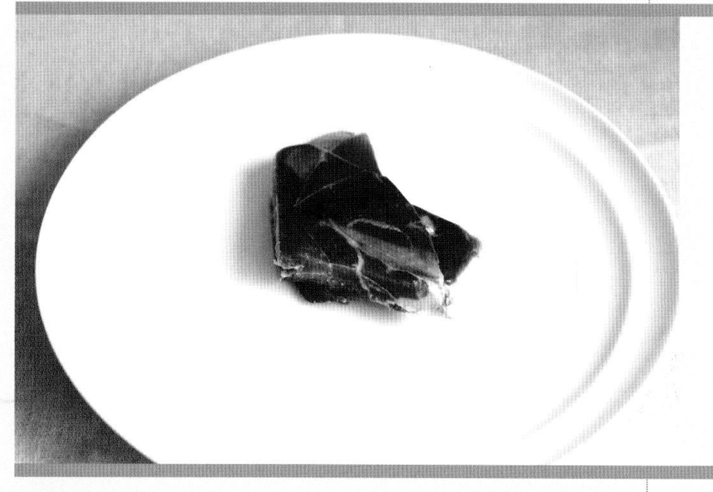

火腿

huotui

《药性考》

【异名】兰熏(《本草纲目拾遗》)，南腿(《本草求原》)。

【基原】

为猪科猪属动物猪 *Sus scrofa domestica* Brisson 的腿腌制而成。

【性状】

火腿外观呈黄褐色或红棕色，用指压肉感到坚实，表面干燥，气味清香，无异味。

【采收加工或制法】宰杀后，去毛，取腿，腌制。

【性味】性温，味甘、咸。

1.《本草纲目拾遗》引《药性考》："咸，温。"

2.《本草纲目拾遗》："味咸、甘，性平。"

3.《随息居饮食谱》："甘、咸，温。"

【归经】入脾、胃、肾经。

【功用】

补脾开胃，滋肾生津，补血填精。适宜于脾胃虚弱，久泻久痢，食欲不振，肾虚腰痛，腰脚软弱者食用。

1.《本草纲目拾遗》引《药性考》："开胃宽膈，病人宜之，下气疗噎。"

2.《本草纲目拾遗》："陈芝山云：和中益肾，养胃气，补虚劳。陆瑶云：生津，益血脉，固骨髓，壮阳，止泄泻虚痢，蓐劳怔忡，开胃安神。"

3.《本草求原》："补养脾肾。"

4.《随息居饮食谱》："补脾开胃，滋肾生津，益气血，充精髓。"

【服食方法】可煮、炖、烧、炒后食用。

【服食宜忌】温热内蕴者不宜多食。

《随息居饮食谱》："取脚骨上第一刀，刮垢洗净，整块置盘中，饭锅上干蒸闷透，如是七次，极烂而味全力厚，切食最补，然必上上者，始堪如此蒸食，否则非成则硬矣。或老年齿落，或病后脾虚少运，则熬汤，撇去油，但饮其汁可也。外感未清，湿热内恋，积滞未净，胀闷未消者均忌。时病愈后，食此太早，反不生力，或致浮肿者，皆余邪未净故耳。"

【食疗方】

治久泻 陈火腿脚爪一个。白水煮一日，令极烂，连汤一顿食尽。(《本草纲目拾遗》引《救生苦海》)

【储藏】常温保存。

【食论】

火腿色泽鲜艳，红白分明，瘦肉香咸带甜，肥肉香而不腻，美味可口；内含丰富的蛋白质和适度的脂肪，十多种氨基酸、多种维生素和矿物质，具有养胃生津、益肾壮阳、固骨髓、健足力、愈创口等作用。

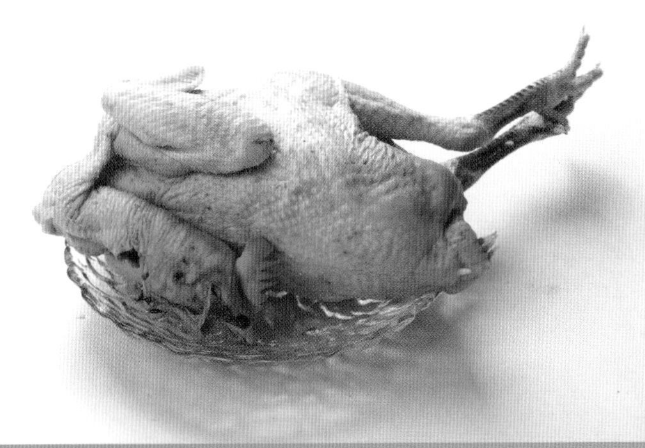

鸡肉

jirou

《神农本草经》

【异名】烛夜(《本草纲目》引崔豹《古今注》)。

【基原】

为雉科雉属动物家鸡 *Gallus gallus domesticus* Brisson 的肉。全国各地均有饲养。

【性状】

鸡的嘴短而坚，略呈圆锥状，上嘴稍弯曲。鼻孔裂状，头上有肉冠，喉部两侧有肉垂，通常呈褐红色；肉冠以雄者为高大，雌者低小；肉垂也以雄者为大。翼短；羽色雌、雄不同，雄者羽色较美，有长而鲜丽的尾羽；雌者尾羽甚短。足健壮。家鸡因饲养杂交的关系、品种繁多，形体大小及毛色不一。

【采收加工或制法】

宰杀后除去羽毛及内脏，取肉鲜用。

【性味】味甘，性温。

1.《神农本草经》："丹雄鸡：味甘，微温。"

2.《名医别录》："丹雄鸡：微寒，无毒。白雄鸡肉：味酸，微温。乌雄鸡肉：微温。黄雌鸡：味酸甘，平。"

3.《千金要方·食治篇》："丹雄鸡肉：味甘，微温，无毒。黄雌鸡肉：味酸、咸，平，无毒。白雄鸡肉：味酸，微温，无毒。乌雄鸡肉：味甘，温，无毒。黑雌鸡肉：味甘，平，无毒。"

4.《食疗本草》："乌雌鸡：温，味酸，无毒。"

5.《日华子本草》："黄雌鸡：温，无毒。丹雄鸡：味甘，平，微温，无毒。乌雄鸡：温，无毒。乌雌鸡：温，无毒。"

6.《饮膳正要》："丹雄鸡：味甘，平，微温，无毒。白雄鸡：味酸，无毒。乌雄鸡：味甘酸，无毒。乌雌鸡：味甘，温，无毒。黄雌鸡：味酸，平，无毒。”

7.《本草纲目》：“丹雄鸡：甘，微温，无毒。白雄鸡肉：酸，微温，无毒。乌雄鸡肉：甘，微温，无毒。黑雌鸡：甘、酸，温、平，无毒。黄雌鸡：甘、酸、咸，平，无毒。泰和老鸡：甘、辛，热，无毒。”

8.《饮食须知》：“味甘酸，性微温。”

9.《医林纂要》：“甘，辛，温。”

10.《本草撮要》：“味甘温。”

11.《食物中药与便方》：“鸡肉：甘、咸、平，无毒。”

【归经】 入脾、胃经。

1.《本草求真》：“入肝。”

2.《本草撮要》：“入手足太阴、阳明经。”

【功用】

益五脏，补虚损，健脾胃，益精髓。主治虚劳瘦弱，营养不良，病后体虚，食少纳呆，反胃，泻痢，消渴，水肿，及产后乳少等。

1.《神农本草经》：“丹雄鸡：主女人崩中漏下，赤白沃，补虚，温中止血，通神，杀毒，辟不祥。”

2.《名医别录》：“丹雄鸡：主不伤之疮。白雄鸡肉：主下气，治狂邪，安五脏，伤中，消渴。乌雄鸡：主补中，止痛。黑雌鸡：主治风寒湿痹，五缓六急，安胎。黄雌鸡：主治伤中，消渴，小便数不禁，肠澼泄利，补益五脏，续绝伤，治虚劳，益气力。”

3.《食疗本草》：“黄雌鸡：主腹中水癖水肿，补丈夫阳气，治冷气。瘦着床者，渐渐食之良。乌雄鸡：主心痛，除心腹恶气。乌雌鸡：主除风寒湿痹，治反胃、安胎及腹痛，踒折骨疼，乳痈。”

4.《日华子本草》：“白雄鸡：调中，除邪，利小便，去丹毒。黄雌鸡：止劳劣，添髓补精，助阳气，暖小肠，止泄精，补水气。乌雄鸡：止肚痛，除风湿麻痹，补虚羸，安胎，治折伤，并痈疽，生罨竹木刺不出者。乌雌鸡：安心，定志，除邪，辟恶气，治血邪，破心中宿血，及治痈疽，排脓，补新血，补产后虚羸，益色，助气。”

5.《饮膳正要》：“丹雄鸡：主妇人崩中，漏下赤白。补虚，温中，止血。白雄鸡：主下气，疗狂邪，补中，安五脏。治消渴。乌雄鸡：主补中，止痛，除心腹恶气。虚弱者，宜食之。乌雌鸡：主风寒湿痹，五缓六急，中恶，腹痛及伤折骨疼。安胎血，疗乳难。黄雌鸡：主伤中，消渴，小便数，不禁，肠澼，泄痢。补五脏。”

6.《本草纲目》：“泰和老鸡：内托小儿痘疮。”

7.《医林纂要》：“温中补虚，益肝木，长气血。”

8.《随息居饮食谱》：“暖胃，强筋骨，续绝伤，活血调经，拓痈疽，止崩带，节小便频数，主娩后虚羸。”

9.《食物中药与便方》：“补益五脏，治脾胃虚弱。”

【服食方法】

可炖、蒸、煮、烤后食用，或与其他蔬菜、肉一起炒、炖、炸后食用。

【服食宜忌】

凡患有外感实证邪毒未清及素体痰湿盛者等慎食。

1.《食疗本草》：“黄雌鸡，先患骨热者，不可食之。鸡具五色者，食之致狂。肉和鱼肉汁食之，成心瘕。六指、玄鸡白头家鸡及鸡死足爪不伸者，食并害人。鸡、兔同食成泄痢。小儿五岁已下，未断乳者，勿与鸡肉食。”

2.《三元延寿参赞书》：“黄者宜老人，乌者暖血，产妇宜之。具五色者，食者必狂。”

3.《饮食须知》：“善发风助肝火。同葫蒜芥李及兔犬肝、犬肾食，并令人泻痢。”

4.《医林纂要》：“能动风助火，肥腻壅滞，有外邪者，皆忌食之。”

5.《随息居饮食谱》：“多食生热动风。”

【食疗方】

1. 治水气浮肿　小豆一升，白鸡一只。治如食法，以水三斗，煮熟食滓，饮汁，稍相令尽。（《附广肘后方》）

2. 补虚　乌雄鸡，虚弱人取一只，治如食法。五味汁和肉一器中，封口，重汤中煮之，使骨肉相去即食之，甚补益。仍须空腹饱食之。肉须烂，生则反损。亦可五味腌，经宿，炙食之，分作两顿。（《食疗本草》）。

3. 美白 新产妇以一只黑雌鸡治净，和五味炒香，投二升酒中，封一宿取饮，令人肥白。又和乌油麻二升熬香，入酒中，极效。（《食疗本草》）

4. 治产后虚损 黄雌鸡羹：黄雌鸡一只肥者，理如食法，葱白五茎，切，粳米半升，上三味，依常法以五味调和为羹，任意食之。（《寿亲养老新书》）

5. 治虚弱，劳伤，心腹邪气 乌鸡汤：乌雄鸡一只（洗净，切作块子），陈皮一钱（去白），良姜一钱，胡椒二钱，草果二个。上件，以葱、醋、酱相和，入瓶内，封口，令煮熟，空腹食。（《饮膳正要》）

6. 治肾虚耳聋 乌雌鸡一只，治净，以无灰酒三升，煮熟，乘热食三五只，效。（《本草纲目》）

7. 治下焦虚，小便数 黄雌鸡一只，治如食，上炙令极熟，刷盐、醋、椒末，空心食之。（《食医心鉴》）

【储藏】可冷冻或煮熟之后冷冻保存。

【食论】

在古时候，人们按五行属性归类，鸡种属不同，性味功用相异。现代研究认为，鸡肉中含有蛋白质、脂肪、多种维生素、微量元素如钙、磷、铁等及人体必需的氨基酸，是体内优质蛋白的主要来源，常饮鸡汤可提神、解乏。

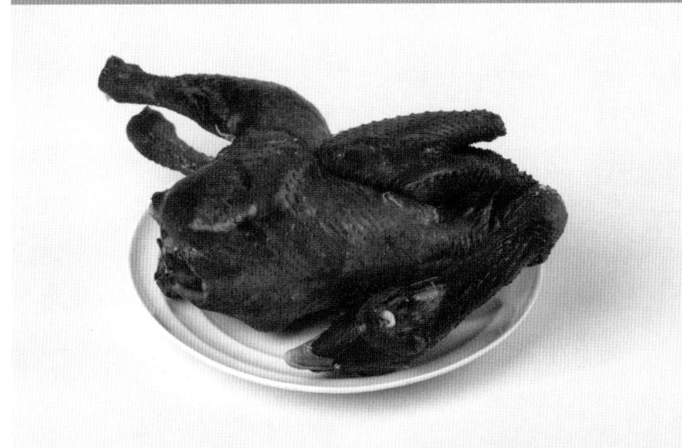

乌骨鸡

wuguji

《本草纲目》

【异名】

乌鸡（《金匮要略》），竹丝鸡、羊毛鸡、黑脚鸡、绒毛鸡《广西药用动物》。

【基原】

为雉科雉属动物乌骨鸡 *Gallus gallus domesticus* Brisson 的全体。

【性状】

躯体短矮而小，头小，颈短，具肉冠，耳叶绿色，略呈紫蓝。遍体羽毛白色，除两翅羽毛外，全呈绒丝状；头上有一撮细毛突起，下颌上连两颊面生有较多的细短毛。翅转短，主翼羽的羽毛呈分裂状。毛脚，五爪。皮、肉、骨均黑色。也有黑毛乌骨、肉白乌骨、斑毛乌骨等变异种。

【采收加工或制法】

宰杀后去羽毛及内脏，取肉及骨骼鲜用。亦可冰箱冻存、酒浸贮存。

【性味】味甘，性平。

1.《本草纲目》："甘、平，无毒。"

2.《医林纂要探源》："甘，温。"

3.《广西药用动物》："性平，味甘。"

【归经】入肝、肾、肺经。

1.《神农本草经疏》："走肝、肾血分。"

2.《本草撮要》:“入手太阴、足厥阴、少阴经。”

3.《广西药用动物》:“入肝、肾、肺经。”

【功用】

补肝肾，益气血，调月经，退虚热。适宜于虚损之人，营养不良、慢性疾病及病后气血不足、体质虚弱，骨蒸痨热，消渴，遗精，滑精，脾虚久泻，久痢，女子崩中，带下者食用。

1.《滇南本草》:“补中止渴。”

2.《本草纲目》:“补虚劳羸弱。治消渴，中恶鬼击，心腹痛，益产妇，治女人崩中带下，一切虚损诸病，大人小儿下痢噤口。”

3.《神农本草经疏》:“补血益阴。”

4.《本草通玄》:“补阴退热。”

5.《本草求原》:“补肺脾以滋肝血，平肝去风，除烦热，养阴血。”

6.《广西药用动物》:“主治一切虚损诸病、女人崩中带下、腰腿酸痛、遗精、消渴和久痢。”

【服食方法】

可煮、炖、煨、烧、炒后食用。乌骨鸡连骨(砸碎)熬汤，滋补效果最佳。炖煮时不要用高压锅，使用砂锅文火慢炖最好。

《本草纲目》:“并煮食饮汁，亦可捣和丸药。”

【服食宜忌】性平，无所忌。

《金匮要略》:“乌鸡白首者，不可食之。”

【食疗方】

1. 治风寒湿痹，五缓六急　乌鸡一只，治如食，煮令极熟，调和作羹食之。(《食医心鉴》)

2. 治脾虚精泄　乌骨母鸡一只，治净。用豆蔻一两，草果二枚，烧存性，掺入鸡腹内，扎定煮熟。空腹食之。(《本草纲目》)

3. 治赤白带下及遗精白浊，下元虚惫者　白果、莲肉、江米各五钱，胡椒一钱，为末。乌骨鸡一只，如常治净，装末入腹煮熟。空心食之。(《本草纲目》)

4. 治中风烦热，言语秘涩或手足发热　用乌鸡肉半斤，葱白一握，煮熟，入麻油、盐、豉、姜、椒再煮，令熟，空腹食。(《寿世青编》)

5. 治一切虚损诸病　乌骨鸡1只，炖熟，分2~3次服，连服几只。(《广西药用动物》)

【储藏】可冷冻或煮熟之后冷冻保存。

【食论】

与一般鸡肉相比，乌鸡有10种氨基酸，其蛋白质、维生素B2、烟酸、维生素E、磷、铁、钾、钠的含量更高，而胆固醇和脂肪含量则很少。所以，乌鸡是补虚劳、养身体的上好佳品。食用乌鸡可以提高生理机能、延缓衰老、强筋健骨。

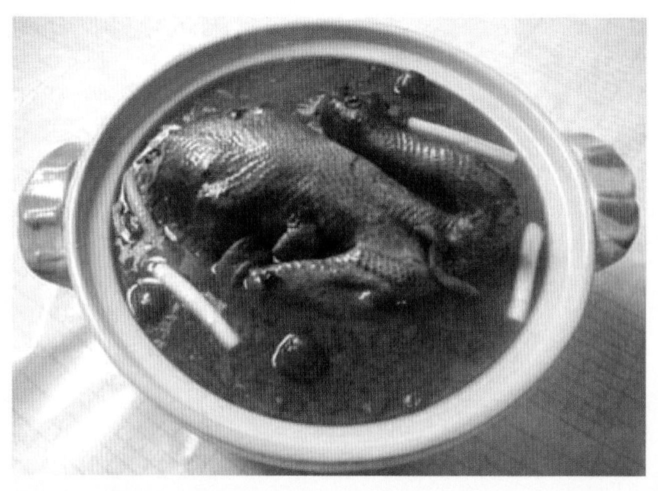

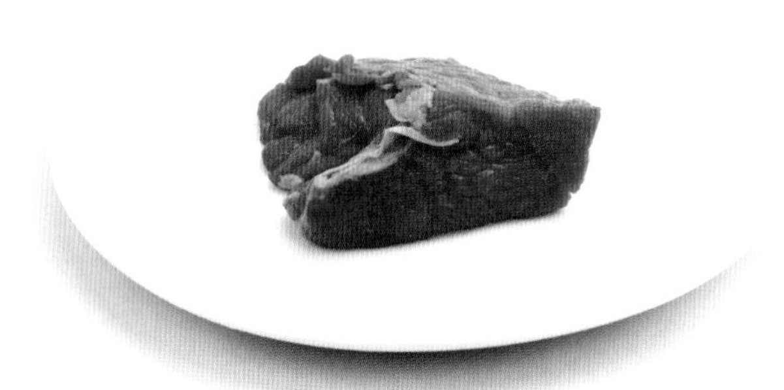

牛肉
niurou

《名医别录》

【异名】沙牛、家牛、黄沙牛（《广西药用动物》）。

【基原】

为牛科野牛属动物黄牛 *Bos taurus domesticus* Gmelin 或水牛属水牛 *Bubalus bubalis* Linnaeus 的肉。

【性状】

牛体格强壮结实，头大额广，鼻阔口大，上唇上部有两个大鼻孔；眼、耳都较大，头上有角一对，左右分开，角之长短、大小随品种而异，弯曲无分枝，中空；四肢匀称；尾较长，尾端具丛毛，毛色大部分为黄色，无杂毛掺混。

【采收加工或制法】

健康牛宰杀后，剥皮，取肉，水漂洗后，鲜用。

【性味】性温，味甘。

1.《名医别录》："味甘，平，无毒。"

2.《千金翼方》："味咸，平，无毒。"

3.《日华子本草》："水牛肉，冷，微毒；黄牛肉，温，微毒。"

4.《饮膳正要》："味甘，平，无毒。"

5.《饮食须知》："味甘，性温，微毒。"

6.《本草纲目》："黄牛肉，甘，温，无毒。""水牛肉，甘，平，无毒。"

7.《广西药用动物》："性凉，味苦、甘。"

【归经】入脾、胃经。

1.《本草汇言》："入手、足阳明经。"

2.《雷公炮炙药性解》："入脾经。"

3.《本草求真》："专入脾。"

4.《本草撮要》："入手足太阴、阳明经。"

5.《广西药用动物》："入心、肝经。"

【功用】

补脾胃，益气血，强筋骨，生津液，止口渴。适宜于脾胃虚弱，气血不足，虚劳羸瘦，消渴，水肿者食用。

1.《名医别录》："主消渴，止啘泄，安中益气，养脾胃。"

2.《备急千金要方·食治篇》："主消渴，止唾液出。"

3.《本草拾遗》："消水肿，除湿气，补虚，令人强筋骨壮健。"

4.《滇南本草》："水牛肉，能安胎补血，强筋骨，消水肿，除湿气。"

5.《本草求真》："益气止渴，功与黄芪无异。"

6.《本草撮要》："功专补脾益气，止渴。"

【服食方法】

可煮、炖、烧、炒后食用，或制成牛肉干食用。

【服食宜忌】

牛自死、病死者，禁食其肉；疯牛肉禁食。

1.《名医别录》："自死者不良。"

2.《食疗本草》："自死者，血脉已绝，骨髓已竭，不堪食。"

3.《本草拾遗》："自死者发痼疾、痃癖，令人成疰病。"

4.《饮食须知》："患冷人勿食。"

【食疗方】

1. 治小便涩少，尿闭闷　水牛肉一斤，冬瓜四两，葱白一握，切，以豉汁中煮作羹，任着盐、醋，空心食之。(《食医心鉴》)

2. 治产后乳无汁　牛鼻肉净洗，切作小片，用水煮烂，入五味如常法，煮作羹，任意食之。(《食医心鉴》)

3. 治脾胃久冷，不思饮食　牛肉脯：牛肉五斤（去脂膜，切作大片），胡椒五钱，荜茇五钱，陈皮二钱（去白），草果二钱，缩砂二钱，良姜二钱。上为细末，生姜汁五合，葱汁一合，盐四两，同肉拌匀，腌二日，取出焙干作脯，任意食之。(《饮膳正要》)

4. 补诸虚百损　返本丸：黄犍牛肉（去筋膜，切片，河水洗数遍，仍浸一夜，次日再洗三遍，水清为度，用无灰好酒同入坛内，重泥封固，桑柴文武火煮一昼夜，取出如黄沙为佳。焦黑无用，焙干为末，听用），山药（盐炒过），莲肉（去心，盐炒过，并去盐），白茯苓、小茴香（炒）各四两，为末。每牛肉半斤，入药末一斤，以红枣蒸熟，去皮和捣，丸梧子大。每空心酒下五十丸，日三服。(《本草纲目》引《乾坤秘韫》)

5. 治腹中癖积　①牛肉四两（切片）。以风化石灰一钱擦上，蒸熟食。常食癖积自下。(《本草纲目》引《经验秘方》) ②黄牛肉一斤，恒山三钱。同煮熟，食肉饮汁，癖必自消。(《本草纲目》引《笔峰杂兴》)

6. 治脾虚久泻，甚至脱肛、面浮足肿、脉弱者　黄牛肉煮浓汁喝，有健脾止泻之功。(《食物中药与便方》)

【储藏】鲜用、暂冷冻或煮熟之后冷冻保存。

【食论】

牛肉含有丰富的蛋白质，氨基酸组成比猪肉更接近人体需要，能提高机体抗病能力，对生长发育及手术后、病后调养的人在补充失血、修复组织等方面特别适宜。寒冬食牛肉，有暖胃作用，为寒冬补益佳品。

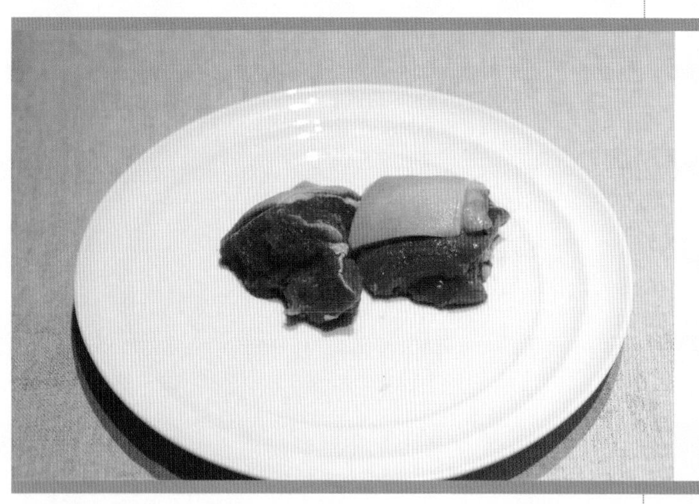

羊肉

yangrou

《名医别录》

【异名】家羊（《广西药用动物》）。

【基原】

为牛科山羊属动物山羊 *Capra hircus* Linnaeus 或绵羊属动物绵羊 *Ovis arise* Linnaeus 的肉。

【性状】

羊因品种不同，形体各异。一般为头长，颈短，耳大，吻狭长。雌雄额部均有角一对，雄性者角大；角基部略呈三角形，尖端略向后弯，角质中空，表面有环纹或前面呈瘤状；四肢细，尾短，不甚下垂；全体被粗直短毛，毛色有白、黑、灰和黑白相杂等多种。

【采收加工或制法】

取健康羊宰杀后，剥皮，取肉，水漂洗后，鲜用。

【性味】性温，味甘。

1.《名医别录》:“味甘,大热,无毒。”

2.《备急千金要方·食治篇》:“味苦、甘,大热,无毒。”

3.《食疗本草》:“温。”

4.《饮膳正要》:“味甘,大热,无毒。”

5.《饮食须知》:“味甘,性热。”

6.《滇南本草》:“气味膻、甘、苦,性大热。”

7.《本经逢原》:“甘温有毒。”

8.《食鉴本草》:“味苦、甘,大热,无毒。”

9.《本草求真》:“气味甘温。”

10.《食物中药与便方》:“热,无毒。”

【归经】入脾、胃、肾经。

1.《本草汇言》:“入手、足阳明经。”

2.《雷公炮炙药性解》:“入脾、肺二经。”

3.《得配本草》:“入脾、肺二经血分。”

4.《本草求真》:“专入脾。”

5.《本草撮要》:“入手足太阴经。”

【功用】

补中益气,温中壮阳,滋补强壮。适宜于体质虚弱,阳虚怕冷,手足欠温,胃寒反胃,脘腹冷痛,胃弱不适,肾阳不足,腿脚无力发凉者食用。

1.《名医别录》:“主缓中,字乳余疾,及头脑大风汗出,虚劳寒冷,补中益气,安心止惊。”

2.《备急千金要方·食治篇》:“主暖中止痛,补中益气,安心止惊,利产妇。”

3.《食疗本草》:“主脏气虚寒。”

4.《日华子本草》:“开胃肥健。”

5.《饮膳正要》:“主暖中。头风,大风,汗出,虚劳,寒冷,补中益气。”

6.《日用本草》:“治五劳七伤,脏气虚寒,腰膝羸弱,壮筋骨,厚肠胃。”

7.《本草汇言》:“补中益气,疗中风虚汗,治产后阴阳两亏。凡一切诸病形气痿弱,脾胃虚羸不足者宜之。”

8.《医林纂要探源》:“补润命门,长益气血,壮阳开胃。”

9.《得配本草》:“滋益虚羸肌肉之气,眷恋在下欲脱之阳。”

【服食方法】可爆、炒、烤、烧、酱、涮等后食用。

【服食宜忌】

外感时邪或有宿热者禁服,孕妇不宜多食。

1.《金匮要略》:“其有宿热者,不可食之。不可共生鱼、酪食之,害人。”

2.《备急千金要方·食治篇》:“不利时患人。不得铜器中煮羊肉,食之丈夫损阳,女子绝阴。暴下后不可食羊肉,成烦热难解,还动利。六月勿食羊肉,伤人神气。”

3.《食疗本草》:“患天行及疟人食,发热困重致死。”“妊娠人勿多食。”

4.《饮食须知》:“妊妇食之,令子多热病。”

5.《医学入门》:“素有痰火者食之,骨蒸杀人,时疾、疟疾、疮痍初起皆忌。”

6.《医林纂要探源》:“助热发疮,血分素热者不宜。”

【食疗方】

1. 治产后腹中绞痛,及腹中寒疝,虚劳不足　当归生姜羊肉汤:当归三两,生姜二两,羊肉一斤。上三味,以水八升,煮取三升,温服七合,日三服。(《金匮要略》)

2. 治脑中风,汗自出　白羊肉一斤,切,如常法,调和腌腊食之。(《食医心鉴》)

3. 益肾气,强阳道　白羊肉半斤,去脂膜,切生。以蒜齑食之,三日一度。(《食医心鉴》)

4. 治脾胃餐入即吐出　羊肉半斤,去脂膜,切作生。以蒜齑食之。(《食医心鉴》)

5. 温中下气,壮脾胃,止烦渴,破冷气,去腹胀　大麦汤:羊肉一脚子(卸成事件),草果五个,大麦仁二升(滚水淘洗净,微煮熟)。上件熬成汤,滤净,下大麦仁熬熟,盐少许,调和令匀,下事件肉。(《饮膳正要》)

6. 治消喝,利水道　瓠子汤:羊肉一脚于(卸成事件),草果五个。上件同熬成汤,滤净,用瓠子六个,去穰、皮,切掠,熟羊肉,切片,生姜汁半合,白

面二两，作面丝同炒，葱、盐、醋调和。（《饮膳正要》）

7. 治腰膝疼痛，脚气不仁　木瓜汤：羊肉一脚子（卸成事件），草果五个，回回豆子半升（捣碎去皮）。上件一同熬成汤，滤净，下香粳米一升，熟回回豆子二合，内弹儿木瓜二斤，取汁，砂糖四两，盐少许，调和。或下事件肉。（《饮膳正要》）

8. 治虚寒疟疾　羊肉作臛饼，饱食之，更饮酒暖卧取汗。（《本草纲目》引《姚僧垣集验方》）

9. 治下焦虚冷，小便频数　羊肉羹：羊肉四两，羊肺一具，细切，入盐、豉，煮作羹，空心食。（《寿世青编》）

【储藏】鲜用、暂冷冻或煮熟之后冷冻保存。

【食论】

羊肉鲜嫩，营养价值高，含丰富的蛋白质、脂肪、磷、铁、钙、维生素 B1、B2 和烟酸、胆甾醇等成分。凡肾阳不足、腰膝酸软、腹中冷痛、虚劳不足者皆可用它作食疗品。

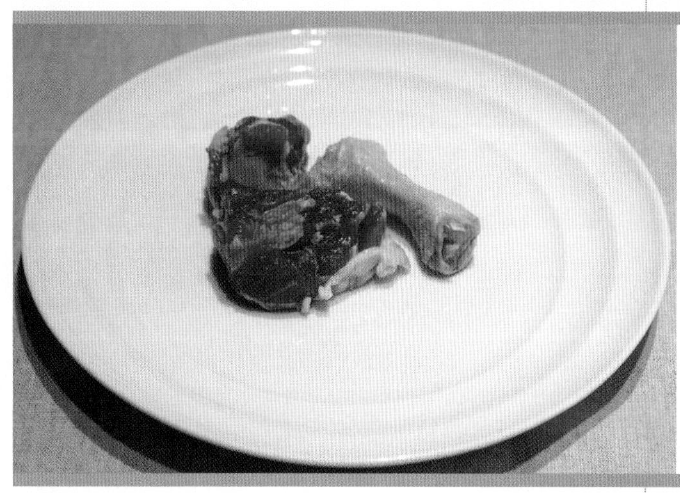

鸭肉

yarou

《食疗本草》

【异名】

鹜肉、白鸭肉（《名医别录》），家鸭（《食疗本草》），黑嘴白鸭（《雷公炮炙药性解》）。

【基原】

为鸭科鸭属动物家鸭 *Anas domestica* Linnaeus 的肉。全国各地均有出产。

【性状】

体略扁平，腹面如舟底。嘴长而扁平，嘴缘有齿。颈长。翅短小。尾短。脚在体后，较短，有四趾，前3趾有蹼，后1趾略小。羽毛甚密，色有全白、栗壳、黑褐等不同。公鸭颈部多黑色而有金绿色光泽，且叫声嘶哑。

【采收加工或制法】

四季均可宰杀，除去羽毛及内脏，取肉鲜用。

【性味】味甘、微咸，性凉。

1.《食疗本草》："寒。"

2.《日华子本草》："冷，微毒。"

3. 李杲《食物本草》："味甘，温。无毒。"

4.《饮膳正要》："味甘，冷，无毒。"

5.《日用本草》："味甘，微凉，无毒。"

6.《饮食须知》："味甘，性寒。黑鸭有毒。"

7.《滇南本草》："味甘，性大寒。无毒。"

8.《雷公炮炙药性解》："味甘，性微寒，无毒。"

9.《药性切用》："甘平微咸。"

10.《随息居饮食谱》："甘凉。"

【归经】入肺、脾、肾经。

1.《雷公炮炙药性解》："入肺、肾二经。"

2.《本草求真》："入脾、胃，兼入肺、肾。"

3.《药性切用》："入肺、肾、血分。"

【功用】

补虚，滋阴，利水。适宜于阴虚体弱或阴虚火旺、虚劳骨蒸，咳嗽，水肿者食用。

1.《名医别录》:“补虚，除热，和脏腑，利水道。主小儿惊痫。”

2.《食疗本草》:“补虚，消毒热，利水道，及小儿热惊痫，头生疮肿。”

3.《日华子本草》:“补虚，消热毒，利小肠，止惊痫，解丹毒，止痢。”

4. 李杲《食物本草》:“主补虚除热，和脏腑，利水道，消胀，止惊痫，解丹毒，止痢血，解毒。”

5.《日用本草》:“疗风虚寒热，和脏腑，利水道，除热补虚。”

6.《滇南本草》:“治风寒，水肿、气肿。解丹毒，止热痢。老鸭同猪蹄煮食，补气而肥体、健中；同鸡煮食，治血晕头痛。”

7.《雷公炮炙药性解》:“主大补虚劳，最消热毒，利小便，除水肿，消胀满，利脏腑，退疮肿，定惊痫。”

8.《本草汇言》(引葛可久):“补虚羸劳热骨蒸之药也。”

9.《药性切用》:“补阴退热，利水化痰。黑嘴白毛凤顶者，为滋补虚劳专药。”

10.《随息居饮食谱》:“滋五脏之阴，清虚劳之热，补血行水，养胃生津，止嗽息惊，消螺蛳积。”

【服食方法】

可煮、炖、烧、烩、煨、烤后食用，或与米同煮粥、与其他蔬菜一起炒、炖后食用。

《本草汇言》(引金山台):“以五味调和，作羹食更佳。”

【服食宜忌】

患外感，脾胃虚寒，胃腹冷痛、腹泻，女子经期、肠风下血者禁食或慎食。

1.《千金要方·食治篇》:“六月勿食鹜肉，伤人神气。”

2.《食疗本草》:“白鸭肉最良。黑鸭肉有毒，滑中，发冷利、脚气，不可食。目白者，杀人。”

3.《日华子本草》:“绿头者佳。”

4. 李杲《食物本草》:“鸭肉并卵并不可与鳖肉同食，能害人。又云:鸭肉不可与胡桃、豆豉同食。”

5.《饮食须知》:“肠风下血人不可食鸭。过食鸭肉所伤成瘕者，以糯米泔温服一二盏，渐消。”

6.《滇南本草》:“老鸭同猪蹄煮食，补气而肥体、健中。忌同牛肉煮食，若食者，冷骨而散血。同鸡煮食，治血晕头痛。”

7.《本草汇言》(引金山台):“如病痢疾人食之，病转剧，切戒。”

8.《随息居饮食谱》:“多食滞气，滑肠，凡为阳虚脾弱，外感未清，痞胀脚气，便泻，肠风皆忌之。”

【食疗方】

1. 治卒大腹水病　取青雄鸭，以水五升，煮取饮汁一升，稍稍饮，令尽，厚覆之，取汗佳。(《附广肘后方》)

2. 去卒烦热　鸭肉，和葱、豉煮汁饮之。(《食疗本草》)

3. 治水气胀满，浮肿，小便涩少　白鸭一只，去毛、肠，汤洗，馈饭半升。以饭、姜、椒酿镶鸭腹中缝定，如法蒸，候熟，食之。(《食医心鉴》)

4. 治十种水病　青鸭羹：青头鸭一只(退净)，草果五个。上件，用赤小豆半升，入鸭腹内煮熟，五味调，空心食。(《饮膳正要》)

5. 治病后体虚　陈鸭（老鸭）1 只，加配料，炖熟，分 2~3 次吃。(《广西药物动物》)

【储藏】鲜食或暂冷冻或煮熟之后冷冻保存。

【食论】

鸭肉的营养价值与鸡肉相仿。但在中医看来，鸭子吃的食物多为水生物，故其肉性味甘、寒，凡体内有热的人适宜食鸭肉，体质虚弱、食欲不振、发热、大便干燥和水肿的人食之更为有益。

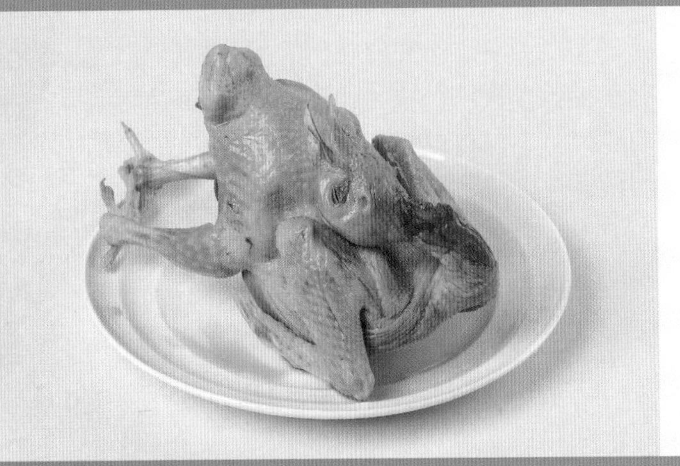

鸽

ge

《食疗本草》

【异名】

白鸽肉、鹁鸽（《食疗本草》），白鸽（《大观本草》），白花鸽、野鸽（《宝庆本草折衷》），家鸽（《广西药用动物》）。

【基原】

为鸠鸽科鸽属动物原鸽 *Columba Livia* Gmelin、家鸽 *Columba livia domestica* Linnaeus、岩鸽 *Columba rupestris* Pallas 的肉。

【性状】

体似纺锤形，头小而圆，眼大。头、颈、胸和上背为石板灰色，在颈部、上背、前胸为金属绿紫色；背的其余部分及两翅覆羽呈暗灰色，翅上各有一道黑色横斑；下体自胸以下为鲜灰色。尾短，尾羽展开时像扇子，尾末端为宽的黑色横斑。雌鸟体色似雄鸟，但要暗一些。幼鸟背部灰黑，羽端为白色，下体亦较暗。全国各地均有分布。

【采收加工或制法】

全年均可捕捉，除去羽毛及内脏，取肉鲜用。

【性味】 味咸，性平。

1.《食疗本草》："暖。"

2.《大观本草》："味咸，平，无毒。"

3.《宝庆本草折衷》："味咸，平，暖，无毒。"

4.《医林纂要》："甘、咸，平。"

【归经】 入肺、肝、肾经。

《本草求真》："专入肺、肾。"

【功用】

补肾益气，滋精血，暖腰膝，祛风解毒，利小便，调经止痛。适宜于体质虚羸、血虚头晕、腰膝酸痛、妇人血虚经闭、消渴、久疟、麻疹、肠风下血、恶疮、疥癣者食用。

1.《食疗本草》："治恶疮疥癣，风疮白癜，疬疡风。炒熟酒服。"

2.《大观本草》："主解诸药毒，及人马久患疥。"

3.《宝庆本草折衷》："主解诸药毒。调精益气。治恶疮疥，风瘙。"

4.《本经逢原》："能解诸药毒，久患虚羸者食之有益，调精益气。治恶疮疥癣，风疮白癜风，瘰疬疡风，煮熟酒服，无不宜之。"

5.《医林纂要》："平阴阳，和气血，补心血，解百药毒。顺肺气，令人不噎，暖肾益精。"

6.《广西药用动物》："治妇女干血痨和经闭，截疟，疗肠风下血。"

7.《中国动物药志》："滋肾益气，祛风解毒，和血调经止痛。用于虚羸、妇女血虚经闭、恶疮疥癣、消渴、麻疹、久疟、肠风下血等症。"

8.《常见药用动物》："补肾、益气、解毒的功能。治肾虚气短、痘疹难出等。"

【服食方法】

做粥，炖、烤、炸、清蒸、煲汤或做小吃等食用。

【服食宜忌】 无所忌。

《食疗本草》："虽益人，食多恐减药力。"

【食疗方】

1. 治消渴，饮水无度 白鹁鸽一只，切作大片，土苏二两，上件，同煮熟，空腹食之。(《食医心鉴》)

2. 麻疹难出、猩红热、神昏 民间有用家鸽剖腹去内脏，贴患儿胸部，绷带包扎，日换3次。(《中国动物药志》)

【储藏】鲜用、暂冷冻或煮熟之后冷冻保存。

【食论】

鸽肉鲜味美，营养丰富，具有保健功效，其肉中含有的蛋白质量高达22.2%，还含有多种维生素和矿物质、卵磷脂、激素和多种人体所必需的氨基酸，具有壮体补肾、生机活力、健脑补神、提高记忆力、降低血压、调整人体血糖、美容养颜、洁白细嫩皮肤、延年益寿的作用。

第六章
水产类

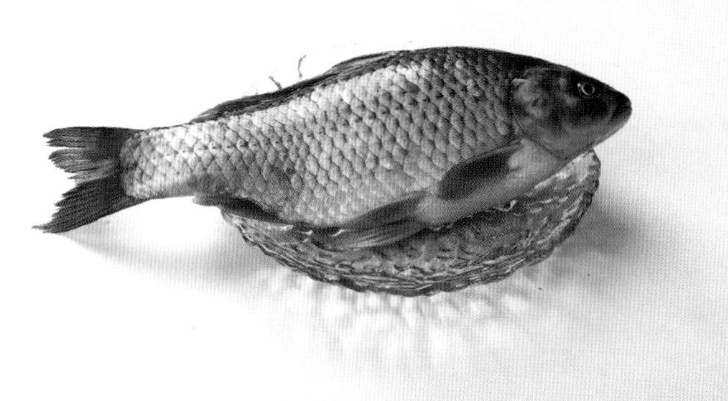

鲫鱼

jiyu

《新修本草》

【异名】

鲋鱼（《新修本草》），鲒鱼（《滇南本草》），鲫瓜子（《中国动物药志》）。

【基原】为鲤科鲫鱼属动物鲫鱼 *Carassius auratus* Linnaeus。

【性状】

鲫鱼体侧扁，宽且高，腹部圆。头小。吻钝。口端位。无须。眼大。鳃耙细长，呈披针状。鳞大形圆。鳍长，背、臀鳍均有硬刺。全身呈银灰色，背部色稍暗。各鳍皆为灰色。

《蜀本草》："形亦似鲤，色黑而体促，肚大而脊隆，所在池泽皆有之。"

【采收加工或制法】

四季捕捞，除去鳞、鳃及内脏，鲜用。

【性味】甘、平，无毒。

1.《备急千金要方·食治》："味甘，平，无毒。"

2.《日华子本草》："平，无毒。"

3.《蜀本草》："味甘，温。"

4.《饮膳正要》："味甘，温、平，无毒。"

【归经】入脾、胃、大肠经。

1.《雷公炮炙药性解》："入脾胃二经。"

2.《神农本草经疏》："入胃、大肠。"

【功用】

健脾和胃，行水消肿，和血止痢，疗疮平痔。适宜于反胃吐食，脾胃虚弱，产后乳汁不行，水肿，痈肿，瘰疬，痢疾，便血，牙疳者使用。

1.《新修本草》："主诸疮。"

2.《食疗本草》："平胃气，调中，益五脏。"

3.《本草拾遗》："主虚羸，五味熟煮食之。"

4.《日华子本草》："温中下气，补不足。"

5.《蜀本草》："止下利。"

6.《滇南本草》："和五脏，通血脉，杀虫消积。"

7.《雷公炮炙药性解》："主温胃健脾，进饮食，补虚羸，疗肠澼，水谷不调，肠风血痢。烧灰可傅诸疮。"

8.《本草易读》："温中下气，利水消肿，止血住痢，疗疮平痔。"

9.《医林纂要》："和胃健脾，去湿杀痔，治疸消肿。"

10.《随息居饮食谱》："开胃，调气，生津，运食，和营，息风，清热，杀虫解热，散肿愈疮，止痢，止疼，消痔，消痔。"

【服食方法】煨汤，红烧，煮食。

【服食宜忌】鲫鱼平补，诸无所忌。

1.《食疗本草》："和莼作羹食良。作鲙食之，止暴下痢；和蒜食之，有少热；和姜、酱食之，有少冷。同砂糖食，生疳虫；同芥菜食，成肿疾；同猪肝、鸡肉、雉肉、鹿肉、猴肉食，生痈疽；同麦门冬食，害人。夏月热痢可食之，多益。冬月则不治也。"

2.《蜀本草》:“多食亦不宜人。”

3.《饮膳正要》:“和莼菜作羹食良，患肠风，痔瘘下血宜食之。”

4.《本草蒙筌》:“若食多者，亦未尝不起火也。”

5.《雷公炮炙药性解》:“多食亦能助火。”

6.《神农本草经疏》:“可常食。”

7.《随息居饮食谱》:“外感邪盛时勿食，嫌其补也。煎食则动火。”

【食疗方】

1. 治胃弱，不下食 合莼作羹，主胃弱不下食。(《新修本草》)

2. 治赤白痢 作鲙，主久赤白痢。(《新修本草》)

3. 治肠痈 烧以酱汁和涂之，或取猪脂煎用，主肠痈。(《新修本草》)

4. 治丹石发热 合茭首作羹，主丹石发热。(《食疗本草》)

5. 治恶疮，肠风血痢 烧灰以傅恶疮良。又酿白矾烧灰，治肠风血痢。(《日华子本草》)

6. 治脾胃虚弱，泄痢 久不瘥者，食之立效。大鲫鱼二斤，大蒜两块，胡椒二钱，小椒二钱，陈皮二钱，缩砂二钱，荜茇二钱。上件，葱、酱、盐、料物、蒜，入鱼肚内，煎熟作羹，五味调和令匀，空心食之。(《饮膳正要》)

7. 治牙痛 纳食盐烧末，塞牙齿蛀。(《本草蒙筌》)

8. 治消渴 酿茗叶煨服。(《本草原始》)

9. 治脾胃虚弱，食欲不振 鲫鱼1条，白蔻10g(研末)放入鱼腹内，再加陈皮、生姜、胡椒等煮熟食用。(《中国药用动物志》)

10. 治水肿 鲜鲫鱼1条，砂仁10g(研末)，甘草5g(研末)，将鱼去鳞及内脏，洗净，将药纳入腹中，用线缚好，清蒸熟烂，分次当菜吃(忌盐酱20天)。(《中国药用动物志》)

【储藏】鲜用。

【食论】

鲫喜偎泥，其性属土，故能养胃补脾。据现代研究表明：鲫鱼所含的蛋白质质优、齐全、易于消化吸收，因此是肝肾疾病、心脑血管疾病等患者的良好蛋白质来源，常食可增强抗病能力。鲫鱼可催乳并透发麻疹，但确不属“发物”，而且因其性味平和，可常食。

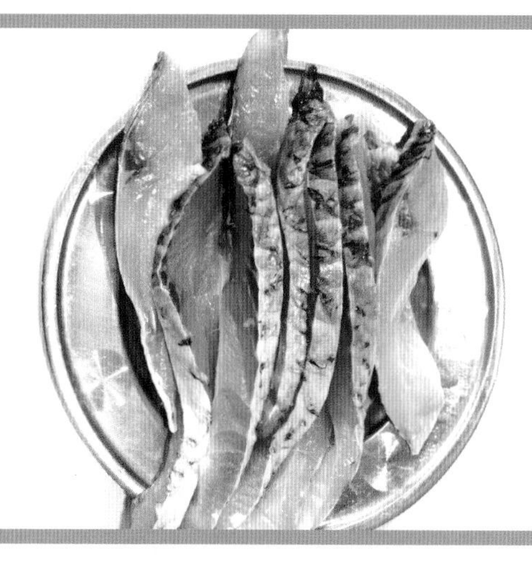

鲤鱼

liyu

《神农本草经》

【异名】

赤鲤鱼（《神农本草经》引《尔雅》郭璞注），鲤拐子、鲤子（《中国经济动物志·淡水鱼类》）。

【基原】 为鲫科鲤属动物鲤 *Cyprinus carpio* Linnaeus 的肉或全体。生活于江河、湖泊、水库、池沼的松软底层和水草丛生处所，全国大部分地区均有分布。

【性状】

鲤体呈纺锤形，侧扁，腹部圆。头宽阔。吻钝。口端位，呈马蹄形。口须2对，后对为前对的两倍长。眼小，位于头纵轴的上方。鳞片大而圆。身体背部呈纯黑色，侧线的下方近金黄色，腹部淡白色，腹膜白色。背、尾鳍基部微黑，雄鱼尾鳍和臀鳍橙红色。

1.《日华子本草》："诸涧中者，头内有毒。不计大小，并三十六鳞也。"

2.《本草蒙筌》："种类有三，黄白及赤。兖州谓赤鲤为玄驹，白鲤为白骥，黄鲤为黄骓。形质虽大小不等，首尾并三十六鳞。"

【采收加工或制法】

捕获后，除去腮、鳞、肠杂，洗净鲜用。

1.《名医别录》："生九江，取无时。"

2.《本草蒙筌》："修治须去黑血及脊背上两筋，有毒故也。"

【性味】 味甘，性平。无毒。

1.《名医别录》："味甘。"

2.《备急千金要方·食治》："味甘，平，无毒。"

3.《日华子本草》："凉，有毒。"

4.《饮膳正要》："味甘，寒，有毒。"

5.《本草蒙筌》："味甘，气平。无毒。一云有小毒。"

6.《本经逢原》："甘平无毒。其目能眨动者有毒。"

7.《医林纂要》："甘，温。形色不一，性亦微异；鲜红而长者微热；红而黑背圆短者温，最益人；黑者平。"

8.《随息居饮食谱》："甘，温。"

【归经】 入脾、肾、胆经

1.《雷公炮炙药性解》："入脾、肺、肝三经。"

2.《本草撮要》："入手足太阴、少阴经。"

【功用】

健脾补虚，止咳下气，利水消肿，通乳安胎。适宜于脾虚泄泻，胃痛，咳嗽气逆，水肿，脚气，小便不利，黄疸，妊娠水肿，胎动不安，产后缺乳者食用。

1.《名医别录》："治咳逆上气，黄疸，止渴。生者，治水肿脚满，下气。"

2.《备急千金要方·食治》："主咳逆上气、瘅黄；止渴。"

3.《本草拾遗》："主安胎，胎动，怀妊身肿，煮为汤食之。破冷气，痃癖，气块，横关，伏梁，作脍以浓蒜齑食之。"

4.《日华子本草》："治咳嗽，疗脚气，破冷气，痃癖，怀妊人胎不安。"

5.《滇南本草》："治妇人怀孕身肿，痢疾水泻，冷气存胸；又治小儿风痰，作羹食。”

6.《雷公炮炙药性解》：“主咳逆气喘上气、水肿脚满、黄疸烦渴，安胎，妊娠身肿，冷气痃癖，气块横关伏梁。”

7.《医林纂要》：“和脾养肺，平肝补心，孕妇最宜食之。”

8.《得配本草》：“消水肿，治黄疸。止肠澼，散血滞。”

9.《随息居饮食谱》：“下气，功专行水。通乳，利小便。涤饮止咳嗽，治妊娠子肿，敷痈肿骨疽。”

10.《本草撮要》：“作羹治崩漏痔瘘。”

【服食方法】可煮粥、煲汤、蒸、炒、炸食。

1.《食物本草》：“煮食，治咳逆上气，黄疸，止渴，水肿脚满，下气。怀孕身肿，及胎气不安。下水气，利小便。作脍，温补，去冷气，痃癖气块，横关伏梁，结在心腹。烧末，能发汗，定气喘咳嗽，下乳汁，消肿。米饮调服，治大人小儿暴痢。用童便浸煨，止反胃及恶风入腹。”

2.《本草蒙筌》：“或砍碎和米粉煮羹，或切片同蒜齑作脍，或烧灰末糜汤。”

【服食宜忌】

凡患有感染性热病、痈肿疔疮、流行性腮腺炎等天行病，及癌症、淋巴结核、哮喘、红斑性狼疮等宿疾者慎食。

1.《备急千金要方·食治》：“黄帝云：食桂竟，食鲤鱼肉害人；腹中宿癥病者，食鲤鱼肉害人。”

2.《本草衍义》：“食之，多发风热。”

3.《饮膳正要》：“天行病后不可食，有宿瘕者不可食。”

4.《本草蒙筌》：“若服天门冬，切勿过口颡，因其性相犯故也。误食中毒，浮萍可解。鱼子食忌同猪肝，鱼鲊食忌同豆藿。”

5.《本草原始》：“脑、脊两筋黑血勿食。炙鲤不可使烟入目，损目光。天行病后下痢、宿癥及服天门冬、朱砂勿食。”

6.《饮食须知》：“同犬肉、豆藿食，令消渴；同葵菜食，害人。服天门冬、紫苏、龙骨、朱砂人忌食鲤。勿同鸡子、鸡肉食。”

7.《得配本草》：“多食，发风动火。”

【食疗方】

1. 治咳嗽 鱼烧灰为末，治咳嗽，糯米煮粥。（《药性论》）

2. 治消渴，水肿，黄疸，脚气 鲤鱼汤 大鲤鱼一头，赤小豆一合，陈皮二钱，去白，小椒二钱，草果二钱，上件入五味，调和匀，煮熟，空腹食之。（《饮膳正要》）

3. 治便血，吐血，崩漏 便血同白醋煮。烧灰治吐血、崩中。（《本经逢原》）

4. 治妊娠水肿，胎动不安 鲤鱼一尾去肠杂，不去鳞，加入赤小豆二两，略加姜醋，清燉或煮汤。喝汤，亦可吃鱼。（《食物中药与便方》）

5. 治产后缺乳 鲤鱼一尾，煮汤服。（《食物中药与便方》）

6. 治慢性肾炎，浮肿不退 大鲤鱼一尾去肠杂，不去鳞，用大蒜瓣填入鱼腹，以纸包好，用线缚定，外以黄泥封裹，于灰火中煨熟，取去纸泥，淡食。一日吃完，小便利，肿自消。（《食物中药与便方》）

7. 治体虚久咳，气喘，胸满不舒 鲤鱼 1 条（去鳃、鳞、肠脏），切块，先用素油煎焦黄，加酱油、糖、黄酒，水煨炖至熟烂，收汁浇撒姜、蒜、韭菜碎末和醋少许食。（《中国食疗大全》）

【储藏】多食用鲜品。

【食论】

鲤鱼营养丰富，蛋白质含量高，质量佳，人体消化吸收率可达 96%，并含人体必需的氨基酸、矿物质、维生素 A 和维生素 D 等；其所含脂肪多为不饱和脂肪酸，能很好地降低胆固醇，因此可以防治动脉硬化、冠心病等。但鲤鱼属发物，多食易助火生痰，因此风热者及素有疮疡者慎食。然对于宿疾中的肾性水肿，因其性能下气利水，且含有高蛋白，故配食疗方多效。

附：鲤鱼胆

1.《神农本草经》："味苦寒。主目热赤痛青盲。明目。久服。强悍益志气。"
2.《药性论》："味大苦。点眼，治赤肿翳痛。小儿热肿涂之。"
3.《本草拾遗》："胆主耳聋，滴耳中。"
4.《日华子本草》："胆治瘴翳等。"
5.《本草蒙筌》："胆性寒苦，又治眼科。去赤肿，令风热不侵，退青盲，使神水渐复。耳脓可滴，疮溅堪涂。"
6.《本草原始》："点雀目燥痛，即明。"
7.《雷公炮炙药性解》："滴眼去翳，滴耳除聋，涂小儿热肿。"
8.《本草撮要》："胆苦，明目，合青鱼胆治内障。"

鲤鱼脑 鲤鱼脂 鲤鱼肠

1.《日华子本草》："脑髓治暴聋，煮粥服良。脂治小儿痫疾惊忤。"
2.《本草原始》："脑髓主治诸痫。"
3.《雷公炮炙药性解》："肠，主小儿肌疮瘰疬，取虫。"

鲤鱼骨 鲤鱼齿 鲤鱼鳞

1.《名医别录》："骨，治女子带下赤白。齿，治石淋。"
2.《本草蒙筌》："骨烧灰主阴蚀。鳞止产妇腹痛。"
3.《本草原始》："骨，主治阴疮，鱼鲠不出。鳞，主治产妇滞血腹痛，烧灰酒服。亦治血气。烧灰治吐血，崩中漏下，带下痔瘘，鱼鲠。"
4.《雷公炮炙药性解》："骨，主阴蚀、赤白带下。齿，主癃闭石淋。鳞，烧灰酒服，破产妇滞血。"

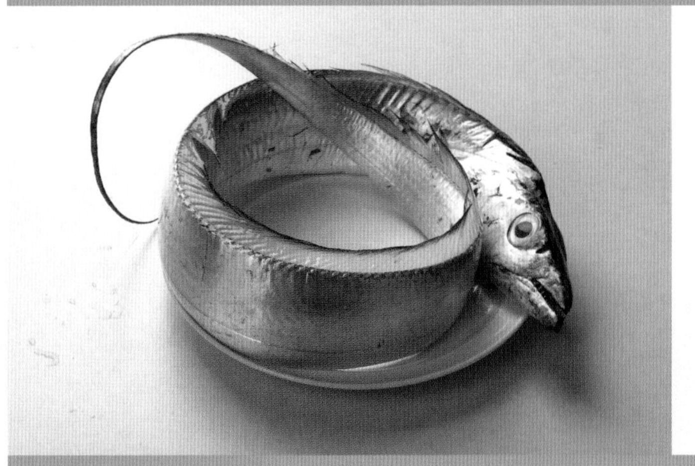

带鱼

daiyu

《本草从新》

【异名】

鞭鱼（《医林纂要》），刀鱼、牙带、带柳、鳞刀鱼、海刀鱼（《中国药用海洋生物》）。

【基原】 为带鱼科带鱼属动物带鱼 *Trichiurus haumela*。

【性状】

带鱼体呈带状，明显侧扁。体长 50~70cm。头狭长，尖突，吻尖长。眼中大，位高。口大，平直，口裂后缘达眼下方。体光滑，鳞退化为银膜。有背鳍、臀鳍、胸鳍，无腹鳍，尾鞭状，尾鳍消失。体银白色，背鳍上半部及胸鳍浅灰色，有细小黑点。尾暗黑色。

1.《医林纂要》："出东南濒海诸郡，形长如带，青白色，多脂易化。"

2.《本草纲目拾遗》："出海中，形如带，头尖尾细，长者至五六尺大小不等，无鳞，身有涎，干之作银光色，周身无细骨，正中一脊骨如边箕状，两面皆肉裹之。"

3.《随息居饮食谱》："产南洋而肥大者良。"

【采收加工或制法】 四季皆可捕捞，洗净，鲜用。

【性味】 味甘，性温。

1.《本草从新》："甘，温。"

2.《医林纂要》："甘，咸，平。"

3.《食物宜忌》："味甘，性平。"（引自《本草纲目拾遗》）

4.《药性考》："黑夜有光，故有毒。"（引自《本草纲目拾遗》）

【归经】 入肝、胃经。

【功用】

补虚和中，养肝止血，解毒。适宜于久病体虚，食少，产后乳汁不足，胁痛，外伤出血，疮疖等人食用。

1.《本草从新》："补五脏，去风杀虫。"

2.《食物宜忌》："和中开胃。"（引自《本草纲目拾遗》）

3.《随息居饮食谱》："暖胃补虚，泽肤。"

4.《中国药用海洋生物》："养肝止血。用于肝炎，外伤出血，疮疖，痈肿等。"

5.《中国药用动物志》："带鱼肉有滋补养肝的功能。主治慢性肝炎、病后虚弱等症；带鱼头有和中、开胃、祛风杀虫之功。用治呃逆；带鱼鳞有止血的功能。外敷，可治外伤出血。"

【服食方法】 可蒸、烧、煮食。亦可制作咸干制品。

1.《本草从新》："作鲞尤良。"

2.《随息居饮食谱》："作鲞较胜。冬腌者佳。"

【服食宜忌】 不宜多食。

1.《本草纲目拾遗》："煎烹味美，多食发疥。"

2.《随息居饮食谱》："发疥动风。病人忌食。"

【食疗方】

1. 治肝炎　鲜带鱼蒸熟后上层油食用，不限量，能改善症状。（《中国药用海洋生物》）

2. 外伤出血 将带鱼鳞外敷患处，有止血作用。(《中国药用海洋生物》)

3. 治产妇乳汁不足 鲜带鱼120g，木瓜250g，煎汤服。(《常见药用动物》)

4. 治呃逆（打嗝儿）带鱼火烧存性，研末，用量2~5g。(《常见药用动物》)

5. 病后体虚 带鱼、糯米各适量，加调味品，蒸熟内服。(《海味营养与药用指南》)

6. 治肌肤粗糙、皮屑脱落 带鱼250g，切成小段，油煎后，加糖、醋烧熟食用。久食可滋润肌肤，秋冬干燥季节尤宜。(《小食物大疗效》)

7. 治脾胃虚寒，纳呆食少 带鱼500g（去鳞、内脏），豆豉6g，生姜3片，陈皮3g，胡椒1.5g。先煮豆豉，后入生姜、陈皮、胡椒、带鱼。煮熟食。(《中国食疗大全》)

【储藏】多鲜食；腌干制品置阴凉通风处。

《本草纲目拾遗》："脍腌鲍风干，久藏不败。"

【食论】

据现代研究，带鱼具有补肾健脑的作用，有促进婴幼儿脑部发育及防止老年痴呆的作用；带鱼鳞中含有优质脂肪，及多种不饱和脂肪酸，清洗时水温不宜过高，以免破坏银脂。女性常食带鱼，能促进肌肤光滑润泽，并防治脱发、皮炎等病症。

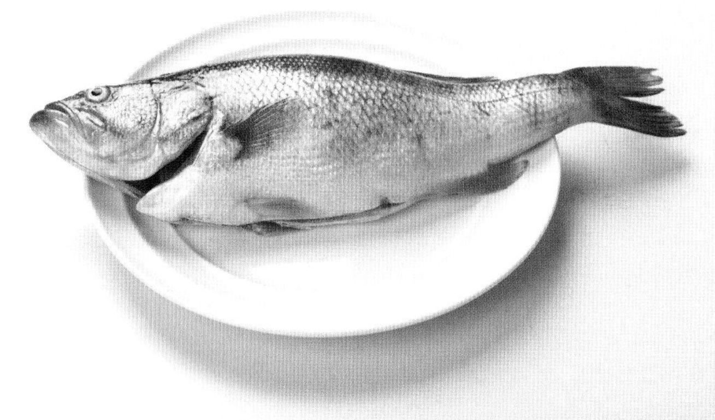

鲈鱼

luyu

《崔禹锡食经》

【异名】

花鲈、鲈板、鲈子、寨花(《中国药用海洋生物》)。

【基原】为鮨科真鲈属动物鲈鱼 *Lateolabrax japonicus* Cuvier et Valenciennes。我国沿海地区均有分布。

【性状】

鲈鱼体侧扁，一般长60cm左右。头中等大，吻钝尖。眼中大，上侧位。口大，下颌长于上颌。前鳃盖骨后缘有细锯齿。体被小栉鳞。体背侧灰青绿色。体侧上半部及背鳍上有黑色斑点，腹侧银白色。背鳍条部和尾鳍边缘黑色。

《崔禹锡食经》："貌似鲤而鳃大。"

【采收加工或制法】

四季均可捕捞。捕获后，除去鳞片及内脏，洗净，鲜用或晒干。

【性味】味甘，性平。

1.《崔禹锡食经》："味咸，大温，无毒。"

2.《食疗本草》："平。"

3.《宝庆本草折衷》："平，有小毒。"

4.《日用本草》："味甘，平。"

5.《神农本草经疏》："味甘淡，气平，有小毒。"

6.《随息居饮食谱》："甘，温，微毒。"

7.《中国药用海洋生物》："肉：甘，温；鳃：甘，平。"

【归经】入肝、脾、肾经。

【功用】

滋肝肾，益脾胃，强筋骨，止咳，安胎。适宜于脾虚胃痛，消化不良，泄泻，疳积，水肿，痹痛，筋骨萎弱，胎动不安，百日咳者食用。

1.《崔禹锡食经》："主风痹瘀疰，面疱。补中、安五脏。"

2.《食疗本草》："补五脏，益筋骨，和肠胃，治水气。安胎，补中。"

3.《本草衍义》："益肝肾，补五脏，和肠胃。"

4.《随息居饮食谱》："开胃安胎，补肾舒肝。"

5.《中国药用海洋生物》："止咳化痰。用于小儿百日咳、小儿消化不良等。"

6.《海味营养与药用指南》："益脾胃，促生肌，滋补强身。"

【服食方法】可蒸、煮、煨、炖等。

1.《崔禹锡食经》："可为臛脍。"

2.《食疗本草》："多食宜人，作鲙尤良。又暴干，甚香美。"

3.《宝庆本草折衷》："作鲊良。"

4.《随息居饮食谱》："可脯可鲊。"

【服食宜忌】患皮肤疾患者慎食。

1.《食经》："鲈鱼为羹，食不利人。又云：鲈肝不可食之，杀人。又云：治鲈鱼中毒方：捣绞芦根汁饮之，良。"

2.《食疗本草》："虽有小毒，不至发病。一云：多食发痃癖及疮肿，不可与乳酪同食。中鲈鱼毒者，芦根汁解之。"

3.《本草衍义》："食之宜人，不甚发病。"

4.《饮食须知》："多食发疮肿，成痃癖。勿同乳酪食，肝不可食，剥人面皮。"

【食疗方】

1. 治小儿消化不良　适量的鲈鱼肉与葱、生姜煎汤服食。(《中国药用海洋生物》)

2. 治小儿百日咳　将干鲈鱼鳃焙黄研末，冲服。每次1个鳃，每日2次。或将鳃不洗晒干，煮汤内服。(《中国药用海洋生物》)

3. 治宫颈炎、盆腔炎、阴道炎　鲈鱼肉120 ~ 180g，米酒炖服。(《海味营养与药用指南》)

4. 治妇女妊娠水肿，胎动不安　鲈鱼肉30~60g。水沸下鱼、葱、姜，约1小时即成，饮汤食鱼，每日3次，连食3~5日。(《中国食疗大全》)

【储藏】多鲜食；或腌为干制品，贮于阴凉干燥处。

【食论】

《食疗本草》云："鲈鱼有小毒，但不至发病。"《神农本草经疏》解释为"乃与脾胃相宜之物也"。现代研究分析，鲈鱼富含蛋白质、维生素及钙、磷、铁、铜等多种微量元素，鲜见中毒报道，常人及孕妇食之有益健康。

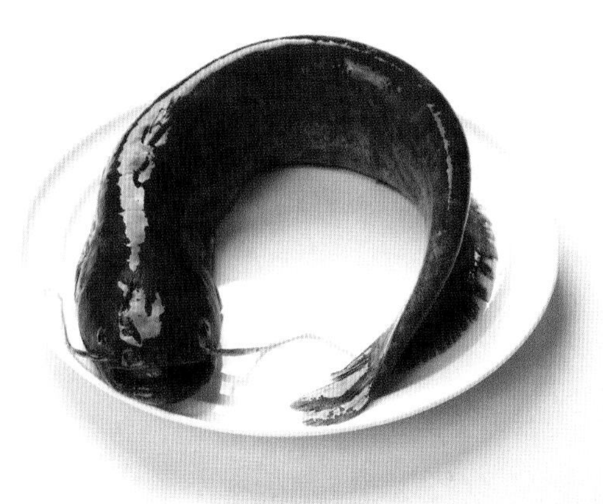

鲇鱼

nianyu

《本草经集注》

【异名】

鳀鱼（《名医别录》），鳀（《神农本草经集注》），鳂鱼（《本草纲目》），鲶鱼（《中国药用动物志》），鲶巴郎（《常见药用动物》），鲶、黏鱼（《中国动物药志》）。

【基原】鲇鱼 *Silurus asotus* Linnaeus 为鲇科鲇属动物。我国除西部高原地区外其他各地均有分布。

【性状】

鲇鱼体长，头部扁平，前部近圆形，尾部侧扁。口宽阔。上下颌有四根胡须。眼小。体无鳞光滑，富有黏液。背鳍很小，臀鳍与尾鳍相连。幼时背侧部为黄绿色，随年龄增长体色逐步加深变成黑褐色，额部为灰白色，各鳍灰黑色。

1.《食疗本草》："无鳞。赤目赤须者并杀人也。"

2.《本草纲目》："乃无鳞之鱼，大首偃额，大口大腹，鮠身鳢尾，有齿有胃有须。生流水者，色青白；生止水者，色青黄。"

3.《医林纂要》："大头小尾，偃额平腹，两目在额，长须夹鼻，体多涎沫，色有黄白。"

【采收加工或制法】

四季可捕捉。捕后除去内脏，洗净，鲜食。

【性味】味甘，性平。

1.《名医别录》："味甘，无毒。"

2.《崔禹锡食经》："温。"

3.《食疗本草》："有毒。"

4.《食性本草》："暖。"

5.《绍兴本草》："味甘、平，无毒。"

6.《宝庆本草折衷》："味甘，寒。有毒。"

7. 李杲《食物本草》："味甘。微毒。"

8.《日用本草》："味甘，平，有小毒。"

9.《饮食须知》："味甘性寒，有小毒。"

10.《本草纲目》："甘，温，无毒。"

11.《医林纂要》："甘、咸，平，滑。"

12.《随息居饮食谱》："甘，温，微毒。"

【归经】入脾、胃经。

【功用】

滋阴养血，健脾开胃，利尿，下乳。适宜于久病体虚，脾胃虚弱，食欲不振，水肿，小便不利，产后缺乳者使用。

1.《名医别录》："主治百病。"

2.《崔禹锡食经》："主风冷冷痹，赤白下利，虚损不足，令人皮肤肥美。"

3.《新修本草》："主水浮肿，利小便也。"

4.《食疗本草》："主诸补益。"

5.《日用本草》："稍益胃气。"

6.《医林纂要》："滋阴补虚，和脾养血。"

7.《本草省常》："补虚利水。"

8.《随息居饮食谱》："利小便，疗水肿。痔血肛痛。"

9.《中国药用动物志》："利尿、下乳。用于水肿、乳汁不足等。"

10.《药用动物与动物药》:“滋阴开胃，催乳利尿。主治虚损不足、乳汁少、水气浮肿、小便不利。”

【服食方法】可煨、炖、煎、炒、烧、煮食等。

《本草经集注》:“作臛食之云补。”

【服食宜忌】

鲇鱼适于体虚乏力、气血不足者食用；有痼疾、疮疡者慎食。

1.《食疗本草》:“勿多食。”

2.《绍兴本草》:“食之过多，发痼疾即有之。”

3.《宝庆本草折衷》:“合鹿肉及赤目、赤须、无腮者食之，并杀人。”

4.《饮食须知》:“同牛肝食，患风噎涎；同野猪肉食，令吐泻；同雉肉食，生痈疖；同鹿肉食，令筋甲缩。反荆芥。”

5.《医林纂要》:“天行热病后，诸肥肉及有鳞鱼不可食，唯鳗鲇养阴。”

6.《本草省常》:“同鹿肉食，令筋甲缩，同牛肉食生恶疮，同荆芥、犬肉食杀人，服何首乌者忌之。”

【食疗方】

1. 治口眼㖞斜　活鲇切尾尖，朝吻贴之即正。(《本草纲目》)

2. 治五痔下血肛痛　同葱煮食之。(《本草纲目》)

3. 治乳汁不足　鲇鱼1条，洗净后加2枚鸡蛋煮汤，连续服用。(《常见药用动物》)

4. 治浮肿　鲇鱼1条，去内脏洗净，装入香菜半斤、香油少许。不放盐，和水炖熟食用，连续服用。(《常见药用动物》)

5. 治黄疸、肺病、心脏病　鲇与嫩豆腐、油豆腐煮汤食，有一定疗效。(《药用动物与动物药》)

6. 治脾胃不和、食欲不佳　鲇鱼1条，去肠杂，加醋食之。(《中国有毒及药用鱼类新志》)

7. 治血虚眩晕　鲇鱼加火腿、香菇煮食。(《中国有毒及药用鱼类新志》)

【储藏】多鲜食。

【食论】

鲇鱼为卵毒和刺毒鱼类，鱼卵中含有鱼卵毒素，需在120℃水中加热超过半小时才能使毒性消失。刺毒器由胸鳍棘和其外包皮膜中的毒腺组织构成，被刺后创口剧痛、出血。因此，通常情况下不要食用鱼卵；清洗时小心被刺伤。

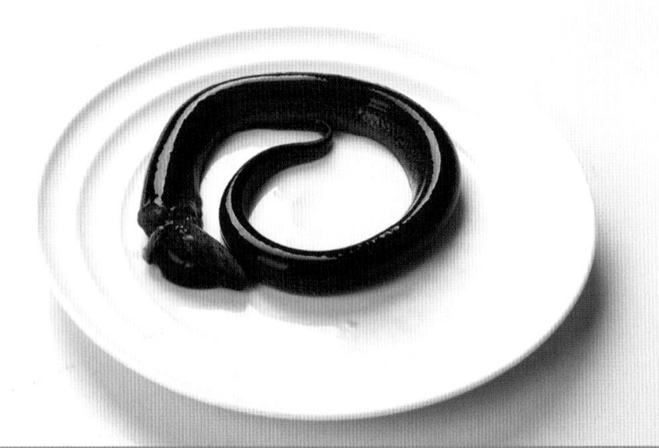

鳝鱼

shanyu

《备急千金要方》

【异名】

鉮鱼（《名医别录》），黄鉮（《本草衍义》），黄鳝（《滇南本草》），田鳝、田鳗、尤蛇、蛇鱼（《常用水产品实用图谱》，鲜鱼、黄鲜（《鲜药用动物图谱》）。

【基原】黄鳝 *Monopterus albus* Zuiew 为合鳃科鳝属动物。主要分布于湖北、江西、安徽等地的湖泊、河流、水库、池沼、沟渠等水体中。

【性状】

体细长呈蛇形，前段圆，向后渐侧扁，尾部尖细。头圆，吻端尖，唇颇发达，下唇尤其肥厚，口大，端位，上颌稍突出。眼小，为一薄皮所覆盖。体润滑无鳞。无胸腹鳍，背鳍和臀鳍退化，仅留皮褶，无软刺，都与尾鳍相联合。体色黄褐、微黄或橙黄，满布深灰黑色小斑点，腹部灰白。也有少许鳝鱼是白色，俗称“白鳝”。

1.《本草衍义》：“腹下黄，世谓之黄鉮。又有白鉮，稍粗大，色白，二者皆亡鳞。大者长尺余，其形类蛇，但不能陆行。”

2.《本草纲目》：“身黄背黑，体多涎沫，大者长二尺，夏出冬蛰。”

3.《医林纂要》：“异于蛇者鳃尾。”

【采收加工或制法】

可采用笼捕、网捕、钓捕等方法捕捉。多鲜食或加工成罐头、鱼干等。

【性味】味甘、性温，无毒。

1.《名医别录》：“味甘，大温，无毒。”

2.《饮膳正要》：“味甘，平，无毒。”

3.《滇南本草》：“味辛。”

4.《医林纂要》：“甘咸，温，有微毒。阴中之阳。”

5.《食物中药与便方》：“甘、大温，无毒。”

【归经】入肝、脾、肾三经。

1.《雷公炮炙药性解》：“入脾经。”

2.《本草新编》：“入脾、肾二经。”

3.《本草求真》：“入经络，兼入肝肾。”

【功用】

补气养血，滋养肝肾，壮筋骨，祛风除湿。适宜于气血劳伤，腰膝酸软，阳痿，产后恶露不尽，风寒湿痹，下痢脓血，臁疮，痔瘘者使用。

1.《名医别录》：“主补中，益血，治沈唇。”

2.《食疗本草》：“补五脏，逐十二风邪。并治湿风。”

3.《本草拾遗》：“主湿痹气，补虚损，妇人产后淋沥，血气不调，羸瘦，止血，除腹中冷气肠鸣也。”

4.《饮膳正要》：“主湿痹。”

5.《滇南本草》：“治五劳七伤，添精益髓，壮筋骨。久服令人肥胖，肌肤白嫩。”

6.《本草纲目》：“专贴一切冷漏、痔瘘、臁疮引虫。”

7.《雷公炮炙药性解》：“主产后淋沥，血气不调，腹中冷气肠鸣，沉唇湿痹，又主补脾益气。为阴类，大有补血之功。”

8.《本草新编》:“补中益气，且更兴阳，散湿气，去狐臭，又生津止渴生力。”

9.《医林纂要》:“滋阴养阳，补虚劳，和气血，壮筋力。虽曰处阴，而劲悍之性达于阳也。”

10.《本草求真》:“兼补肝肾之气。”

11.《随息居饮食谱》:“补虚助力，善去风寒，湿痹，通血脉，利筋骨。治产后虚羸，愈臁疮、痔瘘。”

12.《食物中药与便方》:“补中益血，疗虚损。”

【服食方法】

可炒、爆、炸、烧，或与鸡、鸭、猪等肉类清炖，还可作为火锅原料之一。

1.《本草拾遗》:“宜臛食之。”

2.《随息居饮食谱》:“宜与猪脂同煨。”

【服食宜忌】

患外感、瘙痒性皮肤病及有哮喘等痼疾者慎食。

1.《本草衍义》:“此尤动风气，多食令人霍乱。”

2.《饮膳正要》:“天行病后，不可食。”

3.《滇南本草》:“食后饮冷水，饮则解矣。然又能燥血。”

4.《雷公炮炙药性解》:“多食令人霍乱，时行病食之多复。”

5.《神农本草经疏》:“性热而补，凡病属虚热者不宜食。时行病后食之多复。过食动风气，兼令人霍乱。”

6.《饮食须知》:“勿与犬肉、犬血同食。妊妇食之，令子声哑。黑而大者有毒，食之杀人。”

7.《随息居饮食谱》:“多食动风发疥，患霍乱损人。时病前后，疟、疸、胀满诸病，均大忌。”

【食疗方】

1. 治老烂腿（臁疮）久不愈　黄鳝去骨，将鳝肉剁成肉泥，敷于患处，2 ~ 3 小时更换一次。(《食物中药与便方》)

2. 治内痔出血、气虚脱肛，妇女劳伤，子宫脱垂　黄鳝煮羹食之，有补气固脱之功。(《食物中药与便方》)

3. 治鼻衄，各种外伤出血　黄鳝血焙干研末，吹入鼻中或敷于伤口，能很快止血。(《食物中药与便方》)

4. 治婴儿赤游丹，臀部赤烂　鳝鱼血频频涂抹。注意每次涂抹前要将患处清洗一下。(《食物中药与便方》)

5. 治肾虚性腰痛　黄鳝 250g（切碎），猪肉 100g。同蒸熟后食用。(《中国动物药志》)

6. 治小儿疳积　鳝鱼 60g 切碎，加香薷适量，炖服。(《中国动物药志》)

7. 治虚劳咳嗽，身体消瘦　鳝鱼 250g，配冬虫草，炖汤，连服几次。(《中国动物药志》)

8. 治腹胀　鳝鱼 250g，大蒜头 1 个，酒 1 杯，共煮熟食。(《中国动物药志》)

9. 治耳聋　鳝鱼 1 条，放入酒内炖服。(《中国动物药志》)

10. 治糖尿病　鲜鱼活杀，去内脏，洗净，切成约 3cm 长段，鳝鱼头保留。起油锅，放植物油 3 匙，用旺火烧热，入大蒜，随即倒入鳝鱼段，翻炒 3 分钟，加黄酒 2 匙，再焖炒 3 分钟，待发出酒香后，加盐 1 匙，酱油 3 匙，冷水一大碗，继续焖烧 20~30 分钟，至鱼酥熟，汁水快干时撒入葱花，佐膳食用。对中消型糖尿病口渴不重者有一定疗效。(《传世养生本草》)

11. 治久痢虚症，便脓血　黄鳝鱼 1 条，红糖 9g（炒）。将鳝鱼去肚杂，以新瓦焙枯，和糖研末，开水吞服。(《传世养生本草》)

12. 治小肠痈　鳝鱼头、蛇头、地龙头。烧灰酒服有效。(《传世养生本草》)

【储藏】用鲜品，不宜久贮。

【食论】

食用鳝鱼必须是鲜活的，因鳝鱼死后体内的组氨酸会转变成有毒物质。现代医学研究，鳝鱼中含“黄鳝鱼素”，对血糖有良好的双向调节作用，即血糖低时可升糖，血糖高时可以降糖，且无毒副作用，是治疗糖尿病的有效药物与食材。

附：鳝鱼血 鳝鱼骨

1.《本草拾遗》："血，主癣及瘘，断取血涂之。"
2.《雷公炮炙药性解》："血堪涂癣。"
3.《医林纂要》："咸，温。能正经络，去壅滞，缓风软坚，渗湿去热。中恶风而口眼㖞斜，取此血和麝涂之，左㖞涂右，右㖞涂左，俟下则急洗去。以滴耳治聤耳肿痛，以滴鼻治鼻衄，以点目治痘后生翳。骨，烧烟辟蚊。"
4.《食物中药与便方》："血治疮癣、鼠瘘及口眼㖞斜。"

鳝鱼头

1.《名医别录》："五月五日取头骨烧之，止痢。又，干鳝头，主消渴，食不消，去冷气，除痞 。"
2.《备急千金要方》："头骨：平，无毒。烧服，止久利。"

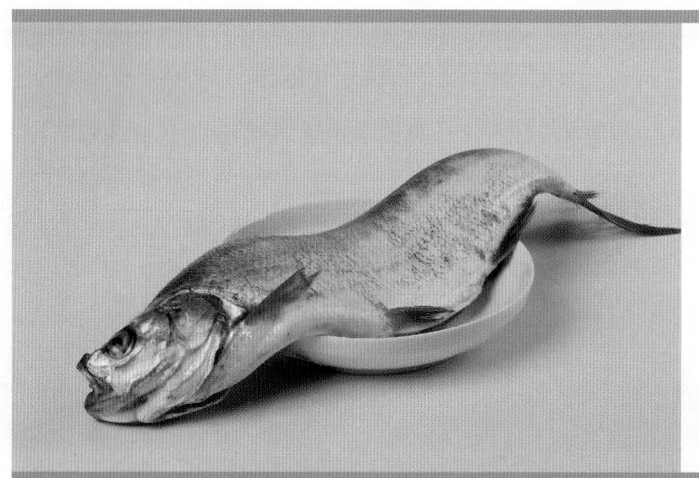

白鱼

baiyu

《食疗本草》

【异名】

鲌鱼、银白鱼(《滇南本草》)，鲚鱼(《纲目》)，白扁鱼(《本草求原》)。

【基原】

为鲤科红鲌属动物翘嘴红鲌 *Erythroculter ilishaeformis* 及鲌属动物红鳍鲌 *CuLter erythropterus* Basilewsky。

【性状】

1. 翘嘴红鲌体延长而侧扁，头背面几乎平直。体高与头长略相等。口上位，眼大，位于头的侧上方。鳃耙细长。背鳍有强大而光滑的硬刺。背部及体侧上部为灰褐色，腹部为银白色，各鳍灰色乃至灰黑色。

2. 红鳍鲌体长，头小，侧扁，背面平直，头后背部明显突起，似驼背状。腹部自胸鳍其至肛门有腹棱。头中等大，口上位。眼中等大，位于头侧上方。鳞小。背鳍在腹鳍与臀鳍之间，尾鳍呈叉状。背部青灰色，侧面和腹部银白色，背鳍和尾鳍的上叶呈青灰色，腹鳍、臀鳍及尾鳍下叶呈橙红色。

1.《大观本草》："大者六七尺，色白头昂，生江湖中。"

2.《本草求原》："身白，腹扁，鳞细，头尾俱向上，肉中有细刺。"

【采收加工或制法】

春、夏季捕捉，除去鳃、鳞及内脏，洗净，鲜用。

【性味】 味甘，性平。

1.《大观本草》："味甘，平，无毒。"
2.《滇南本草》："味辛，性寒。无毒。"
3.《随息居饮食谱》："甘，温。"

4.《中国动物药志》："甘，平。"

【归经】归脾、胃、肝经。

《本草撮要》："入手足太阴、阳明经。"

【功用】

健脾开胃，消食行水。用治脾胃虚弱，食积不化，水肿。

1.《食疗本草》："主肝家不足气，少调五脏气，理经脉。助脾气，能消食，理十二经络，舒展不相及气。"

2.《日华子本草》："助血脉，补肝，明目。"

3.《大观本草》："主胃气，开胃下食，去水气，令人肥健。"

4.《滇南本草》："治痈疽诸疮，肿毒疥癞，同大蒜食之，效。"

5.《随息居饮食谱》："开胃下气，行水助脾，发痘排脓。"

6.《中国动物药志》："开胃健脾，消食行水。用于食积腹胀、水肿等症。"

【服食方法】可蒸、炒、烧，煮食，也可腌制鱼干。

1.《食疗本草》："或煮炙，于葱、醋中一两沸食。白鱼和豉作羹，一两顿而已，新鲜者好食。或腌、或糟藏，犹可食。时人好作饼，炙食之。"

2.《日华子本草》："灸疮不发，作鲙食之，良。"

3. 李杲《食物本草》："五味蒸煮食之，良。"

4.《随息居饮食谱》："可醃可鲊。"

【服食宜忌】痈疮者慎食，勿与大枣同食。

1.《食疗本草》："不堪多食，泥人心。虽不发病，终养蟹，所食新者好，久食令人心腹诸病。若经宿者不堪食，令人腹冷生诸疾。"

2.《日华子本草》："患疮疖人不可食，甚发脓。"

3. 李杲《食物本草》："患疮疖者食之发脓，唯灸疮食之不发。"

4.《饮膳正要》："久食发病。"

5.《饮食须知》："多食热中生痰，泥人膈，发灸疮。同枣肉食，令患腰腹痛。经宿者勿食，令人腹冷，炙食亦少动气。患疮疖者勿食，能发脓。"

6.《随息居饮食谱》："多食发疥，动气生痰。"

【食疗方】

1. 治血虚心悸，纳谷不香　白鱼，葱、姜煮食。(《中医饮食营养学》引《奉化方食》)

2. 治慢性腹泻　腌白鱼或糟白鱼，佐白粥食。(《中医饮食营养学》引《古鄞食谱》)

3. 治体虚浮肿　白鱼鲞佐食。(《中医饮食营养学》引《曲池妇科》)

4. 治产后抽筋　红鳍鲌1条，煮熟食用。日服2次，连服数日。(《常见药用动物》)

【储藏】多食鲜品。

【食论】

白鱼属发物，对于患痈疮者，早期慎食；但对于痈疮中晚期，食之则可促使其成熟，加快脓液排出而向愈。古人云：此鱼宜食鲜者，隔夜鱼食后易引起腹部冷痛，因此对于没有经过腌、糟处理过的，应食鲜者为好。

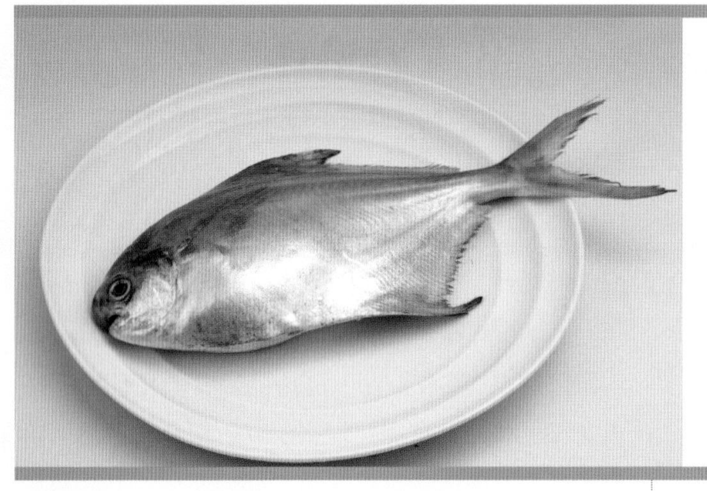

鲳鱼

changyu

《本草纲目》

【异名】

昌侯鱼、昌鼠(《本草拾遗》),狗瞌睡鱼(《本草纲目》引《岭表录异》),鲳、鲳鳊(《医林纂要》),银鲳(《海味营养与药用指南》),镜鱼、平鱼(《中国动物药志》)。

【基原】

为鲳科鲳属动物银鲳 *Pampus argenteus* 及其近缘种的肉。

【性状】

体卵圆形,短而高,极侧扁。尾柄侧扁而短。头短小,吻短,圆钝,稍突。眼小,侧位。口小,微斜。体被细小圆鳞,极易脱落。尾鳍分叉较深,下叶比上叶稍长。体具银白色光泽,背部微呈青灰色,多数鳞片上有不明显的微小黑点。腹部乳白色。各鳍浅灰色。

1.《本草拾遗》:"生南海,如鲫鱼,身正圆,无硬骨。"

2.《本草纲目》:"闽、浙、广南海中,四五月出之。岭表录云:形似鳊鱼,脑上突起连背,身圆肉厚,白如鳜肉,只有一脊骨。"

【采收加工或制法】

常年皆可捕捞。捕后去内脏,洗净鲜用。

【性味】性平,味甘、淡。

1.《本草拾遗》:"味甘,平,无毒。"

2.《医林纂要》:"甘,苦,温。"

3.《海味营养与药用指南》:"性平,味甘、淡。"

4.《中药大辞典》:"甘,平。"

5.《中国食疗大全》:"甘、苦,温,平。"

【归经】入脾、胃、肾经。

1.《中医饮食营养学》:"入胃经。"

2.《中华食物养生大全》:"胃经、肾经。"

【功用】

益气补胃,养血填精,舒筋利骨。适宜于脾胃虚弱,纳差,气血不足,久病体虚,筋骨酸痛,肢体麻木者食用。

1.《本草拾遗》:"令人肥健,益气力。"

2.《本经逢原》:"益胃气,食之令人肥健。"

3.《随息居饮食谱》:"补胃,益血,充精。"

4.《海味营养与药用指南》:"益气养血,柔筋利骨。"

5.《中医饮食营养学》引自《杏林春满集》:"健脾补肾,兴阳。"

6.《中国有毒及药用鱼类新志》:"益气养血,柔筋利骨,健脾养胃。"

【服食方法】可烧、焖、炖、煮后食用。

1.《本草拾遗》:"作炙食之至美。"

2.《本草纲目》:"治之以葱、姜,缶之以粳米,其骨亦软而可食。"

【服食宜忌】

患有瘙痒性皮肤疾患及痼疾者慎食,鲳鱼子慎食。

1.《本草拾遗》："腹中子有毒，令人痢下。"

2.《本经逢原》："腹中子性寒有毒，多食令人痢下。"

3.《随息居饮食谱》："多食发疥、动风。"

【食疗方】

1. 产后气血虚弱、乳汁不足、病后体虚 银鲳肉250g，米酒适量，炖熟，常服。(《海味营养与药用指南》)

2. 治筋骨疼痛、足软无力 鲳鱼1条，栗子10只同煮。(《中医饮食营养学》引自《曲池妇科》)

3. 治消化不良 鲳鱼加扁豆、葱、姜同煮，也可加入香菇。(《中医饮食营养学》引自《奉化方食》)

4. 治阳痿早泄 银鲳1条，蚕茧壳10只，共煮食。(《中国有毒及药用鱼类新志》)

5. 治脾胃虚弱、饮食不振、贫血 银鲳500g，去鳞及内脏，加调料煮食。可开胃健脾、补血。(《中国有毒及药用鱼类新志》)

【储藏】多食鲜品。

【食论】

王士雄在《随息居饮食谱》云"鲳鱼骨少肉腴，别饶风味"，历来为食中之珍品，席上之佳肴。适于老年人和儿童食用。但据研究，鲳鱼含糖量居诸鱼之首，胆固醇含量也较高，故糖尿病、冠心病及高血脂症患者不宜多食。

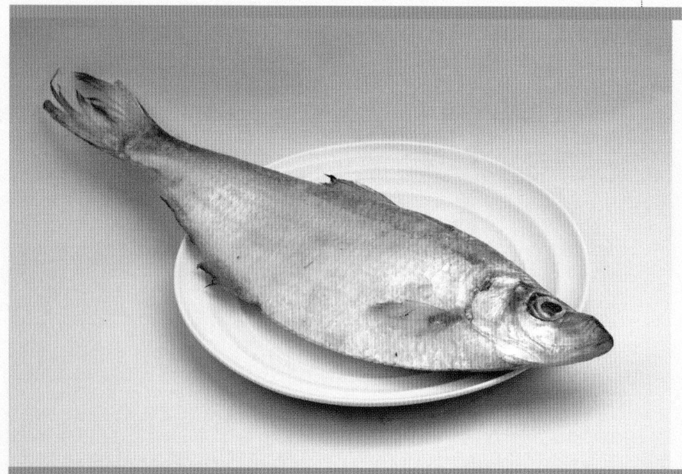

鳓鱼

leyu

《饮食须知》

【异名】

勒鲞(《饮食须知》)，鳓鱼、鲙鱼、白鳞鱼、曹白鱼、鲞鱼白鱼(《中国药用海洋生物》)，力鱼、白力鱼、快鱼(《常见药用动物》)。

【基原】鳓鱼 *Ilisha elongata* Bennett 为鲱科鳓属动物。在我国渤海、黄海、东海、南海等海域均有分布。

【性状】

体侧扁，长约40cm。口上位，眼大、凸起而明亮。体被银白色薄圆鳞。腹部有锯齿状棱鳞。背鳍位于腹鳍后上方，臀鳍长，腹鳍较小，尾鳍深叉，形如燕尾。体背黄绿色，其他各鳍色淡。

1.《本草纲目》："状如鲥鱼，小首细鳞。腹下有硬刺，如鲥腹之刺。头上有骨，合之如鹤喙形。"

2.《医林纂要》："最多子。"

3.《随息居饮食谱》："大而产南洋者良。"

【采收加工或制法】

宜春夏季捕捉，捕获后去内脏及鳞片，洗净，供鲜食等。

【性味】味甘，性平，无毒。

1.《饮食须知》："味甘性平。"

2.《本草纲目》："甘，平，无毒。"

3.《医林纂要》："甘，咸，平。"

【归经】入脾、胃经。

《本草撮要》:“入手足太阴经。”

【功用】

健脾开胃,利水止泄,安心神。适宜于脾虚泄泻、水肿、胃痛、纳差、心悸怔忡者食用。

1.《本草纲目》:“开胃暖中。”

2.《药性切用》:“调中开胃。”

3.《随息居饮食谱》:“开胃,暖脏补虚。”

4.《中国药用海洋生物》:“开胃暖中,滋补强壮。用于心悸怔忡、慢性腹泻等。”

5.《常见药用动物》:“利水止泄。治慢性腹泻、水肿等。”

6.《中国动物药志》:“养心安神,温中开胃健脾。”

【服食方法】

可蒸、烧、煮或与霉干菜同煮,或腌制成咸鲥鱼,或制成糟鲥鱼。

1.《本草纲目》:“作鲞尤良。”

2.《随息居饮食谱》:“鲜食宜雄,其白甚美。雌者宜鲞,隔岁尤佳。”

【服食宜忌】不宜多食。

《随息居饮食谱》:“多食发风,醉者更甚。”

【食疗方】

1. 治心悸怔忡 将鲥鱼晒干,煅烧研末,冲服。(《中国药用海洋生物》)

2. 治慢性泄泻 鲥鱼和葱、姜等煎汤服食。(《中国药用海洋生物》)

3. 治疣 取鲜鲥鱼鳞贴敷疣上。(《海味营养与药用指南》)

【储藏】多鲜食。

【食论】

鲥鱼除含蛋白质、脂肪、钙、磷、铁、硒、维生素、烟酸等外,还富含不饱和脂肪酸,具有降低胆固醇的作用,因此常食对预防心脑血管病有益处。

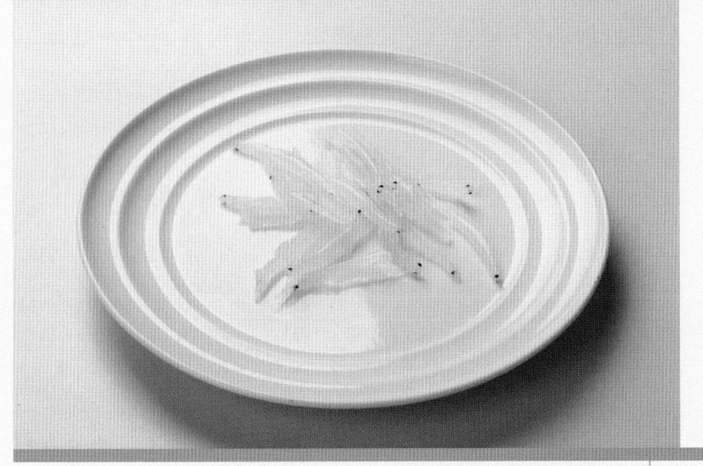

银鱼

yinyu

《饮食须知》

【异名】

银条鱼(《日用本草》),鲙残鱼(《饮食须知》),面条鱼(《中国动物药志》)。

【基原】为银鱼科银鱼属动物银鱼的全体。

【性状】

尖头银鱼 *Salanx auticeps* Regan 体细长,近圆筒形,生活时体柔软,无鳞,仅在臀基部有鳞一行,全身透明。吻长而尖,呈三角形。胸鳍大而尖,臀鳍呈扇形。

长鳍银鱼 *Salanx longianalis* Regan 体形似尖头银鱼。细长,头长而平扁。吻略长而尖,口大而阔,体白色,半透明,光滑无鳞,仅在臀基部有一行大圆鳞。

1.《本草纲目》:“鲙残出苏、淞、浙江。大者长四五寸,身圆如箸,洁白如银,无鳞。若已鲙之鱼,但目有两黑点尔。彼人尤重小者,曝干以货四方。清明前有子，食之甚美；清明后子出而瘦，但可作鲊腊耳。”

2.《食物本草》:“生江湖中。色白如银,身无骨,长二三寸，圆细如灯心者，乃为真也。”

3.《医林纂要》：“细白如银丝，湖海间皆有之，平望者尤佳。”

【采收加工或制法】

3~5 月捕捞，捕后洗净鲜用或加工制作成鱼干。

【性味】味甘，性平。

1.《日用本草》：“甘，平，无毒。”

2.《饮食须知》：“味甘性平鲜。”

3.《医林纂要》：“甘，苦，平。”

【归经】入肺、脾、胃经。

1.《本草求真》：“入脾、胃。”

2.《中药大辞典》：“归脾、胃、肺经。”

【功用】

补虚养胃，润肺止咳。适宜于营养不良、胃气虚弱、脾虚泄泻、小儿疳积，肺虚咳嗽者食用。

1.《日用本草》:“宽中健胃，合生姜作羹，佳。”

2.《食物本草》：“宽中健胃，利水润肺，止咳。作干食之，补脾。”

3.《医林纂要》：“补肺清金，滋阴，补虚劳。”

4.《随息居饮食谱》：“养胃阴，和经脉。”

5.《海味营养与药用指南》：“益肺止咳，宽中健胃，利水补虚劳。”

6.《中国动物药志》：“具补虚，健胃，益肺，利水的功能。用于营养不良，食积腹胀，大便泄泻，小儿疳积。”

【服食方法】可煮、炖等食用。

1.《本草求真》:“鲜食最美。曝干亦佳。作羹食之。无油腻伤中之患。”

2.《随息居饮食谱》：“可作干。”

【服食宜忌】诸病无忌。

1.《饮食须知》：“多食令人发疮疥，及小儿赤游风。”

2.《医林纂要》:“鱼类多动火发疮，此独不然。”

【食疗方】

1. 慢性结肠炎、消化不良、营养不良 银鱼 90g，入葱、姜等配料，煮羹常服食。(《海味营养与药用指南》)

2. 治消瘦 银鱼久常食用，疗效良好。(《海味营养与药用指南》)

3. 治小儿疳积　银鱼 30g，山楂 15g，谷芽 30g。煎汤服食。(《海味营养与药用指南》)

【储藏】多鲜食，干品放于干燥通风处或冷冻保存。

《食物本草》：“不可失风露水，恐致变坏也。”

【食论】

《随息居饮食谱》云其“养胃阴，和经脉”，因此对于气阴两虚类型的慢性萎缩性胃炎所引起的面黄肌瘦、口干不思饮食者较宜。另据研究，银鱼含有丰富的钙，亦适于体弱及幼儿补充营养食用。

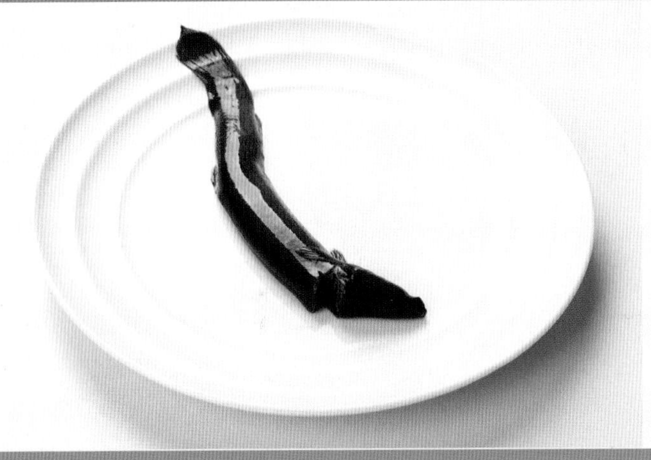

泥鳅
niqiu
《滇南本草》

【异名】

鳛（《本草经集注》），鳛鱼（《本草拾遗》），鳅鱼、粉鳅（《药性切用》），鱼鳅、泥鳅鱼（《广西药用动物》）。

【基原】

为鳅科泥鳅属动物泥鳅、花鳅、大鳞泥鳅的肉或全体。

【性状】

泥鳅 *Misgurnus anguillicaudatus*（Cantor）体细长，前段略呈圆筒形，后部侧扁，腹部圆。头尖小，口腹位，呈马蹄形，周围有触须5对。鳞极细小，埋在皮下。胸腹鳍小，背鳍短，尾鳍圆形。体背及两侧灰黑色，下部灰白色。全身布满黑色小斑点。我国除西部高原地区外，自北到南都有分布。

1.《本草拾遗》："短小，常在泥中。"

2.《本草纲目》："泥鳛生湖池，最小，长三四寸，沉于泥中。状微似鳝而小，锐首肉身，青黑色，无鳞，以涎自染，滑疾难握。"

【采收加工或制法】

四季捕捉，可用泥鳅笼捕捉，在笼内放些蚯蚓、米糠作诱饵。捕获后，鲜用或烘干用。

【性味】 味甘，性平。

1.《饮食须知》："味甘，性平。"

2.《滇南本草》："味甘、淡，性平。"

3.《医学入门》："甘，温，无毒。"

【归经】 入脾、肝、肾经。

1.《本草求真》："专入脾"，"入肾与肝。"

2.《广西药用动物》："入胃、小肠经。"

3.《中医饮食营养学》："入脾、肺经。"

4.《中医食疗学》："归肝经。"

【功用】

益气调中，除湿退黄，补肾壮阳。适宜于脾虚泄泻，消渴，小儿盗汗，水肿，小便不利，阳痿，黄疸，痔疮，皮肤瘙痒者食用。

1.《滇南本草》："主治五劳、五热，小儿脾胃虚弱，久服可以健胃补脾，令人白胖。治诸疮百癣。通血脉而大补阴分。"

2.《医学入门》："补中止泄。"

3.《本草纲目》："暖中益气，醒酒，解消渴，调中收痔。"

4.《随息居饮食谱》："暖胃壮阳，杀虫收痔。"

5.《广西药用动物》："调中益气，壮阳，利小便。主治皮肤瘙痒、痔疮下坠和疥疮发痒。"

6.《中医饮食营养学》："补中气，祛湿邪，清热，壮阳。"

7.《中医食疗学》："补中益气，除湿退黄，益肾助阳，祛湿止泻。"

8.《中国有毒鱼类和药用鱼类》："能调中益气，解渴、醒酒，滋阴清热，通络，补益肾气。利小便、壮阳、收痔。主治肝炎，小儿盗汗，痔疮下坠，皮肤搔痒，跌打骨伤，腹水，手指疔疮，白癣、漆疮，小便不通、热淋，阳痿，糖尿病饮水无度，黄疸湿热，小儿营养不良。”

【服食方法】可烧、煮、炖食等。

1.《滇南本草》：“煮食。”

2.《本草纲目》：“闽、广人劙去脊骨，作臛食甚美。《相感志》云：“灯心煮鳝甚妙”，“同米粉煮羹食。”

3.《广西药用动物》：“炖汤。”

【服食宜忌】补而可清，诸病不忌。

1.《医学入门》》：“不可同白犬血食之。”

2.《本草省常》：“同荆芥、犬肉食杀人，服何首乌者忌之。”

【食疗方】

1. 治消渴病 沃焦散：泥鳅 10 条阴干，去头尾烧灰，干荷叶等分为末，每服二钱，新汲水调下，日三。(《本草纲目》引自《普济方》)

2. 治阳痿早泄 阳事不起，泥鳅煮食之。(《本草纲目》)

3. 治 肛 泥鳅同米粉煮羹食，调中收痔。(《本草纲目》)

4. 治急性传染性黄疸型肝炎 泥鳅晒干研末，加适量的薄荷和香料作矫味。每天服 3 次，每次 10g，饭后服，小儿减量。(《广西药用动物》)

5. 治营养性水肿 泥鳅三两，大蒜头两个。猛火炖吃，不加盐，连续吃几次。(《广西药用动物》)

6. 治小便不通、热淋 用白糖撒在泥鳅身上，使黏液、白糖混合，然后取混合液冲冷开水服。(《广西药用动物》)

7. 治小儿盗汗 泥鳅 200g，去内脏后，洗净黏液，用油煎至焦黄，加水一碗半，煮汤至半碗，也可用盐调味。每日 1 次，幼儿分次服，连服数日。(《常见药用动物》)

8. 黄疸湿热，小便不利 泥鳅 100g，炖豆腐食，每日 2 次，连食几日。(《食疗药用动物》)

【储藏】

鲜活者可放于水盆暂养，并倒入少量油，促使泥鳅吐净泥沙。泥鳅肉可放于冰箱冷藏保鲜。

【食论】

民间有谚语曰：“天上斑鸠，河中泥鳅。”泥鳅肉质鲜美，营养丰富，为席上佳肴。其性味甘平，兼具清补之功，如《本草求真》云：“鳅鱼伏于泥中，得土阴气以养，性动而侵，故能入土以补脾。”又云：“得水则浮而出，涸则入泥而不见，故能下入而治病。书言同米粉煮羹，下入而收痔者，义由斯也。”据临床观察，泥鳅还是治疗糖尿病、泌尿系统疾病、肝病、胆囊疾病的良好食材。

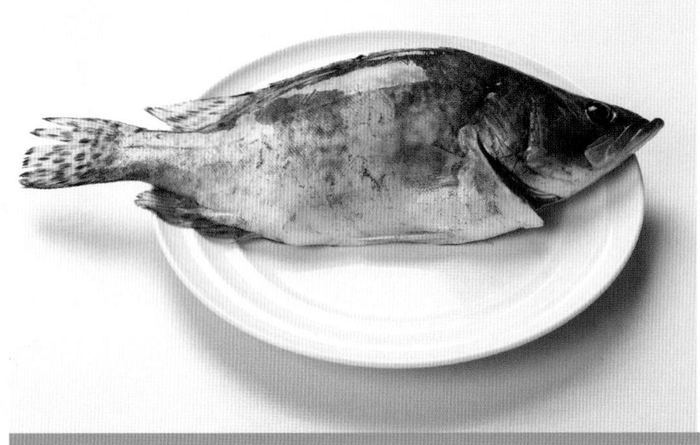

鳜鱼
guiyu
《食疗本草》

【异名】

鳜豚、水豚（《日华子》），石桂鱼（《大观本草》），桂鱼（《本草求真》），鯚鱼（《随息居饮食谱》），嘴鳜鱼、季花鱼、胖鳜（《中国经济动物志》）。

【基原】 为鮨科鳜属动物鳜鱼 *Siniperca chuatsi* Basilewsky。是我国特产，全国各江河、湖泊均有分布。

【性状】

鳜鱼体侧扁，较高，背部隆起。头侧扁，口大，略倾斜，下颌突出。体色棕黄，背部橄榄色，腹部灰白。体侧及各鳍的软鳍部分皆有大形黑色斑点。由吻端穿过眼径有一条黑纹。

1.《大观本草》："背有黑点，味尤重。生江溪间。"

2.《本草纲目》："鳜生江湖中。扁形阔腹，大口细鳞。有黑斑，采斑色明者为雄，稍晦者为雌，背有鬐鬣刺人。厚皮紧肉，肉中无细刺。有肚能嚼，亦啖小鱼。"

3.《医林纂要》："大头，巨口，锯齿，身方而短，鳞细如沙，文杂白黑，尾小无歧，鬐坚锐如刺，有十二鬐骨应十二月，闰则益刺。鱼皆无胃，此独有，尤健啖小鱼。"

【采收加工或制法】

春、秋季捕捞。捕后除去腮、鳍、鳞片及内脏，洗净，鲜用。

《三元延寿参赞书》："背有十二鬣骨，每月一骨，毒能杀人，宜尽去之。"

【性味】 味甘，性平。

1.《食疗本草》："平，稍有毒。"

2.《日华子本草》："微毒。"

3.《大观本草》："味甘，平，无毒。"

4.《宝庆本草折衷》："味甘，平，微毒。"

5.《本草纲目》："味甘，平，无毒。"

6.《本经逢原》："甘，平，小毒。"

7.《医林纂要》："甘，温。"

8.《随息居饮食谱》："过大者能食蛇。故有毒而发病。"

【归经】 入脾、胃经。

《本草求真》："入脾、胃。"

【功用】

益脾胃，养气血。适宜于脾胃虚弱，纳食不香，营养不良，虚劳羸弱，肠风泻血者使用。

1.《食疗本草》："补虚劳，益脾胃。"

2.《日华子本草》："益气，治肠风泻血。"

3.《大观本草》："主腹中恶血，益气力，令人肥健，去腹内小虫。"

4.《医林纂要》："健脾开胃，其肚可消骨鲠。"

5.《本草求真》："痨瘵最宜。"

6.《药性切用》："补劳益胃，去瘀杀虫。"

7.《随息居饮食谱》："益脾胃，养血，补虚劳。杀劳虫，消恶血，运饮食，肥健人。"

【服食方法】 可蒸、煮、烩食等。

【服食宜忌】寒湿盛者慎食。

1.《本草品汇精要》："患寒湿病人不可食。"

2.《三元延寿参赞书》："食鳜鱼骨鲠几死，取橄榄核末，流水调服而愈。"

【食疗方】

1. 治小儿软疖 鳜鱼尾，贴之良。(《本草纲目》)

2. 治肺结核，虚劳体弱 鳜鱼1条(约120g，去鳞，洗净)，加葱、姜、盐、酒适量，上锅隔水蒸15分钟。功能补气血，益脾胃。(《中国食疗大全》)

3. 治贫血，食欲不振 鳜鱼1条(去鳞、内脏)，加姜、葱、盐、酱、胡椒，煮食。功能补养气血，补虚损。(《中国食疗大全》)

【储藏】多食鲜品。

【食论】

鳜鱼是补虚疗疾之食疗佳材，对素体寒湿盛者，食之易助体内湿气，因此在烹煮时宜加姜、葱等温热食材以消此弊。另据《三元延寿参赞书》载："背有十二鬣骨，每月一骨，毒能杀人。"《中国动物药志》载："鳜鱼为刺毒鱼类，被刺伤后肿痛剧烈，发热恶寒。为淡水刺毒鱼类中刺痛最重者。"因此在清洗食用过程中，要去鳍，小心刺伤。

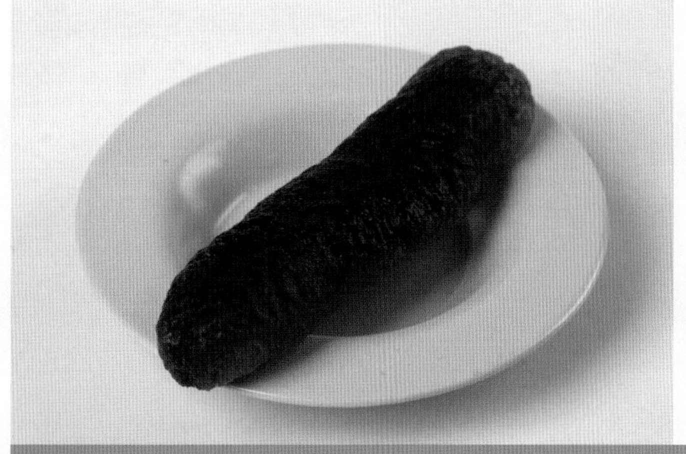

海参
haishen

《饮食须知》

【异名】

辽参、刺参(《药鉴》)，海男子(《五杂俎》)，海鼠(《中医饮食营养学》)。

【基原】

为刺参科刺参属动物刺参 *Stichopus japonicus* Selenka、绿刺参 *Stichopus chloronotus* Brandt、花刺参 *Stichopus variegatus* Semper(去内脏)的全体。广泛分布于世界各海洋中，我国南海沿岸种类较多，据调查，我国有20余种海参可供食用和药用，传统以辽产的刺参为佳。

【性状】

体呈扁平圆筒形，柔软，伸缩性很大，分被、腹两面。两端稍细，长10～20cm，特大的可达30cm。色暗，多肉刺。

【采收加工或制法】

每年春、秋季下水捕捞，除去内脏，洗净腔内的血污和泥沙，开水煮40分钟，自然冷却2小时后，放入冰箱冷藏。每天换一遍水，2～3天后，发好的海参柔软光滑，手捏有韧性，即可食用，为即食海参；将洗净除去内脏的海参用盐水煮一个小时左右，捞起放冷，经暴晒或烘焙至八九成干时，再放入蓬叶汁中稍煮，至颜色转黑时取出并晒干，为盐干海参；或采用低温真空冷冻干燥技术，将洗净的鲜海参经漂烫、真空冷冻、脱水等处理后成冻干海参，能很好地保留活海参体内的营养成分以及珍贵的活性成分，较传统盐干海参营养价值更高。

【性味】性平，味甘、咸，无毒。

1.《饮食须知》："味甘咸，性寒滑。"

2.《食物本草》："味甘、咸，平，无毒。"

3.《本草丛新》："甘、咸，温。"

4.《本草纲目拾遗》："甘温。"

5.《随息居饮食谱》："咸，温。"

【归经】 入肺、脾、肾经。

1.《本草撮要》："入手足太阴、少阴经。"

2.《中华本草》："归肾、肺经。"

3.《中医饮食营养学》："入心、肾经。"

【功用】

补肾益精，壮阳，润燥，养血止血，利尿。适宜于肾阳不足、精血亏虚所引起的阳痿，早泄，梦遗，虚弱劳怯，肠燥便秘，小便频数，及肺虚咳嗽咯血，肠风便血，外伤出血者食用。

1.《食物本草》："主补元气，滋益五脏六腑，去三焦火热。"

2.《本草丛新》："补肾益精，壮阳疗痿。"

3.《药性考》："降火滋肾，通肠润燥，除劳怯症。"

4.《本草纲目拾遗》："生百脉血，治休息痢。"

5.《本草纲目拾遗》引《食物宜忌》："消痰涎，摄小便，杀疮虫。"

6.《随息居饮食谱》："滋肾补血，健阳润燥。调经养胎，利产。"

7.《现代实用中药》："为滋养品。治肺结核，神经衰弱及血友病样的易出血患者，用作止血剂。"

8.《食物中药与便方》："补虚损，理腰脚，利大小便。饮其汁止消渴，去黄疸，退水肿。"

9.《中医饮食营养学》："补肾益精，养血润燥，止血消炎，和胃止渴。"

【服食方法】 可凉拌、煮、炖、烧、烩等食用。

【服食宜忌】

感冒未愈、脾虚腹泻便溏者慎食或忌食；不宜与甘草、醋同食。

1.《饮食须知》："患泄泻下者勿食。"

2.《随息居饮食谱》："脾弱不运、痰多便滑、客邪未净者，均不可食。"

3.《本草省常》："多食令人热中。"

【食疗方】

1. 主劳怯虚损诸疾 同鸭肉烹制食之。(《食物本草》)

2. 治虚火燥结 海参、木耳（切烂）。入猪大肠煮食。(《药性考》)

3. 治休息痢 用海参，每日煎汤服。(《本草纲目拾遗》)

4. 产虚病后、衰老、羸孱 宜同火腿或猪羊肉煨食之。(《随息居饮食谱》)

5. 再生障碍性贫血 海参1个，鸡蛋同服。(《中华本草》引《现代实用中药》)

6. 止血 凡金疮及疽毒破烂者，以海参末掺之。(《现代实用中药》)

7. 治高血压病，血管硬化 海参30g，冰糖适量。煮烂，每日空腹服。(《中华本草》引《食物中药与便方》)

8. 治痔疮出血 海参烧存性，研细粉，每次1.5g，加阿胶6g，和水半杯炖至溶化后，空腹以米汤冲服，每日2次。(《中华本草》引《食物中药与便方》)

9. 治糖尿病 海参2个，鸡蛋1个，猪胰1个煮服。(《中医饮食营养学》引《杏林春满集》)

【储藏】

发好的海参不能久存，最好不超过3天，存放期间用冷水浸泡，每天换水2~3次，不要沾油，或放入不结冰的冰箱中；如是干货，贮于干燥容器内，放阴凉通风处，防潮，防霉、防蛀。

【食论】

海参同人参、燕窝、鱼翅齐名，是世界八大珍品之一，补益作用似人参，因而名之"海参"，是一种高蛋白、低脂肪、低胆固醇食物。现代药理研究表明，海参中矾的含量居各种食物之首，并含有硫酸软骨素、精氨酸、抗霉剂、类似皂角苷的毒素及黏多糖等有效成分，因此海参可参与血液中铁的输送、增强造血功能，促进人体的生长发育，提高记忆力，增强人体的抵抗力，改善性功能，延缓性腺衰老，调节血糖，防止动脉硬化，降低血脂，调节血压，抗肿瘤等作用。海参被称为"百补之首"，对于现代人养生调理、滋容美体、延年益寿大有裨益。

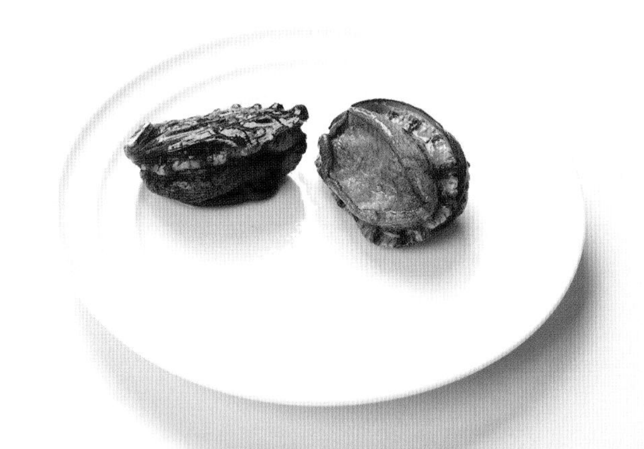

鲍鱼
baoyu

《名医别录》

【异名】

石决明肉（《本草衍义》），镜面鱼、明目鱼（《医林纂要》），鳆鱼（《随息居饮食谱》），九孔鲍（《中国药用海洋生物》）。

【基原】

为鲍科鲍属动物杂色鲍 Haliotis diversicolor Reeve、皱纹盘鲍 *Haliotis discus* hannai Ino 、耳鲍 *Haliotis asinina* Linnaeus、羊鲍 *Haliotis ovina* Gmelin 的肉。

【性状】

杂色鲍贝壳呈卵圆形，小而坚厚，有3个螺层。壳面呈绿褐色；壳内面白色，有美丽的彩色光泽；壳口椭圆形。体柔软，头部背面两侧各有一细长的触角和有柄的眼各1对。足极为发达。

皱纹盘鲍贝壳呈椭圆形，螺层约3层。壳面深绿褐色，有许多粗糙的皱纹；壳内面银白色，带有珍珠样光泽。

耳鲍壳较小而扁，呈耳状，壳薄。壳表面常呈黄褐色或翠绿色，且布有紫褐色和土黄色三角形斑纹；壳内面银白色，有淡绿色闪光及珍珠光泽。

羊鲍贝壳短宽，较薄，呈扁平卵圆形。壳面螺肋宽大，使壳面粗糙不平，有时具苔藓虫等形成的疣状突，壳表呈灰绿色或褐色，散有白色和橙黄色花斑；壳内面银白色，带有青绿的珍珠光泽。

《医林纂要》："一边附石而生，一边有壳如蚌而扁，厚而莹白，里边有孔，或五、或七、或九，肉中亦或含有珠。"

【采收加工或制法】

每年5~9月捕捉，捕获后，剖取其肉，洗净鲜用或制作成鲍鱼干。

【性味】 味甘、咸，性平。

1.《本草衍义》："味咸。"

2.《饮膳正要》："味腥臭，无毒。"

3.《医林纂要》："甘，咸，平。"

4.《随息居饮食谱》："甘，咸，温。"

5.《中国药用海洋生物》："咸，温。"

【归经】 入肝、肾经。

《中医食疗学》："归肝经。"

【功用】

滋阴清热，补益肝肾，调经，明目，润肠。适宜于骨蒸痨热，肺虚咳嗽，青盲内障，月经不调，崩漏带下，肾虚小便频数，大便燥结者食用。

1.《本草衍义》："明目。"

2.《饮膳正要》："主坠蹶折，瘀血，痹在四肢不散者，及治妇人崩血不止。"

3.《医林纂要》："补心缓肝，滋阴明目。可治骨蒸劳热，解妄热，疗痈疽，通五淋，治黄疸。"

4.《随息居饮食谱》："补肝肾，益精明目，开胃养营。已带浊崩淋，愈骨蒸劳极。"

5.《中国药用海洋生物》："调经，润燥，利肠。用于月经不调，大便燥结等。"

6.《中医食疗学》："养血柔肝，滋阴清阴，益精明目。”

【服食方法】煮食、煎汤等。

《本草衍义》:“人采肉以供馔。及干至都下，北人遂为珍味。”

【服食宜忌】

脾胃虚弱者、痛风患者及尿酸高者不宜多食，可少量饮汤。

《随息居饮食谱》:“体坚难化，脾弱者饮汁为宜。”

【食疗方】

1. 治萎缩性胃炎、胃溃疡 鲍鱼肉100g，加蒜头10g，放入猪肚内炖服。(《海味营养与药用指南》

2. 治痨瘵虚损、骨蒸潮热、盗汗 鲍鱼肉煮食，若加入黄芪更佳。(《中医食疗学》)

3. 血枯经闭，乳汁不足，或血虚崩漏、带下等症 鲍鱼2只，葱2茎煮食。(《中医食疗学》)

4. 治肝肾不足、青盲内障、视物不清 用鲍鱼壳(石决明)30g，鲍鱼肉30g煮服。(《中医食疗学》)

【储藏】鲜食。

【食论】

鲍鱼素称“海味之冠”，富含球蛋白、鲍素等，能破坏癌细胞必需的代谢物质，为抗癌食材。鲍鱼壳名石决明，有清肝明目之功，又叫千里光，为治疗高血压的常用中药。

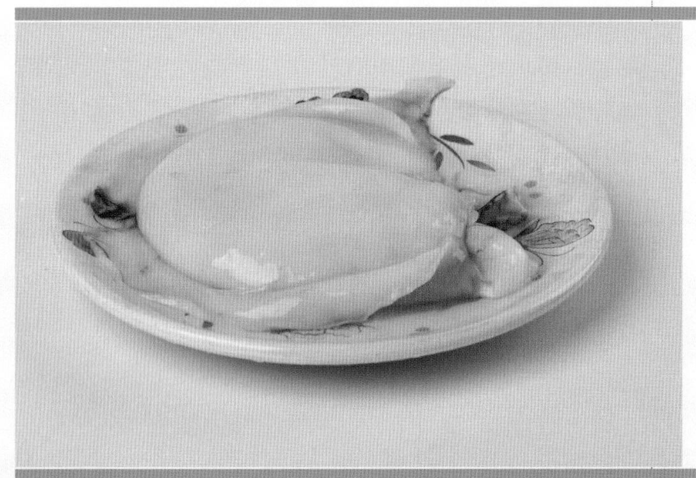

乌贼鱼

wuzeiyu

《名医别录》

【异名】

缆鱼(《日华子本草》)，墨鱼(《本草纲目》)，乌贼(《医林纂要》)，乌鱼《中国药用海洋生物》。

【基原】

为乌贼科无针乌贼属动物无针乌贼 *Sepiella maindroni* de Rochebrune 和乌贼属动物金乌贼 *Sepia esculenta* Hoyle 等乌贼的肉或全体。

【性状】

为海产头足类软体动物，约有100种。全体分为头及躯干两部分，头大，共有10条腕，有8条短腕，还有两条长触腕以供捕食用，并能缩回到两个囊内；腕及触腕顶端有吸盘。躯干呈囊状，卵形而扁，两侧有狭窄的肉质鳍。体内有一厚的石灰质内壳(乌贼骨)。

1.《医林纂要》:“出东海，大腹，首足聚于腹下，八足皆肉须耳。形如算袋。常吐墨汁自覆。目，一边平，如半珠。”

2.《随息居饮食谱》:“南洋所产淡干者佳。”

【采收加工或制法】

春夏季捕捉，捕获后，剖去内壳，洗净鲜用或制成墨鱼干。

【性味】味咸，性平，无毒。

1.《名医别录》:“味酸,平。”

2. 李杲《食物本草》:“味咸,微温。无毒。”

3.《饮食须知》:“味咸性平。”

【归经】入肝、肾经。

《本草求真》:“专入肝,兼入肾。”

【功用】

养血滋阴,调经止带。适宜于血虚经闭,崩漏,带下不止者食用。

1.《名医别录》:“益气强志。”

2.《日华子本草》:“通月经。”

3. 李杲《食物本草》:“主益气强志,通女子月经。”

4.《本草蒙筌》:“益气强志,且通经闭,兼疗黑枯。”

5.《医林纂要》:“补心通脉,和血清肾,去热保精。”

6.《随息居饮食谱》:“疗口咸,滋肝肾,补血脉,理奇经,愈崩淋,利胎产,调经带,疗疝瘕,最益妇人。”

【服食方法】可烧、炒、凉拌、煮食等。

1.《本草蒙筌》:“肉啖亦佳。”

2.《医林纂要》:“作脍食,大能养血滋阴,明目去热。”

3.《随息居饮食谱》:“可鲜,可脯。”

【服食宜忌】不宜久食。

1.《饮食须知》:“多食动风气。”

2.《本草求真》:“阴脏服之,则能动风与气,泄泻腹痛。阳脏服之,则能敛阴秘阳。血枯阴燥,服则有益无损。而血衰气寒,服反见害。”

【食疗方】

1. 治妇女经闭 乌贼鱼和桃仁同煮。(《海味营养与药用指南》)

2. 治贫血头晕,经闭 乌贼肉 60g,鹌鹑蛋 2 只,煮食。(《中医饮食营养学》引《曲池妇科》)

3. 治乳汁稀少 乌贼猪蹄汤:乌贼鱼不拘量,加猪蹄同炖汤服。连食 3~5 天。(《中医食疗学》)

4. 治急性肾炎之水肿和肝病腹水 乌贼鱼 250g,连皮冬瓜 500g,赤小豆 100g,加葱不加盐,再加水适量,炖熟烂,服食 3~5 日。功能健脾利水。(《中国食疗大全》)

【储藏】

可放于水温在 20℃上下的淡盐水中暂养或宰杀后放冰箱冷藏。

【食论】

乌贼为药食两用食材,补益作用佳,女子血虚经闭痛经、崩漏带下、产后乳汁稀少,皆可用之。据研究,乌贼富含蛋白质和肽类物质,脂肪含量甚少,还含有一定量碳水化合物、无机盐、维生素、钙、磷、铁等,所含的多肽类物质有抗病毒、抗放射线作用。

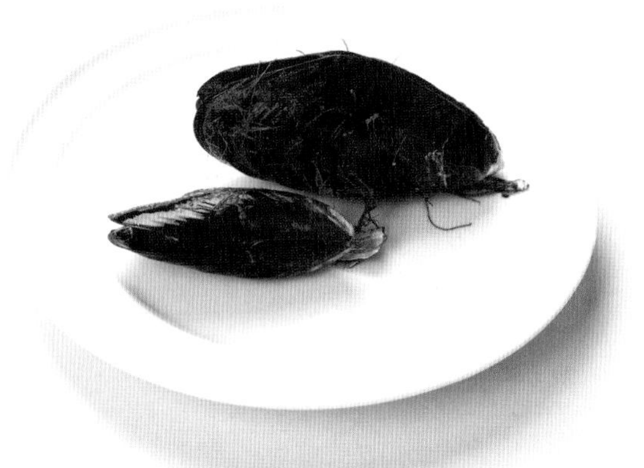

淡菜
dancai

《食疗本草》

【异名】

壳菜（《食疗本草》），东海夫人（《本草拾遗》），海蜌（《本草纲目》），贡干（《药性切用》），珠菜（《本草撮要》），海红（《中国药用海洋生物》）。

【基原】

为贻贝科贻贝属动物紫贻贝 *Mytilus edulis* Linnaeus、翡翠贻贝 *Mytilus viridis* Linnaeus 及其他贻贝类的肉。

【性状】

壳呈楔形或不等三角形，内面有齿，壳表面呈紫黑色或翠绿色，具光泽，内珍珠色，肉如蚶子肉。

《本草拾遗》："生南海，似珠母，一头尖，中衔少毛。"

【采收加工或制法】

全年捕采，采获后，剥取其肉，洗净鲜用或加工晒干。

【性味】味甘、咸，性温。

1.《食疗本草》："温，无毒。"

2.《本草拾遗》："味甘，温，无毒。"

3.《本草汇言》："味甘，气寒，无毒。沉也，降也。"

4.《本草从新》："甘、咸，温。"

5.《药性切用》："甘、咸，性凉。"

6.《中国药用海洋生物》："咸，温。"

【归经】入肝、肾经。

1.《本草汇言》："入足阳明、太阳经。"

2.《要药分剂》："入肝、肾二经。"

3.《本草撮要》："入手太阴、阳明经。"

【功用】

补益肝肾，益精血，消瘿瘤，止崩。适宜于虚劳羸瘦、气血不足，眩晕，盗汗，阳痿，腰痛，吐血，女子崩漏、带下，瘿瘤者等食用。

1.《食疗本草》："补五脏，理腰脚气，益阳事。能消食，除腹中冷气，消痃癖气。又云补虚劳损，产后血结，腹内冷痛。治癥瘕，腰痛，润毛发，崩中带下，烧一顿令饱，大效。"

2.《本草拾遗》："主虚羸劳损，因产瘦瘠，血气结积，腹冷，肠鸣，下痢，腰疼，带下，疝瘕。新注云：治虚劳伤惫，精血少者及吐血，妇人带下漏下，丈夫久痢，并煮食之，任意。"

3.《本草纲目》："消瘿气。"

4.《本草汇言》："蔡心吾曰：善治肾虚有热，及热郁吐血、痢血、便血，及血郁成瘿，留结筋脉诸疾。"

5.《药性切用》："益阴除热，为虚劳退热专药。"

6.《随息居饮食谱》："补肾，益血填精。治遗带崩淋，房劳产怯，吐血久痢，膝软腰疼，痃癖，癥瘕，脏寒腹痛，阳痿阴冷，消渴瘿瘤。"

7.《现代实用中药》："为性的增进药，治阳痿早泄；又为滋养神经药，用于头晕、目眩；并为止血剂，治肠出血、子宫出血。益阳事，理腰脚，补虚劳，精血衰少，及吐血、久痢、崩中带下。"

8.《中国药用海洋生物》:"滋阴,补肝肾,益精血,调经。用于眩晕,盗汗,高血压,阳痿,腰痛,吐血,崩漏,带下等。"

【服食方法】

可煲汤、蒸、炒、煮食,或与其他菜混炒。

1.《食疗本草》:"亦可烧,令汁沸出食之。与少米先煮熟后,除肉内两边绞及毛了,再入萝卜,或紫苏,或冬瓜皮同煮,即更妙。"

2.《本草汇言》:"唯堪和冬瓜、茭白、白萝卜同煮,调油、酱、葱、韭食之。不和药料同用。"

3.《随息居饮食谱》:"干即可以咀食,味美不腥。"

【服食宜忌】食海鲜类过敏者慎食。

1.《食疗本草》:"多食令头闷、目暗,可微利即止。虽形状不典,而甚益人。常时频烧食即苦,不宜人。"

2.《本草拾遗》:"久服令人发脱。取肉作臛宜人,发石令肠结。"

3.《本经逢原》:"不宜多食、久食,令人阳痿不起及脱人发。"

【食疗方】

1. 治头晕及睡中盗汗 淡菜(焙燥,研细粉)100g,陈皮(研细粉)60g。研和,蜂蜜为丸。每服5g,每日3次。(《现代实用中药》)

2. 治经血过多 淡菜30~60g。与猪肉共煮,行经前服。(《中国药用海洋生物》)

3. 治阳痿,肾虚腰痛 淡菜50g,狗肾1具。煎煮至熟烂,一日服完。(《常见药用动物》)

4. 治瘿气(地方性甲状腺肿) 淡菜50g,昆布25g。煎煮熟烂,连药带汁1次服,日服2次,连服两周为1疗程,间隔一周再服。(《常见药用动物》)

5. 治高血压病、动脉硬化 ①贻贝30g,松花蛋1个。共煮服。②贻贝10g,荠菜或芹菜30g,煮汤常喝。(《海味营养与药用指南》)

6. 治神经衰弱 贻贝250g,水炖服。(《海味营养与药用指南》)

7. 治咯血、便血、血尿 贻贝30g,水煎服。(《海味营养与药用指南》)

8. 治肺结核、五心烦热 贻贝250g,水鸭1只,冰糖适量,同炖服。(《海味营养与药用指南》)

9. 治宫颈炎、盆腔炎、阴道炎 贻贝用黄酒浸泡,与适量韭菜同煮服食。(《海味营养与药用指南》)

【储藏】

一般多煮熟后加工成干品保存;也可放入水池或盆中暂养(池内须充气,保持水流畅通)。

【食论】

据现代研究,淡菜富含蛋白质、人体必需不饱和脂肪酸及钙、磷、铁、锌、碘和维生素B、烟酸等,因此较适宜于高脂血症、冠心病、小儿生长发育不良者食用。

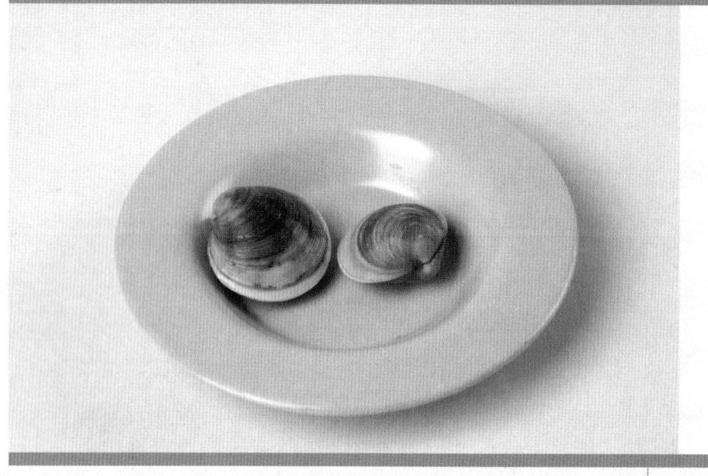

蛤蜊

geli

《本草拾遗》

【异名】白蚬子、泥蚬子、白蚶子（《中国动物药志》）。

【基原】为蛤蜊科蛤蜊属动物四角蛤蜊 *Mactra quadrangularis* Deshayes 等的肉。我国沿海均有分布。

【性状】

四角蛤蜊贝壳略呈四角形或长椭圆形，两壳极膨胀，壳宽约为壳高的4/5，壳长稍大于壳高，壳顶突出。贝壳具壳皮，顶部白色。幼小个体多呈淡紫色，近腹缘为黄褐色，腹面边缘常有一很窄的黑色边。

《医林纂要》："海蛤之小而肉色黄白，形如钺斧者。"

【采收加工或制法】全年可采捕。

【性味】味咸，性寒，无毒。

1.《本草拾遗》："冷，无毒。"

2.《饮膳正要》："味甘，大寒，无毒。"

3.《日用本草》："味咸，寒，无毒。"

3.《饮食须知》："味咸，性冷。"

4.《随息居饮食谱》："甘，咸，寒。"

【归经】入胃、肝、膀胱经。

《神农本草经疏》："入足阳明经。"

【功用】

滋阴，化痰，软坚，利水，解酒，止消渴。用治消渴，水肿，痰积，癖块，瘿瘤，痔疮，饮酒过度等。

1.《本草拾遗》："润五脏，止消渴，开胃，解酒毒，主老癖，能为寒热者及妇人血块。"

2.《饮膳正要》："润五脏，止渴，平胃，解酒毒。"

3.《医林纂要》："功同蚌蚬，滋阴明目。"

4.《本草求原》："止渴、开胃、润肠，治老癖为寒热，去血块，醒酒，服丹石毒，消水肿，利水，化痰。治崩带，瘿瘤，五痔。诸海蛤肉功同。"

5.《随息居饮食谱》："清热解酒。止消渴。化癖除癥。"

6.《中国药用海洋生物》："滋阴，利水，化痰，软坚。用于水肿，痰积，癖块，瘿瘤，崩漏及痔疮等。"

【服食方法】可炒食、煮食或煨汤。

《本草拾遗》："煮食之。"

【服食宜忌】脾胃虚寒者忌食，女子经期慎食。

1.《本草拾遗》："此物性虽冷，乃与丹石相反，服丹石人食之，令腹结痛。"

2.《饮食须知》："以枇杷核同煮脱丁。"

3.《随息居饮食谱》："多食助湿生热。"

【食疗方】

1. 治黄疸，甲状腺腺瘤 蛤蜊肉煮熟。常食有效。（《海味营养与药用指南》）

2. 治肺结核，阴虚内热 蛤蜊肉同韭菜煮食；或蛤蜊肉、百合、玉竹、山药共煮汤服食。（《海味营养与药用指南》）

3. 治糖尿病 蛤蜊肉常炖常食。（《海味营养与药用指南》）

【储藏】

蛤蜊宜用淡盐水暂养或放于冰箱冷藏，干品宜贮于阴凉通风干燥处。

【食论】

蛤蜊是一味清补营养食材，含蛋白质多而脂肪少，适合血脂偏高或高胆固醇血症者食用。其性寒，故脾胃虚寒者、月经期间女子不宜食用。

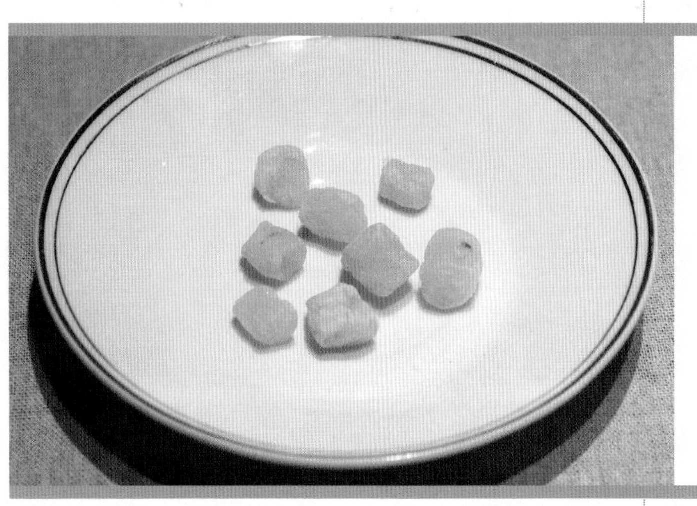

干贝
ganbei
《中国中药资源志要》

【异名】

江瑶柱（《随息居饮食谱》），江珧柱（《本草从新》），角带子（《本草求原》），栉孔扇贝，干贝蛤（《中国中药资源志要》）。

【基原】

为扇贝科栉孔扇贝属动物栉孔扇贝 *chlamys farreri*、华贵栉孔扇贝 *Chlamys nobilis* 和花鹊栉孔扇贝 *Chlamys pica* 的闭壳肌的干制品。我国渤海、黄海、东海北部沿海有分布，现有人工养殖。

【性状】

栉孔扇贝又名海扇。贝壳呈扇形，长 85mm 左右，高 93mm，宽约为高的 1/3。壳面橙红色至紫褐色。壳内闭壳肌肥大，白色。常生活在浅海水流较急的清水中，见于低潮附近至深 20 余米的海底岩石或沙砾处。

1.《本草从新》："产四明奉化者佳。"

2.《本草求原》："产新安县九龙者佳。"

【采收加工或制法】

捕获扇贝后，剥壳，去肉，取闭壳肌，洗净煮沸数分钟后取出，洗去黏液，晒干。选材以干燥、颗粒完整、大小均匀，呈淡黄色而略有光泽者为佳。

《随息居饮食谱》："肉白而韧，不中食，美唯在柱。"

【性味】味甘、咸，性平。

1.《随息居饮食谱》："甘，温。"

2.《医林纂要》："甘，咸，寒。"

3.《本草从新》："甘，咸，微温。"

4.《本草求原》："甘，平，无毒。"

5.《中医营养学》："甘，咸，平。"

【归经】入脾、胃、肾经。

《鲜药用动物图谱》："归脾、胃经。"

【功用】

滋阴养血，和胃补肾。适宜于久病体虚，消渴，肾虚腰痛，尿频，宿食积滞，食欲不振，气血不足，消化不良者使用。

1.《随息居饮食谱》："补肾。"

2.《本草从新》："下气调中，利五脏，疗消渴。消腹中宿食，令人能食易饥。"

3.《本草求原》："治消渴、下气、调中，利五脏，滋真阴，止小便，消腹中宿物。"

4.《海洋中药》："滋阴补肾，调中。"

5.《广西海洋药物》："适用于久病体虚、肾虚腰痛、胃腹痛等病症。”

6.《饮食营养全书》：“可助软化血管，抗癌。”

【服食方法】可煲汤、煮粥、作脯、扣炖、蒸食等。

【服食宜忌】

脾胃虚弱，气血不足，久病体弱，五脏虚损等病症宜食。尤适宜于咽干口渴、糖尿病、干燥综合征等。一次食用量不宜过大。痛风患者不宜食。

《饮食本草》：“儿童、痛风病患者不宜食用。”

【食疗方】

1. 治肾阴虚之心烦口渴，神经衰弱，失眠多梦等 干贝 30~50g，瘦猪肉 200g，加水煮汤。(《中医营养学》)

2. 治久病体虚 干贝 100g，煮食。(《广西海洋药物》)

3. 干贝发菜 干贝 300g，大白菜 200g，发菜 50g，味精 1g，精盐、胡椒粉各 5g，淀粉 10g，高汤 100g，油 50g。干贝用开水泡软，移入蒸笼内蒸 1 小时，整齐地排入碗中；大白菜切成细丝，加油、精盐、味精炒软，沥干水分，放入排好干贝的碗中，蒸 20 分钟取出，扣在盘中；发菜泡软，放高汤中煮，等入味后捞出，排在干贝的四周，放精盐、胡椒粉、高汤，淀粉勾芡，淋上即可。滋阴补肾，养胃和中。(《中国民间饮食宜忌与食疗方》)

4. 鸡茸干贝 大干贝 150g，鸡胸脯肉 150g，鸡蛋清 100g。熟大油 150g，料酒 25g，味精 5g，盐 3g，湿淀粉 50g，鸡汤 800g。将干贝老肉剥去洗净盛碗，加入料酒、葱、姜和适量的水，上屉蒸烂后捣碎。将胸脯肉去筋皮，剁成泥放入碗中，加料酒、鸡蛋清、湿淀粉、盐、味精、适量水搅匀，调成鸡茸。将炒勺烧热，放入鸡汤、料酒、盐、味精、干贝和蒸干贝的汤汁，烧开后用湿淀粉勾芡，然后把调成的鸡茸倒入勺内搅匀，待鸡茸见稠时放入大油搅匀，盛入碗中即成。温中益气，滋阴补肾。(《中国民间饮食宜忌与食疗方》)

【储藏】存放在阴凉处或冰箱冷藏。

【食论】

干贝为水产珍品，其味美堪与鲍鱼、燕窝媲美。古人有云：“食（干贝）后三日，犹觉鸡虾乏味。”现代研究证实，干贝烹食不仅味道极佳，而且极具营养和调理价值。干贝的蛋白、矿物质含量比一般的肉类要高很多，具有很好的滋阴、降压、补虚等作用。

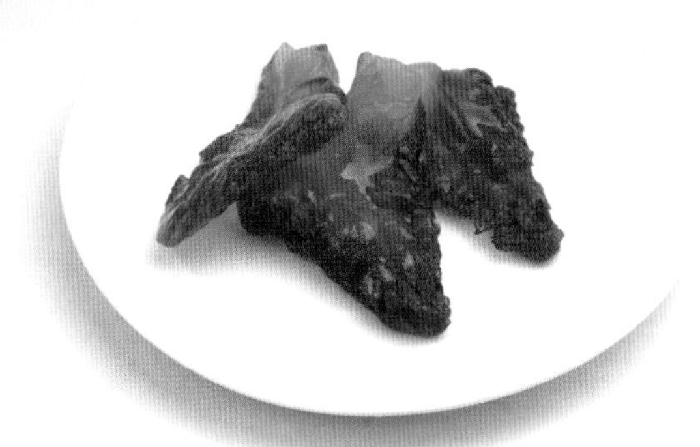

海蜇
haizhe

《饮食须知》

【异名】

水母、蜡、樗蒲鱼、蛇（《本草拾遗》），海蛇、海折（《本草纲目》），蛇皮（《医林纂要》），海蜇头（俗称）。

【基原】

为根口水母科海蜇属动物海蜇 *Rhopilema esculenta* Kishinouye 或黄斑海蜇 *Rhopilema hispidum* Vanhoeffen 的口腕部。

【性状】

海蜇又名沙海蜇。通常为淡蓝色至青蓝色。伞呈半球形，伞体厚，边缘渐薄。外伞表面光滑，伞缘有 8 个缺刻。内伞有很发达的呈同心圆的环肌。口腕附属器呈乳白色或半透明状，有时口腕及肩板呈红褐色，吸口呈褐色。生殖腺呈黄色。

黄斑海蜇又名花蜇。成体一般为乳白色。外伞表面有黄褐色斑点，表面粗糙，具众多小而尖呈锥形的黄褐色突起。口腕 8 个，三翼型，多数具有短棒状附属物，其末端膨大呈球状。腕端及腕上附属物呈黄褐色，口腕及生殖腺皱褶呈乳黄白色。

1.《本草拾遗》："生东海，如血衉，大者如床，小者如斗，无腹胃眼目，以虾为目，虾动蛇沉，故曰水母。"

2.《饮食须知》："无口眼腹翅，块然一物。以虾为目，虾去则住。"

3.《本草纲目》："水母形浑然凝结，其色红紫，无口眼腹。下有物如悬絮，群虾附之，咂其涎沫，浮汎如飞。"

4.《医林纂要》："形如牛胃，泛泛水上，有血气，而无耳目，顶有窝，常聚涎沫。"

【采收加工或制法】

每年 8 ~ 10 月间，海蜇常成群浮游于海上，可用网捕捞。捕获后，将口腕部加工成海蜇头食用。

1.《饮食须知》："浸以石灰、矾水，则色白。"

2.《本草纲目》："人因割取之，浸以石灰、矾水，去其血汁，其色遂白。"

3.《医林纂要》："渔者钩取，腌以盐矾，压以石，去其沫。"

4.《得配本草》："漂去石灰，矾性用。"

【性味】 味咸，性平，无毒。

1.《本草拾遗》："味咸，无毒。"

2.《饮食须知》："味咸，性温。"

3.《本草纲目》："咸，温，无毒。"

4.《医林纂要》："咸，平，滑。"

5.《得配本草》："咸，寒。"

6.《本草求原》："咸，冷，无毒。"

7.《随息居饮食谱》："咸，平。"

8.《中医食疗学》："甘、咸、平。"

【归经】 入肺、肝、肾经。

1.《医林纂要》："色白而形浮，故兼入肺。"

2.《本草求真》："专入肝、肾。"

【功用】

平肝清热，化痰消积，润肠通便。适宜于肺热、痰热咳嗽，哮喘，疳积痞胀，大便燥结，高血压病者食用。

1.《本草拾遗》:“主生气,及妇人劳损,积血带下，小儿风疾，丹毒，汤火伤。”

2.《本草纲目》：“疗河鱼之疾。”

3.《医林纂要》:“补心益肺，滋阴化痰，去结核，行邪湿，解渴醒酒，止嗽除烦。”

4.《得配本草》：“主妇人生产，劳损血凝，小儿火凛丹毒。”

5.《本草求原》：“治妇人劳损积血、带下，小儿风疾、丹毒，汤火伤，安胎。取白的泡酒饮，能化物。”

6.《随息居饮食谱》：“清热消痰，行瘀化积。杀虫止痛，开胃润肠。治哮喘、疳黄、癥瘕、泻痢、崩中带浊、丹毒、癫痫、痞胀、脚气等病。”

7.《食物中药与便方》：“主治妇人劳损，积血带下，小儿风疾，丹毒，有降血压、软坚化痰之功。”

8.《海味营养与药用指南》：“清热解毒，化痰软坚，降压，祛风，除湿，消积，润肠。”

9.《中国动物药志》：“（干燥全体）治热疾，口燥咽干，阴虚便秘，淋巴结结核，高血压，矽肺等。外用治丹毒、烫伤。”

【服食方法】煮、凉拌或炒食。

1.《本草拾遗》：“炸出，以姜、酢进之，海人亦为常味。”

2.《本草纲目》:“其最厚者，谓之蛇头，味更胜。生熟皆可食。茄柴灰和盐水淹之良。”

【服食宜忌】脾胃虚寒者慎食。

1.《本草求真》：“忌白糖同淹，则蛇随即消化而不能以久藏。”

2.《本草求原》：“脾胃寒弱者勿食。”

3.《随息居饮食谱》：“诸无所忌，陈久愈佳。”

【食疗方】

1. 治高血压，头昏脑胀，烦热口渴，便秘 取海蜇头 2 ~ 3 两，漂洗去盐味，同荸荠等量煮汤服（如无荸荠，萝卜同煮亦可）。（《食物中药与便方》）

2. 治肺热咳嗽，痰浓黄稠 海蜇和荸荠适量煮汤，常服有效。（《食物中药与便方》）

3. 小儿消化不良 荸荠与海蜇同煎，除去海蜇，只吃荸荠。（《海味营养与药用指南》）

4. 治消化性溃疡病 海蜇 500g，大枣 500g，红糖 250g。浓煎成膏，每次 1 汤匙，每日 2 次。（《海味营养与药用指南》）

【储藏】宜泡于盐水中，放置于阴凉处。

【食论】

海蜇入馔，始见于晋代《博物志》，元代《云林堂饮食制度集》中载有名菜“海蜇羹”的制作方法。自明代开始，人们才开始生食海蜇，并知晓新鲜海蜇有毒，常须用食盐、明矾腌制，浸渍去毒，滤去水分，方可食用。现代研究表明，海蜇有良好的降血压作用，故高血压患者常食有益。

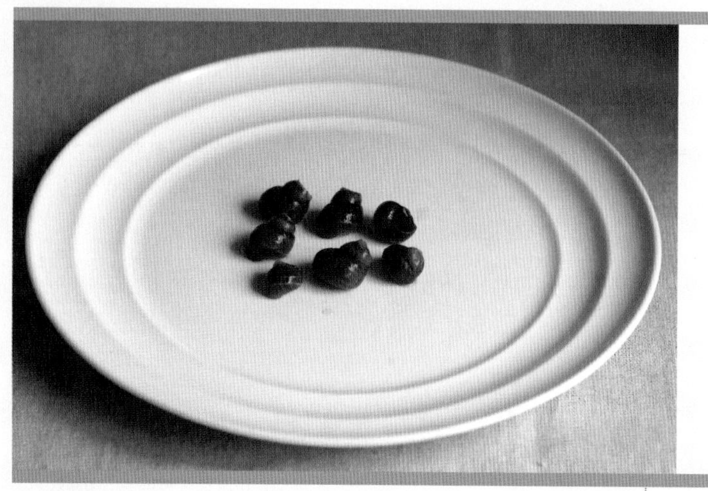

螺蛳

luosi

《本草纲目》

【异名】

蜗離（《名医别录》），蜗篱、师螺、螺（《本草拾遗》），黄螺蛳（李杲《食物本草》），蜗蠃（《本草纲目》）。

【基原】

为田螺科环棱螺属动物方形环棱螺 *Bellamya quadrata* 及其同属动物的全体。

【性状】

螺壳长圆锥形。壳质坚厚。壳高约3cm，壳宽2cm。壳顶尖，螺层7层，缝合线深，体螺层略大；壳面黄褐色或深褐色，有明显的生长线及较粗的螺棱。壳口卵圆形，边缘完整。

1.《本草拾遗》："小于田螺，上有棱，生溪水中。"

2.《本草纲目》："处处湖溪有之，江夏、汉沔尤多。大如指头，而壳厚于田螺，唯食泥水。"

【采收加工或制法】四季捕捉。洗净用。

【性味】味甘，性寒。

1.《名医别录》："味甘，无毒。"

2.《本草拾遗》："寒。"

3. 李杲《食物本草》："味甘，大寒。无毒。"

4.《日用本草》："性冷。"

5.《本草纲目》："甘，寒，无毒。"

6.《本草汇言》："味甘、微苦，气寒，有毒。"

【归经】入肝、胃、膀胱经。

1.《玉楸药解》："入足太阳膀胱经。"

2.《中华食物养生大全》："入胃、大肠经、膀胱经。"

【功用】

清热解毒，利水消肿，止渴，明目。适宜于黄疸，水肿，痢疾，疮肿，热淋，消渴，目赤翳障，痔疮者食用。

1.《名医别录》："主烛馆，明目下水。"

2.《本草拾遗》："汁主明目，下水。"

3.《饮膳正要》："治肝气热，止渴，解酒毒。"

4.《日用本草》："解热毒，治酒疸，利小水，消疮肿。"

5.《本草纲目》："醒酒解热，利大小便，消黄疸水肿。治反胃痢疾，脱肛痔漏。"

6.《中国动物药志》："清热，利水，明目。治黄疸、水肿、淋浊、消渴、痢疾、目赤翳障、痔疮、肿毒等。彝医用螺蛳肉主要用于梅毒及斑疹的治疗。"

7.《中国动物药资源》："清热化痰，软坚散结，制酸止痛，生肌敛疮。"

【服食方法】可煮、炒等食之。

1.《本草纲目》："春月，人采置锅中蒸之，其肉自出，酒烹糟煮食之。"

2.《本草汇言》："唯堪煮熟，挑出壳，以油、酱、椒、韭调和食之，不杂药料剂中。"

【服食宜忌】

风寒感冒未愈、脾虚便溏、胃寒者及女子经期、妇人产后忌食。

1.《日用本草》:“食多发寒湿痼疾。”

2.《本草纲目》:“清明后其中有虫，不堪用矣。”

3.《本草汇言》:“胃中有冷饮,腹中有久泄不实，并有冷瘕宿疝，或有久溃痈疮未敛，及痔漏、瘰疬破烂诸疾，不宜食之。食之恐生胬肉。”

4. 姚可成《食物本草》:“多食令人腹痛不消。”

【食疗方】

1. 治黄疸、酒疸 小螺蛳养去泥土，日日煮食饮汁。(《永类钤方》)

2. 治五淋、白浊 螺蛳一碗，连壳炒热，加入白酒三碗，煮至一碗，食肉饮酒，连服 2~3 次。(《中国动物药志》)

【储藏】放于清水暂养，一天换一次水。

【食论】

螺肉为清补食材，且有醒酒的作用，饮酒过多者可食之以解酒。据现代研究认为，螺肉的成分及含量组成不亚于海参、鲫鱼，且含有丰富的钙和多种维生素，因此适宜于中老年缺钙者食用。

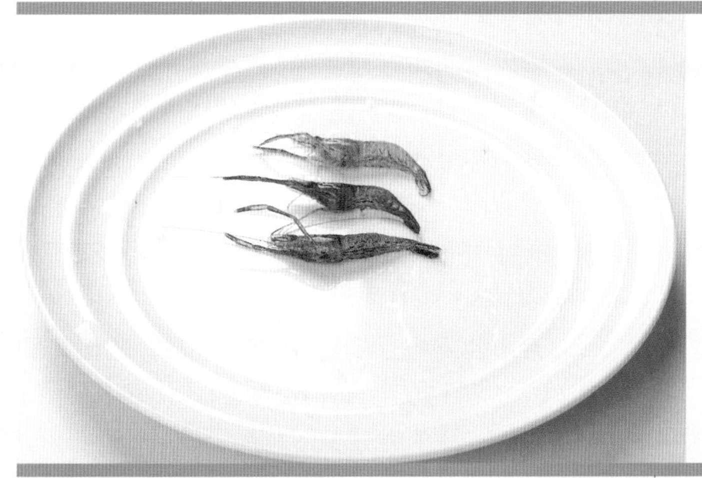

虾
xia

《食疗本草》

【异名】鰕、青虾(《本草纲目》)。

【基原】

为长臂虾科沼虾属动物日本沼虾 *Macrobrachium nipponense* de Haan 等。我国各地淡水江河湖泊均有分布。

【性状】

日本沼虾体长 40~80mm，体形粗短，头胸部较粗大，往后渐变细小，腹部后半部尤为狭小。额角上缘较平直，头胸甲的两侧有两个齿。头胸部前方有一对复眼。触角长度超过体长。腹甲保持分节状态。体呈深青绿色，具棕色斑纹。

《本草纲目》:“江湖出者大而色白，溪池出者小而色青。皆磔须钺鼻，背有断节，尾有硬鳞，多足而好跃，其肠属脑，其子在腹外。凡有数种：米鰕、糠鰕，以精粗名也；青鰕、白鰕，以色名也；梅鰕，以梅雨时有也；泥鰕、海鰕，以出产名也。岭南有天鰕，其虫大如蚁，秋社后，群堕水中化为鰕。”

【采收加工或制法】

5 月和 11 月捕捉，捕获后，洗净鲜用。

【性味】味甘，性温。

1.《食疗本草》:“平。”

2. 李杲《食物本草》:“味甘，平。有毒。”

3.《饮膳正要》:“味甘，有毒。”

4.《日用本草》:“味甘、辛。有毒。”

5.《饮食须知》:“味甘咸，性温，有小毒。”

6.《本草品汇精要》:“味甘。性微寒。腥。气薄味厚，阴中之阳。”

7.《本草纲目》:“甘，温，有小毒。”

8.《本草汇言》:“味甘鲜，气温，有小毒。”

9.《随息居饮食谱》:“甘，温，微毒。”

【归经】入肝、胃、肾经。

1.《本草求真》:“入心、肝、肺经。”

2.《本草撮要》:“入手足太阴、少阴、厥阴经。”

【功用】

补肾壮阳，祛痰托毒，通乳。适宜于肾虚阳痿，乳汁稀少，麻疹透发不畅，阴疽，恶核，疮痈，丹毒者食用。

1.《食疗本草》:“虾主五野鸡病，小儿赤白游肿，捣碎傅之。”

2.《本草纲目》:“作羹，治鳖癥，托痘疮，下浮汁；法制，壮阳道；煮汁，吐风痰。捣膏，傅虫疽。”

3.《本草备要》:“托痘疮，下浮汁，吐风痰。壮阳道。”

4.《随息居饮食谱》:“通督壮阳，吐风痰，下乳汁。补胃气。拓痘疮，消鳖瘕，敷丹毒。”

【服食方法】可炒、煮、烧食等。

1.《本草纲目》:“凡鰕之大者，蒸曝去壳，谓之鰕米，食以姜醋，馔品所珍。”

2.《本草汇言》:“孟诜《本草》:生捣汁，和白汤饮，宣吐风痰。”

【服食宜忌】

对虾过敏者、湿热泻痢、疥癞疮疡者慎食。

1.《备急千金要方·食治篇》:“虾鲙共猪肉食之，令人常恶心多唾，损精色。虾无须，腹下通乌色者食之害人，大忌，勿轻。十一月、十二月勿食虾、蚌著甲之物。”

2.《食疗本草》:“生水田及沟渠者有毒，鲊内者尤有毒。无须及煮色白者不可食，动风发疮疥。”

3.《本草拾遗》:“小儿及鸡狗食之，脚屈不行。以热饭盛密器中，作鲊食之，毒人至死。”

4.《宝庆本草折衷》:“凡泻痢、痰嗽、疮肿者，甚忌之也。”

5.《饮膳正要》:“多食损人。无须者，不可食。”

6.《饮食须知》:“多食动风助火，发疮疾，有病人及患冷积者勿食。小儿食之，令脚弱。生水田沟渠中者有毒。切勿以热饭盛密器内，作鲊食，毒人至死，虾无须者，腹下通黑及煮熟色变白者。并有毒，不可食。妊妇食之，令子难产。”

7.《本草求真》:“阴虚火动者尤忌。”

【食疗方】

1. 治中风症　以虾半斤，入姜、葱、酱料水煮，先吃虾，次吃汁，以鹅翎探引，吐出痰涎，随症用药。(《本草备要》)

2. 治无乳及乳病 虾米酒：鲜虾米一斤，取净肉捣烂，黄酒热服，少时乳至，再用猪蹄汤饮之，一日几次，其乳如泉。(《本草纲目拾遗》)

3. 治肾虚，阳痿，腰脚痿弱无力　小茴香1两炒研末，生虾肉3～4两，捣和为丸，黄酒送服。每服1～2钱，一日2次。(《食物中药与便方》)

4. 治小儿麻疹，水痘　活虾煮汤服，能促其早透早回，经过顺利，并可减少并发症。(《食物中药与便方》)

5. 治乳痈红肿(已溃或未溃) 鲜虾壳适量，焙干，研细末，每天早晚各一次，每次9g，开水送服。或者生虾肉适量，捣烂，加醋拌匀，蒸熟，敷患处。(《中国动物药志》)

【储藏】

鲜活者可放于20℃~30℃偏碱性的水中暂养；也可用开水或油氽一下后，再放入冰箱冷藏，可保持鲜味持久。

《本草纲目拾遗》:“多腌藏贮作来春食品。”

【食论】

医学研究证实，虾能增强人体的免疫力和抗早衰。虾皮中钙的含量较多，并有镇静作用，常食有助于神经衰弱、植物神经功能紊乱者症状恢复。

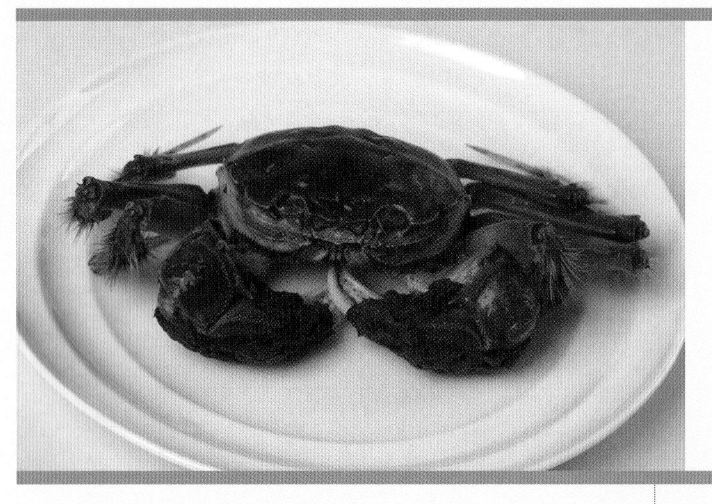

蟹

xie

《神农本草经》

【异名】

螃蟹（《日华子本草》），横行介士（《蟹谱》），无肠公子（《本草纲目》引《抱朴子》），河蟹、淡水蟹、毛夹子、大闸蟹（江苏、浙江）。

【基原】

为梭子蟹科梭子蟹属三疣梭子蟹 *portunus trituberculatus*、远海梭子蟹 *portunus pelagicus*，梭子蟹科蟳属斑纹蟳 *charybdis feriatus*，梭子蟹科青蟹属锯缘青蟹 *scylla serrata*，馒头蟹科馒头蟹属卷折馒头蟹 *calappa lophos*、馒头蟹科虎头蟹属中华虎头蟹 *orithyia sinica*，蛙蟹科蛙形蟹属蛙形蟹 *ranina ranina* 等。

【性状】

三疣梭子蟹头胸甲呈梭形，稍隆起，表面有三个显著的疣状隆起，雄蟹呈茶绿色，雌蟹呈紫色，腹部均为灰白色，雄尖雌圆。集中于我国浙江、山东及福建等地。

远海梭子蟹头胸甲表面具粗糙的颗粒。

斑纹蟳额角有棘刺，头胸甲红棕色，具黄色条纹，背甲光滑无颗粒，正中有十字架花纹，甲长，螯脚红色并布有黄色斑纹，粗壮而对称，二指前端为深咖啡色。分布于我国东海及南海等海域。

锯缘青蟹头胸甲卵圆形，体色青绿色。头胸甲表面光滑，隆起。集中于我国浙江、广东及福建等地。

卷折馒头蟹头胸甲平滑且宽大于长，背部隆起，淡红色，前半部有疣状突起，中部有两条纵沟，后部具橘红色斑点和横行红色条纹。螯足壮大且不对称，具深紫色虎斑。分布于我国东海及南海等海域。

中华虎头蟹头胸甲圆形，长度大于宽度，背面隆起，在前部及中部具明显的颗粒和疣状隆起。螯足左大右小。分布于我国南部沿海。

蛙形蟹 头胸甲呈蛙形，长度大于宽度，前宽后窄。分布于我国广东、广西及台湾域。

1.《食疗本草》：“足斑、目赤不可食，杀人。”

2.《饮食须知》：“有独螯、独目、四足、六足、两目相向、腹下有毛、壳中有骨、头背有黑点、足斑、目赤者，并有毒，不可食。中其毒者，服冬瓜汁/豉汁、紫苏汁、蒜汁、芦根汁，皆可解之。蟛蜞有毒，食多发吐痢。又有剑蟹之类，并有毒，不可食。雄者脐长，雌者脐圆。”

3.《本草品汇精要》：“色青黑。”

【采收加工或制法】每年的九或十月份采捕。

1.《名医别录》：“生伊洛诸水中，取无时。”

2.《本草品汇精要》：“八九月经霜后取。”

3.《本草纲目》：“凡蟹生烹，盐藏糟收，酒浸酱汁浸，皆为佳品。”

【性味】味咸，性寒。

1.《神农本草经》：“味咸寒。”

2.《名医别录》：“有毒。”

3.《日华子本草》：“凉，微毒。”

4.《饮膳正要》：“味咸，有毒。”

5.《饮食须知》：“味甘咸，性寒。有小毒。”

6.《滇南本草》："气味咸，性寒。有小毒。"

7.《本草品汇精要》："有毒。味咸。性寒，软。味厚于气，阴也。腥。"

8.《本草蒙筌》："味咸，气寒。一云气平。有毒。"

【归经】入肝、胃、肾经。

1.《神农本草经疏》："入足阳明、厥阴经。"

2.《中医食疗学》："归肝、胃经。"

【功用】清热利湿，退黄，解毒散瘀，消肿。适宜于黄疸，产后血瘀腹痛，痈肿疔毒，跌打损伤，漆疮，烫伤者食用。

1.《神农本草经》："主胸中邪气热结痛，㖞僻面肿。"

2.《名医别录》："解结解血，愈漆疮，养筋益气。"

3.《食疗本草》："主散诸热，治胃气，理经脉，消食。醋食之，利肢节，去五脏中烦闷气。"

4.《本草拾遗》："蟹脚中髓及脑并壳中黄，并能续断绝筋骨，取碎之微熬，内疮中，筋即连也。"

5.《日华子本草》："治产后肚痛，血不下，并酒服。筋骨折伤，生捣，炒罯，良。"

6.《饮膳正要》："主胸中邪热结痛。通胃气，调经脉。"

7.《滇南本草》："可解鳝鱼毒。治疟疾及黄疸，涂疥疮，滴耳内可医聋。"

8.《本草品汇精要》："疗漆疮，破宿血。"

9.《本草纲目》："杀莨菪毒，解鳝鱼毒、漆毒，治疟及黄疸。捣膏涂疥疮、癣疮。捣汁，滴耳聋。"

10.《随息居饮食谱》："补骨髓，利肢节，续绝伤，滋肝阴，充胃液，养筋活血，治疸，愈疟，疗跌打、骨折、筋断诸伤。"

【服食方法】

可炒、烧、焗、蒸、煮、制羹、煎汤、酒醉、酱渍等。

【服食宜忌】

不宜单食；食用时宜去掉螃蟹的鳃、沙包、内脏；死蟹勿食；平素脾胃虚寒，大便溏薄者慎食；不宜与茶水、柿子、兔肉等寒凉食物同食；体质过敏的人、月经期女子及孕妇不宜食。

1.《本草衍义》："体有风疾人不可食。时黄与白满壳，凡收藏十数日不死，亦不食。"

2.《绍兴本草》："其肉与壳中黄，但食之发风、动痼疾，显有验据，即非起疾之物。"

3.《饮食须知》："多食动风发霍乱，风疾人不可食，妊妇食之损胎，令子头短及横生。不可同橘、枣、荆芥食。同柿食，令成冷积腹痛，服木香可解。未经霜蟹有毒。腹中有虫如木鳖子而白者不可食，大能发风。"

4.《滇南本草》："生不可同柿及荆芥食之，发霍乱，动风，唯木香汁可解。"

5.《本草蒙筌》："凡取食忌见灯火，犯则发烧易坏。"

6.《雷公炮炙药性解》："过食令人伤脾吐泻，风疾食之再发，孕妇食之横生。状异者能杀人。误中其毒，用豉蒜、冬瓜、黑豆煎汁，并可解之。"

7.《随息居饮食谱》："孕妇及中气虚寒，时感未清，痰嗽，便泻者，均忌。"

【食疗方】

1. 治产后小腹作痛及吹乳，乳痛 螃蟹一个，烧存性，研末。空心，好酒一盏调服。(《种杏仙方》)

2. 治喉风肿痛 盐蟹汁，满含细咽即消。(《本草纲目》)

3. 治湿热黄疸 蟹烧存性研末，酒糊丸如梧桐子大。每服五十丸，白汤下，日服二次。(《本草纲目》)

4. 治骨节离脱 生蟹捣烂，以热酒倾入，连饮数碗，其渣涂之。半日内，骨内谷谷有声即好。干蟹烧灰，酒服亦好。(《本草纲目》)

5. 治漆疮，涂火烫 生捣。(《本经逢原》)

【储藏】用鲜品。

1.《饮食须知》："糟蟹罐上放皂荚半锭，可久留不坏；罐底入炭一块，不沙。遇白芷则黄不散，得葱或五味子同煮，则色不变。"

2.《本草蒙筌》："酒糟醉死藏留，馔品亦为珍味。"

【食论】

螃蟹的味道鲜美，为百鲜之首，与海参、鲍鱼被称为“水产三珍”。其性喜食动物尸体等腐烂性物质，属于食腐动物，故其胃肠中常带有致病细菌和有毒物质，螃蟹死后，这些病菌大量繁殖，极易变质腐败，食用后易引起食物中毒，故内脏、死蟹勿食。食蟹中毒后可食用蒜汁，或以紫苏或冬瓜或芦根等煎水代茶饮以解毒。蟹与柿子同为寒凉之物，同食易伤中阳脾胃之气，导致食物不易消化，引起腹痛、腹泻等症状，故两者不可同食。《食物相反说明图》载：“螃蟹反冰棍，蟹肉同冰棍食得霍乱伤人，误食后可以生蒜捣汁灌之”，其理相同。现代亦用丁香、木香煎水代茶饮以缓解。

附：蟹爪

1.《名医别录》：“主破胞，堕胎。”
2.《日华子本草》：“脚爪，破宿血，止产后血闭肚痛，酒及醋汤煎服，良。”
3.《饮食须知》：“其螯烧烟，可集鼠。”
4.《本草纲目》：“堕生胎，下死胎，辟邪魅。”
5.《雷公炮炙药性解》：“专主破血堕胎。”
6.《本草备要》：“蟹爪堕胎。产难及子死腹中者，服蟹爪汤即出。”
7.《本经逢原》：“催生、下死胎胞衣专药。”

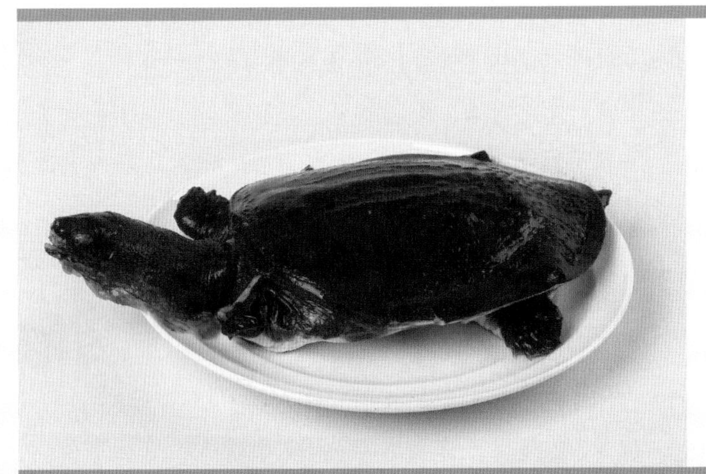

鳖
bie
《名医别录》

【异名】

神守（《食物本草》），团鱼（《宝庆本草折衷》），甲鱼（《随息居饮食谱》），水鱼、圆鱼、脚鱼（《广西药用动物》）。

【基原】

为鳖科鳖属动物中华鳖 *Trionyx sinensis* Wiegmann。多生活于江河湖沼、水库等处。除宁夏、青海、西藏、新疆等地外，全国各地均有分布。

【性状】

体呈扁椭圆形。头尖，前端略成三角形，眼小，颈长。背甲暗绿色或黄褐色，上着生柔软的外膜，周边为肥厚的结缔组织，俗称裙边。尾部较短。四肢扁平，肢各生五爪。头、颈和四肢均可缩入甲壳内。

【采收加工或制法】

春、夏、秋季捕捉，宰杀后，取肉，洗净鲜用或晒干。选材以个大，外形完整、体色正常，裙边肥厚且有弹性、无臭味者为佳。

《名医别录》：“生丹阳，取无时。”

【性味】味甘，性平。无毒。

1.《名医别录》：“味甘。”

2.《备急千金要方·食治篇》:“味甘，平，无毒。”

3. 李杲《食物本草》：“性冷。”

4.《本草蒙筌》：“味颇甘，性极冷。”

5.《医林纂要》：“甘，咸，寒。”

6.《食物中药与便方》：“咸、平，无毒。”

【归经】入肝、脾、肾经。

《本草求真》：“专入肝。”

【功用】

滋阴补虚，清退虚热，消癥散结。适宜于虚劳羸瘦，骨蒸潮热，崩漏，带下，癥瘕，久痢、久疟者食用。

1.《名医别录》：“治伤中，益气，补不足。”

2.《备急千金要方·食治篇》：“主伤中益气，补不足，疗脚气。”

3.《食疗本草》：“主妇人漏下五色，羸瘦。”

4.《日华子本草》：“益气调中，妇人带下，治血瘕腰痛。”

5.《宝庆本草折衷》：“主伤中益气，补不足，及主热气湿痹，腹中激热，妇人带下，血瘕腰痛，去血热。”

6. 李杲《食物本草》:“主补阴，调中益气，去热血，疗湿痹，及腹中癥热，妇人带下羸瘦。”

7.《饮膳正要》：“下气，除骨节间劳热、结实壅塞。”

8.《日用本草》：“补劳伤，壮阳气，大补阴之不足。”

9.《本草蒙筌》：“凉血热补阴。肉主聚。”

10.《本草纲目》：“作臛食，治久痢，长髭须。作丸服，治虚劳痃癖脚气。”

11.《本草备要》：“凉血补阴，亦治疟痢。”

12.《医林纂要》：“缓肝补心，滋阴和血，保肺润燥。”

13.《随息居饮食谱》：“滋肝肾之阴，清虚劳之热。主脱肛，崩带，瘰疬癥瘕。”

14.《食物中药与便方》：“主治心腹癥瘕坚积、骨间劳热、疟母。”

15.《广西药用动物》：“滋阴补肾。主治骨蒸痨热、妇女干病、脱肛。”

16.《中医食疗学》：“滋阴凉血，补虚调中。”

17.《药用动物与动物药》：“滋阴凉血，补中益气，解毒截疟，补脾益肾。主治骨蒸劳热、久疟、久痢、崩漏带下、瘰疬、倦怠无力、食欲不振、口干少津。”

【服食方法】可蒸、烧、煮食等。

1.《三元延寿参赞书》：“肉主聚，甲主散。凡制鳖者，锉其甲，同煮熟，则去甲食之，庶几性稍平。”

2.《本草备要》：“煮作羹食，加生姜、砂糖，不用盐，名鳖糖汤。”

3.《随息居饮食谱》：“宜蒸煮食之。或但饮其汁则益人。”

【服食宜忌】不宜多食，脾胃虚寒者及孕妇慎食。

1.《备急千金要方·食治篇》：“黄帝云：五月五日以鳖子共鲍鱼子食之，作瘅黄；鳖腹下成五字，不可食；鳖肉、兔肉和芥子酱食之损人；鳖三足，食之害人；鳖肉共苋、蕨菜食之，作鳖瘕害人。十二月勿食鳖，损人神气。龟、鳖肉共猪肉食之，害人；六甲日勿食鳖肉，害人心神。”

2.《食疗本草》：“宜春食之美，夏月有少腥气。宜常食之。”

3.《宝庆本草折衷》:“不可久食。不与苋菜同食，生鳖瘕；合鸡子、芥子，作恶疾。”

4. 李杲《食物本草》：“久食损人，妊娠不可食，忌与苋菜及芥子同食。又头足不缩，独目目陷，腹下红，及有卜字、五字、王字等形者，皆有大毒，误中者，以黄芪、吴蓝煎汤解之。”

5.《三元延寿参赞书》:“有劳气及癥瘕人不宜食。合鸡子、兔肉、芥子、酱食之，损人。妊食之，令子项短。薄荷煮鳖曾杀人。”

6.《本草蒙筌》：“不可过度。”

7.《本草从新》：“脾虚者大忌。”

8.《随息居饮食谱》：“多食滞脾，且鳖之阳聚于上甲，久嗜令人患发背。孕妇及中虚、寒湿内盛、时邪未净者，切忌之。”

【食疗方】

1. 治全身浮肿 鳖1个（约1斤重），去内脏，加水煲烂，用老柠檬代替盐蘸吃，连汤服。（《广西药用动物》）

2. 治疗经前紧张症或更年期综合征 单用鳖肉清水蒸，食肉饮汤。（《中医食疗学》）

3. 治疗肝脾肿大，十二指肠球部溃疡 单用鳖肉清水煮食。

【储藏】

鲜活者可放于20℃~35℃的水中暂养；鳖肉可放于冰箱冷藏保鲜。

【食论】

鳖肉兼具鸡、牛、羊、猪、鹿肉五种滋味，为清补食材。现代药理研究表明，鳖能调节免疫机能，抑制肝脾结缔组织增生，提高血浆蛋白水平，解除疲劳，治疗肝脾肿大、白球蛋白倒置及肝病所致的贫血。但鳖肉滑腻，不易消化，故脾胃虚弱、失眠者不宜多食久食。

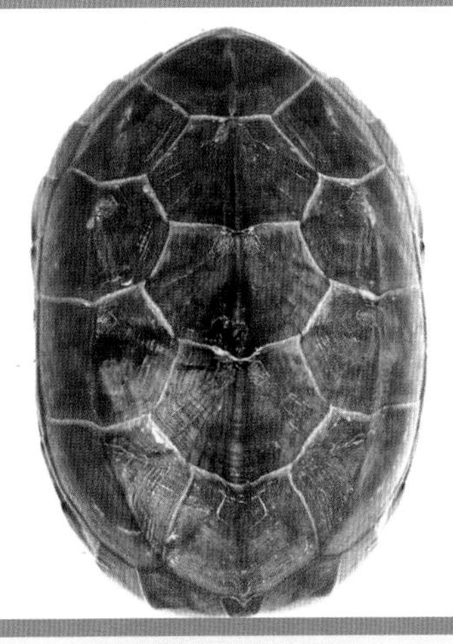

龟
gui
《本草经集注》

【异名】

水龟（《食物中药与便方》），金龟、金钱龟（《广西药用动物》），草龟（《中国药用动物志》）。

【基原】为龟科乌龟属动物乌龟 *Chinemys reevesii* Gray。我国南北各地均有分布，养殖主要集中在浙江、江西等地。

【性状】

乌龟体呈扁椭圆形，背甲微隆起，有3条纵棱，脊棱明显。头顶黑橄榄色，前部皮肤光滑，后部被细鳞。腹甲平坦，呈淡黄色。颈部、四肢及裸露皮肤部分为灰黑色或黑橄榄色。

【采收加工或制法】

全年皆可捕捉，捕获后，取肉鲜用。选购时以活泼好动，眼睛清澈明亮，鼻孔干净畅通者为佳。

【性味】味甘、咸，性平。

1.《食疗本草》：“味酸。”

2. 李杲《食物本草》：“味咸、甘，平。无毒。一云酸，温。”

3.《日用本草》：“味酸，温，有小毒。”

4.《本草纲目》：“甘，酸，温，无毒。”

5.《医林纂要》：“甘，咸，寒。”

6.《药用动物与动物药》：“甘、微咸，平。”

【归经】入心、肝、脾、肾经。

《广西药用动物》：“入心、肝、脾、肾经。”

【功用】

补阴止血，除痹。适宜于骨蒸劳热，咳嗽，咯血，血痢，痹证，老人尿频急，小儿遗尿者食用。

1.《本草经集注》：“大补。”

2.《新修本草》：“酿酒，主大风缓急，四肢拘挛，或久瘫缓不收摄，皆差。”

3.《食疗本草》：“除湿痹风痹，身肿踒折。”

4. 李杲《食物本草》：“食之令人身轻不饥，益气资智。酿酒主风脚软弱并脱肛。”

5.《日用本草》：“大补阴虚，作羹臛截久疟不愈。”

6.《本草纲目》：“治筋骨疼痛及一二十年寒嗽，止泻血、血痢。”

7.《医林纂要》：“清肾补心，滋阴养阳，通心灵，靖妄热，行诸血，平百脉。治骨蒸劳热，吐血，衄血，肠风血痔，阴虚血热之症。”

8.《食物中药与便方》：“强壮、滋补、促使收入。用于虚弱小儿，妇女产后体虚不复，脱肛或子宫下垂。”

9.《药用动物与动物药》：“滋阴潜阳，益肾健骨，固经止崩，补心肾，降火。主治肾虚遗精、骨蒸痨热、久咳久疟、崩漏、带下、腰脚酸痛、阴虚风动、久痢、痔疮、小儿囟门不合、吐血衄血。”

【服食方法】可烧、炖、煮食等。

1.《本草经集注》：“肉作羹臛。”

2.《食物中药与便方》：“煮食。”

【服食宜忌】脾胃虚寒者慎食；孕妇忌食；肝炎患者不宜多食。

1.《备急千金要方》：“龟肉共猪肉食之，害人；秋果菜共龟肉食之，令人短气；饮酒食龟肉，并菰白菜，令人生寒热。六甲日勿食龟，害人心神。”

2.《饮食须知》：“同猪肉、菰米、瓜苋食，害人神。”

【食疗方】

1. 治慢性三日疟，旷日持久，荏苒不愈，或时愈时发，尤其在劳动后其病必发者 煮食乌龟肉，有良好效果。（《食物中药与便方》）

2. 治虚劳吐血 龟1只，用黄泥包好，放在糠火煨干，捶烂，每包15g，每次1包，开水送服。孕妇忌服。（《广西药用动物》）

3. 治小孩遗尿 龟肉250g，加水煮烂，加盐少许，1次或分两次吃。（《广西药用动物》）

4. 治慢性肾炎，蛋白尿经久不消 活乌龟3只，先在水中放2天，让它吐出泥土，然后剁成小块，和猪肚1个（洗净切块），加水用文火炖成糊状，不放或放少量盐。早晚分服。（《常见药用动物》）

5. 治虚劳失血咯血，咳嗽寒热，滋阴泻火 田龟，煮取肉，和葱、椒、酱、油煮食。（《中医饮食营养学》引《便民食疗》）

【储藏】

鲜活者可放于水盆暂养；龟肉可放于冰箱冷藏保鲜。

【食论】

李杲云：“龟乃阴中至阴之物。”时珍曰：“龟首常藏向腹，能通任脉，故取其腹以通心、补肾、补血，皆养阴也。”因此，糖尿病人、癌症患者及放疗化疗后出现气阴两伤者皆宜食。

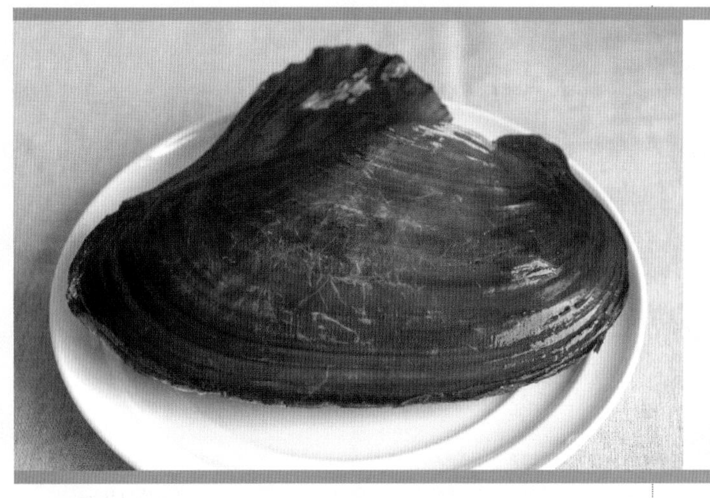

蚌

bang

《食疗本草》

【异名】河蚌、圆蚌（《广西药用动物》）。

【基原】

为蚌科冠蚌属动物褶纹冠蚌 *Cristaria plicata* Leach、帆蚌属三角帆蚌 *Hyriopsis cumingii* Lea 及无齿蚌属背角无齿蚌 *Anodonta woodiana* Lea 等蚌类的肉。多生活于江河湖泊的泥底，全国各地均有分布。

【性状】

蚌的种类较多，典型的呈三角形或卵圆形，由两片完全对称的壳瓣组成，在背面互相连接，在前后和腹面可以随意地开闭。壳面不平滑，壳顶部刻有粗大的肋脉。壳面深黄绿色至黑褐色。贝壳内面平滑，珍珠层乳白色。

【采收加工或制法】

全年均可捕捉，枯水期较多。捕获后，用刀切开铰合部，掀开壳，取肉，洗净鲜用或晒干用。

【性味】味甘、咸，性寒。无毒。

1.《食疗本草》："大寒。"

2.《本草拾遗》："寒。"

3.《日华子本草》："冷，无毒。"

4.《饮食须知》："味甘咸，性冷。"

5.《本经逢原》："甘，寒。"

6.《本草从新》："咸冷。"

7.《医林纂要》："咸，寒。"

8.《随息居饮食谱》："甘、咸，寒。"

9.《广西药用动物》："性凉，味甘、咸。"

【归经】入肝、肾经。

《本经逢原》："入肝。"

【功用】

清热解毒，滋阴凉血，明目。用治烦热，消渴，目赤，酒精中毒，崩漏，带下，痔瘘等。

1.《食疗本草》："主大热，解酒毒，止渴，去眼赤。"

2.《本草拾遗》："主妇人劳损，下血，明目，除湿，止消渴。

3.《日华子本草》："明目，止消渴，除烦解热毒，补妇人虚劳，主下血并痔瘘，血崩带下，压丹石药毒。"

4. 李杲《食物本草》："主妇人虚劳下血并痔瘘血崩带下，消渴除烦，压丹石毒。"

5.《本经逢原》："清热行湿，治雀目夜盲。"

6.《本草从新》："除热止渴，去湿解酒，明目去赤，治下血血崩、带下痔瘘。"

7.《医林纂要》："清热渗湿，解渴除烦，醒酒利小便。"

8.《随息居饮食谱》："清热滋阴，养肝凉血，息风解酒，明目定狂。崩带痔疮，并堪煨食。"

9.《药用动物与动物药》："清热解毒，止血止带，滋阴明目。主治烦热、消渴、血崩、带下、痔疮、湿疹、目赤及解酒毒。"

【服食方法】可炒、煨、煮食等，也可制作成干品。

【服食宜忌】脾胃虚寒者，泄泻便溏者慎食。

1.《饮食须知》："多食发风动冷气。"

2.《随息居饮食谱》:“多食寒中，外感未清，脾虚便滑者皆忌。”

【食疗方】

1. 治痔疮 鲜蚌肉半碗，洗净，先用油炒，再放少量盐、油、生姜调味，加水煮烂，共1碗，1次服完。每隔1天早、晚各空腹服。(《广西药用动物》)

2. 治血热之月经不调、湿热白带 蚌肉冬瓜汤：河蚌肉250g，冬瓜500g，调料适量。冬瓜切片煮5~10分钟，入蚌肉、黄酒。佐餐服。(《中医食疗学》)

【储藏】 多食鲜品或暂放于冰箱冷藏保鲜。

【食论】

据研究，蚌为高蛋白质、低脂肪食材，并含有糖类、钾、钙、磷、铁及多种维生素等，性寒，因此多食易伤中阳，胃寒者亦应慎食。

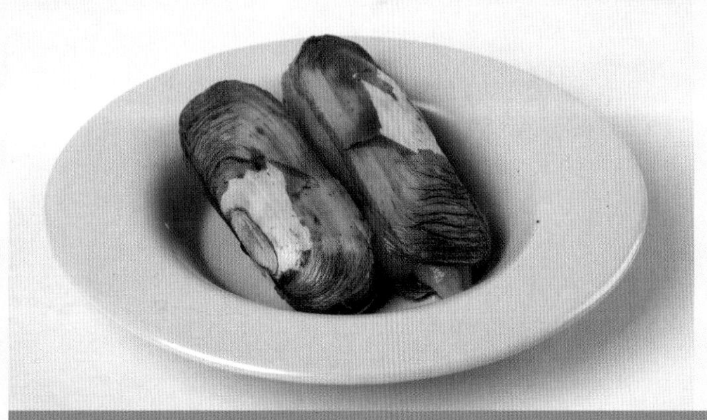

蛏

cheng

《食疗本草》

【异名】

蛏肠、蛏田(《本草纲目》)，竹蛏《随息居饮食谱》，青子、大蛏、土蛏(《海味营养与药用指南》)。

【基原】 为竹蛏科缢蛏属动物缢蛏 *sinonovacula constricta* 的肉。

【性状】

缢蛏贝壳长方形，背腹缘近于平行。前后端圆。双壳对称，壳顶位于背缘略靠前方，壳表生长纹明显，壳面被黄褐色外皮，部分受摩擦脱落而成白色。壳内面白色。外壳中央稍靠前方有一条自壳顶至腹缘微凹的斜沟，似缢痕。足部发达，两侧扁，呈斧状，尖端平，形成一椭圆形的跖面。

1.《食疗本草》:“生海泥中，长二三寸，大如指，两头开。”

2.《本草纲目》:“蛏乃海中小蚌也。其形长短大小不一，其类甚多。”

3.《医林纂要》:“海蚌之狭而长者，大如指，肉分两歧如箝，色赤。闽有竹蛏，壳形如小竹管，味尤鲜美。”

【采收加工或制法】

全年采捕。捕得后，去壳，取肉，鲜用或晒干。

【性味】 味甘、咸，性寒。

1.《食疗本草》:“味甘，温，无毒。又云，蛏寒。”

2.《宝庆本草折衷》:“味甘，寒，无毒。”

3.《本经逢原》:“甘，平，无毒。”

4.《本草从新》:“甘，咸，寒。”

5.《医林纂要》:“甘，咸，寒。生食大寒，干食稍平。”

6.《海味营养与药用指南》:“性寒，味甘、咸。”

【归经】 入心、肝、肾经。

1.《本草求真》:“专入肾，兼入肝。”

2.《中药大辞典》:“归心、肝、肾经。”

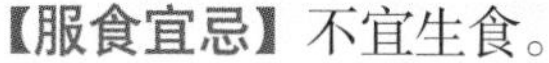

【功用】

清热滋阴，除烦。适宜于烦热口渴，咽喉肿痛，盗汗，产后虚损者食用。

1.《食疗本草》："补虚，主冷利。煮食之，主妇人产后虚损"；"主胸中邪热、烦闷气，止渴。"

2.《本经逢原》："妇人产后虚热宜之。"

3.《本草从新》："补阴，主热痢。煮食之去胸中邪热烦闷。治妇人产后虚热。"

4.《医林纂要》："解渴醒酒，除烦去热"，"干食，补心滋阴。"

5.《随息居饮食谱》："清胃，治痢，除烦，补产后虚，解丹石毒。"

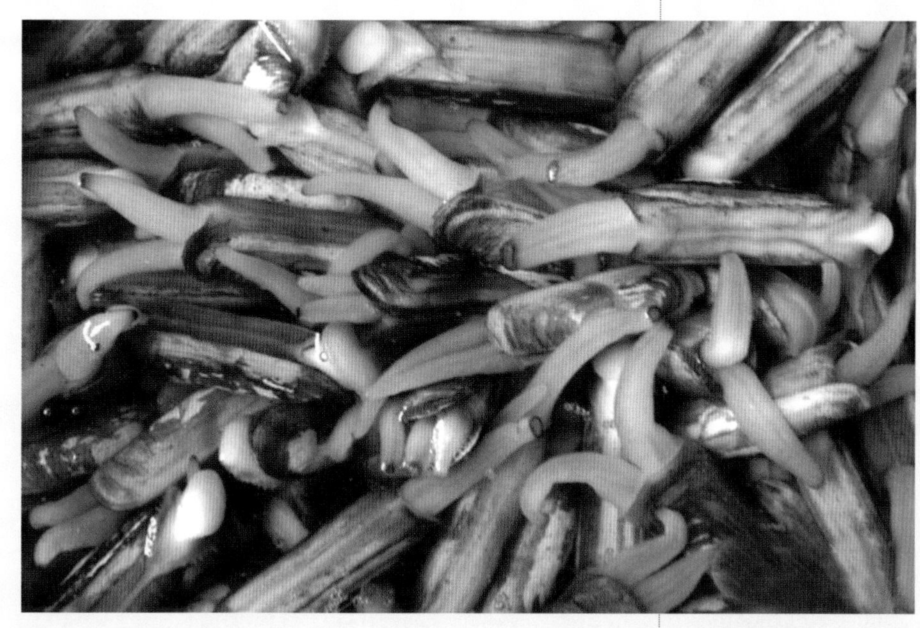

【服食方法】

将蛏子洗净后，放养于含有少量盐分的清水中，待蛏子腹中的泥沙吐净后即可烹饪，可蒸、煮、炒、爆、煨汤等，还可加工成蛏干、罐头，熬成蛏油调味。

1.《本经逢原》："其肉可为淡干。肠鼻糟之以充海错。"

2.《随息居饮食谱》："可鲜可腊。"

【服食宜忌】不宜生食。

1.《食疗本草》："须在饭食后食之佳。天行病后不可食。"

2.《医林纂要》："生食，令人泻。"

3.《本草求真》："唯水衰火盛者则宜。若使脾胃素冷，服之必有动气泄泻之虞矣。"

4.《随息居饮食谱》："时病忌之。"

【食疗方】

1. 病后体虚　蛏干30g，白糖10g，开水炖，常服。(《海味营养与药用指南》)

2. 治中暑、阿米巴痢疾　蛏和刺瓜煮食。(《海味营养与药用指南》)

3. 治产后虚弱、乳汁不足　蛏肉250g，黄酒蒸，煮汤服。(《海味营养与药用指南》)

4. 治肝硬化，食欲不振　蛏干250g，炖熟，分三餐佐饭，常服。(《海味营养与药味指南》)

5. 治盗汗　蛏干30g，大米60g。加开水炖服。(《海味营养与药用指南》)

6. 治腓肠肌痉挛　蛏干30g，加红酒适量炖服。(《海味营养与药用指南》)

【储藏】蛏不宜保存，建议现买现食。

【食论】

蛏富含蛋白质、脂肪、糖分、无机盐及大量钙，有滋补之效，用蛏煮万年青、菜干等，常用于治疗放疗、化疗后的口干烦热。

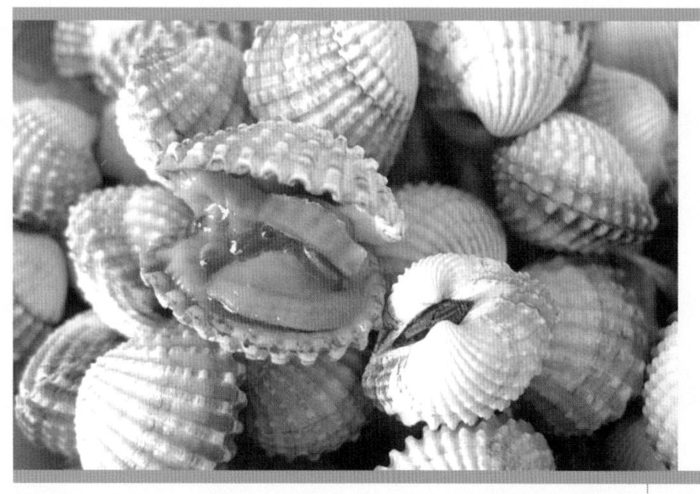

蚶

han

《食疗本草》

【异名】

魁蛤、魁陆、活东(《名医别录》),瓦屋(《宝庆本草折衷》)。

【基原】

为蚶科泥蚶属动物泥蚶 *tegillarca granosa*、毛蚶属动物毛蚶 *scapharca subcrenata* 及魁蚶属动物魁蚶 *scapharca inflata* 等的软体。

【性状】

泥蚶贝壳小,极坚硬,卵圆形,两壳相等,特别膨胀。壳顶突出,尖端向内卷曲。壳表白色,被褐色薄皮。

毛蚶贝壳呈长卵圆形,壳高大于壳宽,壳顶突出,尖端向内卷入。壳表被有棕褐色茸毛。

魁蚶贝壳大,斜卵圆形,左右两壳稍不等,背部两侧略呈钝角,腹缘圆。壳表被有棕色外皮及毛,极易脱落。

《名医别录》:"生东海,正圆两头空,表有文,取无时。"

【采收加工或制法】

捕获后,洗净,沸水略煮,去壳取肉用。

【性味】味甘,性温,无毒。

1.《名医别录》:"味甘,平,无毒。"

2.《食疗本草》:"温。"

3.《饮食须知》:"味甘,性微温。"

4.《神农本草经疏》:"味甘,气温,性亦无毒。"

5.《医林纂要》:"甘,咸,平。"

【归经】入脾、胃经。

【功用】

健脾补中,益气养血。适宜于脾胃虚弱,消化不良,胃痛,痿痹不仁,下痢脓血者食用。

1.《名医别录》:"主治痿痹,泄痢,便脓血。"

2.《食疗本草》:"主心腹冷气,腰脊冷风;利五脏,建胃,令人能食。又云温中,消食,起阳。"

3.《医林纂要》:"补心血,散瘀血,除烦醒酒,破结消痰。"

4.《随息居饮食谱》:"补血,润藏生津,健胃暖腰,息风解毒。治泄痢脓血,痿痹不仁。"

5.《中国药用海洋生物》:"补血,温中,健胃。治血虚,胃痛,消化不良,痢疾等。"

6.《中国动物药志》:"补血,温中,健胃。治血虚痿痹,胃痛,消化不良,下痢脓血等症。"

【服食方法】煮食、煨汤等。

1.《食疗本草》:"可火上暖之,令沸,空腹食十数个,以饮压之,大妙。"

2.《随息居饮食谱》:"可炙可鲊。"

【服食宜忌】毛蚶忌生食,湿热盛者慎食。

1.《食疗本草》:"每食了,以饭压之。不尔令人口干。"

2.《饮食须知》:"多食令人壅气。同饭食,不口干。"

3.《随息居饮食谱》:“多食人壅气。湿热盛者忌之。”

【食疗方】

1. 治体虚贫血 鲜蚶肉适量，洗净，连壳放入开水中烫熟，取肉蘸熟花生油食，每日二次，食后饮少量稀粥。有健脾、养胃、补血作用。

【储藏】多鲜食。

【食论】

据研究，蚶肉含多种氨基酸、粗蛋白，极少量的粗脂肪，又含糖原、多种维生素及烟酸等，能抑制葡萄球菌、大肠杆菌的生长；其壳就是中药“瓦楞子”，含有碳酸钙、有机物、少量铁、镁、硅酸盐等，能治疗由痰饮引起的眩晕、胸脘痞闷。蚶肉甘温，食多补而滞气，故素体湿热盛者应慎食。

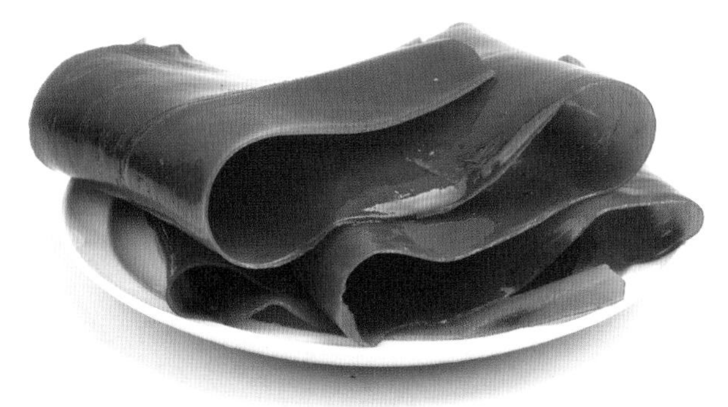

昆布

kunbu

《名医别录》

【异名】

纶布（《吴氏本草经》），海带（《饮食须知》），海昆布（《玉楸药解》），江白菜（《中国药用海洋生物》），海带菜（《常见水产品实用图谱》）。

【基原】

为海带科海带属植物海带 *laminaria japonica* Aresch. 或翅藻科昆布属植物昆布 *ecklonia kurome* Okam. 的叶状体。

【性状】

海带藻体一般高 2~4m，可达 6m，宽 20~30cm。成熟时橄榄褐色，干后变为深褐色、黑褐色，上附白色粉状盐渍，革质。藻体分为固着器、柄部和叶片三部分，叶片如宽带，梢部渐窄，叶边缘较薄软，呈波浪褶。多生活在大干潮线以下。自然生长在渤海、黄海的肥沃海区，我国辽宁、山东、江苏、浙江、福建及广东等省沿海均有分布。

昆布藻体深褐色，干燥后变黑、革质，体高 30~100cm，藻体分叶片，柄部和固着器三部分。固着器为粗壮的树枝状，柄部是圆柱形，长 4~12cm，直径 3~8mm，中实，颜色较叶片为暗。叶片羽状分裂，中央部分稍厚，叶缘一般均呈粗锯齿，表面略有皱。多生活在水流较肥的海区，在大干潮线附近至 7~8 米深处的岩石上。我国浙江、福建等省沿海有分布。

【采收加工或制法】

夏、秋季采捞，洗去杂质，鲜用或晒干用。选购时以整洁干净、无泥沙杂质、无霉变、叶宽厚、色暗绿或黄褐、手感不黏者为佳。

【性味】性寒、滑，味咸、微甘。

1.《吴氏本草经》:“酸、咸，寒，无毒。”

2.《名医别录》:“味咸，寒，无毒。”

3.《千金要方·食治篇》:“味咸，寒，滑。无毒”

4.《药性论》:“有小毒。”

5.《绍兴本草》:“味咸，苦，寒。”

6.《饮食须知》:“味甘咸，性寒滑。”

【归经】入肝、胃、肾、膀胱经。

《玉楸药解》："入足太阳膀胱经。"

【功用】

破结软坚，利水消肿。适宜于瘰疬，瘿瘤，颈部淋巴结肿大，甲状腺肿大，面肿，水肿，痰饮，睾丸肿大，奔豚，痈肿瘘疮，食痯，疝瘕，脚气，高血压，肥胖症，皮肤粗糙瘙痒，脑水肿，乳腺增生者食用。

1.《吴氏本草经》："消瘰疬。"

2.《新修本草》："主十二种水肿，瘿瘤聚结气，瘘疮。"

3.《药性论》："利水道，去面肿，治恶疮鼠瘘。"

4.《本草拾遗》："主癞卵肿，煮汁咽之。"

5.《医心方·食治篇》："崔禹云：治九瘘、风热、热瘴，手脚疼痹。"

6.《御制本草品汇精要》："散瘿瘰，溃坚肿。"

7.《本草汇言》："去瘿行水，下气化痰。"

8.《玉楸药解》："泻水去湿，破积软坚。"

9.《本草从新》："瘿瘤水肿，阴溃膈噎。"

10.《随息居饮食谱》："软坚散结，行水化湿。故内而痰饮带浊、痯胀疝瘕、水肿奔豚、黄疸脚气，外而瘿瘤、瘰疬、痈肿瘘疮，并能治之。解煤火毒，析酲消食。"

【服食方法】

可凉拌，炒食，炖排骨、炖鸡，做汤，煮粥，腌渍等。

1.《医心方·食治篇》："崔禹云：以生啖之，益人。"

2.《随息居饮食谱》："荤素佥宜，短细者良。"

【服食宜忌】

孕妇、产后妇女、脾胃虚寒易泄泻者不宜多食。

1.《饮食须知》："不可与甘草同食。"

2.《御制本草品汇精要》："妊娠亦不可服。"

3.《医学入门》："久服令人腹痛，发气吐沫，以热醋少饮解之。"

4.《本经逢原》："此物下气，久服瘦人。"

【食疗方】

1. 治项下五种瘿气，结核累累肿硬　以昆布、海藻各一两，浸洗去咸味，晒干为末，醋和为丸，弹子大。时时含之咽汁，味尽再易。其患渐消。(《本草汇言》引《外台秘要》)

2. 治膀胱结气，胀壅不行，类多疝证　用高丽昆布一斤，以米泔水浸去咸味，再洗净，以水一斛，煮熟再切细，更水煮极烂，乃下酱油、姜、椒、葱白等味，调和过饭食，极能下气。(《本草汇言》引《广济方》)

3. 治甲状腺肿、颈淋巴结肿　昆布一两，海蜇一两，夏枯草五钱，牡蛎一两，煎服。(《中国海洋药用生物》)

4. 治高血压　海带、绿豆各二两，煮食，每日一剂。(《中国海洋药用生物》)

5. 治老年慢性支气管炎　海带浸洗后，切段，再连续用开水泡 3 次，每次约半分钟，倒去水，以绵白糖拌食，早晚各吃 1 杯，连服 1 周有明显效果。(《中华药膳大宝典》第三版）

【储藏】

宜尽早食用或放冰箱暂存；亦可制成干品保存。

【食论】

昆布为《别录》中品，昆意为大，其形如布，故名昆布，其形如带，生海中，故又名海带。功同海藻，具破结消肿利水之功，多用治瘰疬、瘿瘤、水肿等。昆布富含碘，可刺激垂体，使女性体内雌激素水平降低，恢复卵巢的正常机能，纠正内分泌失调，防止乳腺增生；海带汁可润泽肌肤；海带胶质可促使体内放射物质随大便排出，可用于防治放射性疾病；海带表面的"白霜"为甘露醇，有利尿作用，可降低颅内压、眼内压，治疗脑水肿。

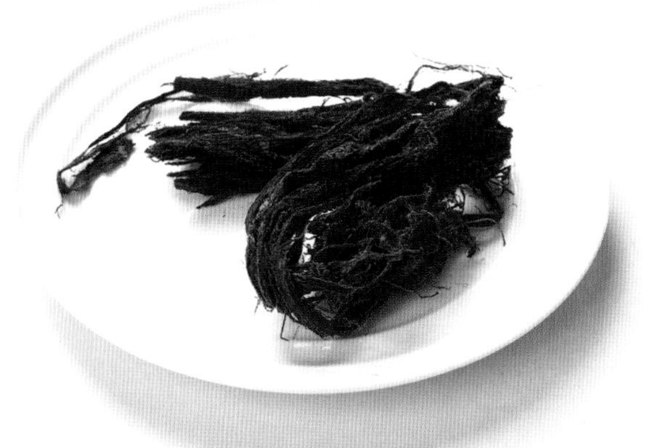

干苔

gantai

《食疗本草》

【异名】

海苔菜（《本草汇言》），海苔（《本草纲目》），苔菜（《食物本草》）、苔条（《广西海洋药物》）。

【基原】

为石莼科浒苔属植物条浒苔 *Enteromorpha clathrata* (Roth)Grev. 等的藻体。多生于中潮带、内湾泥底，潮间带的洼地水沼中生长更繁盛。浙江、福建沿海一带及台湾、广东沿岸多产。

【性状】

条浒苔藻体亮绿色或暗绿色，高可达 40cm 左右；多细长分枝，一般分枝 2 ～ 3 回，有时分枝毛状或较宽。藻体自基部到顶端细胞排列成纵列。体厚 26 ～ 70μm。

【采收加工或制法】冬、春间采收，晒干。

1.《广西海洋药物》："主要在春夏两季采收。收后洗净，鲜用或晒干用。"

2.《中国食疗本草》："鲜食，浙江某地制成苔条饼，制成苔条粉以利长期储存。"

【性味】味咸，性寒。

1.《食疗本草》："味咸，寒。"

2.《本草纲目》："咸，寒，无毒。"

3.《本草汇言》："味咸，气寒，有小毒。"

4.《随息居饮食谱》："咸凉。"

5.《中国食疗本草》："咸、微寒。"

【归经】入肾、肺、脾经。

《中华食物养生大全》："归肝经、肾经。"

【功用】

软坚散结，化痰消积，解毒消肿。适宜于瘿瘤、瘰疬、痈肿、疮疖、食积、虫积、脘腹胀闷、鼻衄者食用。

1.《食疗本草》："主痔，杀虫，及霍乱呕吐不止，煮汁服之。""发诸疮疥，下一切丹石，杀诸毒药。"

2.《本草纲目》引陶弘景："治瘿瘤结气。"

3.《本草汇言》："凡风火、烟、石、丹药诸毒，用此立解。茶积、酒积，蕴结内脏，以致面黄腹痛，投此即平。"

4.《食物本草》："消瘿结块，下气消痰。"

5.《随息居饮食谱》："清胆，消瘰疬、瘿瘤，泄胀，化痰，治水土不服。"

6.《中国食疗本草》："主治应用：瘿瘤、颈部淋巴结肿大、衄血、手背肿痛。"

【服食方法】内服，煎汤，外用，晒干炙炭，研末调敷。

1.《食疗本草》："心腹烦闷者，冷水研如泥，饮之即止。"

2.《本草汇言》："治以上诸病，用海苔菜取新鲜者，捣汁和白汤饮。如无新鲜，取干者煎汁亦可。切细和粥食，亦可充蔬。"

3.《食物本草》："取盐醋拌食，以作蔬品，味亦清新，少助樽俎。"

【服食宜忌】脾胃虚弱、咳嗽、有皮肤疥疮者慎用。

1.《食疗本草》："苔脯食多，发疮疥，令人痿黄，少血色。”

2.《本草汇言》：“饮病作嗽之人亦忌用。”

3.《食物本草》：“不可多食，恐致伤脾。”

4.《中华食物养生大全》：“患有皮肤疥疮者勿食。”

【食疗方】

1. 补肾滋阴，润燥化痰　苔菜150g，薄皮五花肋条猪肉2条，黄酒、酱油、红乳腐卤及白糖适量。将薄皮五花肋条猪肉切成小块放入油锅，同时加入黄酒、酱油、红乳腐卤及白糖等佐料，先以小火煮片刻，然后用旺火将卤汁浓缩放置盆内待用；选取本地产苔菜若干，将苔菜扯松，剪成3cm多长，放入油锅速炸至酥，立即捞起盖在肉上，再晒上少许白糖即可。(《中国民间饮食宜忌于食疗方》)

2. 治衄血　条浒苔10g，炙炭，研成细末，敷于患处。(《广西海洋药物》)

3. 治咽喉肿痛、感冒初起　鲜条浒苔100~200g，鲜食。(《广西海洋药物》)

4. 治手、背痈疮及疮疥鲜　条浒苔100g，桐油10g，冰片2g。共捣成糊状外敷。(《广西海洋药物》)

5. 治甲沟炎　条浒苔15g，金银花15g，败酱草10g，连翘10g，煎汤服。(《中国食疗本草》)

【储藏】置阴凉干燥处。

【食论】

干苔中含粗蛋白、脂肪、灰分等，富含多种人体必需的氨基酸及非必需氨基酸、维生素、多种矿物质及多种活性功能成分如脂氧合酶和多糖等。其具有降低总胆固醇、甘油三酯的作用，为老少皆宜的保健食品。

第七章

乳蛋类

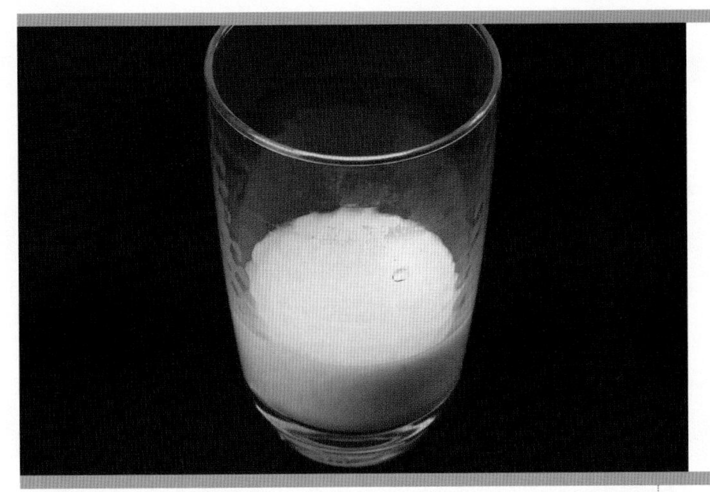

牛乳

niuru

《名医别录》

【异名】 牛奶（俗称）。

【基原】 为母牛乳腺中分泌的乳汁。

【性状】

奶汁呈均匀的胶态液体状，淡黄色或乳白色，无沉淀和其他杂质，有一种特殊的芳香味。

【采收加工或制法】

取奶牛乳汁，消毒后鲜用或冷藏。

【性味】 味甘，性微寒。

1.《名医别录》：“微寒。”

2.《备急千金要方·食治篇》：“味甘，微寒，无毒。”

3.《新修本草》：“微寒。”

4.《食疗本草》：“寒。”

5.《饮食须知》：“味甘，性微寒。”

6.《御制本草品汇精要》：“味甘，性微寒。”

7.《神农本草经疏》：“微寒。”

8.《医林纂要探源》：“甘，咸，微寒，滑。”

9.《本草求真》：“味甘，微寒。”

10.《广西药用动物》：“味甘。”

【归经】 入心、肺、胃经。

《要药分剂》：“入心、肺二经。”

【功用】

补益肺胃，养血润燥。适宜于体质虚弱，气血不足，营养不良，便秘者食用。

1.《名医别录》：“补虚羸，止渴。”

2.《备急千金要方·食治篇》：“入生姜、葱白，止小儿吐乳。补劳。”

3.《本草拾遗》：“黄牛乳，生服利人，下热气；冷补润肤，止渴。和酥煎三五沸食之，去冷气，痃癖，羸瘦。”

4.《食医心鉴》：“主消渴，口干。”

5.《日华子本草》：“润皮肤，养心肺，解热毒。”

6.《本草纲目》：“治反胃热哕，补益劳损，润欠肠，治气痢，除疸黄，老人煮粥甚宜。”

7.《得配本草》；“通二便，止吐衄。”

8.《随息居饮食谱》：“善治血枯便燥，反胃噎膈，老年火盛者宜之。”

9.《广西药用动物》：“补益劳损，润大肠，养心肺，解热毒，润皮肤。”

【服食方法】

煮后饮，或煮粥、入膳、做制糕点的辅料等。

【服食宜忌】 脾胃虚寒作泻、中有冷痰积饮者慎服。

1.《食疗本草》：“患热风人宜服之，患冷气儿不宜服之。”

2.《本草拾遗》：“与酸物相反，令人腹中结癥。”

3.《饮食须知》：“生饮令人利，热饮令人口干气壅，温饮可也，不宜顿服。”

4.《神农本草经疏》：“脾湿作泄者不得服。”

5.《本草汇言》：“膈中有冷痰积饮者忌之。”

6.《得配本草》：“胃虚恶心，大便滑泄，二者勿用。”

【食疗方】

补虚羸，止渴 牛乳不拣冷暖，任性饮之。(《食医心鉴》)

【储藏】宜冰箱中冷藏或制成各种奶制品。

【食论】

牛奶营养丰富，容易消化吸收，物美价廉，食用方便，是理想的天然食品。牛奶中的蛋白质主要是酪蛋白、白蛋白、球蛋白、乳蛋白等，所含的 20 多种氨基酸中有人体必需的 8 种氨基酸，奶蛋白质是全价的蛋白质，它的消化率高达 98%。乳脂肪是高质量的脂肪，品质好，它的消化率在 95% 以上，而且含有大量的脂溶性维生素。奶中的乳糖是半乳糖和乳糖，是最容易消化吸收的糖类。奶中的矿物质和微量元素都是溶解状态，而且各种矿物质的含量比例，特别是钙、磷的比例比较合适，很容易消化吸收。

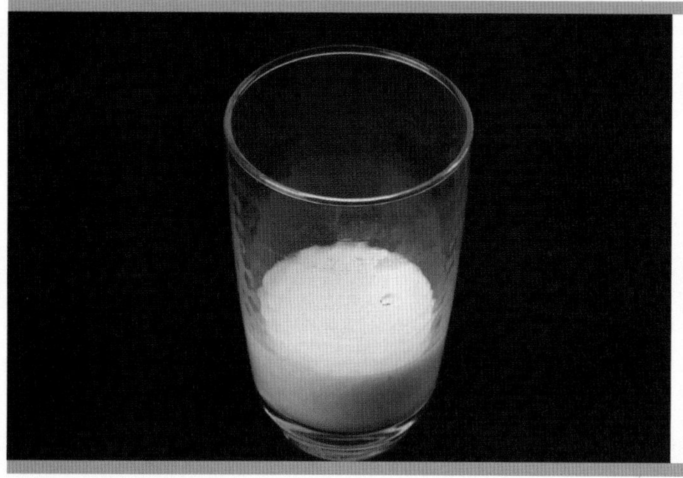

羊乳

yangru

《名医别录》

【异名】羊奶（俗称）。

【基原】

为牛科山羊属动物山羊 *capra hircus* Linnaeus 或绵羊属动物绵羊 *ovis arise* Linnaeus 的乳汁。

【性状】

羊乳呈均匀的胶态液体状，色泽呈淡黄色或乳白色，无沉淀和其他杂质，有一种特殊的芳香味。

【采收加工或制法】取乳羊的乳汁，消毒后鲜用。

【性味】味甘，性微温。

1.《名医别录》：“温。”

2.《药性论》：“味甘，无毒。”

3.《备急千金要方·食治篇》：“味甘，微温，无毒。”

4.《随息居饮食谱》：“甘平。”

【归经】入心、肺、胃经。

【功用】

补虚润燥，和胃下气。适宜于体质虚弱，营养不良，气血不足，反胃呕吐者食用。

1.《名医别录》：“补寒冷虚乏。”

2.《药性论》：“润心肺，治消渴。”

3.《食疗本草》：“治卒心痛，可温服之。”“补肺肾气，和小肠，亦主消渴，治虚劳，益精气；合脂作羹食，补肾虚，亦主女子与男子中风。又，主小儿口中烂疮。”

4.《本草拾遗》：“补虚，与小儿含之，主口疮。”

5.《日华子本草》：“利大肠，疗口疮，小儿惊痫疾。”

6.《本草纲目》：“治大人干呕，小儿哕啘及舌肿，并时时温饮之。”

【服食方法】

煮后饮，或煮粥、入膳、做制糕点的辅料等。

【服食宜忌】湿热内蕴者不宜多食。

《备急千金要方·食治篇》："令人热中。"

【食疗方】

1. 治漆疮 羊乳汁涂之。(《备急千金要方·食治篇》)

2. 治干呕 羊乳一杯，暖，空心饮之。(《食医心鉴》)

【储藏】宜冰箱中冷藏或制成各种奶制品。

【食论】

羊奶在国际营养学界被称为"奶中之王"，羊奶的脂肪颗粒体积为牛奶的1/3，更利于人体吸收，并且长期饮用羊奶不会引起发胖。现代营养学研究发现，羊奶中的蛋白质、矿物质，尤其是钙、磷的含量都比牛奶略高；维生素A、B含量也高于牛奶，对保护视力、恢复体能有好处。和牛奶相比，羊奶更容易消化，婴儿对羊奶的消化率可达89%以上。羊奶中的维生素及微量元素明显高于牛奶，适用于患有过敏症、胃肠疾病、支气管炎症或身体虚弱的人群以及婴儿饮用。

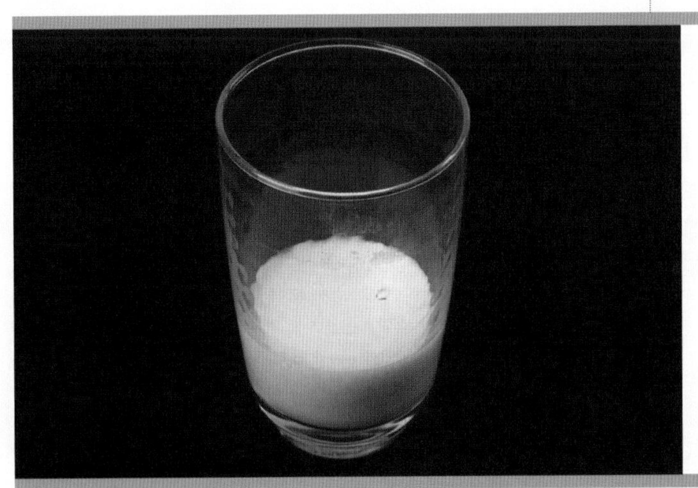

马乳

maru

《名医别录》

【异名】马奶(俗称)。

【基原】

为马科马属动物马 *equus caballus orientalis* Noack 的乳汁。

【性状】

马乳为淡黄色或乳白色均匀的胶态液体状，无沉淀和其他杂质，将奶汁滴在水中不化开，有一种特殊的芳香味。

【采收加工或制法】

收集哺乳雌马的乳汁，鲜用或冷藏。

【性味】味甘，性凉。

1.《药性论》："无毒。"

2.《备急千金要方·食治篇》："味辛，温，无毒。"

3.《本草拾遗》："味甘，性冷利。"

4.《饮膳正要》："性冷，味甘。"

5.《饮食须知》："味甘，性冷利。"

6.《随息居饮食谱》："甘，凉。"

【归经】入心、肺、胃经。

【功用】

补血润燥，清热止渴。适宜于体质虚弱，气血不足，营养不良，血虚烦热，口干消渴者食用。

1.《名医别录》："止渴。"

2.《新修本草》："止渴，疗热。"

3.《饮膳正要》："止渴，治热。"

4.《随息居饮食谱》："功同牛乳而性凉不腻。补血润燥之外，善清胆、胃之热，疗咽喉口齿诸病，利头目，止消渴，专治青腿牙疳。"

【服食方法】煮后饮，或煮粥等。

【服食宜忌】脾胃虚寒作泻、中有冷痰积饮者慎服。

【食疗方】

治青腿牙疳　马乳，煮沸服用，每次 200ml，一日 3 次。

【储藏】宜冰箱中冷藏或制成各种奶制品。

【食论】

清·王孟英曰："马乳功同牛乳而性凉不腻，补血润燥，善清胆胃之热，疗咽喉口齿诸病，利头目，止消渴。"因此体质虚弱、气血不足、营养不良、血虚烦热、口干消渴者食用较适宜。

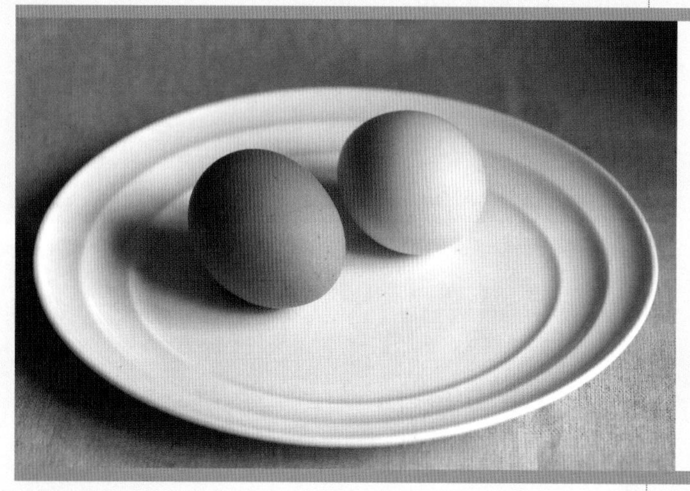

鸡蛋

jidan

《随息居饮食谱》

【异名】鸡子（《神农本草经》），鸡卵（《食疗本草》）。

【基原】

为雉科雉属动物家鸡 *Gallus gallus domesticus* Brisson 的卵。

【性状】

鸡蛋呈卵圆形，表面有白、浅褐、褐、深褐和青色等不同颜色，外壳坚硬，光滑，内有白色厚膜。蛋清呈胶体状，无色半透明，蛋黄黄色。

【采收加工或制法】取鸡蛋鲜用或加工成咸蛋等。

【性味】味甘，性平。

1.《药性论》："味甘，微寒，无毒。"

2. 李杲《食物本草》："卵白，微寒；卵黄，微温。"

3.《医学入门》："甘，平。"

4.《本草汇言》："味甘，气平，无毒。"

5.《医林纂要探源》："甘，咸，平。"

6.《本草便读》："生凉熟温。"

【归经】入心、肺、脾经。

1.《本草便读》："入心、肺。"

2.《中华本草》："归肺、脾、胃经。"

【功用】

滋阴润燥，健脑安神，养血安胎。适宜于体质素虚，营养不良，气血两虚，妊娠胎动不安及产后病后、调养者食用。

1.《神农本草经》："主除热火疮，痫痉。"

2.《药性论》："治目赤痛黄。"

3.《本草拾遗》："卵白，解热烦。鸡子，益气。"

4.《日华子本草》："镇心，安五脏，止惊，安胎。治怀妊天行热疾狂走，男子阴囊湿痒，及开喉声失音。"

5. 李杲《食物本草》："卵白，疗目热赤痛，除心下伏热，止烦满咳逆，小儿下泄，妇人难产，胞衣不出。醯渍之，疗黄疸，破大烦热。卵中白皮，主久咳结气。卵黄，主惊痫，镇心神，安五脏，安胎。"

6.《日用本草》："去邪热，镇心压惊，安五脏，治汤火疼痛。"

7.《本草汇言》:“调气生血，与阿胶同功也。”

8.《随息居饮食谱》:“补血安胎，镇心清热，开音止渴，濡燥除烦，解毒息风，润下止逆。”

9.《本草便读》:“宁神定魄。和合熟食，亦能补脾胃；生冲服之，可以养心营，可以退虚热。”

10.《常见药用动物》:“清热止痒。可治神经性皮炎、疮疖等。”

【服食方法】可煮、炖、烧、炒，腌后食用。

1.《医学入门》:“生绞入药，除烦热及孕妇天行热疾狂走；豁开淡煮，大能却痰润声，养胃，益心血，止惊。和醋炒，止久泄疳痢。和黑豆入酒服，治痫痉、贼风、麻痹。黄，熬油和粉敷头疮。卵白，疗火烧疮。卵壳，细研磨障翳。又伤寒劳复，炒黄为末，热汤下，汗出即愈。卵中白皮，名凤凰衣，小儿头身诸疮，烧灰猪脂调敷。”

2.《医林纂要探源》:“补心安神，活血去瘀，散妄热，定惊悸。宜煮勿煎。清咽喉，开音声，止咳嗽。此宜用生卵，以百沸汤冲下搅熟饮之。止久痢久泻，以醋煮。补虚劳骨蒸。伺其生出，乘热即刺一孔吸之，或浸童便一宿煮食。利产安胎，只宜煮食。去伤杀虫。取卵黄煎出油，同发灰治痢血。又外敷击伤，及诸虫疮毒。”

3.《随息居饮食谱》:“宜打散，以白汤或米饮或豆腐浆搅熟服。若囫囵煮食，性极难熟，可果腹，甚不易消，唯带壳略煮之后，将壳击碎，再入瓷罐内，多加粗茶叶同煨，三日，茶汁即入，蛋亦熟透，剥壳食之，色黑而味鲜美，不甚闭滞也。”

【服食宜忌】外感发热、痰饮较盛、食积内停者慎食。

1.《药性论》:“和常山末为丸，竹叶煎汤下，治久疟不差。治漆疮，涂之。醋煮，治产后虚及痢，主小儿发热。煎服主痢，除烦热。炼之，主呕逆。”

2.《食疗本草》:“鸡子：勿多食，令人腹中有声，动风气。和葱、蒜食之，气短；同韭子食，成风痛；共鳖肉食，损人；共獭肉食，成遁尸；同兔肉食，成泄痢。妊妇以鸡子、鲤鱼同食，令儿生疮；同糯米食，令儿生虫。”

3.《日华子本草》:“以醋煮，治久痢。和光粉炒干，止小儿疳痢及妇人阴疮。和豆淋酒服，治贼风麻痹。以醋浸令坏，傅疵皮干。作酒，止产后血运并暖水脏，缩小便，止耳鸣。和醋炒治疳痢、耳鸣及耳聋。”

4. 李杲《食物本草》:“鸡卵，血也，多食动风气，有毒。醋解之。”

5.《本草汇言》:“性质凝滞，如胃中有冷痰积饮者，脾脏冷滑常泄泻者，胸中有宿食积滞未清者，俱勿宜用。”

6.《随息居饮食谱》:“多食动风、阻气，诸外感及疟、疸、疳、痞、肿满、肝郁、痰饮、脚气、痘疹，皆不可食。”

【食疗方】

1. 治产后血不止　以鸡子三枚，醋半升，好酒二升，煎取一升，分为四服，如人行三二里，微暖进之。(《食疗本草》)

2. 治大人及小儿发热　鸡子三颗，以白蜜一合，相和服之，立差。(《食疗本草》)

3. 主产后痢、止痢　一枚以浊水搅，煮两沸，合水服之，主产后痢；和蜡作煎饼，与小儿食之，止痢。(《本草拾遗》)

4. 治胎动不安及产后血闭不下　取二枚破，着器中，以白粉和如稀粥，顿服之，主妇人胎动腰脐，下血。又取一枚打开，取白，酽醋如白之半，搅调吞之，主产后血闭不下。(《本草拾遗》)

5. 治心下烦热，止渴　鸡子羹方：鸡子三枚，纯菜一斤，切，淡竹笋四两，去皮，切，上以豉汁中煮作羹，临熟，破鸡子投入羹汁中，食之。(《食医心鉴》引《神巧万全方》)

6. 治咳嗽不止　鸡蛋1只，打碎去壳，取黄、白，另用白糖1~2匙，水半碗，煮沸，乘热将蛋冲入，搅和，随即加入生姜汁少许，搅匀服之，每日早晚各1次。(《食物中药与便方》)

7. 治胃痉挛　新鲜大鸡蛋12个，打碎搅和，加冰糖500g，黄酒500g，一并熬成焦黄色。每次食前服1大匙，每日3次。(《食物中药与便方》)

8. 治神经性皮炎　新鲜鸡蛋3～5个，放入大口瓶内，泡入好浓醋，以浸没鸡蛋为度，密封瓶口，静置10～14天后，取出蛋打开，将蛋清蛋黄搅和，涂患处皮肤上，经3～5分钟，稍干再涂1次，每日2次。(《食物中药与便方》)

9. 治妊娠呕吐 鸡蛋1个，白糖1两，米醋2两，共煲服。(《广西药用动物》)

【储藏】鲜用，腌后或置冰箱中冷藏。

【食论】

鸡蛋中含有大量的维生素、矿物质及有高生物价值的蛋白质，是人类理想的天然食品。对于老年人来说，吃鸡蛋应以煮、蒸为好，因煎、炒、炸等较难以消化。如将鸡蛋加工成咸蛋后，其含钙量会明显增加，约为鲜蛋的10倍，适宜于骨质疏松的中老年人食用。

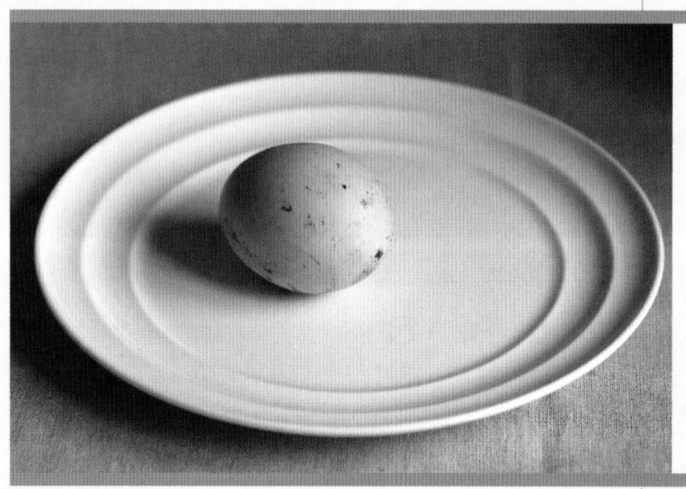

鸭蛋

yadan

《广西药用动物》

【异名】

鸭卵(《本草经集注》)，鹜实、鹜元(《宝庆本草折衷》)。

【基原】

为鸭科鸭属动物家鸭 *Anas domstica* Linnaeus 的卵。

【性状】

鸭蛋呈卵圆形，长径约5~9cm，表面类白色或淡青绿色，外壳坚硬，光滑，内有白色厚膜。蛋清呈胶体状，无色半透明，蛋黄黄色或橘红色。

【采收加工或制法】取鸭蛋鲜用，或加工成咸蛋、皮蛋。

【性味】味甘，性凉。

1.《食疗本草》："微寒。"

2.《饮食须知》："味甘、咸，性微寒。"

3.《中国食疗大全》："甘，凉。"

【归经】入肺、大肠经。

【功用】

滋阴，清肺，止泻。适宜于肺热咳嗽，咽喉疼痛，热泻下痢者食用。

1.《医林纂要探源》："卵：补心清肺，除胸膈间邪热。止热嗽，治喉痛齿痛。腌卵：能解暑，利小便，实大肠，治痢止泻。变蛋：泻肺热，醒酒，去大肠火，治泻痢。"

2.《中国食疗大全》："滋阴，清肺。用于膈热，咳嗽，咽痛，齿痛，泄痢。"

【服食方法】

可煮、炖、炒、烩、煎或加工成咸蛋、皮蛋等食用。

【服食宜忌】

不宜多食；脾阳不足，寒湿泻痢，以及食后气滞痞闷者禁食。

1.《本草经集注》："不可合鳖肉食之。"

2.《食疗本草》："多食发冷气，令人气短背闷，小儿多食，脚软。盐腌食之，即宜人。"

3.《食性本草》："生毒疮者食之工，令恶肉突出。"

4.《日用本草》:“发疮疥。”

5.《饮食须知》:“妊妇多食，令子失音，不可合李子食，害人；合桑椹食，令妊娠生子不顺。”

6.《药性切用》:“闭气滞下，忌之。”

【食疗方】

1. 治肠炎、腹泻 鸭蛋1~2个，酸醋半斤，共煮熟，吃蛋和醋。(《广西药用动物》)

2. 治阴虚肺燥之咳嗽 鸭蛋1个，银耳10g，冰糖适量煮食。(《中国食疗大全》)

【储藏】

鲜用或冰箱中冷藏，或加工成咸蛋、皮蛋保存。

【食论】

鸭蛋中的蛋白质含量和鸡蛋相当，而矿物质总量远胜鸡蛋，尤其铁、钙含量极为丰富，能预防贫血，促进骨骼发育。

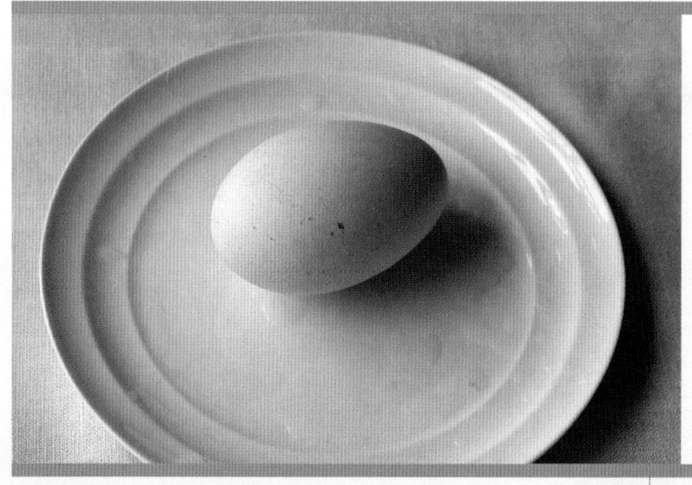

鹅卵

eluan

《食疗本草》

【异名】

白鹅子(《日华子本草》)，鹅弹(《饮膳正要》)，鹅蛋(俗称)。

【基原】

为鸭科雁属动物家鹅 *Anser cygnoides domestica* Brisson 的卵。

【性状】

鹅卵呈卵圆形，长径约8cm左右，外壳白色，内有白色膜衣。内含无色胶体状蛋清，中为类球形的黄色蛋黄。

【采收加工或制法】取鹅蛋鲜用或加工成咸蛋。

【性味】味甘，性温。

1.《食疗本草》:“温。”

2.《饮食须知》:“味甘，性温。”

3.《医林纂要探源》:“甘、咸、平。”

4.《本草省常》:“性寒，有小毒。”

【归经】入脾、胃经。

【功用】

补中益气。适宜于脾胃虚弱，营养不良，气血两虚，神疲乏力者食用。

1.《食疗本草》:“补五脏，亦补中益气。”

2. 李杲《食物本草》:“补中益气，利五脏。”

3.《日用本草》:“补中气。”

【服食方法】

可煮、蒸、炒、煎等或腌制后食用，或作为食品工业原料，加工蛋糕、面包等食品。

《本草省常》:“宜盐腌食之。”

【服食宜忌】有痼疾者，慎食或少食。

1.《食疗本草》:“多食发痼疾。”

2.《日用本草》:“多食伤胃，滞气，发痼疾。”

3.《饮膳正要》："有痼疾者，不宜多食。"

4.《医林纂要探源》："有草气腥气。不益人。"

5.《本草省常》："发疮肿痼疾。同鳖食杀人。"

【储藏】鲜用，或腌制后贮藏。

【食论】

鹅蛋中含有丰富的营养成分，如蛋白质、脂肪、矿物质和维生素等；其脂肪绝大部分集中在蛋黄内，含有较多的磷脂，其中约一半是卵磷脂，这些成分对人的脑及神经组织的发育有较好的作用。

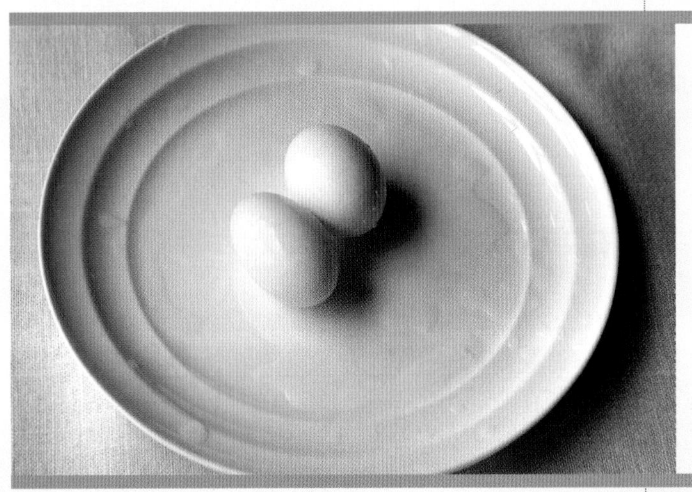

鸽卵

geluan

《本草纲目》

【异名】鸽蛋（俗称）。

【基原】

为鸠鸽科鸽属动物原鸽 *Columba Livia* Gmelin、家鸽 *Columba livia domestica* Linnaeus 产的卵。

【性状】

鸽蛋呈卵圆形，外形匀称，表面光洁、细腻、白里透粉。

【性味】性平，味甘、咸。

《医林纂要探源》："甘、咸，平。"

【归经】入肺、肾二经。

【功用】

补肾益气。适宜于肾气不足，腰膝酸软，疲乏无力者食用。

1.《本草纲目》："解疮毒，痘毒。"

2.《食鉴本草》："解疮痘毒。"

3.《医林纂要探源》："小儿食此，可稀痘毒。"

4.《中国食疗大全》："补肾益气。适用于肾虚和气虚所致腰膝酸软，疲乏无力，心悸头晕。"

【服食方法】可煮、蒸、炒、煎后食用。

【服食宜忌】有痰饮、积滞及宿食内停者不宜多食。

【食疗方】

解疮痘毒　用白鸽卵一对，入竹筒封置厕中，半月取出，以卵白和辰砂三钱，丸如绿豆大，每服三十丸，三豆饮下，令小儿服之。毒从大小便出，永不出痘，即出亦稀。(《食鉴本草》)

【储藏】鲜用，或冰箱中冷藏。

【食论】

鸽蛋含有优质的蛋白质、磷脂、铁、钙、维生素 A、维生素 B1、维生素 D 等营养成分，亦有改善皮肤细胞活性、皮肤弹性，增加颜面部红润（改善血液循环、增加血色素）等功能。

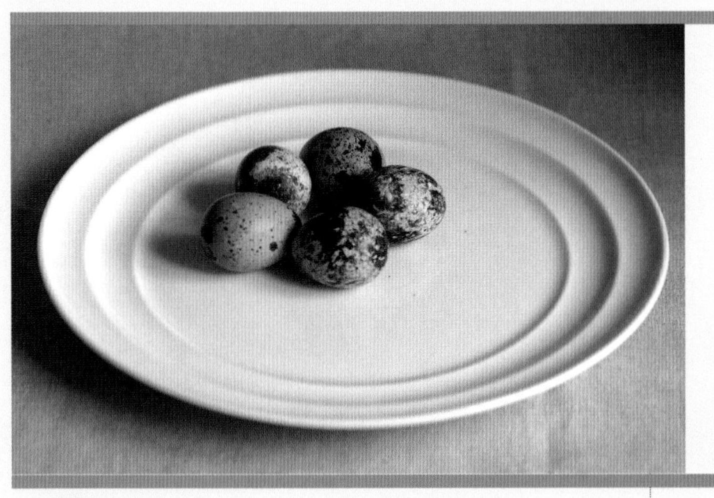

鹌鹑蛋
anchundan

《常见药用动物》

【基原】

为雉科鹌鹑属动物鹌鹑 *Coturnix coturnix* Linnaeus 的卵。

【性状】

鹌鹑蛋呈小卵形，长径1~3cm。表面淡灰棕色或青灰色，有许多棕色斑点散在，内有一层较厚的膜，呈白色。蛋清为无色的胶体状，蛋黄圆形。

【采收加工或制法】 鲜用。

【性味】 味甘，性平。

《中国食疗大全》："甘，平。"

【归经】 入心、脾、胃经。

【功用】

补中益气，健脾益胃。适宜于体质虚弱，营养不良，气血不足，神经衰弱，心脏病者食用。

1.《常见药用动物》："补虚健胃。"

2.《广西药用动物》："可治胃病、肺病、神经衰弱和心脏病。"

3.《中国食疗大全》："补五脏，益中补气，实筋骨。"

【服食方法】 可煮、炖、烧、炒后食用。

【服食宜忌】 有痰饮、积滞及宿食内停者不宜多食。

【食疗方】

治小儿营养不良 鹌鹑蛋1个，打入米汤内煮熟，每晚1剂。(《中国食疗大全》)

【储藏】 鲜用，或冰箱中冷藏。

【食论】

鹌鹑蛋被认为是"动物中的人参"，为滋补食疗品，在营养上有独特之处，故有"卵中佳品"之称。可补气益血，强身健脑，适用于贫血、营养不良、神经衰弱、气管炎、结核病、高血压、代谢障碍者食用。

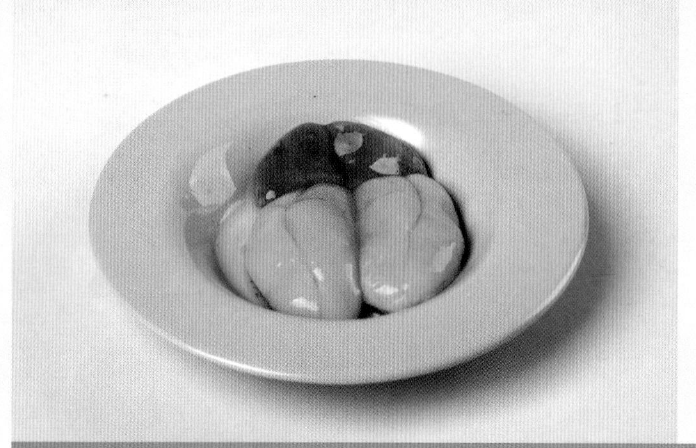

乌鱼蛋

wuyudan

《药性考》

【异名】墨鱼蛋，乌贼蛋。

【基原】

为乌贼科无针乌贼属动物无针乌贼 *Sepiella maindroni* de Rochebrune 和乌贼属动物金乌贼 *Sepia esculenta* Hoyle 等的缠卵腺。

《本草纲目拾遗》:“产登莱，乃乌贼腹中卵也。”

【性状】

卵圆形而稍扁，表面光洁，乳白色，似鸽蛋大小。

【采收加工或制法】

春夏季捕捉，捕获后，将鲜雌乌贼鱼的卵巢（缠卵腺）割下来，洗净鲜用或用明矾和食盐混合液腌制，使之脱水、蛋白质凝固即为成品。

【性味】味咸，性平。

1.《本草纲目拾遗》:“味咸。”（引自《药性考》）

2.《中国药用海洋生物》:“咸。”

3.《海味营养与药用指南》:“性平，味咸。”

【归经】入脾、肾经。

【功用】

健脾开胃，利水。适宜于脾虚、纳差、水肿者食用。

1.《本草纲目拾遗》:“开胃利水。”（引自《药性考》）

2.《广西海洋药物》:“健脾开胃、补肾壮腰、利水消肿。适用于中焦失运、食欲不振、水湿内停、水肿等病症。”

【服食方法】可炒、烩、氽汤或煮食。

《随园食单》:“乌鱼蛋鲜最难服事，须用水滚透，撤沙去臊，再加鸡汤蘑菇煨烂。”

【服食宜忌】 不宜久食。

【食疗方】

1. 治胃痛泛酸　乌贼蛋5只，海螵蛸9g，同煮。（《中医饮食营养学》引《金峨山房药录》）

2. 治食欲不振、肌肤水肿、病后体虚　乌鱼蛋15~30g，加水煮熟后食用，每日一次，连服10~30日。（《广西海洋药物》）

【储藏】多鲜用或短时期内置冰箱中保鲜。

【食论】

乌鱼蛋富含高蛋白及人体必需的多种微量元素，对人体有显著的调补作用，因其性平，与不同的佐料佐食，适合于各类型体质的人食用，并有冬食去寒、夏食解热之说法。

第八章
调味类

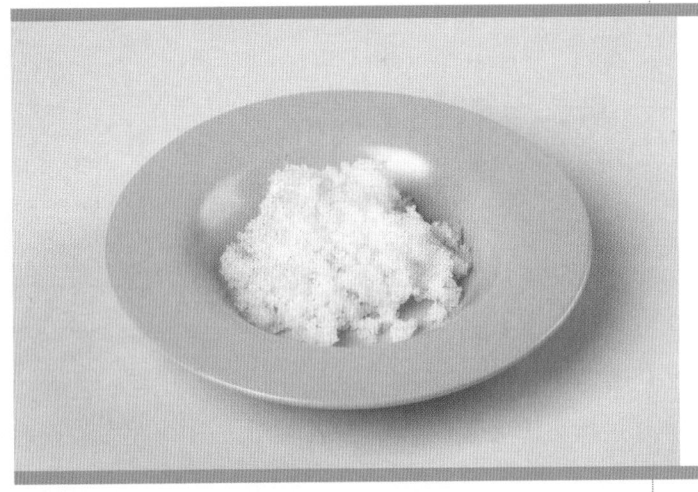

食盐
shiyan

《名医别录》

【异名】海砂（《本草纲目》）。

【基原】

为海水或盐井、盐池、盐泉中盐水经煎炼或日晒而成的结晶体。海盐多产于我国东部沿海，如辽宁、山东、江苏、浙江等地，其中以淮盐为佳；池盐多产于西北部，如山西、陕西、甘肃、新疆等地，其中以解州盐为佳；井盐多产于云南、四川等西南地区，其中以自贡盐为佳。

【性状】

食盐为长方体形、立方体形或不规则多棱形晶体。半透明状，多呈白色或灰白色，具玻璃样光泽。体较重，质硬，易碎。在空气中易潮解，可溶于水。其主要化学成分为氯化钠。

【采收加工或制法】

先经过晒或煮，待晶体析出，得到粗盐；再经溶解、沉淀、过滤、蒸发，制出精盐，加入碘者称为碘盐。一般超市均有袋装碘盐出售。

《齐民要术》："造常满盐法：以不津瓮（注：即不渗漏的瓮）受十石者一口，置庭中石上，以白盐满之，以甘水沃之，令上恒有游水。须用时，挹取，煎，即成盐。"

【性味】味咸、微辛，性寒。

1.《名医别录》："味咸，温，无毒。"

2.《药性论》："有小毒。"

3.《本草蒙筌》："味咸，气寒。无毒。"

4.《本草备要》："咸、甘，辛，寒。"

5.《得配本草》："咸，微辛，寒。"

6.《要药分剂》："味甘辛咸，性平，无毒。"

7.《随息居饮食谱》："咸凉。"

【归经】入心、肺、肝、胃、肾、大肠经。

1.《神农本草经疏》："气薄味厚，阴也，降也。入足少阴，亦入手少阴、足阳明、手太阴、阳明经。"

2.《雷公炮炙药性解》："入肾、肺、肝三经。"

3.《本草汇言》："可升可降，阳中阴也。通行上下表里十五经。"

4.《本草求真》："专入心、肾。"

5.《要药分剂》："入肾经，兼入心、肺、胃三经。"

【功用】

凉血解毒，涌吐壮骨。适宜于心腹痛，牙龈出血，宿食不化，胸中痰澼，皮炎，毒虫咬伤，疮疡肿痛，小便不通，便秘，视物不明，小儿疝气者食用。

1.《名医别录》："主杀鬼蛊，邪注，毒气，下部䘌疮，伤寒寒热，吐胸中痰澼，止心腹卒痛，坚筋骨。"

2.《本草拾遗》："除风邪，吐下恶物，杀虫，明目，去皮肤风毒，调和腑脏，消宿物，令人壮健。"

3.《日华子本草》："暖水脏，及霍乱心痛，金疮，明目，止风泪邪气，一切虫伤疮肿，消食，滋五味，长肉，补皮肤，通大小便，小儿疝气，内肾气。"

4.《本草蒙筌》："苏心腹卒痛，塞齿缝来红。驱蚯蚓毒伤，杀鬼蛊邪疰。少用接药入肾。"

5.《本草纲目》:“解毒，凉血润燥，定痛止痒。”

6.《本草易读》:“解一切虫伤疮肿火灼，吐诸般风热痰饮痰癖。”

7.《医林纂要》:“熟炒补心,安神止妄。生用泻肾,坚骨，固齿。”

【服食方法】

为凉菜、热菜、煲汤、做馅等的主要调味品，也是制作蔬菜或肉类腌制品的保鲜和调味辅料。

【服食宜忌】 高血压、肾病、咳嗽等患者慎食。

1.《名医别录》:“多食伤肺，喜咳。”

2.《蜀本草》:“多食令人失色,肤黑,损筋力也。”

3.《本草衍义》:“病嗽及水者宜全禁之。”

4.《饮食须知》:“血病无多食盐，多食则脉凝涩而至变色。”

5.《神农本草经疏》:“凡血病及喘嗽、水肿、消渴,法所大忌。”

【食疗方】

1. 治贪食，食多不消，心腹坚满痛 盐一升，水三升。上二味，煮令盐消，分三服，当吐出食，便瘥。(《金匮要略》)

2. 治小儿卒不尿 安盐于脐中,灸之。(《药性论》)

3. 治脚气 盐三升，蒸熟分裹，近壁，以脚踏之，令脚心热。又和槐白皮蒸之,尤良。夜夜用之。(《食疗本草》)

4. 治卒头痛如破，非中冷，又非中风方 乌梅三十枚，盐三指撮，酒三升，煮取一升，去滓。顿服。当吐愈。(《附广肘后方》)

5. 明目去昏翳，大利老眼，得补益之方 海盐，随多少拣净，瓷器盛，以百沸汤泡，去不净，滤取清汁，于银石器内熬，取雪白盐花，用新瓦器盛，每早用一大钱，作牙药揩擦，以水嗽动，用左右手指背递互口内，点盐津洗两眼大小眦内，闭目良久，却用水洗面，名洞视千里法，明目坚齿，极有妙法。(《永类钤方》)

【储藏】

放入罐内或袋中密封，置于阴凉干燥处保存；防潮。

【食论】

食盐为《别录》下品，自古以来，人们称其为“百味之祖”、“食肴之将”。《尚书》有言:“若作和羹，尔唯盐梅。”南朝陶弘景亦云：“五味之中，唯此不可缺。”《素问》云：“水生咸，此盐之根源也。”五味唯咸入骨，唯咸走血，而齿为骨之余，故盐有治牙龈出血之效，古人就有用盐水刷牙之习惯。《素问》言“咸走血，血病无多食咸，多食则脉凝泣而变色”，研究表明，若吃盐过少，会导致食欲不振、筋骨无力、低血压等症状;而摄入量过多，易患高血压，而《药性论》认为食盐“有小毒”之论，盖亦与此有关。

另《本经》始载有:“大盐，令人吐。”《别录》云:“大盐，味甘、咸，寒，无毒。主肠胃结热，喘逆，吐胸中病。生邯郸及河东。”河东指今山西运城、临汾一带，所产盐称“解盐”。李时珍认为大盐即指解盐，并在《纲目》中将大盐列入食盐名下。《唐本草》云：“大盐即河东印盐也，人之常食者，是形粗于末盐，故以大别之也。”现今所食用的多是袋装精盐，而未有精盐之前，人们所食用的大盐或粗盐，形如小冰糖块，色泽较精盐微黯者，类似于《本经》所载的“大盐”。这种粗盐，而今人们多用来腌制咸菜，因腌制出的咸菜味道比用精盐要鲜美。

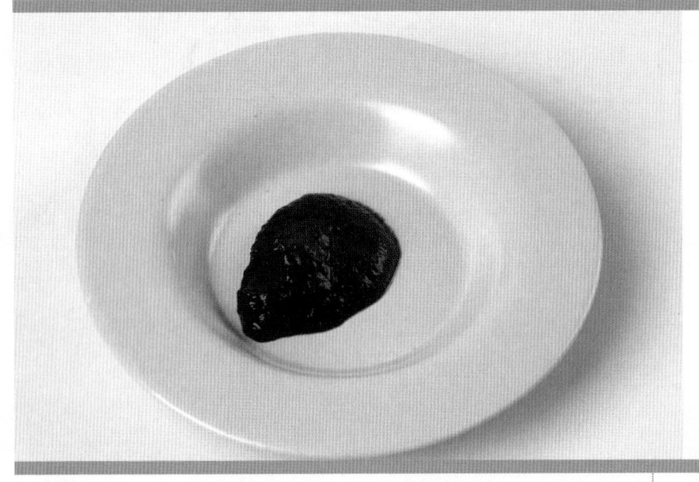

酱

jiang

《名医别录》

【异名】醢(《本草经集注》),豆酱(《宝庆本草折衷》)。

【基原】

酱Sauce.为用大豆、麦子等作原料,经蒸罨发酵,并加入盐、水所制成的糊状食用物。我国各地均产。

【性状】

为红褐色或黑褐色糊状物,味咸、甜、香。

【采收加工或制法】

大豆酱制法:大豆7份,面粉3份,食盐1.7份,水10份。先拣除豆中杂质,洗净;再浸泡约10小时至大豆发胀;控除水后放入锅内煮2小时,再焖6～8小时,使豆呈黄褐色的糜糊状;将熟豆冷却至约37℃,与面粉拌匀,盖上净布密封,置于温度稍高处发酵;约7天后即可长出一层黄绿色毛,将其捣成小块,放于缸内,加入食盐与水,搅拌均匀,放于向阳处;约10天后,待酱呈红褐色,散发咸香之味时即可食用。

1.《本草经集注》:"酱多以豆作,纯麦者少。今此当是豆者,亦以久久者弥好。"

2.《本草蒙筌》:"鱼肉造者,呼为醢,充庖厨妙;豆面造者,名曰酱,入药剂灵。勿取新鲜,唯尚陈久。"

【性味】味咸、甘,性冷。

1.《名医别录》:"味咸,酸,冷利。"

2.《日华子本草》:"无毒。"

3.《饮膳正要》:"味咸、酸,冷,无毒。"

4.《饮食须知》:"味咸甘,性冷。"

5.《本草纲目》:"面酱:咸。豆酱、甜酱、豆油、大麦酱、麸酱:皆咸、甘。"

6.《本草汇言》:"味咸,气寒,无毒。"

【归经】入肺、肾、大肠经。

1.《本草求真》:"专入肾。"

2.《本草撮要》:"入手足太阴、阳明、少阴经。"

【功用】

清热解毒,止血。适宜于燥热烦闷,中暑,瘟疫,烫伤,疥疮,鱼肉、蔬菜毒,蛇、虫、犬咬伤毒,鸦片中毒,砒霜中毒,烟火毒,便秘,妊娠下血、尿血者食用。

1.《名医别录》:"主除热,止烦闷,杀百药、热汤及火毒。"

2.《新修本草》:"榆人酱,辛美,利大小便。芜荑酱大美,杀三虫。"

3.《食疗本草》:"主火毒,杀百药。"

4.《日华子本草》:"杀一切鱼肉、菜蔬、蕈毒,并治蛇、虫、蜂、虿等毒。"

5.《本草蒙筌》:"疥癣略涂,瘙痒如劫。"

6.《本草纲目》:"酱汁灌入下部,治大便不通。灌耳中,治飞蛾、虫、蚁入耳。涂猘犬咬及汤、火伤灼未成疮者,有效。"

7.《本草汇言》:"祛时行暑热,疠毒瘴气之药也。"

8.《本草求真》:"解热,解毒,泻火。"

9.《随息居饮食谱》:"胎气上冲,及虚逆呕吐,好酱油开水调服,亦解鸦片毒。"

【服食方法】

常作为凉拌菜、炒菜等的调味品，亦可用馒头、黄瓜、葱等蘸酱即食。

【服食宜忌】小儿不宜多食；咳嗽、疖肿等患者慎食。

1.《食疗本草》："多食发小儿无辜，生痰动气。"

2.《宝庆本草折衷》引《杨氏产乳》："妊娠不得豆酱合雀肉食，令儿面黑。"

3.《饮食须知》："同葵藿食，能堕胎。麦酱同鲤鱼及鱼鲜食，生口疮。患肿胀、五疸、咳嗽者，勿食豆酱乃佳。患疮疖者食之，令瘢黑。服甘遂者忌之。"

【食疗方】

1. 治百药百虫百兽毒　以豆酱水洗去汁，取豆瓣捣烂一盏，白汤调服。再取豆瓣捣烂，傅伤损处。(《本草汇言》引《方脉正宗》)

2. 治人卒中烟火毒　用黄豆酱一块，调温汤一碗灌之，即苏。(《本草汇言》)

3. 治妊娠下血　豆酱二升，去汁取豆，炒研。酒服方寸匕，日三。(《本草纲目》引《古今录验》)

4. 治砒霜中毒　豆酱调水服。(《随息居饮食谱》)

5. 治妊娠尿血　豆酱一大碗（微焙令干），生地黄 60g，为末，每于食前，以糊饮调下 3g。(《内蒙古食疗药》)

【储藏】放瓶或罐内密封，置于阴凉处保存，防虫。

【食论】

酱为《别录》下品。元代武汉臣《玉壶春》有言："早晨起来七件事，柴米油盐酱醋茶。"可见，酱亦是人们饮食生活中不可缺少之品，又如宋代寇宗奭《本草衍义》云："圣人以谓不得即不食，意欲五味和五脏，悦而受之，此亦安乐之一端。"此言说明，每顿若无酱，则纳食不香。而酱又以解毒之功取胜，故李时珍亦云："不得酱不食，亦兼取其杀饮食百药之毒也。"

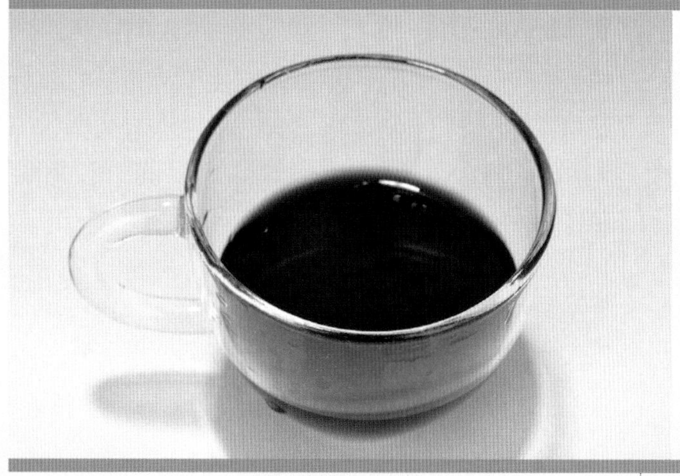

酱油
jiangyou

《本草纲目拾遗》

【异名】糟油(《本草纲目拾遗》)。

【基原】

酱油以粮食及其副产品豆饼、麸皮等为原料，经发酵酿造而成。

【性状】为色泽红褐、鲜艳透明的液体。

【采收加工或制法】

按照制造工序的不同，分为酿造酱油、配制酱油两种。酿造酱油是用大豆、小麦和/或麸皮等为原料，采用微生物发酵酿成。而配制酱油是指以酿造酱油为主体，与酸水解植物蛋白调味液、食品添加剂等配制而成。

《调疾饮食辨》："用黑豆如作豉法，蒸罨生黄，入水加盐，曝。"

【性味】味甘、咸，性平。

1.《本草纲目拾遗》："味咸，性冷。"

2.《医林纂要》："甘，咸，平。"

【归经】入胃、脾、肾经。

《内蒙古食疗药》:“入胃、脾、肾三经。”

【功用】

和中开胃，解毒止痛。适宜于食欲减退，烦热、暑热，肿瘤，烫伤，毒虫蜇伤，以及鱼、肉、蔬菜、蕈类等食物及药物中毒者食用。

1.《本草纲目拾遗》:“杀一切鱼肉菜蔬蕈毒，涂汤火伤。”

2.《调疾饮食辨》:“引胃气。”

3.《内蒙古食疗药》:“开胃和中，除热解毒。”

【服食方法】

炒、煎、蒸、煮或凉拌时加入增味，也可制作罐头、酱菜等。

【服食宜忌】

不宜生食。服用治疗血管疾病、胃肠道疾病药物时，禁食酱油烹制的菜肴，以免引起恶心、呕吐等副作用。

【食疗方】

1. 解食荔作胀 以陈年酱油饮少许，即消。(《本草纲目拾遗》)

2. 治胎气上冲，及虚逆呕吐 好酱油开水调服。(《随息居饮食谱》)

3. 治疗疔疮初起 酱油、蜂蜜等份。混合，加温，浸渍。(《中国民间饮食宜忌与食疗方》)

4. 治痒疹 酱油、醋等量混合，涂患处。(《内蒙古食疗药》)

【储藏】

加热煮沸、冷却后，盛于玻璃瓶内，存放在阴凉处。

【食论】

酱油中的氨基酸是人体的主要营养物质，尤其含有一些人体不能合成的氨基酸，还含有各种B族维生素和无毒的棕红色素。酱油特有的香兰素，具有使盐味变柔和而圆润的效果。在烹调时加入一定量的酱油，可使菜肴增味、生鲜、添香、润色，并能补充营养成分，是日常生活必备的上品调料之一。

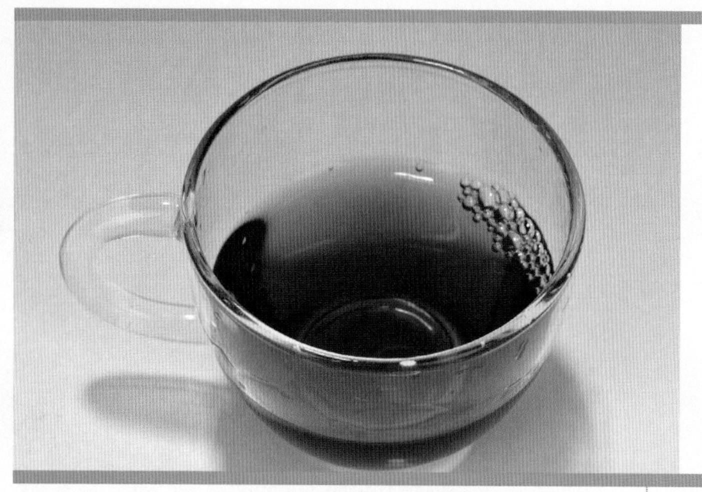

醋
cu
《名医别录》

【异名】

醯、酢酒（《本草经集注》），苦酒（《伤寒杂病论》），米醋（《新修本草》），酽醋、苦醋、酰、酢、醇酢、醇醋（《宝庆本草折衷》）。

【基原】

用米、高粱、玉米或酒、酒糟等为原料酿制而成的含有乙酸的液体；也有以食用冰醋酸加水、着色料配成的。现也可用各种水果或蔬菜酿醋。我国各地均产，一般以山西老陈醋、镇江香醋、福建红曲米醋、四川宝宁醋为佳。

【性状】

醋是具有酸香味的无色液体，一般称为白醋，加入着色料后呈黑褐色。

【采收加工或制法】

选材以颜色清凉，味酸而不涩、香而微甜，摇晃时有一层细小泡沫浮于上面，且持续较长时间者为佳。

【性味】 味酸、甘、微苦涩，性温。

1.《名医别录》："味酸，温，无毒。"

2.《千金要方·食治篇》："味酸，温，涩。无毒。"

3.《宝庆本草折衷》："味酸、苦，温，无毒。"

4.《饮食须知》："味酸甘苦，性微温。"

5.《本草蒙筌》："味酸、甘，气温，无毒。"

6.《本经逢原》："酸寒，无毒。"

【归经】 入肝、胃经。

1.《本草新编》："入胃、大肠，尤走肝脏。"

2.《本草求真》："专入肝。"

3.《得配本草》："入足厥阴经。"

【功用】

消肿散瘀，益血开胃，解毒。适宜于癥瘕，食积，食欲不振，咽炎，黄疸，水肿，产后血晕，乳痈，血管硬化，高血压，疮痈肿毒，鱼肉菜毒者食用。

1.《名医别录》："主消痈肿，散水气。杀邪毒。"

2.《千金要方·食治篇》："能理诸药，消毒。"

3.《日华子本草》："治妇人心痛，助诸药力，杀一切鱼肉菜毒。"

4.《本草衍义》："产妇房中常得此酸气则为佳，酸益血也。"

5.《饮膳正要》："破血运，除癥块坚积。"

6.《汤液本草》："敛咽疮。"

7.《本草纲目》："治黄疸，黄汗。"

8.《本草易读》："散瘀消肿，下气化食，破癥开结，除痰行水。解诸般痈肿毒疮。"

9.柴裔《食鉴本草》："治心腹血气痛，产后血晕。"

10.《随息居饮食谱》："开胃养肝，强筋暖骨，醒酒消食。"

【服食方法】

常作为烹饪调味品，亦可兑热水饮用或制作饮料等。

【服食宜忌】 咳嗽、痢疾、牙齿不固者慎用。

1.《本草经集注》："不可多食，损人肌脏耳。"

2.《千金要方·食治篇》:“扁鹊云：多食醋，损人骨。”

3.《食疗本草》:“不可与蛤肉同食，相反。”

4.《饮食须知》:“多食损筋骨，伤胃气，不益男子。凡风寒咳嗽及泻痢脾病者，勿食。”

5.李杲《食物本草》:“凡气痛而食之，愈为大祸也。”

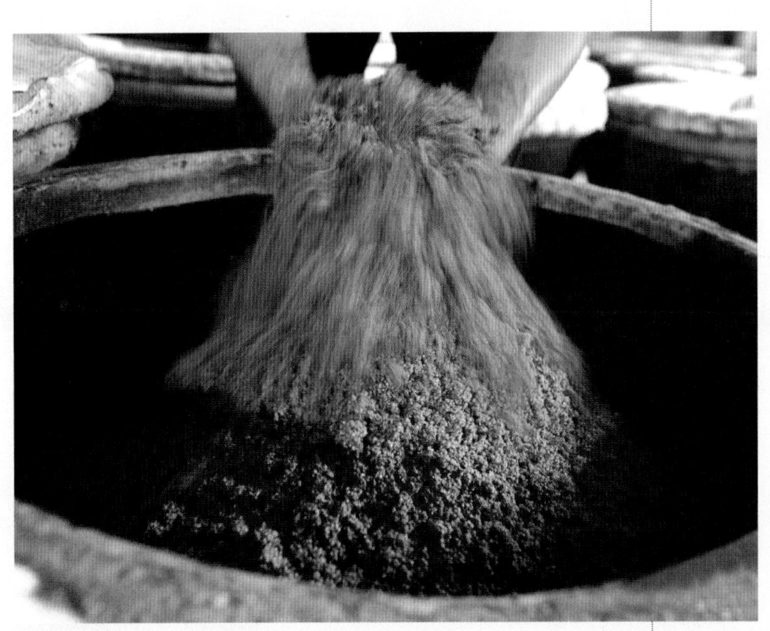

【食疗方】

1.治咽中生疮 苦酒汤：半夏十四枚（洗，破如枣核），鸡子一枚（去黄，内上苦酒，着鸡子壳中）。上二味，内半夏着苦酒中，以鸡子壳置刀环中，安火上，令三沸，去滓。少少含咽之，不瘥，更作。(《伤寒论》)

2.治口疮 以黄柏皮醋渍，含之即愈。(《食疗本草》)

3.治过食鱼腥生冷、水菜果实成积者 以生姜捣烂，和米醋调，食之即化。(《日华子本草》)

4.治诸肿毒 醋调大黄末涂。(《随息居饮食谱》)

5.治胎死不下 用黄豆一升，以米醋煮食即落。(《本草汇言》引《子母秘录》)

6.治恶性痤疮 鸡蛋1个，带壳煮熟，老陈醋1000g。将熟鸡蛋(不要去掉外壳)全放入醋中浸泡。待鸡蛋皮全溶解后，每日用汤匙挖一匙鸡蛋入碗中，用温开水冲服，连服2周。面部痤疮全部治愈后继续服用1个月，面部皮肤即变得细嫩、光滑。[郑月辉，刘华东.醋蛋液治恶性痤疮.中国民间疗法，2009，17(1)：62.]

7.防治冠心病 米醋1000g，黄豆（黑豆也可以）500g，将陶瓷或玻璃器皿洗净、消毒，晾干水分装入黄豆，倒入米醋，加盖密封，浸泡半年之久，即可食用。每日3次，每次15～20粒，以空腹嚼食为佳。[冠心病食疗方集锦.现代中医药，2007，27(3):27.]

【储藏】放于瓶或罐内密封保存。

【食论】

醋为《别录》下品，其作为烹饪的调味品或是药用，在我国已有悠久历史。因其为日常用品，取用方便，因而与醋有关的民间单方、验方可谓俯拾皆是，如用醋、白酒、蒜末调敷治灰指甲，见效甚好。用醋熏蒸可防治流感等。现代药理研究也认为，醋有杀菌作用，对葡萄球菌、大肠杆菌、痢疾杆菌等皆有较强杀伤力；醋能刺激中枢神经，促进消化液分泌，故可增进食欲；也可软化和扩张血管，防治心血管疾病等。

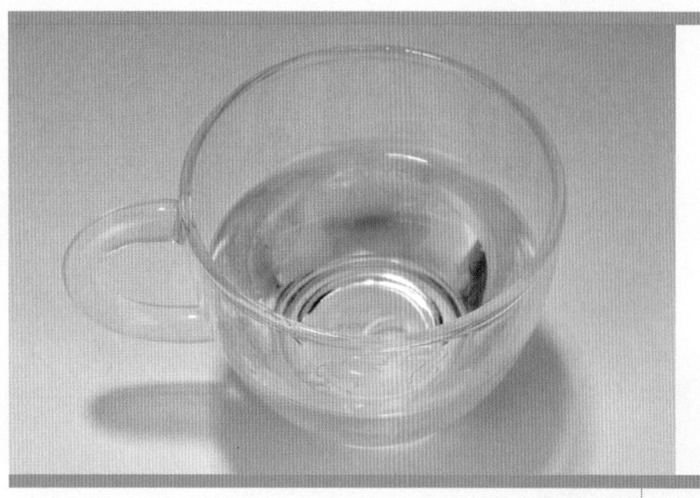

香油
xiangyou

《食物本草》

【异名】

胡麻油（《食疗本草》），白麻油（《本草拾遗》），麻油（《日用本草》），脂麻油、乌麻油、生油、清油（《中国食疗大全》），芝麻油（《中国食疗本草》）。

【基原】

为胡麻科植物脂麻 *Sesamum indicum* DC. 的种子榨取的脂肪油。全国各地均有生产。

【性状】

纯香油呈淡红色或红中带黄，透明度好，无浑浊，无沉淀物，无悬浮物，黏度小。

《本草品汇精要》："色青黄。"

【采收加工或制法】

秋季采收脂麻种子，晒干后选取质量上乘者，炒熟后榨取油脂。炒时应掌握好火候和时间，避免炒熟过度影响榨出油的质和量。

1.《本草衍义》："炒熟乘热压出油，而谓之生油，但可点照。须再煎炼，方谓之熟油，始可食，复不中点照。"

2.《宝庆本草折衷》："用胡麻、白油麻炒热，或生晒，并蒸之，乘热压榨取油。"

3. 李杲《食物本草》："丹溪曰：香油须炒熟芝麻，然后取用。"

【性味】 味甘，性凉。

1.《名医别录》："微寒。"

2.《日华子本草》："冷，无毒。"

3.《日用本草》："大寒。"

4.《饮食须知》："味甘辛，性冷。"

5.《本草汇言》："味甘，气微寒，无毒。"

6.《医林纂要》："甘，寒。"

【归经】 入大肠经。

1.《得配本草》："入手阳明经。"

2.《要药分剂》："入大肠经。"

【功用】

解毒消肿，生肌止痛，润肠通便。适宜于肿毒初起，疮疡疼痛，疥癣，皮肤皴裂，蛔虫病，便秘，病后脱发，须发早白者使用。

1.《本草经集注》："利大肠，胞衣不落。"

2.《本草拾遗》："杀五黄，下三焦热毒气，通大小肠，止蛔心痛，傅一切疮疥癣，杀一切虫。"

3.《千金要方》："生者摩疮肿，生秃发，去头面风。"

4.《食疗本草》："主喑哑，涂之生毛发。"

5.《饮膳正要》："利大便，治胞衣不下。"

6.《本经逢原》："解毒润肠，主产妇胞衣不落，熬膏生肌长肉，止痛消肿。"

7.《本草求原》："凉血，通滑二肠，润燥结，治蛔心痛，伏痰。"

8.《本草求真》："滑胎利肠。"

9.《本草易读》："解诸毒而杀虫，消痈肿而滑肠。"

10.《调疾饮食辨》："消肿解毒，散血生肌。"

【服食方法】

用于制作各种凉菜、菜馅、面食、糕点或炒菜时作调料食用。

《随息居饮食谱》:“烹调肴馔，荤素咸宜。”

【服食宜忌】

习惯性便秘者、老年人无脾胃虚弱者宜食。

1.《得配本草》:“多服困脾损声，精滑者禁用。”

2. 柴裔《食鉴本草》:“有牙齿疾并脾胃病，切不可食。”

【食疗方】

1. 治病后五六日忽发黄色 急将麻油半盏和水半盏入鸡子清一个搅和，服之令尽，神效。(《日用本草》)

2. 治漏胎难产因血液干涩者 麻油、白蜜各一两，同煎数十沸，温服。(《随息居饮食谱》)

3. 治冬月唇裂 香油频频抹之。(《本草纲目》引《相感志》)

4. 治肿毒初起 麻油煎葱黑色，趁热通手旋涂，自消。(《本草述》)

5. 治老年便秘、习惯性便秘 芝麻油 30ml，一次服下。(《中国食疗本草》)

6. 辅助治疗铅中毒 麻油 30ml，蜂蜜 30ml，混匀，1 次服完。(《中国食疗大全》)

【储藏】置于阴凉处密封保存。

【食论】

香油乃脂麻种子榨取油脂所得。脂麻，有黑、白两种，食用以白脂麻为好，药用则以黑脂麻为良。香油不仅是日常饮食中极好的调味品，更是一种芬芳的补药。《本草衍义》曾记载道 :“松下饭胡麻（油)。”现代研究认为香油含有丰富的不饱和脂肪酸、卵磷脂、维生素 E 等成分，对改善血液循环、促进新陈代谢、调节胆固醇等有很好的效果，具有“永葆青春的营养源”之美誉。目前按加工工艺分有小磨香油和机制香油两种，其中小磨香油的保质期、保存期较长，且小磨香油在低温下制取的过程中，其所含的营养成分不易被破坏流失，因此营养价值更高。

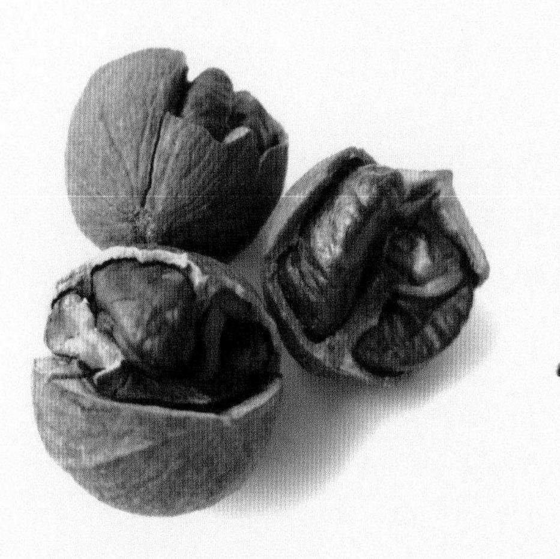

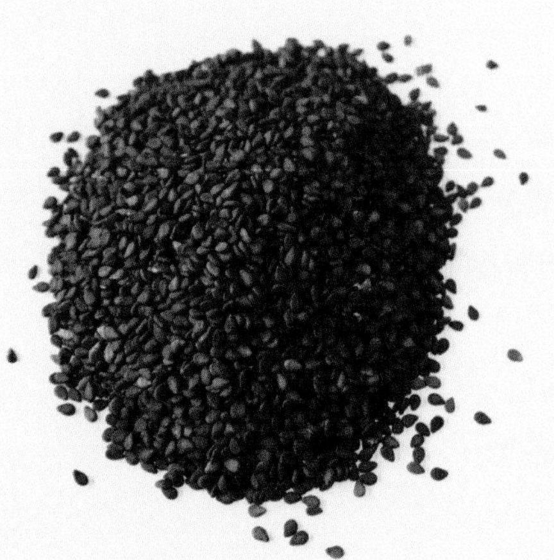

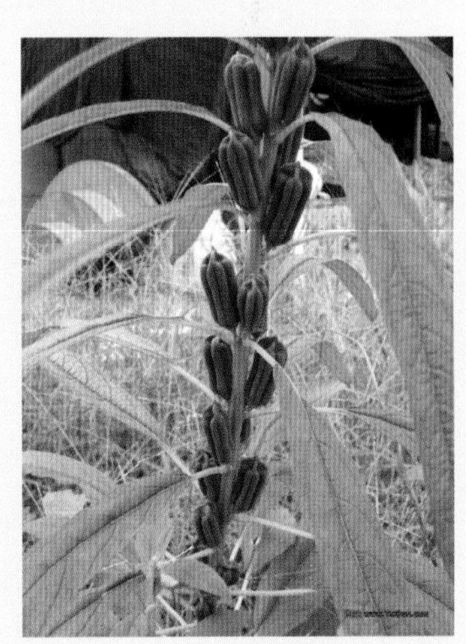

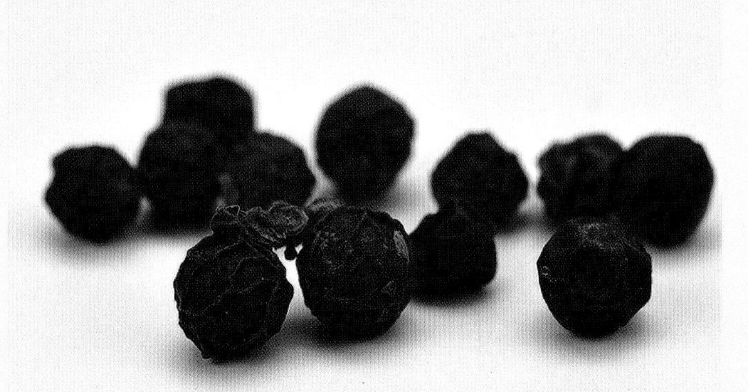

胡 椒

hujiao

《新修本草》

【异名】

味履支（《酉阳杂俎》），浮椒（《世医得效方》），胡椒子（《本草蒙筌》），玉椒（《通雅》），白川、黑川（《传世养生本草》）。

【基原】

为胡椒科胡椒属植物胡椒 *Piper nigrum* L. 干燥近成熟的果实（黑胡椒）或已除去外果皮的干燥成熟果实（白胡椒）。原产于东南亚和巴西地区，我国广东、云南、海南、广西、福建等地已有大量栽培。

【性状】

因采收期和处理方法的不同，分为黑胡椒、白胡椒两种。

黑胡椒：呈类球形，比花椒略小。表面呈深棕色或黑褐色，具隆起网状皱纹，顶端有细小的花柱残迹，基部有自果轴脱落的疤痕。质硬，外果皮可剥离，内果皮灰白色或浅黄色。断面黄白色，粉性，中有小空隙。气芳香，味辛辣。

白胡椒：外形大小与黑胡椒相似。外表面呈灰白色或淡黄白色，平滑，顶端与基部间有多数浅色线状条纹。香味柔和，辛辣香气稍弱。

1.《新修本草》："生西戎，形如鼠李子。"

2.《本草纲目》："状如梧桐子，亦无核，生青熟红，青者更辣。"

【采收加工或制法】

每年的四、十月份，当果穗基部的果实开始变红时，剪下果穗，晒干或烘干后，即成黑褐色，取下果实，通称"黑胡椒"。如全部果实均已变红时采收，用水浸渍数天，擦去外果皮，晒干，则表面呈灰白色，通称"白胡椒"。除去杂质及灰屑，粉碎成细粉使用。

1.《雷公炮炙论》："每于修事即于石槽中碾碎，成粉用。"

2.《本草纲目》："四月熟，五月采收，曝干乃皱。"

【性味】味辛，性热。

1.《新修本草》："味辛，大温，无毒。"

2.《汤液本草》："气温，味辛，无毒。"

3.《日用本草》："味辛，热，有毒。"

4.《本经品汇精要》："味辛，性大温，散。气之厚者，阳也。无毒。"

5.《神农本草经疏》："辛温大热纯阳之药也。"

6.《本草征要》："味辛，性大热，有毒。"

7.《本经逢原》："辛大温，小毒。"

8.《要药分剂》："升多于降，阳中阳也。"

【归经】入脾、胃、大肠经

1.《神农本草经疏》："入手足阳明经。"

2.《本草征要》："入胃、大肠二经。"

3.《本草害利》："入脾、胃、肝、大肠四经。"

【功用】

温中止痛，散寒止泻，下气消积，祛痰解毒。适宜于风寒感冒，胃寒冷痛，反胃呕吐，泄泻冷痢，食欲不振，跌扑肿痛，药食阴毒者食用。

1.《新修本草》:“主下气，温中，去痰，除脏腑中风冷。”

2.《海药本草》:“去胃口气虚冷，宿食不消，霍乱气逆，心腹卒痛，冷气上冲。”

3.《日华子本草》:“调五脏，止霍乱，心腹冷痛，壮肾气，主冷痢，杀一切鱼、肉、鳖、蕈毒。”

4.《本草衍义》:“去胃中寒痰吐水，食已即吐，甚验。”

5.《日用本草》:“温中下气，治心腹冷积，解鱼肉、野菌毒。”

6.《本草蒙筌》:“调诸般食馔汤饮之需。下气去风痰，温中止霍乱。肠胃冷痢可却，心腹冷痛堪除。疗产后血气刺疼，治跌扑血滞肿痛。”

7.《本草纲目》:“暖肠胃，除寒湿，反胃虚胀，冷积阴毒，牙齿浮热作痛。”

8.《本草正》:“温中下气，暖肠胃，消宿食，辟臭恶，除寒湿、寒痰、寒饮吐水，止反胃呕吐、霍乱、虚寒胀满、心腹疼痛，去冷积阴毒，壮肾气，治大肠寒滑冷痢，杀一切虫、鱼、鳖、蕈、诸药食阴凝之毒。”

9.《本草征要》:“下气温中，消风去痰。”

10.《本草易读》:“祛痰除湿。止心腹之寒痛，暖肠胃之冷痢，解齿痛之浮热，除胃寒之吐逆。消宿食而止霍乱，破冷积而消阴毒。杀一切鱼肉毒，解诸般风冷气。”

【服食方法】作佐料、调味料食用。

《新修本草》:“调食用之，味甚辛美。”

【服食宜忌】阴虚有火、内热素盛者忌食。

1.《海药本草》:“不宜多服，损肺。”

2.《本草衍义》:“过剂则走气，大肠寒滑者亦用，须各以他药佐之。”

3.《日用本草》:“丹溪云：性燥而快膈，喜食必伤心肺，燥肠胃，日久而成大祸也。”

4.《本草纲目》:“走气助火，昏目发疮”，“肠胃寒湿者宜之。热病人食之，动火伤气，阴受其害。时珍自少嗜之，岁岁病目，而不疑及也。后渐知其弊，遂痛绝之，目病亦止。才食一二粒，即便昏涩。此乃昔人所未试者。盖辛走气，热助火，此物气味俱厚故也。病咽喉口齿者，亦宜忌之。”

5.《本草蒙筌》:“食勿过剂，损肺伤脾。”

6.《神农本草经疏》:“血分有热，与夫阴虚发热咳嗽，吐血，咽干口渴，热气暴冲目昏，口臭，齿浮，鼻衄，肠风脏毒，痔漏泄澼等症，切勿轻饵。误服之，能令诸病即时作剧。”

7.《本草征要》:“忌用与川椒相同，阴虚火旺之人忌用。”

8.《本经逢原》:“大辛大热纯阳之物，走气助火，昏目发疮，多食损肺，令人吐血。心腹冷痛，反胃吐利，霍乱气逆及鱼鳖蕈毒宜之。”

9.《要药分剂》:“多食损肺，令人吐血。”

【食疗方】

1. 治五脏风冷，冷气心腹痛　用清水酒服之佳，亦宜汤服。若冷气，吞三七枚。(《食疗本草》)

2. 治霍乱吐泻　胡椒四十九粒，绿豆一百四十九粒。研匀。上为细末，木瓜煎汤服一钱。(《仁斋直指方》)

3. 治脾胃虚冷，不思饮食　鲫鱼和豆豉、胡椒、老姜、陈皮烹煮，空心食。(《验方新编》)

4. 治反胃呕吐　胡椒八分，酒药一个，为末；葱头五根，捶融，有热用茶炒，无热酒炒，贴心窝。(《验方新编》)

5. 治风虫牙痛　同绿豆捣碎，绵包咬痛处。(《本草易读》)

6. 治冒雨涉水，遭受寒冷　葱白一握，煮稀饭或面条一碗，加入白胡椒末适量，乘热食下盖被卧，出汗即瘥。(《食物中药与便方》)

7. 治荤腥鱼肉宿食不消，呕吐泄泻，心腹冷痛　胡椒粉、生姜、紫苏各一钱，水煎服。(《食物中药与便方》)

8. 治阴囊湿疹　胡椒10粒，研粉，加水2000ml，煮沸，外洗患处，每日2次。(《中药大辞典（二版）》引《草医草药简便验方汇编》)

9. 治糖尿病　以白胡椒30粒灌入洗净之猪肚内，加水慢火煨烂熟后可加盐，每日2～3次，空腹食用，一个猪肚 3 日内服完。如法继续服用，1 个月食用 7 ~ 8 个猪肚。[黑龙江医药科学，2000，23（4）：56.]

10. 治尿潴留　取白胡椒 7 粒，葱白 7 段（每段 1 寸长左右），捣烂成糊状，用纱布包好敷于脐部，外用胶布固定。[山东医药，2000，40（8）：3.]

11. 治虚寒性胃脘痛 取鸡蛋一枚打入碗中，黑胡椒大而饱满者 7 粒研细末，入于鸡蛋中搅匀。用沸水将鸡蛋冲熟，饮服，不加其他任何佐料。每日清晨空腹服 1 剂或睡前加服 1 剂，1 个月为一个疗程。[中国民间疗法，2001，9（12）：58.]

12. 治室上性心动过速　取市售胡椒粉 0.1g（约半分），用塑料吸管将胡椒粉吹入患者鼻腔内，左右交替吹入，待鼻腔刺激感明显时，连续打喷嚏数次，结束治疗。[中国民间疗法，2002，10（11）：32.]

13. 治小儿腹泻　鲜白胡椒 10 粒研细末，加黄酒或白酒调成糊状，填贴小儿肚脐神阙穴，上盖少许干棉球，然后用胶布固定。重者 1 小时换一次，轻者 14 ~ 16 小时换一次。每次敷前用酒精棉球清洗小儿肚脐神阙穴和脐周围四边穴，擦红为止，再用干棉球擦干后才能用白胡椒贴敷。[河南医药信息，2002，10（22）：33.]

14. 治小儿外感风寒咳喘　取白胡椒适量，研极细末备用。使用时先取 5 号安庆膏药（或活血膏）1 张，加热撕开，剪去多余部分。取白胡椒末 1g，放在膏药中心，再次加热，以不烫皮肤为宜，紧贴肺俞穴，24 小时换药 1 次。疗程为 3 ~ 4 天。适应证：小儿感风寒咳嗽气喘，咳白色泡沫状稀痰。[新中医，2005，37（3）：53.]

【储藏】密闭，置阴凉干燥处保存。

【食论】

胡椒辛热纯阳，气味俱厚，非常适合肠胃寒湿病证的治疗，但对于阴虚热病的患者来说，则易动火伤阴。现代药理研究表明，胡椒中含有胡椒碱、胡椒脂碱及挥发性芳香油，服用后可增加食欲。但服用时间过长，服量过大，则会刺激胃黏膜充血，故不适合长时间及大量服用，且素有消化系统疾患如胃及十二指肠溃疡的人，食之宜慎。对外用而言，胡椒则无此弊，古今应用甚广，如蛇虫咬伤可局部外敷，腹泻冷痛可调膏敷脐，寒战冷淋可煎汤浴洗，噤口痢疾可鼻疗闻嗅。

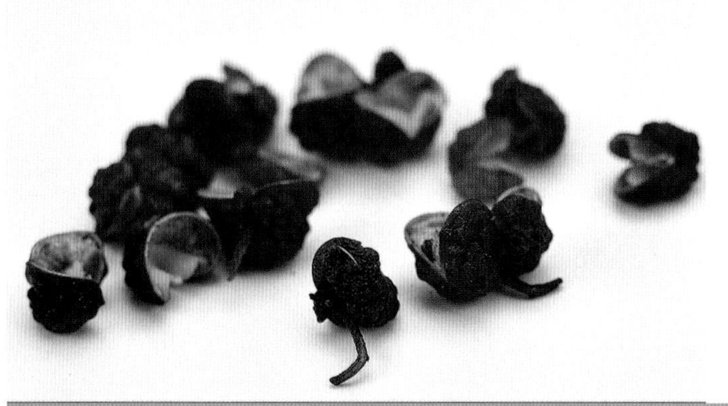

花椒
huajiao

《日用本草》

【异名】

秦椒、蜀菽（《神农本草经》），蜀椒、巴椒、蓎藙（《名医别录》），汉椒（《日华子本草》），崖椒（《本草品汇精要》），南椒（《雷公炮炙药性解》），川椒、椒红（《本草撮要》），大红袍（《中药志》）。

【基原】

为芸香科花椒属植物花椒 *Zanthoxylum bungeanum* Maxim、青椒 *Zanthoxylum schinifolium* Sieb.et Zucc 的成熟果皮。我国华北、华中、华南均有分布。

1.《本草撮要》："秦产俗名花椒，实稍大。"

2.《中华本草》："秦椒和蜀椒的原植物均系花椒。本种分布广泛，大多为栽培种，因产地不同而形态、品质各有一定差异。为现今花椒主流品种之一。青椒为花椒的品种之一。"

【性状】

1. 花椒：呈球形，绿豆大小。外表面紫红色或红色，散有多数疣状突起的油点，对光观察半透明，内表面淡黄色。

2. 青椒：呈球形，沿腹缝线开裂，绿豆大小。外表面灰绿色或暗绿色，散有多数油点及细密的网状隆起皱纹；内表面类白色，光滑。

【采收加工或制法】

8~10月果实成熟后，剪取果枝，摊开晾晒，待果实干裂，除净枝叶杂质，分出种子（椒目），取用果皮。

1.《名医别录》："八月采实，阴干。"

2.《本草衍义》："须微炒使汗出，又须去附红黄壳。去壳之法：先微炒，乘热入竹筒中，以梗舂之，播取红，如未尽更拣，更舂，以尽为度。"

3.《本草蒙筌》："制须炒出汗来，去目及黄壳。"

4.《雷公炮炙论》："凡使，须去目及闭口者，不用其椒子。先须酒拌令湿，蒸从巳至午，放冷。又制法：微炒出汗，投器中舂之，取红皮，去黄壳，密收器中任用也。"

5.《本草撮要》："微炒去汗，捣去里面黄壳，取红用，名椒红。得盐良。"

【性味】 味辛，性温，有毒。

1.《神农本草经》："味辛温。"

2.《名医别录》："大热，有毒。"

3.《日用本草》："味辛，温。有毒。"

4.《本草品汇精要》："味辛，温，大热。"

5.《本草蒙筌》："味辛，气温、大热。属火，有金与水，浮也，阳中之阳。有毒。"

6.《雷公炮炙药性解》："味辛，性热，有毒。"

7.《本草分经》："辛、苦，温。"

【归经】 入脾、胃、肺、肾经。

1.《雷公炮炙药性解》："入肺、脾二经。"

2.《神农本草经疏》："入手足太阴，兼入手厥阴经。能入右肾、命门。"

3.《本草征要》："入肺、脾、肾三经。"

4.《本草新编》："入心、脾、肾之经。"

5.《本经逢原》："椒乃手足太阴、少阴、厥阴气分之药。”

6.《得配本草》:“入手足太阴经,兼入命门气分。”

7.《要药分剂》:“入脾、肺二经,兼入心包络经。”

8.《本草撮要》:“入足太阴、阳明经。”

【功用】

温中止呕,散寒止痛,降气止咳,除湿杀虫。适宜于脘腹冷痛,呕吐泄泻,咳嗽气逆,虫积腹痛,泄泻痢疾,阴痒疮疥者食用。

1.《神农本草经》:“主邪气咳逆,温中,逐骨节,皮肤死肌,寒湿痹痛,下气。久服之,头不白、轻身、增年。”

2.《名医别录》:“主除五脏六腑寒冷,伤寒,温疟,大风,汗不出,心腹留饮、宿食,止肠澼、下痢,泄精,女子字乳余疾,散风邪,瘕结,水肿,黄疸,鬼疰,蛊毒,杀虫、鱼毒。久服开腠理,通血脉,坚齿发,调关节,耐寒暑,可作膏药。”

3.《食疗本草》:“蜀椒,粒大者,主上气咳嗽,久风湿痹……通神去老,益血,利五脏,下乳汁,灭瘢,生毛发。”

4.《日华子本草》:“破癥结,开胃,治天行时气温疾,产后宿血,治心腹气,壮阳,疗阴汗,暖腰膝,缩小便。”

5.《日用本草》:“逐脏腑寒气,出痹消水肿,暖腰腹,益精气,通关节,调血脉,牢牙齿。”

6.《本草蒙筌》:“却心腹冷疼及寒湿痹疼并效,杀鬼疰蛊毒,并虫鱼蛇毒尤灵。除骨节皮肤死肌,疗伤寒温疟不汗。上退两目翳膜,下驱六腑沉寒。通气脉,开鬼门,仍调关节;坚齿发,暖腰膝,尤缩小便。理风邪,禁咳逆之邪;治噫气,养中和之气。消水肿黄疸,止肠澼痢红。”

7.《本草纲目》:“散寒除湿,解郁结,消宿食,通三焦,温脾胃,补右肾命门,杀蛔虫,止泄泻。”

8.《雷公炮炙药性解》:“主冷气咳逆、心腹邪气、风寒湿痹、癥瘕积聚、霍乱转筋、留饮宿食,开腠理,通血脉,坚齿发,调关节,堪辟瘟疫,可洗漆疮。”

9.《本草征要》:“温脾土而击三焦之冷滞。补元阳而荡六腑之沉寒。饮癖气癥和水肿,累建奇功。杀虫止呕及肠虚,恒收速效。通血脉则痿痹消除,行肢节则机关健运。”

10.《本草通玄》:“通三焦,补命门,散寒除湿,解郁消食,理痹止泻,壮腰膝,缩溺频,除寒嗽,消水肿,祛痰饮,破癥结,伏蛔虫。”

11.《本草新编》:“却心腹疼痛及寒温痹疼,杀鬼疰蛊毒并虫鱼毒蛇,除皮肤骨节死肌,疗伤寒温疟,退两目翳膜,驱六腑沉寒,通气脉,开鬼门,乃调关节,坚齿发,暖腰膝,尤缩小便,理风邪,禁咳逆之邪,治噫气,养中和之气,消水肿、黄疸,止肠癖、痢红。”

12.《本草备要》:“入肺,发汗散寒,治风寒咳嗽;入脾,暖胃燥湿,消食除胀,治心腹冷痛、吐泻澼痢、痰饮水肿;入右肾命门,补火,治肾气上逆,阳衰溲数,阴汗泄精,坚齿明目,破血通经,除癥安蛔,杀鬼疰、虫、鱼毒。”

13.《得配本草》:“通上焦君火之阳,达下焦命门之气。开腠理,行血脉,散寒湿,化癥癖,止泄泻,杀蛔虫,疗温疟,去痰饮。”

14.《本草分经》:“散寒燥湿,温中下气,利五脏,去老血,杀虫。”

15.《本草撮要》:“功专疗心腹冷痛,传尸劳疰。”

【服食方法】

可做调料或磨粉,和盐拌匀为椒盐,供蘸食用。

【服食宜忌】

孕妇慎食;糖尿病等阴虚火旺者或肠热下血者忌食。

1.《名医别录》:“多食令人乏气。口闭者杀人。”

2.《本草品汇精要》:“闭口者杀人。六月、十月食之,损气伤心,令人多忘。”

3.《食疗本草》:“十月食椒,损人伤心,令人多忘。”

4.《本草蒙筌》:“多食乏气失明,久服黑发耐老。十月勿食,伤心健忘。”

5.《神农本草经疏》:“肺胃素有火热,或咳嗽生痰,或嘈杂醋心、呕吐酸水,或大肠积热下血,咸不宜用。”

6.《本草征要》:“命门火衰，中气寒冷者，宜之。若阴虚火旺之人，在所大忌。”

7.《本草新编》:“多食乏气失明，久服黑发耐老。然而少用则益，多用则转损。入于补阴之药，可以久服；入于补阳之剂，未可常施也。”

8.《得配本草》：“多用伤气失明。肺脾有热，阴火虚盛者，禁用。闭口者杀人。”

9.《本草撮要》：“阴虚火旺之人忌服。闭口者杀人，宜去之。”

【食疗方】

1. 治百虫入耳 末蜀椒一撮，以半升醋调，灌耳中，行二十步即出。(《备急千金要方》)

2. 治牙齿风痛 秦椒煎醋含漱。(《食疗本草》)

3. 治久患口疮 大椒去闭口者，水洗面拌，煮作粥，空腹吞之，以饭压下。重者可再服，以差为度。(《食疗本草》)

4. 治久患冷气，心腹结痛，呕吐不下食方 蜀椒半两，口开者，面三两，上先以醋浸椒，经宿漉出，以面拌令匀，以少水煮和汁吞之。(《食医心鉴》)

5. 治小儿水泻椒红散，及人年五十已上患泻 用椒二两，醋二升，煮醋尽，慢火焙干为末，瓷器贮之。每服二钱匕，酒或米饮下之。(《大观本草》)

6. 治手面皲裂 蜀椒四合，水煮之，去滓渍之，半食顷，出令燥。须臾复浸，干，涂羊、猪髓脑，极妙。(《大观本草》引深师方)

7. 治咳嗽 花椒梨：鸭梨 1 个（不去皮），花椒 1 撮（不去目），用刀将鸭梨从中间切开，挖去梨核不用，将花椒放入梨心后，将梨合拢，上锅加水 500ml 左右，蒸 15 ~ 20 分钟后取出，弃去花椒，食梨即可。每日 2 个。[中国民间疗法，1997，(6)：25.]

8. 治脱发 花椒酒：取适量的花椒（味越麻的越好）浸泡于高度白酒中，1 周后用干净的软布蘸此浸液搽抹局部头皮，秃鬓、秃顶也可只抹搽局部，不拘时间，次数不限，若经常配以姜汁汤洗头，效果更佳。[农村新技术，2000，(1)：52.]

9. 治神经性皮炎 食醋 500g，花椒 30g，生鸡蛋 2 枚（去壳），共装入容器内浸泡 1 周。使用时将药液搅匀，病变局部常规消毒后，用棉签蘸醋鸡蛋液外涂患处，每日 3 次。[中国民间疗法，2003，11(10)：27.]

10. 治痱子 花椒汤：花椒 10g，冲入 200ml 开水，在小火上煮 5 ~ 6 分钟，稍凉后用药棉蘸花椒水轻擦患处，一般 12 小时后痱子的脓尖可收缩干瘪。为巩固疗效，可将剩余的花椒水在小火上温一下，再重新擦患处，痱子即可全部消失。[药膳食疗，2004，(7)：38.]

11. 治下肢静脉曲张并溃疡 花椒水：将花椒 100g 放入 2000ml 水中煮 10 分钟，将花椒水倒入消毒好的圆桶内，将患肢置于距水面 10cm 处，利用蒸气熏，等水温降至 40℃时，将患肢浸入花椒水中，溃疡面应置于水面以下，浸泡约 20 分钟，然后将溃疡周围碘伏消毒，用镊子去除溃疡内的分泌物及坏死组织，再用干净纱布外敷包扎，同时配合抬高患肢，应用抗生素及活血化瘀药物治疗。[实用心脑肺血管病杂志，2005，13(2)：91.]

12. 回乳 花椒茶：取花椒 10g，煎水兑少量红糖服用，一般 1 ~ 3 天即可取得退乳效果。[社区医学杂志，2006，4(2 下)：30.]

【储藏】 放置于密封干燥的容器中保存。

【食论】

花椒属于药食两用食材。气味芳香，可除各种鱼类、肉类的腥膻臭气。现代研究显示，花椒中含有的挥发油可提高体内巨噬细胞的吞噬活性，增强机体的免疫能力；花椒能促进唾液分泌，使血管扩张，促进实验动物的生殖腺等内分泌腺的机能，从而能起到增加食欲、降低血压及类似人参、鹿茸等强健体质的作用，但因其性味辛热，多食易消耗肠道水分，形成便秘，因此不可多食。

附：椒目　花椒叶　花椒根

1.《日华子本草》："椒目，主膀胱急。"

2.《本草衍义》："其中子谓之椒目，治盗汗尤功。将目微炒，捣为极细末，用半钱匕，以生猪上唇煎汤一合，调，临睡服，无不效。盖椒目能行水，又治水蛊。"

3.《本草通玄》："椒核利小便，治水肿痰饮，耳聋盗汗。"

4.《本草蒙筌》："椒目味苦兼辛，行水而治水蛊。定痰喘劫药，敛盗汗捷方。并宜炒之，研末调服。叶和艾、葱捣烂，少加酽醋拌匀。内外肾吊痛殊功，敷奔豚伏梁气极验。亦堪煮饮，气甚辛香。"

5.《本草征要》："椒目善消水肿，可塞耳聋。"

6.《本草备要》："子，名椒目，苦、辛。专行水道，不行谷道。能治水臌，除胀定喘，及肾虚耳鸣。"

7.《得配本草》："子名椒目，苦，寒。专行水道。治水蛊，定痰喘。"

8.《本草述钩玄》："椒目：蜀椒肉厚皮皱，其子光黑，如人之瞳人，故谓之目。他椒子虽光黑，亦不似之，若土椒则子无光彩矣。气味苦辛，有小毒。治水气，及肾虚耳卒鸣聋，并止气喘，肾虚耳鸣。"

9.《本草撮要》："子名椒目，味辛有小毒，专行水道，不行谷道，消水蛊，除胀定喘，及肾虚耳鸣。根辛热，杀虫煎汤，洗脚气及湿疮。"

10.《日华子本草》："椒叶，热，无毒。治奔豚，伏梁气，及内外肾钓，并霍乱转筋，和艾及葱研，以醋汤拌署并得。"

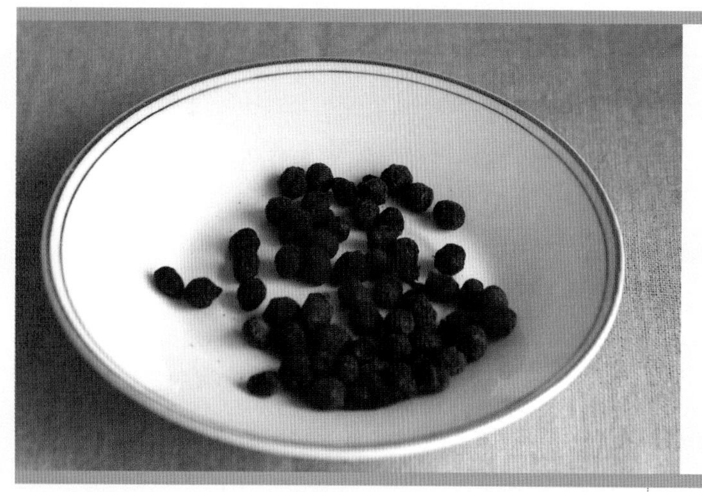

淡豆豉

dandouchi

《本草汇言》

【异名】

豉（《吴普本草》），豆豉（《附广肘后方》），香豉（《伤寒论》），大豆豉（《备急千金要方·食治篇》），淡豉（《本草纲目》）。

【基原】

为豆科大豆属植物大豆 *Glycine max*（L.）Merr. 黑色的成熟种子经蒸罨发酵等加工而成。

【性状】

本品呈椭圆形略扁，长 0.6 ~ 1cm，直径约 0.6cm。外皮黑色，微有纵横不整的皱折，无光泽。种仁肥厚。质脆易碎，断面棕黑色。气香，味微甘。

【采收加工或制法】取桑叶、青蒿各 70~100g，煮取煎液，拌入黑大豆 1000g 中，蒸透取出，稍凉后置容器内，将煎过的桑叶、青蒿渣覆盖，闷使发酵至黄衣上遍时取出，除去药渣，拌入适量水，置容器内再闷 15~20 天，至充分发酵、香气溢出时，取出，略蒸，干燥。

《本草征要》："黑豆一斗，六月间水浸一宿，蒸熟，摊芦席上，微温，蒿覆五六日后，黄衣遍满为度，不可太过。取晒，簸净，水拌得中，筑实瓮中，桑叶盖厚三寸，泥固，取出晒半日，又入瓮。如是七次，再蒸曝干。"

【性味】味甘，性平，无毒。

1.《名医别录》:“味苦，寒，无毒。”

2.《药性论》:“味苦、甘。”

3.《备急千金要方·食治篇》:“味苦、甘，寒，涩，无毒。”

4.《本草拾遗》:“极冷。”

5.《神农本草经疏》:“微温。”

6.《本草汇言》:“苦、酸，气寒，无毒。”

7.《本草述钩玄》:“味苦、甘而涩，气微温。”

8.《药性切用》:“性味甘、平。”

9.《本草便读》:“甘、苦，微温。”

10.《现代实用中药》:“甘寒。”

【归经】入肺、心、胃经。

1.《本草征要》:“入肺、脾二经。”

2.《本草经解》:“入足太阳寒水膀胱经、手太阳寒水小肠经。入手少阴心经、手少阳相火三焦经。”

3.《医林纂要》:“入肾。”

4.《本草撮要》:“入手太阴经。”

5.《本草求真》:“专入心、肺。”

6.《药性切用》:“入肺、肾。”

7.《本草便读》:“入肺、胃。”

【功用】

解表除烦，宣发郁热，下气调中。适宜于感冒发热，头痛胸闷，虚烦不眠，下痢腹痛，恶心呕吐，口舌生疮，喉痹不语者食用。

1.《名医别录》:“主治伤寒、头痛、寒热、瘴气、恶毒、烦躁、满闷、虚劳、喘吸、两脚疼冷，又杀六畜胎子诸毒。”

2.《日华子本草》:“治中毒药、蛊气，疟疾，骨蒸，并治犬咬。”

3.《本草纲目》:“下气调中，治伤寒温毒发斑呕逆。”

4.《神农本草经疏》:“主伤寒头痛寒热，瘴气恶毒，烦躁满闷，虚劳喘吸，两脚疼冷。”

5.《本草征要》:“解肌发汗，头痛与寒热同除；下气清烦，满闷与温斑并妙。疫气、瘴气，皆可用也；痢疾、疟疾，无不宜之。”

6.《本草易读》:“调中下气，除烦止呕。发伤寒之表症，除时疾之肌热。”

7.《冯氏锦囊秘录》:“主虚劳，喘吸及两脚疼冷，暴痢腹疼，辟除温疫。”

8.《医林纂要》:“除烦躁，解满闷。调中，发汗，下气。解斑毒，止呕逆。亦治阴疟、血痢。”

9.《本草撮要》:“泄肺清热，下气调中。”

10.《本草求真》:“升散膈上热邪。”

11.《本草便读》:“凡风寒时疫，专赖宣疏；能发汗以解肌，可吐邪而化腐。”

12.《现代实用中药》:“消炎解热解毒药，治急性热病伴发呼吸器及消化器之炎症与斑疹等症，并为酵母剂，有助消化及营养之效。研末服可止盗汗。”

【服食方法】煮食、制酱、做调味料等。

1.《本草经集注》:“食中之常用。春夏天气不和，蒸炒以酒渍服之，至佳。暑热烦闷，冷水渍饮二三升。依康伯法，先以酢酒溲蒸曝燥，麻油和，又蒸曝之，凡三过，乃末椒、干姜屑合和以进食，胜今作油豉也。”

2.《药性论》:“得醋食，杀六畜毒。熬末，能止汗，主除烦躁。治时疾热病，发汗。又寒热风，胸中疮，生者，可捣为丸服，良。”

【服食宜忌】胃虚易吐者慎食。

1.《药性论》:“得醋食。熬末，能止汗，主除烦躁。治时疾热病，发汗。”

2.《本草征要》:“伤寒直中三阴，与传入阴经者，勿用。热结胸烦闷，宜下不宜汗，亦忌之。”

3.《本草易读》:“身热头痛，同葱白水煎服之。血痢不止，同大蒜丸服。”

4.《本草撮要》:“得葱则发汗，得山栀则吐，得盐亦吐，得酒治风，得薤治痢，得蒜止血。炒熟又能止汗。若伤寒直中三阴与传入阴经及热结胸烦闷，宜下不宜汗者，均须忌服。”

【食疗方】

1. 胎动不安 安胎方：豉一升，葱白一虎口，胶一两，水三升，煮取一升，服之，不二作。(《附广肘后方》)

2. 治卒心痛 蒸大豆，若煮之，以囊贮。更番熨痛处，冷复易之。(《附广肘后方》)

3. 治下血痢如刺 豉一升，水渍才令相淹，煎一二沸，绞取汁，顿服。不差，可再服。(《药性论》)

4. 伤寒暴痢腹痛 豉一升，薤白一握、切，以水三升，先煮薤，内豉，更煮汤，色黑，去豉，分为二服。不差，再服。(《药性论》)

5. 治阴茎上疮痛烂 豉一分，蚯蚓湿泥二分，水研，和涂上，干易，禁热食酒菜蒜。(《药性论》)

6. 治小便出血方 豉二升，酒四升，煮取一升，顿服。(《备急千金要方·食治篇》)

7. 治久盗汗患者 豉，以二升微炒令香，清酒三升渍。满三日取汁，冷暖任人服之，不差，更作三两剂即止。(《食疗本草》)

【储藏】 贮干燥容器内，置阴凉干燥处，防蛀。

【食论】

黑大豆经蒸罨后虽然转化成了另一种食材，但营养价值依然很高，研究表明，淡豆豉含有大量的蛋白质、脂肪及钙、磷、铁、钴、硒、钼、硫胺素、核黄素、尼克酸等微量元素。黑大豆成淡豆豉后，与其他食材配合或适当炮制，还具备了新的功效，“得葱则发汗，得盐则能吐，得酒则治风，得薤则治痢，得蒜则止血，炒熟则又能止汗。”(《本草纲目》)

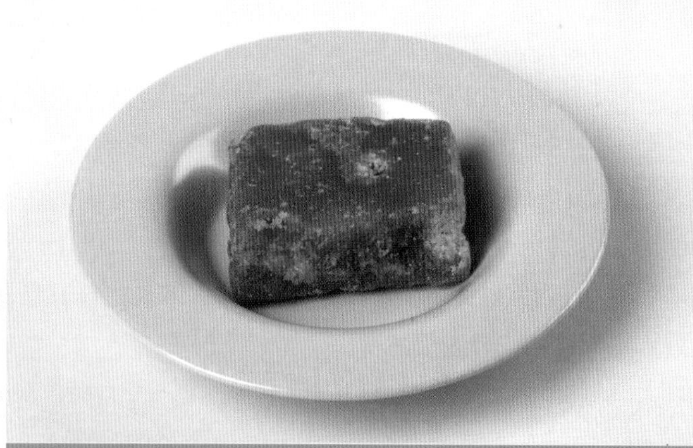

红 糖

hongtang

《新修本草》

【异名】

沙糖(《新修本草》)，紫砂糖(《本草纲目》)，黑砂糖(《本草原始》)，黄片糖(《本草求原》)，赤砂糖(《随息居饮食谱》)。

【基原】

为禾本科甘蔗属草本植物甘蔗 *Saccharum sinensis* Roxb. 的茎经压榨取汁炼制而成的赤色结晶体。

【性状】

红糖为多年生禾本科植物甘蔗的加工品，多为粉末状，赤黑色或黑褐色。

【采收加工或制法】

常将甘蔗切碎碾压出汁液，先去除泥土、细菌、纤维等杂质，再以小火熬煮 5~6 小时，不断搅拌，慢慢蒸发掉水分，使糖的浓度逐渐增高，待其冷却后凝固成为固体块状的红糖砖，再研磨成粉状即可。

1.《新修本草》：“榨甘蔗汁煎作。”

2.《本草品汇精要》：“去叶，用笮取汁，煎炼成糖，去滓用。”

3.《本草从新》：“蔗浆煎炼至紫黑色。”

【性味】 味甘，性温。

1.《饮食须知》：“味甘性温。”

2.《医林纂要》：“甘，热。”

【归经】 入肝、脾、胃经。

1.《得配本草》：“入足太阴经。”

2.《本草求真》：“专入肝。”

【功用】

补脾和中，养血缓肝，活血祛瘀。适宜于瘀血内阻之产后恶露不尽、腹痛，月经不调，痛经，口干呕哕，年老体虚羸弱者食用。

1.《日华子本草》："润心肺，杀虫，解酒毒。"

2.《饮膳正要》："主心腹热胀。止渴，明目。"

3.《本草纲目》："和中助脾，缓肝气。"

4.《本草新编》："杀疳虫，润肺，除寒热，凉心。"

5.《本经逢原》："熬焦治产妇败血冲心，及虚羸老弱，血痢不可攻者最消。"

6. 柴裔《食鉴本草》："治心腹胀，口干渴，润心肺，解二便热，驱酒毒。"

7.《医林纂要》："暖胃补脾，缓肝去瘀，活血润肠。"

8.《本草求原》："和脾，缓肝，解烟草毒。"

【服食方法】

入汤、作茶或溶化后服，亦可与黄酒、药汁同服。

【服食宜忌】

不宜多食、久食，不宜与鲫鱼、笋、葵等同食。体型偏胖、湿热内蕴、痰湿中阻者不宜食。糖尿病患者、高血脂患者等不宜食用。

1《食疗本草》："多食令人心痛。养三虫，消肌肉，损牙齿，发疳䘌。"

2.《本草衍义》："小儿多食则损齿。"

3.《宝庆本草折衷》："忌鲫鱼、葵及笋。"

4. 姚可成《食物本草》："与鱼、笋之类同食，皆不益人。"

5.《随息居饮食谱》："痞满呕吐，湿热不清，诸糖并忌。"

【食疗方】

1. 治上气喘嗽烦热，食即吐逆 用砂糖、姜汁等分，相和，慢煎二十沸。每咽半匙，取效。(《本草纲目》)

2. 治呕泄诸证，属虚寒者 与乌梅煎汤，饮之立安。(《本草汇言》)

3. 治产后恶露不尽 红糖100g，茶叶3g，黄酒适量。加水煎汤，去茶叶，用黄酒冲服。每日1~2次，连服3~5日。(《中国民间饮食宜忌与食疗方》)

4. 治原发性痛经 高浓度(50%以上)白酒10ml，红糖5g，两者混合，搅拌均匀，于月经来潮前3天至经净后3天每日早晚空腹口服各1次，3个月经周期为一疗程。[杨丽，张欢.白酒加红糖治疗痛经30例.实用中医杂志，2009，25(9)：602-603.]

5. 治干咳 青香蕉500g去皮切成片，加入红糖50g和适量水煮烂，每晚睡前服食250g，连续服食，直到痊愈为止。[罗林钟，邓增惠.香蕉红糖汤治干咳.农村新技术，2007(12)：46.]

【储藏】置干燥容器内密封保存。

【食论】

红糖是日常生活中不可或缺的食品之一，其含有丰富的微量元素，能够刺激肌体造血，具有多种营养作用。近年来有研究发现，红糖中蕴含有多种维生素和抗氧化物质，能抵抗自由基；其中的氨基酸、纤维素及某些天然酸类和色素调节物质可有效调节各种色素代谢过程，对肌肤有着独到的健康、营养功效。红糖具有多种食用方法，除了红糖水，还可通过吃糖煮荷包蛋、红糖糯米酒、糖茶来摄取红糖，与不同的食物同食，其营养价值则各异。特别提醒的是红糖水必须用煮沸的开水冲泡才好喝。红糖最适合老人，特别是平素体弱、大病初愈、气血不足的老年人食用。

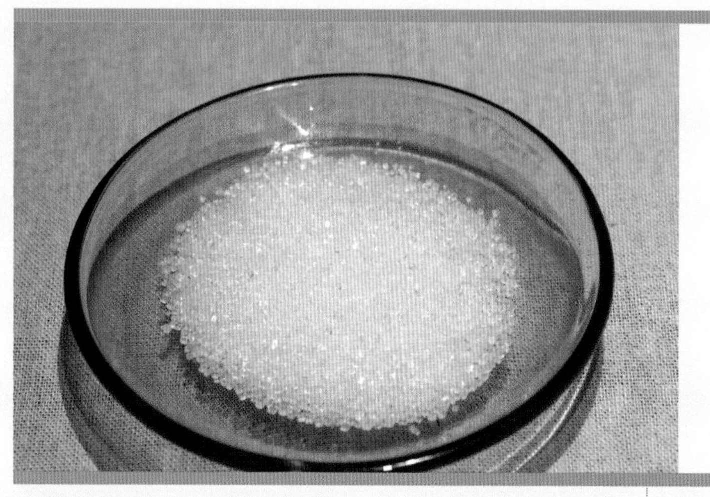

白砂糖

baishatang

《本草纲目》

【异名】

沙糖（《新修本草》），白糖（《大观本草》引《子母秘录》，砂糖（《本草新编》）。

【基原】

为禾本科甘蔗属植物甘蔗 *Saccharum sinensis* Roxb. 的茎汁，经精制而成的乳白色结晶体。

【性状】

洁白光泽，颗粒如砂，质地略硬，入口易化，能溶于水，重压能成粉末。味甜，略有香味。

【采收加工或制法】

以甘蔗为原料，经提汁、清净、蒸发、结晶、分蜜和干燥等工序制作而成。

《新修本草》："榨甘蔗汁煎作。"

【性味】 味甘，性平。无毒。

1.《新修本草》："味甘，寒，无毒。"

2.《食疗本草》："性温不冷。"

3.《本草纲目》："性温。"

4.《本草汇言》："味甘，气温，无毒。"

5.《随息居饮食谱》："甘平。"

【归经】 入脾、肺经。

1.《本草征要》："入脾经。"

2.《得配本草》："入足太阴经。"

【功用】

和中缓急，生津润燥。适宜于中虚腹痛，口干渴，燥咳者使用。

1.《新修本草》："心腹热胀，口干渴，性冷利。"

2.《食疗本草》："主心热口干。"

3.《日华子本草》："润心肺，杀虫，解酒毒。"

4.《食物本草》："主心、肺、大肠热，和中助脾，杀蛊毒，解酒毒。"

5.《本草蒙筌》："杀疳虫润肺，除寒热凉心。"

6.《本草纲目》："和中助脾，缓肝气。"

7.《本草汇言》："方龙潭：和中暖胃，活血行瘀之药也。"

8.《本草征要》："生津解渴，除咳消痰。"

9.《本草从新》："补脾缓肝，润肺和中，消痰治嗽。"

10.《得配本草》："和中助脾，缓肝和血，润心肺，治痰嗽。"

11.《随息居饮食谱》："润肺和中，缓肝生液，化痰止嗽，解渴醒酒，杀鱼蟹腥，制猪肉毒，辟韭蒜臭，降浊怡神。"

【服食方法】 入汤和化，做调味品。

《得配本草》："酒煎饮活血。"

【服食宜忌】 湿重中满者慎食，小儿忌多食。

1.《食疗本草》："多食令人心痛，生长虫，消肌肉，损齿，发疳䘌。与鲫鱼同食，成疳虫；与葵同食，生流澼；与笋同食，不消成瘕，身重不能行。"

2.《本草蒙筌》："共笋食则成血瘕，同葵食则生沉澼。小儿多食，损齿消肌。"

3.《本草征要》："中满者禁用。"

4.《得配本草》:"多食助热，损齿生虫。同笋食成瘕。"

【食疗方】

1. 治腹紧 白糖,以酒二升煮服,不过再差。(《大观本草》引《子母秘录》)

2. 治上气喘嗽，烦热，不下食，食即吐逆，腹胀 用生姜汁五合，砂糖四两相和，慢火熬二十沸。每用半匙，含咽。(《种杏仙方》)

3. 治痰嗽 用白糖、生姜，捣烂，露一宿，白萝卜汤下。(《种杏仙方》)

4. 治呕吐诸证，属虚寒者 与乌梅煎汤，饮之立安。(《本草汇言》引梅青子)

5. 治产后恶露不尽，瘀滞攻痛 与山楂、干姜煎汤饮之，立止。(《本草汇言》引梅青子)

6. 治破口伤 葱白、砂糖等分，捣烂、研如泥，敷伤口，其疼立止，又无疤痕，屡试神验。(《验方新编》)

7. 中虚脘痛，痘不落痂，食鱼蟹而不舒 啖蒜韭而口臭，并以糖霜点浓汤饮。(《随息居饮食谱》)

8. 治腹泻 白砂糖糊：取白砂糖二两（小孩酌减）放入碗内，放锅里蒸 20 ~ 30 分钟（不加水），待白糖化成黏稠糖糊时，取出稍凉即服下。一般腹泻只需一次便可痊愈。[医学文选，1994，(4)：18.]

9. 治褥疮 白砂糖贴：先用生理盐水清创面，创面周围常规消毒。取白砂糖盖满疮面，叠瓦式胶布贴紧。防止热天出汗，或解大小便等因素刺激剖面周围皮肤。女性病人尽量做到解大小便 1 次即清洁皮肤 1 次。男性病人每日清洁 1 次。根据创面污染程度，适当地增加换药次数。[四川中医，1998，l6(8)：51.]

【储藏】放干燥、阴凉处保存。

【食论】

优质的白砂糖颗粒均匀，洁白松散，摸不粘手，闻之清香，溶在水中也无沉淀、絮凝物和悬浮物出现。但白砂糖在贮存、运输过程中容易变质或受到螨虫污染。如食用了螨虫污染的白砂糖，可引起恶心、呕吐、腹痛、腹泻等肠胃道反应的症状。因此，白砂糖若是贮存时间过长，最好在溶液中煮沸后再食用。

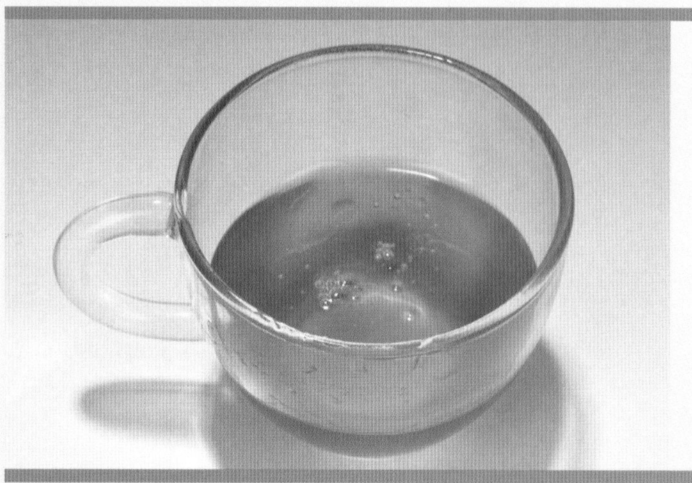

蜂蜜

fengmi

《本草纲目》

【异名】

石蜜、石饴（《神农本草经》），白蜜（《药性论》），留师蜜（《本草拾遗》），乳糖、捻糖（《本草衍义》），蜜（《饮膳正要》），蜜糖（《本草蒙筌》），蜂糖、岩蜜、沙蜜（《本草纲目》）。

【基原】

为蜜蜂科蜜蜂属动物中华蜜蜂等所酿的蜜糖。我国南北各地均产。

【性状】

为半透明、黏稠状、带有光泽的液体，黄白色或橘黄色，遇冷或久藏常有白色颗粒状结晶析出。闻之香味浓郁。以水分小、稠如凝脂、甜味纯正、不发酸、有香气、洁净者为佳。

《本草衍义》："川浙最佳，其味厚，其他次之。"

【采收加工或制法】

多在夏秋季采收，先将蜂巢割下，放于袋中，再将蜜挤出即可。现超市皆有罐装品出售。

1.《饮食须知》："凡取蜜，夏冬为上，秋次之，春则易发酸。"

2.《本草蒙筌》："江南地湿，多附木石间；江北地燥，悉入土穴内，人家作桶收养，亦结房垒于中。"

3.《炮炙大法》："凡炼蜜，只得十二两半是数，若火少火过，并用不得。凡炼蜜，每斤入水四两，银石器内，以桑柴火慢炼，掠去浮沫，至滴水成珠不散乃用，谓之水火炼法。又法：以器盛置重汤中煮一日，候滴水不散，取用，更不伤火。"

【性味】味甘，性平。

1.《神农本草经》："味甘，平。"

2.《新修本草》："无毒，微温。"

3.《本草拾遗》："味甘，寒。"

4.《本草汇言》："味甘，气寒，性润，无毒。"

【归经】入肺、脾、胃、大肠经。

1.《雷公炮炙药性解》："入脾、肺经。"

2.《本草汇言》："入手足太阴、阳明经。"

3.《本草求真》："专入脾、肺，兼入肠、胃。"

【功用】

补脾润肺，止痛解毒。适宜于脾虚无力，肺燥咳嗽，心烦意乱，食欲不振，阴虚内热，口渴，便秘，耳目失聪，惊悸失眠，肌肉疼痛，难产者食用。外用可治疗烫伤，疮疡肿毒，肌肤粗糙，口腔溃疡，牙龈炎。

1.《神农本草经》："主治心腹邪气，诸惊痫痓，安五脏，诸不足，益气，补中，止痛，解毒，除众病，和百药。久服强志，轻身，不饥，不老。"

2.《新修本草》："养脾气，除心烦，食饮不下，止肠澼，肌中疼痛，口疮，明耳目。"

3.《宝庆本草折衷》："主心腹热胀，口干渴。"

4.《本草蒙筌》："蜜导通大便久闭，蜜浆解虚热骤生。"

5.《雷公炮炙药性解》："润燥解毒，祛邪定惊。"

6.《随息居饮食谱》："补中益气，养液安神。

润肺和营，杀虫解毒。”

7.《本草易读》:“养脾和胃，清热解毒，润燥止痛，除烦和中。”

8.《山西中草药》:“润肠。”

【服食方法】

可直接食用，或温开水冲服，煮粥，菜肴配料，制作蜜饯，酿酒，作为制作膏方的辅料，制作饮料等。

【服食宜忌】 素体痰湿、呕吐、饮酒过多者慎食。

1.《千金要方》:“黄帝云：七月勿食生蜜，令人暴下，发霍乱。青赤酸者，食之心烦。与李子、生葱、韭薤、莴苣同食，令人痢下。”

2.《雷公炮炙药性解》:“畏生葱，恶芫花。”

3.《随息居饮食谱》:“痰湿内盛，胀满呕吐者亦忌。”

【食疗方】

1. 治读诵劳极，疲乏困顿 酥、白蜜、油、糖、酒各二升，上五味，合于铜器中，微火煎二十沸，下之，准七日七夜，服之令尽。慎生冷。(《千金要方》)

2. 治口疮糜烂 蜜（生使），频用涂疮上。三五次即愈。(《圣济总录》)

3. 治便秘 取黑芝麻15g，捣烂后用蜂蜜30g，牛奶30g冲服。每日1剂，早晨及睡前各服1次，连服3 ~ 5日大便即解。主要适用于老人习惯性便秘或妇女产后血虚便秘。(《食物本草养生妙方》)

4. 治老年人支气管炎 生蜂蜜1000g，生姜250g（捣烂），枇杷叶5g（去毛）。先将枇杷叶煎汁，再加入蜂蜜与生姜，用文火熬成膏，每次服30~40g，每日3次。(《素食养生常法》)

5. 治肠燥便秘，干咳无痰 蜂蜜适量，开水冲服，每日早晚各1次。(《全国中草药汇编》第二版)

6. 治虚火咳嗽 大梨1个，蜂蜜20g，梨挖洞去核，装蜂蜜，加盖蒸熟，睡前食用。(《药食两用中药应用手册》)

【储藏】 放于罐内密封保存，防虫、防霉。

1.《宝庆本草折衷》:“用水牛乳、米粉、砂糖煎成块，密器收藏。”

2.《饮食须知》:“凡蜜饯诸果，用细辛（此指葱丝、蒜末等）置于顶，不虫蛇。”

【食论】

蜂蜜为《本经》上品，乃草木精英，合露气以酿成，是蜜蜂采集植物蜜腺分泌的汁液所得，形如凝脂，香甜沁人，一般认为以桂树、荔枝、金银花等为蜜源者为佳。现代药理研究证实，蜂蜜在抗菌消炎，促进消化，提高机体免疫力，改善睡眠等诸多方面有较好作用，故人们常称之为“天赐的礼物”、“使人愉快和保持春青的药物”。

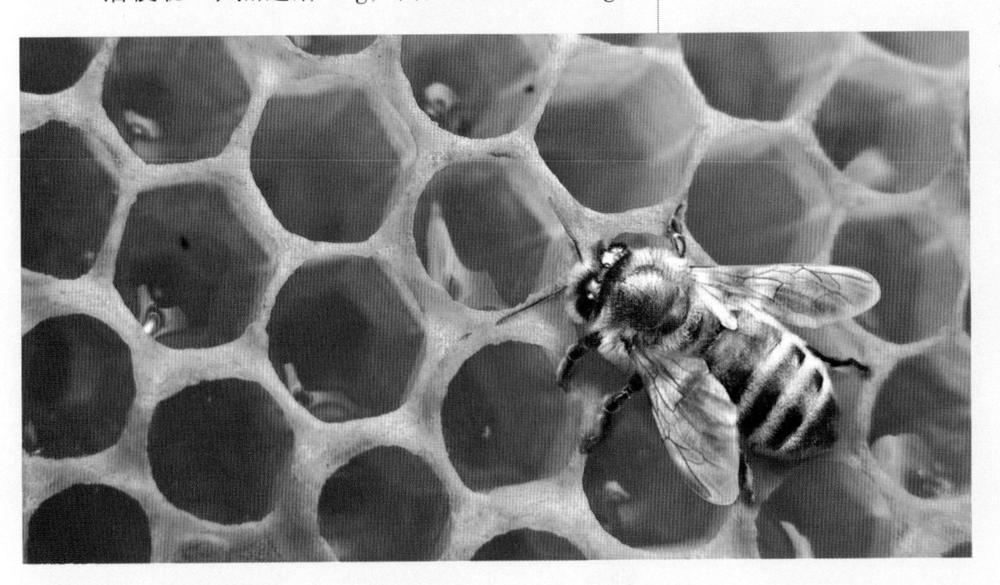

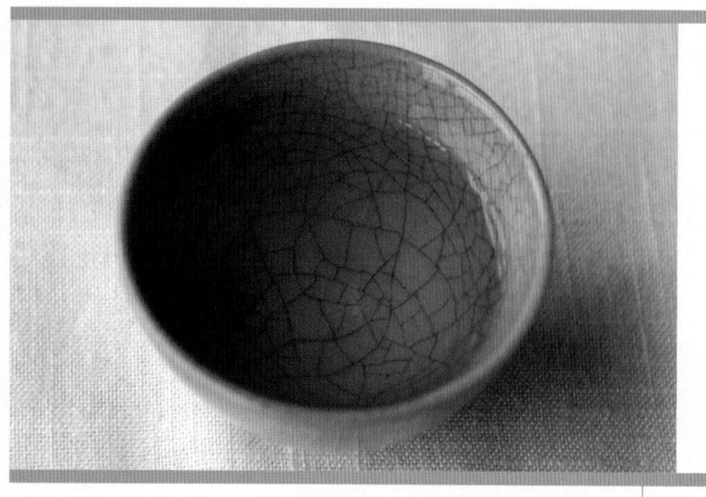

酒

jiu

《名医别录》

【异名】

米酒（《食疗本草》），无灰酒（《本经逢原》）。

【基原】

用米、高粱、大麦、黍等作原料和曲酿造而成的一种饮料。

【性状】

无色的透明或半透明状液体，味醇香。

【采收加工或制法】我国各地均有生产。

1.《食疗本草》："酒有紫酒、姜酒、桑椹酒、葱豉酒、葡萄酒、蜜酒，及地黄、牛膝、虎骨、牛蒡、大豆、枸杞、通草、仙灵脾、狗肉等，皆可和酿作酒，俱各有方。"

2.《本草衍义》："今入药佐使，专以糯米，用清水、白面、曲所造为正。"

【性味】味苦、甘、辛，性大热，有毒。

1.《名医别录》："味苦，甘辛，大热，有毒。"

2.《饮膳正要》："味苦、甘、辣，大热，有毒。"

3.《饮食须知》："酒类甚多，其味有甘、苦、酸、淡、辛、涩不一，其性皆热，有毒。"

4.《本经逢原》："新者有毒，陈者有毒。"

【归经】入十二经。

1.《雷公炮炙药性解》："入十二经。"

2.《本草汇言》："通入周身脏腑经络诸处。"

3.《本草征要》："入肺与胃二经。"

4.《本草新编》："无经不达，能引经药，势尤捷速，通行一身之表，高中下皆可至也。"

5.《本草经解》："入手少阳相火三焦经、足阳明燥金胃土、手阳明燥金大肠经。"

6.《本草求真》："专入脾、胃与表。"

7.《本草撮要》："入手足太阴、阳明、厥阴经。"

【功用】

温经通脉，驱寒散结。适宜于风寒痹痛，经络不通，筋脉挛急，食欲不振，宿食不化，脘腹冷痛，癥瘕者食用。

1.《名医别录》："主行药势，杀邪恶气。"

2.《本草拾遗》："杀百邪，去恶气，通血脉，厚肠胃，润皮肤，散石气，消忧发怒，宣言畅意。"

3.《食疗本草》："主百邪毒，行百药。又，通脉，养脾气，扶肝。"

4.《日华子本草》："通血脉，厚肠胃，除风及下气。开胃，下食，暖水脏，温肠胃，消宿食，御风寒，杀一切蔬菜毒。"

5.《本草纲目》："解马肉、桐油毒，丹石发动诸病。"

6.《炮炙大法》："人为火燎，以陈酒浸之，止痛，拔出火毒，令人不死。"

7.《雷公炮炙药性解》："主驱邪气，辟秽恶，御雾露，解瘴疠，温脾胃，破癥结，助药力，厚肠胃，驻颜色，通行血脉，荣养肌肤。"

8.《本草便读》："行经络，御风寒，味苦甘辛多蓄热；通血脉，壮心神，气雄刚猛善消愁。"

【服食方法】

可直接饮用或加热饮用，可制成药酒服用，或作烹饪调味品。

【服食宜忌】

不宜过量饮用或空腹饮用；素体湿热者，高血压、肝炎、动脉硬化等患者慎饮。

1.《日华子本草》:“多食微毒。”

2.《千金要方·食治篇》:“扁鹊云：久饮酒者，腐肠烂胃，溃髓蒸筋，伤神损寿。”

3.《雷公炮炙药性解》:“忌诸甜物及乳同食。”

4.《得配本草》:“过饮则伤神耗血，损胃烁精。”

5.《要药分剂》:“畏葛花、赤小豆、绿豆粉、盐、枳椇。”

【食疗方】

1. 治腹泻 用黄酒 0.5 斤，煮沸后加红糖 4 两(再煮 2 ~ 3 分钟)，顿服或分两次服。(《中医食疗学》)

2. 治血虚风痹、肢体麻木、妇女产后中风等 豆淋酒适量饮服，一日 2 次（豆淋酒制法：黑大豆 250g，炒至半焦爆裂时，用陈黄酒 1500~2000g，泡入坛中，冷后，过滤备用）。(《中华药膳大宝典》第三版)

【储藏】

装入瓶、罐或桶内，密封后置于阴凉处或地窖内保存。

【食论】

酒为《别录》中品。在我国历史上，酒不仅是一种饮品，更是一种文化，素来为人们餐桌上的必备之品，是佐餐良饮，开胃佳品。酒可驱寒壮胆，活血痛经，但其性大热，如陶弘景云：“大寒凝海，唯酒不冰。”其热之极，可见一斑。也正因其大热之性，故有灼胃腐肠、伤神耗血之虞，故切记不可酗酒成瘾。

第九章

药食两用类

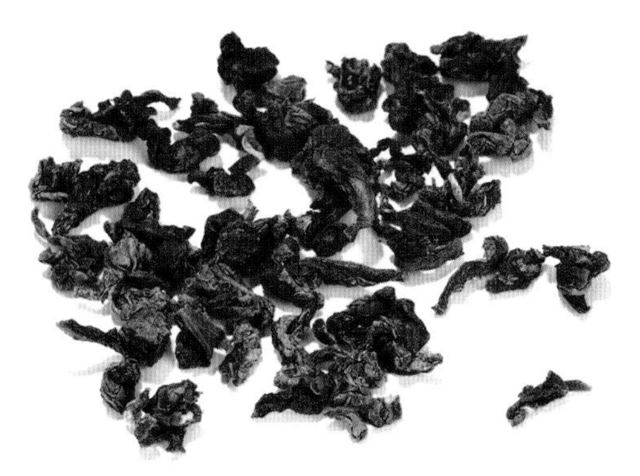

茶叶

chaye

《新修本草》

【异名】

苦菜（《神农本草经》），苦荼（《新修本草》），茗叶（《千金要方》），茗、苦㮏（《本草拾遗》），槚、荈（《本草纲目》）。

【基原】

为山茶科茶属植物茶 *Camellia sinensis*(L.) O. Kuntze 的嫩叶或芽。我国长江流域及南方各省广为栽培。

【性状】

茶为常绿灌木，一般高 1~3m。茶树培育 3 年即可采叶，嫩枝、嫩叶具细柔毛。单叶互生，叶片革质，椭圆形或倒卵状椭圆形，长 5~12cm，宽 1.8~4.5cm，先端短尖或钝尖，基部楔形，边缘有锯齿，有 8 对较明显的侧脉。

【采收加工或制法】

春、夏季节采收初发的嫩叶或芽，尤以清明前后采收的嫩芽最佳。少作鲜用，多干燥备用。

1.《名医别录》："三月三日采，阴干。"

2.《本草衍义》："早采为茶，晚为茗。"

3.《本草汇言》："以味甘不涩，气芬如兰，采于夏前者为佳。"

【性味】 味苦、甘，性凉。

1.《神农本草经》："味苦，寒。"

2.《汤液本草》："气微寒，味苦甘。"

3.《植物名实图考》："滇山茶叶，叶劲滑类茶。味辛。"

4.《医林纂要》："苦，辛，微寒。"

【归经】 入心、肺、胃、肾经。

1.《本草易读》："入手足厥阴经。"

2.《本草求真》："专入胃、肾。"

【功用】

清利头目，除烦止渴，消食化痰，利尿。适宜于热病心烦口渴，暑热，风热头痛，目赤昏花，消化不良，食积，口臭，小便不利、涩滞，多睡善寐者食用。

1.《新修本草》："主瘘疮，利小便，去痰、热渴。"

2.《本草拾遗》："破热气，除瘴气，利大小肠。久食令人瘦，去人脂，使不睡。"

3.《宝庆本草折衷》："主下气，消宿食。"

4.《日用本草》："清头目，化痰饮，消谷食，除烦止渴，解腻清神，啜多防寐。"

5. 李杲《食物本草》："清热止渴，下气除痰，醒睡消食。"

6.《本草备要》："泻热，清神，消食。"

7.《本经逢原》："降火消痰，开郁利气。"

8.《医林纂要》："泄肺逆，泻心火，燥脾湿，坚肾水，开爽心神。"

【服食方法】

泡饮，鲜嫩叶或嫩芽可烹饪时作调味用。

1.《食疗本草》："煮取汁，用煮粥良。"

2.《救荒本草》："采嫩叶或冬生叶，可煮作羹食，或蒸焙作茶，皆可。"

【服食宜忌】

失眠者不宜用；空腹、酒后、消化性溃疡者不宜多用，不宜饮浓茶、隔夜茶。不宜长期饮用浓茶。

1.《本草拾遗》："食之宜热，冷即聚痰。"

2.《饮食须知》："尤忌将盐点茶，或同咸味食。空心切不可饮。"

3.《本草蒙筌》："热服宜，冷服忌。"

4.《本草从新》："酒后饮茶，引入膀胱、肾经，患瘕疝水肿，空心尤忌。"

【食疗方】

1. 治腰痛难转 煎茶五合，投醋二合，顿服。（《食疗本草》）

2. 治心痛不可忍，十年、五年者 煎湖州茶，以头醋和，服之良。（《大观本草》）

3. 治脚丫湿烂 嚼（茶叶）敷之。（《本草易读》）

4. 治急性肠炎、水泻不止 茶叶三钱，生姜二钱，加水两碗，浓煎半碗，一次服下。（《全国中草药汇编》）

5. 治感冒 茶叶9g，生姜3片，开水泡服。（《福建药物志》第一册）

【储藏】 干燥密封保存，防潮、防霉、防蛀。

【食论】

茶叶不仅种类繁多，且产地较广，其性状还因采收时令不同而有差异。如《本草纲目拾遗》中已记载："雨前茶以产于杭之龙井者佳"，另有云南普洱茶、东莞研茶、广西龙脊茶、湖南安化茶、滇南雪茶、福建崇安武彝茶、徽州松萝茶、六安茶、普陀茶等。诸种茶叶性味功用大同小异。现代药理研究证实，茶叶具有兴奋中枢神经、扩张血管、兴奋心脏、利尿、抑菌作用。有临床报道显示，茶叶用于治疗急性菌痢，其治愈率在95%以上，对急性胃肠炎、小儿中毒性消化不良等病症治疗效果也比较满意。

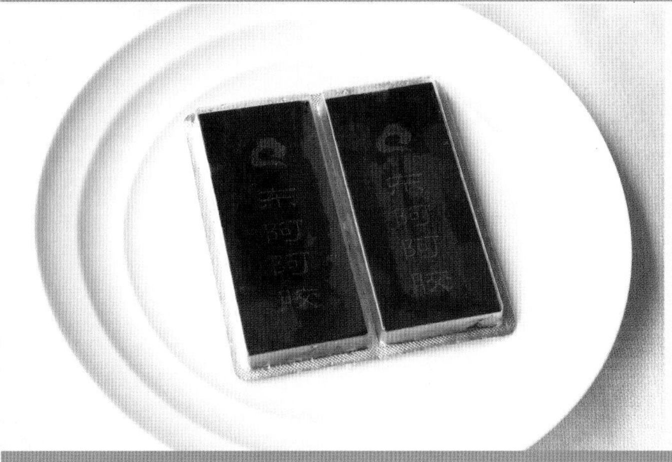

阿胶

ejiao

《神农本草经》

【异名】

傅致胶（《神农本草经》），盆覆胶、驴皮胶（《宝庆本草折衷》）。

【基原】

为马科驴属动物驴 *Equus asinus* Linnaes 及其他驴的皮经煎煮浓缩制成的固体胶。主产于山东、浙江、河北、河南、江苏等地，以山东东阿所产者最为著名。

【性状】

多呈整齐的长方形或方形块。表面棕褐色或黑褐色，有光泽。质硬而脆，断面光亮。

1.《本草易读》："以黄透如琥珀色或光黑如漆者为真。"

2.《本经逢原》："以顶有鬃文极园正者为真，浙之陈亮，不作屑，不作皮臭，蛤粉炒成珠，经月不软者为佳。"

【采收加工或制法】

将驴皮放到容器中，用水浸泡软化，除去驴毛，剁成小块，再用水浸泡使之白净，放入沸水中，皮卷缩时取出。再放入熬胶锅内进行熬炼。熬好后倾入容器内，待胶凝固后取出，切成小块，晾干。

《雷公炮炙论》："凡使，先于猪脂内浸一宿，至明出，于柳木火上炙，待泡了，细碾用。"

【性味】 味甘、性平。

1.《神农本草经》："味甘，平。"

2.《千金翼方》："味甘、平，微温，无毒。"

3.《雷公炮炙药性解》："味甘咸，性微温。"

4.《本草述钩玄》："甘淡，温平。"

【归经】 入肺、肝、肾经。

1.《汤液本草》："入手太阴经，足少阴经、厥阴经。"

2.《本草征要》："入肺、肝二经。"

3.《本草求真》："专入肝，兼入肺、肾、心。"

4.《本草求原》："入肺，入脾。"

【功用】

补血止血，滋阴润燥。适用于血虚证，虚劳咯血，吐血，尿血，便血，血痢，妊娠下血，先兆流产，贫血体弱，眩晕心悸，阴虚失眠心烦者食用。

1.《名医别录》："丈夫少腹痛，虚劳羸瘦，阴气不足，脚酸不能久立，养肝气。"

2.《千金要方》："治大风。"

3.《食疗本草》："（皮）和毛煎，令作胶，治一切风毒，骨节痛，呻吟不止者，消和酒服良。"

4.《药性论》："主坚筋骨，益气，止痢。"

5.《日华子本草》："治一切风，并鼻洪、吐血、肠风、血痢及崩中带下。"

6.《开宝本草》："凡胶俱能疗风，止泄，补虚。驴皮胶主风为最。"

7.《本草品汇精要》："益肺，安胎。"

8.《本草纲目》："和血滋阴，除风润燥，化痰清肺，利小便，调大肠。"

9.《本草纲目拾遗》："治内伤腰痛，强力伸筋，填精固肾。"

10.《本草从新》："清肺养肝，滋肾补阴，止血祛瘀，除风化痰，润燥定喘，利大小肠。"

【服食方法】 炀化后作粥，或作粉食用。

【服食宜忌】 胃肠功能不佳、泄泻患者不宜多食。

1.《新修本草》："恶大黄，得火良。"

2.《本草备要》："泻者忌用。"

3.《得配本草》："脾气下陷、食积呕吐、脾胃虚弱三者禁用。"

【食疗方】

1. 治妊身胎动不安　糯米三合，阿胶四分，炙捣末。煮糯米粥，投阿胶末调和，空心食之。（昝殷《食鉴本草》）

2. 治妊娠下血不止　阿胶三两炙为末，酒一升半，煎化服即愈。（《本草纲目》）

3. 治老人虚秘　阿胶炒，二钱，葱白三根，水煎化，入蜜二匙，温服。（《本草述校注》）

4. 治失血性贫血　阿胶 6g，瘦猪肉 100g。水炖猪肉至熟，后入阿胶烊化，低盐调味，食肉喝汤。（《药食两用中药应用手册》）

5. 治出血性紫癜　阿胶 30g，加赤糖、黄酒适量，与水炖化，一日 2 次分服，连用 7 日。（《内蒙古食疗药》）

【储藏】

置干燥容器内，密闭保存于阴凉处，防潮、防霉。

【食论】

阿胶为《本经》上品，与人参、鹿茸并称为"滋补三宝"。《别录》载"阿胶生东平郡（今山东东平县），煮牛皮作之，出东阿县"，现代亦以出于山东东平县为正品。《本经》曰其"久服轻身，益气"。现代药理实验表明，阿胶可促进造血功能，能升高白细胞、血小板和升高血氧含量，有扩张微血管、扩大血容量、降低全血黏度和降低血管壁通透性的作用，并有止血、抗疲劳、抗休克、抗辐射、耐寒冷、提高机体免疫功能等作用。

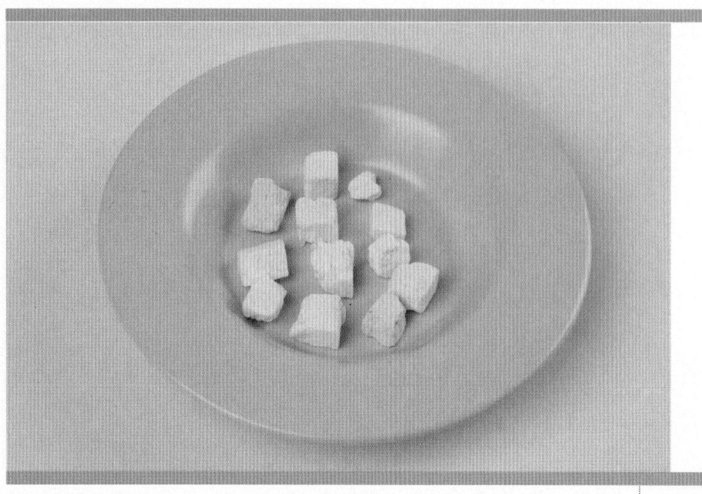

茯苓

fuling

《神农本草经》

【异名】

茯菟(《神农本草经》)、茯灵(《史记》)、伏苓(《新修本草》)、松腴(《记事珠》)、松薯(《广西中药志》)。

【基原】

为多孔菌科卧孔属真菌茯苓 *Poria cocos*(Schw.) Wolf. 的干燥菌核。主产于云南、安徽、湖北等地。

【性状】

完整的茯苓呈类球形、椭圆形、扁圆形或不规则团块，大小不一；外皮薄而粗糙，棕褐色或黑褐色，有明显的皱缩纹理；茯苓片为不规则厚片或块，大小不一，表面白色、淡红色或淡棕色，分赤、白两种，体重，质坚实，切面颗粒性，嚼之粘牙。

【采收加工或制法】

多于7~9月到马尾松林中采挖，挖出后除去泥沙，堆置“发汗”后，摊开晾至表面干燥，再“发汗”，反复数次，至出现皱纹、内部水分大部散失后，阴干，称为“茯苓干”；或将鲜茯苓去皮后切制成块或片，阴干。

【性味】味甘、淡，性平，无毒。

1.《名医别录》：“无毒。”

2.《汤液本草》：“气平，味淡。味甘而淡，阳也。无毒。”

【归经】入心、脾、肺、胃经。

1.《汤液本草》：“白者，入手太阴经、足太阳经，少阳经；赤者，入足太阴经、手太阳经、少阴经。”

2.《神农本草经疏》：“入手足少阴，手太阳，足太阴、阳明经，阳中之阴也。”

3.《雷公炮炙药性解》：“入肺、脾、小肠三经。”

4.《本草通玄》：“入手足太阴、足太阳。”

5.《本草新编》：“入心、脾、肺、肝、肾五脏，兼入膀胱、大小肠、膻中、胃经。”

【功用】

利水渗湿，健脾和胃，宁心安神。用于水肿胀满，小便不利，痰饮眩悸，脾虚泄泻，奔豚气逆，心神不安，惊悸失眠。

1.《名医别录》：“止消渴，好唾，大腹淋沥，膈中痰水，水肿淋结，开胸腑，调脏气，伐肾邪，长阴，益气力，保神守中。”

2.《本草纲目》：“赤茯苓泻心、小肠、膀胱湿热，利窍行水。”

3.《本草易读》：“开心益志，健胃暖脾，利水燥湿，泄饮消痰，善安惊悸，最解烦满，退胸胁之逆气，除心腹之结痛，消气水之肿胀，止水饮之燥渴。淋癃泄利神品，呕吐遗带妙剂。治奔豚必用，安胎孕亦良。”

4.《雷公炮炙药性解》：“主补脾气，利小便，止烦渴，定惊悸，久服延年。”

5.《本草正》：“利窍则开心益智，导浊生津，去湿则逐水燥脾，补中健胃，祛惊痫，厚肠脏，治痰之本，助药之降。”

6.《本草通玄》：“补中开胃，利水化痰，安神定悸，生津止泻，止呕逆，除虚热。”

7.《得配本草》：“白茯苓性上行而下降，通心气以交肾，开腠理，益脾胃，除呕逆，止泄泻，消水肿，利小便，除心下结痛、烦满口干，去胞中积热、腰膝痹痛，及遗精、淋浊、遗溺、带下，概可治之。”

8.《外科全生集》：“白茯苓逐水暖脾，生津止泄，除虚热，开腠理。”

【服食方法】煮粥或用于糕饼点心、饮料汤羹中。

【服食宜忌】虚寒滑精或气虚下陷者慎用。

1.《雷公炮炙药性解》：“马兰为使，恶白蔹，畏牡蒙、地榆、雄黄、秦艽、龟甲，忌醋及酸物。”

2.《本草正》：“以其味有微甘，故曰补阳，但补少利多，故多服最能损目，久弱极不相宜。”

【食疗方】

1. 抗衰老 用华山挺子茯苓，削如枣大方块，安新瓮内，好酒浸之，纸封三重，百日乃开，其色当如饧糖。可日食一块，至百日肌体润泽，一年可夜视物，久久肠化为筋，延年耐老，面若童颜。(《本草纲目》)

2. 治心神不安，恍惚不乐，火不下降，时有振跳，消阴养火，全心气 朱雀元：茯神二两（去皮），沉香半两，为末，炼蜜丸小豆大。每服三十丸，食后人参汤下。(《百一选方》)

3. 治血虚心汗 别处无汗，独心孔有汗，思虑多则汗亦多，宜养心血。以艾汤调茯苓末，日服一钱。(《本草纲目》)

4. 治虚滑遗精 白茯苓二两，缩砂仁一两，为末，入盐二钱。精羊肉批片，掺药炙食，以酒送下。(《本草纲目》)

5. 治小便不禁 茯苓丸：治心肾俱虚，神志不守，小便不禁。用白茯苓、赤茯苓等分，为末。以新汲水挼洗去筋，控干，以酒煮地黄汁捣膏搜和，丸弹子大。每嚼一丸，空心盐酒下。(《本草纲目》)

6. 治面黑雀斑 白茯苓末，蜜和，夜夜敷之，二七日愈。(《本草纲目》)

7. 治五劳七伤，头风虚眩，暖腰膝，主五劳七伤 用茯苓粉同曲、米酿酒饮之。(《食物本草》)

8. 治厌食 山药茯苓包子：山药粉、茯苓粉各200g，面粉500g，白糖300g，食用碱、猪油、果料适量。将山药粉、茯苓粉放入碗中，加适量水调成糊状，蒸30分钟，加猪油、白糖、果料，调成馅状。将面粉发酵，放入适量食用碱，把馅包入面皮中，做成包子，蒸熟即可食用。具有益脾和胃、补气固精之功。可用于脾胃虚弱、食欲不振、遗尿尿频等患者，健康人常食能增强体质，防病延年。(中国中医药报，2009-12-7.)

【储藏】本品宜放置在阴凉干燥处，防潮、防冻、防热。

【食论】

茯苓为利湿之品中的佼佼者，古有“除湿圣药”之美誉，究其原因，乃是本品淡渗利水，又能补水之上源而益阴，故应用面广，阴虚患者也常用之，正如《药鉴》所说：“茯苓虽曰淡渗，然味尚甘美，于阴虚者，亦无妨也。”

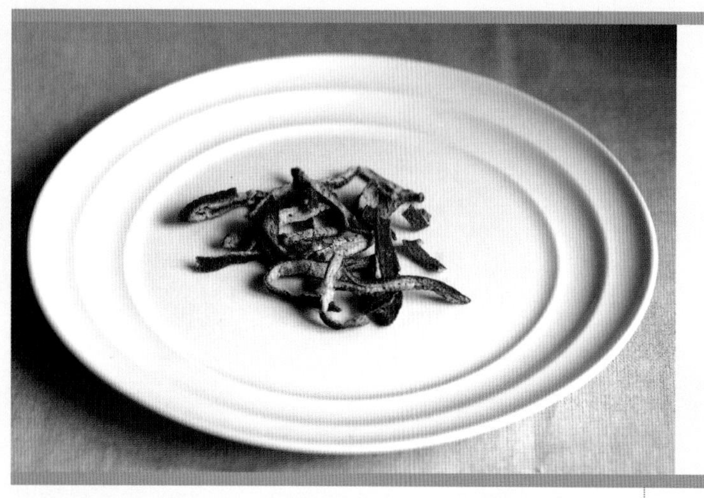

陈皮
chenpi
《食疗本草》

【异名】橘皮(《神农本草经》),新会皮(《药性切用》)。

【基原】

为芸香科柑橘属植物橘 *Citrus reticulata* Blanco 及其栽培变种的成熟果皮。

【性状】

常剥成数瓣，基部相连，有的呈不规则的片状，厚 1 ~ 4mm。外表面橙红色或红棕色，有细皱纹及凹下的点状油室；内表面浅黄白色，粗糙，附黄白色或黄棕色筋络状维管束。

【采收加工或制法】

在 10~11 月果实成熟时采收，剥下果皮，晒干。

1.《名医别录》:“生南山，生江南。十月采。”

2.《本草品汇精要》:“至十月霜降后已成熟者，味辛而黄大，谓之橘皮。”

3.《雷公炮炙药性解》:“微炒用，产广中，陈久者良。”

4.《本草征要》:“去蒂及浮膜，晒干。”

【性味】味苦、辛，性温。

1.《神农本草经》:“味辛，温。”

2.《名医别录》:“无毒。”

3.《药性论》:“味苦、辛。”

4.《日华子本草》:“暖。”

5.《汤液本草》:“气温，味微苦。辛而苦。味厚，阴也。无毒。”

6.《饮膳正要》:“味甘，平，无毒。”

7.《本草品汇精要》:“辛、苦。温，散。气厚于味，阳中之阴。香。”

【归经】入脾、胃、肺经。

1.《本草品汇精要》:“行手太阴经、足太阴经。”

2.《雷公炮炙药性解》:“入肺、肝、脾、胃四经。”

3.《本草征要》:“入肺、脾二经。”

4.《本草新编》:“入少阳三焦、胆腑，又入厥阴肝脏、太阴脾脏。”

5.《本草求真》:“专入脾、肺，兼入大肠。”

6.《本草害利》:“入肺、脾、胃三经。”

7.《本草撮要》:“入足阳明、太阴经。”

【功用】

理气和胃，健脾燥湿，化痰散结，解鱼腥毒。适宜于胸脘胀满，嘈杂嗳气，反胃呕吐，咳嗽多痰，癥瘕痃癖，气痢便秘者食用。

1.《神农本草经》:“主胸中瘕热逆气，利水谷。久服，去臭下气通神。”

2.《名医别录》:“主下气，止呕咳，除膀胱留热，下停水，五淋，利小便，治脾不能消谷，气冲胸中，吐逆，霍乱，止泄，去寸白。久服轻身延年。”

3.《药性论》:“能治胸膈间气，开胃，主气利，消痰涎，治上气咳嗽。”

4.《本草拾遗》:“去气调中。”

5.《日华子本草》:“消痰止嗽，破癥瘕痃癖。”

6.《汤液本草》:“主胸中痰热逆气，利水谷下气，止呕咳，除膀胱留热、停水五淋，利小便，主脾不能消谷，气冲胸中，吐逆霍乱，止泻，去寸白虫，能除痰，解酒毒。”

7.《饮膳正要》:“止消渴,开胃气,下痰,破冷积。”

8.《本草品汇精要》：“皮食鱼中毒。”

9.《本草蒙筌》：“止脚气冲心。”

10.《本草纲目》:“疗呕哕反胃嘈杂，时吐清水，痰痞痎疟,大肠秘塞,妇人乳痈。入食料,解鱼腥毒。”

11.《雷公炮炙药性解》:“主下气消食,化痰破结，止呕咳，定霍乱，疗吐泻，利小便，通五淋，逐膀胱留热，杀寸白诸虫。”

12.《本草备要》：“调中快膈，导滞消痰，利水破癥，宣通五脏，统治百病。”

13.《医林纂要》：“上则泻肺邪，降逆气；中则燥脾湿，和中气；下则舒肝木，润肾命。主于顺气，消痰去郁。随他药偕行，非入补则补、入泻则泻之说。”

14.《本草述钩玄》：“开胃和中，利水谷，理气燥湿，快膈消痰，治上气咳嗽，定呕哕嘈杂，时吐清水，及大肠闭塞并气痢，除膀胱留热停水，疗酒病。”

15.《随息居饮食谱》：“解鱼蟹毒，化痰下气。治咳逆呕哕、噫噎胀闷、霍乱疳疟、泻痢便秘、脚气诸病皆效。”

【服食方法】熬汁、泡水代茶饮、作调料入膳食。

《本草撮要》：“童便浸治痰咳，姜汁炒治痰积寒痰，盐水炒入下焦，蜜炙入中焦。”

【服食宜忌】气虚及阴虚燥咳患者慎食。

1.《本草备要》：“多服久服，损人元气。”

2.《本草害利》：“凡中气虚，气不归元，忌与耗气药同用。胃虚有火呕吐，不宜与温热香燥药同用。阴虚咳嗽生痰，不宜与半夏、南星等同用。”

【食疗方】

1. 治脚气冲心，或心下结硬，腹中虚冷 陈皮一斤，和杏仁五两，去皮尖，熬，少加蜜捣和，丸如梧桐子大，每日食前，米饮下三十丸。(《食疗本草》)

2. 治嘈杂吐水 真橘皮为末，五更安五分掌内，以舌舐之，即睡，三日必效。(《本草易读》)

3. 治霍乱吐泻 霍乱吐泻，但有一点胃气存者，服之再生。真橘皮五钱,真藿香五钱,时时煎服。(《本草易读》)

4. 治风寒感冒 陈皮姜葱汤：用陈皮 15 ~ 20g，生姜数片，葱头适量煎水，加少许白糖，早上空服。[江西中医学院学报，1996,(增刊)：59-60.]

5. 治嗳气不止 陈皮茶:陈皮 20g,泡开水代茶饮，日次数不限,量力而行。[中国民间疗法,2006,14(4)：48.]

6. 治胃痛 陈皮粉：陈皮 100g，面粉 500g，红糖适量。陈皮晒干研末过细筛，面粉小火炒香，将陈皮粉和面粉混合装瓶，用时加入少量红糖调味。空腹时，每次取 1 小汤勺配好的陈皮粉，放在口中，用口水润湿吞下，或干吞不用口水送。每天吞 6 ~ 8 次或不计时吞服。1 个月为 1 个疗程，可连续服用 1 ~ 3 个疗程。[中国民间疗法，2007，15(5)：26-27.]

7. 治剖腹产后腹胀 陈皮生姜粥：用陈皮 25g，生姜片 2g，稻米 50g，加水 2000ml 同煮成稀粥。产妇术后 6 小时开始饮粥 100ml。以后每隔 4 小时饮 200 ~ 300ml，直至肛门排气。[护理研究，2009，23(1)：157-158.]

【储藏】置阴凉干燥处，防霉，防蛀。

【食论】

陈皮以理气化痰见长而为人们所称道，其补益作用却鲜为人知。现代研究发现陈皮中富含多种人体必需营养物质，如蛋白质、维生素 C、类胡萝卜素及生命必需微量元素等，且在补益药 24 项指标中有 15 项起作用，因此是一味具有补益作用、标本兼治、药食两用的食材。

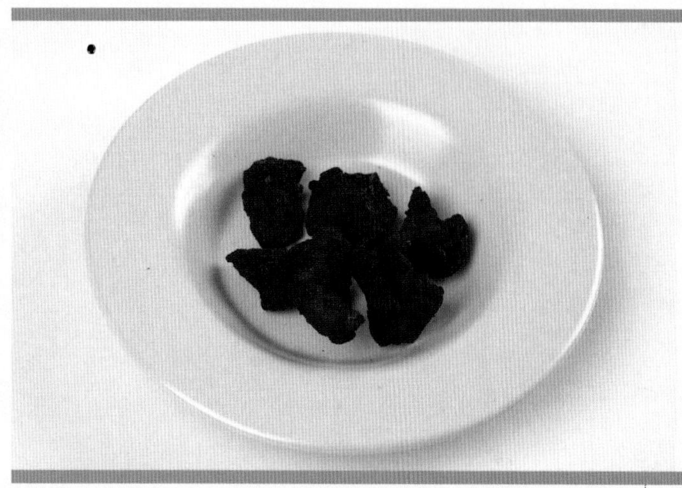

黄精

huangjing

《雷公炮炙论》

【异名】

菟竹、鸡格、鹿竹、重楼、救穷草（《别录》），龙衔（《广雅》），米铺（脯或餔）、垂珠（《抱朴子》），戊己芝（《五符经》），仙人余粮（《本草图经》），黄芝（《灵芝瑞草经》），野生姜（《本草蒙筌》）。

【基原】

为百合科黄精属植物黄精 Polygonatum sibivicum Delar.ex Redoute、囊丝黄精、热河黄精、滇黄精、卷叶黄精等的根茎。主产于河北、内蒙古、陕西、辽宁、吉林、河南、山西等地。

【性状】

按形状不同，分为鸡头黄精、姜形黄精、大黄精。

鸡头黄精：结节状圆柱形或不规则圆锥形，头大尾小，形似鸡头。

姜形黄精：长条结节块状，分支粗短，形似生姜。

大黄精：肥厚块状或串珠状。

【采收加工或制法】

春秋采集根茎，去除须根，蒸熟晒干收藏。

【性味】 味甘，性平，无毒。

1.《名医别录》："味甘，平，无毒。"

2.《本草正》："味甘，微辛，性温。"

【归经】 入脾、胃、肺、肾经。

1.《雷公炮炙药性解》："入脾、肺二经。"

2.《本草求真》："专入脾，兼入肺、肾。"

3.《本草撮要》："入足太阴、阳明经。"

【功用】

健脾益胃，润肺止咳，补肾填精。适宜于脾虚面黄，肺燥干咳，筋骨痿软，风癞癣疾者食用。

1.《名医别录》："主补中益气，除风湿，安五脏。久服轻身，延年，不饥。"

2.《本草易读》："补中气而安五脏，益脾胃而润心肺，填精髓而助筋骨，除风湿而下三虫。"

3.《本草正》："能补中益气，安五脏，疗五劳七伤，助筋骨，益脾胃，润心肺，填精髓，耐寒暑，下三虫；久服延年，不饥，发白更黑，齿落更生。"

4.《冯氏锦囊秘录》："安五脏六腑，补五劳七伤，除风湿，壮元阳，健脾胃，润心肺，旋服年久，方获奇功。"

【服食方法】 煎服，熬膏，炖食，煮粥。

【服食宜忌】 中寒泄泻，痰湿痞满气滞者禁用。

1.《本经逢原》："阳衰阴盛人服之，每致泄泻痞满。"

2.《本草求真》："若使夹有痰湿，则食反更助痰。"

3.《得配本草》："忌梅实"，"阴盛者服之，致泄泻痞满。气滞者禁用。"

【食疗方】

1. 抗衰老　黄精膏方：黄精一石，去须毛，洗令净洁，打碎蒸，令好熟押得汁，复煎去上游水，得一斗，纳干姜末三两，桂心末一两，微火煎之，看色郁郁然欲黄，便去火待冷，盛不津器中，酒五

合和，服二合，常未食前，日二服。(《备急千金要方》)

2. 治皮肤病 黄精煎：治大风癞病，面赤疹起，手足挛急，身发疮痍，及指节已落者。黄精（生者，十二斤），白蜜（五斤），生地黄（肥者，五斤）。上先将黄精、生地黄洗净，细锉，以木石杵臼捣，熟复研入水三斗，绞取汁，置银铜器中和蜜搅匀，煎之成稠煎为度，每用温酒调化二钱匕或三钱匕，日三夜一，久服风癞痊，平面如童子，延年不老。(《奇效良方》)

【食论】

黄精能提高机体免疫功能，增强抗病能力，具有益寿抗衰养颜之功，古人认为久食能"轻身如飞"，皆在于其补肾填精之力，正如《本草逢原》云："黄精为补中宫之胜品，宽中益气，使五脏调和，肌肉充盛，骨髓坚强，皆是补阴之功。"又因其性味甘平，作用较缓，故作为滋补之品需久服。

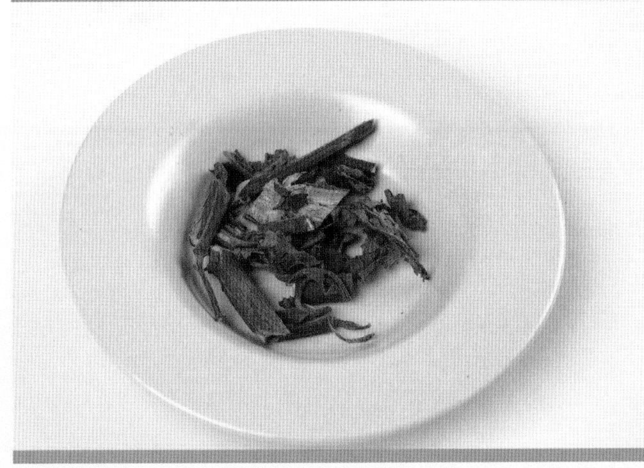

藿香

huoxiang

《本草乘雅半偈》

【异名】

土藿香（《滇南本草》），排香草（《青岛中草药手册》），大叶薄荷（《浙江药用植物志》）。

【基原】为唇形科藿香属植物藿香 *Agastache rugosa*（Fisch et mey.）O.kuntze 的地上部分。主产于四川、江苏、浙江、湖南等地。

【性状】

藿香茎方柱形，多分枝；表面暗绿色，有纵皱纹，稀有毛茸；节明显，常有叶柄脱落的瘢痕；老茎坚硬、质脆，易折断，断面白色，髓部中空；叶对生；叶片深绿色，多皱缩或破碎；茎顶端有时有穗状轮伞花序，呈土棕色。气芳香。

【采收加工或制法】

5～6月或9～10月时采收，去除须根后晒干收藏。

【性味】味辛甘，性微温。

1.《滇南本草》："味辛，微温。"

2.《本草蒙筌》："味辛、甘，气微温。味薄气厚，可升可降，阳也。无毒。"

3.《神农本草经疏》："味辛，其气微温，无毒。"

4.《要药分剂》："味辛，性微温。无毒。禀清芬之气以生，升多于降，阳也。"

【归经】入肺、脾、胃经。

1.《本草蒙筌》："专治脾、肺二经。加乌药顺气散中，奏功于肺；加黄芪四君子汤内，取效在脾。"

2.《雷公炮炙药性解》："入肺、脾、胃三经。"

3.《本草经解》："入足少阳胆经、足厥阴肝经，……入手太阴肺经、足太阴脾经。"

4.《要药分剂》："入肺、脾二经，兼入胃经。"

【功用】

解暑辟浊，化湿快膈，温中开胃，行气止呕。适宜于中暑感冒，胸闷脘痞，恶心呕吐，厌食泄泻，伤酒口臭者食用。

1.《滇南本草》:“治胃热。”

2.《本草蒙筌》:“禁口臭难闻，消风水延肿。”

3.《雷公炮炙药性解》:“开胃口，进饮食，止霍乱，除吐逆。”

4.《神农本草经疏》:“疗风水毒肿，去恶气，疗霍乱心痛。”

5.《本草正》:“亦疗水肿，亦解酒秽。”

6.《药品化义》:“其气芳香，善行胃气。”

7.《外科全生集》:“治肿毒，去恶气，止霍乱，温中，快气吐逆。”

8.《要药分剂》:“清上治中之品。脾胃吐逆要药。”

【服食方法】

煎汤代茶饮，与健脾类谷类食材如粳米等煮粥食，作为烹饪佐料，如用作配菜或炖菜提鲜。

【服食宜忌】

煎煮时间不宜过长；阴虚火旺体质者少食。

《神农本草经疏》:“藿香虽能止呕，治呃逆，若病因阴虚火旺，胃弱欲呕，及胃热作呕，中焦火盛热极，温病热病，阳明胃家邪实作呕作胀，法并禁用。”

【食疗方】

1. 治霍乱重症 回生散：治霍乱吐泻，但一点胃气存者，服之无不回生。藿香叶（去土）、陈皮（去白）等分，粗末，每服五钱，水一盏半，煎至七分，温服，不拘时候。(《是斋百一选方》)

2. 治小儿牙疳溃烂，出脓血，口臭嘴肿 入枯矾少许为末，搽牙根上。(《滇南本草》)

【储藏】 放置于干燥处，防止受潮、发霉和虫蛀。

【食论】

与藿香同科植物还有广藿香，本草研究认为：唇形科广藿香 Pogostemon cablin 原产东南亚，大约在汉魏之际作为香料进口，主要用于熏衣或作香粉外用，如《大观本草》:“《南州异物志》云：藿香出海边国，形如都梁，可著衣服中。”此植物宋代开始岭南已有规模化栽种，因此广东等地是广藿香的道地产区。明代后期开始以性味相近的、野生分布广泛的唇形科植物土藿香 Agastache rugosa 代替，Pogostemon cablin 遂被改称“广藿香”以示区别。因其具有健脾益气的功效，藿香已由最初的药用逐渐向药食两用发展，在菜肴和民间小吃中加入本品以丰富口味，增加营养价值。

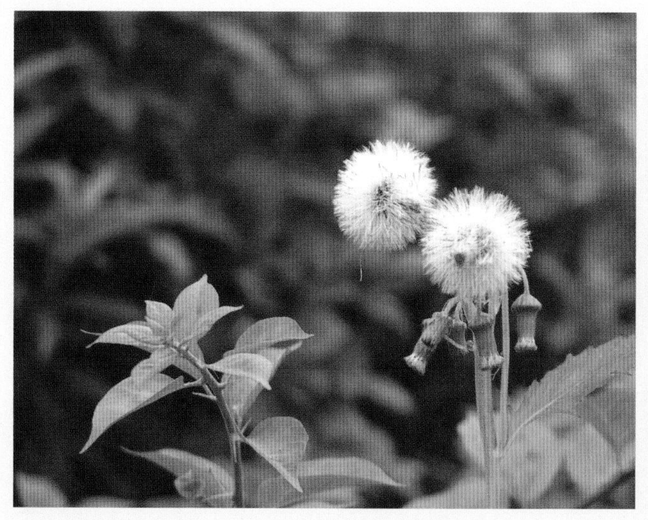

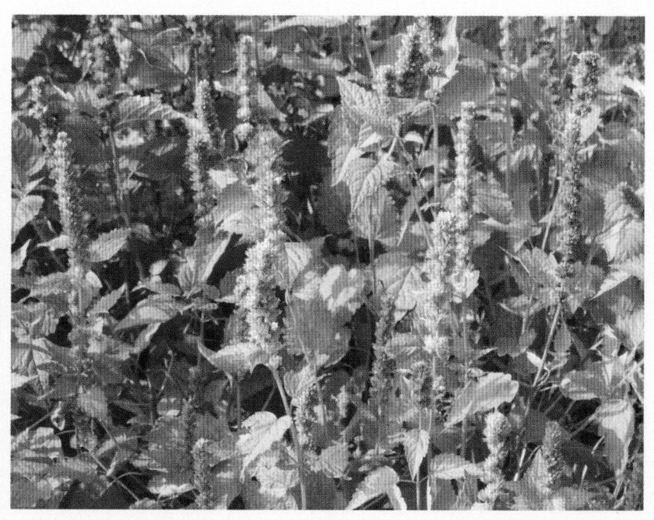

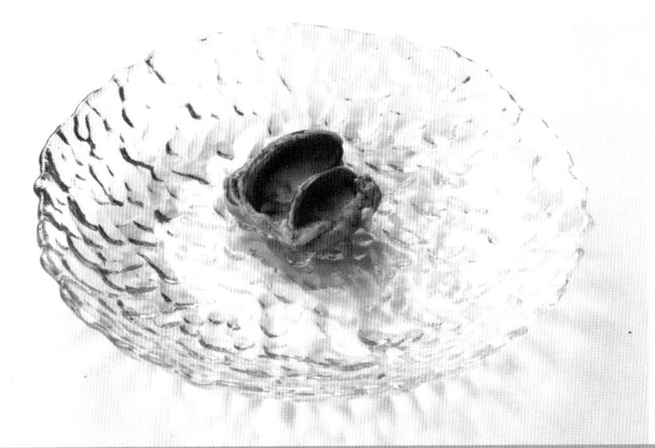

鸡内金

jineijin

《本草蒙筌》

【异名】

肶胵里黄皮（《神农本草经》），鸡肶胵（《千金要方》），鸡肫内黄皮（《日华子》），鸡肫皮（《滇南本草》）。

【基原】

为雉科雉属动物家鸡 *Gallus gallus domesticus* Brisson 的砂囊内膜。我国各地均有饲养。

【性状】

鸡内金为不规则卷片，厚约2mm，表面黄色、黄绿色或黄褐色，薄，半透明，具有明显的条状皱纹。质脆，易碎，断面角质样，有光泽。

【采收加工或制法】

宰杀鸡后，取出砂囊，立即剥下内壁，洗净，干燥备用。选材以片大、边缘完整、干净、色鲜者为佳。

【性味】味甘、涩，性平。

1.《蜀本草》："微寒。"

2.《本草蒙筌》："性寒。"

3.《本草汇言》："味甘，气温，无毒。"

4.《本草备要》："甘，平，性涩。"

【归经】入脾、胃、膀胱经。

1.《要药分剂》："入肝、脾、大肠、膀胱四经。"

2.《玉楸药解》："入手阳明大肠经、足厥阴肝经。"

3.《广东中药志》："归脾、胃经。"

【功用】

健胃消食，涩精止遗。适宜于饮食积滞，消化不良，呕吐泻痢，小儿疳积，淋证，喉痹乳蛾，牙疳口疮，遗精，遗尿，盗汗者食用。

1.《神农本草经》："主泄痢。"

2.《名医别录》："主小便利，遗溺，除热，止烦。"

3.《日华子本草》："止泄精，并尿血、崩中、带下、肠风、泻痢。"

4.《滇南本草》（丛本）："宽中健脾，消食磨胃。治小儿乳食结滞，肚大筋青，痞积、（疳）积、疳痰。"

5.《本草纲目》："治小儿食疟，疗大人（小便）淋漓反胃，消酒积，主喉闭乳蛾，一切口疮，牙疳诸疮。"

6.《本经逢原》："治食积腹满，反胃泄痢，及眼目障翳。"

7.《医学衷中参西录》："善化瘀积，治痃癖癥瘕，通经闭。"

8.《草木便方》："肫皮化积治反胃，崩带泻痢固精牢。"

9.《得配本草》："健脾开胃，祛肠风。治泄痢，消水谷，除酒积。"

10.《本草述》："亦治消瘅。"

【服食方法】

鸡内金遇高温易破坏，宜生用，或微炒，研末服用佳。

【服食宜忌】脾胃虚弱而无积滞者慎用。

《本草害利》:“有积消积，无积消人元气，堕胎。”

【食疗方】

1. 治小儿一切疳积，并伤食作泻 用鸡膍胵黄皮五个，水洗净晒干，於白术二两，枳实一两，砂仁一两，俱炒燥，研为末。每服一钱，米汤调服。(《本草汇言》)

2. 治尿频及遗 并肠烧灰存性酒下。(《本草求原》)

3. 治噤口痢 鸡内金焙研，乳汁服。(《随息居饮食谱》)

4. 治食欲不振、食积腹胀 鸡内金、六曲、麦芽、山楂各9g。水煎服。(《全国中草药汇编》)

5. 治小儿疳积 鸡内金60g，车前子60g。鸡内金在瓦上焙焦，车前子在锅内炒焦，共研细末，每次2~5g，每日3次，红糖水冲服。(《中国民间神效秘方》)

6. 治口腔溃疡 鸡内金适量，烧灰存性，涂于口腔溃疡面上，每日3次。一般涂药1~2日见效，3~10日可愈。(《药食两用中药应用手册》)

【储藏】 置干燥通风处保存，防潮、防霉、防蛀。

【食论】

鸡内金含有促胃液素、角蛋白、氨基酸以及微量胃蛋白酶、淀粉酶等成分，故服鸡内金粉后，可促进胃液的分泌，增强消化力，使胃蠕动加强、排空加快。另外，其酸提取液或煎剂能加速放射性锶的排除。现代药理研究发现鸡内金有抗凝及改善血液流变学的作用，能够减轻动脉粥样硬化的程度。因此，鸡内金的临床应用范围也在不断拓宽，除可用于上述诸症外，现在还用于治疗脊髓前角灰质炎后遗症、男子乳晕隆起、泌尿系结石等病症。

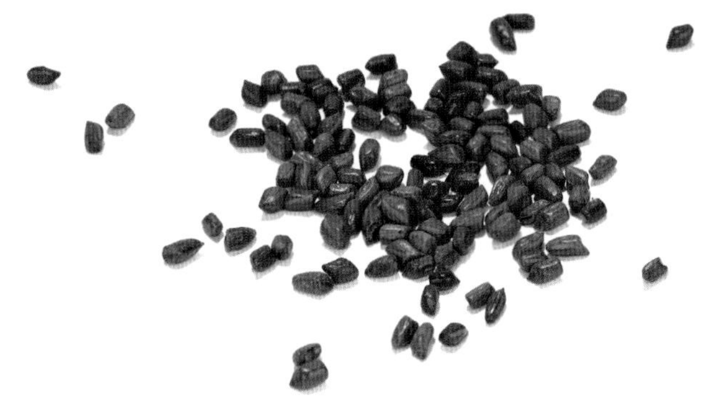

决明子

jueimingzi

《神农本草经》

【异名】

草决明、羊明(《吴氏本草经》)，马蹄决明(《本草经集注》)，狗屎豆(《生草药性备要》)，马蹄子(《江苏省植物药材志》)。

【基原】

为豆科决明属植物决明 *Cassia obtusi folia* L. 和小决明 *Cassia tora* L. 的干燥成熟种子。

【性状】

决明：呈两端大小不一的四棱性短圆柱形，一端钝圆，一端稍尖，长4 ~ 8mm，宽2 ~ 4mm。表面棕绿色或暗棕色，滑而光泽，背腹面各有1条棱线凸起。质坚硬，皮薄，种仁黄色。

小决明：短圆柱形，长约4mm，宽约2.5mm。棱线两侧各有一条宽广的浅黄棕色带。

【采收加工或制法】

秋季采收成熟果实，晒干，打下种子，除去杂质，晒干后备用。

《御制本草品汇精要》:“十月十日取实。”

【性味】 味甘、苦、咸，性微寒。

《神农本草经》:“味咸，平。”

2.《本草经集注》:“味咸、苦、甘，平、微寒，无毒。”

3.《本草正》：“味微苦微甘，性平微凉。”

4.《生草药性备要》：“味甜，性寒。”

【归经】 入肝、胆、肾经。

1.《神农本草经疏》：“足厥阴肝家正药也，亦入胆、肾。”

2.《本草征要》：“入肝经。”

3.《要药分剂》：“入肝、胆二经。”

4.《本草便读》：“入肝、肾二经。”

【功用】

清热明目，润肠通便，益肾解毒。适宜于目赤涩痛，羞明溢泪，青盲雀目，头痛肿毒，黄疸带下，大便秘结等病症者食用。

1.《神农本草经》：“主青盲，目淫肤赤白膜，眼赤痛泪出。久服益精光，轻身。”

2.《本草经集注》：“治唇口青。”

3.《御制本草品汇精要》：“益肝明目。”

4.《雷公炮炙药性解》：“主青盲赤白翳膜、时有泪出，除肝热，疗头风，研末涂肿毒，贴脑止鼻红。”

5.《本草易读》：“泻肝明目，退热除风。一切目疾皆疗，头风肿毒悉医。”

6.《生草药性备要》：“治小儿五疳，又能明目，擦癣癞。”

7.《医林纂要》：“缓肝急，坚肾精，泻邪水，养心神，明目。”

8.《本草便读》：“疗赤肿羞明之疾。”

【服食方法】 煎汤，煮粥或泡茶饮用。

1.《本草正》：“唯多服、久服方可得效。”

2.《本草易读》：“捣碎用。”

【服食宜忌】 脾虚便溏者慎用。

《本草备要》：“恶火麻仁。”

【食疗方】

1. 治肝家热毒气、风眼赤泪 决明子，每日取一匙，挼去尘埃，空腹，水吞之，百日后夜见物光也。(《食疗本草》)

2. 治高脂血症 菊楂决明饮：杭菊花 10g，生山楂 15g，决明子 15g，冰糖适量。三药同煮，去渣取汁，加入冰糖代茶饮。[卢绪德 . 决明子的功效 . 家庭中医药，2008，(7)：64-65.]

3. 治高血压 决明子粥：炒决明子 12g，白菊花 9g，粳米 50g，冰糖适量。先煎决明子及菊花，去渣取汁，后入粳米煮粥，粥成加冰糖，调匀，空腹食用。[卢绪德 . 决明子的功效 . 家庭中医药，2008，(7)：64-65.]

4. 治老年性便秘 决明子茶：取生决明子 10g，捣碎，用开水 200ml 浸泡 15 ~ 20 分钟，或煮沸 5 ~ 10 分钟，代茶饮用或分 2 次服，每日 1 剂，15 ~ 20 日为 1 疗程。[徐勇，邢乐友 . 决明子治疗老年性便秘 100 例 . 中国中西医结合外科杂志，2003，9(1)：14.]

5. 治乳腺小叶增生病 决明子散：将决明子粉碎，过 80 目筛，每次 25g，每天 2 次，开水冲服；如服后恶心，可用生姜 5g 泡茶送服；如大便稀溏，则适当减量。服药期间停服其他中西药，连续服 4 周为 1 疗程，一般治疗 2 疗程。[杨占江 . 决明子治疗乳腺小叶增生病 50 例 . 新中医，2003，35(11)：62.]

6. 治小儿疳积 决明鸡肝煎：用决明子 20g，鸡内金、山楂各 10g，鲜鸡肝 1 具。将鸡肝捣泥与三味药粉和匀，包扎后放入二次淘米水中煎汁，先食药后饮汁，一般 1 剂见效。[金美云 . 决明子的临床应用 . 现代中西医结合杂志，2004，13(2)：222.]

【储藏】

置于袋内或干燥容器内，放于阴凉、干燥处密封保存，防潮防蛀。

【食论】

决明子在古代作为眼药用于各种眼疾，如青盲、溢泪、目翳、目赤、目糊和目珠疼痛等，因此，《本草易读》谓本品“一切目疾皆疗”，当今决明子更多的应用于润肠通便、减肥瘦身、降血脂和降血压等。

附：决明叶

《养生类纂》：“决明叶，明目轻身，利五脏，作菜食之良。”

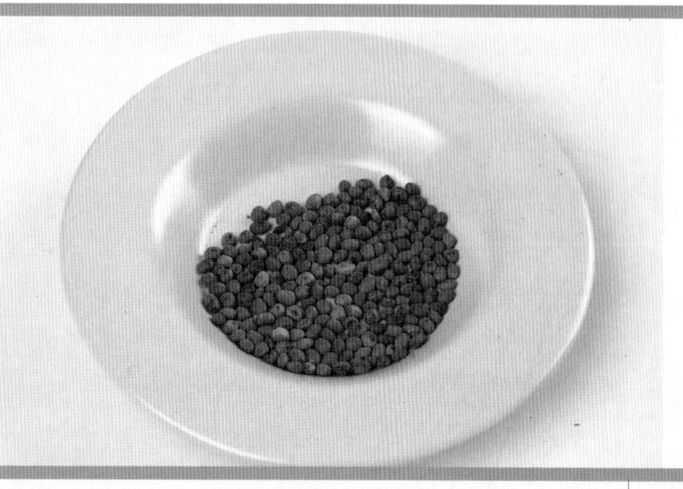

莱菔子
laifuzi

《本草衍义补遗》

【异名】萝卜子，芦菔子（《宝庆本草折衷》）。

【基原】

为十字花莱菔属植物萝卜 *Raphanus sativus* L. 的成熟种子。

【性状】

莱菔子 Semen Raphani 呈类卵圆形或椭圆形，稍扁，长约 3mm，宽约 2.5mm。表面黄棕色、红棕色或灰棕色。一端有深棕色圆形种脐，一侧有数条纵沟。种皮薄而脆，种仁黄白色，有油性。无臭，味淡、微苦辛。

【采收加工或制法】

秋季采收，打下种子，除去杂质。炒莱菔子：取净莱菔子，置锅内用文火炒至微鼓起，并有香气为度，取出，放凉。

【性味】味辛、甘，性平，无毒。

1.《宝庆本草折衷》："味辛，微寒，无毒。"

2.《滇南本草》："味辛，性温。"

3.《本草纲目》："辛、甘，平，无毒。"

4.《本草正》："味大辛，气温，无毒。"

5.《药品化义》："味甘辛，性温而锐。"

6.《本草新编》："味辛、辣，气温，无毒。"

7.《玉楸药解》："辛，热。"

8.《要药分剂》："辛甘，性平，无毒。可升可降，阳也。"

9.《药性切用》："生用辛平，炒熟辛温。"

【归经】入肺、脾、胃、大肠经。

1.《滇南本草》："入肺、脾二经 ."

2.《本草正》："气味俱厚，降也。"

3.《药品化义》："能降，入肺、胃二经。"

4.《本草新编》："入胃、脾二经。"

5.《玉楸药解》："入手太阴肺经。"

6.《本草害利》："入肺、脾、胃。"

【功用】

消食除胀，降气化痰，导滞通便。适宜于饮食停滞，脘腹胀痛，大便秘结，下痢后重，咳嗽痰喘者食用。

1.《日华子本草》："水研服，吐风痰。醋研消肿毒。"

2.《宝庆本草折衷》："《续说》云：张松谓萝卜子治气结成块，心腹胀满，小肠气痛，及下水滞，消宿食，今多炒用。"

3.《滇南本草》："下气宽中，消膨胀，消痰涎，消宿食，消面积滞，降痰，定吼喘，攻肠胃积滞，治痞块，治单腹疼。"

4.《本草纲目》："下气定喘治痰，消食除胀，利大小便，止气痛，下痢后重，发疮疹。"

5.《本草正》："破气消痰，定喘除胀，利大小便，有推墙倒壁之功。"

6.《本草易读》："下气定喘，消痰化食。利二便而除胀满，吐风痰而消肿毒，止气痛而发疮疹，平下痢而息后重。"

7.《本草新编》:“却喘咳下气甚神,解面食至效。治风痰,消恶疮,善止久痢,除胀满亦奇。”

8.《玉楸药解》:“善化痰饮,最止喘嗽,破郁止痛,利气消谷。”

9.《医林纂要》:“生用,吐风痰,宽胸膈,托疮疹;熟用,下气消痰,攻坚积,疗后重。”

10.《得配本草》:“生升熟降。升则吐痰涎,散风寒,发疮疹。降则化食除胀,下气消痰。利二便,除气痛。”

11.《药性切用》:“生用,化痰破气;炒熟,消食行痰。服参作胀,非此不消。”

12.《要药分剂》:“为行气消痰之品。”

13.《随息居饮食谱》:“治痰嗽,齁喘,气鼓,头风,溺闭,及误服补剂。”

14.《现代实用中药》:“为健胃祛痰药,用于消化不良、慢性胃卡他、慢性气管炎、恶臭性支气管炎、黏液分泌过多之胸闷气逆、呕吐、痰涎等症。下气定喘,除痰消食,治胀。”

【服食方法】 煎汤,研汁服。

1.《神农本草经疏》:“生研汁服,吐风痰。同醋研,消肿毒。炒熟,下气定喘,消食除胀,止气痛。”

2.《医林纂要》:“生捣,泡熟炒用。”

【服食宜忌】 气虚阴弱者慎食。

1.《日华子本草》:“不可以地黄同食。”

2.《神农本草经疏》:“消痰下气更速,凡虚弱人忌之。”

3.《本草正》:“中气不足,切忌妄用。”

4.《本草征要》:“虚弱者服之,气浅难布息。”

5.《本草新编》:“宜少少用之。补气之药得之,而无大过之忧;利湿之剂入之,而有善全之妙。多服则损气,久服则伤阴也。”

6.《得配本草》:“虚弱者禁用。服补药者忌之。”

【食疗方】

1. 治气胀气蛊 莱菔子研末,以水滤汁,浸以时久,炒干再浸再炒,凡七次,为末,每米饮下一钱,神效。(《本草易读》)

2. 治久嗽痰喘 莱菔子炒,杏仁为末,蒸饼丸绿豆大,每五丸,时时津咽。(《本草易读》)

3. 治偏头风 莱菔子五钱,酒酿半杯,炒干摊贴痛处,片刻即止。(《验方新编》)

4. 治黄褐斑 莱菔子仁:莱菔子置锅内文火炒至微鼓起,略见焦斑,闻有香气时取出略冷,去皮取仁碾碎,每饭前冲服。每日 2 ~ 3 次,每次 6 ~ 9g,1个月为1疗程,连服2 ~ 3个疗程。嘱患者尽量避光。[中国民间疗法,1996,(4):14.]

5. 治婴幼儿便秘 莱菔子散:莱菔子适量,水洗,淘净砂及杂质,文火炒熟(以炒至微鼓起并有香气为度)去壳,研极细末,贮瓶备用。每次取药末 5 ~ 10g,加白糖适量,开水冲泡,待温频频喂服,亦可拌入奶粉或稀饭中服用,每日 2 次,连服 5 ~ 10 天。[中医杂志,1998,39(8):455.]

【储藏】 置通风干燥处,防蛀防霉。

【食论】

古有“服补药忌莱菔子”及“人参恶莱菔子”之说,从理论上讲莱菔子的消导有可能抵消人参等补药的补益作用,现代药理研究表明,人参的补益作用主要体现在抗疲劳、耐缺氧及抗应激等方面,对小鼠的实验表明,人参合用莱菔子,上述作用未见影响。相反,莱菔子有可能减除人参食后腹胀的副反应,而使其补益作用得到更好的发挥,正如《要药分剂》所说:“人参得萝卜子,其功更补。”

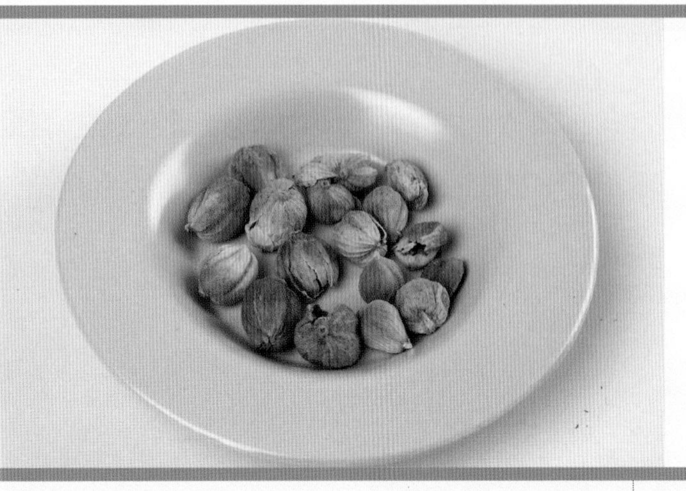

白豆蔻

baidoukou

《开宝本草》

【异名】

多骨（《开宝本草》），紫蔻（《本草易读》），壳蔻、白蔻（《本经逢原》），豆仁（《得配本草》）。

【基原】

为姜科豆蔻属植物白豆蔻 *Amomum kravanh* Pierre ex Gagnep. 的果实。我国福建、广东、云南、海南等省地有栽培。

【性状】

类球形，直径 1.2 ~ 1.8cm，具 3 条钝棱，表面黄白色或淡黄棕色，光滑，有多数纵向脉纹；皮薄，内面淡黄色且有光泽，有种子 7 ~ 10 颗，集结成团，呈不规则多面形，背面略隆起，直径约 4mm，表面暗棕色或灰棕色，有稍规则的颗粒状突起，外被类白色膜。气味芳香而浓烈，略似樟脑。

【采收加工或制法】

10 ~ 12 月果实呈黄绿色尚未开裂时采收，除去残留的果柄，晒干备用。

1.《御制本草品汇精要》："七月取实。"

2.《雷公炮炙药性解》："炒去衣研用，白而圆满者佳。"

【性味】味辛，性温，无毒。

1.《开宝本草》："味辛，大温，无毒。"

2.《本草蒙筌》："味薄气厚，阳也。"

3.《本草备要》："辛，热。"

【归经】入肺、脾、胃经。

1.《神农本草经疏》："入手太阴，亦入足阳明经。"

2.《雷公炮炙药性解》："入肺、脾、胃三经。"

3.《本草正》："入脾、肺两经。"

4.《本草经解》："入足厥阴肝经、手少阳相火三焦经。……入手太阴肺经、足阳明胃经。"

【功用】

行气化湿，温中止呕，消食开胃，化解酒毒。适宜于湿阻气滞，胸闷腹胀，不思饮食，或胃寒呕吐，噫气噎膈，或饮酒伤胃等病症者食用。

1.《开宝本草》："主积冷气，止吐逆反胃，消谷下气。"

2.《本草蒙筌》："散胸中冷滞，益膈上元阳，温脾土却疼，退目云去障，止翻胃呕，消积食膨。"

3.《本草纲目》："治噎膈，除疟疾寒热，解酒毒。"

4.《本草征要》："温中除吐逆，开胃消饮食，疟证宜投，目翳莫缺。"

5.《本草易读》："行气温胃，消食解酒，止呕宽膨，补肺益脾。治噎膈而除寒疟，疗反胃而收脱气。退白睛之翳膜，除红筋于目眦。"

6.《雷公炮炙药性解》："主消寒痰，下滞气，退目中翳，止呕吐，开胃进食，除冷泻痢及腹痛心疼。"

7.《本草正》："散胸中冷滞，温胃口止疼，除呕逆翻胃，消宿食膨胀，治噎膈，除疟疾，解酒毒，祛秽恶，能退翳膜，亦消痰气。"

【服食方法】煎汤，或作烹饪调料等。

《本草正》："欲其速效，嚼咽甚良，或为散亦妙。"

【服食宜忌】阴虚多火者忌食。

1.《本草从新》："火升作呕，因热腹痛，气虚诸证，咸宜禁之。"

2.《本草撮要》："凡因热受病者均忌。"

3.《本草便读》："阴虚多火者，不可乱投。"

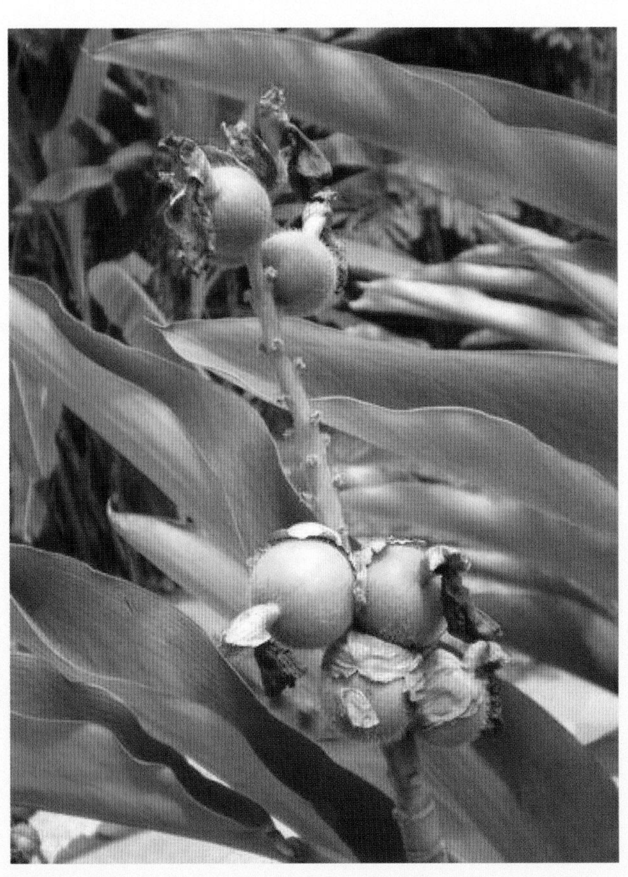

【食疗方】

1. 治胃气冷吃食即欲得吐　以白豆蔻子三枚，捣筛更研细，好酒一盏，微温调之，并饮三二盏佳。（《本草图经》）

2. 治脾虚反胃　太仓丸：白蔻、砂仁各二两，丁香一两，陈廪米一升。黄土同炒焦，去土，研细，姜汁和丸，梧子大。每服百丸，姜汤下。（《本草述钩玄》）

3. 治吐乳　掌中丸：白豆蔻十四个，去壳；甘草半两，半生、半炙；缩砂仁十四个。上为末，逐旋安掌中，与他干啖，牙儿干掺口中。（《世医得效方》）

4. 治产后呃逆　白豆蔻（去壳）、丁香各五分，为末，桃仁煎汤冲服，数次必愈。有热者忌服。（《验方新编》）

5. 治胃脘胀满　豆蔻粥：白豆蔻或白豆蔻花 3g，生姜 6g，水煎取汁，加粳米 60g，熬成稀粥服。亦用于腹中冷痛、食少呕恶、虚寒泄泻。[姜厚德 . 豆蔻入药说君知 . 家庭医学，2001，（11）：57.]

6. 治急慢性胃炎　豆蔻馒头：白豆蔻 15g，去净杂质，粉碎成细末。面粉 500g，倒入盆中，加水及酵面 25g 揉匀成团，待其发酵后（热天约 3 小时，冬天约 6 小时），适时加入适量碱水，撒入白豆蔻粉后开始揉面，揉至碱液药粉均匀后，试剂子合格时（不黄不酸），再把面团揉成直径约 4cm 粗的长条，按量切块，每块生胚约 60g。将胚放入屉内摆好，上屉，旺火沸水蒸 20 分钟即成。[郭振东 . 豆蔻入膳 . 药膳食疗，2002，（11）：45.]

【储藏】置于袋中或罐内密封保存。

【食论】

白豆蔻可促进胃液分泌，兴奋肠管蠕动，抑制肠内异常发酵，因此具有良好的消积导滞、开胃止呕、祛除口臭的作用。本品芳香悦人，又能消除异味，故亦常作为烹饪时的调料使用，如用于配制各种卤汤，或供制卤猪肉、烧鸡之用，亦为咖喱粉原料之一。

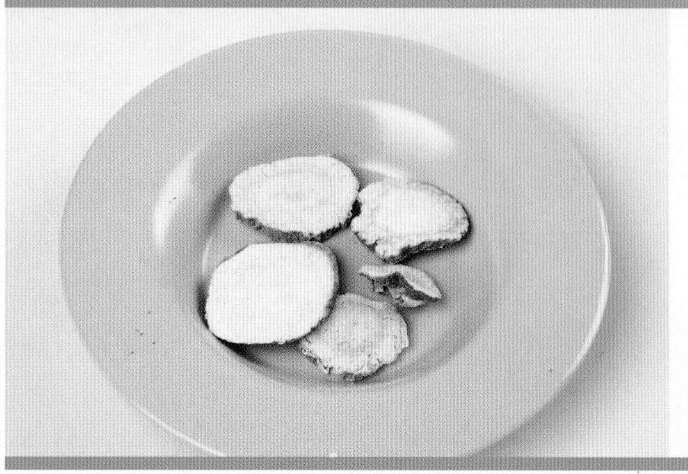

白芷

baizhi

《神农本草经》

【异名】

芳香（《神农本草经》），符离、泽分、葩（《吴氏本草经》），白茝、莞、苻蓠、泽芬（《名医别录》），香白芷、水白芷、滇白芷、马尿芹、野香芹、蛇床子（《滇南本草》），都梁香（《本经逢原》）。

【基原】

为伞形科当归属植物白芷 *Angelica dahurica*（Fisch.ex Hoffm.）Benth.et Hook.f. 杭白芷 *Angelica dahurica*(Fisch ex Hoffm.) Benth. et Hook. f. 的根。其性喜温暖湿润气候，主要分布于河北、河南、东北等地。杭白芷以产于江浙、安徽、江西等居多。

【性状】

多年生大型草本，高 1~2.5m，根圆柱形，有分枝，表面黄褐色。白芷切片常呈长圆锥形，长 10~25cm，直径 1.5~2.5cm，表面灰棕色或黄棕色，根头部钝四棱形或近圆形，具纵皱纹、支根痕及皮孔样横向突起。顶端有凹陷茎痕。切片质地坚实，断面白色或灰白色，粉性，形成层环棕色，近方形或近圆形，气味芳香。

1.《本草经集注》：“生河东川谷下泽。”

2.《新修本草》：“今出近道，处处有，近下湿地，东间甚多。”

3.《大观本草》：“白芷出齐郡。”

4.《本草衍义》：“出吴地者良。”

5.《本草易读》：“春生叶，相对婆娑，紫色，阔三指许。花白微黄。伏后结子，秋后苗枯，以黄泽者为佳。”

6.《植物名实图考》：“滇南生者肥茎绿缕，颇似茴香，抱茎生枝，长尺有咫，对叶密挤，锯齿槎枒，龃龉翘起，涩纹深刻，梢开五瓣白花，黄蕊外涌，千百为簇，间以绿苞，根肥白如大拇指，香味尤窜。”

【采收加工或制法】

夏、秋季节树叶枯萎时候采收，除去须根、泥沙，大小个分开，浸泡至六七成透，晒干或焙干备用。选材以根或切片干燥、根条肥大、质坚实、粉性足、气味芳香浓郁、无虫蛀者为佳。

1.《雷公炮炙论》：“凡使，采得后，刮削上皮，细锉，用黄精亦细锉，以竹刀切二味等分，两度蒸一伏时后，出，于日中晒干，去黄精用之。”

2.《本草经集注》：“二月、八月采根，暴干。”

3.《大观本草》：“以春取黄泽者善也。”

4.《本草述钩玄》：“入伏后结子，立秋后苗枯，宜以处暑日采之。”

5.《本草品汇精要》：“根大而不蛀者佳。”

6.《炮炙大法》：“白色不蛀者良。”

【性味】味辛，性温。

1.《本草经集注》：“味辛，温，无毒。”

2.《汤液本草》：“气温。味大辛。纯阳。无毒。”

3.《滇南本草》：“味辛、微甘，性温。”

4.《本草汇言》：“味辛、苦，气温，无毒。”

5.《本经逢原》：“辛苦温，无毒。”

6.《玉楸药解》：“味辛，微温。”

【归经】入肺、胃、大肠经。

1.《本草品汇精要》:“行手阳明经、足阳明经。”

2.《滇南本草》:“入阳明经。”

3.《本草蒙筌》:“通行手足阳明二经，又为太阴经之引使也。”

4.《雷公炮炙药性解》:“入肺、脾、胃三经。”

5.《本草分经》:“入大肠、胃、肺。”

6.《得配本草》:“入手足阳明经气分。”

【功用】

疏风解表，疏通鼻窍，散寒止痛，燥湿止带，消肿排脓。适宜于风寒感冒，鼻塞，头痛，眉棱骨疼痛，风寒湿痹证关节疼痛，湿盛赤白带下、泄泻，痈肿疮毒者食用。

1.《神农本草经》:“主治女人漏下赤白，血闭，阴肿，寒热，风头侵目泪出，长肌肤润泽，可作面脂。”

2.《名医别录》:“主治风邪，久渴，吐呕，两胁满，风痛，头眩，目痒。可作膏药面脂，润颜色。”

3.《药性论》:“能治心腹血刺痛，除风邪，主女人血崩，及呕逆，明目，止泪出。疗妇人血腰痛，能蚀脓。”

4.《日华子本草》:“治目赤胬肉，及补胎漏滑落，破宿血，补新血，乳痈发背，瘰疬，肠风痔漏，排脓，疮痍疥癣，止痛，生肌，去面皯疵瘢。”

5.《滇南本草》:“四时发热，祛皮肤游走之风，止胃冷腹痛、寒痛。除风湿燥痒顽痹，攻疮痈，排脓定痛。治妇人漏下、白带、散经、周身寒湿疼痛。”

6.《本草纲目》:“治鼻渊鼻衄，齿痛，眉棱骨痛，大肠风秘，小便去血，妇人血风眩晕，翻胃吐食，解砒毒蛇伤，刀箭金创。”

7.《本草征要》:“头风目泪，齿痛眉疼，肌肤瘙痒，呕吐不宁。女人赤白带下，疮家止痛排脓。”

8.《神农本草经疏》:“可作膏药、面脂，润颜色。”

9.《本草原始》:“解利手阳明头痛，中风寒热，及肺经风热，头面皮肤风痹燥痒。”

10.《本草求真》:“治阳明一切头面诸疾。”

11.《本草备要》:“发表、祛风、散湿。”

12.《本草从新》:“通窍发汗，除湿散风。”

13.《本草便读》:“上清头目，下治崩、带、肠风。”

14.《本草撮要》:“功专疗风止痛排脓。”

15.《本草择要纲目》:“(主治)风邪，止渴呕吐，头风侵目，迎风流泪，头眩目痒，目赤胬肉，治疮痍疥癣，排脓长肌肉。”

16.《中医营养治疗学》:“解表散寒，祛风止痛，通鼻窍，燥湿止带，消肿排脓。”

【服食方法】可炖汤用，或打粉，以茶、粥等冲服。

《遵生八笺》:“采嫩根，蜜渍糟藏皆可食。”

【服食宜忌】

素体阴虚火旺、气血不足者皆当慎用。凡症状因于火热者亦当禁用。

1.《新修本草》:“当归为之使，恶旋覆花。”

2.《本草征要》:“有虚火者勿用。”

3.《神农本草经疏》:“呕吐因于火者，禁用。漏下赤白，阴虚火炽血热所致者，勿用。痈疽已溃，宜渐减去。”

4.《得配本草》:“血虚、气虚者禁用。”

【食疗方】

1. 治血风反胃 香白芷一两，切片，瓦炒黄为末。用猪血七片，沸汤泡七次，蘸末食之，日一次。(《本草纲目》)

2. 治头风眩晕 香白芷一味，洗晒为末，炼蜜丸弹子大，每嚼一丸，以茶清或荆芥汤下。(《本草单方》)

3. 治风寒流涕 香白芷一两，荆芥穗一钱，为末，腊茶点服二钱。(《本草述》)

4. 治便秘、痔漏 炒杭白芷研末，每次 6g，加米汤、蜂蜜适量服，每日 2 次。(《民间常用草药》)

【储藏】

置干燥容器内密封保存，置于干燥通风处，防潮、防蛀。

【食论】

白芷为《本经》中品，是日常生活中具有较高价值的药食两用食品之一。白芷中含有挥发油及多种香豆精衍生物，如白芷素、白芷醚、氧化前胡素等，具有兴奋中枢神经、解热镇痛、抗炎、抗菌、降压、抑制脂肪合成等多种作用。白芷还具有美容、健齿、香身等功效。早在《本经》中有记载 :“白芷……长肌肤，润泽，可作面脂。”《刘涓子鬼遗方》中亦有“白芷膏”方，用治发秃、生发。

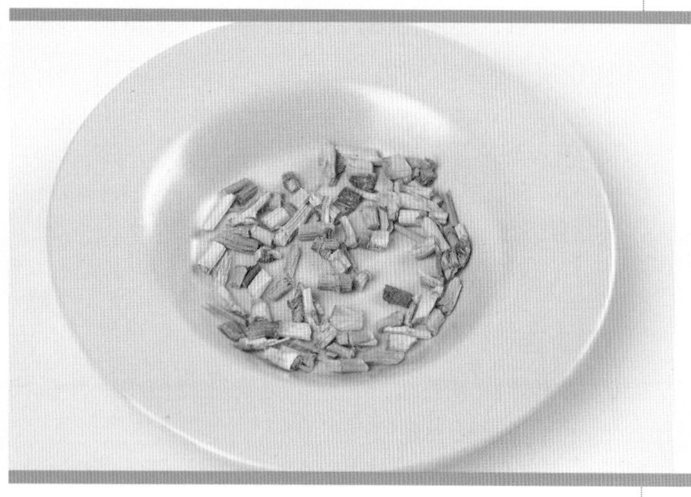

白茅根

baimaogen

《滇南本草》

【异名】

茅根、兰根、茹根（《神农本草经》），地菅、地筋、兼杜（《名医别录》），白花茅根（《日华子本草》），白茅、尖刀草、毛根（《滇南本草》）。

【基原】

为禾本科白茅属植物白茅 *Imperata cylindrica*（L.）Beauv.var.*major*（Nees）C.E.Hubb. 的根茎。分布于华北、东北、华东等地。

【性状】

呈细长圆柱形，有时分枝，长短不一，有微隆起的节；鲜品表面白色；干品乳白色或黄白色，质轻而韧，断面纤维性，中心黄白色。

《医学衷中参西录》:“其根不但中空，周遭爿上且有十二小孔，统体玲珑。其色白。”

【采收加工或制法】

春秋采集根茎，去除须根，鲜用或晒干用。

1.《名医别录》:“生楚地田野，六月采根。”

2.《本草述钩玄》:“掘土中得之，弗用露根，洗净捣烂。”

3.《本草害利》:“六月掘根，去毛用。”

【性味】甘，寒，无毒。

1.《神农本草经》:“味甘，寒。”

2.《名医别录》:“无毒。”

3.《本草品汇精要》:“味甘。寒，缓。气之薄者，阳中之阴。香。”

4.《本草蒙筌》:“味甘，气寒，无毒。”

5.《本草正》:“味甘，凉，性纯美。”

【归经】入心、肺、脾、胃、膀胱经。

1.《滇南本草》:“入胃、小肠二经。”

2.《神农本草经疏》:“入手少阴，足太阴、阳明。”

3.《本草征要》:“入肺经。”

4.《本草通玄》:“入胃。”

5.《得配本草》:“入手少阴、太阴，兼入足太阴、阳明经。”

6.《本草害利》:“入心、脾、胃、小肠四经。”

7.《中华本草》:“归心、肺、胃、膀胱经。”

【功用】

凉血止血，清热利尿，止渴生津，定喘，止哕。适宜于内热烦渴，衄血，尿血，吐血，咯血，水肿，黄疸，热淋涩痛，肺热喘急，胃热哕逆者食用。

1.《神农本草经》:“主劳伤虚羸，补中益气，除瘀血、血闭寒热，利小便。其苗，主下水。”

2.《名医别录》:“主下五淋，除客热在肠胃，止渴，坚筋，妇人崩中。久服利人。”

3.《日华子本草》:“主妇人月经不匀，通血脉淋沥。"

4.《滇南本草》:"祛瘀血,通血闭,止吐血,衄血,治血淋,利小便,止妇人崩漏下血。"

5.《本草蒙筌》:"下淋利小便,通闭逐瘀血,除客热在肠胃,止吐衄因劳伤,解渴坚筋,补中益气。"

6.《本草正》:"能补中益气,此良药也。善理血病,凡吐血、衄血、瘀血、血闭及妇人经水不调、崩中漏下;且通五淋,除客热,止烦渴,坚筋骨,疗肺热、哕逆、喘急,解酒毒及黄疸、水肿。"

7.《本草征要》:"凉金定喘,治吐衄并血瘀。利水通淋,祛黄疸及痈肿。"

8.《本草通玄》:"主胃热烦渴、吐衄,黄疸,水肿,消瘀血,通血闭,止喘呕,利小便,亦良物也。"

9.《本草易读》:"止吐衄诸血,除淋沥客热。黄疸水肿皆疗,哕呕喘急悉医。利小便而止消渴,调月经而治崩中。"

10.《本草备要》:"泻火,补中,止血,止哕。"

11.《得配本草》:"善理血病,治吐衄诸血,瘀血血闭,经水不调,淋沥崩中;除伏热烦渴,胃热哕逆,肺热喘急;消水肿黄疸,通五淋,解酒毒。"

12.《本草害利》:"凉金定喘,平血逆,清血瘀,利水湿,疗淋沥崩中。"

13.《本草分经》:"凉血消瘀,除热行水,引火下降。"

14.《医学衷中参西录》:"最易透发脏腑郁热,托痘疹之毒外出。"

【服食方法】

可生食、作菜肴、煮粥、做羹食,或煎沸取汁泡茶、捣汁饮。

1.《本草正》:"久服大是益人。若治痈疽疖毒及诸毒、诸疮、诸血,或用根捣敷,或用此煮汁调敷毒等,或以酒煮服,无不可也。"

2.《得配本草》:"消瘀血,童便浸,捣汁用。

3.《医学衷中参西录》:"必用鲜者其效方著。"

【服食宜忌】素体中阳不足,大便稀溏者忌食。

1.《本草品汇精要》:"妊娠不可服。"

2.《本草蒙筌》:"忌犯铁器。"

3.《神农本草经疏》:"因寒发哕,中寒呕吐,湿痰停饮发热,并不得服。"

4.《本草征要》:"吐血有因于寒,有因于虚者,非所宜也。"

5.《本草害利》:"吐血因于虚寒者,非其所宜。因寒发哕,中寒呕吐湿痰,停饮发热,并不宜服。"

【食疗方】

1. 治鼻衄 为末,米泔下。(《本草易读》)

2. 治吐血不已,中酒毒,肺热气喘,小便不利,小便热淋 水煎服。(《本草易读》)

3. 治诸般黄疸 同猪肉一斤,作羹食。(《本草易读》)

4. 治虚后水肿,小便不利 同赤小豆水煎干,去茅根食豆,小便利则愈也。(《本草易读》)

5. 治食入即吐 同芦根煎服。(《本草易读》)

6. 治竹木入肉 烧末,猪油合涂,肿者亦效。(《本草易读》)

7. 治温病热哕 配葛根。(《得配本草》)

8. 治五种黄疸 汁煮猪肉。(《得配本草》)

9. 治痘疹 一人年近五旬,受温疹之毒传染,痧疹遍身,表里壮热,心中烦躁不安,证实脉虚,六部不起,屡服清解之药无效,其清解之药稍重,大便即溏。俾用鲜茅根六两,如法煮汤一大碗顿服之,病愈强半,又服一次全愈。(《医学衷中参西录》)

10. 治癌症晚期发热 白茅根茶:取白茅根 200g,温火水煎取汁 400ml,每次 200ml,早晚分服。[张家口医学院学报,2001,18(2):20-21.]

11. 治刀伤出血 茅根炭:用白茅根适量炒焦,研成细末,撒布患处,即可止血。[家庭中医药,2008,(11):64.]

【储藏】置干燥通风处。

【食论】

现代药理研究认为,白茅根具有利尿、抗菌、抗炎、镇痛、促进凝血及增强机体非特异性免疫功能的作用,可应用于急慢性肝炎、肝硬化、急慢性肾炎、血尿、蛋白尿、乳糜尿、过敏性紫癜、流行性出血热及癌症的治疗。陶弘景云:"其根如渣芹甜美。服食此断谷甚良。俗方稀用，唯疗淋及崩中尔。”（见《新修本草》）《本草易读》中云：“入山辟谷，取净茅石上日干，为末水下，终日不饥。”可见在古时候，人们已认识到白茅根的食用价值，作为日常食材充饥并养生。

附：茅针　茅花

1.《日华子本草》：“茅针，凉。通小肠，痈毒、软疖不作头，浓煎和酒服。茅花，罨刀箭疮、止血并痛。”

2.《新修本草》：“菅花，味甘，温，无毒。主衄血、吐血、炙疮。”

3.《本草品汇精要》：“茅针甘，性平。花甘，性温。”

4.《本草蒙筌》：“苗破血且下水肿，花止血。又有茅针，一名茅笋。禁崩漏，塞鼻洪。肿毒未溃服之，一针便溃一孔。屋茅陈久，酒浸煎浓。吐衄血来，服亦即止。烂茅（老屋上及盖墙者）得酱汁和研，斑疮蚕咬疮可敷。屋四角茅收，治鼻洪尤验。取茅屋滴溜水饮，杀云母石毒须知。又种菅（音奸）花，甘温无毒。亦止吐衄，可贴炙疮。”

5.《本草正》：“春生芽，布地如针，故曰茅针，可以生啖，甚益小儿，功用亦同。”

6.《本草征要》：“茅针溃痈，茅花止血。”

7.《本草述钩玄》：“茅花，气味甘温。煎饮并塞鼻，止吐衄血。又敷炙疮不合。（日华子）准绳方，用茅花同诸味，治尿血。”

8.《本草害利》：“三月采针，四月采花。……茅花止血，茅针溃痈，一针溃一孔。能泻火消瘀，凉血止哕。”

9.《医学衷中参西录》：“茅针：即茅芽，初发犹未出土，形如巨针者，其性与茅根同，而稍有破血之力。凡疮溃脓未破者，将茅针煮服其疮即破，用一针破一孔，两针破两孔。”

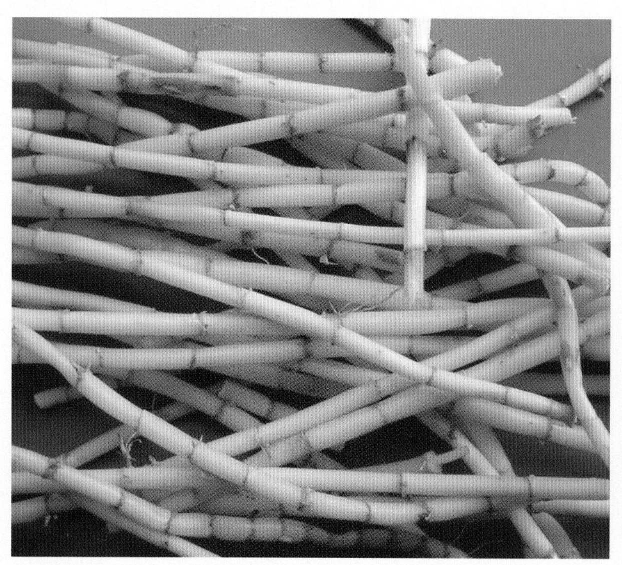

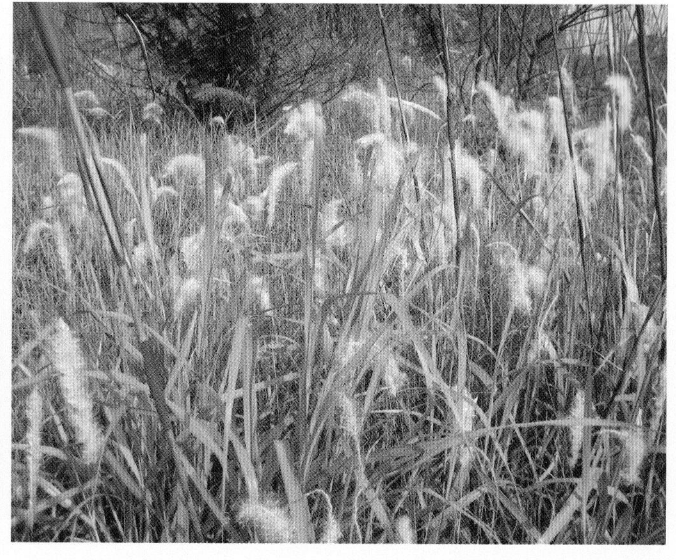

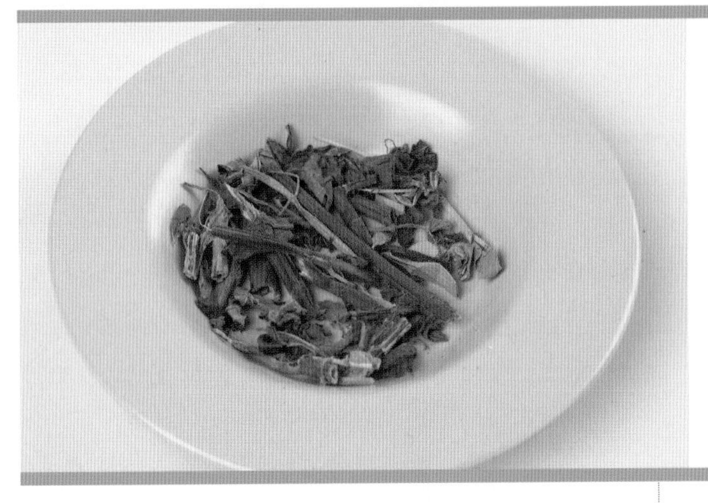

薄荷

bohe

《新修本草》

【异名】

蕃荷(《备急千金要方》),南薄荷(《本草衍义》),野薄荷、升阳菜(《滇南本草》),金钱薄荷(《本草纲目》)

【基原】为唇形科薄荷属草本植物 *Mentha canadansis* L. 的茎叶。主产于江苏、安徽等南北各地。多生于山野湿地河旁，根茎横生地下。

【性状】

薄荷全株青气芳香。叶对生，花小，淡紫色，唇形，花后结暗紫棕色的小粒果。本品经净制、切制后为不规则的小段，茎、叶、花混合。茎长5~8mm，呈方形，表面紫棕色或淡绿色，略被茸毛，切面白色，髓部中空。叶片深绿色或灰绿色，皱缩而破碎，花序轮伞状，花冠黄棕色，有特殊清凉香气。

【采收加工或制法】

采收期因产地而异，一年可采割2~3次。鲜用，或阴干切段用。

【性味】味辛，性凉。

1.《新修本草》:“味辛、苦，温，无毒。”

2.《食疗本草》:“平。”

3.《本草正》:“味辛、微苦，气微凉。”

4.《雷公炮炙药性解》:“味辛，性微寒，无毒。”

5.《本草纲目》:“辛凉。”

6.《本经逢原》:“辛平，无毒。(发明)辛凉。”

7.《得配本草》:“辛、微苦，微凉。”

8.《医学衷中参西录》:“味辛，气清郁香窜，性平，少用则凉，多用则热。”

【归经】入肺、肝、心包经。

1.《汤液本草》:“手太阴经、厥阴经药。”

2.《本草纲目》:“入手太阴、足厥阴。”

3.《本草新编》:“入肺与包络二经，又能入肝、胆。”

4.《本经逢原》:“(发明)入肝、肺两经。”

5.《本草撮要》:“入手足厥阴经。”

【功用】

疏风散热，清利头目，宣滞解郁，透疹止痒，辟秽通窍。适宜于风热感冒，鼻塞头痛，目赤肿痛，咳嗽失音，厌食口臭，隐疹瘙痒者食用。

1.《新修本草》:“主贼风伤寒发汗，恶气心腹胀满，霍乱，宿食不消，下气。人家种之，饮汁发汗，大解劳乏。”

2.《滇南本草》:“治一切伤寒头疼，霍乱吐泻，痈疽疥癞诸疮等症”,“滇南处处产薄荷，老人作菜食，返白发为黑，与别省不同。”

3.《本草纲目》:“消风散热，故头痛头风、眼目咽喉口齿诸病，小儿惊热及瘰疬疮疥，为要药。”

4.《雷公炮炙药性解》:“主中风失音，下胀气，去头风，通利关节，破血止痢，清风消肿，引诸药入营卫，能发毒汗，清利六阳之会首，祛除诸热之风邪。”

5.《本草择要纲目》:“通关节，解劳乏，小儿风涎，发毒汗，清头目风热，能引诸药入荣卫，又治骨蒸热劳，搜肝气，又主肺盛。”

6.《本草新编》：“下气冷胀满，解风邪郁结，善引药入营卫，又能退热”，“善解半表半里之邪，较柴胡更为轻清。”

7.《本经逢原》：“辛能发散，专于消风散热。凉能清利，故治咳嗽失音、头痛头风，眼目口齿诸病。利咽喉，去舌苔，小儿惊热，及瘰疬疮疥为要药。……能开郁散气。”

8.《本草分经》：“宣滞解郁，散风热，通关窍。”

9.《医学衷中参西录》：“善表疹瘾，愈皮肤瘙痒，为儿科常用之品。”

【服食方法】

可用于糕饼点心、饮料汤羹中，或生食鲜品，或煮炖食用，也可煎汤代茶饮，或作调料使用。

1.《新修本草》：“煮汁服，亦堪生食。”

2.《食疗本草》：“杵汁服，去心脏风热。”

3.《本草纲目》：“吴、越、川、湖人多以代茶。”

4.《本草新编》：“用入糕饼中，取其益肝而平胃。”

【服食宜忌】

体虚多汗者禁服；不可久食；炖煮时后下；忌食鳖肉。

1.《汤液本草》：“《象》云：新病瘥人勿多食，令虚汗出不止。”

2.《本草通玄》：“然芳香尖利，多服久服，令人虚汗不止。软弱人久用，反动消渴病。”

3.《神农本草经疏》：“小儿身热，由于伤食者不可用。小儿身热，因于疳积者不可用。小儿痘疮，诊得气虚者，虽身热初起，亦不可用。”

4.《本经逢原》：“然所用不过二三分，以其辛香伐气；多服久服令人虚冷，瘦弱人多服动消渴病，阴虚发热、咳嗽自汗者勿施。”

5.《本草从新》：“辛香伐气，多服损肺伤心，虚者远之。”

6.《得配本草》：“瘦弱人久服，动消渴病。肺虚咳嗽，客寒无热，阴虚发热，痘后吐泻者，皆禁用。”

7.《随息居饮食谱》：“多服耗散真气，致生百病。”

8.《本草撮要》：“体虚及夏月均宜少服。”

【食疗方】

1. 治男妇伤风咳嗽，鼻塞声重 野薄荷汤：野薄荷二钱，陈皮二钱，杏仁二钱（去皮尖）。引用竹叶十五片，水煎服。（《滇南本草》）

2. 治脑漏，鼻流臭涕 野薄荷不拘多少。水煎，点水酒服。（《滇南本草》）

3. 做菜食之，除口气，捣汁含漱，去舌苔语涩，挼叶塞鼻止衄血。（《本草正》）

4. 感伤外邪，又带气郁者 薄橘茶：薄荷一钱、茶一钱，橘皮一钱，滚茶冲一大碗服。（《本草新编》）

5. 血痢 薄荷叶煎服。（《随息居饮食谱》）

【储藏】

鲜薄荷易腐烂，制成干品可贮干燥容器内，防潮。

【食论】

薄荷属于药食两用的食材。在《新修本草》及《证类本草》中均列在菜部卷下，《本草图经》（见《大观本草》第789页）云：“古方稀用，或与薤作齑食。近世医家治伤风，通关格及小儿风涎，为要切之药，故人家园庭间多莳之。”可见其最初是以食用为主的。对其性温、性凉历代多有争议，由于其“气味俱薄，浮而升，阳也”（《本草蒙筌》），能升能散，多用又能令人出汗不止，古之医者有将其归入辛温类中。吴仪洛认为：“薄荷辛能散，凉能清，《本经》温，盖体温而用凉也。”（《本草从新》）从临床治疗咽痛、目糊、口臭、瘰疬、疮疥、小儿热惊等病证观之，则考虑属辛凉。

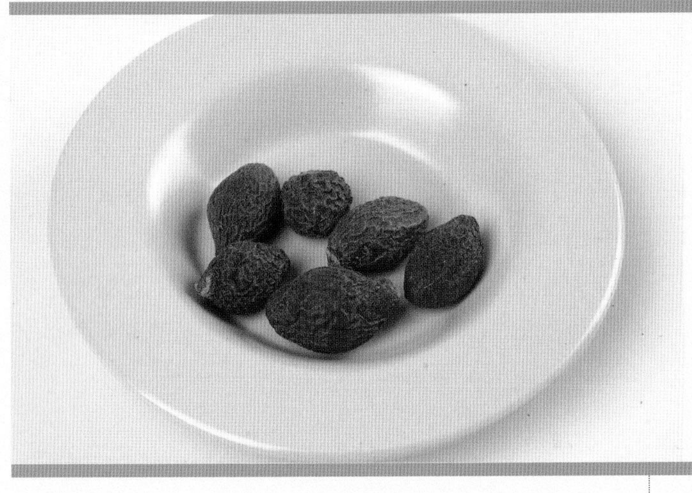

胖大海

pangdahai

《本草纲目拾遗》

【异名】

安南子、大洞果（《本草纲目拾遗》），胡大海、海南子、大发（《现代实用中药》），大海（《中药材手册》）。

【基原】

为梧桐科苹婆属植物胖大海 *Sterculia lychnophora* Hance 的种子。

【性状】

呈纺锤形或类椭圆形，状似橄榄，先端钝圆，基部略尖，长约 2cm，直径约 1cm。表面棕色至暗棕色，微有光泽，具细密的不规则皱纹，基部具浅色的圆形种脐。外皮质轻而疏松，易剥落，遇水膨大成海绵状块。

《本草纲目拾遗》："形似干青果，皮色黑黄，起皱纹，以水泡之，层层胀大，如浮藻然，中有软壳，核壳内有仁二瓣。"

【采收加工或制法】

4~6 月，由开裂的果实上采取成熟的种子，晒干。

【性味】 味甘、淡，性寒。无毒。

1.《本草纲目拾遗》："味甘、淡。性纯阴。"

2.《中华本草》："味甘、淡，性凉。"

3.《中华人民共和国药典》："甘，寒。"

【归经】 入肺、大肠经。

【功用】

清热解毒，利咽消肿，润肠通便。适宜于干咳无痰，咽痛音哑，热结便秘，风火牙痛，目赤肿痛者食用。

1.《本草纲目拾遗》："治火闭痘，服之立起。并治一切热症劳伤，吐衄下血，消毒去暑，时行赤眼，风火牙痛，虫积下食，痔疮漏管，干咳无痰，骨蒸内热，三焦火症，诸疮皆效，功难尽述。"

2.《现代实用中药》："为清凉性消炎药，用于喉头气管黏膜诸炎症，咽喉干灼，咳嗽声音不出等。并有镇咳祛痰之效，对于重伤风咳嗽失音，咽喉燥痛，咯血或牙龈肿痛等，均适用之。又可用于喉头结核，热嗽干咳无痰等症。散火疮，消毒，去暑，治时行赤眼，风火牙疼，干咳无痰，骨蒸内热。"

3.《中药材手册》："除内热，润肺化痰，利咽止渴。治咽喉痛、声哑口渴、咳嗽吐衄、下血、牙痛目赤。"

【服食方法】 泡水代茶饮。

【服食宜忌】 脾胃虚寒、腹痛便溏者慎用。

【食疗方】

1. 治血淋 胖大海，时泡汤作饮。(《疑难急症简方》)

2. 治火闭痘 胖大海二钱，煎服立起，并治一切热症。(《疑难急症简方》)

3. 治菌痢 胖大海汤：胖大海 15g，开水 200ml，将胖大海放碗中冲开。如红痢加白糖 15g，白痢加红糖 15g，服汁并食胖大海肉。一般 1 ~ 3 剂可愈。[包头医学，1994，18（2）：29.]

4. 治慢性咽炎 胖大海桔梗茶：胖大海 3 枚，苦桔梗5g，蜂蜜适量。将胖大海、桔梗置杯中，冲入沸水，纳入蜂蜜浸泡饮服，每日1剂。适用于慢性咽炎、咽喉不利、咽痛声嘶、大便秘结、小便短黄等。[养生大世界，2004，(5)：45.]

5. 治红眼病 胖大海糊：取淡黄棕色、个大、坚硬的胖大海3~4枚，用温开水将其泡散备用。用0.9%生理盐水冲洗患眼后，将泡散的胖大海完全覆盖患侧上下眼睑（每只眼1 ~ 2枚），用纱布固定。每晚1次，每次20分钟，3 ~ 4日即可治愈。[人人健康，2007，(8)：33.]

【储藏】置干燥处，防霉，防蛀。

【食论】

胖大海泡水代茶，其味甘甜可口，适宜于慢性咽炎和声音嘶哑辨证属热者饮用。药理研究表明，胖大海浸出液可增加肠内容积，有机械刺激而致缓泻的作用，故可用于热性便秘，但脾胃虚寒的患者不可使用，以免引起或加重腹泻。

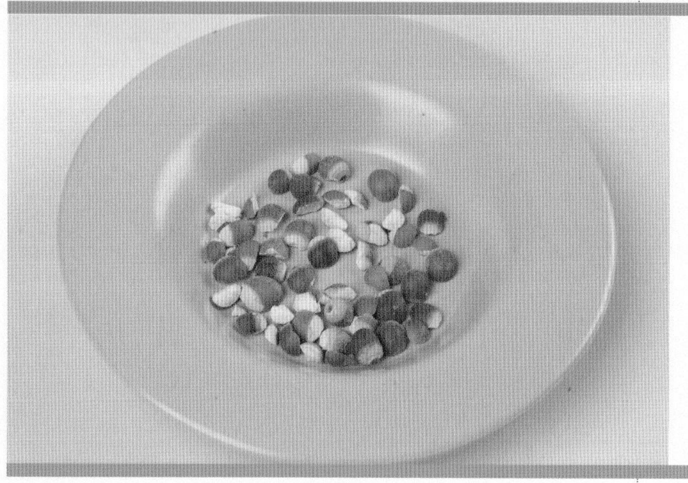

芡实

qianshi

《本草纲目》

【异名】

鸡头实、雁啄实（《神农本草经》），芡（《名医别录》），鸡豆（《药性切用》），刀芡实、鸡头果、鸡头莲、刀芡、黄实、苏黄、土芡实（《江苏省植物药材志》）。

【基原】

为睡莲科芡属植物芡 *Euryale ferox* Salisb. 的种仁。

【性状】

通常呈球形，亦有破碎的，完整者直径约7mm。表面有棕红色内种皮，一端黄白色，约占全体1/3，有圆形内凹的黄褐色脐点，除去内种皮显白色。

《本草蒙筌》：“形类鸡头。”

【采收加工或制法】

9~10月种子成熟时割取果实，击碎果皮，取出种子，除去硬壳。

1.《名医别录》：“生雷泽，八月采。”

2.《本草蒙筌》：“处处池塘俱种，逢秋采实曝干。须先舂壳，才可取仁。”

【性味】味甘、涩，性平，无毒。

1.《神农本草经》：“味甘，平。”

2.《名医别录》：“无毒。”

3.《滇南本草》：“气味甘、平、涩，无毒。”

4.《药鉴》：“气温，味甘美。”

5.《药品化义》：“味甘，性干温、鲜凉。”

6.《药性切用》：“其味甘平，微温性涩。”

【归经】入脾、肾经。

1.《药鉴》：“属土而有水。”

2.《雷公炮炙药性解》：“入心、肾、脾、胃四经。”

3.《本草征要》：“入脾、肾二经。”

4.《药品化义》:“入脾、胃、肝三经。”

【功用】

补脾益肾，固精缩尿，收敛止泻，祛湿止带。适宜于梦遗滑精，遗尿白浊，小便不禁，脾虚久泻，带下者食用。

1.《神农本草经》:“主湿痹，腰脊膝痛，补中除暴疾，益精气强志，令耳目聪明。久服，轻身不饥、耐老、神仙。”

2.《滇南本草》:“开胃助气，止渴益肾，治小便不禁、遗精、白浊、带下。”

3.《本草蒙筌》:“疗颈瘰疮，补中除卒暴疾。”

4.《药鉴》:“又主脾湿。”

5.《雷公炮炙药性解》:“主安五脏，补脾胃，益精气，止遗泄，暖腰膝，去湿痹，明耳目，治遗忘。”

6.《药性切用》:“实脾益肾，固气涩精。”

7.《随息居饮食谱》:“补气，益肾固精。耐饥渴。治二便不禁。强腰膝。止崩淋带浊。”

【服食方法】煮粥，或研末作糕、饼食。

1.《食疗本草》:“作粉食之，甚好。可取蒸，于烈日中曝之，其皮壳自开。挼却皮，取人食，甚美。可候皮开，于臼中舂取末。”

2.《本草衍义》:“舂去皮，捣仁为粉，蒸炸作饼，可以代粮。”

3.《本草蒙筌》:“入药可为散为丸，寻常任煮粥作饼。”

4.《本草纲目》:“新者煮食良。入涩精药，连壳用亦可。”

5.《药鉴》:“久服不厌，可作饵食。”

6.《随息居饮食谱》:“必蒸煮极熟，枚齿细咀，使津液流通，始为得法。鲜者盐水带壳煮，而剥食亦良；干者可为粉作糕，煮粥代粮，亦入药剂。”

【服食宜忌】感冒初起或便秘腹胀者不宜食。

1.《食疗本草》:“与莲实同食，令小儿不能长大，故知长服当亦驻年。生食动少气。”

2.《本草衍义》:“食多，不益脾胃气，兼难消化。”

3.《古今医统大全》:“生食动风，令气损，脾难消，却益精。幼儿多食，久则侏儒不长。”

4.《本草蒙筌》:“煮熟食堪以代粮，生嚼食动风冷气。婴儿食形体矮小，老人食寿岁延长。”

5.《雷公炮炙药性解》:“多食壅气，最难消化，婴儿食之不长，老人服之延年。”

6.《本草征要》:“小儿不宜多食者，以其难消也。”

7.《药性切用》:“小儿多食则难化。”

8.《本草求原》:“生食动风滞胃。”

【食疗方】

1. 治湿痹腰痛 鸡头粉羹：鸡头磨成粉，羊脊骨一副，带肉，熬取汁。上件，用生姜汁一合，入五味调和，空心食之。(《饮膳正要》)

2. 治老人耳目病 鸡头实粥：鸡头实不拘多少，去壳，净粉三合，粳米三合，照常煮粥，空心食之。(《养生类要》)

3. 治久泄不止 芡实、淮药各二两，交猪肚蒸服，即愈。(《验方新编》)

4. 治慢性肠炎 芡实内金饼：生芡实300g，生鸡金150g，面粉750g。将上药研末，与面烙成焦饼。成人为10日量，每日分2次服食，10日为1疗程。小儿量酌减。[中国民间疗法，1998，(3)：42.]

5. 治泄泻带下 白雪糕：芡实30g，山药30g，莲子30g，粳米1000g，糯米1000g，白糖1000g。莲子泡发，去皮、芯，和芡实、山药、粳米、糯米一起磨成粉，加水和匀，制成糕，上笼煮熟，撒上白糖。补养脾胃，涩精止泻。治脾虚泄泻，遗精白浊，妇女白带等症。每日1次，作早餐食用。[药膳食疗，2004，(9)：6-7.]

【储藏】干品放干燥、通风处，防蛀。

【食论】

芡实是一味性质平和的药食两用食材，既可充饥，又可补体祛疾。现代研究认为，芡实中蛋白质含量适中，脂肪含量低，碳水化合物含量丰富，极易消化吸收。同时其性质固涩收敛，即“又补又收”，因此对于老年人较适用，而对于具有“稚阴稚阳之体”的小儿及大便干燥者不适宜，也不适合把它当主粮过食。

附：芡实茎　芡实根　芡实叶

1.《滇南本草》："莅菜，鸡头茎也，气味咸、甘，无毒，主治止渴、除虚热，生熟皆宜。根，气味同茎，主治小肠结气疼痛，亦治追心疝。叶，主治寒症，漏底水泻，气欲脱，服之立瘥。"

2.《验方新编》："胞衣不下，此因产母力乏，气不转运，或因血少干涩，或因子宫空虚而不下者，急用芡实叶（又名鸡头莲叶）一张，扯作二三块，煎水服，胎衣即破作二三块而下。"

3.《随息居饮食谱》："其茎嫩时可茹，能清虚热。根可煮食，祲岁济饥。叶一张，煎汤服，治胞衣不下。"

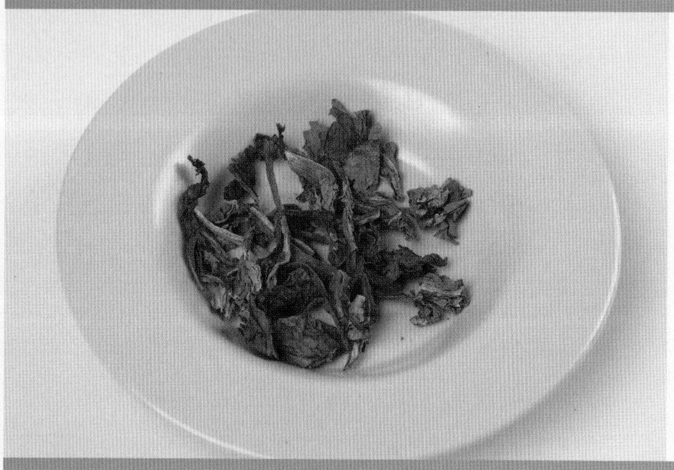

蒲公英

pugongying

《本草图经》

【异名】

蒲公草（《新修本草》），仆公罂（《本草图经》），地丁（《本草衍义》），地丁草（《履巉岩本草》），孛孛丁菜、黄花苗（《救荒本草》），婆婆丁（《滇南本草》），蒲公丁、黄花地丁、耳瘢草、狗乳草（《本草纲目》），波波丁（《本草易读》），奶汁草（《本经逢原》），乳汁草（《外科症治全生集》）。

【基原】

为菊科蒲公英属植物蒲公英 *Taraxacum mongolicum* HandMazz.、碱地蒲公英 *Taraxacum sinicum* Kitag. 或同属数种植物的全草。多生于田间、路旁等处。我国南北各地均有分布。

【性状】

蒲公英根呈圆锥形，表面棕褐色，多皱，根头部有棕褐色或黄白色的茸毛；叶呈倒披针形，绿褐色或暗灰色。开黄褐色或淡黄白色花。

《救荒本草》："生田野中，苗初搨地生，叶似苦苣叶微短小，叶丛中间撺葶，梢头开黄花，茎叶折之皆有白汁。"

【采收加工或制法】春至秋季时采挖。

《医学入门》："四月五月采，洗净细锉用。"

【性味】味苦、甘，性寒，无毒。

1.《新修本草》："味甘，平，无毒。"

2.《履巉岩本草》："性暖，有毒。"

3.《滇南本草》："味苦、平，性微寒。"

4.《雷公炮炙药性解》："味苦、甘，性寒，无毒。"

5.《本草新编》："味苦，气平，无毒。"

【归经】入肝、胃、肾经。

1.《本草求真》："专入胃、肝。"

2.《得配本草》："入足太阴、阳明经。"

3.《要药分剂》："入肾经，兼入脾、胃二经。"

4.《本草撮要》："入足阳明、厥阴、少阴经。"

5.《本草易读》："足少阴药也。"

【功用】

清热解毒，消肿散结，利尿通淋。适宜于疔疮肿毒，乳痈乳岩，瘰疬肺痈，目赤肿痛，咽喉红肿，发热咳嗽，湿热黄疸，热淋涩痛，胃痛肠痈，蛇虫咬伤等人食用或外用。

1.《大观本草》："主妇人乳痈肿。"

2.《滇南本草》（务本）："敷诸疮肿毒、疥癞癣疮，利小便，祛风，消诸疮毒，散瘰疬结核，止小便血，治五淋癃闭，利膀胱。"

3.《本草纲目》："掺牙，乌须发，壮筋骨。"

4.《神农本草经疏》："解热凉血。"

5.《要药分剂》："解毒散结。"

6.《本草新编》："溃坚肿，消结核，解食毒，散滞气。"

7.《本草求真》："消胃热，凉肝血，疗乳痈、乳岩。"

8.《得配本草》："治淋通乳。"

【服食方法】

生食、煲汤、煮粥、做馅、捣汁或泡水代茶饮等。

《外科症治全生集》："炙脆存性，火酒送服，疗胃脘痛。"

【服食宜忌】阳虚外寒、脾胃虚弱者慎用。

【食疗方】

1. 治胃脘痛 取鲜蒲公英，瓦上炙枯黑存性，研末，每取五分，滴花烧酒调团口含，再以烧酒送咽。痛息，接服五日痊愈。（《外科症治全生集》）

2. 治乳痈红肿 蒲公英一两，忍冬藤二两。捣烂，水二钟煎至一钟，食前服。（《本草简要方》）

3. 治急性乳腺炎 蒲公英酒：250g 烧酒，加干蒲公英 15g，浸泡 5 ～ 7 天。每次服 30ml，每日 3 次，饭后服。[王承业 . 蒲公英酒治疗 42 例急性乳腺炎初步报告 . 辽宁医学杂志，1960，（7）：21–22.]

4. 回乳 蒲公英汤：蒲公英 15g，煎二次，得药液 300ml，分二三次服，每日一剂。[刘亚娴 . 蒲公英有调和肝胃、回乳等作用 . 中医杂志，1992，（5）：4–5.]

5. 治化脓性中耳炎 蒲公英汁：采新鲜蒲公英取全草，去枯叶，用清水洗净，置于阴凉通风处，将其水分蒸发干净。然后剪成碎片，用洗净的药臼捣成糊状，取出用消毒纱布双层包住用力拧挤，干净器皿接其鲜汁，用滴管吸取，每日早、午、晚滴入耳孔，滴药之前先将耳道脓血清除干净。3 ～ 5 岁每日用 3 株，6 ～ 10 岁每日用 5 株，10 岁以上每日用 7 株。[谷正本 . 鲜蒲公英汁外用治疗化脓性中耳炎 . 中医杂志，1992，（5）：6–7.]

6. 治寻常疣 新鲜蒲公英全草，先用蒲公英根部的浆液外擦疣处 1 分钟，再用全叶揉成团，在患处擦拭 3 分钟，每日 1 次，共擦 6 次。[赵红丽，王爱妍，汤华涛 . 蒲公英治寻常疣和急性乳腺炎 . 中国民间疗法，2009，17（10）：69.]

8. 治胃溃疡出血 蒲公英白及粉：将蒲公英、白及各 500g 烘干后碾碎，再过筛，取其粉末，用密闭容器贮存起来。每次于空腹时用温开水冲服该药末 15g，每日服 3 次，连服 1 个月为一个疗程。[蒲昭和 . 用蒲公英白及粉治疗胃溃疡出血效果佳 . 求医问药，2008，（3）：22.]

【储藏】

鲜品置阴凉处保存；干品置通风干燥处，防潮，防蛀。

【食论】

现代药理研究表明，蒲公英的抗菌谱较广，对金黄色葡萄球菌、溶血性链球菌、肺炎双球菌、脑膜炎球菌、痢疾杆菌、伤寒杆菌等均有不同程度的杀菌作用，尤其对消化道病变且伴有幽门螺旋菌感染的患者，根据体质配伍不同食材食用可达控制的效果。

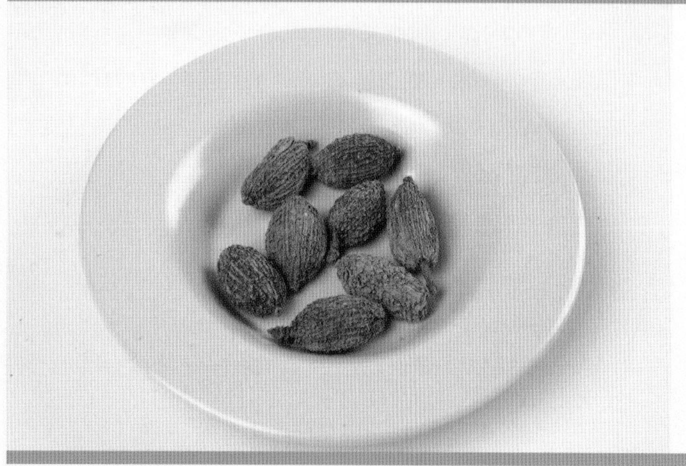

砂仁

sharen

《本草汇言》

【异名】

缩砂密(《日华子本草》),缩砂蔤(《本草纲目》),缩砂仁（《本草汇言》），阳春砂、春砂仁（《广东中药志》)。

【基原】

为姜科砂仁属植物阳春砂仁、绿壳砂仁和海南砂仁的干燥成熟果实。以产于广东阳春之砂仁产量最多、质量最佳。

【性状】

砂仁 Fructus Amomi 为多年生直立草本植物。呈卵形、卵圆形或椭圆形，表面棕色、黄棕色或褐棕色，密被扁平的刺状突起；内表面淡黄色或褐黄色；种子为不规则多角形，表面淡棕色或棕色，具较规则的皱纹。有浓郁的香气。选材以果仁饱满，有光泽，香气浓郁者为好。

1.《本草蒙筌》:“苗高三四尺许,类高良姜苗茎。叶有八九寸长。”

2.《医林纂要》:“出广中，以阳春者为佳。”

【采收加工或制法】

7~10 月份初果由鲜红转为紫红色，种子呈黑褐色，破碎后有浓烈辛辣味即可采收。剪刀剪断果序，晒干或焙干备用。

《本草述钩玄》:“八月采者，气味完固。”

【性味】味辛，性温。

1.《开宝本草》:“味辛，温，无毒。”

2.《本草原始》:“辛，温涩，无毒。”

3.《本草易读》:“辛、温、苦、涩。”

【归经】入脾、胃、大小肠、肾经。

1.《神农本草经疏》:“入足太阴、阳明、少阴、厥阴，亦入手太阴、阳明、厥阴。”

2.《本草汇言》:“入手足太阴、阳明、太阳、少阴八经。”

【功用】

化湿开胃，温脾止泻，理气安胎。适宜于湿阻中焦及脾胃气滞，症见脘腹胀满、食欲不振、不思饮食、恶心欲呕,尤其寒湿气滞者,及气滞妊娠恶阻,胎动不安，食积不化，胃脘胀痛，腹痛泄泻，咳嗽多痰者食用。

1.《药性论》:“能主冷气腹痛,止休息气痢劳损,消化水谷，温暖脾胃，治冷滑下痢不禁。”

2.《日华子本草》:“治一切气,霍乱转筋,心腹痛,能起酒香味。”

3.《大观本草》:“主虚劳冷泻，宿食不消，赤白泄痢，腹中虚痛，下气。”

4.《本草从新》:“和胃醒脾，快气调中，通行结滞。”

5.《得配本草》:“醒脾胃，通行结滞，引诸药归宿丹田,消食安胎,除腥秽,祛寒痰,治呕吐泻痢,胀痞腹痛，霍乱转筋，奔豚骨鲠。”

6.《广东中药志》:“行气，化湿，温中，安胎。”

【服食方法】

临用时将壳打碎，煲汤，研末入粥食或做调料等。

【服食宜忌】阴血内热者慎用。

1.《本草从新》:“血虚火炎者勿用。”

2.《本经逢原》:“妊妇气滞者宜服。”

3.《本草求原》:“孕妇气虚勿多服，恐致难产。”

【食疗方】

1. 治冷滑下痢不禁，虚羸 用缩砂仁熬为末，以羊子肝薄切掺之，瓦上焙干为末，入干姜末等分，饭丸梧子大。每服四十丸，白汤下，日二服。(《本草纲目》)

2. 治遍身肿满，阴亦肿着 用缩砂仁、土狗一个，等分研和，白汤服之。(《本草汇言》)

3. 治鱼骨哽咽 同甘草末绵包含咽。(《本草易读》)

4. 治糖尿病 砂仁末 5g，猪肚 500g，加葱、姜等炒食。(《中国食用本草》)

5. 治脾胃湿阻，肢软乏力，纳食不香 砂仁 5g，苡仁 50g，全鸭 1 只，将全鸭去毛杂、洗净、切块，砂仁研末，与苡仁同放锅中，加清水适量煮沸后，调入葱、姜、椒、料酒等，文火炖至鸭肉烂熟，调入食盐、味精、香菇丝、小白菜，再煮一二沸服食。[文古月 . 药食两用说砂仁 . 药膳食疗，2005，(2)：39-40.]

6. 治疗腹中虚痛、呕吐、上气呃逆胀痛、腹胀食少等症 取砂仁 9g，粳米 100g。粳米熬成粥，砂仁研末后入锅中，煮开 5~10 分钟即可食，每小碗加入姜汁 10ml。

【储藏】置干燥容器内密封保存，防潮、防蛀。

【食论】

砂仁首载于《药性论》，名缩砂密。其药用及食用价值历代不乏记载，古人称其“为醒脾调胃要药”。《本草蒙筌》记载:“起酒味甚香，调食馔亦妙。”现代用砂仁烹调的“春砂鱼”、“春砂鸡”、“春砂肉”等，可谓美味和营养兼具；砂仁还可加工制成“春花白酒”、“春砂糖”、“春砂蜜”等。砂仁的花、叶、茎、根与茶叶同制的“春砂茶”，气息芳香，具有醒脾养颜的作用。

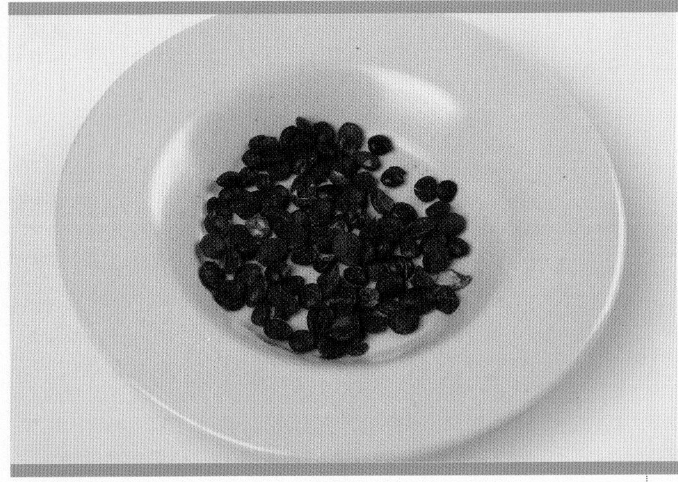

酸枣仁

suanzaoren

《雷公炮炙论》

【异名】

樲(《神农本草经》引《尔雅》)，酸枣(《神农本草经》)，山枣(《本草纲目》)，枣仁(《药品化义》)，酸枣核(《中华本草》引《江苏省植物药材志》)。

【基原】

为鼠李科枣属植物酸枣 *Ziziphus jujuba* Mill. 的种子。主产于河北、陕西、辽宁、河南等地。

【性状】

种子呈扁圆形或椭圆形，长 5 ~ 9mm，宽 5 ~ 7mm，厚约 3mm，外皮红棕色或紫红色，平滑有光泽，一面略平，一面稍隆起。种仁色黄白。

【采收加工或制法】秋季果实成熟时采收，将果实浸泡一宿，搓去果肉，捞出，用石碾碾碎果核，取出种子，晒干。

1.《雷公炮炙论》:“酸枣仁凡使，采得后，晒干，取叶重拌酸枣仁，蒸半日了，去皮尖了，任研用。”

2.《名医别录》:“八月采实，阴干，四十日成。”

【性味】味甘、酸，性平。

1.《神农本草经》:“味酸，平。”

2.《名医别录》:“无毒。”

3.《本草衍义》:“微热。”

4.《饮膳正要》:“味酸、甘，平，无毒。”

5.《本草纲目》:“味甘，气平。”

6.《本草正》:“味微甘，气平。”

7.《神农本草经疏》:“酸枣仁得木之气而兼土化，故其实酸平，仁则兼甘，气味匀齐，其性无毒，为阳中之阴。”

8.《药品化义》:“味微甘，性炒微温，生平，能升能降。”

9.《本草易读》:“酸，辛，无毒。”

10.《本草述钩玄》:“味酸辛甘，气平、微热，阳中之阴。”

11.《本草撮要》:“味甘酸而润。”

【归经】入心、脾、肝、胆经。

1.《本草纲目》:“足厥阴经、少阳药也。”

2.《雷公炮炙药性解》:“本入肝经，而心则其所生者也，脾则其所制者也，胆又其相依之腑也，宜并入之。”

3.《神农本草经疏》:“入足少阳，手少阴，足厥阴、太阴之经。”

4.《药品化义》:“入心、肝、胆、脾四经。”

5.《本草易读》:“足厥阴、少阳、手足少阴药也。”

6.《本草新编》:“入心、肝、胆与包络四经。”

7.《本草撮要》:“入手少阴、足少阳经。”

【功用】

养肝安神，宁心敛汗。适宜于失眠健忘，虚烦不安，心悸怔忡，体虚多汗，津伤口渴，骨蒸劳热者食用。

1.《神农本草经》:“主心腹寒热，邪结气聚，四肢酸疼，湿痹。久服安五脏，轻身、延年。”

2.《名医别录》:“烦心不得眠，脐上下痛，血转，久泄，虚汗，烦渴，补中，益肝气，坚筋骨，助阴气，令人肥健。”

3.《新修本草》:“补中益气。”

4.《饮膳正要》:“主心腹寒热，邪结气聚。除烦。”

5.《本草纲目》:“熟用疗胆虚不得眠、烦渴虚汗之证，生用疗胆热好眠。”

6.《药鉴》:“能安和五脏，大补心脾。”

7.《本草正》:“宁心志，止虚汗，解渴去烦，安神养血，益肝补中，收敛魂魄。”

8.《本草新编》:“宁心志，益肝胆，补中，敛虚汗，祛烦止渴，安五脏，止手足酸痛，且健筋骨，久服多寿。”

9.《冯氏锦囊秘录》:“宁心益肝，敛汗止渴，心胸寒热，邪结气聚，四肢酸痛，湿痹心烦，意乱不眠，胆虚易惊悸，脾虚不嗜食，心虚易出汗，安神魂宁意，补中气助阴，坚筋骨，安五脏，久服令人肥健、轻身延年。”

10.《本草撮要》:“功专安神定志。”

【服食方法】

煎服，煮粥，或与蜜、酒及其他补益肺脾之气的食材，如粳米、茯苓等煮粥、制作糕饼点心或饮料汤羹。

1.《药鉴》:“心家有实热者，生研为良；心家若虚寒者，炒研才妙。”

2.《本草正》:“多眠者，生用；不眠者，炒用。”

3.《本草新编》:“夜不能眠者，必须生用，或神思昏倦，久苦梦遗者，亦宜生用。可为臣佐，多用尤佳，常服亦妙也。”

4.《得配本草》:“止烦渴虚汗，醋炒。醒脾，临时炒用。”

【服食宜忌】大便稀薄者慎食。

1.《神农本草经疏》:“凡肝、胆、脾三经，有实邪热者勿用，以其收敛故也。”

2.《冯氏锦囊秘录》:“性油而润，滑泻者禁之。”

3.《得配本草》："肝旺烦躁，肝强不眠，服之肝气敛，火益盛。心阴不足致惊悸者，血本不足，敛之益增烦躁。俱禁用。"

【食疗方】

1. 治虚劳，心烦，不得睡卧 酸枣粥：酸枣仁一碗，上件用水，绞取汁，下米三合煮粥，空腹食之。(《饮膳正要》)

2. 治神经衰弱、失眠、多梦、盗汗 酸枣仁散：酸枣仁 120g，醋适量。酸枣仁炒熟研细末，食时用淡醋汤服下即可。功能：养心安神，敛汗。若治心烦不眠，可单味研末吞服。(《中华药膳养生全书》)

3. 治甲亢 酸枣仁饮：炒酸枣仁 15g，百合 15g，莲子心 3g，水煎代茶饮，适用于阴虚火旺、心烦不寐的甲亢患者。[中国民间疗法，2004，12（12）：38.]

4. 美容 酸枣仁桂圆粥：酸枣仁 30g 捣烂，双层纱布包好，桂圆肉 15g，粳米 100g，加清水熬煮成粥，用红糖 10g 调味，早晨温热食用，具有补益心脾、养血安神、悦色润肤的功效。[中国健康月刊，2005，（2）：144-145.]

5. 治惊悸怔忡 枣仁牛奶饮：酸枣仁 10g，牛奶 250ml，白糖 15g。将枣仁去杂质，炒香研粉；牛奶放入炖杯中，置武火上烧沸，加入酸枣仁粉、白糖，搅匀即可饮用。养肝和血，宁心安神，用于惊悸怔忡，虚烦不眠，烦渴虚汗等。[现代养生，2007，（8）：42.]

6. 治夜间失眠 猪舌枣仁汤：猪舌头 1 只，玫瑰花 3 朵，酸枣仁 6g，绍酒、精盐各 10g，味精、葱段、姜片、白糖、酱油各 5g，丁香 1g，八角 2 粒，花椒 2g。将玫瑰花撕成瓣状洗净，酸枣仁炒香，猪舌用沸水煮 5 分钟去舌苔。将玫瑰花等调料一并放入锅内，加上汤 1500ml，待香气溢出时放入猪舌，卤熟即成，吃猪舌喝汤。具有活血化瘀、宁心安神、促进睡眠的功效，适用于夜间失眠者。[东方药膳，2009，（6）：13.]

【储藏】置干燥容器内，防蛀。

【食论】

酸枣仁属于药食两用之佳品，含有大量的蛋白质和维生素 C，对调节中枢神经系统具有良好的作用，长期食用对神经衰弱、心脏神经官能症、高血脂、早期动脉粥样硬化等病症具有显著的调节作用，而且可延缓衰老和美容养颜。古本草对其使用方法有生用、熟用之别，认为"熟用不得眠，生用好眠"，如《本草蒙筌》："治多眠不眠，必分生用炒用。多眠胆实有热，生研末，取茶叶、姜汁调吞；不眠胆虚有寒，炒作散，采竹叶煎汤送下。"现代研究及临床病例观察证实：生酸枣仁经过炒制，其镇静催眠的有效成分酸枣仁皂甙 A 和 B、黄酮甙 C 和 D 含量基本没有发生变化，药理作用和临床效果也基本一致。因此在食用过程中，采用煎、煮、炒等方法，不但能提高食材的美味，而且不影响食疗效果。

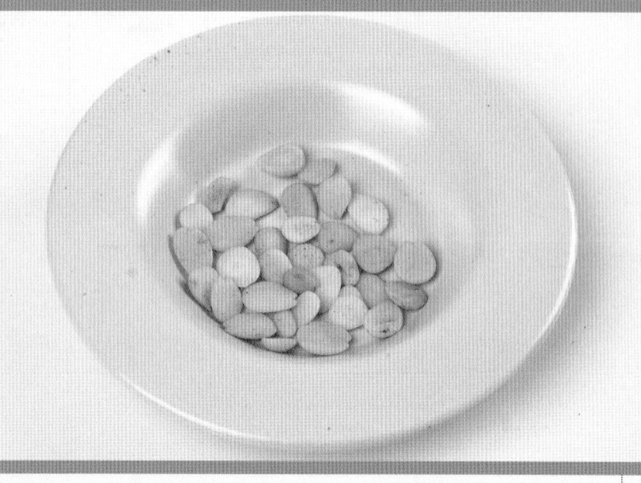

桃仁
taoren

《雷公炮炙论》

【异名】

桃核仁（《神农本草经》），桃核（《名医别录》）。

【基原】

为蔷薇科桃属植物桃 *Prunus persica*（L.）Batsch 或山桃 *Prunus davidiana*（Carr.）Franch. 的干燥成熟种子。

【性状】

桃仁：呈扁卵形或椭圆形，一端尖，中部膨大，另端钝圆而偏斜，边缘较薄，长 1.2 ~ 2cm，宽 1 ~ 1.2cm，厚 2 ~ 4mm。表面黄棕色或红棕色，有纵脉纹及密布细粒状突起，种皮薄。

山桃仁：呈类卵圆形，较小而肥厚。

【采收加工或制法】

6~7 月间果实成熟时采摘，除去果肉及核壳，取出种子，晒干。

1.《名医别录》："七月采取人，阴干。"

2.《雷公炮炙论》："凡使，须择去皮，浑用白术、乌豆二味，和桃仁同于瓦锅中煮一伏时后漉出，用手擘作两片，其心黄如金色，任用之。"

3.《备急千金要方·食治》："七月采。凡一切果核中有两仁者并害人，不在用。"

4.《雷公炮炙药性解》："沸汤泡去皮尖，炒用。"

5.《本草纲目》："行血，宜连皮尖生用。润燥活血，宜汤浸去皮、尖炒黄用。或麦麸同炒，或烧灰存性，各随其方。双仁者有毒，不可食。"

6.《本草征要》："泡，去皮尖，炒。勿用双仁者。"

7.《本草易读》："行血祛瘀，宜连皮尖生用。活血润燥，宜去皮尖炒用。"

8.《本经逢原》："去皮尖。生用则和血，连皮尖炒用即破血。双仁者有毒，勿用。"

【性味】味苦、甘，性平。

1.《神农本草经》："味苦，平。"

2.《名医别录》："味甘，无毒。"

3.《备急千金要方·食治》："味苦、甘、辛，平，无毒。"

4.《食疗本草》："温。"

5.《雷公炮炙药性解》："味苦甘，性平，无毒。"

6.《汤液本草》："气温，味苦甘、性平。苦重于甘，阴中阳也。无毒。"

7.《本草纲目》："苦、甘，平，无毒。"

8.《药鉴》："气寒，味苦带甘，气薄味厚，降也，阴也。"

9.《本草正》："味苦、辛、微甘，气平，阴中有阳。"

10.《本草征要》："苦重于甘，气薄味厚，沉而下降，为阴中之阳。"

11.《本草易读》："甘，苦，辛，平，无毒。"

12.《中华本草》："味苦、甘，小毒。"

13.《中华人民共和国药典》："苦、甘，平。"

【归经】入心、肝、大肠经。

1.《雷公炮炙药性解》："入肝、大肠二经。"

2.《汤液本草》："入手、足厥阴经。"

3.《药鉴》："入手厥阴包络及足厥阴肝经药也。"

4.《本草正》："入手、足厥阴经。"

5.《本草易读》："入厥阴肝。"

【功用】

活血祛瘀，润燥通肠，止咳下气。适宜于经闭，痛经，产后血瘀腹痛，癥瘕，热入血室，跌仆损伤，肠燥便秘，肺痈，肠痈，咳嗽气逆者食用。

1.《神农本草经》："主瘀血、血闭、瘕邪，杀小虫。"

2.《名医别录》："主咳逆上气，消心下坚，除卒暴击血，破瘕癥，通月水，止痛。"

3.《备急千金要方·食治》："破瘀血，血闭瘕，邪气，杀小虫，治咳逆上气，消心下硬，除卒暴声血，破癥瘕，通月水，止心痛。"

4.《食疗本草》："杀三虫，止心痛。"

5.《饮膳正要》："桃仁止心痛。"

6.《雷公炮炙药性解》："主瘀血血闭，癥瘕鬼邪，血燥便结，杀三虫，止心痛。"

7.《本草纲目》："主血滞风痹骨蒸，肝疟寒热，鬼注疼痛，产后血病。"

8.《药鉴》："润大肠血燥难便，去小腹血凝成块。多用逐瘀血而止痛，少用生新血而通经。盖多则苦胜，破滞气也。少则甘夺，生新血也。"

9.《本草正》："善治瘀血、血闭、血结、血燥，通血隔，破血癥，杀三虫，润大便，逐郁滞，止鬼疰、血逆疼痛、膨胀，疗跌仆损伤。"

10.《本草征要》："破诸经之血瘀，润大肠之血燥。肌有血凝，而燥痒堪除，热入血室，而谵言可止。……血疾恒需之。"

11.《本草易读》："破血行瘀，除癥消瘕，通经润燥，止咳下气。治心腹之疼痛，开心下之坚硬，疗阴中之肿痒，杀下部之虫䘌，断妇人之崩漏，缩小儿之卵㿗。"

【服食方法】煎汁，煮粥食。

【服食宜忌】孕妇忌食，大便稀溏者慎食。

1.《医学入门》："血燥虚者慎之。"

2.《药鉴》："唯实证可用，若遇血枯之证，必须以滋血补血药为主，再以此剂佐之，自是其濡润而无闭结之患矣。孕妇所禁。"

3.《本草正》："若血枯经闭者，不可妄用。"

4.《神农本草经疏》："性善破血，第散而不收，泻而无补，过用之及用之不得其当，能使血下不止。损伤真阴，为害非细。故凡经闭不通由于血枯，而不由于瘀滞，产后腹痛由于血虚，而不由于留血结块，大便不通由于津液不足，而不由于血燥秘结，法并忌之。"

5.《本草征要》："桃仁破血，血瘀者当宜，若用之不当，大伤阴气。"

6.《药性切用》："肠滑者忌。"

【食疗方】

1. 治偏风，半身不遂及癖疰方　用桃仁二千七百枚，去皮、尖、双仁，以好酒一斗三升，浸二十一日，取出晒干杵细，作丸如梧子大。每服二十丸，以原酒吞之。(《大观本草》引《外台秘要》)

2. 治心腹痛，上气咳嗽，胸膈烦满，喘急　桃仁粥：桃仁（三两，汤煮熟，去尖、皮，研），上件取汁，和粳米同煮粥，空腹食之。(《饮膳正要》)

3. 治产后百病　制桃仁一千二百粒，熬捣细入酒，研如粥，纳瓶中封固，入汤中煮一伏时，每酒下一两良。(《本草易读》)

4. 治唇干裂痛　捣合猪脂敷。(《本草易读》)

5. 治虫风牙痛　针刺一枚，灯上烧烟出吹灭，安疼上咬，五六次愈矣。(《本草易读》)

6. 治外伤性胸痛　桃仁散：生桃仁适量，去皮，文火炒黄，研末。每次3g，日2次，黄酒冲服。[山东中医杂志，1997，16（3）：139.]

7. 治须发早白　糖桃仁：桃仁适量放于水中浸泡3日，取出去皮、尖；另将白糖入锅内化开，放入桃仁和匀，冷却后食用。每日2次，每次10粒，连服3个月即可见效。[东方药膳，2006，(10)：41-42.]

8. 治中风后遗症　桃仁丸：桃仁(去皮、尖)，浸于酒中，历时7日，晒干研末，以蜜调为丸(梧桐子大小)，每日15丸，每日2次，用黄酒或温开水送服。可治半身不遂、脑血栓。[东方药膳，

2006,(10):41-42.]

9. 治哮喘 桃仁膏：桃仁、杏仁、白胡椒各 6g，糯米 10 粒，共研末，用鸡蛋清调匀，外敷双脚心和双手心。[东方药膳，2006,(10):41-42.]

【储藏】放阴凉干燥处，防虫蛀、走油。

【食论】

桃仁的活血作用备受关注，而其镇咳作用常常被人们所忽视。据现代医学研究表明，桃仁和苦杏仁一样，都含有苦杏仁甙，只是含量不同（含量分别约 1.5% 和 3.0%）。苦杏仁甙具有镇咳作用，其作用机理为苦杏仁甙能被苦杏仁酶水解，所产生的氰氢酸和苯甲醛对呼吸中枢有抑制作用，能使呼吸加深，咳嗽减轻，痰易咳出，这印证了《名医别录》桃仁"主咳逆上气"之说。同时，动物实验和临床实践也已证实，由苦杏仁甙形成的氰氢酸对生物体具有毒性，过量服用桃仁也可引起中毒。

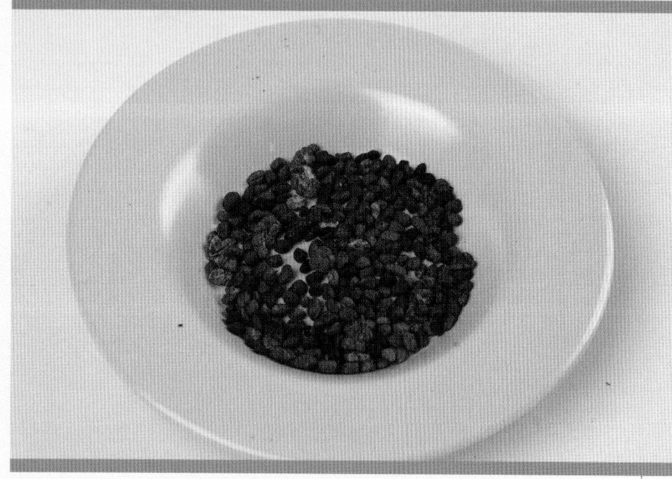

益智仁

yizhiren

《宝庆本草折衷》

【异名】

益智子（《南方草木状》），益智、益智人（《宝庆本草折衷》）。

【基原】

为姜科山姜属植物益智 *Alpinia oxyphylla* Miq. 的成熟果实。益智多生于林下湿润处，我国主要分布在海南、广东、广西等岭南地区。

【性状】

益智仁 Fructus Alpiniae Oxyphyllae 呈不规则多面形，表面灰褐色或灰黄色，外被淡棕色膜质假种皮。

1.《宝庆本草折衷》："生昆仑国，及交趾、岭南，及雷州。"

2.《本草原始》："子如笔头儿两头尖，长七八分。"

【采收加工或制法】

夏季果实表面呈浅褐色、果皮茸毛脱落时摘取，以果肉带甜味、种子辛辣为度，于天气晴好时剪下果穗，除去果柄，晒干或烘干备用。选材以个大、饱满、气味辛香浓郁者为佳。

1.《南方草木状》："如笔毫，长七八分。二月花，色若莲；著实，五六月熟。"

2.《得配本草》："盐拌炒，去盐研用。或盐水炒亦可。"

【性味】味辛，性温。

1.《开宝本草》："味辛，温，无毒。"

2.《汤液本草》："气热，味大辛。辛温，无毒。"

3.《本草备要》："辛，热。"

【归经】入脾、胃、肾经。

1.《汤液本草》："主手足太阴、足少阴经。"

2.《本草汇言》："入手足少阴、手足太阴四经。"

3.《神农本草经疏》："入足太阴、足少阴经。"

4.《雷公炮炙药性解》："入脾、胃、肾三经。"

【功用】

温肾暖脾，摄唾止泻，固精缩尿。适宜于脾胃虚寒呕吐，泄泻，腹中冷痛，小儿遗尿，流涎，肾虚遗精，夜尿频，小便余沥、白浊者食用。

1.《开宝本草》："主遗精虚漏，小便余沥，益气安神，补不足，安三焦，调诸气。"

2.《大观本草》："止呕哕。"

3.《本草品汇精要》："止呕哕，摄涎秽。"

4.《本草蒙筌》："和中气及脾胃寒邪，禁遗精并小便遗溺。止呕哕而摄涎唾，调诸气以安三焦。"

5.《本草纲目》："冷气腹痛，及心气不足，梦泻赤浊，热伤心系，吐血血崩诸证。"

6.《医宗必读》："温中进食，补肾扶脾。摄涎唾，缩小便，安心神，止遗浊。"

7.《本草求真》："功专燥脾温胃，及敛脾肾气逆，藏纳归原。"

8.《医林纂要》："补肝、肾、命门，温脾胃，开郁结。"

9.《本草便读》："补心脾，益火消阴，缩泉止唾。"

【服食方法】

煎汤食、碾粉冲食或与粳米等谷米同作粥食等。

【服食宜忌】阴虚火旺、证属湿热者不宜食用。

1.《本草新编》："不可多用，恐动君相之火也。"

2.《本经逢原》："益智功专补火，如血燥有火，湿热暴注及因热而遗浊，色黄干结者，不可误用也。"

3.《本草述钩玄》："病属阳虚不能摄阴，选用益智，乃为的对。若阴虚不能归阳，投此适以滋害矣。"

4.《本草从新》："血燥有热，因热而崩带遗浊者不可误入也。"

【食疗方】

1. 治夜多小便者 取二十四枚，碎，入盐同煎服，有奇验。(《开宝本草》)

2. 治腹胀忽泻日夜不止，诸药不效 用益智子仁二两，浓煎饮之，立愈。(《本草纲目》)

3. 治崩中 为末，米汤下。(《本草易读》)

4. 治口臭 同甘草研，舐之。(《本草求原》)

【储藏】置于干燥容器内密封保存，防霉防蛀。

【食论】

现代研究证实，益智仁中含有大量有"聪明因子"美誉的牛磺酸，这也与历代文献所载的"多食益智"说法趋同。益智仁温不而燥，补而不滞，性质缓和，因此，长期从事脑力劳动、体质虚弱者不妨选择益智仁作为健脑益智、延缓衰老的保健食品。

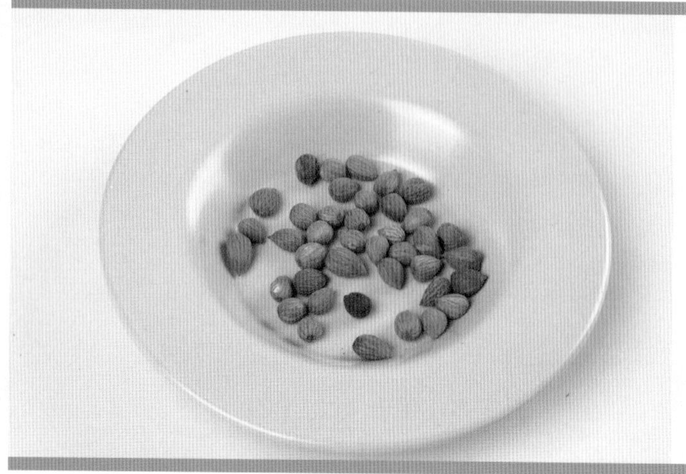

郁李仁

yuliren

《神农本草经》

【异名】

爵李（《本经》），常棣（《尔雅》），郁子（《医心方》），车下李（《吴普本草》），小李仁（《全国中草药汇编》第二版）。

【基原】

为蔷薇科郁李属植物郁李 *Cerasus japonica* (Thunb.) Lois 的种仁。生于向阳山坡、灌丛或路旁。全国各地均有分布，以辽宁、河北、山东及浙江等省区所产居多。产于山东者质量较好。

【性状】

郁李仁为落叶灌木，核果近球形，暗红色，果期 6 ~ 8 月。

【采收加工或制法】

夏、秋季待果实呈鲜红色后，采收成熟果实，置于阴湿处，腐去果肉及核壳，取出种仁，干燥备用。选材以颗粒饱满、淡黄白色、整齐不碎、无核壳者为佳。

1.《绍兴本草》："产山东，肥者佳。"

2.《本草蒙筌》："六月采实，碎核取仁。"

【性味】味酸甘、苦，性平。

1.《本草纲目》："酸，平，无毒。"

2.《本草便读》："辛，苦、甘、酸。"

3.《全国中草药汇编》(第二版):"辛,苦、甘,平。"

【归经】入肝、脾、大肠、膀胱经。

1.《本草备要》："入脾经气分。"

2.《本草新编》："郁李仁善入肝，又入脾。"

3.《本草求真》:"郁李专入脾,兼入膀胱、大肠。"

【功用】

行气利水消肿，下气润肠通便，清热明目。适宜于肠燥便秘，食积气滞腹胀，水肿腹满，脚气，小便不利，赤眼症，眼睛红肿作痒，小儿发热者食用。

1.《神农本草经》："治大腹水肿，面、目、四肢浮肿，利小便水道。"

2.《药性论》："能治肠中结气，关格不通。"

3.《食疗本草》："破癖气，能下四肢水。"

4.《日华子本草》:"泄五脏膀胱急痛，腰胯冷脓。消宿食，下气。"

5.《宝庆本草折衷》："治小儿多热。"

【服食方法】

可生食，蜜渍食用，蒸煮做饼，做粥羹、茶饮，也可酿果酒等。

《救荒本草》："其实红熟时摘取食之，酸甜味美。"

【服食宜忌】

肠燥便秘、脚气，水肿腹满、小便不利者，体质壮实者可食。气虚脾弱、体质属阴虚者及孕妇慎食。

《神农本草经疏》："津液不足者，慎勿轻用。"

【食疗方】

1. 治小儿水气，腹肚妨痛胀满，面目肿，小便不利　郁李仁四分，以水八合研，滤取汁，以白米

一合煮粥，空心食之。(《食医心鉴》)

2. 治大腹肿满，气急不得卧 用郁李仁半撮，捣烂，以大麦面一撮，水和蒸熟，和入郁李仁作饼吃。入口即大便通行，泄水而愈。(《本草汇言》)

3. 治脚气浮肿，心腹满，大小便不通，气急喘息 用郁李仁十二分，捣碎，水研取汁，薏苡仁杵碎如粟米三合，以汁煮作粥，空腹食之。(《卫生易简方》)

4. 治咳嗽，气喘 郁李仁 12g，去皮研细，与粳米 60g 煮粥，将熟时加入蜂蜜 60g，生姜汁 15ml，煮熟食用。(《中国食用本草》)

5. 治大便出血 郁李仁 8g，鸡蛋 1 只，藕汁适量。将郁李仁与藕汁调匀，装入鸡蛋内，湿纸封口，蒸熟即可。每日 2 次，每次 1 剂。(《药食两用中药应用手册》)

【储藏】置阴凉干燥处，防潮、防蛀、防泛油。

【食论】

郁李仁中含脂肪油、蛋白质、纤维素、淀粉、油酸、郁李仁苷等多种成分，具有较强烈的泻下作用。现代药理研究显示：郁李仁所含蛋白成分 IR-A、IR-B，还有抗炎、镇静、镇痛、降压等功效。

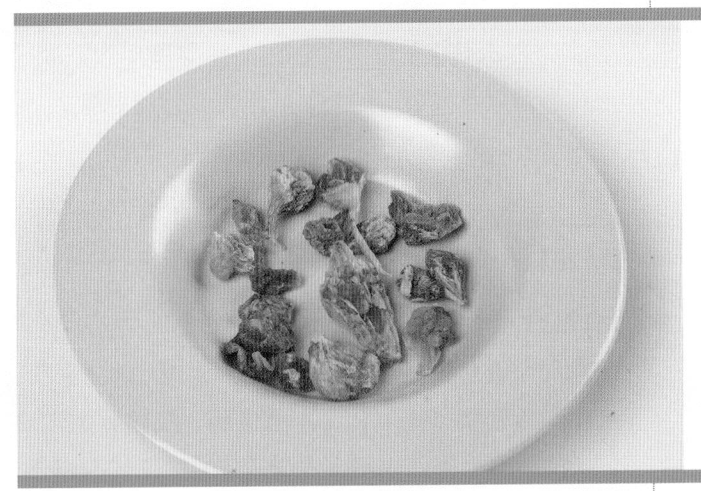

薤白

xiebai

《肘后备急方》

【异名】

薤(《神农本草经》)，菜芝(《名医别录》)，藠子(《饮食须知》)，莜子、火葱、鸿荟(《本草纲目》)，野薤、野蒜(《内蒙古食疗药》)。

【基原】

为百合科葱属植物小根蒜 *Allium macrostemon* Bunge. 薤 *Allium chinensis* G. Don 的鳞茎。

【性状】

小根蒜：呈不规则卵圆形，高 0.5 ~ 1.5cm，直径 0.5 ~ 1.8cm。表面黄白色或淡黄棕色，皱缩，半透明，有类白色膜质鳞片包被，底部有突起的鳞茎盘。质硬，角质样。有蒜臭，味微辣。

薤：呈略扁的长卵形，高 1 ~ 3cm，直径 0.3 ~ 1.2cm。表面淡黄棕色或棕褐色，具浅纵皱纹。质较软，断面可见鳞叶 2 ~ 3 层，嚼之粘牙。

【采收加工或制法】

夏、秋二季采挖，洗净，除去须根，蒸透或置沸水中烫透，晒干备用。

【性味】味辛、苦，性温。

1.《本草经集注》:“辛、苦，温，无毒。”

2.《本草乘雅半偈》:“辛味，温滑，无毒。”

【归经】入肺、心、胃、大肠经。

1.《汤液本草》:“入手阳明经。”

2.《本草求真》:“专入肺、大肠。”

【功用】

通阳散结，宽胸消痞，行气导滞。适宜于胸痹疼痛，脘痞干呕，痰饮咳喘，泄痢后重，金创烫伤，咽中骨鲠等病症者食用。

1.《神农本草经》:“主治金创，创败，轻身，不饥，耐老。”

2.《名医别录》:“除寒热，去水气，温中，散结，利病人。”

3.《本草纲目》:“温补，助阳道。”

4.《本草易读》:“助阳利窍，散血生肌，温中散结，定喘安胎。治泄痢下重，疗胸痹刺痛。金疮能愈，汤火亦消。”

5.《随息居饮食谱》:“辛温散结，定痛宽胸，止带安胎，活血治痢。”

6.《本草简要方》:“利窍，泄滞。”

【服食方法】 煎汤，亦可煮粥食。

《本草纲目》:“其根煮食、芼酒、糟藏、醋浸皆宜。”

【服食宜忌】 气虚者慎食。

1.《饮食须知》:“不可与牛肉同食，令人作癥瘕。”

2.《随息居饮食谱》:“多食发热，忌与韭同。”

【食疗方】

1. 治诸鱼骨鲠　小嚼薤白，令柔。以绳系中，持绳端，吞薤到鲠处，引之，鲠当随出。(《肘后备急方》)

2. 治赤白痢　薤白散：用薤白一握，切捣如泥，橘皮一两，好乳一升，先以少乳煎薤熟后，下余乳及橘皮末，匀搅，煎十余沸，空腹分两服之，如啜茶，不止更作之。(《奇效良方》)

3. 治小儿疳积　薤白饼：鲜薤白适量，洗净，捣如泥，以米粉与蜂蜜适量拌和，做成熟饼食用。可治小儿疳积及痢疾等症。[周贻谋.通阳行气话薤白.家庭医学，2007，(9)：58.]

4. 治胃痛便秘　薤白炒鸡蛋:鲜薤白全草、鸡蛋、调味品各适量。将薤白择净，切碎，与鸡蛋、调味品等拌匀后放入热油锅中煎熟服食，每日1剂。可行气消积，适用于胃脘刺痛、大便秘结等。[胡献国.通阳散结说薤白.家庭中医药，2007，(9)：68.]

5. 治冠心病心绞痛　薤白炒瘦肉:薤白、猪瘦肉、调味品各适量。将薤白、瘦肉洗净，切丝。锅中放菜油烧热，下葱姜爆香，再下肉丝翻炒片刻，最后下薤白及调味品等，炒至熟后服食，每日1剂。[胡献国.通阳散结说薤白.家庭中医药，2007，(9)：68.]

【储藏】 放干燥处，防潮防蛀。

【食论】

现代研究表明，薤白具有抗菌消炎、解痉平喘、抗血小板聚集、抗氧化、降低血脂、抗动脉粥样硬化、抗肿瘤等药理作用，古今适应的病证基本相合。本品药食两用，不良反应少见，但过量服用对胃黏膜也有一定的刺激，故建议溃疡患者不要食用。

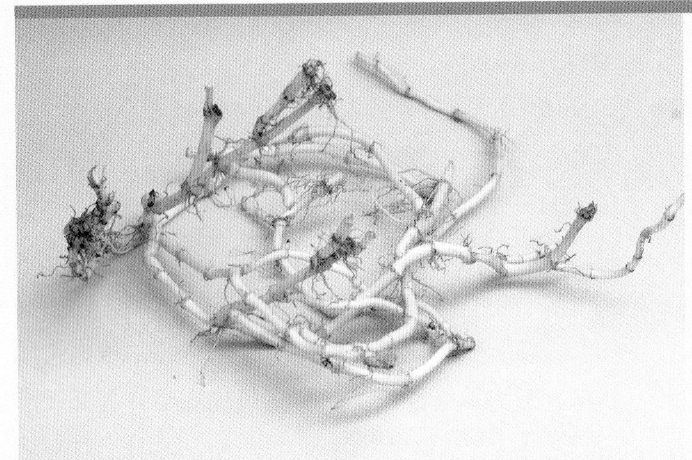

鱼腥草
yuxingcao
《履巉岩本草》

【异名】

蕺(《名医别录》),菹菜(《新修本草》),蕺菜(《食疗本草》),菹子(《本草纲目》),蕺草(《本经逢原》),臭猪巢(《医林纂要》)。

【基原】

为三白草科蕺菜属植物蕺菜 *Houttuynia cordata* Thunb. 的地上部分。

【性状】

全株有腥臭味，茎上部直立，呈紫红色，下部匍匐，节上轮生小根。叶互生，薄纸质，有腺点，背面尤甚，卵形或阔卵形，基部心形，全缘，背面常紫红色，叶柄无毛。

1.《新修本草》:“叶似荞麦，肥地亦能蔓生，茎紫赤色，多生湿地、山谷阴处。”

2.《蜀本草》:“茎叶俱紫赤，英有臭气。”

3.《医林纂要》:“叶如荞麦而厚,面青背赤,花白,根红白色，气甚劳臭，可作蔬。”

【采收加工或制法】初春时采取嫩株，鲜用。

【性味】味辛，气微寒。

1.《名医别录》:“味辛，微温。”

2.《食疗本草》:“温。”

3.《日华子本草》:“有毒。”

4.《履巉岩本草》:“性凉，无毒。”

5.《滇南本草》:“味苦、辛，性寒平。”

6.《饮食须知》:“味辛，性微温，有小毒。”

7.《医林纂要》:“甘，辛，咸。”

【归经】入肺、膀胱、大肠经。

《神农本草经疏》:“入手太阴经。”

【功用】

清热解毒，消痈排脓，利尿通淋。适宜于肺痈吐脓，痰热喘咳，热痢疟疾，热淋水肿，鼻渊痈肿，痔疮脱肛，湿疹疥癣者食用。

1.《名医别录》:“主治蠼螋溺疮。”

2.《滇南本草》:“治肺痈咳嗽成痨带脓血者，痰有腥臭。亦治大肠热毒，疗痔疮，五痔皆痊。”

3.《本草纲目》:“散热毒痈肿,疮痔脱肛,断痁疾,解硇毒。”

4.《本经逢原》:“煎汤熏涤痔疮，及敷恶疮白秃。又治咽喉乳蛾，捣取自然汁灌吐顽痰殊效。”

5.《医林纂要》:“行水攻坚,去瘴解暑,疗蛇虫毒,治脚气，溃痈疽，去瘀血，补心血。”

【服食方法】冷水浸泡后，凉拌生食或焯后拌食。

《新修本草》:“山南江左人，好生食之。”

【服食宜忌】虚寒症及阴性外疡忌食。

1.《名医别录》:“多食令人气喘。”

2.《食疗本草》:“小儿食之，三岁不行。久食，发虚弱，损阳气，消精髓。”

【食疗方】

1. 治恶疮、白秃 淡竹筒内煨，傅恶疮、白秃。(《日华子本草》)

2. 治中暑 大治中暑伏热，闷乱不省人事。每用少许，捣烂取汁，以凉水浸服。(《履巉岩本草》)

3. 治内外痔 鱼腥草，煎汤点水酒服，连进三服。其渣熏洗患处，有脓者溃，无脓者自消。(《滇南本草》)

4. 治肺痈 单用捣汁，入年久芥菜卤饮之，治肺痈有神。(《神农本草经疏》)

5. 治疔毒肿痛 鱼腥草捣烂，敷之，痛一二时，不可去草;痛后一二日，即愈。(《本草单方》引《积德堂方》)

6. 治牙虫作痛 鱼腥草、花椒、菜子油各等分，捣匀，入泥少许，丸如豆大。随左右塞耳内，两边轮换，不可一齐用，闭耳气。塞一日夜，取看，有细虫为效。(《串雅外编》)

7. 治习惯性便秘 鱼腥草茶：鱼腥草 5 ~ 10g，用白开水浸泡 10 ~ 12 分钟后代茶饮。治疗期间停用其他药物，10 天为一个疗程。[家庭医药，2004，(3)：18.]

8. 治肾病综合征 鱼腥草汤：鱼腥草（干品）100 ~ 150g 入开水 1000ml，浸泡半小时后代茶饮，每日1剂,3 个月为一个疗程,疗程间隔 2 ~ 3 日。[家庭医药，2004，(3)：18.]

9. 治鼻窦炎 鱼腥草汁：将新鲜鱼腥草捣烂绞汁，每日滴鼻 3 次，每次 4 ~ 5 滴，对慢性鼻窦炎或萎缩性鼻炎有效,且无副作用。[特种经济动植物，2004，(8)：35.]

10. 治腮腺炎 鱼腥草贴：鲜鱼腥草适量，洗净，切碎捣烂，平摊在敷料上，贴于患处，外用纱布固定，每日 2 次，一般 3 ~ 4 天可愈。[开卷有益，2006，(7)：38.]

11. 治外伤血肿 鱼腥草泥：取鲜鱼腥草 100 ~ 150g，洗净，用米泔水浸几分钟，再捣烂如泥状，敷于血肿部位，用纱布包扎固定，每天换药 1 次即可。一般 2 ~ 3 天即可痊愈。适用于外伤后局部血肿,疼痛难忍,或伴微微发热者。[养生大世界，2006，(6)：45.]

【储藏】鲜食，干品置干燥处。

【食论】

鱼腥草广泛用于内、外、妇、儿、五官等各科的病症，现代研究表明本品有抗菌、抗病毒、抗炎、抗过敏、抗肿瘤、增强免疫和利尿作用。近年有关于鱼腥草注射液引起不良反应的报道，如皮肤红肿、瘙痒、皮疹、恶寒、发热、寒颤、胸闷、心悸、呼吸困难、肺水肿，甚至过敏性休克等，但是内服不同于注射，不超量使用，煎汤或做菜服用是安全的。

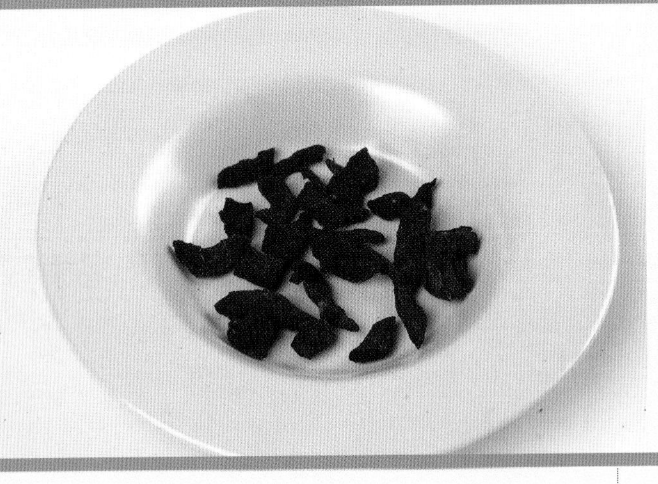

玉竹

yuzhu

《吴普本草》

【异名】

女萎（《神农本草经》），节地、荧、葳蕤（《吴普本草》），萎蕤（《别医别录》），葳参、玉术（《滇南本草》），萎香（《本草纲目》）。

【基原】

为百合科黄精属植物玉竹 *Polygonatum odoratum* (Mill.) Druce 的根茎。

【性状】

呈长圆柱形，略扁，少有分枝，长 4 ~ 18cm，直径 0.3 ~ 1.6cm。表面黄白色或淡黄棕色，半透明，具纵皱纹及微隆起的环节，有白色圆点状的须根痕和圆盘状茎痕。质硬而脆，或稍软，易折断，断面角质样或显颗粒性。气微，味甘，嚼之发黏。

1.《本草经集注》："其根似黄精而小异。服食家亦用之。"

2.《雷公炮炙论》："节上有毛，茎斑，叶尖处有小黄点。"

【采收加工或制法】

秋季采挖，除去须根，洗净，晒至柔软后，反复揉搓、晾晒至无硬心，晒干；或蒸透后，揉至半透明，鲜用或晒干。

1.《吴普本草》："二、七月采。"

2.《名医别录》："立春后采，阴干。"

3.《雷公炮炙论》："凡修事，采得，先用竹刀刮上节皮了，洗净，却，以蜜水浸一宿，焙干用。"

4.《滇南本草》："蒸露三次晒干用。"

5.《本草征要》："蜜水拌蒸。"

6.《本草通玄》："水浸半日，饭上蒸用。"

【性味】味甘，性微寒。无毒。

1.《神农本草经》："味甘平。"

2.《吴普本草》："神农：苦。一经：甘。桐君、雷公、扁鹊：甘，无毒。黄帝：辛。"

3.《名医别录》："无毒。"

4.《滇南本草》："味甘、微苦，性平、微温。"

5.《本草品汇精要》："味甘，平，缓。气厚于味，阳也。臊。"

6.《医林纂要》："甘，温。"

7.《本草便读》："味甘、微苦。"

【归经】入肺、胃经。

1.《滇南本草》："入脾。"

2.《本草征要》："入肺、脾、肝、肾四经。"

3.《本草通玄》："入脾，入肾。"

4.《本草新编》："入心、肾、肺、肝、脾五脏。"

5.《本草经解》："入手太阴肺经，入足太阴脾经。"

6.《要药分剂》："入心、肺二经。"

7.《本草撮要》："入手太阴经。"

【功用】

养阴润燥，生津止渴，除烦。适宜于肺胃阴伤，燥咳，咽干口渴，内热消渴，阴虚外感等人食用。

1.《神农本草经》："主中风暴热，不能动摇，跌筋结肉，诸不足。久服去面黑皯，好颜色，润泽轻身不老。"

2.《名医别录》："主治心腹结气，虚热、湿毒，腰痛，茎中寒，及目痛眦烂泪出。"

3.《本草经集注》："下痢方多用女葳。又主理诸石。"

4.《药性论》："主时疾寒热，内补不足，去虚劳客热，头痛不安，加而用之，良。"

5.《本草拾遗》："主聪明，调血气，令人强壮。"

6.《四声本草》："补中，益气。"

7.《日华子本草》："除烦闷，止渴，润心肺，补五劳七伤虚损，腰脚疼痛，天行热狂，服食无忌。"

8.《滇南本草》："补气血，补中健脾。"

9.《本草纲目》："主风温自汗灼热，及劳疟寒热，脾胃虚乏，男子小便频数，失精，一切虚损。"

10.《本草汇言》："方龙潭：兼夹外邪风湿迷留之证，用代参、芪，不寒不燥，大有殊功，不止于祛风湿、益筋脉而已也。"

11.《本草征要》："润肺而止嗽痰，补脾而去湿热，养肝而理眦伤泪出，益肾而除腰痛茎寒。"

12.《本草择要纲目》："风淫四末，两目泪烂，男子湿注腰痛，女子面生皯黑，疗风温自汗，身重语言难出，虚劳寒热痞疟，及一切不足之症。"

13.《冯氏锦囊秘录》："润肺而止嗽痰，补脾而祛湿热，养肝而理眦伤泪出，益肾而除腰痛，肺寒调养气血，逐风淫四末成痹，益气补中，去心腹结气阴烦，入脾肺以长气分之阳，入肝肾以滋阴分之血。"

14.《医林纂要》："补脾缓肝，和阴阳，润肌肉。"

15.《现代实用中药》："为滋养强壮药，治尿利频数，遗精，多汗症，并治腰膝部疼痛，除颜面之黑皯。又能使血糖减少，可治糖尿病。外用治打扑伤。"

16.《食物中药与便方》："主时疾寒热，内补不足，止消渴，润心肺。"

【服食方法】

煮粥，入膳，煎汤，熬膏、浸酒或外用鲜品捣敷、熬膏涂。

1.《本草经集注》："人服石不调和者，煮汁饮之。"

2.《本经逢原》："入发散风热药生用，入补药蜜水拌，饭上蒸熟用。"

【服食宜忌】 胃有痰湿气滞者忌食，脾虚泄泻者慎食。

1.《本草经集注》："畏卤碱。"

2.《本草崇原》："阴病内寒，此为大忌。"

3.《本草新编》："此物性纯，补虚热，且解湿毒。凡虚人兼风湿者，俱宜用之。但其功甚缓，不能救一时之急，必须多服始妙。"

【食疗方】

1. 强壮　萎蕤10公分，水600公撮，煎至200公撮，一日三回分服。(《现代实用中药》引《和汉药应用方》)

2. 治心血管病，冠状动脉病　每日用玉竹四钱水煎代茶频饮。(《食物中药与便方》)

3. 治虚烦失眠 玉竹养心粥：玉竹、茯苓、龙眼肉、炒枣仁各15g，砂锅水煮，文火沸30分钟取汁，与粳米100g共煮粥，加冰糖适量煮开，趁热服食。此粥营养丰富，能养心、健脾、保肺、益肝肾，对心神失养、虚烦少眠、脾胃虚弱、腰腿酸软无力者大有补益作用。[药膳食疗研究，2000，(4)：19.]

4. 治阴虚有热 怀山玉竹炖白鳝：白鳝约500g(制净，切短段)，怀山药、玉竹各60g，洗净，共入炖盅，加开水适量，加盖文火隔开水炖3小时，调味食用。滋阴补虚，退热生津。适应于阴虚有热，症见虚劳羸弱，骨蒸潮热，烦热失眠；或久咳肺虚之干咳口渴；亦可用于肺结核之低热不退、烦躁；也用于神经衰弱阴虚有热者。[药膳食疗研究，2000，(4)：19.]

5. 治阴虚燥咳 玉竹粥：将玉竹15g(鲜者加倍)，洗净，去掉根须，水煎取汁，加大米100g，煮为稀粥，待熟时调入冰糖少许，再煮一二沸即可。滋阴润肺，生津止渴，适用于肺阴受伤，肺燥咳嗽，干咳少痰或无痰，或高热病后，烦渴，口干舌燥，阴虚低热不退，并可用于各类心脏病心功能不全时的辅助食疗。[药膳食疗研究，2001，(1)：31.]

6. 治消渴饮多 玉竹山药白鸽汤：将玉竹、山药各50g(布包)，白乳鸽1只(去毛杂)，洗净加清水适量同炖，至白鸽熟后去药包，饮汤食鸽，每日

1剂。滋阴养肾，清热利湿，适用于消渴饮多，气短乏力等。[药膳食疗研究，2001，(1)：31.]

【储藏】 置通风干燥处，防霉，防蛀。

【食论】

古人认为本品温热，能补阳气，可替代参、芪应用，如《炮炙全书》："葳蕤增长阳气，与人参同力，一切不足之证可以代人参。"其实玉竹性偏寒凉，为养阴之品，功效与地黄类同，如《本草征要》："滋益阴精，与地黄同功。"因此，体寒之人，玉竹不得随意使用，否则会有肠滑便溏之不良反应。

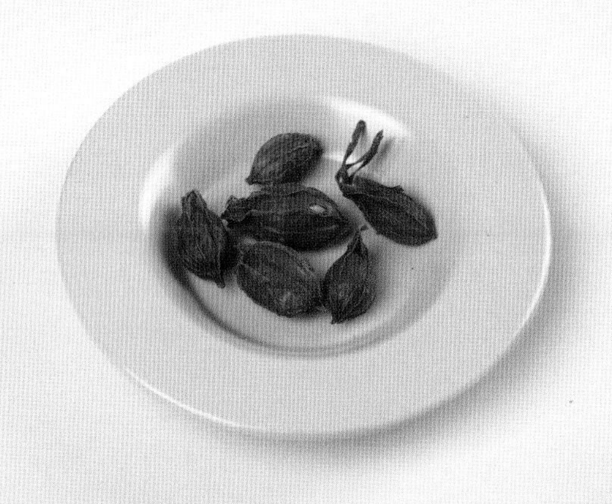

栀子
zhizi

《名医别录》

【异名】

枝子、木丹（《神农本草经》），越桃（《名医别录》），山栀子（《药性论》），卮、詹匐、黄栀（《宝庆本草折衷》）。

【基原】

为茜草科栀子属植物栀子 *Gardenia jasminoides* Ellis 的成熟果实。多生于丘陵山地或山坡灌丛中，主要分布在浙江、江西、湖南、福建等地。

【性状】

栀子为常绿灌木，高1~2m。果实呈长卵形或椭圆形，表面红黄色或棕红色，具6条翅状纵棱，棱间常有1条明显的纵脉纹。顶端残存萼片，基部稍尖，有残存果梗。果皮薄脆，略有光；种仁多数扁卵圆形，集结成团，深红色或红黄色，表面密具细小疣状突起。

1.《大观本草》："木高七八尺。叶似李而厚硬，又似樗蒲子。二三月生白花，花皆六出，甚芬香，俗说即西域詹匐也。夏秋结实如诃子状，生青熟黄，中仁深红。"

2.《宝庆本草折衷》："生南阳川谷及西域、西蜀、南方及建州、江陵府、临江军。"

【采收加工或制法】

夏、秋季果实成熟至红黄色时采收，除去果梗及杂质，蒸至上汽或置沸水中略烫，滤去水，干燥备用。或直接将果实晒干或烘干。选材以小而饱满、色红黄、完整者为佳。

1.《雷公炮炙论》："先去皮、须了，取仁，以甘草水浸一宿，漉出，焙干，捣筛如赤金末用。"

2.《千金翼方》："九月采实，曝干。"

3.《开宝本草》："亦两三种小异，以七道者为良。"

4.《植物名实图考》："以染黄者，以七棱至九棱者为佳。"

【性味】 味苦，性寒。

1.《神农本草经》："味苦，寒。"

2.《医林纂要》："苦，酸，寒。"

【归经】 入心、肺、三焦经。

1.《汤液本草》："入手太阴经。"

2.《本草汇言》："入手太阴、手少阴、足阳明经。"

3.《本草分经》："(入)肺、胃、三焦、心。"

4.《本草求原》："入肾、心、肺胃。"

【功用】

清热泻火，凉血解毒，除烦利尿。适宜于热病心烦不得眠，目赤口舌生疮，血热吐衄、便血、尿血，血淋涩痛，湿热黄疸，疮痈肿毒，闪挫扭伤疼痛等者食用。

1.《神农本草经》："主治五内邪气，胃中热气，酒皰皶鼻，白癞，赤癞，疮疡。"

2.《名医别录》："主治目热赤痛，胸心大小肠大热，心中烦闷，胃中热气。"

3.《药性论》："杀蛊虫毒。去热毒风，利五淋，主中恶，通小便，解五种黄病，明目，治时疾，除热及消渴口干，目赤肿病。"

4.《食疗本草》："主喑哑，紫癜风，黄疸，积热心躁。"

5.《本草纲目》："治吐血衄血，血痢下血血淋，损伤瘀血，及伤寒劳复，热厥头痛，疝气，汤火伤。"

6.《本草品汇精要》："除积热，泻肺火。"

7.《本草原始》："泻三焦火，清胃脘血，治热厥心痛，解热郁，行结气。"

8.《本经逢原》："专除心肺客热。"

9.柴裔《食鉴本草》："治心烦懊侬不眠，五黄五淋，亡血津枯，口渴目赤，紫癜白癞，皰皶疮疡。"

【服食方法】研末作粥食，或煎煮代茶饮。

【服食宜忌】脾胃虚寒、腹泻便溏者不宜食。

1.《神农本草经疏》："凡脾胃虚弱者忌之，血虚发热者忌之。"

2.《本草征要》："大苦大寒，能损伐胃气，虚者忌之。心腹痛不因火者，尤为大戒。"

3.《得配本草》："邪在表，虚火上升，二者禁用。"

【食疗方】

1.治下鲜血　栀子仁烧成灰，水和一钱匕服之，量其大小多少服之。(《食疗本草》)

2.治衄血无时　山栀子散：山栀子不拘多少，烧存性，末之，搐入鼻中，立愈。(《普济本事方》)

3.治热毒下血或因食物发动　用栀子三十枚，水三升，煎一升，去渣服。(《卫生易简方》)

4.治闪肭折伤肿痛　用山栀子仁，生研末，和小麦面，水调涂之。神效。(《本草汇言》)

5.治急性结膜炎、黄疸型肝炎、胆囊炎　栀子仁3~5g，粳米约100g，将栀子仁碾成细末，先煮粳米为稀粥，粥将成时，调入栀子末，稍煮即可。每日2次，2~3天为1个疗程。(《药食两用中药应用手册》)

【储藏】

置于干燥处保存，注意通风，防潮、防蛀。加工后的栀子宜贮于干燥容器中。

【食论】

栀子最早以"枝子"之名载于《神农本草经》。历代医家关于栀子的药用和食用方法不乏记载。继医圣张仲景之栀子豉汤，后世医家又有将栀子与生姜汁、酒、大蒜、粳米等同用，形成了一些极验的药食两用便方。现代药理研究发现，栀子含有黄酮类栀子素、果胶、鞣质、藏红花素、藏红花酸等成分，这些成分除具有利胆、抗病原微生物作用外，对胃肠道、中枢神经系统、心血管系统等也有一定作用，因此可以起到护肝、利胆、降压、镇静、止血、消肿等作用，临床常用于治疗黄疸型肝炎、扭挫伤、高血压、冠心病、糖尿病等症。

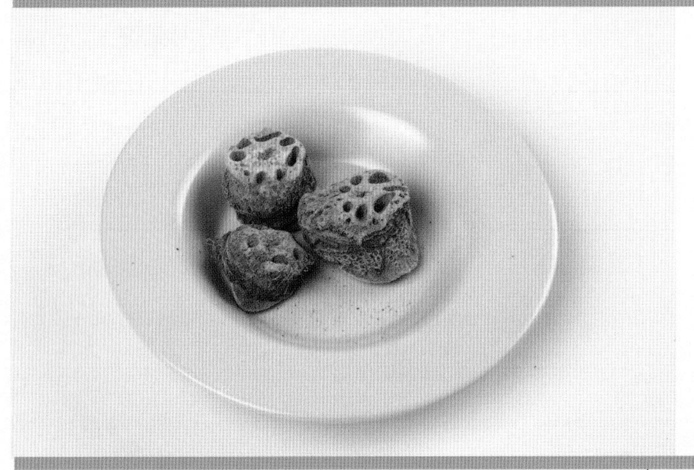

藕节
oujie

《药性论》

【异名】光藕节（《江苏省植物药材志》）。

【基原】

为睡莲科莲属植物莲 *Nelumbo nucifera* Gaertn. 的地下茎节部。

【性状】

呈短圆柱形，中部稍膨大，长 2 ~ 4cm，直径约 2cm。有残存的须根及须根痕，偶见鳞叶残基。两端有残留的藕。

【采收加工或制法】

秋、冬二季采挖根茎（藕），切取节部，洗净，除去须根。

【性味】味甘、涩，性平。无毒。

1.《日华子本草》：“冷。”

2.《本草纲目》：“涩，平，无毒。”

3.《本草汇言》：“味苦涩，气平，无毒。”

4.《医林纂要》：“甘，咸，涩，平。”

5.《本草纲目拾遗》：“藕节粉：味甘、微带苦，性平。”

6.《本草述钩玄》：“味涩，气平，性冷。”

【归经】入肺、脾、胃经。

1.《本草撮要》：“入手少阴、足阳明、厥阴经。”

2.《中华本草》：“归肝、肺、胃经。”

【功用】

止血消瘀。适宜于咳血，吐血，衄血，尿血，便血，血痢，崩漏者食用。

1.《药性论》：“捣汁，主吐血不止，口鼻并皆治之。”

2.《日华子本草》：“解热毒，消瘀血，产后血闷，合地黄生研汁，热酒并小便服并得。”

3.《日用本草》：“藕节之功尤速，又能消蟹毒。”

4.《滇南本草》：“治妇人血崩冷浊。”

5.《本草纲目》：“消瘀血，解热开胃，而又解蟹毒。能止咳血唾血，血淋溺血，下血血痢血崩。”

6.《本草易读》：“止诸般血逆，吐血衄血咳血，除一切血瘀，溺血淋血痢血崩血。”

7.《本草备要》：“解热毒，消瘀血，止吐衄淋痢，一切血症。”

8.《本草纲目拾遗》：“藕节粉：开膈，补腰肾，和血脉，散一切瘀血，生一切新血，产后及吐血者食之，尤佳。”

9.《江苏省植物药材志》：“凉血散瘀，止血，止咯血，吐血及鲜酒毒的效能。”

【服食方法】煎汤，鲜用捣汁。

【服食宜忌】适宜于各类出血证。

《本草撮要》：“得发灰治血淋，得酒可解蟹毒。和地黄捣汁，热酒童便饮，治产后血闷。得梨汁治上焦痰热。熟捣涂坼裂冻疮。”

【食疗方】

1. 治卒吐血 双荷汤：藕节七个，荷叶顶七个。

上以蜜少许擂细，用水二盅，煎至八分，去滓温服，或为细末调服亦可。(《奇效良方》)

2. 治喉痛 盐藕节：平时取新鲜藕节烘干，用盐腌好封固，遇有喉痛者，嚼汁咽之，极为神效，阴虚喉痛更妙。(《验方新编》)

3. 治鼻息肉 生藕节连须，瓦上焙枯，研末吹入，其肉渐渐自落，屡试如神。并治鼻中生疮。(《验方新编》)

4. 治小儿鼻衄 鲜干藕节：取藕节鲜品50g，捣汁外敷患儿前额和后颈。再用藕节干品盐炒适量煎汤，取液口服，1日3次，或代茶饮用。[湖北中医杂志，2009，31(8)：25.]

5. 治乳腺增生 用藕节60g,煎取汁,分3次口服,饭后服。一般3～5剂即可消除症状。[中国民间疗法，2005，13(7)：62.]

6. 治顽固性呃逆 卜子藕节汤：白卜子50g，炒黄、研细末。藕节10个煎汤，冲服卜子粉，频服，一般1次即可治愈，重者次日可再服1剂。[中国民间疗法，1999，7(11)：48.]

【储藏】

鲜品置阴凉干燥处，干品密封保存，防潮防蛀。

【食论】

藕节和藕在性味、功用上大致相似，均有较高的药用价值，可散可收，能止血又能散瘀，具有止血不留瘀的优点。与藕相比，藕节更侧重于止血功效，可广泛用于咳血、吐血、衄血、尿血、便血、崩漏、肌衄等各种出血病证。热性出血病证可以生用，虚寒性出血病证宜炒炭用。

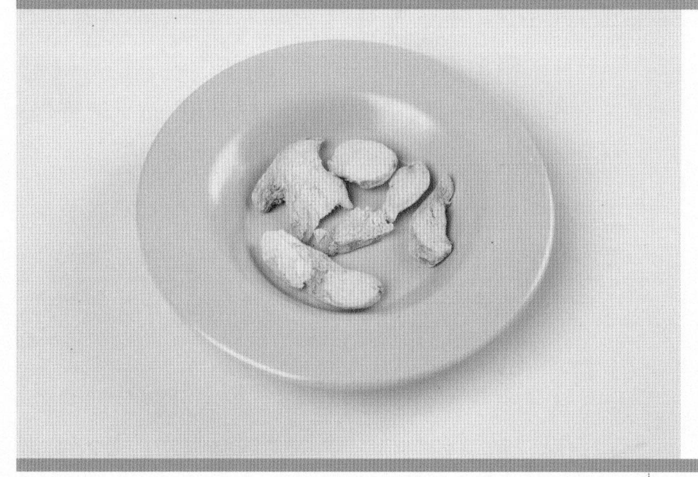

干姜

ganjiang

《神农本草经》

【异名】白姜、均姜(《本草纲目》)。

【基原】

为姜科姜属植物姜 *Zingiber officinale*（Willd.）Rosc. 的干燥根茎。我国贵州、四川等省地多产。

【性状】

根茎呈扁平不规则块状，具指状分枝，长3～7cm，厚约1.5cm。表面灰棕色或浅黄棕色，粗糙，具纵皱纹及明显的环节。质坚实，断面黄白色或灰白色，粉性和颗粒性。气香、特异，味辛辣。

【采收加工或制法】

冬季采挖，晒干或低温干燥。

【性味】味辛，性热。

1.《神农本草经》："味辛，温。"

2.《本草征要》："味辛，热，无毒。"

3.《本草正》："味辛微苦，性温热。"

【归经】入心、肺、脾、胃经。

1.《本草征要》："入肺、脾二经。"

2.《雷公炮炙药性解》："入肺、大肠、脾、胃、肾五经。"

3.《得配本草》："入手少阴、足太阴经气分。"

【功用】

温中止痛，和胃止泻，回阳通脉，化饮止咳。适宜于脘腹冷痛，呕吐泄泻，四肢厥逆，寒湿痹痛，痰饮喘咳者食用。

1.《神农本草经》："主治胸满，咳逆上气，温中，止血，出汗，逐风湿痹，肠澼下痢。"

2.《本草乘雅半偈》："主臭气，通神明。"

3.《本草征要》："破血消痰，腹痛胃翻均可服。温中下气，癥瘕积胀悉皆除。"

4.《本草择要纲目》："通心助阳，去脏腑沉寒痼冷，发诸经之寒气，疗感寒腹痛。"

5.《本草从新》："开五脏六腑，通四肢关节，宣诸络脉，治冷痹寒痞，反胃下利，腹痛癥瘕积胀。"

6.《得配本草》："治停痰宿食，呕吐泻痢，霍乱转筋，寒湿诸痛，痞满癥积，阴寒诸毒，扑损瘀血。"

7.《本草撮要》："开胃扶脾，消食去滞。"

【服食方法】煎汤、研末，作烹饪配料等。

【服食宜忌】阴虚内热、血热妄行者忌食；孕妇慎食。

1.《神农本草经疏》："阴虚内热，阴虚咳嗽吐血，表虚有热汗出，自汗盗汗，脏毒下血，因热呕恶，火热腹痛，法并忌之。"

2.《本草征要》："久服损阴伤目。"

3.《本草择要纲目》："孕妇不可食，恐令胎内消。"

【食疗方】

1. 治红痢不止　干姜烧黑存性，候冷为末，每服一钱，米汤饮，神效。(《验方新编》)

2. 治虚寒性腹泻　干姜汤：干姜 50g，分成 6 包，每天水煎 1 包，分 3 次饭后温服。[陈来法 . 一味干姜治腹泻 . 家庭医药，2006，(3)：66.]

3. 治妊娠呕吐　干姜片：干姜片 1 片，晨起未下床前，置于口中含服，直到无味时，嚼后咽下或吐掉，每日 1 次，至症状基本消失为止。[曲恒芳，姜艳艳，于建光 . 妊娠呕吐的干姜疗法 . 职业与健康，2005，21（1）：118.]

【储藏】放于阴凉、干燥处保存。

【食论】

生姜、干姜为同一种植物，由于炮制方法不同，在功效和应用上也出现差异：生姜含水量多，辛散力强，长于发散，又能温中，多用于外感风寒及胃中寒饮；干姜水分极少，辛散力减，长于温中，又能化饮，多用于胃寒腹痛、痰饮咳嗽。

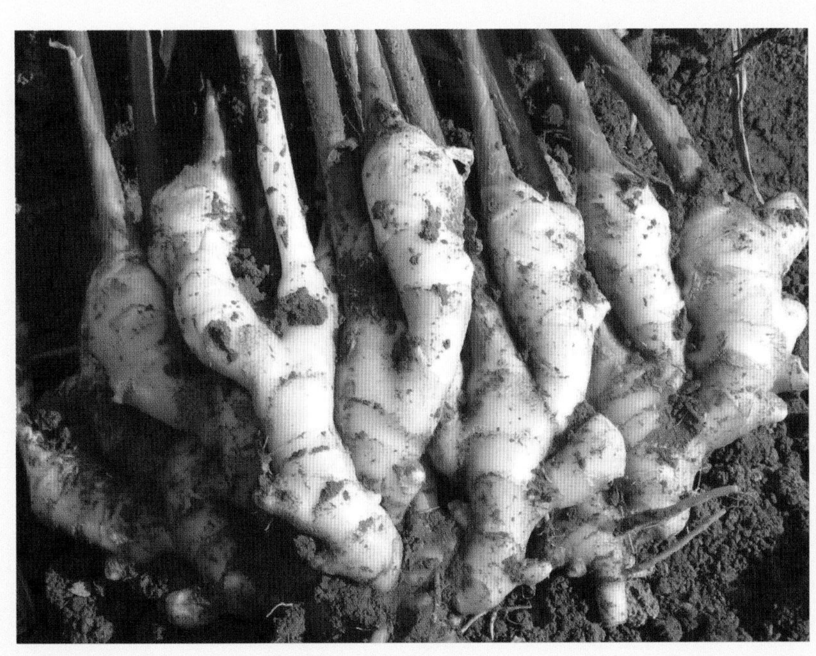

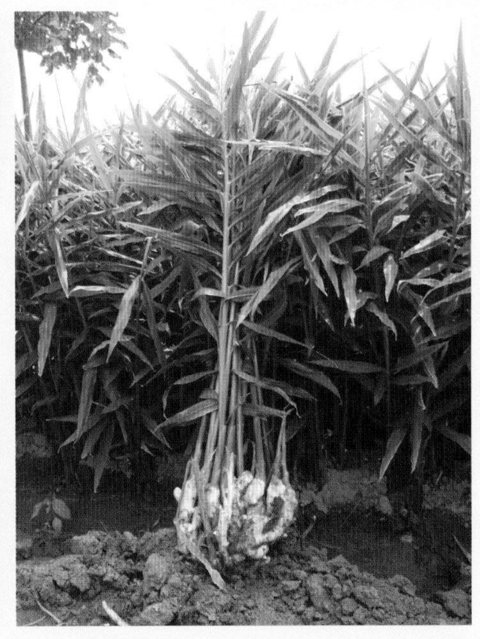

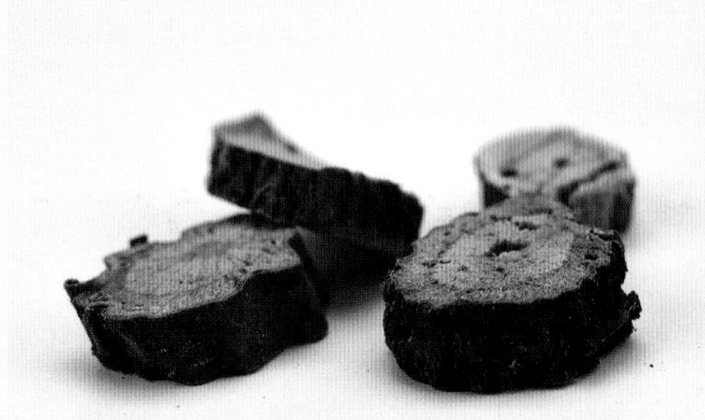

甘草

gancao

《神农本草经》

【异名】

密甘、美草、蜜草、蕗草（《本草经集注》），国老（《药性论》），粉草（《本草从新》），甜草根、甜甘草、甜草（《山西中草药》），红甘草、粉甘草、皮草、棒草、毛草（《全国中草药汇编》）。

【基原】

为豆科甘草属植物甘草 *Glycyrrhiza uralensis* Fisch. 的根和根状茎。性喜干旱气候，常生长于干燥草原、向阳上坡处。我国主要分布在东北、华北、陕西及甘肃、青海、新疆等地区。

【性状】

甘草为多年生草本植物，高 30~100cm。根粗壮，呈圆柱形，皮红棕色或灰棕色，具有显著的纵皱纹、沟纹、皮孔及稀疏的细根痕。质地坚实，断面略显纤维性，黄白色，粉性，形成环明显。根茎表面有芽痕，断面中部有髓。茎直立，基部带木质，被有白色短毛和刺毛状腺体。

1.《千金翼方》：“生河西川谷积沙山及上郡。”

2.《大观本草》：“蔓延生，叶似荷，青黄，茎赤有节，节有枝相当。”

3.《本草衍义》：“枝叶悉如槐，高五六尺，但叶端微尖而糙涩，似有白毛。”

【采收加工或制法】

秋季采挖，除去残茎、茎基、须根及芦头，按粗细分开，截成适当长短的小段，晒干。选材以皮细而紧、质坚体重、红棕色、粉性大、甜味浓、干燥无杂质者为佳。

1.《本草经集注》：“二月、八月除日采根，曝干，十日成。”

2.《雷公炮炙论》：“先炮令内外赤黄用良。”

3.《新修本草》：“赤皮、断理，看之坚实者，是抱罕草，最佳。”

4.《本草备要》：“大而结者良。”

5.《医林纂要》：“出怀庆，大而粉者佳。”

【性味】 味甘，性平。

1.《神农本草经》：“味甘，平。”

2.《本草品汇精要》：“味甘，性平，温，缓。”

3.《本草汇言》：“味甘，气平，无毒。生用性寒，炙用性温。”

4.《医学衷中参西录》：“性微温，味至甘。”

【归经】 入心、肺、脾、胃经。

1.《汤液本草》：“入足厥阴经、太阴经、少阴经。”

2.《本草分经》：“（归）胃、心。”

3.《本草述钩玄》：“入足太阴、厥阴，通入手足十二经。”

4.《得配本草》：“入手少阴、足阳明、太阴、厥阴经气分。”

【功用】

补脾润肺，益气和中，清热解毒，缓急止痛，调和诸药。适宜于脾胃素虚，倦怠食少，面黄肌瘦，心悸气喘，咳嗽痰多，腹痛便溏，四肢挛急疼痛，脏躁，咽喉肿痛，疮疡肿毒，小儿胎毒及药物、食物中毒者食用。

1.《神农本草经》："主治五脏六腑寒热邪气，坚筋骨，长肌肉，倍力，金疮，尰，解毒。久服轻身，延年。"

2.《名医别录》："主温中，下气，烦满，短气，伤脏，咳嗽，止渴，通经脉，利血气，解百药毒，为九土之精，安和七十二种石，一千二百种草。"

3.《药性论》："主腹中冷痛，治惊痫，除腹胀满，补益五脏，制诸药毒，养肾气内伤，令人阴不痿。"

4.《日华子本草》："安魂定魄，补五劳七伤，一切虚损，惊悸烦闷，健忘，通九窍，利百脉，益精养气，壮筋骨，解冷热。"

5.《本草纲目》："解小儿胎毒惊痫，降火止痛。"

6.《本草原始》："去咽痛，除邪热，缓正气，养阴血，补脾胃润肺。"

【服食方法】

煲汤、作粥或制话梅、陈皮、甜酱菜、蜜饯果品、糕点、饮料等时作为增甜剂用，或以嫩芽和面蒸食。

《植物名实图考》："晋俗摘其嫩芽，溲面蒸食，其味如饴。"

【服食宜忌】

湿阻中焦所致呕吐、腹满肿胀者不宜食。有记载认为不宜同菘菜、羊栖菜、芫荑及蓼交同食，及猪肉，应作参考。不宜与大戟、芫花、海藻、甘遂同用。

1.《药性论》："忌猪肉。"

2. 李杲《食物本草》："有甘草勿食菘菜。"

3.《本草蒙筌》："凡诸呕吐，亦忌煎尝。"

4.《神农本草经疏》："诸湿肿满，及胀满病，咸不宜服。"

5.《本草撮要》："若脾胃气有余，与痢疾初起，均忌用。"

6.《医心方》："食甘草勿食芫荑及蓼交，令人废其阳道。"

【食疗方】

1. 治中诸药毒　甘草生用，黑豆，淡竹叶浓煎汤服之。(《是斋百一选方》)

2. 治饮馔中毒未审何物，卒急无药　只煎甘草荠苨汤，入口便活。(《本草单方》)

3. 治少阴咽痛　甘草一味，蜜水炙。或加桔梗伴之。二方代茶多饮，无不愈者。(《调疾饮食辨》)

4. 治癔病　甘草9g，浮小麦15g，大枣7枚，煎汤服。(《中国食疗本草》)

5. 治老人冷热不调，下痢赤白，腹痛不止　甘草30g，生姜30g，黑豆30g，以10倍水量煎煮，去渣，浓煎至适量，空腹服之。(《药食两用中药应用手册》)

6. 治肺结核及热病后调养　甘草9g，绿豆30g，百合12g，糯米100g，水煮至米熟汤成，随意饮服。(《中国食疗大全》)

【储藏】置于干燥、通风处保存，防潮、防虫蛀。

【食论】

甘草为《本经》上品，素有"国老"、"帝师"之美誉，其性味虽平和，功效却甚殊。与其他药物、食物同食，尤其凸显其扶正、祛邪的双重功效。现代研究证实，甘草具有肾上腺皮质激素样作用、调节机体免疫功能、抗菌、抗病毒、抗炎、抗变态反应、镇咳、祛痰、解毒等作用。此外，有研究发现甘草能够抗心律失常、降血脂、抗血小板凝集，防止动脉粥样硬化。医学美容学者认为甘草含有蛋白质和多种氨基酸、多糖类、果酸、维生素类、微量元素等，其中蛋白质及其水解后的氨基酸融入化妆品中，对皮肤、毛发有营养保湿作用，并对损伤的皮肤、毛发有修复作用。

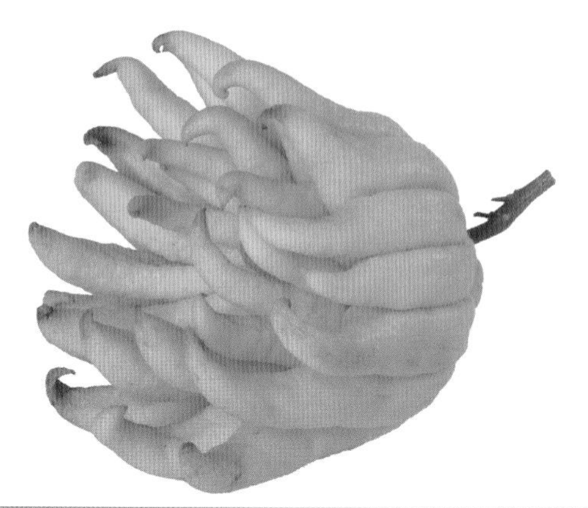

佛手柑

fushougan

《滇南本草》

【异名】

福寿柑（《民间常用草药汇编》），佛手（《中华本草》引《中馈录》）。

【基原】

为芸香科柑橘属植物佛手 *Citrus medica* L. var. *sarcodactylis*（Noot.）Swingle 的果实。

【性状】

果实卵形或长圆形，顶端分裂如拳，或张开如指，外皮橙黄色，粗糙，果肉淡黄色。种子数颗，卵形，先端尖，有时不完全发育。

《本草纲目》："其实状如人手，有指，俗呼为佛手柑。有长一尺四五寸者。皮如橙柚而原，皱而光泽。其色如瓜，生绿熟黄。其核细。其味不甚佳而清香袭人。"

【采收加工或制法】

秋季果实尚未变黄或变黄时采收，鲜用或纵切成薄片，晒干或低温干燥后使用。

【性味】味辛、苦、酸，性温。

1.《滇南本草》："（丛本）味甘、微辛，性温"；"（范本）气味辛、甘，平，无毒。"

2.《本草纲目》："辛、酸，无毒。"

3.《医林纂要》："辛、苦，温。"

4.《本草分经》："辛苦，酸温。"

5.《本草撮要》："苦，酸温。"

【归经】入肝、胃、肺经。

1.《滇南本草》："（丛本）入肝、胃二经 ."

2.《药性切用》："入肺。"

3.《本草分经》："入肺、脾。"

4.《本草撮要》："入手足太阴经。"

【功用】

疏肝理气，暖胃止呕，化痰止咳。适宜于肝气郁结，胸闷胁痛，肝胃不和、胃脘胀痛，噎膈呕吐，久咳痰多者食用。

1.《滇南本草》："（丛本）补肝暖胃，止呕吐，消胃家寒痰，治胃气疼，止面寒疼，和中，行气"；"（务本）治一切年久老痰结于胸中不散，煎此久服，可化痰、清火、延年。"

2.《本草纲目》："煮酒饮，治痰气咳嗽。煎汤，治心下痛。"

3.《医林纂要》："治胃脘痛，宽中，顺气，开郁。"

4.《药性切用》："理气止嗽，化滞定痛。"

5.《本草分经》："理气止呕健脾，治心头痰水气痛。"

6.《随息居饮食谱》："下气，醒胃豁痰，辟恶解酲，消食止痛。"

7.《本草害利》："理上焦肺气而平呕，健中州脾运而进食，疏气平肝，除痰止嗽。"

8.《广西药用植物名录》："行气止痛，化痰，解酒毒。用于胃脘痛，胁胀，呕吐，噎膈，痰饮哮喘。"

【服食方法】

鲜食、炒食、做食品、加工饮料或泡茶饮等。

1.《本草纲目》:“作蜜煎果食。”

2.《随息居饮食谱》:“陈久者良，蒸露尤妙。”

3.《本草害利》:“去白或炒，鲜者尤佳。”

【服食宜忌】阴虚有火，无气滞症状者慎服。

1.《本草撮要》:“独用损气，宜与参、术并行。陈久者良。”

2.《本草害利》:“单用多用，亦损正气。”

【食疗方】

1. 治面寒疼、胃气疼 佛手柑，新瓦焙为末（黄色），烧酒送下，每服三钱。(《滇南本草》丛本）

2. 治乳痈 佛手、山药捣烂敷患处，但围四周露出头，次日即出脓消去，最验。(《串雅内编》)

3. 治疗传染性肝炎 佛手败酱汤：即陈佛手干一两，败酱三钱，水煎服。[郭淑华，张晏平，穆米仙.“陈佛手干及败酱草”治疗传染性肝炎64例初步报告.中医杂志，1957，(7)：361.]

4. 治厌食便秘 佛手汤：佛手10g，扁豆18g，薏苡仁30g，山药30g，一起放入锅中，加足量水，煎煮至扁豆熟、薏苡仁开花熟烂为止。每天中餐或晚餐时喝一碗，坚持一周，开胃助消化，缓解便秘。[孙晶丹.常喝“佛手汤”能调胃口.健康伴侣，2008，(2)：52.]

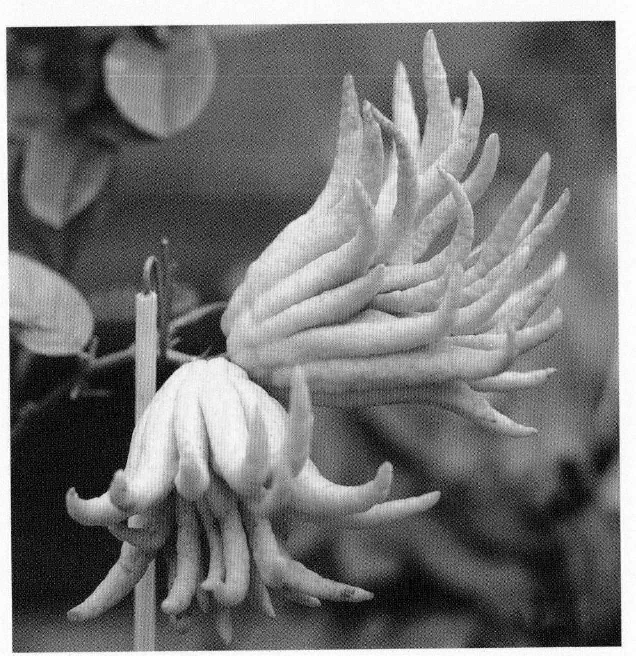

5. 治湿痰咳嗽 鲜佛手10g，加生姜6g，水煎去渣，加白砂糖温服，每日1次。[魏果.芳香健胃吃佛手.医学参考，2009，(9)：49.]

6. 治高血压 佛手炒芹菜：将佛手、芹菜各适量洗净，切丝，锅中放素油烧热后，放葱、姜（各适量）煸香，而后放入佛手、芹菜同炒待熟时，调入食盐、味精等(各适量)，炒熟服食，每日1剂。可清热平肝，适用于高血压头目眩晕、脘腹胀满等。[胡献国.疏肝理气说佛手.药物与人，2009，(8)：39.]

7. 治慢性胃炎、胃腹寒痛 佛手酒：将佛手30g洗净，清水润透，切片成丁，放瓶中，加低度优质白酒500ml，密闭，泡10日后饮用，每次15ml。[魏果.芳香健胃吃佛手.医学参考，2009，(9)：49.]

【储藏】置阴凉干燥处，防霉，防蛀。

【食论】

佛手柑疏肝理气、和胃止呕，对精神、神经失调引起的病证，如抑郁、焦虑、神经衰弱、长期失眠、咽中似有物堵的梅核气病等，均有较好的调节作用。性虽偏温，理论上说不宜于阴虚有火者服用，但从实际应用情况来看，本品药性温和，只要调配恰当，不会产生不适反应。

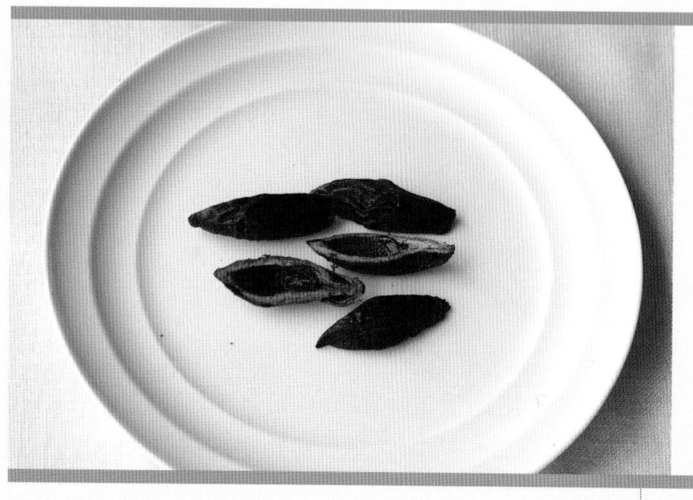

槟榔

binlang

《药录》

【异名】

宾门药饯(《南方草木状》),白槟榔(《药性论》),橄榄子(《食疗本草》),洗瘴丹(《本草纲目》)。

【基原】

为棕榈科槟榔属植物槟榔 *Areca catechu* L. 的果实。我国福建、台湾南部、广西、广东、海南及云南南部有栽培。

【性状】

鲜槟榔卵圆形,表面绿色,如鸡蛋大小,味道涩,略带点苦。种子形似鸡心而尖长。

1.《南方草木状》:"味苦涩,剖其皮,鬻其肤,熟如贯之,坚如干枣。"

2.《雷公炮炙论》:"凡使,取好存坐稳、心坚、文如流水、碎破内文如锦文者妙。半白半黑并心虚者,不入药用。凡使,须别槟与榔。头圆矮毗者为榔;身形尖、紫纹粗者为槟。榔力小,槟力大。"

【采收加工或制法】

冬、春果实成熟时采收。摘下果实,将果皮剥下,煮熟而晒干。

1.《雷公炮炙论》:"凡欲使,先以刀刮去底,细切。勿经火,恐无力效。若熟使,不如不用。"

2.《新修本草》:"生者极大,停数日便烂。今入北来者,皆先灰汁煮熟,仍火熏使干,始堪停久。"

3.《食疗本草》:"煮熟、熏干。"

4.《本草通玄》:"去心者刮去脐皮,见火无功。"

5.《本草害利》:"浸透切片,近时方药,亦有以火煨焙用。然出生白槟榔,须本境可得,若他处者,必经煮熏,安得生者耶?"

【性味】 苦、辛、温。

1.《名医别录》:"味辛,温,无毒。"

2.《南方草木状》:"味苦涩。"

3.《药性论》:"味甘,大寒。"

4.《日华子本草》:"味涩。"

5.《宝庆本草折衷》:"味辛、甘、涩,温,无毒。"

6.《汤液本草》:"气温,味辛、苦,味厚气轻,阴中阳也。纯阳,无毒。"

【归经】 入脾、胃、大肠经。

1.《雷公炮炙药性解》:"入胃、大肠二经。"

2.《本草新编》:"入脾、胃、大肠、肺四经。"

3.《本草害利》:"入脾、胃、大肠三经。"

【功用】

消积杀虫,降气行水,截疟。用于食积腹胀,虫积腹痛,疟疾痰癖,痢疾后重,脚气水肿。

1.《名医别录》:"主消谷,逐水,除痰澼,杀三虫,去伏尸,治寸白。"

2.《南方草木状》:"下气消谷。"

3.《药性论》:"能宣利五脏六腑壅滞,破坚满气,下水肿,治心痛风血积聚。"

4.《新修本草》:"其中仁主腹胀,生捣末服,利水谷道,敷疮生肌肉,止痛。烧为灰,主口吻白疮。"

5.《日华子本草》:"除一切风,下一切气,通关节,利九窍,补五劳七伤,健脾调中,除烦,破癥结，下五膈气。”

6.《本草蒙筌》：“逐水谷，阴痰澼，止心痛，杀三虫，治后重如神，坠诸气极下，专破滞气下行。”

7.《医学入门》：“调中健脾，散滞气，泻胸中至高之气，止呕吐醋心，逐出寸白虫，消谷逐水，除痰癖，祛瘴疟，治痢里急后重如神，脚气冲心。治诸风、诸积、诸气。以其性沉，有若铁石之重，故能坠降诸药下行。”

8.《本草纲目》：“治泻痢后重，心腹诸痛，大小便气秘，痰气喘急，疗诸疟，御瘴疠。”

9.《雷公炮炙药性解》：“主消谷逐水，宣利脏腑，攻坚行滞，除痰癖，杀三虫，却伏尸，疗寸白，攻脚气，解诸虫，坠药性如铁石，治厚重如奔马。”

10.《本草正》：“能消宿食，解酒毒，除痰癖，宣壅滞，温中快气，治腹胀积聚、心腹疼痛、喘急，通关节，利九窍，逐五膈奔豚、膀胱诸气，杀三虫，除脚气，疗诸疟、瘴疠湿邪。”

11.《本草通玄》：“下气消胀，逐水除痰，杀虫治痢，消食破积，止疟疗疝，脚气瘴疠。”

12.《本草易读》：“降气消谷，逐水豁痰，生肌止痛，除烦破癥。疗脚气之胀满，治泻痢之后重，解二便之气秘，除肿胀之气水。杀寸白而逐三虫，疗诸疟而御瘴疠。下一切气，除诸般风。”

13.《随息居饮食谱》：“下气消痰，辟瘴杀虫，析酲化食，除胀泄满，宣滞破坚，定痛和中，通肠逐水。”

【服食方法】

腌制后嚼食、煎水代茶饮、煮粥食或做佐味。

1.《南方草木状》：“以扶留藤、古贲灰并食则滑美。”

2.《食疗本草》：“南人生食。”

【服食宜忌】

凡中气虚及病后产后者不宜食，不宜久食。

1.《食疗本草》：“多食发热。”

2.《本草蒙筌》：“专破滞气下行，若服过多，又泻胸中至高气也。”

3.《本草征要》：“坠诸气，至于下极，气虚下陷者，所当远避。”

4.《得配本草》：“疟非瘴气，气虚下陷，似痢非痢者，禁用。”

5.《随息居饮食谱》：“唯虚弱人及淡泊家忌食。”

6.《饮食须知》：“勿同橙、橘食。”

【食疗方】

1. 治寸白虫 槟榔二七枚，治下筛，以水二升半，先煮其皮，取一升半，去滓纳末。频服，暖卧，虫出。出不尽，更合服，取瘥止。宿勿食，服之。(《备急千金要方》)

2. 治湿秘 槟榔散，治肠胃有湿，大便秘涩。槟榔不拘多少。上为末。每服二钱，用蜜汤点服，不以时候。(《世医得效方》)

3. 治呕吐 用槟榔一颗煨，陈皮一分炙，为末。水一盏，煎半盏服。(《卫生易简方》)

4. 治蛔虫攻痛 槟榔二两，酒二盏，煎一盏，匀二次服。(《食物本草》)

5. 治阴毛生虱 以槟榔煎水洗即除。又方，以心红擦之亦好。(《本草备要》)

6. 治血淋 尖槟榔，煎浓汁，加白蜂蜜冲服，神效。(《验方新编》)

7. 治呃逆 槟榔粉：槟榔粉研末过细筛。取其粉剂，每次 3g。温开水调匀，每日 3 次口服。腹泻患者忌服，心功能不全者慎用。[河北中医，2004，26(2)：87.]

8. 治虫证 槟榔汁：新鲜槟榔 120g。先将槟榔洗净，切碎，放入瓦罐中，加开水 500ml，浸泡 120 分钟，后以中火煎至 200ml，滤出汁液，清晨空腹顿服。具有驱虫杀菌的功效。适用于治疗绦虫、蛔虫、鞭虫、姜片虫及幽门螺杆菌感染等病症。[东方药膳，2008，(10)：42-43.]

9. 治青光眼 槟榔汤：槟榔 9 ~ 8g，清洗干净，放入砂锅内，加水适量，煎成浓汤服用。药后以轻泻为度。若不泻，可稍增加用量，有腹痛、呕吐、恶心等反应属正常现象。[东方药膳，2008，(10)：42-43.]

【储藏】置通风干燥处，防蛀。

【食论】

岭南人将槟榔当果食、作茶饮，因南方地湿，不食无法祛瘴疠。然《本草害利》云："岭南多瘴，以槟榔代茶，损泄真气，所以居人多病少寿。"现代研究也表明，槟榔中含槟榔碱，久食、过食会由于槟榔碱中毒而出现流涎、呕吐、昏睡及惊厥等反应，且生嚼食槟榔味道苦涩，易成瘾，并使牙齿变黑、松动、牙龈萎缩，引发牙周病，导致口腔黏膜下纤维化、黏膜白斑和口腔癌的发生，因此槟榔不宜久食、过量食用及生嚼食。

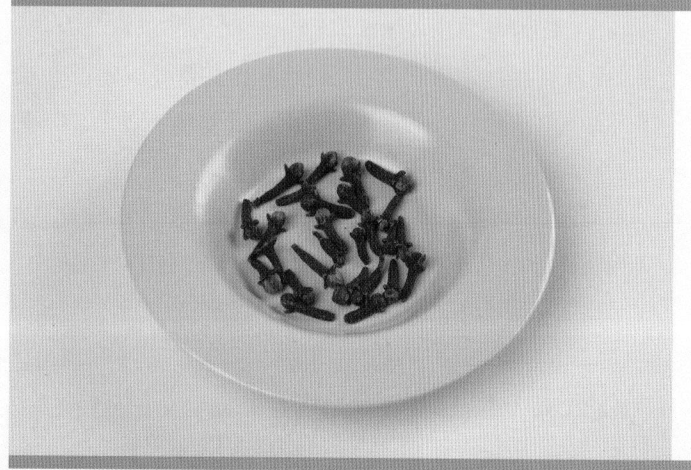

丁香

dingxiang

《药性论》

【异名】

雄丁香（《本草蒙筌》），公丁香（《本草原始》）。

【基原】

为桃金娘科丁子香属植物丁香 *Syzygium aromaticum*（L.）Merr. et Perry 的花蕾和果实。花蕾名公丁香，果实名母丁香。

【性状】

花蕾呈研棒状，长约 2cm 左右。上部近圆球形，直径约 4mm，花瓣四，互相抱合，鲜品呈鲜红色，干品呈红棕色至暗棕色，花瓣内为雄蕊和花柱，搓碎后可见众多黄色细粒状的花药。下部为圆柱状略扁的萼管，有的稍弯曲，长 0.7 ~ 1.4cm，直径 0.3 ~ 0.6cm，上部有 4 枚三角状的萼片，十字状分开。气芳香。

1.《雷公炮炙论》："凡使，有雄、雌。雄颗小，雌颗大，似圞枣核。"

2.《本草蒙筌》："形有大小，名列雌雄。雄丁香如钉子长，雌丁香似枣核大。"

3.《本草原始》："花圆细，黄色。其子出枝蕊上，紫色，长三四分，形如钉子，故名丁香。有雄雌，雄颗小，俗呼公丁香；雌颗大，俗呼母丁香。"

4.《本草备要》："有雌雄二种。雌即鸡舌香，力大。若用雄，去丁盖乳子。"

【采收加工或制法】

9 月至次年 3 月间，花蕾由青转为鲜红色时采摘，除去花梗，晒干。

《雷公炮炙论》："若欲使雄，须去丁，盖乳子发人背痈也。"

【性味】味辛，性温。

1.《大观本草》："味辛，温，无毒。"

2.《汤液本草》："气温，味辛，纯阳。无毒。"

3.《本草蒙筌》："味辛，气温。属火，有金，纯阳。无毒。"

4.《雷公炮炙药性解》："味甘、辛，性温，无毒。"

5.《本草正》："味大辛，气温，纯阳。"

6.《本草汇言》："味辛、甘、苦，气热，无毒。纯阳，气厚味薄。"

【归经】入胃、脾、肾经。

1.《汤液本草》："入手太阴经、足阳明经、少阴经。"

2.《本草蒙筌》:“专入肾、胃二经，又走太阴肺脏。”

3.《雷公炮炙药性解》:“入肺、脾、胃、肾四经。”

4.《本草正》:“入肾、胃、肺脏。”

【功用】

温中止痛，和胃降逆，补肾助阳，消解酒毒。适宜于脾胃虚寒，脘腹疼痛，呃逆呕吐，霍乱吐泻，肾虚阳痿，醉酒，口臭，疝气者食用。

1.《药性论》:“能主冷气腹痛。”

2.《日华子本草》:“治口气、反胃、鬼疰、虫毒，及疗肾气、贲豚气、阴痛，壮阳，暖腰膝，治冷气，杀酒毒，消痃癖，除冷劳。”

3.《大观本草》:“主温脾胃，止霍乱拥胀，风毒诸肿，齿疳䘌。”

4.《本草蒙筌》:“诸香能发,凡气善驱。口舌气，奔豚气殊功，且止噫忒气逆；翻胃呕，霍乱呕立效，兼除心腹冷疼。暖腰膝壮阳，杀疳䘌坚齿。治奶头绽裂，消虫毒胀膨。”

5.《药鉴》:“能泄肺，能补胃，大能疗肾，极能止泄。”

6.《本草原始》:“温脾胃,止霍乱拥胀,风毒诸肿,齿疳䘌。能发诸香。风䘌,骨槽劳臭。杀虫,辟恶去邪。治奶头花，止五色毒痢，五痔。治口气，冷气冷劳，反胃，鬼疰蛊毒，杀酒毒，消痃癖。疗肾气，奔豚气,阴痛腹痛,壮阳,暖腰膝。疗呕逆甚验。去胃寒，理元气。治虚哕，小儿吐泻，痘疮，胃虚灰白不发。”

7.《雷公炮炙药性解》:“主口气腹痛，霍乱反胃，鬼疰蛊毒，及肾气奔豚气，壮阳暖腰膝，疗冷气，杀酒毒，消痃癖，除冷劳。”

8.《本草正》:“能发诸香，辟恶去邪，温中快气，治上焦呃逆翻胃、霍乱呕吐，解酒毒，消痃癖奔豚阴寒，心腹胀满冷痛，暖下焦腰膝寒疼，壮阳道，抑阴邪，除胃寒泻痢，杀鬼疰蛊毒、疳蚀诸虫，辟口气，坚齿牙，及妇人七情五郁、小儿吐泻、痘疮胃寒，灰白不发。”

9.《本草备要》:“泄肺温胃，大能疗肾，壮阳事，暖阴户，治胃冷壅胀，呕哕呃逆，痃癖奔豚，腹痛口臭，脑疳齿䘌，痘疮胃虚、灰白不发。”

10.《本草易读》:“温脾胃而止霍乱，辟邪恶而杀虫䘌；消痃癖而除奔豚，暖腰膝而疗腹痛；发灰白之痘疮，除虚寒之呕哕。”

11.《随息居饮食谱》:“辛温暖胃，去湿散寒，辟恶杀虫，消痞解秽，已冷利，止冷痛，疗虚哕，补虚阳，制酒肉、鱼蟹、瓜果诸毒。”

【服食方法】泡茶、取汁饮、煮粥食、作调味料等。

【服食宜忌】热病及阴虚内热者忌食。

1.《药鉴》:“痘家内热禁忌。畏郁金。”

2.《本草原始》:“气血盛者勿服。”

3.《神农本草经疏》:“丁香气味辛温，一切有火热证者忌之。”

4.《本草征要》:“丁香辛热而燥，非属虚寒，概勿施用。”

5.《本草通玄》:“丁香温中健胃，须于丸剂中同润药用乃佳。独用多用，易于僭上，损肺伤目。”

6.《本草备要》:“畏郁金、火。”

7.《本草易读》:“虚寒呕逆者，急服之;有实火者，忌服。”

【食疗方】

1. 治乳头裂破 捣丁香末傅之。(《大观本草》引《梅师方》)

2. 治妒乳，乳痈 取丁香捣末，水调方寸匕服。(《大观本草》引《梅师方》)

3. 治阴冷病 丁香……为末，缝纱囊如小指，实末，内阴中，主阴冷病，中病便已。(《本草衍义》)

4. 治小儿冷疳 小儿面黄肌瘦，肚大筋青，乳食入口即吐 用丁香七枚为末，以无病妇人生子乳汁取盏内，和末匀蒸熟，作三次服即愈。(《卫生易简方》)

5. 治发白 老人拔去白须，姜汁和涂孔中，重生即黑。(《本草蒙筌》)

6. 治体虚呃逆 公丁香三十七粒，白莲子去心二十七粒，二味同煮烂，去滓，加煨姜一片，糯米半升，煮粥食即止。(《验方新编》)

7. 治眼中起星 丁香二分，研末，黑枣一枚，去

皮，同捣为丸，星在左目塞右鼻，星在右目塞左鼻，二日即愈。(《验方新编》)

8. 治反胃 母丁香一两为末，盐梅肉捣丸芡子大，每噙一丸。(《随息居饮食谱》)

9. 治癣 丁香醇：取丁香 15g，加入 70%酒精 100ml，浸泡 48 小时，然后去除渣屑，置于密封瓶中保存备用。癣患者应讲究卫生，保持清洁，每日早晚各涂丁香醇 1 次，连续用 1 ~ 2 个月可治愈。[中医外治杂志，2004，13（5）：54.]

10. 治厌食口干 丁香酸梅：丁香 10g，乌梅、白糖各 1000g，山楂 40g，陈皮 20g，桂皮 2g。将乌梅和山楂用清水洗去泥沙，逐个拍破；与陈皮、桂皮和丁香一起装入纱布袋内，扎紧袋口。锅置旺火上，放入纱布袋和 5000g 清水烧沸，转用小火熬约 30 分钟，除去纱布袋，将锅端离火静置沉淀 15 分钟左右，滗出汤汁，撒入白糖搅匀即成。特点：香甜微酸，开胃止渴，清暑除烦。[上海调味品，2005，（6）：10–11.]

11. 治伤津呕吐 丁香糖梨：丁香 15 粒，大雪梨 1 只，冰糖 20g。将雪梨洗净，削去外皮，用竹签均匀地在梨上戳 15 个小孔，每个洞内放入 1 粒洗净的丁香，然后放在小碗内用纸封口，入笼置沸水锅上用旺火蒸 30 分钟后去丁香待用。将冰糖放入锅内，加入适量清水，武火上烧至熔化后熬成汁，浇在去掉丁香的蒸梨上即成。特点：甜酥味美，理气化痰，滋阴生津，降逆止呕。[上海调味品，2005，（6）：10–11.]

【储藏】 干品置阴凉干燥处。

【食论】

丁香香气浓郁，具有很好的消除口腔异味的作用。如苏颂曰：“疗口臭最良。”在古代，大臣拜见帝王，常有口含丁香以除口臭的记载，如《汉宫仪》载：“尚书郎含鸡舌香，伏其下奏事。”《梦溪笔谈》也载：“郎官口含鸡舌香，欲其奏事对答，其气芬芳”，故丁香有“古代口香糖”和“口香糖鼻祖”之美称。

附：母丁香

1.《本草拾遗》：“京下老医或有谓鸡舌香与丁香同种，花实丛生，其中心最大者为鸡舌香，击破有解理如鸡舌，此乃是母丁香，疗口臭最良，治气亦效。其母丁香主变白，以生姜汁研，拔去白须，涂孔中，即异常黑也。”

2.《蜀本草》：“击之，则顺理而析雨向，疗呕逆甚验。”

3.《本草原始》：“雌丁香：风水毒肿，霍乱心痛，去恶热。吹鼻，杀脑疳。入诸香中，令人身香。同姜汁涂，拔去白须孔中，即生黑者异常。”

4.《本草易读》：“辛，温，无毒。除风水毒肿，止霍乱心痛。吹鼻孔而杀脑疳，入香品而香肌肤。”

丁香叶　丁香花　丁香油

1.《滇南本草》：“丁香叶，即家中盆内栽者是。味苦、辛，性微温。芳香入肺，止肺寒咳嗽，或咳血，或痰上带血。单剂，蜜炙，煎服。”

2.《本草纲目拾遗》：“《药性考》：丁香油出西番。气味甘辛，性大热，透关窍驱寒，力更速于丁香，治胃寒痛，或滴少许入煎药；或以油涂脐上痛处。暖丹田，除水泻，涂暖脐膏贴。解蟹毒，以一滴同姜汤服。揩牙，治口臭。《药性考》云：壮阳暖肾，疝痛阴寒。”

3.《本草纲目拾遗》：“丁香花，味辛微温，窨茶吊露，清利头目。”

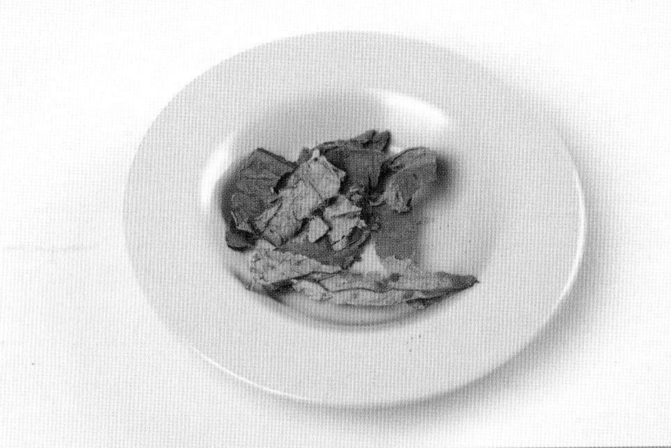

荷叶

heye

《本草拾遗》

【异名】

荷钱(《本草纲目》),荷钱叶(《生草药性备要》),莲叶(《验方新编》)。

【基原】

为睡莲科莲属植物莲 *Nelumbo nucifera* Gaertn. 的叶。

【性状】

呈类圆形,全缘或稍呈波状,直径 20 ~ 50cm。上表面深绿色或黄绿色,较粗糙;下表面淡灰棕色,较光滑,有粗脉 21 ~ 22 条,自中心向四周射出;中心有突起的叶柄残基。稍有清香气,味微苦。

【采收加工或制法】

夏、秋二季采收,鲜用、晒干或炒炭用。

【性味】味苦、涩,性平,无毒。

1.《滇南本草》:"味辛、平,性微温。"

2.《本草纲目》:"苦,平,无毒。"

3.《本草汇言》:"味苦,气寒,蒸熟则温,无毒。"

4.《本经逢原》:"苦、涩,平,无毒。"

5.《医林纂要》:"苦,涩,平,微咸。"

6.《本草求原》:"涩,寒。"

【归经】入心、肝、脾、胃经。

1.《滇南本草》:"入肝、肺二经。升也,阳也。"

2.《医林纂要》:"多入肝分。"

3.《本草求真》:"专入胆。"

4.《本草撮要》:"入足太阴、阳明经,功专升少阳生气。"

5.《本草便读》:"入肝。"

6.《中华本草》:"归心、肝、脾经。"

【功用】

清暑止渴,升发清阳,散瘀止血。适宜于暑热烦渴,泄泻纳呆,眩晕头痛,吐血衄血,便血尿血,产后恶露不净者食用。

1.《本草拾遗》:"主血胀腹痛,产后胎衣不下,酒煮服之。又主食野菌毒,水煮服之。"

2.《日华子本草》:"止渴,落胞,杀蕈毒,并产后口干,心肺燥烦闷,入药炙用之。"

3.《日用本草》:"除烦闷,止焦渴,治呕血吐血,杀菌毒。"

4.《滇南本草》:"上清头目之风热、止眩晕发晕,清上焦之虚火,可升可降,清痰、泄气止呕,头闷疼。"

5.《本草蒙筌》:"破血止渴。"

6.《本草纲目》:"生发元气,裨助脾胃,涩精滑,散瘀血,消水肿痈肿,发痘疮,治吐血咯血衄血、下血溺血血淋、崩中、产后恶血、损伤败血。"

7.《雷公炮炙药性解》:"主雷头风,破血止渴。"

8.《本草汇言》:"涩肠止痢之药也。"

9.《本草征要》:"助胃消食。"

10.《本草备要》:"烧饭合药,裨助脾胃而升发阳气。痘疮倒靥者,用此发之。能散瘀血,留好血。治吐衄崩淋,损伤产瘀。一切血症,洗肾囊风。"

11.《生草药性备要》:"舂汁,治白浊;存性,治莲蓬疮。”

12.《本草从新》：“能散瘀血留好血，治吐衄、崩淋、损伤产后瘀、一切血证，洗肾囊风。”

13.《药性切用》：“能升胃中清气。煨饭，助脾胃消化。炒黑，崩漏下血。”

14.《现代实用中药》：“升清散瘀，消暑，化热，治血淋、崩中、脾虚泄泻。为收敛药，用于慢性衰弱之肠炎、久下痢、肠出血，妇人慢性子宫炎、赤白带下，男子遗精或夜尿症。又为解毒剂，治菌蕈中毒。”

【服食方法】

煎汤，泡茶，煮粥、饭，做烹饪原料，用作包烤或包菜肴。

1.《日用本草》：“用叶焙干为末，清米汤调下。”

2.《本草求原》：“取汁熬膏，每汁一两，加饴糖五钱，治阴虚失血，止白浊，贴蛇鳞疮。”

【服食宜忌】形瘦体虚者慎食。

1.《本草纲目》：“畏桐油，伏白银，伏硫黄。”

2.《本草从新》：“升散消耗，虚者禁之。”

3.《本草求真》：“服荷叶过多，令人瘦劣。”

4.《随息居饮食谱》：“凡上焦邪盛，治宜清降者，切不可用。”

【食疗方】

1. 治头眩闷疼　白莲花叶二钱，水煎，入冰糖五分，服之立效。(《滇南本草》)

2. 治阴囊奇痒不止　新荷叶一张，连须葱头七个，煎汤，先熏后洗，屡神验。(《验方新编》)

3. 治瘀血腹胀　莲叶散：用莲叶不拘多少，炒存性，研末，童便调一二服，大便下瘀血愈。(《验方新编》)

4. 治阳水浮肿　败荷叶烧存性，研末，每服二钱，米饮调下，日三服。(《本草述钩玄》)

5. 治孕妇伤寒　罩胎散：嫩卷荷叶焙干五钱，蚌粉减半，共研，每三钱，新汲水入蜜调服，并涂腹上。(《随息居饮食谱》)

6. 治遍身风疠　荷叶三十张，石灰一斗，淋汁合煮渍之，半日乃出，数日一作。(《随息居饮食谱》)

7. 治遗精　独用叶炙灰酒服。(《本草撮要》)

8. 脾虚便溏，睡眠不实，心悸怔忡，妇女腰痠，带多，体虚弱者　莲子（去心）、芡实（去壳）各二两，鲜荷叶（手掌大）一块，以适量糯米煮粥，亦可加砂糖适量食。(《食物中药与便方》)

9. 治暑天痰咳　荷叶冬瓜汤：将冬瓜500g切块，加水煮至将熟，放入鲜荷叶1张，继续煮至冬瓜熟，加盐、味精各适量调味食用，吃冬瓜，喝汤，荷叶也可同吃下。[健康博览，1995，(8)：22.]

10. 治肥胖症　减肥降脂荷叶茶：将老荷叶60g洗净，烘干，研作细末；生山楂15g，生苡仁15g，陈皮5g，分别加工成细末，然后诸物拌匀，每取6～10g，放茶杯内，加冰糖适量，冲入沸水，盖紧闷10分钟，代茶频饮，随饮随添开水，至味尽为止。每日2服。[健康博览，1995，(8)：22.]

11. 治暑湿泄泻　荷叶蒸饺子：将饺子如常规包好6只；荷叶1张，用沸水汆一下，分成6小块。把包好的饺子放入荷叶内包好，用棉线扎好，一个一个整齐地摆在蒸盘上，上武火大气蒸笼内蒸15分钟即成。功效：清暑利湿，升发清阳。适用于暑湿泄泻，眩晕，水气浮肿，吐血，崩漏，产后血晕等症。[药膳食疗，2002，(5)：42.]

12. 治高脂血症　荷叶米砂肉：大米250g磨研成粗砂状。将精瘦猪肉250g切成薄片，加酱油15g，精盐适量，淀粉、食油少许拌匀。将肉片和米砂用荷叶包成长形物，置蒸笼内蒸熬半小时即可出锅。以两周为一疗程，疗程满后，暂停服数天，复查血脂，如血脂降低，但尚未达正常值，则宜继续服用；如降脂值较小，则每疗程时间要适当延长。如降脂值较明显，则可渐将疗程缩短并维持一段时间，至血脂正常稳定后再停此药食。[家庭医学，2004，(19)：49.]

【储藏】阴凉干燥处保存防虫蛀。

【食论】

明代医家戴原礼《证治要诀》在论肿病证治时提到：“治阳水浮肿，败荷叶烧存性，碾末，米饮调下。

荷叶灰服之令人瘦劣，今假病，欲容体瘦以示人者，一味服荷叶灰，故可以退肿。”现代研究证明，荷叶煎剂或浸膏均具有降低血胆固醇、甘油三酯及β-脂蛋白的功能，因此可达到瘦身的作用。

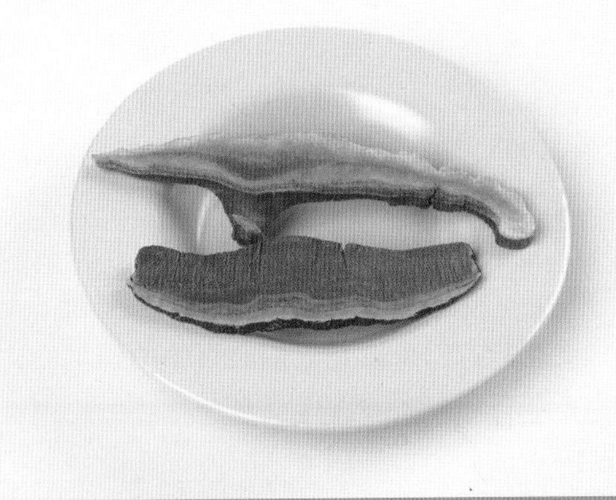

灵芝

lingzhi

《本草原始》

【异名】

灵芝草、菌子（《滇南本草》），灵芝（《全国中草药汇编》第二版），木灵芝（《中国中药资源志要》）。

【基原】

为多孔菌科灵芝属真菌赤芝 *Ganoderma lucidum*（Leyss.ex Fr.）Karst.、紫芝 *Ganoderma sinense* Zhao，Xu et Zhang 等的干燥子实体。

【性状】

赤芝：呈伞状，菌盖肾形、半圆形或近圆形，直径约15cm，厚1.5cm；皮壳坚硬，黄褐色至红褐色，有光泽，具环状棱纹和辐射状皱纹，边缘薄而平截，常稍内卷；菌肉白色至淡棕色；菌柄圆柱形，长7～15cm，直径1～3.5cm，红褐色至紫褐色，光亮。气微香，味苦涩。

紫芝：与赤芝相似，皮壳紫黑色，有漆样光泽，菌肉锈褐色，菌柄长17～23cm。多生于松属树木或阔叶树的树桩上，为我国的特有品种。我国长江以南高温多雨地带多有分布。

【采收加工或制法】

全年采收，除去杂质，剪除附有朽木、泥沙或培养基质的下端菌柄，阴干或在40℃～50℃烘干。

《本草经集注》：“六月、八月采。”

【性味】味苦，性平，无毒。

《神农本草经》：“赤芝，味苦，平；紫芝，味甘，温。”

【归经】入心、肺、肝、肾经。

【功用】

宁心安神，健脾益胃，强筋健骨。适宜于失眠健忘，心悸气短，虚劳耳聋，气滞胃痛，痔疮出血，骨痹筋痿等病症者食用。

1.《神农本草经》：“赤芝……主胸中结，益心气，补中，增智慧，不忘。久食，轻身、不老延年，神仙”；“紫芝……主耳聋，利关节，保神，益精气，坚筋骨，好颜色。久服轻身，不老延年，神仙。”

2.《新修本草》：“赤芝……安心神。紫芝，盖止疗痔。”

3.《本草纲目》：“紫芝……疗虚劳，治痔。”

4.《本草蒙筌》：“紫芝……逐邪益脾，坚骨健筋，悦颜驻色。”

【服食方法】煎汤，煮粥，入膳，泡水代茶或浸酒饮。

【服食宜忌】体健无病者无须服食。

《本草经集注》："薯蓣为之使，得发良，得麻子仁、白瓜子、牡桂共益人，恶恒山，畏扁青、茵陈蒿。"

【食疗方】

1. 治神经衰弱　灵芝麦片粥：灵芝 10g，水煎取汁，入麦片 50g 同煮粥，加白糖 1 匙。[容小翔 . 白领阶层的灵芝滋补药膳 . 药膳食疗，2005，（6）：35.]

2. 治白细胞减少　灵芝甜酒：灵芝 50g，粮食酒 1000g，蜂蜜 20g。将灵芝切成条，加粮食酒和蜂蜜，密封，冷浸约 30 天，即可饮用。此酒能升高血细胞，可治疗因化疗、放疗引起的白细胞减少症。每日约 15g 左右。[金山 . 灵芝药膳方四则 . 药膳食疗，2003，（3）：47.]

3. 治慢性咳喘　灵芝银耳冰糖茶：灵芝 9g，银耳 6g，冰糖适量。先将银耳用水泡开，拣去杂质及硬梗心，同洗净的灵芝共置砂锅中，文火炖 2 小时左右，至银耳汤稠，捞出灵芝，调入冰糖屑适量，分 2 ~ 3 次饮用。每日 1 剂。[容小翔 . 白领阶层的灵芝滋补药膳 . 药膳食疗，2005；（6）：35.]

5. 治阳痿　灵芝茶：以紫灵芝为佳，每日 6g，切片文火久煎成浓汁，每服约 100~150ml，晨起空腹服或午饭前 1 小时服尤佳。可加少许冰糖或 / 和 1 个鸡蛋。15 天为 1 个疗程，可连续服用 1 ~ 2 个疗程。[林呈钱，郑振宇 . 灵芝草治疗阳痿 66 例 . 福建中医药，1995，26（1）：15.]

【储藏】置于干燥处，防霉，防蛀。

【食论】

灵芝自古以来便是人们心目中的仙草，亦是吉祥的象征，现代研究表明：灵芝抗衰老作用可能来自多方面的因素：镇静安神，改善睡眠质量；增强心肌收缩力，减慢心率；降低血压血脂血糖，减少心脑血管疾病风险；镇咳平喘，改善气道通畅；提高机体免疫能力，抗御肿瘤发生发展。

附：青芝　黄芝　白芝　黑芝

1.《神农本草经》："青芝，味酸，平。主明目，补肝气，安精魂，仁恕，久食，轻身，不老延年，神仙。一名龙芝。生泰山。"

2.《神农本草经》："黄芝，味甘，平。主治心腹五邪，益脾气，安神，忠信，和乐。久食轻身，不老延年，神仙。一名金芝。生嵩山。"

3.《神农本草经》："白芝，味辛，平。主咳逆上气，益肺气，通利口鼻，强志意，勇悍，安魄。久食轻身，不老延年，神仙。一名玉芝。生华山。"

4.《神农本草经》："黑芝，味咸，平。主治癃，利水道，益肾气，通九窍，聪察。久食轻身，不老延年，神仙。一名玄芝。生常山。"

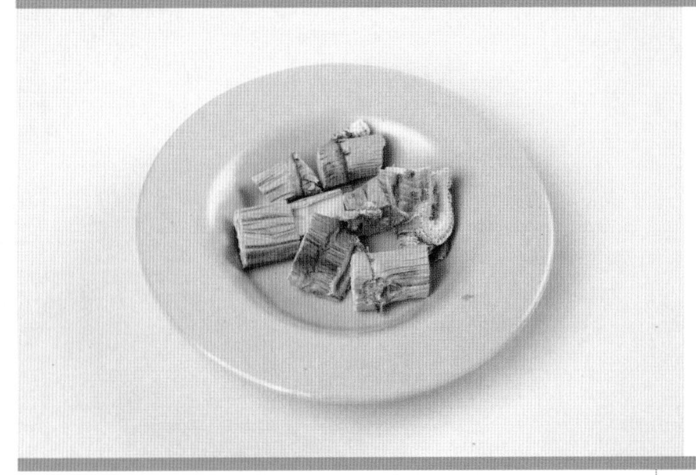

芦根
lugen

《名医别录》

【异名】 苇根（《温病条辨》）。

【基原】

为禾本科植物芦苇 *Phragmites communis* Trin. 的根茎。

【性状】

新鲜芦根呈长圆柱形或略扁，长短不一，直径约 2cm。全体有节，节间长 10 ~ 17cm。

【采收加工或制法】

采挖无时，除去芽、须根及膜状叶，鲜用或晒干。

1.《本草蒙筌》："秋冬才取。"

2.《本草通玄》："取肥者，去须节并赤黄皮。"

3.《本草害利》："二八月掘取肥厚根，日干，去须节并赤黄皮，用逆水中鲜者力逊，或捣汁取用。"

【性味】 味甘，性寒。

1.《名医别录》："味甘，寒"；

2.《本草经集注》："甘辛。"

3.《药性论》："无毒。"

4.《医林纂要》："甘，淡，寒。"

【归经】 入肺、胃经。

1.《雷公炮炙药性解》："入肺、胃二经。"

2.《本草征要》："入胃经。"

3.《本草备要》："入心肺。"

4.《玉楸药解》："入手太阴肺、足阳明胃经。"

5.《本草求真》："专入肺、胃，兼入心。"

6.《要药分剂》："入肺、脾、肾三经。"

【功用】

清热解毒，生津止渴，除烦止呕。适宜于热病烦渴，胃热呕吐，噎膈反胃，肺痿肺痈，尿频涩痛，鱼蟹中毒者食用。

1.《名医别录》："主治消渴，客热，止小便利。"

2.《药性论》："能解大热，开胃，治噎哕不止。"

3.《新修本草》："主消渴，客热，止小便利。疗呕逆不下食，胃中热，伤寒患者弥良。"

4.《日华子本草》："治寒热时疾，烦闷，妊孕人心热，并泻痢人渴。"

5.《本草蒙筌》："解酒毒退热除烦，止呕哕开胃下食。食鱼蟹中毒即劫，怀胎孕发热即驱。"

6.《本草征要》："清热下降，主治噎膈反胃之司，消渴呕逆之疗，可清烦热，能利小肠。"

7.《本草备要》："解鱼、蟹、河豚毒。"

8.《本经逢原》："利小便，反胃呕逆，不下食，妊娠心热，时疫寒热，烦闷。解河豚诸鱼毒。"

9.《玉楸药解》："清降肺胃，消荡郁烦，生津止渴，除呕下食，治噎哕懊侬之证。"

10.《医林纂要》："能渗湿行水，疗肺痈。"

11.《本草害利》："清烦热，亮喉咙。"

12.《现代实用中药》："为利尿、解毒药，并有清凉镇呕作用，用于一切热病之口渴，及小便赤涩，能溶解胆液结石，治黄疸、急性关节炎等"；"发疹痞。"

【服食方法】 煎汤、煮粥或捣汁等。

【服食宜忌】脾胃虚寒者忌服。

1.《神农本草经疏》:“得竹茹、枇杷叶、麦门冬、乌梅、木瓜，能止因热呕吐”；“因寒霍乱作胀，因寒呕吐，勿服。”

2.《得配本草》:“忌巴豆”；“配竹茹、麦冬，治霍乱烦闷。配地骨皮、麦冬、橘皮、生姜，治肺痿骨蒸。”

【食疗方】

1. 治笃病新起早劳，及食饮多致欲死方 芦根煮浓汁饮。(《附广肘后方》)

2. 治胃反，食即吐出，上气 芦根、茅根各二两，细切，上二味，以水四升，煮取二升。顿服之，得下良。(《备急千金要方》)

3. 治老人消渴消中 芦根饮子：芦根切，一升，水一斗，煎取七升半；青粱米五合。上以煎煮饮，空心食之。(《养老奉亲书》)

4. 治五噎膈气 以芦根五两，水三盏煮一盏服，甚效。(《雷公炮炙药性解》)

5. 治肺脓疡 干芦根汤：成人每日用干芦根300g，文火煎2次，取汁约600ml，分3次服完，疗程1～3个月。治疗期间禁食咸辣、煎炒食物。一般治疗7天即可见效。[曾立昆.大剂干芦根治疗肺脓疡.浙江中医杂志，1995,(2):87.]

6. 治胃病灼痛 鲜芦根粥：用新鲜芦根100g(洗净切段)，青皮5g，同放入锅内，加适量冷水，浸泡30分钟。用大火将上药煮沸，然后改文火煎20分钟，捞出药渣，加入粳米100g，煮至粳米开花为度。在起锅前放入姜片两片，每日分2次温服。[段煦.春来防疫有芦根.养生大世界，2006,(2A):42.]

7. 治疰夏 芦根绿豆粥：芦根100g，绿豆30g，粳米60g。芦根加水煎汁30分钟后捞去芦根渣，然后将绿豆、粳米放入芦根汁中慢慢用文火熬成粥即可。[秦飞.芦根、茅根治“疰夏”.家庭医学，2008,(8):67.]

8. 治口臭 芦根冰糖汤：鲜芦根24g，冰糖适量。两味用瓦罐炖汁，每日分早、中、晚3次服下，连续服10剂左右即可治愈。[邓增惠.芦根汤治口臭.家庭中医药，2009,(1):76.]

【储藏】鲜品放阴凉干燥处保存，干品放干燥处保存。

【食论】

就整体而言，鲜芦根体轻质韧、不易折断，作为食材，只能绞汁或煮汤，不宜直接食用。但其根状茎尾部嫩梢则柔嫩如笋，只要除去毛根洗净，并用清水浸泡除去土腥，也可以烹调出美味佳肴，夏日享用，消暑止渴、解毒清热，也算得上是一道价廉物美的时令菜。

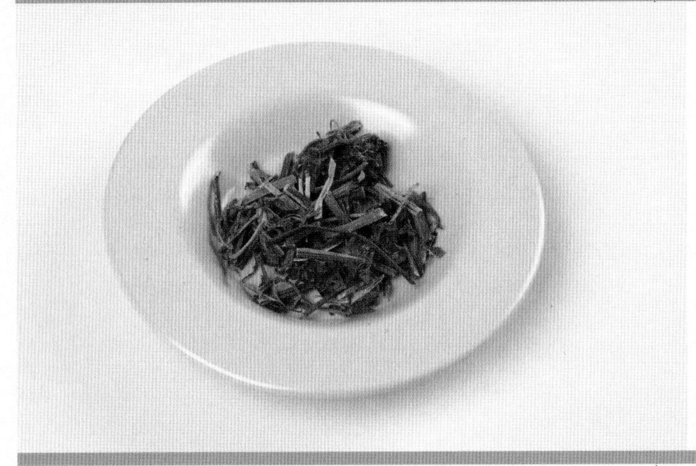

葎草
lücao

《新修本草》

【异名】

勒草、黑草（《名医别录》），葛葎蔓（《新修本草》），葛勒蔓（《本草衍义》），来莓草（《宝庆本草折衷》），葛勒子秧、揚揚藤（《野菜博录》），割人藤（《本经逢原》），拉拉秧、拉拉蔓（《内蒙古植物药志》）。

【基原】

为桑科葎草属植物葎草 *Humulus scandens* (Lour.) Merr. 的嫩茎叶。常生于路旁、沟边湿地、村落旁或林缘灌丛。我国大部分地区均有分布。

【性状】

为一年生或多年生蔓生草本，茎长达数米，淡绿色，有纵条棱茎枝和叶柄上密生短倒向钩刺。单叶对生，掌状叶 5~7 裂，裂片卵形或卵状披针形，先端急尖或渐尖，边缘有锯齿，上面有粗刚毛，下面有细油点，脉上有硬毛。

1.《新修本草》："生故墟道旁。"

2.《蜀本草》："叶似蓖麻而小薄，蔓生，有细刺。"

3.《本草纲目》："二月生苗，茎有细刺勒人。叶对节生，一叶五尖，微似蓖麻而又细齿。"

【采收加工或制法】

春、夏、秋季采集鲜嫩茎叶鲜用或晒干备用。

1.《蜀本草》："夏采叶用，所在墟野处多有之。"

2.《大观本草》："四月、五月采茎叶。"

3.《宝庆本草折衷》："四、五月采茎叶，暴干。"

【性味】 味甘、苦，性寒。

1.《名医别录》："味甘，无毒。"

2.《新修本草》："味甘、苦，寒，无毒。"

【归经】 入肺、肾、大肠经。

《宁夏中药志》（第二版）："归肺、肾、大肠经。"

【功用】

清热解毒，利水通淋，止痢。适宜于肺热咳喘，肺痈，肠炎，盗汗，痢疾，淋证，水肿，小便不利，热毒疮疡者食用。

1.《名医别录》："主治瘀血，止精，益盛气。"

2.《新修本草》："主五淋，利小便，止水痢，除疟、虚热渴。"

3.《绍兴本草》："主五淋，利小便，止水痢，除疟，虚热渴。煮汁及捣生汁服。"

4.《宝庆本草折衷》："主癞，遍体疮。"

5.《本草纲目》："疗膏淋，久痢，疗癞。润三焦，消五谷，益五脏，除九虫，辟温疫，傅蛇蝎伤。"

6.《本经逢原》："专主五淋，利小便，散瘀血，并捣汁服。"

7.《内蒙古植物药志》："清热解毒，利尿消肿。"

8.《中国食疗本草》："清热解毒，利尿消肿，退热杀菌，健胃。"

9.《宁夏中药志》（第二版）："清热解毒，利水消肿，软坚散结。"

【服食方法】 焯后凉拌、炒食、做汤、作馅均可。

1.《千金翼方》："煮汁及生汁服之。"

2.《野菜博录》："采嫩苗叶炸熟，水浸去苦味，淘净，油盐调食。”

【服食宜忌】

葎草茎叶有刺且有涩味，只宜食用鲜嫩茎叶，食用前宜汆烫，去涩味。

【食疗方】

1. 治癞遍体皆疮　葎草一担，以水二石，煮取一石，以渍疮，不过三作乃愈。(《大观本草》引《独行方》)

2. 治伤寒汗后虚热　葎草，锉，研，取生汁，饮一合，愈。(《本草衍义》)

3. 治膏淋　葎草取叶切细，捣自然汁，取汁一升。用醋一合和匀。每服半盏，连服三服，不计时。(《圣济总录》)

4. 治肺痨潮热盗汗　葎草、黑大豆各 30g，水煎服。(《宁夏中药志》第二版)

5. 治肺脓疡　鲜葎草 100g，水煎，去渣，加红糖适量，分 4 次服，每日 1 剂。连服 3~5 剂。(《民间百草良方》)

6. 治慢性结肠炎　鲜葎草 500g，煎水，温后洗脚，每天早晚各 1 次，15 天为 1 疗程，休息 5 天，再进行第 2 疗程。(《民间百草良方》)

【储藏】宜即采即食，或暂放阴凉、干燥处保存。

【食论】

葎草是自元代开始有民间食用记载的野蔬，现代实验研究证实，葎草具有抑菌、止泻、止痒等作用，对于黏液性肠炎、湿疹、关节扭伤、尿路感染等有效，古今应用相近。

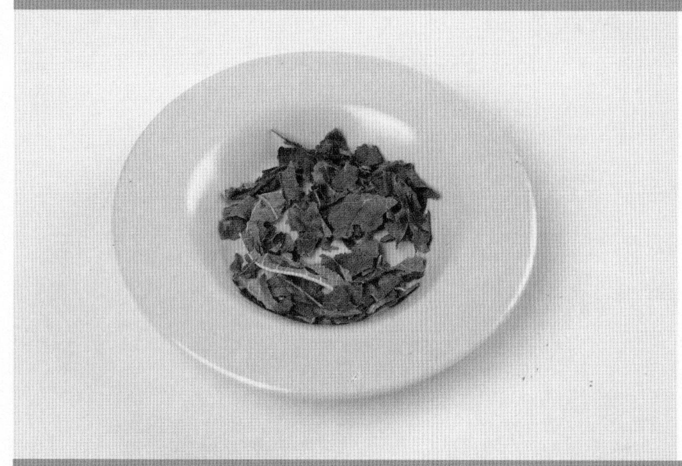

桑叶
sangye
《神农本草经》

【异名】蚕叶(《福建药物志·第一册》)。

【基原】

为桑科桑属植物桑 *Morus alba* L. 的叶。

【性状】

叶片呈卵形或宽卵形，长 8 ~ 15cm，宽 7 ~ 12cm，先端渐尖，基部截形、圆形或心形，边缘有锯齿。上表面黄绿色，下表面颜色稍浅。

【采收加工或制法】

10 ~ 11 月间霜后采收，除去杂质，晒干。鲜者可四季采摘。

《大观本草》(引自《本草图经》)：“桑叶以夏秋再生者为上，霜后采之。”

【性味】味苦、甘，性寒。

1.《新修本草》：“味苦、甘，寒，有小毒。”

2.《本经逢原》：“苦、甘，微寒，小毒。”

3.《本草备要》：“甘，寒。”

4.《本草从新》：“苦甘而凉。”

5.《医林纂要》：“甘，酸，辛，寒。”

【归经】入肺、肝经。

1.《本草经解》：“入足太阳寒水膀胱经……入手少阴心经、足太阴脾经。”

2.《得配本草》：“入手、足阳明经。”

3.《内蒙古食疗药》:“入肺、肝二经。”

【功用】

疏散风热，清肺润燥，凉肝明目。适宜于风热感冒，肺热咳嗽，头晕胀痛，目赤昏花，咽干口渴，自汗盗汗等病症者食用。

1.《神农本草经》:“主除寒热、出汗。”

2.《新修本草》:“除脚气水肿，利大小肠。”

3.《本草纲目》:“治劳热咳嗽，明目长发。”

4.《神农本草经疏》:“主阴虚寒热，及因内热出汗。”

5.《本草易读》:“除寒热而止汗，治劳热而除嗽，利五脏而通关，退诸风而下气，最能明目长发，尤解蜈咬蛇伤。”

6.《本草新编》:“最善补骨中之髓，添肾中之精，止身中之汗，填脑明目，活血生津，种子安胎，调和血脉，通利关节，止霍乱吐泻，除风湿寒痹，消水肿脚浮。”

7.《本经逢原》:“清肺胃，去风明目。”

8.《本草分经》:“滋燥凉血，止血去风，清泄少阳之气热。”

【服食方法】磨粉做饼，泡茶饮用等。

1.《大观本草》(引《本草图经》):“桑叶可常服，神仙服食方：以四月桑茂盛时采叶。又十月霜后，三分二分已落时，一分在者，名神仙叶，即采取，与前叶同阴干，捣末丸散任服，或煎以代茶饮。”

2.《本经逢原》:“蜜水拌蒸用。”

【服食宜忌】脾胃虚寒者忌用。

【食疗方】

1. 治乳硬作痛　青桑膏：嫩桑叶。上采研细，米饮调，摊纸花，贴病处。(《世医得效方》)

2. 治出泪作痒　桑叶煎：用经霜桑叶不拘多少，煎汤洗眼。(《医方集宜》)

3. 治更年期盗汗　桑叶汤：桑叶 100g，加水 1 碗煎，熬至药液剩半碗时，倒出，放入适量红糖，每天分两三次喝完。[陈钧，蒲昭和 . 桑叶治更年期盗汗 . 家庭医药，2010，(11)：24.]

4. 治白发　桑叶芝麻糊：桑叶 2 份，黑芝麻 1 份，白糖适量。桑叶去梗，研细，黑芝麻磨成粉，加白糖调匀。每日早、晚各服 20g，白开水送服。[夏昱，蒲昭和 . 桑叶偏方治白发 . 家庭医药，2008，(6)：55.]

5. 治化脓性中耳炎　桑叶汁：取新鲜桑叶数片洗净后，捣烂取汁，以其汁滴入耳内 1 ~ 2 滴、每天滴 3 次，一般 2 ~ 3 天即愈。[王豪 . 护肤美容巧用桑叶 . 家庭医药，2006，(11)：19.]

6. 治乳糜尿　桑叶口服液：将干霜桑叶用常水洗净晾干，每 1000g 加水 4000ml，在水浴锅内煮沸 30 分钟，取汁用双层纱布过滤，然后向滤出液内加沸水至 4000ml，静置 4 小时，将澄清液置水浴锅煮沸后加 0.04%尼泊金乙酯再煮沸 10 分钟，静置 3 小时后，分装瓶内，每瓶 300ml，灭菌（8 磅 30 分钟）检查备用。每日 600ml，3 次分服，连续服用 1 个月为一疗程，治疗期间控制油脂和高蛋白类食物。[王培义，刘仑华，甄天民，等 . 桑叶口服液治疗乳糜尿疗效观察 . 山东中医杂志，1991，10(5)：20–21.]

【储藏】鲜品放阴凉处保存，干品放干燥处保存。

【食论】

现代研究发现，桑叶能降血糖、降血压、降血脂、抗氧化、抗衰老、抗菌、缓解更年期综合征、美容美发、通便减肥等。

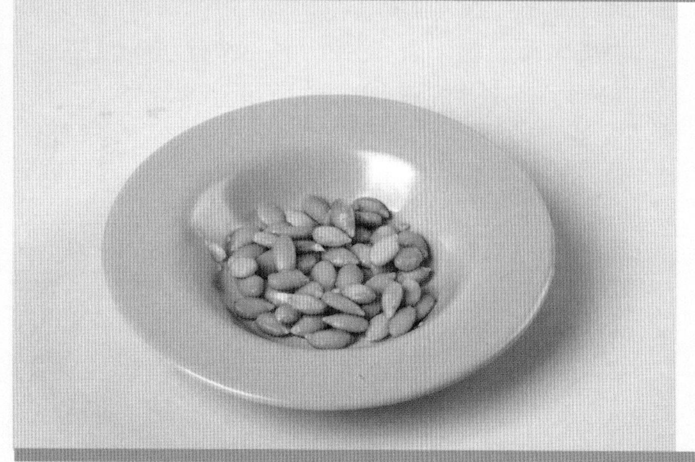

冬瓜子

dongguazi

《新修本草》

【异名】

瓜子、水芝（《神农本草经》），瓣（《吴普本草》），白瓜子、冬瓜人（《名医别录》），冬瓜仁（《备急千金要方·食治篇》），白爪子（《绍兴校定经史证类备急本草》），瓜犀（《宝庆本草折衷》）。

【基原】

为葫芦科冬瓜属植物冬瓜 *Benincasa hispida* (Thunb.) Cogn. 的种子。

【性状】

冬瓜子 Semen Benincasae 呈扁平的长椭圆形或卵形，一端纯圆，另一端尖，种皮为白色或淡黄色，表面粗糙，边缘光滑。种仁乳白色，肥厚。

【采收加工或制法】

食冬瓜时，收集成熟种子，洗净晒干。

1.《吴普本草》："七月七日采。"

2.《名医别录》："生嵩高。八月采之。"

3.《本草经集注》："被霜后合取，置经年，破取核，水洗，燥乃擂取仁用之。"

4.《宝庆本草折衷》："八月及霜后收瓜，经年破开，出子，洗晒燥，擂取仁。"

5.《本草述校注》："入药须霜后采取，置之候用。"

【性味】味甘，性微寒。无毒。

1.《神农本草经》："味甘平。"

2.《名医别录》："寒，无毒。"

3.《本草经集注》："甘，平、寒，无毒。"

4.《崔禹锡食经》："味甘，冷，无毒。未熟者冷，黄熟者平。"

5.《绍兴本草》："甘、微寒、无毒。"

6.《神农本草经疏》："味甘寒。"

7.《本草省常》："生性平，炒性温。"

【归经】入肺、脾、大肠经。

《得配本草》："入足厥阴经。"

【功用】

清肺化痰，利水除湿，消痈排脓。适宜于痰热咳嗽，脚气，水肿，小便不利，带下白浊，肺痈、肠痈者食用。

1.《神农本草经》："主令人悦泽，好颜色。益气不饥。久服轻身耐老。"

2.《吴普本草》："可作面脂。"

3.《名医别录》："主除烦满不乐。"

4.《崔禹锡食经》："利水道，去痰水。"

5.《日华子本草》："去皮肤风，剥黑皯，润肌肤。"

6.《日用本草》："益气，治心中闷满不乐。合面药，令人美颜色。"

7.《滇南本草》："治肠痈。"

8.《神农本草经疏》："开胃醒脾。"

9.《本草备要》："补肝明目。"

10.《本草述校注》："心经蕴热，小水淋痛，并鼻面酒皶如麻豆，疼痛，黄水出。"

11.《医林纂要》："润心明目，毓神。瓜泻肝，而子则补肝。"

12.《药性切用》："明目润燥。"

13.《本草省常》:“生,清肺生津;炒,润肠和中。”

14.《随息居饮食谱》:“润肺化痰浊。治肠痈。”

15.《本草撮要》:“补肝明目，疟疾寒热，肠胃内壅，最为要药。”

16.《现代实用中药》:“为消炎性利尿缓下剂，适用于内脏脓疡，如盲肠炎、肺脓疡等。益脾利水，润大便，消肠痈，清热淋，治肺痈。”

17.《中药材手册》:“补肝健脾，利湿除热，止消渴。治胸腹烦满、水肿作泻、皮肤风痒、热毒肠痈。”

【服食方法】 炒食、煮食等。

【服食宜忌】 脾胃虚寒者慎食。

《名医别录》:“久服寒中。可作面脂，令悦泽。”

【食疗方】

1. 治男子五劳七伤，明目方 白瓜子七升，绢袋盛，搅沸汤中三遍，曝干，以醋五升浸一宿，曝干，治下筛。酒服方寸匕，日三。服之百日，夜写细书。(《备急千金要方·七窍病上》)

2. 令人肥悦，明目，延年不老 取冬瓜仁七升，以绢袋盛之，投三沸汤中，须臾出暴干，如此三度止。又，与清苦酒渍，经一宿，暴干为末，日服之方寸匕。(《食疗本草》)

3. 令人白净如玉 取子三五升，裉去皮，捣为丸。空腹服三十丸。(《食疗本草》)

4. 治肺脓疡及慢性阑尾炎（古称肺痈、肠痈）冬瓜子仁 20 公分，杏仁 10 公分，桃仁 10 公分，薏苡仁 15 公分，桔梗 6 公分，生甘草 3 公分，水 600 公撮，煎至 200 公撮，一日三回分服。(《现代实用中药》)

【储藏】 贮密闭容器中,置干燥通风处,防霉、防虫蛀。

【食论】

现代研究认为，冬瓜子中含有皂甙、脂肪、瓜氨酸、不饱和脂肪酸、油酸等成分，不但可以有效地降低血液中脂肪和胆固醇含量，还可以使皮肤细嫩柔润，头发乌黑光亮。因此常食之可美容养颜、减肥，预防心血管疾病发生。

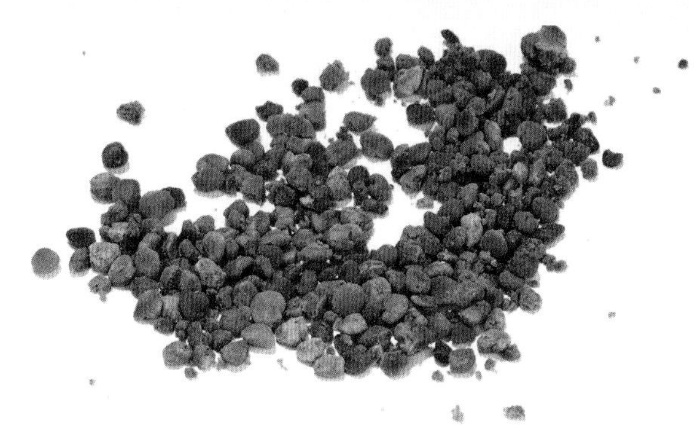

松花粉

songhuafen

《新修本草》

【异名】 松黄(《新修本草》),松衣(《随息居饮食谱》)。

【基原】

为松科松属植物马尾松 *Pinus massoniana* Lamb.、油松 *Pinus tabulae formis* Carr. 及同属数种植物的花粉。

【性状】

本品为淡黄色的细粉，体轻，易飞扬，手捻有滑润感。

【采收加工或制法】

春季花刚开时采摘花穗，晒干，收集花粉，除去杂质，备用。

【性味】味甘，性温。

《本草纲目》："甘，温，无毒。"

【归经】入肝、脾经。

1.《本草经解》："入足厥阴肝经……入足太阴脾经。"

2.《内蒙古食疗药》："入肝、脾二经。"

【功用】

益气补中，祛风止血。适宜于眩晕，诸疮湿烂，痢疾久泻，外伤出血等病症者食用。

1.《新修本草》："久服轻身。"

2.《本草纲目》："润心肺，益气，除风止血。"

3.《雷公炮炙药性解》："清心解烦。"

4.《得配本草》："配石膏、蒲黄，治产后壮热。人乳拌蒸，润肺。"

5.《本草分经》："善渗诸痘疮、伤损、湿烂达不痂。"

6.《随息居饮食谱》："养血息风。单服治泻痢。"

7.《内蒙古食疗药》："有降血压，软化血管功能。"

【服食方法】煎汤，酿酒，制作糕点等。

《随息居饮食谱》："和白砂糖作糕饵，食之甚美。亦可酿酒。"

【服食宜忌】血虚、内热者慎食。

1.《得配本草》："多食，则上焦发热。"

2.《随息居饮食谱》："多食亦能助热。"

【食疗方】

1. 治风头旋，脑皮肿痹　松花浸酒方：上以松花并台，春三月取五六寸如鼠尾者，不拘多少，蒸细切一升，用生绢囊贮，以酒三升浸五日，每日空心暖饮五合，晚食前再服。(《奇效良方》)

2. 治疫毒热痢　将松花筛细末。每二钱，用薄荷煎汤，入蜜调下。(《种杏仙方》)

3. 治小儿久泻　以炒黑松花一钱，炒红曲二钱，共研，分二服，白糖汤调下。(《潜斋简效方》)

4. 松花粉治褥疮　先剪除创面坏死组织，使创面四周出现新鲜组织为止，然后用双氧水、无菌生理盐水清洗创面，周围皮肤常规消毒，然后用松花粉撒敷在创面上，外用无菌纱布覆盖，胶布固定，每日两次，以保持创面干燥，2 周为 1 疗程，必要时连用 2 ~ 3 个疗程。[周雪萍．松花粉治疗褥疮 30 例分析．中华医学写作杂志，2003，10（23）：2136–2137.]

【储藏】放干燥处，防潮。

【食论】

现代研究表明，松花粉内含有具有生物活性的蛋白质、各种氨基酸、近百种的酶、多种维生素和矿物质、核酸、纤维素、不饱和脂肪酸、植物多糖、黄酮类物质、胆碱等，与人体有极强的亲和力，能在短时间内直接被人体吸收，从而发挥护肝、护心、护脑、增强食欲、消除便秘、调节血脂、降低血糖、增强免疫、抗击疲劳、养颜美容、延缓衰老以及改善前列腺病者的症状等作用。因此，松花粉又被营养学家誉为"完全营养品"、"微型营养库"。

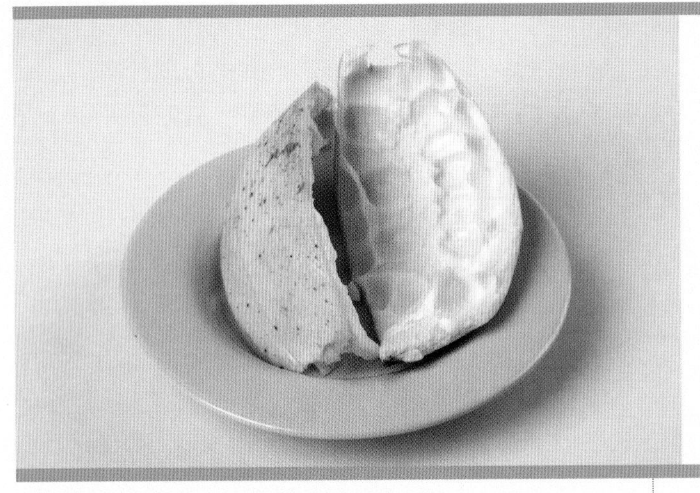

石榴皮

shiliupi

《食疗本草》

【异名】石榴壳（《雷公炮炙论》）。

【基原】

为石榴科石榴属植物石榴 *Punica granatum* L.的果皮。

【性状】

厚约2mm，外表面红棕色、棕黄色或暗棕色，略有光泽，粗糙，可见疣状突起。内表面黄色或红棕色。无臭，味苦涩。

【采收加工或制法】

9 ~ 10月果实成熟后收集果皮，鲜用或晒干。

《雷公炮炙论》："若使石榴壳，不计干、湿，先用浆水浸一宿，至明漉出，其水如墨汁。"

【性味】味酸、涩，性温，有小毒。

1.《药性论》："味酸，无毒。"

2.《滇南本草》："（丛本）：味酸、涩，性寒。"

3.《雷公炮炙药性解》："味酸涩，性温，无毒。"

4.《本草便读》："甘涩。"

【归经】入大肠、肾经。

1.《雷公炮炙药性解》："入大肠、肾二经。"

2.《本草征要》："入肝、脾、肾三经。"

3.《本草撮要》："入手太阴、足少阴经。"

4.《本草便读》："入肺、肾、大肠血分。"

【功用】

涩肠止泻，止血，驱虫。用于久泻久痢，便血脱肛，吐血衄血，遗精滑精，崩漏带下，虫积腹痛，疥癣湿疮等。

1.《名医别录》："治下痢，止漏精。"

2.《药性论》："能治筋骨风，腰脚不遂，行步挛急疼痛。主涩肠，止赤白下痢。"

3.《本草拾遗》："主蛔虫。"

4.《日用本草》："治筋骨风邪，腰脚不遂，行步挛急疼痛，涩肠，止赤止带，及下虚漏精。"

5.《滇南本草》："（丛本）：治久痢脓血、大肠下血。"

6.《本草蒙筌》："能禁精漏。治筋骨风住痛，及脚膝不能行步宜煎；疗赤白痢涩肠，并眼目时流冷泪堪洗。尤染皓发，仍理虫牙。"

7.《本草纲目》："止泻痢，下血脱肛，崩中带下。"

8.《医林纂要》："止泻收脱。"

9.《得配本草》："治痢摄精，疗崩中带下，止肠风下血，祛筋骨风痛，除目流冷泪，洗脚疮湿烂。"

10.《本草便读》："医宿咳之虚寒，保金敛肺。"

【服食方法】煎汤，或研末服。

1.《药性论》："一方取汁，止目泪下，漏精。"

2.《本草拾遗》："煎服。"

3.《滇南本草》："（丛本）：治日久水泻，煨砂糖吃。"

4.《本草征要》："水煎服而下蛔，汁点目而止泪。"

5.《本草便读》："肠红吐血烧灰服，带下崩中煎水尝。"

【服食宜忌】

不宜过量过大，以免中毒；痢疾初期禁用。

1.《本草征要》："榴味酸涩，故入断下崩中之剂，若服之太早，反为害。

2.《医林纂要》："勿轻用。"

【食疗方】

1. 治赤白痢 皮，炙令黄，杵末，以枣肉为丸，空腹三丸，日二服。(《食疗本草》)

2. 治暴泻不止及痢下赤白 石榴皮散：用酸石榴皮烧灰存性，不以多少，研为细末，每服二钱，空心用米饮调下。(《奇效良方》)

3. 汤治风湿性关节炎 苹叶榴皮：苹果叶 20g，石榴皮 12g，甘草 10g。将 3 味入锅，加适量水煎汤，饮汤，每日 2 次。(《水果养生事典》)

4. 治呕吐清水泻 人参石榴皮饮：人参 5g，石榴皮 20g。将两药分别煎取浓汁，混匀饮服，每天 2 ~ 3 次。可健脾益气止泻，适用于呕吐频频、泻下清水、面色苍白、汗出肢冷等 [食品与健康，2006，(10)：8.]

5. 治腹泻频作 石榴皮膏：干石榴皮 500g（鲜者加倍），蜂蜜 300g。将石榴皮水煎取汁，每次煮煎 30 分钟左右取汁，共取 2 次，合并，文火煮至黏稠时，加入蜂蜜，煮沸即成，候温装瓶，每次 1 汤匙，每日 2 ~ 3 次，沸水冲饮。可健脾温中，适用于腹泻频作、腹痛隐隐、口不渴、舌淡苔白等。[食品与健康，2006，(10)：8.]

6. 治小儿消化不良 石榴皮泥：将鲜石榴皮 15g 捣烂为泥状，敷于肚脐神阙穴，外用脱敏胶布固定。12 小时后除去，隔 2 个小时换药。[家庭中医药，2007，(11)：67.]

7. 治化脓性中耳炎 榴皮冰片散：石榴皮 15g，冰片 1g。石榴皮焙干后与冰片研细末。装瓶备用。治疗时先用双氧水清洗患耳脓液，消毒棉签拭干后，以细纸筒（或饮料吸管）将少许药粉吹入耳内。每天或隔天 1 次。[家庭中医药，2007，(11)：67.]

【储藏】 放阴凉干燥处保存。

【食论】

石榴皮作用主要体现在收敛和杀虫上，但据现代实验研究证实，足够浓度的石榴皮水提取物具有确切的止痛作用。

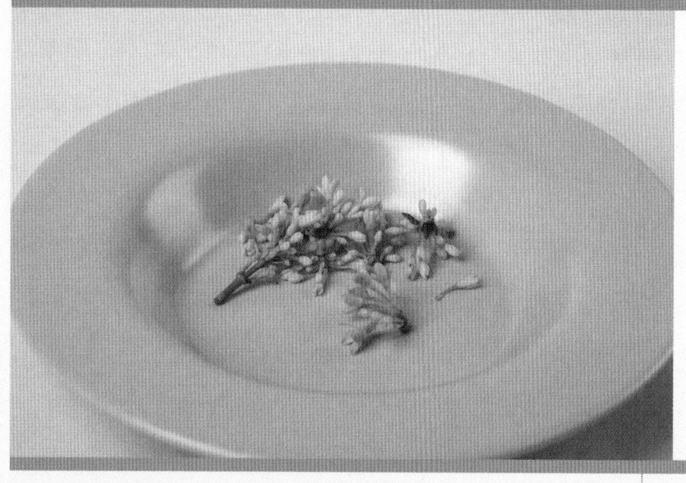

桂花

guihua

《本草纲目拾遗》

【异名】 木犀花（《本草纲目》）。

【基原】

为木犀科木犀属植物木犀 *Osmanthus fragrans* (Thunb.) Lour. 的花。我国南北各地均有栽培。

【性状】

花簇生于叶腋，雌雄异株，具细弱花梗，花萼钟状，花瓣长椭圆形，黄白色、淡黄色、黄色或橘红色。芳香，味略有辛味。

【采收加工或制法】

9 ~ 10 月开花时采集，阴干备用。

【性味】 味辛，性温。

1.《本草纲目》："辛，温，无毒。"

2.《本草汇言》："味辛、甘、苦，气温，无毒。"

【归经】入肺、肝、胃、大肠经。

【功用】

生津辟臭，散寒消瘀，化痰止咳。适宜于牙痛口臭，痰饮咳嗽，经闭腹痛，肠风血痢，瘕疝奔豚等病症者食用。

1.《本草纲目》："同百药煎、孩儿茶作膏饼噙，生津辟臭化痰，治风虫牙痛。"

2.《本草汇言》："散冷气，消瘀血；止肠风血痢。凡患阴寒冷气，瘕疝奔豚，腹内一切冷病，蒸热布裹熨之。"

3.《随息居饮食谱》："醒胃化痰。"

4.《云南中药资源名录》："散寒破结，化痰止咳。"

【服食方法】

可泡茶，酿酒，制桂花露，盐渍，糖制，作糕点馅等。

《随息居饮食谱》："蒸露浸酒，盐渍糖收，造点作馅，味皆香美悦口。"

【服食宜忌】阴虚火旺者慎食。

【食疗方】

1. 治经闭腹痛　桂花荔枝汤：桂花 30g，荔枝肉适量，同煮，冲红糖、黄酒服。[蔡姮婧．桂花入药亦治病．开卷有益，2005，(5)：40-41.]

2. 治湿疹　桂花土豆粥：粳米 60g，加水煮沸，入土豆片 60g，熬煮成粥，调入桂花 30g，红糖 30g，每日分 2 ~ 3 次服食。[刘燕．化痰散瘀药——桂花．长寿，2009，(7)：42.]

3. 治口疮　桂花散：将桂花炒黄研碎，密闭干燥保存，治疗时将散剂均匀外敷在溃疡面上，最好于睡前用药，以使药物发挥较长时间疗效，每日 1 次。[亓秀玲，亓桂枝．桂花外敷治疗口疮．吉林中医药，2002，22(1)：34.]

【储藏】置于袋内密封保存。

【食论】

木犀树，俗称桂花树，又名月桂，是一种可美化环境的优质树种。枝叶茂密，四季翠绿，开花时节，芳香扑鼻。采折花枝装点卧室、收取花朵点缀食品都是人们习以为常的事，所要提醒的是桂花树种一身都是宝，树子、树叶、树根各有不同的药用价值：树子能治肝胃气痛、恶心呕吐，树叶能治麻疹、荨麻疹、风湿筋骨痛，树根能治癫痫、虚火牙痛、腰扭伤等。

附：　桂花露

《本草纲目拾遗》："桂花露：桂花蒸取，气香，味微苦，明目疏肝，止口臭。金氏药帖：专治龈胀牙痛，口燥咽干。广和帖：止牙痛而清气。"

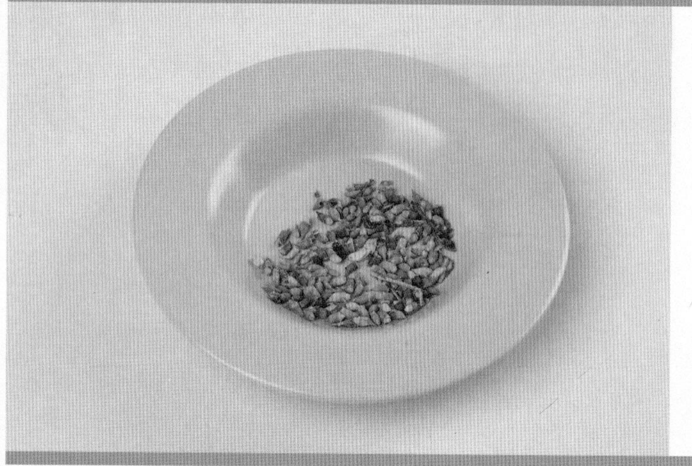

槐花
huaihua

《日华子本草》

【异名】槐蕊（《本草正》）。

【基原】

为豆科槐属植物槐 *Sophora japonica* L. 的花及花蕾（槐米）。分布于全国各地。

【性状】

槐花：花多皱缩而卷曲，花瓣多散落，花萼钟状，黄绿色，先端5浅裂；花瓣5，黄色或黄白色，1片较大，近圆形，先端微凹，其余4片长圆形；雄蕊10，其中9个基部联合，花丝细长；雌蕊圆柱形，弯曲。

槐米：未开放的花蕾黄白色，呈卵形或椭圆形，长5mm左右，直径约2mm。花萼黄绿色，下部有数条纵纹。

【采收加工或制法】

夏季，花初开放时采收花朵，商品称“槐花”；花未开时采收花蕾，商品称“槐米”。除去杂质，可鲜用、晒干用，或微炒用。

1.《本草征要》：“含蕊而陈者佳，微炒。”

2.《本经逢原》：“温水涤去灰，焙香用。”

【性味】味苦，性凉，无毒。

1.《日华子本草》：“味苦，平，无毒。”

2.《滇南本草》：“味苦，性寒。”

3.《本草纲目》：“味苦，气凉。”

4.《本草正》：“味苦，性寒。”

5.《本草征要》：“味苦、酸，寒，无毒。”

6.《本经逢原》：“苦寒，无毒。”

7.《本草经解》：“气平，味甘，无毒。”

8.《本草撮要》：“味苦凉。”

【归经】入肝、肺、大肠经。

1.《滇南本草》：“功多大肠经。”

2.《本草纲目》：“阳明、厥阴血分药也。”

3.《本草征要》：“入肝、大肠二经。”

4.《本草经解》：“入手太阴肺经、手少阴心经。气味俱降、阴也。”

5.《本草撮要》：“入手足阳明、足厥阴经。”

【功用】

凉血止血，清肝泻火。适宜于肠风便血，痔疮下血，血痢，尿血，血淋，崩漏，吐血，衄血，肝热目赤，头痛眩晕，失音喉痹，痈疽疮毒，皮肤瘙痒者食用。

1.《日华子本草》：“治五痔，心痛眼赤，杀腹脏虫及热，治皮肤风，并肠风泻血，赤白痢。”

2.《本经衍义》：“染家亦用。治肠风热泻血甚佳。”

3.《滇南本草》：“治五痔肠风下血、赤白热痢。”

4.《本草纲目》：“炒香嚼服，治失音及喉痹，又疗吐血衄血，崩中漏下。”

5.《本草正》：“清心、肺、脾、肝、大肠之火，除五内烦热，心腹热疼，疗眼目赤痛热泪。治失音喉痹，止吐血衄血，肠风下血，妇人崩中漏下，及皮肤风热。凉大肠，杀疳虫，治痈疽疮毒，阴疮湿痒痔漏，解杨梅恶疮，下疳伏毒。”

6.《本草征要》：“止便红，除血痢，咸借清肠之力；

疗五痔，明眼目，皆资涤热之功。”

7.《本草经解》:“主五痔,心痛,眼赤,杀腹脏虫,及皮肤风热，肠风泻血，赤白痢。”

【服食方法】

可泡茶、煎汤、拌菜、煮粥、焖饭、做食品的色素等。

1.《日华子本草》：“炒服。”

2.《本草正》：“炒香嚼服。”

【服食宜忌】阳虚阴盛及过敏体质者慎食。

1.《本经衍义》：“不可过剂。”

2.《本草征要》：“性纯阴，虚寒者禁用，即虚热而非实火者亦禁之。”

3.《本经逢原》：“性纯阴，阴寒无实火禁用。”

【食疗方】

1. 治舌衄 治舌上无故出血,仍有小穴,名舌衄,炒槐花末掺之即住。(《泊宅编》引《宝庆本草折衷》)

2. 治中河豚毒 炒末水调下，尤效也。(《宝庆本草折衷》)

3. 治失音 独行散：槐花一味炒香熟，三更后床上仰卧，随意服。亦治咯血。(《世医得效方》)

4. 治血淋 用槐花烧过，去火毒，杵为末，每服一钱，水酒送下。(《滇南本草》)

5. 治咽喉痛、目痛、虚劳吐血、便血、营养不良等 油煎槐花饼：鲜嫩槐花400g，鸡蛋2只，面粉200g，生油、盐、葱、姜、蒜、五香粉、麻油、香菜、鸡汤各适量。将槐花洗净，挤干水，切碎放盘内；香菜、葱、姜分别切成碎末放入槐花盆里，再加精盐、味精、五得粉、鸡蛋、面粉、鸡汤拌匀调成糊状。把大蒜去皮洗净，加少许盐，捣成蒜泥，再加入味精、醋、香油兑成蒜泥汁。油锅烧热，将拌好的槐花糊用小勺盛入锅内，摊成小圆饼，两面均煎至金黄色时取出，排在盘内，撒上花椒盐，连同蒜泥汁一起上桌。具有滋阴润肺，养血、止血的功效。适用于咽喉痛、目痛、虚劳吐血、便血、营养不良等病症。[东方食疗与保健，2006，(5)：4-5.]

6. 治阳痿 槐花酥虾：鲜嫩槐花150g，鲜小对虾500g，料酒、盐、味精、生油、鸡蛋、面粉、淀粉、花椒等配料适量。做法：将虾的须脚、泥沙线剪去洗净，去皮(头尾保留)，用刀从虾脊背片开，把虾尾弯曲，在虾片中套过成一虾环，平放盘内，加少许盐、味精腌上味；槐花洗净，挤干水放盘内，加少许盐、味精、料酒腌上；将鸡蛋清打入碗内，顺一个方向搅打，起泡沫为止，加面粉、淀粉、味精拌匀，调咸蛋清糊。油锅烧至三成热，将虾环逐个粘上蛋清糊，入锅炸熟控油，整齐地摆在大盘中间；锅内加入少许生油，将槐花裹上蛋清糊，入油锅炸熟捞出控油，整齐地围在虾的周围，随同花椒盐面一同上席。具有温补肾阳的功效。适用于体倦、胃寒、腰膝酸软、阳痿等病症。[东方食疗与保健，2006，(5)：4-5.]

7. 治高血压、高脂血症 槐花粥：槐米10g，大米100g，白糖适量。将槐米择净，放入锅中，加清水适量,浸泡5～10分钟后,水煎取汁,加大米煮粥,待粥熟时下白糖，再煮一二沸即成，每日1剂，连续3～5天。可降压降脂。适用于高血压、高脂血症。[食品与健康，2007，(6)：37.]

8. 治银屑病 槐花清蒸鱼：槐花15g，葱白7根，紫皮蒜20g，鲫鱼或鲤鱼500g，姜片、盐、料酒适量。鱼洗净,去鳞、鳃、内脏,鱼体躯干部斜切3～5刀，放入盘中，加葱、姜、蒜、盐、料酒和适量清水，在文火上蒸20分钟。然后放入洗净的槐花,加味精、香油少许，即可食用。可清热利湿，对表现为红色丘疹上覆盖多层银白色鳞屑、口渴、便秘、苔黄腻的寻常型银屑病且湿热盛者，有较好疗效。[食品与健康，2007，(6)：37.]

9. 治烧烫伤 槐花末：取槐花30g，洗净，晾干，炒黄研末；芝麻油60g熬开，加入槐花粉调成糊状。涂擦患处，每日涂药3次。[中医杂志，2007，48(12)：1105.]

【储藏】干品置干燥处，防潮，防蛀。

【食论】

槐花是药食两用之佳品。鲜槐花味道清香甘甜，干品味苦。现代药理研究表明，槐花含芦丁、槲皮素、鞣质、维生素A和矿物质等，因此具有改善毛细血管的功能、保持毛细血管正常的抵抗力、降血脂、降血压、扩张冠状动脉、增加冠脉血流量、预防中风的功效。

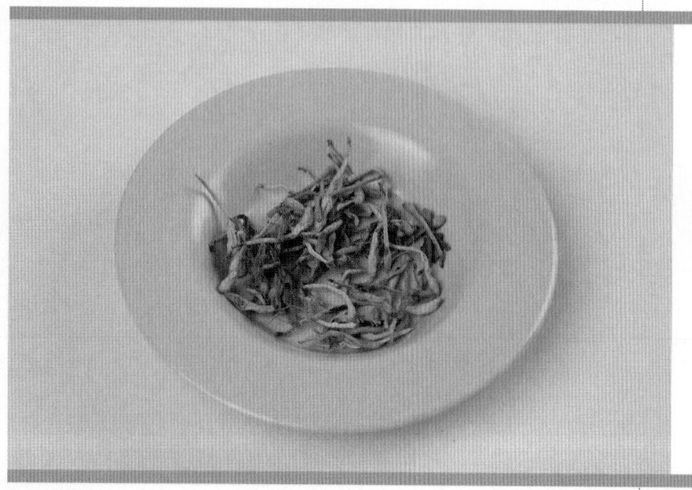

金银花

jinyinhua

《履巉岩本草》

【异名】

忍冬花（《新修本草》），金银股、老翁须（《苏沈良方》），净花（《本草易读》），银花（《温病条辨》），双花（《中药材手册》）。

【基原】

为忍冬科植物忍冬 *Lonicera japonica* Thunb.、红腺忍冬 *Lonicera hypoglauca* Miq.、山银花 *Lonicera confusa* DC. 或黄褐毛忍冬 *Lonicera fulvotomentosa* Hsu et S.C.Cheng 的花蕾或初开的花。

【性状】

花味芬芳，初开色白，数日变黄，每枝黄白相间。花蕾呈棒状，略弯曲，上粗下细，表面黄白色、绿白色或淡黄色，密被短柔毛。

1.《新修本草》：“花白蕊紫。”

2.《本草易读》：“三四月花开长寸许，一蒂两花二瓣，一大一小，俱色白，经二三日则色黄。新旧相参，黄白相映，故呼金银花。”

【采收加工或制法】

夏初当花含苞未放时采摘，晾晒或阴干。

1.《本草易读》：“四月采花，藤叶不拘时采。”

2.《医学入门》：“阴干。”

【性味】味甘、苦，性寒，无毒。

1.《滇南本草》：“味苦，性寒。”

2.《本草正》：“味甘，气平，其性微寒。”

3.《雷公炮炙药性解》：“味苦甘，性平，微寒，无毒。”

4.《本草易读》：“辛，甘，微苦，无毒。”

5.《本草新编》：“味甘，温，无毒。”

【归经】入肺、脾、胃经。

1.《雷公炮炙药性解》：“入肺经。”

2.《本草征要》：“入脾经。”

3.《本草新编》：“入心、脾、肺、肝、肾五脏，无经不入。尤在肾、胃二经。”

4.《本草害利》：“入脾、肺经。”

5.《本草撮要》：“入手太阴、足厥阴经。”

【功用】

清热解毒，疏散风热。适宜于疮疡肿毒，咽喉肿痛，热毒血痢，风热感冒，温病发热者食用。

1.《滇南本草》：“清热，解诸疮、痈疽发背、无名肿毒、丹瘤、瘰疬。”

2.《医学入门》：“主痈疽疮肿，止消渴要药也。”

3.《本草正》：“善于化毒，故治痈疽肿毒、疮癣杨梅、风湿诸毒，诚为要药。毒未成者能散，毒已成者能溃。”

4.《雷公炮炙药性解》:“主热毒血痢，消痈散毒，补虚疗风，久服延年。”

5.《本草征要》:“解热消痈，止痢宽膨。”

6.《本草通玄》:“主胀满下利，消痈散毒，补虚疗风。”

7.《本草易读》:“退热解毒，养血止渴，疗风除湿，补虚祛胀。治热毒血痢肠澼，疗肿毒痈疽疥癣。”

8.《本草害利》:“解热化毒，疗风养血，除利宽膨。”

【服食方法】

鲜食、干用均可，可调食，煮粥，泡茶，煎汤，捣汁，熬膏，制露等。

1.《救荒本草》:“采花炸熟，油盐调食。”

2.《本草正》:“但其性缓，用须倍加，或用酒煮服，或捣汁搀酒顿饮，或研烂拌酒厚敷。若治瘰疬、上部气分诸毒，用一两许，时常煎服，极效。”

3.《本草新编》:“但其味纯良，性又补阴，虽善消毒，而功用甚缓，必须大用之。”

4.《本草备要》:“花叶同功，花香尤佳，酿酒、代茶、熬膏并妙。”

5.《本草害利》:“酿酒、代茶、熬膏并妙，蒸露尤佳。”

【服食宜忌】脾胃虚寒者忌食。

《本草害利》:“其气寒凉，凡虚寒体及脾胃薄弱者勿服。恐有寒中腹痛，便溏泄泻之患。痈疽溃后宜少用。经谓寒则血涩，不易收敛也。”

【食疗方】

1. 治痈疽发背 忍冬酒：净花五两，甘草一两，水煎成，再入酒稍煎，分服。治痈疽发背，一切恶疮初起。(《本草易读》)

2. 治腹痛下痢 以花烧存性研末。砂糖拌冲服。治腹痛下痢极效。(《本草撮要》)

3. 治复发性皮肤疖肿 银花公英酒：金银花、蒲公英各100g，加水煎2次，合在一起量约300～400ml，视个人酒量加适量白酒，一次喝完。[新疆中医药，2002，20（4）：41.]

4. 治小儿鹅口疮 银花乌梅茶：金银花10g，乌梅5g，甘草5g。水煎液过滤去渣，每次两汤匙，频饮（1日不超过8次），2日可治愈。[山东中医杂志，2002，21（9）：538.]

5. 治急性乳腺炎 银花蒲公英粥：金银花30g，蒲公英60g，粳米100g。将金银花、蒲公英加水煎煮，去渣取汁，再入粳米煮作粥。[中华养生保健，2006，（9）：46–47.]

6. 治痱子 金银花薄荷茶：金银花、薄荷各10g，用沸水冲泡，加盖闷15分钟后，加入适量蜂蜜即可饮用。夏季用于清热解暑，清除痱子。[中华养生保健，2006，（9）：46–47.]

7. 治痢疾 银花莲子汤：金银花30g，莲子（不去芯）50g。将金银花煮水，去渣后煮莲子。食时加些冰糖。可清热解毒，健脾止泻。凡因热毒内扰大肠引起的暴泻、痢疾、里急后重，并拌有发热、肛灼、心烦者，皆可食用。[中华养生保健，2006，（9）：46–47.]

8. 治疗水痘重症 银花腊梅汤：金银花10g，腊梅花10g，绿豆30g。先将金银花、腊梅花加水煎取汁，绿豆加水煮至极烂，然后倒入花汁，稍煮，食豆饮汤。[东方药膳，2007，（6）：43–46.]

9. 治慢性肠炎 金银花散：金银花60g，炒黄研成细末，加水冲服，每次10g，每日3次，服1～2天即见效。[家庭医学，2007，（8）：56.]

10. 治新生儿皮疹 金银花汤：用金银花20～25g煮水，水沸后再煮10分钟，让金银花完全出味，过滤，冷却至合适温度后给新生儿冲凉，每天1～2次。[齐齐哈尔医学院学报，2007，28（8）：937.]

【储藏】干品置干燥容器内，防潮防蛀。

【食论】

金银花自古被誉为清热解毒之良材，痈疽首选。在现代抗“非典”、治疗“H1N1”中，也是药方中首选的一味药。药理实验表明，金银花含有木犀草素、肌醇、皂甙、鞣质等，具有广泛的抗菌、抗流感病毒的作用，并能促进淋巴细胞的转化，提高机体免疫力。《医学入门》载其可“止消渴”，《雷公炮炙药性解》认为其可“补虚”，《本草害利》记其可“养血”，乃因为金银花性甘寒，清热而不伤胃，故清中寓补，脾胃功能恢复，津液自生；气芳香透达又可祛邪散血涩，因而养血。正如《本草求真》所言：“补虚者，因其性虽入内逐热而气不甚迅利伤损之意也。养血者，因其毒结血凝，服此毒气顿解，而血自无克养之谓也。”

附：忍冬叶　忍冬藤

1.《救荒本草》：“采嫩叶，换水煮熟，浸去邪味，淘净，油盐调食。”
2.《滇南本草》：“藤，能宽中下气、消痰、祛风热、清咽喉热痛。”
3.《医学入门》：“叶，煮汁酿酒，补虚疗风及寒热身肿腹胀。浓煎服，主热毒、血痢，兼治五遁飞尸。”

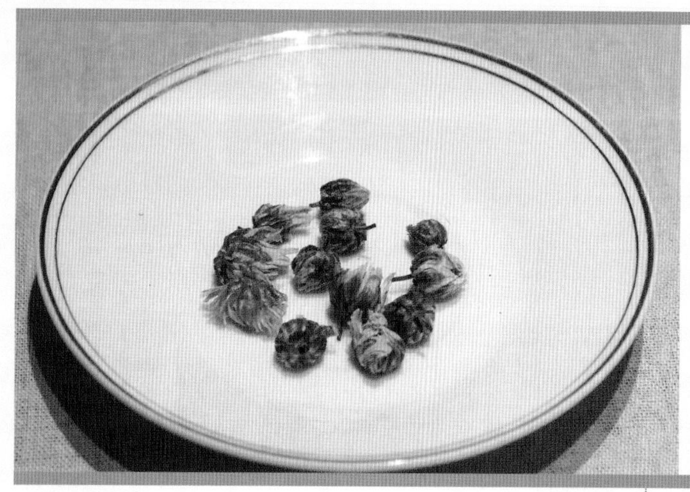

菊花

juhua

《神农本草经》

【异名】

鞠华、节华（《神农本草经》），白华、女华、女室（《吴普本草》），日精、女节、女茎、更生、周盈、傅延年、阴成（《名医别录》），甘菊花（《药性论》），甘菊（《食疗本草》），回蜂菊、玉英（《本草品汇精要》），金蕊（《本草纲目》），馒头菊、簪头菊（《医林纂要》），甜菊花（《随息居饮食谱》）。

【基原】

为菊科菊属植物菊 *Chrysanthemum morifolium* Ramat. 的头状花序。

【性状】

头状花序，大小不一，常一朵或数朵簇生。舌状花为雌花，筒状花为两性花，花色有红、黄、白、紫等颜色。有单瓣，有重瓣；有扁形，有球形；有长絮，有短絮，有平絮和卷絮；有空心和实心；有挺直的和下垂的，式样繁多，品种复杂。

1.《神农本草经》：“生川泽及田野。”

2.《神农本草经集注》：“菊有二种：一种茎紫气香而味甘，叶可作羹食者为真，一种青茎而大，作蒿艾气。味苦不堪食者名苦薏，非真。其华正相似，唯以甘苦别之尔。又有白菊，茎叶都相似，唯花白，五月取。”

3.《食疗本草》：“野生苦菊不堪用。”

4.《日华子本草》：“菊有两种，花大气香，茎紫者为甘菊。花小气烈，茎青小者名野菊。味苦。”

5.《本草衍义》：“近世有二十余种，唯单叶、花小而黄绿，叶色深小而薄，应候而开者是也。《月令》所谓菊有黄华者也。又邓州白菊，单叶者亦入药，余医经不用。”

6.《本草蒙筌》：“种类颜色多品，应候黄小为良。”

7.《本草纲目》：“菊类自有甘、苦二种，食品须用甘菊，入药则诸菊皆可，但不得用野菊名苦薏者尔。”

8.《本草害利》:“滁州菊，单瓣色白味甘者为上。杭州黄白茶菊，微苦者次之。其余苦菊，单不入药。”

【采收加工或制法】霜降前花正盛开时采收，晒干。

1.《名医别录》:“正月采根，三月采叶，五月采茎，九月采花，十一月采实，皆阴干。”

2.《本草蒙筌》：“九月上寅日采花。”

3.《本草害利》：“或炒黑，或煨炭，或生用。九月采摘暴干。”

【性味】甘、苦，微寒，无毒。

1.《神农本草经》：“味苦平。”

2.《名医别录》：“味甘，无毒。”

3.《食疗本草》：“平。”

4.《本草拾遗》：“白菊，味苦。”

5.《汤液本草》：“苦而甘，寒，无毒。”

6.《本草蒙筌》:“味甘、微苦，气平、寒。无毒。”

7.《本草纲目》：“白菊，苦、辛，平，无毒。”

8.《雷公炮炙药性解》:“味甘微苦，性平，无毒。”

9.《本草征要》：“味甘，性微寒，无毒。”

10.《医林纂要》：“甘菊花：甘，苦，辛，平。”

11.《随息居饮食谱》：“甘凉。”

12.《本草害利》：“野菊苦辛惨烈，有小毒。”

【归经】入肺、肝经。

1.《本草蒙筌》:“属土与金，有水火，可升可降，阴中阳也。”

2.《本草汇言》：“可升可降，阴中微阳。入手足太阳、阳明、少阳、太阴、少阴、厥阴一十二经。”

3.《雷公炮炙药性解》:“入肺、脾、肝、肾四经。”

4.《神农本草经疏》：“苦入心、小肠，甘入脾、胃，平辛走肝、胆，兼入肺与大肠。”

5.《本草征要》：“入肺、肾二经。”

【功用】

散风清热，平肝明目，解毒消肿，平肝明目。适宜于风热感冒，头痛眩晕，目赤肿痛，眼目昏花，疔疮肿毒者食用。

1.《神农本草经》:“主风头眩肿痛，目欲脱，泪出，皮肤死肌，恶风湿痹。久服利血气，轻身，耐老延年。”

2.《名医别录》:“主治腰痛去来陶陶，除胸中烦，安肠胃，利五脉，调四肢。”

3.《本草经集注》：“白菊，亦主风眩，能令头不白。”

4.《药性论》:“使，能治热头风旋倒地，脑骨疼痛，身上诸风令消。”

5.《食疗本草》:“主头风，目眩，泪出，去烦热，利五脏。”

6.《本草拾遗》：“白菊，染髭发令黑，和巨胜、茯苓蜜丸，主风眩，变白，不老，益颜色。”

7.《日华子本草》:“治四肢游风，利血脉，心烦，胸膈壅闷，并痈毒，头痛。作枕明目。”

8.《本草衍义》:“专治头目风热。今多收之作枕。”

9.《雷公炮炙药性解》：“能补阴气，明目聪耳，清头风及胸中烦热，肌肤湿痹。”

10.《本草易读》：“治头风眩晕，除游风湿痹，明目去翳，补肺益肾。”

11.《随息居饮食谱》：“清利头目，养血息风，消疔肿。”

12.《本草害利》：“野菊，调中破血，治痈肿疔毒，连茎叶捣，敷服皆效。”

【服食方法】泡茶，煮粥。

1.《本草纲目》：“甘菊，嫩叶及花皆可炸食。”

2.《本草备要》：“可药可饵，可酿可枕。”

3.《本草经解》:“重九采花末服，治酒醉不醒。”

4.《本草从新》：“点茶、酿酒、作枕俱佳。”

5.《随息居饮食谱》:“点茶、蒸露、酿酒皆佳。”

【服食宜忌】脾胃虚寒者慎食。

1.《本草汇言》：“气虚胃寒，食少泄泻之病，宜少用之。”

2.《雷公炮炙药性解》:“丹溪曰：若苦者为苦菊，大伤胃气，慎之。”

【食疗方】

1. 治头风目眩，胸中汹汹，目泪出 甘菊，上切，

作羹煮粥食。生食并得。(《食医心鉴》)

2. 治头风头旋 用九月九日采菊花，曝干。糯米一斗，蒸熟，菊花五两拌匀，多用面曲酝酒如常法，候熟，每次暖一小盏。(《卫生易简方》)

3. 治高血压 菊花肴：白菊花4朵，鸡肝1个，猪肉300g，茄子200g，榨菜100g。先将几种配并炒熟，然后加入镇江醋、盐、糖等调味品，再加入菊花炒几下便可食用。明目强肝，平衡血压，抗衰老，还有强心软化血管效能。[长寿，1995，(10)：11.]

4. 治萎缩性鼻炎 菊花蜜：将200g蜂蜜倒入容器中，再将洗净阴干的新鲜白色菊花100g放在蜂蜜上。将容器置于锅内蒸10分钟。容器上应盖一稍大的盘子，以防锅内水蒸气流入容器内。蒸后待冷却，用竹筷搅匀。使用时用消毒棉签蘸菊花蜜适量，涂在鼻腔黏膜上，每日3～4次。[农技服务，1998，(6)：46.]

5. 治风热感冒 菊花粥：菊花末10g，粳米50g，冰糖少许。先以粳米煮粥，待米花开时加入冰糖炖化，再加菊花末，改为文火煮片刻，待粥稠停火即成。该粥具有疏风清热、清肝明目之效，适用于风热感冒、头痛目赤、眩晕眼疼及肝经风热的目赤肿痛、高血压等症。[健身科学，2003，(9)：41.]

【储藏】可鲜用；阴干的菊花贮干燥容器内，置阴凉干燥处，防霉防蛀。

【食论】

菊花最值得重视的是护眼明目作用，菊花的护眼作用，与其扩张冠状动脉、增强心脏活力、降低血压、改善眼部血液循环有关。此外，菊花含有丰富的维生素A和微量元素锌，也是维护眼睛健康的重要物质。目前，人们几乎将菊花推衍到各种眼病的治疗，如眼底静脉瘀血、视神经炎、视网膜炎、角膜炎、结膜炎、虹膜睫状体炎，以及电脑、电视等电器辐射引起的视疲劳等。

附：菊叶 菊花上水

1.《食疗本草》："其叶正月采，可作羹。"
2.《日华子本草》："菊叶，亦明目，生熟并可食。菊花上水，益色壮阳，治一切风，并无所忌。"
3.《卫生易简方》："治疗肿垂死，用菊叶一握捣绞汁，入口即活，冬用根，极验。"
4.《本草蒙筌》："捣根叶取汁顿尝，夏秋采叶，冬春采根。救疗肿垂死即活。"

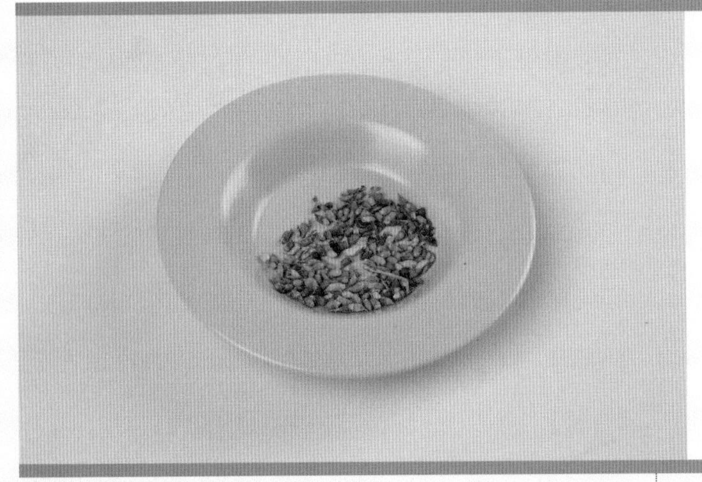

玫瑰花

meiguihua

姚可成《食物本草》

【异名】

玫瑰（姚可成《食物本草》），红玫瑰、笔头花、刺玫花（《中药材手册》）。

【基原】

为蔷薇科蔷薇属植物玫瑰 *Rosa rugosa* Thunb. 和重瓣玫瑰 *Rosa rugosa* Thunb.f.plena(Regel)Byhouwer 的花蕾。

【性状】

略呈半球形或不规则团状，直径 1 ~ 2.5cm。花托半球形，与花萼基部合生；萼片 5，披针形，黄绿色或棕绿色，被有细柔毛；花瓣宽卵形，呈覆瓦状排列，紫红色，有的黄棕色；中央为黄色花蕊。

1. 姚可成《食物本草》："处处有之，江南尤多。茎高二三尺，极利秽污灌溉，宿营根自生。春时抽条，枝干多刺。叶小似蔷薇叶，边多锯齿。四月开花，大者如盎，小者如杯，色若胭脂，香同兰麝。"

2.《本草纲目拾遗》："茎有刺，叶如月季而多锯齿，高者三四尺。"

【采收加工或制法】

5~6 月间采摘含苞未放的花朵，烘干或晒干。

《本草纲目拾遗》（引《百草镜》）："主夏前采含苞未放者，阴干用，忌见火。"

【性味】 味甘、微苦，性微温，无毒。

1. 姚可成《食物本草》："味甘、微苦，温，无毒。"

2.《随息居饮食谱》："甘、辛，温。"

3.《本草害利》："甘、苦，平，香而不散。"

4.《现代实用中药》："甘温微苦，气香无毒。"

5.《增订伪药条辨》："味甘，性微温。"

【归经】 入肝、脾经。

1.《本草纲目拾遗》："入脾、肝经。"

2.《本草害利》："色紫入肝。"

【功用】

行气解郁，和血止痛。适宜于肝胃气痛，胃胀食少，月经不调，跌扑伤痛，新久风痹，消乳癖，痈肿，梅核气者食用。

1. 姚可成《食物本草》："主利肺脾，益肝胆，辟邪恶之气。食之芳香甘美，令人神爽。"

2.《本草纲目拾遗》："和血行血，理气治风痹。"

3.《本草纲目拾遗》引《药性考》："行血破积，损伤瘀痛。"

4.《随息居饮食谱》："调中活血，舒郁结，辟秽和肝……可消乳癖。"

5.《本草害利》："能引血中之气。"

6.《现代实用中药》："矫味、矫臭药，有收敛性，用于妇人月经过多、赤白带下，及一般肠炎下痢等；行气解郁，柔肝醒脾，和血理气，治风痺。"

7.《中药材手册》："平肝，解郁，调经，理气和血，化瘀止血。治气血不和、肝胃痛、吐血、跌损瘀血、肿毒、乳痈。"

8.《增订伪药条辨》："和血调气，平肝开郁。"

【服食方法】 煎汤、泡茶服、浸酒或熬膏用。

1. 姚可成《食物本草》："人以捣去苦味，与糖蜜印成花鸟，以供点茶佳品。"

2.《随息居饮食谱》："蒸露熏茶，糖收作馅，浸油泽发，烘粉悦颜，酿酒亦佳。"

【服食宜忌】 阴血不足者慎用。

《本草害利》："毕竟伐气之品，妇人血枯气上逆者，不可多用。肝病用之多效。"

【食疗方】

1. 治噤口痢　用玫瑰花阴干煎服。(《本草纲目拾遗》)

2. 治肝胃气痛　用玫瑰花（阴干）冲汤代茶服。(《本草纲目拾遗》)

3. 治吐血　用玫瑰花一百朵（初开者去心蒂），河水二碗，煎半；再用河水一碗，煎半去渣，和匀，共有碗半，复煎至一碗，白糖一斤，收成调膏，不时服之。(《本草纲目拾遗》引《救生苦海》)

4. 治乳痈　玫瑰花七朵，母丁香七粒，无灰酒煎服，自愈。(《本草纲目拾遗》)

5. 治肿毒初起　玫瑰花（去心蒂、焙为末）一钱，好酒和服。(《本草纲目拾遗》引《百花镜》)

【储藏】 放密封器皿内，置阴凉干燥处保存。

【食论】

现代研究认为，玫瑰花具有强心、改善心肌缺血、抗肿瘤、抗氧化、利胆、解毒、抗菌、抗病毒、降脂减肥等作用，因此适宜于老年人及体质较弱人常食。

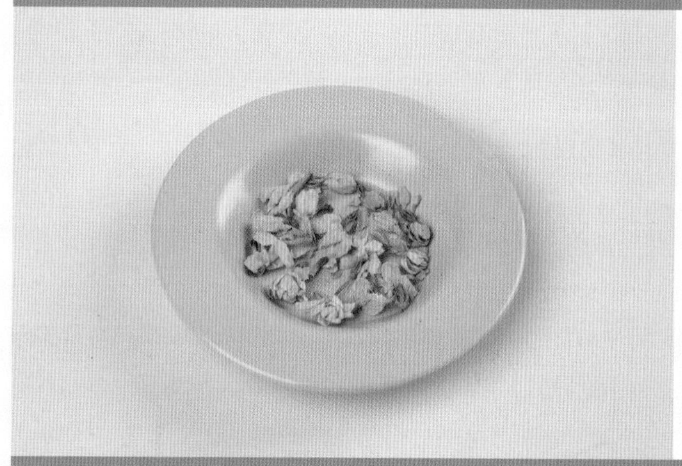

茉莉花

molihua

《本草纲目》

【异名】 柰花(《本草纲目》)。

【基原】

为木犀科茉莉属植物茉莉 *Jasminum sambac*(L.) Ait. 的花。

【性状】

鲜时白色，干后黄棕色至棕褐色，冠筒基部的颜色略深；未开放的花蕾全体紧密叠合成球形，花萼管状，具细长的裂齿 8 ~ 10 个，外表面有纵行的皱缩条纹，被稀短毛；花瓣片椭圆形，先端短尖或钝，基部联合成管状。气芳香，味涩。

【采收加工或制法】

7 月前后花初开时，择晴天采收，晒干。

【性味】 味辛、甘，性温。

1.《本草纲目》："辛，热，无毒。"

2.《药性切用》："性味辛温。"

3.《随息居饮食谱》："辛、甘，温。"

【归经】 入肝、脾、胃经。

《药性切用》："色白入肺，芳香入脾。"

【功用】

理气止痛，辟秽开郁，润燥香肌。适宜于湿浊中阻，胸膈不舒，泄泻痢疾，头晕目赤，皮肤干燥者食用。

1. 姚可成《食物本草》："主温脾胃，利胸膈。"

2.《药性切用》："功专辟秽治痢。"

3.《随息居饮食谱》："和中下气，辟秽浊，治下痢腹痛。"

4.《现代实用中药》："为洗眼药，治结膜炎；又为矫臭药，用以和茶，作芳香剂。"

5.《江苏省植物药材志》："作洗眼药，可治角膜炎，且对白痢亦有功效。酒浸液，对中枢神经系统有麻醉作用，为中医伤科的要药。用花熏茶作芳香剂，在制茶工业中有重要的贸易价值。"

6.《饮食本草养生》："可治痢疾、肝炎、角膜炎、白翳病。具有使平滑肌收缩和降低血压等药理作用。"

【服食方法】煮粥、代茶饮、制取花露等。

1.《本草纲目》："女人穿为首饰，或合面脂。亦可熏茶，或蒸取液以代蔷薇水。"

2.《古今医统大全》："茉莉香茶……若茉莉开花时，下午摘花，投净器中，以净水浸过宿。次早以水冲入茶卤中，清香可美。"

3.《养小录》："茉莉汤：厚白蜜涂碗中心，不令旁挂，每早晚摘茉莉置别碗，午间取碗注汤，香甚。"

4.《随息居饮食谱》："熏茶、蒸露、入药皆宜。"

【服食宜忌】火热内盛，燥结便秘者慎食。

1.《食鉴本草》："花取半开者熏茶最美，闺人用之熏粉，其香终年不散。"

2.《药性切用》："虚人宜之。"

【食疗方】

1. 治妇人难产 用花七朵，泡汤，连花吞下，即产。开时摘下夹书本中，亦验。(《食鉴本草》)

2. 治肝炎 将茉莉花和绿茶一起放入水中，待水沸腾至2分钟后，少量分多次饮用，加一点点糖或蜂蜜，对肝炎很有疗效。(《饮食本草养生》)

3. 治眼红肿痛 用浸泡茉莉花的水清洗眼睛。(《饮食本草养生》)

4. 神经衰弱，病后体弱 茉莉银耳汤：银耳25g，茉莉花20朵，将银耳、料酒、盐、味精放清汤内煮沸后撒上茉莉花。具有生津润肺、益气滋阴的功效。对肺热咳嗽、肺燥干咳、痰中带血、胃肠有热、便秘下血、老年性支气管炎、头晕耳鸣、慢性咽炎、月经不调、肺结核的潮热咯血、冠心病、高血压等均有良好的疗效。(《饮食本草养生》)

5. 治风寒感冒头痛 茉莉花炖鱼头：茉莉花15g，鲢鱼头1个。鲢鱼头去鳃洗净剁块，加茉莉花炖烂，加精盐调味，即可食用。[中老年保健，1998，(3)：34–35.]

6. 治脾虚肝郁型胃十二指肠溃疡 茉莉花粥 茉莉花5g，粳米50g，煮粥食，可加适量红糖调味，每日1次，连食5 ~ 7日。[中老年保健，1998，(3)：34–35.]

7. 治肠胃胀气 茉莉消化茶：茉莉、柠檬香茅、蜂蜜各适量。将所有的茶材置于壶中，以热开水冲泡后即可饮用。[养生大世界，2006，(11)：31.]

8. 治胃痛 茉莉香草茶：茉莉1小匙，丁香5粒，柠檬汁10ml，龙眼蜜30ml，柠檬皮适量，水30ml。柠檬皮切丝备用。将茉莉花茶、丁香置入壶内，冲入热开水，焖约4分钟。加入柠檬汁、龙眼蜜，用调匙充分拌匀，再加入适量切丝柠檬皮即可。[养生大世界，2006，(11)：31.]

【储藏】贮存干燥处。

【食论】

茉莉花原产于亚洲西南印度和阿拉伯地区，大约在汉代后期传入我国。明代以前，茉莉花因其小巧玲珑、洁白如玉、香气浓郁而深得人们的喜爱，或栽培于庭院以供观赏，或簪戴于发髻以作饰品，很少有人关注它的医用价值。明代以后，茉莉花的药用始有详细记载，除沏茶、煎汤、内服、外用外，还蒸油取液、制取花露。现代研究发现，茉莉花香气有益智安神的功效，可调节情绪，消除疲劳，提高工作效率。

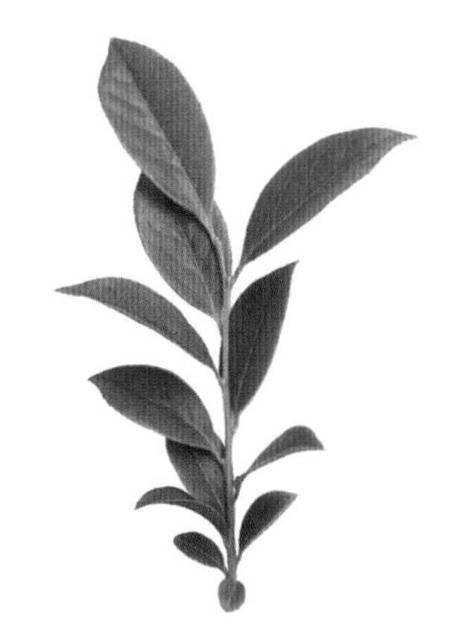

乌饭树叶

wufanshuye

《常用中草药配方》

【异名】

黑饭草（《日华子本草》），南烛叶、牛筋（《开宝本草》），墨饭草（《本草纲目》），杨桃饭、羊头饭（《常用中草药配方》），乌米饭树叶（《中草药手册》），山乌饭（《温岭县药物资源名录》）。

【基原】

为杜鹃科乌饭树属植物乌饭树 *Vaccinium bracteatum* Thunb. 的叶。多生于向阳山坡、林中、灌木丛处。我国长江以南各省区多有分布，如江苏、浙江、云南等。

【性状】

叶互生，革质，富有光泽，呈长椭圆形或卵状椭圆形，长 3~7cm，宽 1~3cm，顶端短尖，基部楔形至圆形，叶缘具锐细齿。

【采收加工或制法】

春、夏季采摘嫩叶，去除杂质，洗净备用。

【性味】 味酸、涩，性平。

1.《开宝本草》："味苦，平，无毒。"

2.《本草纲目》："酸，涩。"

3.《中国中药资源志要》："酸、涩，平。"

【归经】 入心、肝、肾经。

《中华食物养生大全》："归心经、脾经、肺经。"

【功用】

益肾强筋，明目止泻。适宜于年老体弱，筋骨不强，目视不明，消化不良，失眠，遗精，泄泻者食用。

1.《日华子本草》："益肠胃。"

2.《大观本草》："止泄除睡，强筋益气力。久服轻身长年，令人不饥，变白去老。"

3.《中草药手册》："滋养强壮，安神，止泻。"

4.《云南中药资源名录》："益肾固精，强筋明目。"

5.《中国中药资源志要》："益精气，强筋骨，明目，止泻。"

【服食方法】

可捣汁煮饭，煎汤，或用制糕点、饼干；亦可与蜂蜜配制饮料。

《开宝本草》："取茎叶捣碎，渍汁浸粳米，九浸九蒸九曝，米粒紧小正黑如瑿珠，袋盛之，可适远方。日进一合，不饥，益颜色，坚筋骨能行。"

【服食宜忌】 关节炎、少白头等患者宜用。

【食疗方】

1. 治一切风疾　南烛煎方：南烛树，春夏取枝叶，秋冬取根及皮，拣择，细锉五斤。上以水五斗，慢火煎取二斗，去滓，别于净锅中，慢火煎如稀饧，即以瓷瓶装。每服以温酒调下一茶匙，日三服。若能久服，轻健，明目黑髭，驻颜。(《太平圣惠方》)

2. 治带状疱疹　杨桃饭叶，半边莲（均用鲜的），捣烂敷。(《常用中草药配方》)

【储藏】 置于阴凉、干燥处保存。

【食论】

在江南一带，每年农历的三月初三或四月初八，人们都会食用一种称作“乌饭麻糍”的食物，它就是用乌饭树叶捣汁，再浸米蒸制而成的，具有良好的滋补作用。据药理研究表明，乌饭树叶对眼视网膜有明显的保护作用。乌饭树叶黄酮类化合物有抑菌作用，可以作为天然的食品防腐剂进行开发利用。

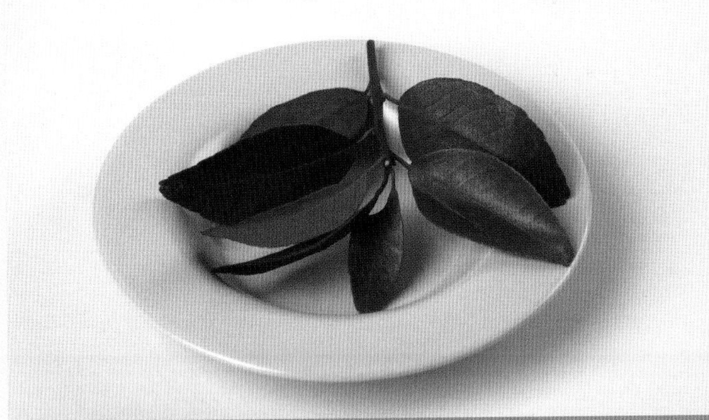

橘叶

juye

《本草纲目》

【异名】橘子叶（《滇南本草》）。

【基原】

为芸香科柑橘属植物橘 *Citrus reticulata* Blanco 及其栽培变种的叶。

【性状】

呈菱状长椭圆形或椭圆形，长约 7cm，宽约 3cm，表面光滑，质厚。

【采收加工或制法】

全年可采，采后阴干或晒干，亦可鲜用。

【性味】味苦、辛，性平。

1.《本草纲目》：“苦，平，无毒。”

2.《本草便读》：“苦，平，气香。”

【归经】入肝、肺、胃经。

1.《得配本草》：“入足厥阴经。”

2.《本草便读》：“入肝、胃。”

【功用】

疏肝理气，化痰散结，消肿定痛。适宜于胸胁胀痛，肺痈乳痈，乳癖疝气，气逆痰嗽者食用。

1.《本草纲目》（引震亨）：“导胸膈逆气，入厥阴，行肝气，消肿散毒，乳痈胁痛，用之行经。”

2.《神农本草经疏》：“散阳明、厥阴经滞气，妇人妒乳、内外吹、乳岩、乳痈用之皆效。”

3.《得配本草》：“行肝气，导胸膈逆气，消肿散毒，乳痈胁痛，用之引经。”

4.《随息居饮食谱》：“消痈肿，治乳癖。”

5.《本草便读》：“宣胸膈逆气，消肿散毒，凡妇人一切乳证，皆可用之。”

【服食方法】泡水代茶、捣汁饮等。

《得配本草》：“捣汁饮，治肺痈；捣烂，敷乳痈。”

【服食宜忌】气虚者少用。

【食疗方】

1. 治疝气 橘子叶十个，荔枝核五个，焙。水煎服。（《滇南本草》）

2. 治咳嗽 橘子叶刮蜜在背上，火焙干，煨吃。（《滇南本草》）

3. 治乳房结核 橘叶皮核汤：青橘叶、青橘皮、橘核各 15g，黄酒适量。将前 3 味洗净，然后以少量黄酒加水煎汤，每日 1 剂，分 2 次温服。（《水果养生事典》）

4. 治脑血管意外后遗症 橘叶姜葱泥：鲜橘叶 180g，鲜生姜 120g，鲜大葱 80g。将 3 味共捣烂如泥，

入锅，加水蒸熟后，取适量敷于头顶处，每日1次，连用1～2个月。(《水果养生事典》)

【储藏】放阴凉干燥处保存。

【食论】

古时候，人们常用井水煎橘叶防治传染病，并有“橘井泉香”典故流传。现代药理研究表明，橘叶中含维生素C、挥发油及多种碳水化合物，如葡萄糖、果糖、蔗糖，淀粉和纤维素等，能有效地提高人体的抗病能力。

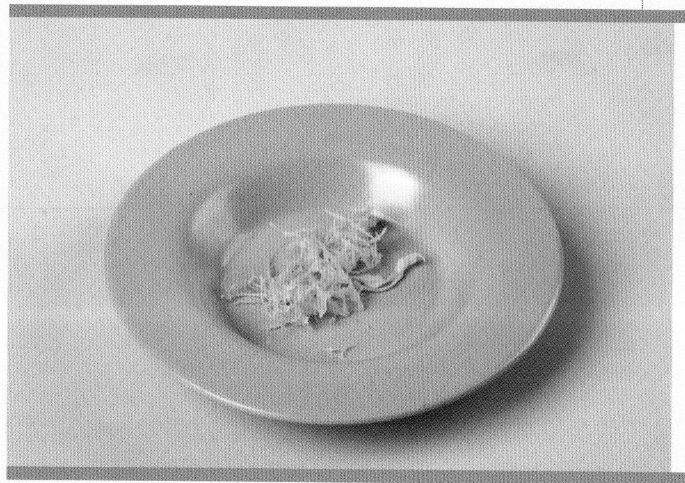

橘络
juluo

《本草求原》

【异名】

橘囊上筋膜（《日华子本草》），橘丝（《本草纲目拾遗》）。

【基原】

为芸香科柑橘属植物橘 *Citrus reticulata* Blanco 及其栽培变种的果皮内层筋络。

【性状】

筋络呈长条形而松散的网络状，或呈不整齐的松散状，与蒂相连；蒂呈圆形帽状，淡黄白色或棕黄色；长短不一，质轻而软，干后质脆易断，有气香。

【采收加工或制法】

采摘果实后，将橘皮剥下，自皮内或橘瓤外表撕下白色筋络，鲜用或晒干、烘干后使用。

【性味】味甘、苦，性平。

1.《本草求原》：“辛，温，无毒。”

2.《本草撮要》：“味淡、微苦。”

3.《本草便读》：“甘，寒。”

【归经】入肝、肺、胃经。

1.《本草撮要》：“入足少阴经。”

2.《本草便读》：“入络。”

【功用】

活血通络，理气化痰。适宜于经络气滞，久咳胸痛，痰中带血，伤酒口渴者食用。

1.《日华子本草》：“治渴及吐酒。”

2.《本草纲目拾遗》：“通经络滞气脉胀，驱皮里膜外积痰，活血。”

3.《本草求原》：“通经络，舒气化痰，燥胃去秽，和血脉。”

4.《本草便读》：“或可清络中之余热耳。”

【服食方法】煮汤或代茶饮。

《日华子本草》：“炒，煎汤饮，甚验也。”

【服食宜忌】胃寒者宜少用。

【食疗方】

1. 治百日咳 橘络蜜：橘络6g，蜂蜜60g。将蜂蜜放锅内熬沸，再放橘络煮15分钟（可加少量水）即可。每次服10g，每日3次，连服7～10日。[开卷有益，2005，(11)：44.]

2. 治受寒胃痛 橘络生姜汤：用橘络3g，生姜

6g，水煎加红糖服用，早晚各服1次，3天为1个疗程，连服2个疗程均可见明显好转或治愈。[中国民间疗法，2005，13（10）：62.]

【储藏】放干燥处保存。

【食论】

橘络的性较为平缓，一些古书视它为无用之物，如《本草便读》说："橘络，甘寒入络，无甚功用，或可清络中之余热耳。"但橘络的宣通作用是不宜忽视的，如《本草崇原》云："橘瓤上筋膜治口渴吐酒，煎汤饮甚效，以其能行胸中之饮，而行于皮肤也。"

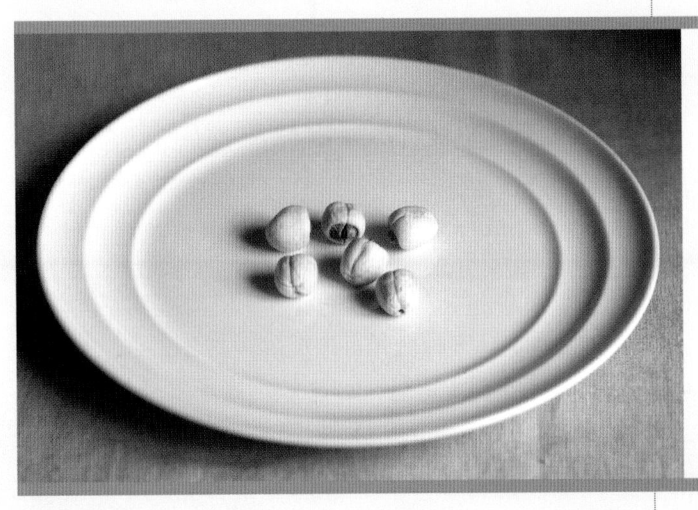

莲子

lianzi

《新修本草》

【异名】

藕实茎、水芝丹（《神农本草经》），莲（《名医别录》），莲药（《日华子本草》），莲肉（《食物本草》）。

【基原】

为睡莲科莲属植物莲 *Nelumbo nucifera* Gaertn. 的成熟种子。全国各地均产，以湖南、江西、福建、浙江等省产者良。

【性状】

呈卵圆形或类球形。表面浅黄棕色或红棕色，有细纵纹和较宽的脉纹。一端中心呈乳头状突起，深棕色，多有裂口，其周边略下陷。

【采收加工或制法】

秋末、冬初割取莲房，取出果实，除去果皮，晒干，去心。

1.《名医别录》："生汝南，八月采。"

2.《本草蒙筌》："池塘栽，秋月采。"

3.《本草纲目》："石莲剥去黑壳，谓之莲肉。以水浸去赤皮、青心，生食甚佳。入药须蒸熟去心，或晒或焙干用，亦有每一斤，用獖猪肚一个盛贮，煮熟捣焙用者。"

4.《本草征要》："泡去皮、心，炒。"

5.《本草易读》："蒸去皮心，即莲蓬壳内子也。"

【性味】味甘、涩，性平，无毒。

1.《神农本草经》："味甘，平。"

2.《本草经集注》："寒，无毒。"

3.《日华子本草》："温。"

4.《本草蒙筌》："味甘、涩，气平、寒。无毒。"

5.《本草纲目》："甘，平，涩，无毒。嫩药性平，石莲性温。"

6.《本草易读》："甘，涩，微寒，无毒。"

7.《本草新编》："味甘涩，气平、寒，无毒。"

8.《得配本草》："甘涩、温。"

9.《本草述钩玄》："味甘涩，气平。"

10.《随息居饮食谱》："鲜者甘平，干者甘温。"

【归经】入脾、肾、心经。

1.《本草征要》："入心、脾、肾三经。"

2.《本草新编》："入心、脾、肝、肾四脏。"

3.《得配本草》："入足太阴、手少阴经气分。"

4.《本草述钩玄》："入足太阴、阳明，兼入手足少阴经。"

5.《本草撮要》："入足太阴、少阴经。"

【功用】

健脾止泻，益肾涩精，养心安神。适宜于脾虚腹泻、下痢，梦遗滑精，虚烦失眠，崩漏带下，久痢下血，小便不禁者食用。

1.《神农本草经》："主补中养神，益气力，除百疾。久服，轻身耐老、不饥延年。"

2.《食疗本草》："主五脏不足，伤中气绝，利益十二经脉血气。"

3.《日华子本草》："并石莲益气，止渴，助心，止痢，治腰痛，治泄精，安心。多食令人喜。"

4.《本草蒙筌》："利益十二经脉血气，安靖上下君相火邪。禁精泄清心，去腰痛止痢。"

5.《本草纲目》："交心肾，厚肠胃，固精气，强筋骨，补虚损，利耳目，除寒湿，止脾泄久痢，赤白浊，女人带下崩中诸血病。"

6.《食物本草》："补中养神，益气力，除百疾。久服，轻身耐老，不饥延年。补益十二经脉血气，安靖上下君相火邪。交心肾，厚肠胃，固精气，强筋骨，补虚损，利耳目，除寒湿。止脾泄久痢，赤白浊，女人带下崩中诸血病。多食，令人欢喜。"

7.《本草易读》："补中益气，解渴除热，清心止痢，固精强筋，交心肾而厚肠胃，补虚损而利耳目，疗男女赤白浊带，达君相上下火邪。"

8.《本草新编》："养神定志，能交君相二火，善止泄精，清心气，去腰疼，禁痢疾。"

9.《随息居饮食谱》："鲜者，清心养胃，治噤口痢。干者，安神补气，镇逆止呕，固下焦，已崩带、遗精，厚肠胃，愈二便不禁。健脾益气，颇著奇功。"

【服食方法】

用来配菜、生食、蒸食、煮粥、做羹、炖汤、制饯、做糕点等。

1.《食疗本草》："生食：微动气。蒸食之良。又，熟，去心为末，蜡、蜜和丸，日服三十丸，令人不饥。"

2.《本草蒙筌》："生食微动气，蒸食能养神。搀煮粥（搀粳米煮），渐开耳目聪明；磨作饭，顿令肢体强健；蜡蜜丸服，耐老而饥。日服如常，退怒生喜。"

3.《食物本草》："生食脆美。捣碎和米作粥饭食，令人强健。"

4.《得配本草》："米饮调服，治产后血竭。猪肚为丸，益脾肺虚损。止痢炒用，补脾蒸用，清心生用，摄肾不去皮，其皮又补脾阴。"

5.《随息居饮食谱》："鲜者，生熟皆宜。干者，可生可熟。可磨以和粉作糕，或同米煮为粥饭。性涩滞气，生食须细嚼。熟食须开水泡，剥衣挑心，煨极烂。"

【服食宜忌】中满痞胀及大便燥结者忌食。

1.《食物本草》："生食过多，微动气。蒸食甚良。大便燥涩者，不可食。"

2.《饮食须知》："食莲子不去心，令人作吐。多食生者，微动冷气胀人。患霍乱及大便闭燥者，少食。"

3.《得配本草》："多服令人气滞。大便燥结者勿用。"

4.《随息居饮食谱》："凡外感前后，疟、疸、疳、痔，气郁痞胀，溺赤便秘，食不运化及新产后皆忌之。"

【食疗方】

1. 治心志不宁 莲子粥：治心志不宁，补中强志，聪明耳目。莲子一升，去心。上件煮熟，研如泥，与粳米三合，作粥，空腹食之。(《饮膳正要》)

2. 治虚损 水芝丹：补益虚损，用莲实半升，酒浸二宿，牙猪肚一个洗净，入莲在内，缝定煮熟，取出晒干，为末，酒煮米糊丸，梧子大。每服五十丸，食前温酒下。(《本草述钩玄》)

3. 治肾虚遗精 莲子芡实羹：莲子、芡实各10g，怀山药20g，银耳6g，加水煎服，食时可加少量白糖。[社区医学杂志，2006，4（10下）：15.]

4. 治月经淋漓不断和白带过多 莲子荔枝干：莲子60g，荔枝干20粒，洗净后，砂锅内加水500ml，

上笼蒸熟食之。[社区医学杂志，2006，4（10下）：15.]

5. 治心烦失眠 莲子炖猪肉：猪瘦肉300g，莲子35g，百合35g，猪油、黄酒、精盐、味精、葱段、生姜片和肉汤适量。猪肉洗净，下沸水锅中焯去血水，捞出洗净切块。莲子用热水浸泡，至发涨去膜皮，去芯，百合去杂洗净待用。炒锅加热，加猪油，煸香葱、姜片，加入肉块煸炒，烹入黄酒，煸炒至水干，注入肉汤，加入盐、味精、莲子和百合，旺火烧沸后，撇去浮沫，用小火炖至肉熟烂，拣去葱、姜即可食用。营养美味，佐酒佳肴，清心祛火。[东方药膳，2007，（1）：35-36.]

6. 治高脂血症 莲子冬菇盒：个头均匀的小香菇15g，鱼肉75g，莲子75g，猪肉10g，葱、姜、酱油、食盐、料酒、味精、胡椒粉各适量，淀粉10g。先将香菇发好，洗净，去脚；将鱼肉、猪肉剁肉泥，加入食油、胡椒粉、淀粉等调料，搅拌均匀，制成馅料；然后把每朵香菇伞盖内堆上鱼肉馅，上面放上一颗莲子，也摆于盘内，上笼蒸熟，取出加上汁（鸡汤、鸭汤、肉汤均可），即可上桌食用。形色美观，营养丰富，补心养脾，益肾降脂。[东方药膳，2007，（1）：35-36.]

7. 治痤疮 绿豆薏米莲子汤：绿豆50g，薏米、红豆各15g，莲子、百合各10g，大枣6个，加适量清水熬煮即可。每日1剂，一般连服3天见效。此汤适用于脾虚生湿、湿毒化热、心神不宁、脸长痘者。常人服用健脾养颜，宁心安神。[医药常识，2008，(9上)：53.]

【储藏】干品置干燥容器内，防霉，防蛀。

【食论】

莲子得天地清芳之气，合稼穑之味，为脾之果，自古以来就是公认的老少皆宜的滋补佳品，味美亦养人。现代药理研究表明，莲子除含有大量淀粉外，还含有β-谷甾醇、生物碱及丰富的钙、磷、铁等矿物质和维生素，具有镇静、强心、养颜、抗衰老等多种作用。莲子作为保健食材，食用时不需去莲子心，因莲子心味虽苦，但可以清热、固精、安神、强心，可用于高烧引起的烦躁不安、神志不清和梦遗滑精及高血压、头昏脑胀、心悸失眠等病症的辅助治疗。

附：石莲子

1.《本草蒙筌》："又过末秋，就蓬中干黑者，名石莲子。入水内竟沉之，唯煎盐卤能浮，服更清心黑发。"

2.《本草备要》："黑而沉水者为石莲，清心除烦，开胃进食，专治噤口痢、淋浊诸证。"

3.《冯氏锦囊秘录》："食疗服食不饥，石莲肉蒸熟去心，为末，蜜丸梧子大，日服三十丸，此仙方也。"

4.《冯氏锦囊秘录》："心虚赤浊，莲子六一汤，用石莲肉六两，炙甘草一两，为末每服一钱，灯心汤下。"

5.《本草撮要》："味苦，入手少阴经，功专清心除烦，开胃进食，治噤口痢淋浊诸证。无湿热而虚寒者勿服。"

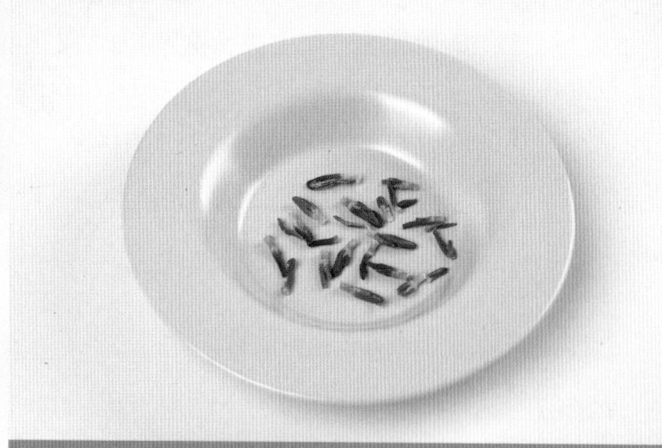

莲子心
lianzixin

《食性本草》

【异名】

薏(《本草拾遗》),莲心(《宝庆本草折衷》),苦薏、莲薏(《本草纲目》)。

【基原】

为睡莲科莲属植物莲 *Nelumbo nucifera* Gaertn. 的成熟种子中间的绿色胚根。

【性状】

本品略呈细棒状,长 1 ~ 1.4cm,直径约 0.2cm。幼叶绿色,一长一短,卷成箭形,先端向下反折,两幼叶间可见细小胚芽。胚根圆柱形,长约 3mm,黄白色。气微,味苦。

【采收加工或制法】

将莲子剥开,取出绿色胚,鲜用或晒干。

【性味】 味苦,性寒,无毒。

1.《宝庆本草折衷》:"味苦。"

2.《本草纲目》:"苦,寒,无毒。"

3.《随息居饮食谱》:"苦,凉。"

【归经】 入心、肾经。

【功用】

清心安神,交通心肾,涩精止血。适宜于热入心包,神昏谵语,心肾不交,失眠遗精,心烦口渴,血热吐血,目赤肿痛者食用。

1.《日华子本草》:"止霍乱。"

2.《宝庆本草折衷》:"疗血渴,产后渴疾。又宁心志,清神。"

3.《本草纲目》:"清心去热。"

4.《本草汇言》:"清心气,止逆血,固遗精,缩小便之药也。"

5.《本草新编》:"清心火,又清肾火。"

6.《医林纂要》:"泻心坚肾,留欲尽之血,存生育之本。"

7.《玉楸药解》:"泻火,治心烦上热之证。"

8.《本草求原》:"清心去热。治劳心吐血,尿精,血疾渴,产后渴,暑热霍乱。"

9.《随息居饮食谱》:"敛液止汗,清热养神,止血固精。"

10.《食物中药与便方》:"降血压和强心作用。"

【服食方法】 煮粥,作茶等。

1.《宝庆本草折衷》:"生为末,米饮调下。"

2.《本草蒙筌》:"取心生研,亦止产后渴消。"

【服食宜忌】 阳虚火衰者忌用。

1.《本草拾遗》:"令人吐,食当去之。"

2.《宝庆本草折衷》:"多食令人吐及霍乱。"

3.《玉楸药解》:"阳虚火败,去心用。"

【食疗方】

1. 疗血渴疾,产后渴疾 生取为末,以米饮调下三钱,疗血渴疾,产后渴疾,服之立愈。(《食性本草》)

2. 治劳心吐血 莲心散:以莲子心五十个,糯米五十粒,为末,酒调服,效。(《世医得效方》)

3. 治心经虚热小便赤浊 用莲肉、莲心六两,甘草炙一两,为末。每服二钱,灯心汤调下。(《卫

生易简方》)

4. 高血压，头胀，心悸、失眠 莲心五分，开水冲泡代茶。(《食物中药与便方》)

5. 治热淋 康乃馨莲心茶：将康乃馨5朵，莲子心3g，择净，与蜂蜜适量，一起放入茶杯中，冲入适量的沸水，浸泡片刻后即可饮用，每日1剂。具有利湿通淋的功效，适用于治疗小便短黄、淋沥涩痛等病症。[求医问药，2008，(9)：47.]

6. 治高血压 莲心茶：取莲子心、茶叶各适量，择净后放入茶杯中，冲入适量的沸水，浸泡片刻后即可饮用，每日1剂。具有清热解暑、平肝降压的功效，适用于治疗暑热症和高血压等病症。[求医问药，2008，(9)：47.]

【储藏】放阴凉干燥处保存。

【食论】

良药苦口用来描述莲子心十分贴切，研究表明，莲子心含有生物碱类化合物、黄酮类化合物等多种功效成分，具有降血压、降血脂、降血糖、抗心律失常、保护心肌、清除自由基、抑菌、抗癌、镇静、安神等作用，非常适合于许多常见病的防治。只是本品较寒，阳虚畏寒体质者不宜使用。